医学影像
检查技术与诊断应用

（上）

卫 颖等◎主编

吉林科学技术出版社

图书在版编目（CIP）数据

医学影像检查技术与诊断应用/ 卫颖等主编. -- 长春 : 吉林科学技术出版社，2016.4
ISBN 978-7-5578-0454-1

Ⅰ．①医… Ⅱ.①卫… Ⅲ.①影象诊断Ⅳ.①R445

中国版本图书馆CIP数据核字 (2016) 第069608号

医学影像检查技术与诊断应用

YIXUE YINGXIANG JIANCHA JISHU YU ZHENDUAN YINGYONG

主　　编　卫　颖　朱世军　李志刚　何志兵　聂　中　周素芬
副 主 编　田爱洁　陈华兵　易长虹　刘　琳
　　　　　陈文琴　郝淑琴　黄满华　王　芬
出 版 人　李　梁
责任编辑　张　凌　张　卓
封面设计　长春创意广告图文制作有限责任公司
制　　版　长春创意广告图文制作有限责任公司
开　　本　787mm×1092mm　1/16
字　　数　1108千字
印　　张　45.5
版　　次　2016年4月第1版
印　　次　2017年6月第1版第2次印刷

出　　版　吉林科学技术出版社
发　　行　吉林科学技术出版社
地　　址　长春市人民大街4646号
邮　　编　130021
发行部电话/传真　0431-85635177　85651759　85651628
　　　　　　　　　　　　85652585　85635176
储运部电话　0431-86059116
编辑部电话　0431-86037565
网　　址　www.jlstp.net
印　　刷　虎彩印艺股份有限公司

书　　号　ISBN 978-7-5578-0454-1
定　　价　180.00元

主编简介

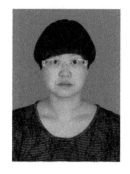

卫　颖

1977年出生。兰州医学院（现兰州大学医学院）本科毕业，甘肃省白银市第一人民医院超声科主治医师。从事超声影像专业10余年，曾在北京阜外医院及宣武医院进修学习。擅长各类复杂心血管疾病的超声诊断、腹部超声造影检查及各类先天性心脏病封堵术中超声引导技术，并在妇产科及各种急腹症超声诊断都有较深的研究。先后在国家级和省级学术刊物上发表医学论文多篇，主持完成了市级科研项目1项。

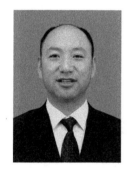

朱世军

1970年出生。汉族，甘肃省定西市人。毕业于陕西中医学院，大学本科，影像诊断副主任医师。主要从事CT、MR诊断工作，擅长神经、消化系统疾病的诊断。主持完成市级科研2项，国内核心期刊发表论文8篇。

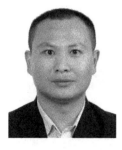

李志刚

1978年出生。硕士研究生，主治医师，就职于济宁市兖州区人民医院。2007年毕业于潍坊医学院影像医学与核医学专业，毕业后一直从事超声诊断工作，熟练掌握工作中各种常见疾病的诊断，擅长于胎儿心脏及浅表器官的超声诊断以及超声介入的临床应用。工作后在国家级核心期刊发表论文5篇，参编医学专著1部。

编 委 会

周　舟　河南中医药大学第一附属医院

周素芬　湖北医药学院附属襄阳医院

郝淑琴　新乡市第一人民医院

聂　中　河南科技大学第一附属医院

黄满华　长江大学附属第一医院荆州市第一人民医院

程留慧　河南中医药大学第一附属医院

前　言

　　随着我国医学教育事业的改革和发展，越来越多的医学生毕业后进入医师培训阶段。由于当今医学影像设备的快速发展和影像技术的不断提高，医学影像技能对于能否成为合格的临床医师至关重要。

　　医学影像学主要包括 X 线、CT、MRI、超声医学及核医学。本书详细介绍了医学影像学基础概论、颅脑影像学、胸部影像学、腹部影像学、骨科影像学及妇产科影像，针对核医学也做了相应的描述，重点阐述了常见疾病的临床病理特点、影像表现、影像诊断与鉴别诊断。涉及面广，资料新颖，图文并茂，适用于临床影像科及相关科室同仁阅读。

　　本教材编写突破了传统的观念，以全新的方式和风格写作，不同于其他医学影像专著，比较详细地让读者知道对该疾病如何选择影像检查，这也是临床医师在工作中经常遇到的实际问题。由于作者水平有限，本书难免会存在不足之处，希望广大师生及同行提出宝贵的意见。

编　者
2016 年 4 月

目　录

第一篇　影像学概论

第二篇　颅脑影像学

第三篇　胸部影像学

第四篇　腹部影像学

第五篇　骨科影像学

第六篇 妇产科影像学

第七篇 核医学

第一篇　影像学概论

第一章　X线成像

第一节　X线的特性及原理

一、X线特性

X线为波长较短的电磁波，X线诊断常用的波长为0.008~0.031nm，在电磁辐射谱中居γ射线与紫外线之间，肉眼看不见，它的特性为：

1. 穿透性　X线有很强的穿透能力，可穿透可见光不能穿透的物质，穿透性是X线成像的基础。电压愈高，X线波长愈短，穿透力愈强；反之，电压低，波长长，穿透力弱。另一方面，X线的穿透力也与被穿透的物体有关，物体愈厚或物体密度愈大（原子序数愈大），则穿透力愈差；物体愈薄或密度愈小（原子序数愈小），则穿透力愈强。X线在穿透过程中遇到不同厚度与不同密度的物体时，部分X线被吸收，称为X线衰减。

2. 荧光效应　X线能激发荧光物质（如硫化锌镉及钨酸钙等），使之产生肉眼可见的荧光称为荧光效应。X线透视就是利用这一特性，观察X线透过人体后所产生的影像，以诊断鉴别，所以这一特性是透视检查的基础。

3. 摄影效应　X线能使许多物质产生光化学反应，如照射在涂有溴化银的胶片上，胶片感光后产生潜影，显影时溴化银中的银离子被还原成金属银，沉淀于胶片的胶膜呈黑色。而未感光的溴化银则在定影及冲洗时被洗掉，使胶片呈片基的透明状。照射的X线量的多少决定了胶片的黑化程度，所以摄影效应是X线摄影成像的基础。

4. 电离效应　X线通过任何物体时都可使原子、分子电离，进入人体时也同样使人体产生生物学方面的改变，即生物效应。因此，应注意防护，避免损伤。

二、X线成像原理

基于以上X线特性，加之当X线透过人体各种不同组织结构时，由于其密度和厚度的差别，它被吸收的程度不同，所以到达荧光屏或胶片上的X线量即有差异。这样，在荧光屏或X线片上就形成黑白对比不同的影像。这也就是X线成像的基本原理。

X线图像的形成是基于以下3个基本条件：①X线具有一定的穿透力，能穿透人体的组织结构。②被穿透的组织结构存在着密度和厚度的差异，X 线在穿透各种组织后剩余的 X 线有量的差别。③有差别的剩余 X 线经过显像过程就能获得具有黑白对比、层次差异的 X 线图像。

传统 X 线检查可区分 4 种密度：高密度的有骨组织和钙化灶等，在 X 线片上呈白色；中等密度的有软骨、肌肉、神经、实质器官、结缔组织以及体液等，在 X 线片上呈灰白色；较低密度的有脂肪组织，在 X 线片上呈灰黑色；低密度的为气体，在 X 线片上呈黑色。

人体组织和器官形态不同，厚度也不一致。厚的部分，吸收 X 线多，透过的 X 线量少；薄的部分相反，从而在 X 线片或荧光屏上显示出黑白或明暗差别。

由此可见，密度和厚度的差别是产生影像对比的基础，是 X 线成像的基本条件。而密度与厚度在成像中所起的作用要看哪一个占优势。例如，肋骨密度高但厚度小，而心脏大血管系软组织，为中等密度，但厚度大，因而心脏大血管在 X 线胸片上的影像反而比肋骨影像白。

人体内许多组织由于密度差异小、重叠或厚度等因素导致自然对比不明显，一般需要应用人工对比的方法显示解剖结构。人工对比可使用阳性对比剂如钡剂、碘剂；阴性对比剂如空气、水等；亦可两者同时使用，如消化道气钡双重造影。

（朱世军）

第二节　X 线图像特点及检查方法

一、X 线图像的特点

（1）从黑到白不同灰度影像：胶片成像的银颗粒细小，显示细节多，但细节的差别不易分辨，因此图像的空间分辨率高而密度分辨率有限。数字化成像的密度分辨率有所提高。

（2）X 线图像是重叠图像，可使结构显示不理想甚至产生假象。

（3）锥形 X 线束的影响可导致放大与虚影、变形与失真。

二、X 线检查方法

（一）普通检查

1. 透视

（1）荧光透视：X 线透过人体后，荧光屏显示人体组织和器官影像，称荧光透视。

（2）隔室透视：因荧光透视时医师和病人都在暗室内，所以受射线量大，操作不方便。紧接着便出现了隔室透视。因隔着房子透视，医师受射线量很少，病人在明室内行动方便，颇受病人和医师欢迎。

（3）电视透视：影像增强器能使荧光影像亮度增强 1 000 倍，通过电视摄像机将增强器上影像摄下，并显示在监视器（电视屏）上进行观察，称电视透视。它克服了荧光透视和隔室透视的缺点，成为当代较满意的透视方法。

（4）透视适应证：用于观察器官活动，自然对比良好的器官如胸部等，需立即获得检查结果者。

2. 摄影　亦称平片检查。X 线通过人体后，用胶片来显示组织或器官影像，称摄影。

主要适用于需要留下永久记录者，需显示组织或器官细微结构者。当前应用较广泛。优点是成像清晰，对比度及清晰度均较好；易使密度、厚度较大或密度、厚度差异较小部位的病变显影；可作为客观记录，便于复查时对照和会诊。缺点是每一照片仅是一个方位和一瞬间的X线影像，为建立立体概念，常需做互相垂直的两个方位摄影，例如正位及侧位；对功能方面的观察，不及透视方便和直接；费用比透视稍高。

这两种方法各具优缺点，互相配合，取长补短，可提高诊断的正确性。

（二）特殊摄影

1. **体层摄影**　又称分层摄影、断层摄影。普通X线片是X线投照路径上所有影像重叠在一起的总和投影。一部分影像因与其前、后影像重叠，而不能显示。体层摄影则可通过特殊的装置和操作获得某一选定层面上组织结构的影像，而不属于选定层面的结构则在投影过程中被模糊掉。体层摄影常用于明确平片难于显示、重叠较多和处于较深部位的病变。多用于了解病变内部结构有无破坏、空洞或钙化，边缘是否锐利以及病变的确切部位和范围；显示气管、支气管腔有无狭窄、堵塞或扩张；配合造影检查以观察选定层面的结构与病变。

2. **软线摄影**　采用能发射软X线的钼靶管球，用以检查软组织，特别是乳腺的检查。

其他特殊检查方法尚有：①放大摄影，采用微焦点和增大人体与照片距离以显示较细微的病变。②荧光摄影，荧光成像基础上进行缩微摄片，主要用于集体体检。③记波摄影，采用特殊装置以波形的方式记录心、大血管搏动以及膈运动、胃肠蠕动等。

（三）造影检查

人体内有很多器官和系统缺乏密度的差别，例如胃肠道、胆道系统和泌尿系统等。即使在天然对比较明显的胸部和四肢，也不能完全满足诊断要求。为了扩大诊断范围，必须在密度相近的管腔内或器官的周围，注入密度高或低于它们的物质，进行人工对比。这种方法通常称为造影检查。引入的物质称为造影剂。造影检查及其应用，大大地扩大了X线检查的范围。

1. **造影剂按密度高低分为高密度造影剂和低密度造影剂两类**

（1）高密度造影剂为原子序数高、密度（比重）大的物质：常用的有钡剂和碘剂。

钡剂为医用硫酸钡粉末，按粉末微粒大小、均匀性和一定量胶，市场上有不同类型和规格的成品销售，使用时只需加入适量水，达到一定浓度，以适应不同部位检查的需要。硫酸钡混悬液主要用于食管及胃肠道造影，目前多采用气钡双重对比检查，以提高质量。

碘剂种类繁多，应用很广，分为有机碘和无机碘制剂两类。

有机碘水剂类造影剂注入血管内以显示器官和大血管，已有数十年历史。广泛应用于胆管及胆囊、肾盂及尿路、动静脉及心脏造影、CT增强检查等。20世纪70年代以前的均采用离子型造影剂，系高渗，故可引起血管内液体增多和血管扩张、肺静脉压升高、血管内皮损伤及神经毒性较大等缺点，使用中可出现不良反应。近20多年来开发出数种非离子型造影剂，这类造影剂具有相对低渗性、低黏度、低毒性等优点，大大降低了不良反应，更适用于血管、神经系统及造影增强CT扫描，但费用较贵。

有机碘水剂类造影剂有以下三种类型：①离子型：以泛影葡胺（Urografin）为代表。②非离子型：以碘海醇（Iohexol，碘苯六醇）、碘普罗胺（Iopromide）、碘帕醇（Iopamidol，碘必乐）为代表。

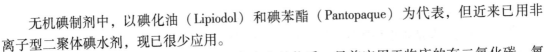

无机碘制剂中，以碘化油（Lipiodol）和碘苯酯（Pantopaque）为代表，但近来已用非离子型二聚体碘水剂，现已很少应用。

（2）低密度造影剂为原子序数低、密度小的物质：目前应用于临床的有二氧化碳、氧气和空气等。体内二氧化碳吸收最快，空气吸收最慢。空气与氧气均不能注入正在出血的器官，以免发生气栓。可用于蛛网膜下隙（腔）、关节囊、腹腔、胸腔及软组织间隙的造影。近年来已较少应用。

2. 造影检查方法

（1）直接引入法：①口服法，适用于食管及胃肠钡餐检查。②灌注法，借助导管将造影剂灌入体内。适用于钡剂灌肠、支气管造影、子宫输卵管造影、逆行胰胆管造影、逆行肾盂或膀胱造影和瘘管造影等。③穿刺法，借助穿刺针将造影剂引入体内。适用于心血管造影、椎管造影、关节腔造影、泪囊造影、涎腺造影、脓（囊）腔造影和淋巴造影等。

（2）生理积聚法：某些造影剂引入体内后，选择性经某一器官排泄而积聚于该器官并使之显影。方法有：①口服法，如口服胆囊造影。②静脉法，如静脉肾盂造影等。

三、X线检查方法理想选择和合理应用

X线检查方法的选择，应该在了解各种X线检查方法的适应证、禁忌证和优缺点的基础上，根据临床初步诊断，提出一个X线检查方案。一般应该选择安全、准确、简便且又经济的方法，X线透视和摄片是比较简单的检查方法，通常被首先考虑，如应用这些方法可达到诊断目的的要求，就无须再进行其他复杂检查，以免增加病人的痛苦与负担。对活动性器官进行动态观察，需了解其功能，以透视为宜；有些部位检查如颅骨、脊柱和骨盆等只能摄片，而透视无助于事。有时两三种检查方法都是必需的，如胃肠检查，既要透视，又要摄片；再如对于某些先天性心脏病准备手术治疗的病人，不仅需要心脏透视与摄片，还必须做心血管造影。可能产生一定反应和一定危险的检查方法或价格昂贵的检查必须慎用，不可视作常规检查加以滥用。

为了不遗漏影像上的异常表现，应对获得的所有影像进行有序、全面、系统地观察，并养成良好的读片习惯。例如，阅读胸部X线片时，要由外向内依次观察胸壁、肺、肺门、纵隔和心脏，在观察肺时也应自肺尖至肺底、自肺门至肺周有顺序地进行。否则，很容易遗漏某些不明显但有重要意义的异常表现，例如忽略胸壁的软组织异常或肋骨的骨质破坏，这在临床上并非少见。此外，还要切记观察影像时，不能只注意影像上显著的异常表现，而对其他部位未进行仔细观察，或者仅依临床拟诊情况进行观察，这就有可能遗漏某些重要的异常表现，例如，临床上考虑肺炎，胸部X线片上只注意观察到肺部有大片状致密影，内有含气支气管征，但遗漏了胃泡内软组织密度肿块这一重要异常表现。在观察数字化影像时，还应注意正确应用窗技术，必要时可在操作台或工作站上进行调节，方不致遗漏重要的异常表现。

（朱世军）

第三节 X线鉴别诊断思路

X线鉴别诊断几乎贯穿了所有的疾病诊断，在遵循上述诊断原则的同时，首先要全面、仔细观察X线片上的各种征象，提取其特征性的改变，联系它们与病理之间的关系，合理地解释X线征象的意义。一个征象可能是一个或几个甚至多个原因的结果，对其加以鉴别诊断以尽量减少诊断中的"可能"，达到最后、最可能的诊断目的。因此，X线鉴别诊断应当先从认识病人（X线片及检查单）开始，仔细发现和解读各种X线征象，再从有哪些疾病可发生该征象来考虑。

（1）应当快速观察病人的姓名、性别、检查技术以总揽全局之概要；任何时候都要关注有无快速致命的征象（如膈下游离气体、气胸等征象）以减少重大事故的发生；熟知检查部位及检查方法可能存在的盲区并重点观察以减少漏诊；仔细观察并发现各种X线征象；对征象的解读应当综合考虑可能出现的疾病大类，记住CINTV：先天性（C），感染性、特发性（I），肿瘤性（N），创伤性（T）和血管性（V）。

（2）对征象的分析要首先考虑是否为常见病中的某种典型或不典型征象，再考虑是否为少见或罕见病中的典型或不典型征象。

（3）如有以往检查，尽可能地与以往X线片比较，进行动态观察。

（4）经过上述考虑后，取其中最符合的鉴别作为最可能的诊断；如均不符合，应当考虑可能是征象太不典型或尚未被大家所认识的新征象或新疾病。

（5）得出初步印象后，需结合临床、其他实验室检查进行分析，做出尽可能准确的诊断。

（6）需要强调的是结合临床资料时应该在根据X线征象的特征得出初步印象后进行，否则很可能受临床资料先入为主的影响，而妨碍医师的独立思考。

（7）资料不足或特殊疾病的鉴别诊断（如骨肿瘤等）强调影像与病理、临床的三结合诊断，必要时可以提出进一步的检查步骤和方法。

（朱世军）

第二章　CT

第一节　CT成像基本原理

　　CT是根据人体的正常组织结构与异常组织结构病变组织对X线吸收能力的不同特性，用旋转发射的X线对人体各个部位一定厚度的层面进行扫描，由探测器接收穿透过该层面的衰减的X线，转变为可见光后，由光电转换器转变为电信号，再经模/数转换器转为数字，输入电子计算机进行处理。我们将有着一定厚度的成像的体层分成若干个体积相同的长方体称之为体素，体素是一个三维的概念，将每个体素的X线衰减或吸收系数再排列成矩阵即数字矩阵（图2-1）。

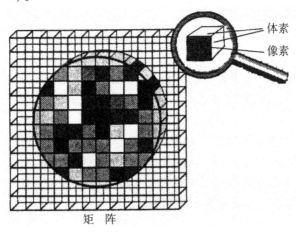

图2-1　体素、像素和矩阵

　　CT的每一幅图像都是由许多按矩阵排列的小单元组成，我们把组成CT图像的基本单元称为像素，像素是一个二维的概念。如果像素越小，所获得的CT图像就越清晰，图像的分辨率也就越高。速度快，适用于心血管系统的检查，目前由于其检查费用昂贵而限制了它的广泛应用。

　　1. 多排螺旋CT　1998年正式推出4排CT以来，CT技术发展迅速，相继出现8排、16排，2003年又推出64排，压0.33s即可获得被检查部位64层图像，空间分辨率<0.4mm，极大提高了图像质量。多脏器灌注检查、心脏检查、三维后处理等高级软件的应用，使CT的临床功能和适应范围不断扩大和延伸。

　　2007年推出的320排CT，采用16cm宽幅探测器（320×0.5mm）技术，一次CT增强扫描可完成全器官的动脉成像、静脉成像和灌注成像，节省了对比剂剂量，减少了X线辐射剂量。在冠状动脉成像时对心率较快患者不需服药控制心率，也不受心律不齐的影响，拓宽了心脏 CT 检查的适应证。全器官 CT 三维重组和多平面重组，可同时和（或）分别显示形态学成像和灌注影像，也可把灌注成像与血管成像相融合，更直观地显示血管变化和灌注的关系。2009 年北美年会上又推出了 640 排 CT。

2. 双源 CT 2005 年推出双源 CT，采用双 X 线管（零兆电子束控金属球管）和双探测器，互呈 90°，每套系统只需同步转动 90°，就可完成 180°的 CT 数据快速采集。使用 ECG 脉冲剂量调控技术，解决了心率较快患者和心律不齐患者的冠状动脉成像问题。双源 CT 不足之处是 Z 轴覆盖不足，探测器宽度在 20mm 左右，需要几个周期才能完成全心脏的数据采集。

（聂　中）

第二节　CT 图像

一、像素

CT 图像是由一定数目的由黑到白不同灰度的像素按矩阵排列所构成，像素越小，数目越多，CT 图像就越清晰越细致；反之像素越大，数目越少，图像质量就越模糊。CT 机的像素数目取决于矩阵（matrix256×256，512×512，1 024×1 024），每项乘积即为不同 CT 装置的矩阵所包含的像素数目。矩阵是一个数学概念，它表示一个横成行、纵成列的数字阵列。

二、灰度

CT 图像通过不同的灰度来反映组织结构和病变对 X 线的吸收程度，与普通 X 线片上的黑白影像一样，黑影表示 X 线低吸收区，即低密度区，如肺野；白影表示高吸收区，即骨骼组织和钙化。CT 与普通 X 线图像相比，其突出的优点是其密度分辨率高，对人体由软组织构成的密度差别小的器官也能形成对比显示清晰的图像，CT 能分辨出吸收系数只有 0.1% ~0.5% 的差异。

三、影响 CT 图像的因素

1. CT 值

（1）CT 值的概念：CT 值反映的是 X 线吸收系数或称衰减系数，但并不是它的绝对值，而是以水的 CT 值为 0 的相对值，单位为 HU（Hounsfield unit）。人体密度最高的骨皮质吸收系数最高，CT 值定为 1 000HU，而空气密度最低定为 -1 000HU。人体组织的 CT 值界限可分为 2 000 个分度（图 2-2）。

（2）CT 值的测量：在 CT 机的显示器上可测量图像任何部位的 CT 值，范围可大可小，使人体组织与病变之间的微小密度差异得到灵敏的定量分析，但需注意 CT 值不是绝对数，可受许多因素的影响，如不同 CT 机型、扫描条件、邻近组织等。

（3）CT 值的意义：人体正常组织结构和病变的 CT 值在 CT 机上可较为准确地测出，根据 CT 值可推断出病变所含的组织成分，在诊断中对病变的来源及疾病的定性均有重要的参考价值。

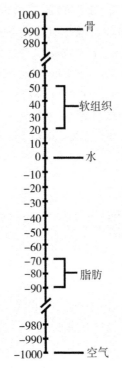

图 2-2　正常人体组织 CT 值

2. 窗宽与窗位

（1）窗宽：虽然人体组织的 CT 值可分为 2 000 个单位，但人的眼睛却只能分辨 16 个灰阶度，如 CT 图像由 16 个灰阶来反映全部 2 000 个分度（2000÷16＝125HU），两种组织的 CT 值差别在 125HU 以上时，人眼才能识别，若 CT 值差别＜125HU 时人眼即不能分辨。因此对 CT 值范围必须进行分段观察，所观察的 CT 值范围称之为窗宽，如窗宽定为 100HU，则可分辨的 CT 值为 100÷16＝6.25HU；窗宽若选定为 200HU。可分辨的 CT 值为 200÷16＝12.5HU。采用窄窗宽所观察的 CT 值范围小，对比度强，适于观察密度相仿的组织结构；若采用宽的窗宽所观察的 CT 值范围大，图像对比度差，适于观察密度差别大的结构。所选用窗宽的宽窄直接影响着图像的清晰度与对比度。

（2）窗位：窗位是指 CT 图像上灰阶中心点的 CT 值。由于不同组织的 CT 值不同，所以窗位应以需观察的组织的 CT 值为中心，若窗宽选定为 200HU，窗位选在 0HU，则以窗位为中心（0HU）向上包括 100HU，向下包括 -100HU，那么在 -100～100HU 范围内的组织结构均可被人眼所分辨，窗位的高低影响图像的亮度，窗位低图像亮度高呈白色，窗位高则相反，图像呈黑色（图 2-3）。

3. 分辨率　密度分辨率、空间分辨率和时间分辨率是评价 CT 图像质量的重要指标。

（1）密度分辨率（低对比度分辨率）：是指能分辨组织结构的最小密度差的能力，以百分数来表示，通常指图像黑白对比度。如 CT 机的密度分辨率为 0.3%，3mm，＜0.05Gy，表示的是对直径为 3mm 的物体，当密度差＞0.3% 时 CT 机可以分辨出，而患者接受的剂量＜0.05Gy。CT 的密度分辨率大大超过了普通 X 线片，且与 X 线的光子数成正比。

（2）空间分辨率（高对比度分辨率）：是指能显示最小物体的能力，通常用所能分辨每厘米内的线对数（LP/cm）来表示，空间分辨率与像素和X线光子数成正比。CT的空间分辨率小于普通X线片，密度分辨率与空间分辨率是一对相互制约的因素。

（3）时间分辨率：是指探测系统在很短的间隔期内重复扫描的能力。时间分辨率的限制因素是由X线球管所造成的，尤其是热容量小的X线球管。

随着科学技术的进步，宽探测器和大容量CT球管、飞焦点技术的应用，CT设备的性能不断改进，更为先进的多排螺旋CT的这三种分辨率也在不断提高，速度快、画质优的CT图像已广泛应用于临床。

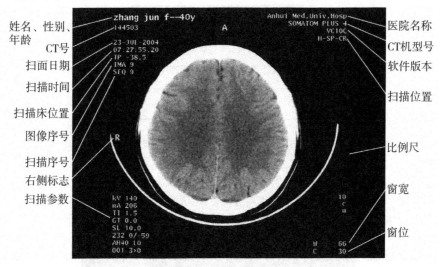

图2-3　CT图文说明

4. 部分容积效应（体积效应）　CT图像是有一定厚度的体层图像，像素是构成CT图像的基本单位，但是与像素相对应的体素有时并非由一种密度组织所构成，那么该像素的CT值乃是不同物质依其体积所占比例所得的平均CT值，它不能如实反映其中任何一种物质的CT值，这种现象称之为部分容积效应。在CT扫描中，当小于层面厚度的病变在图像中虽可显示，但其CT值不能准确反映该组织的CT值。如测量高密度（骨）中的低密度灶，因有骨的影响其CT值要比实际的CT值要高；如测量低密度组织（肺）中的高密度灶，所测得CT值比实际要低。为了克服这种现象可用薄层CT扫描，尽量减少或消除部分容积效应对CT值的影响（图2-4）。

5. 周围间隙现象　周围间隙现象指在同一扫描层面上，与层面垂直的两种相邻并且密度不同的组织，无法准确测量其边缘部的CT值。由于这种现象的存在，两者交界面分辨不清，高密度组织其边缘CT值低，而低密度组织边缘CT值高。这种物理现象的产生是由于X线在两种密度不同的结构相邻处测量互相重叠引起的。

6. 伪影　伪影指被扫描物体并不存在而出现在CT扫描图像上的各种假性阴影，要正确认识和分析不同伪影及其产生的原因，以免造成误诊和漏诊。

（1）移动性伪影：扫描时患者移动、呼吸、心跳、寒战、肠蠕动均可造成与扫描方向一致的条状伪影（图2-5）。

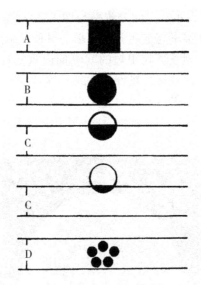

图 2-4 部分容积效应示意图

（扫描厚度为 1cm，不同厚度的物体以黑色表示）

A. 厚度等于 1cm 物体，其 CT 值准确；B. 直径为 1cm 球体全部在扫描层面中，中心部 CT 值准确，而周边部的 CT 值不准确；C. D. 球体部分在扫描层面内（C），物体小于层面厚度（D），均不能得到准确的 CT 值

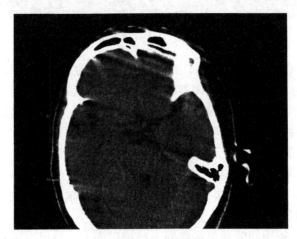

图 2-5 移动性伪影

（2）高对比伪影：人体内、外金属异物（银夹、义齿等）可产生放射状高、低密度相间的条状影（图 2-6）。

（3）射线硬化伪影：为高密度结构与低密度结构相邻，如枕内粗隆（图 2-7）、前颅凹鸡冠和岩骨间可呈放射状或条状高密度或低密度影。

（4）机器故障伪影：常为环形或同心圆状高密度伪影（图 2-8）。

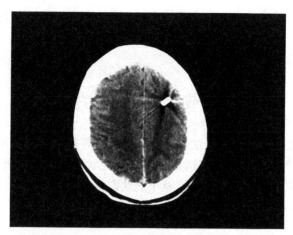

图 2－6　高对比伪影

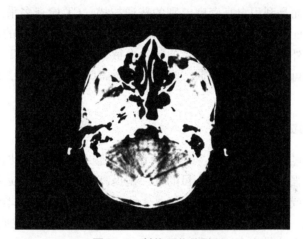

图 2－7　射线硬化伪影

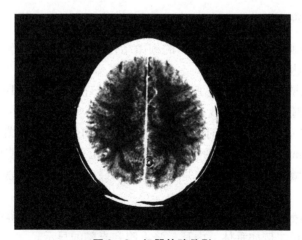

图 2－8　机器故障伪影

7. 噪声　噪声是影响 CT 图像密度分辨率的主要因素，噪声的大小与图像质量呈负相关。影响噪声的因素较多，增加 X 线量可降低噪声，反之噪声升高；探测器的转换率越高，噪声越低；高的空间分辨率将引起高的噪声水平，噪声误差较大的 CT 图像可出现雪花样斑点影响诊断。

（何志兵）

第三节　CT 检查方法

患者卧于检查床上，选好层面、层厚与扫描范围，将扫描部位移入扫描架的孔内，即可进行扫描。多采用轴位（横断面）扫描，有时需要冠状位扫描作为补充，常用于鞍区、眼眶、鼻窦和鼻咽等部位。对于较小的器官及小病灶需用薄层扫描。

CT 检查分平扫、对比增强扫描和特殊扫描。

一、平扫

不用对比剂增强而是利用自身密度差别的普通扫描。CT 检查多采用横断层面扫描，在头部有时加用冠状层面扫描。摆位十分重要，双侧对称时才可使获得的图像能准确地反映该层面的解剖结构。另外，为消除伪影患者的制动也很重要。胸腹部 CT 扫描时应屏住气，儿童和不能合作的患者可酌情使用镇静剂。腹部扫描还需口服碘对比剂，以使胃及肠道充盈而便于识别。

二、对比增强扫描

对比增强扫描是经静脉注入对比剂（60% 泛影葡胺或非离子对比剂，如碘海醇）后再进行扫描的方法。增强扫描主要有两个目的：一是提高病变组织与邻近结构间的密度差，以显示平扫上未能显示或显示不清的病变；二是了解病变的血供情况。增强扫描后组织密度较平扫增高称之为强化，一般血供丰富、血管床通透性较大的组织强化明显，但出血、坏死、囊变及钙化等由于无血液供应而不强化。

三、特殊扫描

1. 薄层扫描　为观察微小病变和病变的细微结构及对于较小的器官而常采用的一种扫描。目前最薄层厚可达 0.5mm。

2. 重叠扫描　当层面间隔小于层厚时称之为重叠扫描，如层厚 1cm 而间隔 0.5cm，采用此种方法的目的是减少部分容积效应的影响。

3. 高分辨率扫描　指在较短的时间内，取得良好空间分辨率 CT 图像的扫描技术。主要包括薄层扫描（1~2mm）和高分辨率算法重建图像、靶重建等，以使像素缩小，空间分辨率提高。可清楚显示微小的组织结构，是显示肺结构最准确的检查方法，还可用在内耳、听骨等部位。

4. 靶扫描或目标扫描　使某些器官成像放大而不降低其空间分辨率的扫描方法。用于小器官或小病灶的显示，例如垂体、内耳、肾上腺和脊髓的显示。

5. 动态扫描　是采取血管内注射对比剂后用于被扫描器官对比剂浓度变化的观察。通过软件使整个扫描过程自动进行，在扫描结束后逐一处理和显示图像。

6. 造影扫描　指先行器官或结构的造影再行扫描。常用的有脑池造影 CT、脑室造影

CT、脊髓造影 CT 和胆囊造影 CT 等。

（何志兵）

第四节　CT 常见部位检查护理要点

一、头颈部与五官 CT 检查护理要点

头颈部与五官 CT 包括颅脑、鞍区、眼眶、鼻和鼻窦、颞骨及内听道、鼻咽口咽、喉部、口腔颌面部等部位肿瘤、炎症、外伤等病变的检查和头部及颈部血管成像等。

（一）检查前的准备要点

1. 评估核对　核对患者信息，阅读检查单，确定检查方式（平扫、增强）。

2. 心理护理与健康教育　护士主动与患者沟通，组织患者观看健康教育视频和健康教育手册。

3. 患者适当进食、饮水。

4. 去除头颈部所有金属异物（包括活动性义齿）。

5. 女性患者检查前将发结打开，指导扫描时头部保持不动。

6. 鼻咽部及颈部检查时训练患者屏气，不能做吞咽动作。

7. 增强者指导患者或家属签署碘对比剂使用知情同意书，筛查高危因素、建立静脉留置针等。

（二）检查中的护理要点

1. 体位设计　患者仰卧于检查床，头先进，头部置于头架上，保持正中位，人体长轴与床面长轴一致，双手置于身体两旁或胸前。

2. 眼部扫描时要求闭眼，并保持眼球固定不动，因故不能闭眼者，可指导患者盯住一目标保持不动。小儿做眼部 CT 需要自然睡眠或遵医嘱口服水合氯醛，安睡后方可检查。

3. 鼻咽部及颈部检查时按技师口令进行屏气，不做吞咽动作。

4. 增强检查患者需观察注射对比剂后有无局部和全身的异常反应。

（三）检查后的护理要点

参照 CT 普通检查和增强检查后的护理。

二、胸部及食管纵隔 CT 检查护理要点

（一）检查前的准备要点

1. 评估核对　核对患者信息，阅读检查单，确定检查方式（平扫、增强）。

2. 心理护理与健康教育　主动与患者沟通，组织患者观看健康教育视频和健康教育手册。

3. 患者适当进食、饮水。

4. 去除胸部所有的金属异物（包括文胸、带有拉链的衣服）。

5. 指导训练患者屏气。

6. 婴幼儿或不配合者检查前采取药物镇静。

7. 增强者指导患者或家属签署碘对比剂使用知情同意书，筛查高危因素、建立静脉留置针等。

8. 食管纵隔 CT 检查前准备碘水，碘水配制：100ml 温开水 + 2ml 碘对比剂，浓度 0.02%。

9. 其他参照普通或增强检查前的护理。

（二）检查中的护理要点

1. 体位设计　患者仰卧于检查床上，可以取头部先进或足先进，保持正中位，人体长轴与床面长轴一致，双手置于头上方。

2. 食管纵隔检查体位设计前需指导患者喝两口碘水，再含一口碘水在口腔内。检查时技师通过话筒指示患者将口腔里的碘水慢慢咽下即刻扫描。通过碘对比剂缓慢下咽的过程扫描查看检查部位的充盈缺损像，提高周围组织的分辨率和对比度。

3. 扫描时配合技师的口令进行屏气，叮嘱患者尽量避免咳嗽，并保持肢体不动。

4. 增强检查患者需观察注射对比剂后有无局部和全身的异常反应。

5. 其他参照普通或增强检查中的护理。

（三）检查后的护理要点

参照 CT 普通检查和增强检查后的护理。

三、冠状动脉 CTA 检查护理要点

多层螺旋 CT 冠状动脉造影（MSCTCA）作为一种无创、安全性高的新技术已广泛应用于临床。冠状动脉造影检查是评价冠状动脉变异和病变，以及各种介入治疗后复查随访的重要诊断方法，具有微创、简便、安全等优点。但是冠状动脉 CTA 检查受多种因素的影响，如心率、呼吸配合、心理、环境等因素的影响，检查前护理准备质量是决定检查是否成功的关键。

（一）检查前的准备要点

1. 环境及物品的准备　为患者提供安静、清洁、舒适的环境，安排患者到专用心脏检查准备室或候诊区域；挂心脏检查识别牌。物品准备：脉搏血氧饱和度仪（Prince－100B）、心电监护仪、氧气、计时器或手表等。药品准备：美托洛尔（倍他乐克）药片。

2. 评估核对　阅读申请单，核对患者信息，明确检查目的和要求，评估患者病情、配合能力、沟通能力（听力）、心理状态，详细询问病史（既往史、检查史、用药史、现病史、过敏史等）、筛查高危人群，必要时查阅心电图和超声心动图检查结果，重点掌握患者基础血压、心率和心电图情况，并记录在申请单上。

3. 健康教育和心理护理　护士集中对患者进行健康宣教，讲解检查目的、心率准备和呼吸配合的重要性，以及检查中快速注射对比剂时全身发热的现象，让患者对检查过程和可能出现的问题有较全面的了解，尽量减少由于紧张、恐惧心理而导致的心率加快。告诉患者检查当日可适当进食、不禁水，避免空腹或饱餐状态下检查；空腹时间过久易导致低血糖，引起心率加快或心率不稳（特别是糖尿病患者）；过饱出现不良反应时易发生呕吐。

4. 心率准备

（1）患者到达检查室先静息 10～15min 后测心率。

（2）测心率，按心率情况分组，60～80/min 为 1 组；80～90/min 为 2 组；90/min 以上或心律波动＞3 次、心律失常、老年人、配合能力差、屏气后心率上升明显的为 3 组。64 排 CT 心率控制在 75/min 以内，双源 CT 或其他高端 CT 可适当放宽。

（3）对静息心率＞90/min、心律波动＞3 次或心律失常，对 β 受体阻滞药无禁忌证者，在医师指导下服用 β 受体阻滞药，以降低心率和（或）稳定心律；必要时服药后再面罩吸氧 5～10min，采用指脉仪或心电监护仪持续心电监护，观察服药及吸氧前后心率或心律变化情况，训练吸气、屏气，心率稳定后可检查。对于心律失常的患者，了解心电图检查结果，通过心电监护观察心率或心律变化规律，与技师沟通、确认此患者是否进行检查；对于心率＞100/min 或无规律的心律者可以放弃检查。

5. 呼吸训练　重点强调如何吸气、屏气，什么时候出气的要领，训练方式分四种：①用鼻子慢慢吸气后屏气；②深吸气后屏气；③直接屏气；④直接捏鼻子辅助。根据患者不同情况采取不同训练方式，重点强调呼气幅度保持一致，防止呼吸过深或过浅，屏气时胸、腹部保持静止状态，避免产生呼吸运动伪影，屏气期间全身保持松弛状态，观察屏气期间心率和心律变化；1 组患者心律相对平稳（波动在 1～3/min），训练吸气、屏气后，心率呈下降趋势且稳定可直接检查；2 组反复进行呼吸训练，必要时吸氧（浓度为 40%～50%）后继续训练，心率稳定可安排检查，检查时针对性选择吸氧。

6. 选择 18G 静脉留置针进行肘前静脉穿刺。对旁路移植（搭桥）术后患者在对侧上肢建立静脉留置针。

7. 其他的参照普通或增强检查前的护理。

（二）检查中的护理要点

1. 设计体位　仰卧位、足先进、身体置于检查床面中间，两臂上举，体位舒适。

2. 心电监测　安放电极片，将电极片、导线及双臂置于心脏扫描野外。连接心电门控，观察心电图情况，确认 R 波信号清晰，心率控制理想，心律正常，心电图波形不受呼吸运动和床板移动影响。

3. 呼吸训练　再次训练患者呼吸和屏气，观察患者可稳定大约 5s 屏气的时间及屏气后心率和心律变化规律。

4. 必要时指导患者舌下含服硝酸甘油片。

5. 连接高压注射器管道，试注水，做到"一看二摸三感觉四询问"；确保高压注射器、血管通畅。

6. 再次告知检查注意事项，以及推药时的身体感受，缓解患者紧张情绪，对高度紧张的患者在检查过程中护士通过话筒给予安慰，鼓励患者配合完成检查。

7. 动态观察增强图像对比剂进入情况，及时发现渗漏。

8. 其他参照普通或增强检查中的护理。

（三）检查后的护理要点

参照 CT 增强检查后的护理。

四、主动脉夹层患者 CT 检查护理要点

主动脉夹层是指动脉腔内的血液从主动脉内膜撕裂口进入主动脉壁内，使主动脉壁中层

形成夹层血肿，并沿主动脉纵轴扩张的一种较少见的心血管系统的急性致命性疾病，早期正确诊断是取得良好治疗效果的关键。

（一）检查前的准备要点

1. 开设绿色通道　对怀疑有主动脉夹层的患者应提前电话预约，按"绿色通道"安排检查。告知家属检查相关事宜和注意事项，要求临床医师陪同检查，通知 CT 室医师和技师做好检查准备。

2. 护士准备好急救器材、药品、物品，随时启动急救程序。

3. 病情评估　包括意识、面色、血压、心率、呼吸、肢体活动、肾功能以及发病时间与发病过程，快速查看检查申请单、核对信息、详细询问病史、筛查高危因素。

4. 呼吸训练　检查前指导患者正确呼吸及屏气，屏气一定要自我掌握强度，以能耐受为准，切忌过度屏气，以防引起强烈疼痛不适及夹层破裂。

5. 指导家属签署碘对比剂使用知情同意书，快速建立静脉通道。

6. 其他参照普通或增强检查前的护理。

（二）检查中的护理要点

1. 正确转运　搬运患者时动作要轻稳，避免大动作引发夹层破裂。

2. 体位设计　仰卧位、足先进、身体置于检查床面中间，两臂上举（无法上举的患者也可以放于身体的两侧）。

3. 注意保暖　避免受凉引起咳嗽而导致夹层破裂。

4. 技师扫描时注意控制注射对比剂的量和速度。

5. 患者监测　严密观察病情和监测生命体征，出现脉搏细速、呼吸困难、面色苍白、皮肤发冷、意识模糊等症状，提示可能因动脉瘤破裂出现失血性休克，应立即停止扫描，通知医师抢救，必要时行急诊手术，做好记录。

6. 疼痛性质的观察　如突发前胸、后背、腹部剧烈疼痛，多为撕裂样或刀割样，呈持续性，患者烦躁不安、大汗淋漓，有濒死感，疼痛放射范围广泛，可向腰部或下腹部传导，甚至可达大腿部，提示动脉瘤破裂，应启动急救应急预案。

7. 其他参照普通或增强检查中的护理。

（三）检查后的护理要点

1. 扫描中发现有主动脉夹层应按放射科危急值处理，禁止患者自行离开检查室，并立即电话告之临床医师检查结果，由专人或在医师陪同，用平车将患者立即护送回病房或急诊科，勿在 CT 室停留过久。

2. 告知家属 30min 内取片及报告。

3. 其他参照普通或增强检查后的护理。

五、肺栓塞 CT 检查护理要点

肺栓塞是指以各种栓子阻塞肺动脉系统为其发病原因的一组临床病理生理综合征，其发病率高、误诊率高和死亡率高。多层螺旋 CT 肺动脉造影是对急性肺动脉栓塞的一种无创、安全、有效的诊断方法。

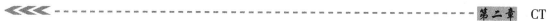

（一）检查前的准备要点

1. 开设绿色通道　对怀疑有肺栓塞的患者应提前电话预约，对病情急、重、危者应立即按"绿色通道"安排检查。告知家属相关检查事宜和注意事项，要求临床医师陪同检查，通知 CT 室内医师和技师做好检查准备。

2. 护士准备好急救器材、药品、物品，随时启动急救程序。

3. 病情评估　查看检查申请单，核对信息，严密观察其有无口唇发绀、呼吸急促、胸闷、气短、胸痛、咯血等表现；心电监护，测量生命体征及血氧饱和度的变化；评估心、肺、肾功能情况。重点了解胸痛程度，必要时提前使用镇痛药。

4. 吸氧　给予高浓度氧气吸入，以改善缺氧症状，缓解患者恐惧心理。

5. 呼吸训练　检查前指导患者正确呼吸及屏气，屏气一定要自我掌握强度，以能耐受为准，切忌过度屏气，以防引起强烈疼痛、不适及栓子脱落。

6. 去掉胸部所有金属物品及高密度衣物，防止产生伪影，影响图像质量。

7. 其他参照普通或增强检查前的护理。

（二）检查中的护理要点

1. 正确转运　重点指导正确转运患者，摆好体位，避免大动作导致静脉血栓脱落，发生意外。

2. 体位设计　仰卧位、足先进、身体置于检查床面中间，两臂上举（无法上举的患者也可以放于身体的两侧）。

3. 注意保暖，避免受凉，防止咳嗽引起栓子的脱落。

4. 技师扫描时注意控制注射对比剂的量和速度。

5. 患者监测　严密观察病情和监测生命体征，重点观察呼吸频率和血氧饱和度的变化，并做好记录。

6. 其他参照普通或增强检查中的护理。

（三）检查后的护理要点

1. 扫描中发现有肺栓塞应按放射科危急值处理，禁止患者自行离开检查室，告诉患者及家属制动，并立即电话告之临床医师检查结果，由专人或在医师陪同下用平车将患者立即护送回病房或急诊科，勿在 CT 室停留过久。

2. 告知家属 30min 内取片及报告。

3. 其他参照普通或增强检查后的护理。

六、腹部 CT 检查护理要点

CT 腹部检查分上腹、中腹、盆腔、全腹，包括肝、胆、脾、胰、胃、肾、肾上腺、肠、膀胱、子宫和附件等。腹部脏器复杂、相互重叠，空腔脏器（胃、肠、膀胱）因含气体和（或）液体及食物残渣，位置、形态、大小变化较大，可影响图像质量和检查效果，因此做好腹部 CT 检查前各环节的准备至关重要。

（一）检查前的准备要点

1. 患者评估　仔细询问病史、检查史、过敏史，注重患者其他检查的阳性体征和结果，如 B 超、肝功能、胃镜、肠镜、消化道钡剂及甲胎蛋白等，确定患者能否饮水、饮水量和时间，确认是否进行增强检查。

2. 胃肠道准备　①检查前 1d 晚餐进清淡饮食，晚饭后禁食 4 ~ 8h，不禁饮（急诊除外）；②检查前 1 周禁止胃肠钡剂造影，必要时对胃肠钡剂造影者可先行腹部透视，以了解钡剂的排泄情况；③年老体弱者胃肠道蠕动减慢，必要时给予清洁灌肠或口服缓泻药帮助排空。

3. 心理护理　护理人员可针对不同文化层次患者的心理状态，分别进行解释和疏导，用通俗易懂的语言讲解与患者病情有关的医学知识，使患者对疾病的发展和转归有较明确的认识，缓解患者紧张情绪，使其积极配合检查。

4. 患者准备　防止金属伪影，患者需取下身上所有带金属的衣裤、物品、饰品，解除腹带及外敷药物，提供检查服。

5. 呼吸训练　呼吸运动是影响 CT 检查质量的重要因素，扫描时呼吸运动不仅会引起病灶遗漏和误诊，而且对于判断胃肠道走行和分析病变的结构都有很大影响。因此检查前需对患者进行屏气训练，保持呼吸平稳，均匀一致，直至患者能够准确接受口令。

6. 对比剂准备

（1）常用对比剂种类：

1）高密度对比剂：常用的有 1% ~ 2% 有机碘溶液，800 ~ 1 000ml 温开水加 10 ~ 20ml 碘对比剂，这种对比剂在 CT 上显影良好，能满意地标记被检器官，便于观察胃肠道的走行。但浓度过高、剂量较大时常能遮蔽部分胃壁组织，对胃黏膜改变不能较好显示，限制了对癌肿的检出和浸润深度的判断。

2）密度对比剂：纯水作为对比剂方便、价廉、无不良反应；不会产生高密度的伪影。CT 平扫时即可与胃壁构成良好的对比，有利于病变的诊断和分期，是胃部 CT 检查最理想的对比剂。

3）低密度对比剂：气体是 CT 仿真结肠内镜检查中理想的肠道内对比剂，气体能较好地充盈扩张肠管，气体的弥散性好，比液体对比剂更容易到达盲升结肠；气体扩张肠管均匀，使用气体作为对比剂，可以通过定位片来判断肠道内气量是否充足，可随时补充气量。

（2）对比剂的应用：

1）水可用于上、中腹的胃肠充盈。

2）1.2% 的口服对比剂适宜于胃部平扫患者的充盈准备。

3）1.5% 的口服对比剂较适宜于胃部直接增强的对比剂充盈准备。

4）0.8% 的口服对比剂适宜于中消化道的肠道充盈准备。

5）0.6% 的口服对比剂适宜于下消化道的肠道充盈准备。

（3）饮用对比剂的量和时间：

1）上腹检查前 0.5h 服水 200 ~ 300ml，检查前 10min 服水 200 ~ 300ml。

2）上中腹部：患者于检查前 1h、30min 各服用 300ml，检查时加服 200 ~ 300ml。

3）下腹部检查前 4h、3h、2h 分别服用 300ml，检查前 1h 排空膀胱 1 次，加服 300ml，患者自觉膀胱充盈即行 CT 检查。膀胱造瘘者应夹闭引流管，待膀胱充盈后再做检查。

4）全腹部检查前 4h、3h、2h 分别服用 300ml，检查前 1h 排空膀胱 1 次，再服 300ml，患者自觉膀胱充盈后加服 300ml 口服对比剂即行 CT 检查。

5）胰腺 CT 扫描时，往往出现胰头、胰体、胰尾与胃、十二指肠及空肠部位分辨不清的情况，从而导致诊断困难，为了使胰腺与胃肠道影像区分开来，衬托出胰腺的轮廓与形态，提高诊断正确性，因此选择最优良对比剂浓度及吞服时间帮助医师判断及区分病变与生理解剖部位，提高诊断率。扫描前 30min 口服 2% 的对比剂 300ml，空肠部分得到充盈满意，达到衬托目的，扫描前加服 2% 的对比剂 200ml，以达到胃体部及十二指肠空肠完全显示。

（4）饮用对比剂的目的：

1）使胃及十二指肠充盈与邻近组织形成对比度，便于观察胃壁、黏膜及胃腔情况。胃充盈使肠道下移，充分暴露肝、胆、脾、胰。

2）充盈膀胱与邻近组织形成对比度，便于观察膀胱壁、黏膜及腔内情况，尤其是膀胱腔内充盈缺损性病变的显示。

3）子宫、附件与邻近组织形成对比度。

4）胃肠道充分扩张，获得了腹盆腔各段肠道的良好充盈相，有助于胃肠道病变的早期发现、病变的定位和定性，同时因伪影的减少或消除，图像质量明显提高，更有利于实质脏器的显示与观察。

（5）饮用对比剂的注意事项：筛查患者无碘过敏、结石、胰腺炎、出血、严重腹水、排尿困难、重大急诊外伤及禁食、禁水等情况后再指导患者喝碘水。重症胰腺炎、急性消化道出血、穿孔、肠梗阻等患者禁食禁水，对体质较弱、心肺功能不全的患者禁止大量饮水。

7. 检查前用药 必要时扫描前 10min 肌内注射山莨菪碱注射液 20mg，山莨菪碱针为胆碱能神经阻滞药，能对抗乙酰胆碱所致的平滑肌痉挛，使消化道的平滑肌松弛，使胃和肠管充分扩张，以减少胃肠蠕动。青光眼、前列腺肥大、尿潴留等患者禁用。

8. 其他 参照普通或增强检查前的护理。

（二）检查中的护理要点

1. 体位设计 患者仰卧，足先进，双臂上举伸直，身体尽量置于床面正中间，侧面定位线对准人体正中冠状面。特殊情况可根据观察部位的需要采用侧卧位或俯卧位。

2. 女性盆腔检查时必要时用 2% ~ 3% 的碘水 300 ~ 600ml 保留灌肠，使盆腔内的小肠、乙状结肠、直肠显影。

3. 对已婚女性患者，推荐检查时置入阴道气囊或填塞含碘水的纱条，以显示阴道和宫颈的位置。

4. 特殊患者的护理

（1）严重腹水的患者因横膈受压迫平卧困难，可垫高胸部高度以不影响扫描床进出为准。

（2）神志不清者，需家属陪同（陪护人员进行合理的 X 线安全防护）。

（3）幼儿检查时护士将室内灯管调暗，家属陪同，防止患儿坠床，同时注意保暖。

（4）CT 尿路成像患者进行延迟扫描时，技师可根据肾盂积水情况决定延迟扫描时间，一般 15 ~ 30min 进行第一次延迟扫描，中、重度积水者 3h 左右再进行第二次扫描，护士要告知患者延迟扫描时间。

（5）为诊断或鉴别肝血管瘤可于注射对比剂后 5 ~ 7min 再做病灶层面扫描，护士注意提示患者扫描时间。

5. 其他参照普通或增强检查中的护理。

（三）检查后的护理

1. 腹部检查前禁食，检查完毕需协助患者下检查床，防止发生低血糖、体位性低血压。

2. 膀胱过度充盈者小便时排泄不易过快、过多，防止发生虚脱和低血压。

3. 检查后可进食。

4. 其他参照普通或增强检查后的护理。

七、CT仿真肠镜检查护理要点

CT仿真肠镜指将螺旋CT扫描所获得的原始数据进行后处理，对空腔器官内表面进行三维重建，再利用计算机的模拟导航技术进行腔内观察，并赋予人工伪色彩和不同的光照强度，最后连续回放，即可获得类似纤维肠镜行进和转向直视观察效果的动态重建图像。目前CT仿真肠镜检查技术临床应用的可靠性和实用性日趋成熟，在结肠癌定位、定量和定性诊断中发挥着重要的作用，但是检查前肠道的准备和检查中配合的好坏是决定检查成功与否的关键因素。

（一）检查前的护理要点

1. 患者评估　排除检查禁忌证（月经期、妊娠期、肠道出血等）。检查前1周是否做钡剂检查，评估患者肠道准备及排便情况，判断是否可以进行检查。

2. 饮食准备　患者检查前1d吃清淡、无渣饮食（稀饭、面条等），晚餐后禁食，20：00至24：00可饮糖盐水，以减轻患者饥饿感，24：00后禁水。

3. 肠道准备

（1）蓖麻油：取蓖麻油30ml，在检查前晚餐后服用，然后饮温开水800ml，蓖麻油服后3~4h排便，2~3次排便后肠道清洁。

（2）番泻叶：番泻叶作用慢，因此要求患者在检查前1d午餐后以番泻叶30g用沸开水500ml浸泡0.5h后饮服，番泻叶服后7~8h排便，3~5次排便后肠道清洁。晚餐后再用20g番泻叶泡水100ml服用，效果更佳。由于导泻作用非肠内所致，故患者常有腹痛、腹胀，甚至血便。因腹泻持续时间较长，因此年龄大、体弱者应慎用。

（3）和爽：规格为1包68.56g，检查前晚餐后禁食，晚餐后1h给药，1~2包溶水2~4L，以1L/h的速度口服，排出物为透明液体时结束给药，或遵医嘱。

（4）清洁灌肠：对于便秘患者，服用蓖麻油、番泻叶效果不好者，可提前1d清洁灌肠再服泻药。

4. 心理准备健康宣教　检查前要耐心、细致地向患者讲解CT仿真肠镜检查的必要性和过程，告诉患者此检查无痛苦、无创伤，消除患者紧张心理，取得患者信任与配合，完成检查。

5. 呼吸训练　指导患者扫描时正确屏气，避免产生呼吸伪影，影响图像质量。

6. 检查前用药　扫描前30min肌内注射山莨菪碱注射液10~20mg，以抑制肠道痉挛，降低管壁张力，充分扩张肠管，减少因肠蠕动而造成的伪影，注射前询问患者有无禁忌证。

7. 其他参照普通或增强检查前的护理。

（二）检查中的护理要点

1. 物品准备　双腔止血导尿管（18~20号）1根、20ml空针1副、血压计球囊1个、止血钳子1把、液状石蜡（石蜡油）、棉签1包、纱布2张、手纸、治疗巾1张。

2. **左侧卧位** 双下肢弯曲，臀部垫治疗巾；选择双腔止血导尿管（18～20号），充分润滑导管前端及肛门口，呈螺旋式插入肛门6～10cm，气囊内注入10ml气体。

3. **充气体位** 取左侧、右侧、俯卧位经肛门注入空气（1 000～1 200ml）充盈肠道，总注气量因人而异，以结肠充分扩张，患者感觉轻微腹胀为宜，嘱患者尽量控制排气。保留肛管，在定位片上观察结肠管充气情况，以基本显示各段结肠（八段法：直肠、乙状结肠、降结肠、脾曲、横结肠、肝曲、升结肠、盲肠）作为充盈良好的参照；如果结肠充气不理想，可继续追加一次，当患者诉腹胀明显时停止打气，夹闭导管，嘱患者平卧，立即行CT扫描，扫描时嘱患者平静吸气后屏气。

4. **观察病情** 肠道充气时根据患者具体情况，注意打气的速度、压力和插管深度，打气时主动与患者交流，询问患者的感觉，有无头晕、恶心、腹痛，观察患者面色等。

5. 扫描时发现肠腔内有液平面时立即俯卧位扫描。

6. 扫描完毕图像质量符合要求后通过尿管抽出肠腔内气体，抽出气囊内气体。观察有无腹胀、腹痛、呃逆等症状。拔出尿管，清洁肛门。

7. 其他参照普通或增强检查中的护理。

（三）检查后的护理要点

1. 扫描结束后留观30min，密切观察腹部体征。

2. 肌内注射山莨菪碱注射液的患者检查结束待肠蠕动恢复、肛门排气后方可进食。

3. 腹部胀气时可按顺时针方向按摩，加速气体排出，减轻腹胀。对检查结束后出现腹痛、腹胀明显者，应严密观察病情变化，并指导适当走动。并交代患者如腹部异常、不适立即就诊。

4. 为避免发生低血糖反应，必要时可静脉补液。

5. 其他参照普通或增强检查后的护理。

八、CT仿真胃镜检查护理要点

胃溃疡和胃癌是消化科常见的疾病，以往主要依赖于胃镜或X线钡剂检查。胃镜检查仅能观察病灶的腔内改变，在有食管狭窄的患者，胃镜无法顺利通过，无法明确病灶下端的情况；胃镜和X线钡剂对于病灶的浸润程度和病灶与周围脏器的关系以及远处转移的情况都无法明确。CT仿真胃镜检查可以弥补上述缺陷。

（一）检查前的准备要点

1. **饮食准备** 检查前1d晚上吃少渣易消化的食物，20：00后禁食，24：00后禁饮。

2. **消化道准备** 如遇幽门梗阻患者，在检查前1d晚上洗胃，彻底洗净胃内容物，直到冲洗液清晰为止。幽门梗阻患者不能在当天洗胃，因洗胃后可导致胃黏膜颜色改变，影响诊断。

3. **患者评估** 排除检查禁忌证（胃出血、穿孔等）。评估患者消化道准备情况，判断是否可以进行检查。

4. **心理护理、健康宣教** 向患者讲解整个检查过程及身体感受，缓解患者紧张情绪，使其主动配合检查。

5. 呼吸训练　指导患者扫描时正确屏气，避免产生呼吸伪影而影响图像质量。

6. 检查前用药　扫描前 30min 肌内注射山莨菪碱注射液 10～20mg。注射前询问患者有无前列腺疾病、青光眼等禁忌证。

7. 其他参照普通或增强检查前的护理。

（二）检查中的护理要点

1. 体位设计　常规为患者仰卧，足先进，双臂上举伸直，身体尽量置于床面正中间，侧位定位线对准人体正中冠状面。特殊情况可根据观察部位的需要采用侧卧位或俯卧位。

2. 口服产气剂　检查时先设计好体位，嘱患者口服产气剂 1～2 包后快速仰卧位扫描。发现液平面时再俯卧位扫描。

3. 呼吸配合　扫描时在技师的口令下配合吸气与屏气，扫描时勿打嗝。

4. 其他参照普通或增强检查中的护理。

（三）检查后的护理要点

1. 检查后指导患者休息 15～30min 无不适后方可离开。

2. 肌内注射山莨菪碱注射液的患者检查后待肠蠕动恢复、肛门排气后方可进食。

3. 为了避免引起低血糖反应，必要时可静脉补充液体。

4. 其他参照普通或增强检查后的护理。

（何志兵）

第三章 MRI

第一节 MRI 成像原理

一、基本原理

磁共振成像（magnetic resonance imaging，MRI）检查技术是在物理学领域发现磁共振现象的基础上，于 20 世纪 70 年代继 CT 之后，借助电子计算机技术和图像重建数学的进展与成果而发展起来的一种新型医学影像检查技术。

MRI 是通过对静磁场中的人体施加某种特定频率的射频（radiofrequency，RF）脉冲，使人体组织中的氢质子受到激励而发生磁共振现象，当终止射频脉冲后，质子在弛豫过程中感应出 MR 信号；经过对 MR 信号的接收、空间编码和图像重建等处理过程，即产生 MR 图像。人体内氢核丰富，而且用它进行磁共振成像的效果最好，因此目前 MRI 常规用氢核来成像。

二、基本概念

（一）质子的纵向磁化

氢原子核只有一个质子，没有中子。质子带正电荷，并作自旋运动，因此产生磁场，每个质子均为一个小磁体，其磁场强度和方向用磁矩或磁矢量来描述（图 3-1）。在人体进入静磁场以前，体内质子的磁矩取向是任意和无规律的，因此磁矩相互抵消，质子总的净磁矢量为零（图 3-2）。如果进入一个强度均匀的静磁场（即外磁场），则质子的磁矩按外磁场的磁力线方向呈有序排列，其中平行于外磁场磁力线的质子处于低能级状态，数目略多，而反平行于外磁场磁力线的质子处于高能级状态，数目略少，相互抵消的结果产生一个与静磁场磁力线方向一致的净磁矢量，称为纵向磁化（图 3-3）。

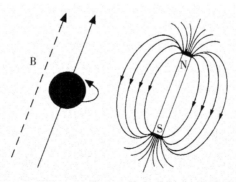

图 3-1 质子

质子带正电荷，并作自旋运动，因此产生磁场，质子可视为一个小磁体

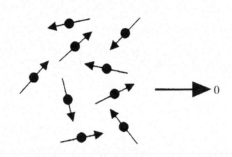

图3-2 人体进入外磁场前，质子的排列状态

进入强外磁场前，质子排列杂乱无章，净磁矢量为零

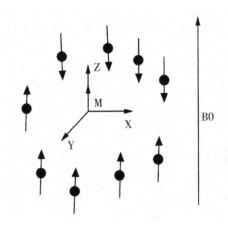

图3-3 进入强外磁场后，质子的排列状态

进入强外磁场后，质子仅在平行或反平行于外磁场磁力线两个方向上
排列，前者比后者略多，产生一个平行于外磁场 B_0 的净磁矢量 M

（二）进动

进动（procession）在静磁场中，有序排列的质子不是静止的，而是作快速的锥形旋转，称为进动。进动速度用进动频率表示，即每秒进动的次数。外磁场场强越强，进动频率越快。

（三）磁共振现象与横向磁化

当向静磁场中的人体发射与质子进动频率相同的射频脉冲时，质子才能吸收射频脉冲的能量，即受到激励，由低能级跃迁到高能级，从而使纵向磁化减少，与此同时，射频脉冲还使质子处于同步同速进动，即处于同相位，这样，质子在同一时间指向同一方向，其磁矢量也在该方向叠加起来，产生横向磁化。

（四）弛豫与弛豫时间

终止射频脉冲后，宏观磁化矢量并不立即停止转动，而是逐渐向平衡态恢复，此过程称为弛豫（relaxation），所用的时间称为弛豫时间。弛豫的过程即为释放能量和产生 MR 信号的过程。

1. 纵向弛豫与横向弛豫 中断射频脉冲后,质子释放能量,逐一从高能状态返回到低能状态,因此纵向磁化逐渐增大,直至缓慢恢复到原来的状态,此过程呈指数规律增长,称为纵向弛豫;与此同时,质子不再被强制处于同步状态(同相位),由于每个质子处于稍有差别的磁场中,开始按稍有不同的频率进动,指向同一方向的质子散开,导致横向磁化很快减少到零,此过程亦呈指数规律衰减,称为横向弛豫。

2. 纵向弛豫时间与横向弛豫时间 纵向磁化由零恢复到原来数值的63%时所需时间,称为纵向弛豫时间,简称 T_1(图3-4);横向磁化由最大衰减到原来值的37%时所需的时间,称为横向弛豫时间,简称 T_2(图3-5)。

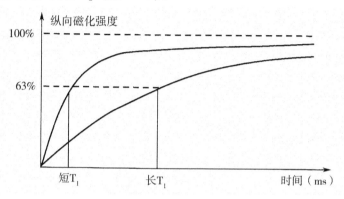

图3-4 纵向弛豫时间

T_1 是指90°脉冲后,纵向磁化分量恢复到63%的时间,T_1 愈短,信号愈强

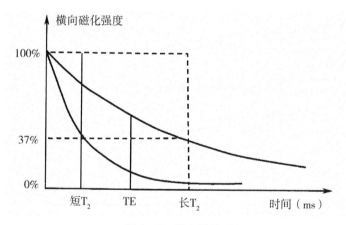

图3-5 横向弛豫时间

T_2 是指90°脉冲后,横向磁化分量衰减到37%的时间,T_2 愈短,信号愈弱

3. T_1 和 T_2 反映物质特征,而不是绝对值 T_1 的长短同组织成分、结构和磁环境有关,与外磁场场强也有关系;T_2 的长短与外磁场和组织内磁场的均匀性有关。人体正常与病变组织的 T_1 和 T_2 值是相对恒定的,而且相互之间有一定的差别,这种组织间弛豫时间上的差别,是 MRI 的成像基础。

（五）脉冲序列与信号加权

MRI 是通过一定的脉冲序列实现的。

1. 脉冲序列　施加射频脉冲后，纵向磁化减少、消失，横向磁化出现。使纵向磁化倾斜90°的脉冲为90°脉冲，而倾斜180°的脉冲则为180°脉冲。施加90°脉冲后，等待一定时间，施加第二个90°脉冲或180°脉冲，这种连续施加脉冲即为脉冲序列。脉冲序列决定着将从组织获得何种信号。

2. 重复时间（repetition time，TR）　指在脉冲序列中，两次射频激励脉冲之间的间隔时间。TR 的长短决定着能否显示出组织间 T_1 的差别，使用短 TR 可获得 T_1 信号对比，而长 TR 则不能。

3. 回波时间（echo time，TE）　指从射频激励脉冲开始至获得回波的时间。TE 决定 T_2 信号加权，使用长 TE 可获得 T_2 信号对比。

4. T_1 加权像（T_1 weighted image，T_1WI）、T_2 加权像（T_2 weighted image，T_2WI）和质子密度加权像（proton density weighted image，PDWI）　自旋回波脉冲序列是临床最常用的脉冲序列之一。在 SE 序列中，选用短 TR（通常小于500ms）、短 TE（通常小于30ms）所获图像的影像对比主要由 T_1 信号对比决定，此种图像称为 T_1WI；选用长 TR（通常大于1500ms）、长 TE（通常大于80ms）所获图像的影像对比主要由 T_2 信号对比决定，此种图像称为 T_2WI；选用长 TR、短 TE 所获图像的影像对比，既不由 T_1 也不由 T_2 信号对比决定，而主要由组织间质子密度差别所决定，此种图像称为质子密度加权像。

（何志兵）

第二节　MRI 成像检查技术及成像特点

一、MRI 成像特点

（一）多参数成像

MRI 是多参数成像，其成像参数主要包括 T_1、T_2 和质子密度等，可分别获得同一解剖部位或层面的 T_1WI、T_2WI 和 PDWI 等多种图像；而包括 CT 在内的 X 线成像，只有密度一个参数，仅能获得密度对比一种图像。在 MRI 中，T_1WI 上的影像对比主要反映的是组织间 T_1 的差别；T_2WI 上的影像对比主要反映的是组织间 T_2 的差别；而 PDWI 上的影像对比主要反映的是组织间质子密度的差别（表3–1）。

表3–1　几种正常组织在 T_1WI 和 T_2WI 上的信号强度和影像灰度

	脑白质	脑灰质	肌肉	脑脊液和水	脂肪	骨皮质	骨髓质	脑膜
T_1WI	较高	中等	中等	低	高	低	高	低
	白灰	灰	灰	黑	白	黑	白	黑
T_2WI	中等	较高	中等	高	较高	低	中等	低
	灰	白灰	灰	白	白灰	黑	灰	黑

（二）多方位成像

MRI 可获得人体轴位、冠状位、矢状位及任意倾斜层面的图像，有利于解剖结构和病变的三维显示和定位。

（三）流动效应

体内流动的液体中的质子与周围处于静止状态的质子相比，在 MR 图像上表现出不同的信号特征，称为流动效应。血管内快速流动的血液，在 MR 成像过程中虽然受到射频脉冲激励，但在终止射频脉冲后采集 MR 信号时已经流出成像层面，因此接收不到该部分血液的信号，呈现为无信号黑影，这一现象称为流空现象（flow void phenomenon）。血液的流空现象使血管腔不使用对比剂即可显影，是 MRI 成像中的一个特点。

流动血液的信号还与流动方向、流动速度以及层流和湍流有关。在某些状态下，流动液体还可表现为明显的高信号。

（四）质子弛豫增强效应与对比增强

一些顺磁性和超顺磁性物质使局部产生磁场，可缩短周围质子弛豫时间，此效应称为质子弛豫增强效应（proton relaxation enhancement effect），这一效应是 MRI 行对比剂增强检查的基础。

二、MRI 检查技术

（一）脉冲序列

MR 成像中常用的脉冲序列有自旋回波序列（spin echo sequence，SE 序列）、梯度回波序列（gradient echo sequence，GRE 序列）、反转恢复序列（inversion recovery sequence，IR 序列）等，每种序列中又包括多种类型，临床上应根据不同检查部位和目的选择应用。

1. SE 序列　常规 SE 脉冲序列是临床上最常用的成像序列。该序列先发射一次 90°射频激励脉冲，继而施加一次 180°复相位脉冲使质子相位重聚，产生自旋回波信号。通过调节 TR 和 TE 的长短可分别获得反映组织 T_1、T_2 及质子密度特性的 MR 图像。其中 T_1WI 具有较高的信噪比，适于显示解剖结构，也是增强检查的常规序列；T_2WI 则更易于显示水肿和液体，而病变组织常含有较多水分，在 T_2WI 上显示为高信号，因而更易于显示病变；PDWI 常可较好地显示出血管结构。

常规 SE 脉冲序列的主要优点是图像质量高，用途广，缺点是扫描时间相对较长。因此，在常规 SE 序列的基础上，开发了快速自旋回波（FSE）序列，使扫描时间显著缩短。

2. GRE 脉冲序列　GRE 序列是常用的快速成像脉冲序列，具有多种类型，其中常规 GRE 脉冲序列最为成熟，临床应用也最多。该序列由一次 <90°的小角度（或稍大于 90°，但不使用 90°）激励脉冲和读出梯度的反转构成。读出梯度的反转用于克服梯度场带来的去相位，使质子相位重聚产生回波，由于是梯度复相位产生回波，故称 GRE。

GRE 序列的主要优点是扫描速度快、成像时间短，而空间分辨力及信噪比均较高。主要用于屏气下腹部单层面快速扫描、动态增强扫描、血管成像、关节病变等检查。快速 GRE 成像序列进一步提高了扫描速度，能够在一次屏气下完成十几个层面的扫描成像。

3. IR 脉冲序列　IR 脉冲序列首先使用一次 180°反转脉冲使全部质子的净磁矢量反转 180°，达到完全饱和；继而当质子的纵向磁化恢复一定时间后，施加一次 90°脉冲使已恢复的纵向磁化翻转为横向磁化，以后再施加一次 180°复相位脉冲，取得 SE。由于取得 SE，故也可称为反转恢复自旋回波（IRSE）。

IR 脉冲序列主要用于获取重 T_1WI，以显示解剖，通过选择适当的反转时间（time of inversion，T_1）可得到不同质子纵向磁化的显著差异，获得比 SE 脉冲序列更显著的 T_1 加权效果。IR 脉冲序列还可用于增强检查，使顺磁性对比剂的短 T_1 增强效果更明显。IR 脉冲序列的主要优点是 T_1 对比效果好、信噪比高，缺点是扫描时间长。

（1）STIR 脉冲序列是 IR 脉冲序列的一个类型，特征是选择特殊的 T_1 值，恰好使脂肪质子的纵向磁化恢复到 0 点时施加 90°脉冲，因此在 90°脉冲后脂肪质子无横向磁化而无信号产生。主要用途是在 T_1WI 中抑制脂肪的短 T_1 高信号，即脂肪抑制。

（2）液体衰减反转恢复脉冲序列（fluid attenuated inversion recovery，FLAIR）是 IR 序列的另一个类型，其特征是选择特殊的 T_1 值，使脑脊液信号被抑制，主要用于 T_2WI 和 PD-WI 中抑制脑脊液的高信号，使与脑脊液相邻的长 T_2 病变显示得更清楚，在中枢神经系统检查中应用价值较大。

4. 回波平面成像（echo planar imaging，EPI） EPI 是目前成像速度最快的技术，可在 30ms 内采集一幅完整的图像，使每秒钟获取的图像达到 20 幅。EPI 技术可与所有常规成像序列进行组合。

EPI 最大的优点是扫描时间极短而图像质量相当高，可最大限度地去除运动伪影，除适用于心脏成像、腹部成像、流动成像外，还可进行灌注和弥散成像等功能成像，此外，还可用于实时 MRI 和介入 MRI。

（二）脂肪抑制

短 T_1 高信号可来源于脂肪、亚急性期血肿、富含蛋白质的液体及其他顺磁性物质，采用如 STIR 等特殊的脉冲序列可将图像上由脂肪成分形成的高信号抑制下去，使其信号强度降低，即脂肪抑制（fat suppression），而非脂肪成分的高信号不被抑制，保持不变，从而可鉴别出是否为脂肪组织。

（三）MR 血管成像

MR 血管成像（magnetic resonance angiography，MRA）是使血管成像的 MRI 技术，一般无须注射对比剂即可使血管显影，安全无创，可多角度观察，但目前 MRA 对显示小血管和小病变仍不够满意，还不能完全代替 DSA。常用的 MRA 技术有时间飞跃（time of flight，TOF）法和相位对比（phasecontrast，PC）法，近年来，为提高 MRA 的准确性，又推出了对比剂增强的 MRA。

（四）MR 水成像

采用长 TR、很长 TE 的重 T_2 加权快速自旋回波序列加脂肪抑制技术，从而使体内静态或缓慢流动的液体呈现高信号，而实质性器官和快速流动的液体如动脉血呈低信号的技术。通过最大强度投影（maximum intensity projection，MIP）重建，可得到类似对含水器官进行直接造影的图像。

目前常用的 MR 水成像技术主要包括：MR 胆胰管成像（MR cholangiopancreatography，MRCP）、MR 尿路造影（MR urography，MRU）、MR 脊髓造影（MR myelography，MRM）等。MR 水成像具有无须对比剂、安全无创、适应证广、成功率高、可多方位观察等优点。

（五）磁共振功能成像

磁共振功能成像（functional magnetic resonance imaging，fMRI）是在病变尚未出现形态

变化之前，利用功能变化来形成图像，以进行疾病早期诊断或研究某一脑部结构的功能。主要包括弥散成像、灌注成像和皮质激发功能定位成像等。

三、MRI 的优点和限度

（一）优点

（1）无 X 线电离辐射，对人体安全无创。

（2）图像对脑和软组织分辨率极佳，解剖结构和病变形态显示清楚。

（3）多方位成像，便于显示体内解剖结构和病变的空间位置和相互关系。

（4）多参数成像。

（5）除可显示形态变化外，还能进行功能成像和生化代谢分析。

（二）限度

（1）对带有心脏起搏器或体内有铁磁性物质的患者不能进行检查。

（2）需要监护设备的危重患者不能进行检查。

（3）对钙化的显示远不如 CT，难以对以病理性钙化为特征的病变作诊断。

（4）常规扫描时间较长，对胸腹检查受限。

（5）对质子密度低的结构如肺和皮质骨显示不佳。

（6）设备昂贵，尚未普及。

（何志兵）

第四章　超声成像技术

第一节　超声成像概述

一、基本原理

超声检查（ultrasound examination）是根据声像图特征对疾病作出诊断。超声波为一种机械波，具有反射、散射、衰减及多普勒效应等物理特性，通过各种类型的超声诊断仪，将超声发射到人体内，在传播过程中遇到不同组织或器官的分界面时，将发生反射或散射形成回声，这些携带信息的回声信号经过接收、放大和处理后，以不同形式将图像显示于荧光屏上，即为声像图（ultrasonogram 或 echogram），观察分析声像图并结合临床表现可对疾病作出诊断。

二、相关概念

（一）超声波

超声波是指频率超过人耳听觉范围，即大于 20 000Hz 的声波。能传播声波的物质叫介质。临床上常用的超声频率在 2 ~ 10MHz 之间。

（二）反射与折射

声波在人体组织内按一定方向传播的过程中遇到不同声阻抗的分界面，即产生反射与折射，可利用超声波的这一特性来显示不同组织界面、轮廓，分辨其相对密度。

（三）分辨力与穿透力

超声波具有纵向和横向分辨力，纵向分辨力与超声频率有关，频率越高，纵向分辨力越高；横向分辨力与声束的宽窄有关，声束变窄，可提高横向分辨力。

（四）声能的吸收与衰减

超声波在介质传播过程中其声能逐渐减少，称为衰减。在人体组织中衰减的一般规律是：骨组织 > 肝组织 > 脂肪 > 血液 > 纯液体。其衰减对特定介质来说是常数，超声通过液体几乎无衰减，而致密的骨化、钙化和结石，衰减值特别大，其后方减弱以致消失，出现声影。

（五）超声波的人体生物效应

超声波在人体组织中被吸收后转化为热能，使局部升温，并向周围组织传导。另外，超声波对人体组织还有空化作用和机械作用。声波超剂量的照射会对人体组织产生一定的损伤，临床应用中应注意超声照射的剂量和时间，根据不同个体和检查器官限制在安全范围内。也可有目的地利用超声的人体生物效应到达某种治疗目的，如高能聚焦超声治疗肿瘤。

（六）多普勒效应

多普勒效应（Doppler effect）是指发射声源与接收器之间存在相对运动时，接收器收到的频率因运动而发生变化的物理现象。发射频率与接收频率之间的差值称为频移，与运动速度成正比。根据这一原理，多普勒技术可用于测量血流速度、血流方向及血流的性质（层流或湍流）。多普勒超声即根据这一效应研制，分为频谱多普勒和彩色多普勒成像两大类。

（卫　颖）

第二节　超声成像特点及主要应用

一、成像特点

（一）回声强度

通常把人体组织反射回声强度分为四级，即高回声、中等回声、低回声、无回声。对后方伴有声影的高回声，也称为强回声。

1. 强回声　如骨骼、钙化、结石和含气的肺，超声图像上形成非常明亮的点状或团块状回声，后方伴声影。但小结石、小钙化点可无声影。

2. 高回声　如血管壁、脏器包膜、瓣膜、肌腱、组织纤维化等，高回声与强回声的差别是不伴后方声影。

3. 中等回声　如肝、脾、胰腺实质等，表现为中等强度的点状或团块状同声。

4. 低回声　又称弱回声，为暗淡的点状或团块状回声，典型低回声为脂肪组织。

5. 无回声　病灶或正常组织内不产生回声的区域，典型者为尿液、胆汁、囊肿液和胸腹腔漏出液。

6. 暗区　超声图像上无回声或仅有低回声的区域，称为暗区，又可分为实性暗区和液性暗区。

7. 声影（acoustic shadow）　由于障碍物的反射或折射，声波不能到达的区域，即强回声后方的无回声区，称为声影，见于结石、钙化及致密软组织回声之后。

（二）超声图像的分析与诊断

观察分析声像图时，应注意以下内容：

1. 定位　超声检查中为明确脏器或病变的方位，通常以体表解剖标志或体内重要脏器为标志标明方位，定位观察还应包括病变位于某脏器或脏器的某一部位。

2. 大小　脏器及病变组织的大小测量，通常测三维径线的最大值即前后径、上下径及左右径，亦可测面积和周径。

3. 外形　脏器的形态轮廓是否正常、有无肿大或缩小；如是占位性病变，其外形是网形、椭网形、分叶形或不规则形。

4. 边缘轮廓　脏器或肿块有无边界回声、是否光滑完整、有无模糊中断以及边缘回声强度如何，对病变性质的鉴别以及了解肿瘤的生物学活性等均有一定意义。

5. 内部结构特征　应注意观察内部回声的强度大小、分布是否均匀、回声形态如何以及结构是否清晰。

6. 后壁及后方回声　根据不同的后壁及后方回声，可对病变性质作进一步鉴别，

7. 周围回声及毗邻关系　根据局部解剖判断病变与周围结构的关系，有无压迫移位、粘连或浸润，周围结构内有无异常回声，有无局部淋巴结肿大和继发性管道扩张。

8. 位置及活动度　脏器位置是否偏移，固有的活动规律是否存在。病变的确切位置，是否随体位变动或呼吸运动而移动。

9. 量化分析　包括对脏器或病变进行径线、面积、体积等测量，以及应用多普勒超声观察病变或脏器内部的血流分布、走行及形态，对有关血流动力学参数进行测量。

二、主要应用

（一）超声解剖学和病变的形态学研究

超声检查可获得各脏器的断面声像图，显示器官或病变的形态及组织学改变，对病变作出定位、定量及定性诊断。

（二）功能性检查

通过检测某些脏器、组织的生理功能的声像图变化或超声多普勒图上的变化作出功能性诊断，如用超声心动图和多普勒超声检测心脏的收缩及舒张功能；用实时超声观察胆囊的收缩和胃的排空功能。多普勒超声技术的发展使超声从形态学检查上升至"形态－血流动力学"联合检查，使检查水平进一步提高。

（三）器官声学造影的研究

声学造影即将某种物质引入"靶"器官或病灶内，以提高图像信息量的方法。此技术在心脏疾病的诊断方面已经取得良好效果，能够观察心腔分流、室壁运动和心肌灌注情况，测定心肌缺血区或心梗范围及冠状动脉血流储备。目前此技术已推广至腹部及小器官的检查。

（四）介入性超声的应用

介入性超声（interventional ultrasound）包括内镜超声、术中超声和超声引导下进行经皮穿刺、引流等介入治疗。高能聚焦超声还可用来治疗肿瘤等病变。

三、优点和限度

（一）优点

（1）无放射性损伤，属无创性检查技术。

（2）能取得多种方位的断面图像，并能根据声像图特点对病灶进行定位和测量。

（3）实时动态显示，可观察器官的功能状态和血流动力学情况。

（4）能及时得到检查结果，并可反复多次重复观察。

（5）设备轻便、易操作，对危重患者可行床边检查。

（二）限度

（1）超声对骨骼、肺和胃肠道的显示较差，影响成像效果和检查范围。

（2）声像图表现的是器官和组织的声阻抗差改变，缺乏特异性，对病变的定性诊断需

要综合分析并与其他影像学表现和临床资料相结合。

（3）声像图显示的是某局部断面，对脏器和病灶整体的空间位置和构型很难在一幅图上清晰显示。三维超声技术可部分解决此问题。

（4）病变过小或声阻抗差不大，不引起反射，则难以在声像图上显示。

（5）超声检查结果的准确性与超声设备的性能以及检查人员的操作技术和经验有很大关系，为操作人员依赖性（operator – dependent）技术。

（卫　颖）

第三节　三维超声波成像技术

一、静态结构三维超声波成像技术

（一）信息采集

1. 机械驱动扫描检查　超声波扫描检查探头被固定在超声波扫描仪的机械臂末端上，由计算机内特定的扫描程序控制步进电动机带动探头做平行扫描检查、扇形扫描检查和旋转扫描检查。扫描检查时的运动轨迹是预先设计好的。

（1）机械驱动扫描检查方法的优点：①计算机容易对所获取的二维图像进行空间定位；②信息处理与三维图像重建速度快；③重建的三维图像准确性较高。

（2）机械驱动扫描检查方法的缺点：①机械装置体积较大、较重，且不易于探头匹配；②扫描检查时噪声较大；③扫描检查方式单一，信息采集部位难以确定，且扫描检查时间受到限制。

2. 自由扫描检查

（1）声学定位扫描检查：将一个声发射装置安装在超声波探头上，并在检查床的上方安装多个声音接收装置，通过测量声传播中不同的时间延迟来估算出探头所处的空间位置。扫描检查不受限制，但空间定位的精确度较差。

（2）磁场空间定位扫描检查：用磁场空间定位系统进行定位。电磁场发生器由计算机控制产生电磁波，并向空间发射形成电磁场。再在探头上安装一套空间位置感测器。在给患者进行超声波扫描检查时，计算机即可感测到探头的运动轨迹，再由探头的运动轨迹确定图像的空间位置。磁场空间定位扫描检查的优点在于：体积较小、重量较轻、操作灵活、采集信息方便等。

（二）定量测量

直接利用三维超声波图像进行各种数据测量。

（三）图像处理技术

1. 未知数值的推测　未知数值的推测是信息采集的逆过程，数字图像是离散场，只有少数位置的数值是已知的，而原始的场是连续的。在进行三维图像重建时，常常需要用已知任意一点位置的值来推测未知的值。

推测未知数值的方法很多，运算量和效果差异也比较大。最简单的方法是用最近邻的数值来推测未知数值，任意一点就用最近的一个采样点的值来替代。最常用的是线性（liner）

·33·

推测法，假设相邻采样点之间的变化全是线性的，这种方法计算快、效果好。高次的多项式推测法，计算量较大，但效果不一定比线性好。

2. 高通滤波与低通滤波　　三维图像的滤波与二维图像滤波是基本一致的，滤波又分为高通滤波和低通滤波。滤波器的种类也比较多，其中的非线性滤波器可以满足某些特殊要求，例如去除噪声、保持边缘细节等。

（1）低通滤波：低通滤波被用于去除图像中的噪声；也被用于获取更大的图像，以便进行图像分析。

（2）高通滤波：高通滤波被用于锐化图像或提取物体边缘。

3. 图像分割　　在进行图像处理与分析时，常常需要将人体体素数据进行区域分割，把医师与技术员感兴趣的区域挑出来。在对人体体素数据进行区域分割时要求采用自动化分割的方法进行分割，并保证对图像进行正确分割。由于人体解剖结构的变化差异较大，因此，在进行图像分割时同时满足以上两项要求难度较大。为了同时满足以上两项要求，并保持图像分割的正确性，有时还需进行手工分割。但手工分割的速度太慢，影响了图像的处理速度。为了提高图像处理速度，在保证图像正确分割的情况下，应尽量进行自动分割操作。

图像分割的方法有：①阈值分割法，适用于同一物体内灰度较一致，或不同物体间灰度明显的情况；②种子限域生长分割法，适用于软组织的图像分割，因为软组织的密度差别不明显；③自动边缘检测分割法，用户只需提供曲线的起点和终点，计算机就可自动沿着检测到的物体边缘划分；④多参数分割法，用两种或两种以上的图像，在两个或两个以上参数构成的参数空间上指定物体的取值范围，就更容易进行对图像正确分割了；⑤数学形态学分割法，在用阈值分割法对物体进行初步分割后，再对其进行一些数学形态学操作，以按需要改变其连通性。

4. 重合处理　　假如要利用不同设备采集的三维图像信息，或同一设备不同时间采集的三维图像信息进行三维图像重建时，由于两个图像中人体的空间位置可能不一致。在进行图像的三维重建之前，应首先对它们进行匹配。即进行变换，使一个图像经过变换后与另一个图像尽可能地进行物体的重合。

（四）三维图像重建技术

1. 表面重建成像　　以 CT 三维图像重建技术为例，简单介绍一下表面重建成像技术。通过确定兴趣区所要显示结构的实际密度所包含的最高和最低 CT 值，设定最高和最低阈值水平，然后标定兴趣区所要显示的结构，重建程序将根据代表该结构密度范围对所有邻近像素进行识别，将阈值范围内的连续性像素构筑成单个的三维结构模型，产生一个标记的成像源以显示用灰阶编码的表面显示图像。可以用多个 CT 阈值进行表面遮盖显示，并对不同 CT 值的结构用彩色显示。表面遮盖显示能极好地显示复杂结构，尤其是结构重叠区域的三维关系。但是这种以 CT 阈值为参数的图像处理，丢失了大量与 X 线衰减有关的信息，对设定阈值以外的像素不能显示，小的血管也难以显示，重度狭窄可表现为血管腔闭塞，血管壁钙化和管腔内造影不能区分，所以对狭窄的管径有可能显示不清，尤其是在只设定单一阈值水平时。

表面重建三维图像的步骤：首先，用采集到的密度数据信息进行图像的表面重建，即重建出三维物体表面；然后再进行表面再现。根据光照模型确定的算法给物体表面加阴影，投影在平面屏幕上。表面遮盖显示重建出的立体三维图像直观、真实感较好。

表面重建的目的在于求出三维物体的表面几何形状。计算机既可用大量的小片拼接来表示三维物体的表面几何形状，又可以用小立方体拼接来表示三维物体的表面几何形状，但表示的基本单元上都必须有法矢量。

表面重建数据之间采样间隔的大小有两种情况：假如采样间隔是基本相同的三维灰度图像，只需指定一对阈值就可分割出三维物体表面；假如采样间隔是较大的断层图像，为了得到效果较好的重建三维图像，应先在断层图像上分割感兴趣区，然后再对这些二维的感兴趣区进行基于形状的未知数值的推测，并将这些推测出的数值插入。

用表面重建成像法重建出的三维图像结果的好与坏，与图像的分割有关。图像分割得越好，重建的三维图像质量越高。假如采用阈值分割法对图像进行分割的话，则阈值对三维物体的尺寸影响较大。法矢量计算得是否准确对表面遮盖显示法的最终效果也有较大的影响。

表面重建成像的特点：①适应人的视觉习惯，立体形态的真实感效果较好，表面遮盖显示法特别适用于物体空间结构较复杂的情况；②该法使用的加速硬件造价要求不高，即在低价的加速硬件上就能实现复杂的人机交互操作；③容易进行定量测量和对三维物体操作；④在进行三维物体表面分割时，分割参数对结果影响较大，并且需要烦琐的人工操作；⑤部分容积效应对显示结果影响较大，细小的血管容易产生狭窄、堵塞状的伪像，误诊率较高；⑥伪像的真实感较强，应引起特别的重视；⑦结果图像不提供密度信息。

该重建法适用于含液性结构和被液体包绕的结构。

2. 透明成像　由于实质性器官在进行超声波扫描检查时为实质性均匀回声，重建出的三维图像无法观察到器官与组织的内部结构，采用透明成像技术，可以观察到器官的内部结构。

（1）透明成像的方法：①最大回声模式：它可以显示沿每条声束上的最强回声之三维结构；②最小回声模式：它可以显示沿每条声束上的最低回声之三维结构；③X线模式：它可以显示沿每条声束上的灰阶平均质，重建出与X线相类似的扫描检查图像。

（2）透明成像的临床意义：①可以观察到器官内血管结构改变的立体形态；②可以观察到器官内组织结构或病变与血管结构的空间位置关系。

3. 多普勒血流三维成像技术　首先用超声波多普勒扫描仪采集血管成像信息，再利用计算机的三维重建特殊软件重建出器官血管的三维立体结构，用于了解器官的血液供应情况。

多普勒血流三维成像的临床意义：①了解移植器官的血流灌注情况，诊断有无排斥反应；②了解移植器官的血流灌注情况，诊断实质性器官有无梗死情况；③观察肿瘤滋养血管的三维结构，判断肿瘤的大小、形态和位置等情况。

（五）图像的显示与储存

计算机将重建好的超声波三维图像显示在监视器上，或储存在计算机的硬盘上，或用激光打印机打印成图片供医师们诊断。可以从任意方向和任意角度对超声波三维图像进行显示与观察，也可以从任意方向和任意角度对超声波三维图像进行切割显示与观察器官和病灶的大小、形态、体积、内部结构等信息。

二、动态结构三维超声波成像技术

（一）信息采集

下面以心脏三维超声波检查为例，简单介绍一下动态结构三维超声波的信息采集方法。

1. 三维超声波扫描检查的窗口

（1）经食管超声波扫描检查窗：将全平面经食管探头插入患者食管内进行超声波扫描检查。其优点为：消除了肋骨、肺、脂肪对超声波影像的影响，其图像质量最好。

（2）经胸壁超声波扫描检查窗：经胸壁全平面超声波扫描检查探头，或扇形扫描探头。

2. 动态结构三维超声波成像信息的获取方法

（1）经食管平行扫描检查方法：将探头插入食管，并将探头沿食管上下移动，以获取各个不同水平高度的系列二维横断图像，现已不再使用。

（2）扇形扫描检查方法：首先将探头固定，然后在某一方向上变动扫描检查角度进行扇形扫描检查。

（3）旋转扫描检查方法：首先将探头固定，然后由计算机检测系统控制探头操作柄上的步进电动机，使探头按设定的程序进行180°的旋转，可得到系列夹角相等、轴心固定的二维图像。

3. 动态三维超声波的扫描检查方法　首先将探头固定在胸壁上，并将固定点作为轴心，然后顺时针将探头转动180°，每隔3°左右扫描一幅二维图像，计算机利用图像三维重建软件进行图像立体三维重建。在相同的扫描范围内，采集到的二维图像越多，重建出的三维图像质量越好。

（二）定量测量

直接利用三维超声波图像进行各种数据测量。

（三）图像处理技术

请参阅静态结构三维超声波成像技术的内容。

（四）超声波血管三维图像的重建

在进行血管系统三维立体图像重建时，应选择一个能充分显示主动脉瓣的切面，分别从主动脉瓣上短轴、主动脉瓣下短轴及主动脉瓣长轴等不同角度对主动脉瓣进行重建，重建时仔细调节灰度阈值及透明度，以增强图像的实体感并减少伪影。详细内容请参阅静态结构三维超声波成像技术。

（五）图像的显示与储存

计算机将重建好的超声波三维图像显示在监视器上，或储存在计算机的硬盘上，或用激光打印机打印成图片供医师们诊断。可以从任意方向和任意角度对超声波三维图像进行显示与观察，也可以从任意方向和任意角度对超声波三维图像进行切割显示与观察器官和病灶的大小、形态、体积、内部结构等信息。

三、三维超声波成像的优缺点

（一）三维超声波成像的优点

与二维超声波成像方法相比，三维超声波成像有以下的优点：①更清晰地观察人体各器官与病灶的形态、大小等指标；②更清晰地观察人体各器官、病灶与相邻解剖结构的关系；③可以从不同的角度观察病灶；④能够显示二维超声波不能显示的病灶；⑤可以观察到器官与病灶的全貌。

（二）三维超声波成像的缺点

与二维超声波成像方法相比，三维超声波成像有以下的缺点：①三维图像的好与坏，受二维图像质量的影响；②图像质量受多种因素影响，影响三维图像质量的因素比二维多；③由于其具有操作较复杂、费用高、检查时间长等缺点，一时难以在较大范围内推广应用。

（卫　颖）

第四节　超声诊断的显示方式及其意义

超声诊断的显示方式甚多。最常用者有 2 类 5 型。还有一些其他类型目前使用尚不普遍。

一、脉冲回声式

脉冲回声式（pulsed echomode）的基本工作原理：①发射短脉冲超声，脉冲重复频率（PRF）500～1000Hz 或者更高；②接收放大，因体内回声的振幅差别在 100～120dB（10^5～10^6）之间，除高速数字化技术外，一般必须使用对数式放大器；③数字扫描转换技术，使各种扫查形式的超声图转换成通用的电视制扫描模式；④显示图形，根据工作及显示方式的不同，可分 3 型。

1. A 型　为振幅调制型（amplitude modulation）。单条声束在传播途径中遇到各个界面所产生的一系列的散射和反射回声，在示波屏时间轴上以振幅高低表达。即示波屏的 X 轴自左至右代表回声时间的先后次序，它一般代表人体软组织的浅深（可在电子标尺上直读）；而 Y 轴自基线上代表回声振幅的高低（图 4 - 1）。

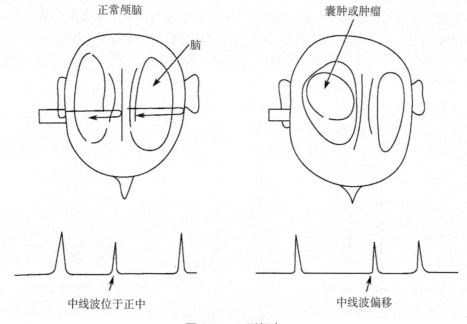

图 4 - 1　A 型超声

A 型仪为单声束取样分析法，它不能形成直观图型。另外，示波屏上所显波形振幅因受非线性放大及显示压缩等影响，它不与真正的回声振幅成正比关系（相差甚大），已逐步被淘汰。目前在眼科临床中仍有应用，但仅取其距离深度测量作分析依据。

2. B 型　属辉度调制型（brightness modulation）。本型的基本原理为将单条声束传播途径中遇到的各个界面所产生的一系列散射和反射回声，在示波屏时间轴上以光点的辉度（灰度）表达。B 型示波屏时间轴在 y 轴（与通用的 A 型仪不同）上。B 型超声诊断仪的完整含义为超声成像（或图像）诊断仪，它包括下列 3 个重要概念：①回声界面以光点表达；②各界面回声振幅（或强度）以辉度（灰度）表达；③声束顺序扫切脏器时，每一单条声束线上的光点群按次分布成切面声像图（图 4-2）。

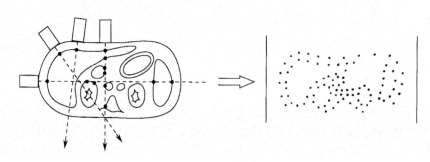

图 4-2　B 型超声

本型又分灰阶（grey scale）、彩阶（color scale）显示，与静态（static）和实时（real-time）显示等。目前临床最常应用的为实时（帧频大于 24f/s；8~23f/s 应称准实时）及灰阶（灰阶数＞64）或彩阶仪器。另外，根据探头与扫查方式，又可分线扫（linear scan）、扇扫（sector scan）、凸弧扫（convex linear can）及圆周扫（radialscan）等。以凸弧扫的适应范围最广。

3. M 型　为活动显示型（time - motion mode），原理为：①单声束取样获得界面回声；②回声辉度调制；③示波屏 y 轴为距离轴，代表界面深浅；④示波屏 x 轴为另一外加的代表慢扫描时间基线，代表在一段较长时间内（数秒至数十秒）的超声与其他有关生理参数的显示线（图 4-3）。

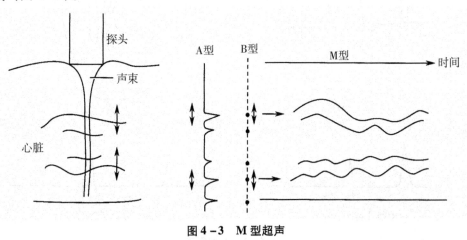

图 4-3　M 型超声

M 型获得"距离 – 时间"曲线。主要用于诊断心脏病及胎动、胎儿心率及心律测定。自从扇扫出现并发展完善后，M 型已屈居其次。常在扇扫的实时心脏成像中，调节 M 型取样线，作选定心脏或瓣膜结构在时相上的细致分析。M 型可丰富、完善扇扫的图像诊断。

二、差频回声式

差频回声式（frequency shifted mode）的基本工作原理为：①发射固定频率的脉冲式或连续式超声波；②提取频率已经变化的回声（差频回声）；③将差频回声频率与发射频率相比，获得两者正负差量值；④显示。

根据工作及显示方式的不同，可分 2 型：

1. D 型（Doppler mode）速度曲线 D 型为差频（或：频移）示波型。单条声束在传播途径中遇到各个活动界面所产生的差频回声，在 x 轴的慢扫描基线上沿 y 轴代表其差频的大小。通常慢扫描时基线上方显示正值的差频，下方显示负值的差频，振幅高低代表差频的大小。如输入"声轴 – 流向"夹角数值，则经 cosθ 计算可直接显示血流流速。曲线谱宽代表取样线段经过管腔所获得的多种流速范围，各点的辉度代表不同流速间统计分布。另一种则为模拟曲线显示型，只能表示差频回声中功率最大的成分。D 型又可分为两种亚型：①连续波式（continuous wave）：对声束线上所有的血管内血流均可获得回声，它可测的最大流速不受限制，但无距离分辨力，不能区分浅、深血管中流速。在此式中，又分 3 种不同性能的装置：a. 非方向性：只估计流速高低不显示方向；b. 方向性：可分别显示血流正、负向；c. 双向性：可在同一瞬时显示正、负两种不同方向上的血流；②脉冲选通门式（range ga-ted）：脉冲发射与 A 型仪类似。接收器中设选通门，其门宽及浅深均属可调（门宽从 0.5 ~ 20mm 间可调；门深从 0mm 的皮肤面至 20cm 处可调）；这一亚型一般均为双向型显示。其不同点为扫描式显示抑或卷轴式显示。此外，有专用的差频频谱分析软件及频谱图显示等（图 4 – 4）。

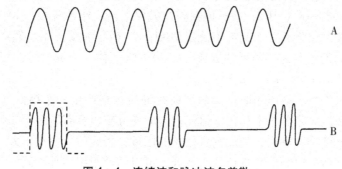

图 4 – 4 连续波和脉冲波多普勒
A. 连续波；B. 脉冲选通门式

2. D 型彩色描绘（Doppler color flow mapping）（CFM，CDFI） 近来获得快速发展。通常用自相关技术以迅速获得一个较大腔室或管道中的全部差频回声信息，然后予以彩色编码显示。一般要求为：

（1）彩色分离：通常用红黄色谱代表一种血流方向，蓝绿色谱代表另一种方向。并用红色表示低流速，愈往黄色，流速愈高，最高流速为白色（代表屏幕显示色）；以蓝色表示另一方向的低流速，愈往绿色，流速愈高，最高流速为白色（代表屏幕显示色）。

（2）彩色实时显示：用以追踪小血管行径。

三、时距测速式

时距测速式为另一原理的超声彩色血流流速成像。它不用多普勒原理，而直接用短脉冲超声测定一群红细胞在单位时间内所流动的距离，从而算出流速并用彩色编码显示。本法能获得连续的瞬时（每10毫秒）流速剖面及血管内径，故可用超声计算符合正确理论要求的血管内血流量。

四、非线性血流成像

应用血液中注射超声造影剂（大量微气泡群）对入射超声产生能量较大的二次谐频，二次谐频的频率为发射超声中心频率的2倍。提取二次谐频的信息成像可实时显示血管中造影剂的流动，液流图像特别清晰。亦即可用以观察脏器内血管分布，研究有关疾病中正常或异常血供。谐频本身由于超声的非线性效应产生，故名为超声非线性血流成像。

五、弹性成像

1991年Ophir等首先提出了弹性成像（elastography）原理，近年来得到了迅速的发展。目前主要应用和研究领域包括乳腺、甲状腺、前列腺、血管壁等部位的病变；同时新的组织弹性成像技术肝纤维化的判断诊断等方面也得到应用。

弹性成像的基本原理是当对组织施加力（包括内部自身或外部、动态或静态/准静态）的激励，由于组织自身的弹性力学等物理特性的存在，组织将产生响应，包括位移、应变、形变等，组织在沿着探头的纵向压缩，收集被测体在力作用前后的形态、位置等变化信息，估计组织内部不同位置的位移，从而计算出变形程度并以灰阶或彩色编码形式成像。通常情况小，弹性成像以彩色编码叠加在实时两维超声图像之上。超声成像中，从外界输入人体的"振动源"其频率属兆赫（MHz）级；但在弹性成像中，从外界输入人体的"振动源"其频率甚低，仅为数赫至数千赫（最高亦不超过20kHz）。因其振动源不是超声，故不能称"超声弹性成像"而只能命名为"声弹性成像"。"声弹性成像"方是一个科学性术语，请注意英语正确命名为"acoustic elastography"。

临床应用中，当组织被压缩时，组织内所有的质点均产生一个纵向（压缩方向）的应变，如组织内部弹性系数分布不均匀，组织内的应变分布也会有所差异。弹性系数较大的区域，引起的应变比较小；反之，弹性系数较小的区域，相应的应变比较大。技术上通过互相关技术对压缩前、后的射频信号进行延时估计，可以估计组织内部不同位置的位移，从而计算出组织内部的应变分布情况。声弹性成像的技术分类较多，根据给力方式不同声弹性成像技术分为3种：①压迫性弹性成像（compression elastographyof strain imaging）；②间歇性弹性成像（transient elastography）；③振动性弹性成像（vibration sonoelastography）。

六、超声造影技术

软组织的散射回声强度是血细胞的1 000～10 000倍，故血细胞（主要为红细胞）在二维图呈现"无回声"。超声造影是通过造影剂增强血液的散射信号强度，从而使得二维超声可以显示血流的存在，达到对某些疾病进行鉴别诊断目的。超声造影微泡有良好的散射性，并能产生丰富的谐频信号以及受声压作用下可被击破重要特性。高质量的新型超声造影剂应具有如下特点：①安全性高、副作用低；②微泡直径和大小均匀，直径小于 8 微米，可自由通过毛细血管，有类似红细胞的血流动力学特征；③可产生丰富的谐频；④具有一定的稳定性，在人体血液中可以维持一定时间不被破坏。

除新型超声造影剂外，超声造影技术还包括造影谐频成像外、间歇式超声成像、能量对比谐频成像、反向脉冲谐频成像、受激声波发射成像、低机械指数成像、造影剂爆破成像等方法。具备超声造影功能的超声设备必须有足够的带宽、高动态范围，能提供充分的参数，如：造影时间、MI 和声强及实时动态硬盘存储功能等。低机械指数成像为目前常用的超声造影技术，当机械指数（MI）低于 0.08 时称为低机械指数，此时可最大程度上保护造影剂微泡不被超声能量击破。

（卫 颖）

第五节 常见的超声效应与图像伪差

一、混响效应

声束经过体内平滑大界面时，部分声能量反射回到探头表面之后，又从探头的平滑面再次反射并第二次进入体内。因此，这是多次反射中的一种。由于第二次反射再进入体内的声强明显减弱，故在一般实质脏器成像时，其微弱二次图形叠加在一次图形中，不被察觉；但如大界面下方为较大液性无回声区时，此微弱二次图形可在液区的前壁下方隐约显示。所显的图形为大界面上方图形的重复、移位。偶然，在上方组织较薄或提高仪器增益后，可出现三次图形，移置于二次图形的下方，更为暗淡。混响效应（reverberation effect）多见于膀胱前壁及胆囊底、大囊肿前壁，可被误认为壁的增厚、分泌物、或肿瘤等（图 4-5）。

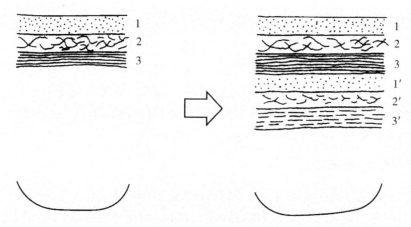

图 4-5 混响效应

1. 皮肤层；2. 皮下组织层；3. 肌肉层；1′. 皮肤层混响效应；2′. 皮下层混响效应；3′. 肌肉层混响效应

二、振铃效应

振铃效应（ringing effect）又名声尾。系声束在传播途径中，遇到一层甚薄的液体层，且液体下方有极强的声反射界面为形成条件。通常在胃肠道及肺部容易产生。胃肠道管腔内常含较多气体，气体与软组织或液体间的声反射系数在99.9%以上，使绝大部分的入射声返回。超声波在薄层液体两侧的声界面之间（肠壁和肠腔内气体液体界面）来回往复多次反射。这种多次反射发生在一个薄层小区内，每作一次往复其声能略有减低。随着反射次数的增加，减低亦渐显著。声像图上见到长条状多层重复纹路分布的光亮带，极易辨认。如胃肠道内气体略有变动，则此亮带的部位及内部纹路亦快速变换，如闪光一般。振铃效应的回声带常超越声像全长，抵达甚远处。振铃效应亦可在胆道内气体下方出现，可作为与胆道内泥沙样结石鉴别要点（图4-6）。胆囊壁内胆固醇小体伴少量液体时，其后方出现的彗尾（comet tail）亦为振铃现象。

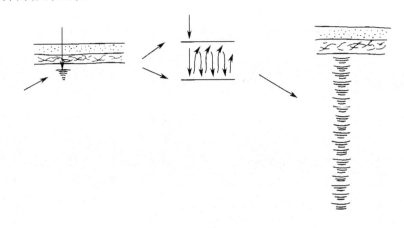

图4-6 振铃效应

三、镜像效应

镜像效应（mirror effect）亦称为镜面折返虚像。类似光学中的"镜像"。声束遇到深部的平滑镜面时，镜面把声波反射到与之接近的界面，靶标的反射回声沿原路达镜面再次反射回探头，从而在镜面两侧距离相等显示形态相似的声像图。镜像效应必须在大而光滑的界面上产生。常见于横膈附近。一个实质性肿瘤或液性占位可在横膈的两侧同时显示。横膈的浅侧为实影，深者为虚影或镜像（图4-7）。

四、侧壁失落效应

大界面回声具明显角度依赖现象。入射角较大时，回声转向他侧不复回探头，则产生回声失落现象。回声失落时此界面不可能在屏幕上显示。囊肿或肿瘤其外周包以光滑的纤维薄包膜，超声常可清晰显示其细薄的前、后壁，但侧壁不能显示。此由于声束对侧壁的入射角过大而致使侧壁回声失落（lateral wall echo drop-out）（图4-8）。

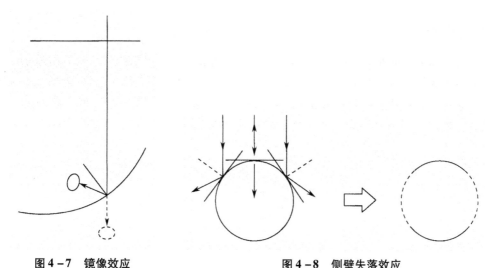

图 4-7 镜像效应   图 4-8 侧壁失落效应

五、后壁增强效应

声束在传播过程中必然随深度的增加其能力不断衰减，但设计者为使声像图显示深浅均匀、可比，故必须利用深度增益补偿（DGC）调节系统。后壁增强效应是指在常规调节的DGC 系统下所发生的图像显示效应，而不是声能量有所增强的效应。DGC 调节使与软组织衰减的损失一致时，获"正补偿"图。而在整体图形正补偿，但其中某一小区的声衰减特别小时，例如液区，则回声在此区的补偿过大，成"过补偿区"其后壁亦因补偿过高而较同等深度的周围组织明亮，称为后壁增强效应（posterial wall enhancementeffect）。此效应常出现在囊肿、脓肿及其他液区的后壁，但几乎不出现于血管腔的后壁。有些小肿瘤如小肝癌、血管瘤的后壁，亦可略见增强（图 4-9）。

与此对应，后壁增强必然伴有后方回声增强效应。但病灶后方应有散射体存在方可显示。

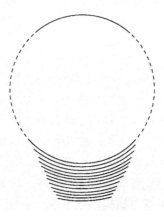

图 4-9 后壁增强效应

六、声影

声影（acoustic shadow）指在常规 DGC 正补偿调节后，在组织或病灶后方所显示的回声低弱甚或接近无回声的平直条状区。声影系声路中具较强衰减体所造成。如前所述，衰减由于多种因素所综合形成。高反射系数物体（如气体）下方具声影；高吸收系数物体（如骨骼、结石、瘢痕）下方具声影；兼具高反射及高吸收系数者更具明显声影（图 4 - 10）。

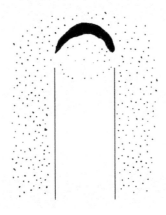

图 4 - 10 声影

七、侧后折射声影

侧后折射声影（posterio - lateral shadowing due to refraction）发生于圆形病灶周围有纤维包膜（声速较软组织高）情况下，当入射角大于临界角时产生全反射现象，从而导致界面下方第二介质内的失照射，即在圆形病灶的两侧侧后方显示为直线形或锐角三角形的清晰声影。侧后折射声影只从超声物理的角度提示病灶（或脏器）具声速较高的外壁，多为致密的纤维组织组成，而不能推断该病灶的性质，例如：液性或实质，良性或恶性。在胆囊的纵切面中，胆囊底部及胆囊颈部常伴侧后声影。不要以此错误推断该声影的上方胆囊内必然有结石存在。

八、旁瓣效应

旁瓣效应（side lobe effect）系指第 1 旁瓣成像重叠效应。声源所发射的声束具一最大的主瓣，它一般处于声源的中心，其轴线与声源表面垂直，故名为主瓣。主瓣周围存在对称分布的数对小瓣称旁瓣。旁瓣声轴与主瓣声轴间形成大小不同的角度。最靠近主瓣的旁瓣为第 1 旁瓣，与主瓣声轴间呈 10° ~ 15°角。通常第 1 旁瓣的发射超声能量为主瓣的 15% ~ 21% 间。主瓣在扫查成像时，旁瓣亦同时在扫查成像。但旁瓣对同一靶标的测距长且图形甚淡，旁瓣图重叠在主瓣图上，形成虚线或虚图（图 4 - 11）。

旁瓣效应常在显示子宫、胆囊、横膈等处发生。表现为膀胱暗区内的薄纱状弧形带、胆囊暗区内斜形细淡回声点分布及多条横膈线段。

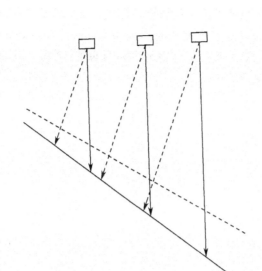

图 4 - 11　旁瓣效应

九、 部分容积效应

病灶尺寸小于声束宽度，或者虽然大于束宽，但部分处声束内时，则病灶回声与周围组织的回声重叠，产生部分容积效应（partial volume effect）。部分容积效应较多见于小型液性病灶（图 4 - 12）。例如小型肝囊肿因部分容积效应常可显示其内部出现细小回声（系周围肝组织回声重叠于无回声的液体之上），而难以与实质性肿块鉴别。在此情况下，应立即观察有无后壁增强效应及后方回声增强效应；液性病灶明显存在，而实质性病灶不存在或仅轻微存在。

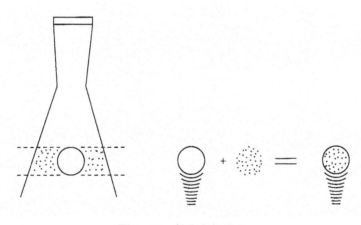

图 4 - 12　部分容积效应

十、 折射重影效应

声束经过梭形或圆形低声速区时，产生折射现象。折射使声束偏向，但成像于垂直的示波屏扫描线上。显然，由于折射致使实物与图像间产生了空间位置的伪差。由于双侧的内向折射，则 1 个靶标可同时被两处声束所测到。因此，显示了 2 个同样的图像并列一起，如同两个真实的结构，此为折射重影效应（duplicated imaging effect due to refraction）。在上腹部剑突下横切时，常可显示肠系膜上静脉为 2 个并列的血管重影；而腹主动脉亦常可同样显示为 2 个并列的血管重影（图 4 - 13）。

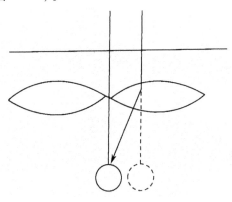

图 4 - 13　折射重影效应

（卫　颖）

第五章　介入性超声

第一节　超声引导穿刺活检

介入性超声（interventional ultrasound）是介入性放射学的分支。介入性超声主要是在实时超声监视或引导下，完成各种穿刺活检、置管引流、局部治疗等操作。由于具有实时性、操作简便且安全准确、费用低廉、无放射性等许多优点，已被临床广泛应用，在现代临床医学中占有重要地位。

一、超声仪器和穿刺引导设备

各种新型超声仪器相继问世，图像实时性及分辨率不断提升，穿刺引导设备不断改进升级，针对不同穿刺部位专用探头的出现，大大促进了介入性超声的发展。

穿刺探头由探头及导向器两部分组成。穿刺探头有线阵扫描、相控阵扫描、凸阵扫描、腔内扫描等，专用穿刺探头有中央凹槽式、侧进式等。导向器可保证穿刺针沿预定的穿刺方向刺中目标，减少徒手操作的盲目性，提高穿刺的准确性。导向器既可为固定式，即只有一种进针角度，也可为可调式，即根据需要选择不同角度进针。

二、穿刺针具

组织活检针也称组织切割针，针的口径、长度和针尖设计多种多样。常用类型有内槽型切割针、抽吸式活检针、斜面型或三叉型等切割针。穿刺针型号的选择主要取决于临床穿刺的目的。细针取材主要用于细胞学分析，但也可以用于组织学检查。粗针通常用于获取较大标本进行组织学分析和细胞学分析。为了获取足够的材料对一些恶性肿瘤（如淋巴瘤）、许多良性肿瘤和大部分慢性弥漫性实质疾病（如肝硬化、肾小球肾炎）进行明确诊断和分型，应采用粗针穿刺活检。常用穿刺针有自动和手动两种。自动的、装有弹射装置的活检枪，以非常快的速度向前发射中间针芯和切割鞘，快速切割获取组织。手动切割针利用负压、切割旋转获得组织。两种方法各有优势。

三、技术原则

穿刺实施前，应先利用水槽或仿体进行穿刺试验，以验证该探头及导向器引导穿刺的准确性。穿刺活检过程中，针尖位置和针道清晰显示，才能保障穿刺的准确性。选择恰当的穿刺途径，能够缩短穿刺距离、提高命中率，并降低并发症。上腹部及肋间穿刺要注意避免损伤肺或胸膜腔，穿刺路径避免经过大血管、胆管及含有污染物的消化道，尤其是结、直肠。

四、穿刺过程与步骤

穿刺前告知患者穿刺目的、风险和益处等，获得患者的知情同意。

活检通常在门诊进行。穿刺前需进行血常规及凝血功能检查，合格者可进行穿刺活检。腹部脏器活检建议空腹 8 ~ 12 小时。

穿刺前要选择适当的穿刺目标，当多脏器病变时，选择较安全的脏器取材。一个脏器多发病灶时，选择有代表性的病灶，选择病灶有活性的区域取材能够提高成功率。确定目标后需选择合适的穿刺途径和进针角度。建议使用引导装置，穿刺针沿着预定的方向和角度进针。徒手引导的方式有很大灵活性，穿刺针可以在没有引导系统的情况下自由地从皮肤表面进入到目标区域，但多次调整可能会引起并发症的发生。徒手引导法可在活检过程中微调，很有经验的医师或目标较大时可以使用，初学者、病灶小、位置深、病灶周围结构复杂时，建议使用引导装置。

活检前在穿刺部位进行局部麻醉。在连续的实时超声监视下，沿预定途径进针。当针尖到达病灶区时，迅速获取组织。根据穿刺目的、部位，选择不同针型及穿刺次数，在获得足够诊断的组织或细胞标本情况下，尽量减少进针次数。活检结束后，应观察患者 1 ~ 2 小时，监测生命体征，确认安全后允许患者离院。要书面告知患者穿刺后注意事项，嘱其不适时及时来院就诊。

五、细胞学检查及病理组织学检查

在超声引导下对目标病变穿刺活检，获得组织学或细胞学标本，经过制片、染色，在显微镜下观察组织和细胞形态，可作出较精确的病理诊断和疾病分型，为临床治疗和评价预后提供重要依据。

取材、制片和显微镜读片是影响病理诊断的重要环节。理想的组织学标本是组织块足够大、取自最有代表性的部位，外形呈细条状。理想的细胞学标本是细胞量足够多、细胞无溶解破碎、取材有代表性。当标本完全为坏死组织、组织细胞量过少或破碎时，难以完成诊断。

细胞学检查可较快速进行，通过对细胞形态、细胞核形态等观察，判断细胞良、恶性。分化差、典型的恶性肿瘤细胞容易被识别和诊断。但细胞学标本无法观察组织结构特征，无法进行组织学分型诊断。有些肿瘤需要观察较多视野，根据核分裂象多少和总体分化程度，才能较准确区分是低度恶性肿瘤还是生长活跃的良性肿瘤。这时组织学标本的获得和组织病理诊断尤为重要，组织学检查能够解决细胞学检查不能解决的一些问题，在临床诊断中发挥重要作用。但组织学检查不能完全取代细胞学检查，两种检查方法应相互补充。

六、穿刺并发症及注意事项

现代医学影像技术的进步是经皮穿刺活检在临床广泛应用的基础。超声实时监视、准确引导，是保障穿刺过程不损伤大血管、重要脏器的技术关键。穿刺活检对组织的损伤程度，与穿刺针直径有关。理论上、动物实验及临床观察显示，较小直径穿刺针对组织损伤较少。在获得足够诊断标本的前提下，宜采用先细针后粗针原则。大样本、多中心研究显示，穿刺活检并发症发生率很低，因此穿刺活检是安全的。文献报道的并发症有出血、针道种植、感染、胆汁瘘、胰腺炎、血气胸、过敏等，常见并发症及注意事项如下：

1. 出血和血肿　细针穿刺活检时，出血和血肿的发生率为0.04%～0.05%。穿刺引起出血的病例，多有凝血异常或其他基础病。凝血功能异常、血小板过低、有出血倾向的患者，应列为穿刺禁忌。巨大肿瘤有自发破裂可能，如肝癌、肝血管瘤等，应选择通过正常肝组织的部位进针。

2. 针道种植　因穿刺活检发生肿瘤细胞扩散或沿针道种植的发生率极低，不影响其在临床应用。肿瘤种植部位主要是腹壁、皮肤，因此使用套管针可显著降低穿刺活检出针时沿针道播散的可能性，尤其可以避免腹壁和皮肤的肿瘤种植。

3. 感染　穿刺活检后引起感染或感染扩散极罕见，仅见脓肿穿刺后发生腹膜炎的报道。在穿刺过程中，应遵守无菌操作原则，穿刺途径应尽可能避开消化管，尤其是结肠，尽可能减少对感染灶穿刺进针的次数，利用经腹壁的套管针，减少沿针道污染的机会。

（何志兵）

第二节　超声引导下肿瘤的消融治疗

肿瘤消融治疗（ablation therapy）是利用物理或化学方法，使局灶性肿瘤发生组织坏死的一类微创性介入治疗方法。超声引导多种消融治疗技术的迅速进展和广泛临床应用，不仅增加了治疗肿瘤的手段，而且已经使传统的肿瘤治疗观念（手术、化疗、放疗、经皮动脉导管栓塞——TAE）发生了重要变化。

一、无水酒精注射疗法

肿瘤局部组织无水酒精注射是最常用的肿瘤化学消融治疗技术。

1983年日本 Sugiura 等首先报道，经皮无水酒精疗法（percutaneous ethanol therapy, PET）成功地用于治疗小肝癌。通过超声引导将无水酒精注入肿瘤内，组织间隙的无水酒精浸润使肿瘤细胞脱水，蛋白质变性、凝固和微血管内血栓形成，导致肿瘤组织凝固性坏死。这一技术经济实用，易于推广。

（一）适应证

单独 PET 治疗，最适合于直径≤3cm、数目≤3个的原发性小肝癌结节消融治疗，而且可以获得与外科手术切除治疗相似的治疗效果和较好的预后。这一技术尤其适合于难以承受外科手术，以及肝功能不全的肝癌患者。总的来说，PET 用于转移性肝癌的疗效差。

有的学者将 PET 用于直径4～5cm、病灶数目达到4个的原发性肝癌。很多学者认为，无水酒精注射对于更大的肝癌结节需要多点、较大的剂量注射和定期多次注射，其疗效差。有学者主张根据患者肝功能情况采用 PET + TAE 的联合治疗。Livraghi 等试图采用一次性大剂量 PET 治疗大病灶或多发性结节作为技术改进，然而严重并发症率大增，包括腹腔内出血、肝段坏死、醉酒反应，死亡率4.5%，因此并不可取。2003年以来，我国福建省超声研究所林礼务等通过多年潜心实验和临床研究认为，规范性的"量化无水酒精治疗方法"，可使较大的中晚期原发性肝癌的疗效明显提高。

此外，经皮无水酒精注射还成功地用于甲状旁腺功能亢进和某些转移性淋巴结肿大。

（二）副作用和并发症

肝癌酒精注射治疗往往有局部剧烈的疼痛，主要与酒精刺激腹膜和膈肌有关，使得部分患者难以接受。此外，尚有低热和 GPT 增高。

二、射频热消融和微波热消融疗法

在超声引导下，将射频或微波电极针插入肿瘤内，电极尖端及周围组织产生 50～100℃高温，致使高温热场内的肿瘤组织在短时间内发生凝固性坏死。射频或微波消融最常用于直径 3～5cm 范围内的原发性肝癌或肝转移的消融治疗。合理实施射频或微波消融治疗，肿瘤患者的疗效和 5 年生存率可以与手术切除相媲美，而且生活质量显著提高。因此，作为微创技术，超声引导热消融治疗较外科切除手术更容易被患者接受。更为重要的是，超声引导热消融治疗特别适合于难以经受手术创伤的患者，如肝癌合并肝硬化、年迈体弱、合并其它严重心肺等疾病等。我国学者董宝玮、陈敏华等分别在微波和射频热消融治疗肿瘤的临床应用研究和技术改进方面取得了举世瞩目的成绩，积累了丰富的经验，已经使超声引导热消融治疗技术在全国范围内推广。

在热消融治疗肿瘤中，射频消融技术受到愈来愈多的青睐。这是因为射频热消融具有特殊的优势——仪器有一套实时温度监测系统，其最佳热消融温度和高温热场由计算机自动控制，从而提高肿瘤局部治疗的精确性和可控性，减少周围正常组织和正常器官不必要的热损伤，故可使复杂的肿瘤消融治疗操作大为简化。具体来说，在超声引导下插入一根 14～15G 的针管，其内含有 7～9 根纤细电极，多根电极连同纤细的测温探针在深入肿瘤后呈伞形分散。加温预设范围通常在 95～105℃，加温后仪器能够使每根电极的温度保持恒定，对热场进行自动调整。所用功率和加温的时间取决于肿瘤的大小。自动温控可以保证良好的导热作用（避免组织碳化），提高肿瘤消融治疗效果。

射频消融适用于：①肝癌直径≤8cm，或 2～3 个肿瘤其最大径≤5cm；②肝肿瘤位于两叶或侵犯血管，不宜手术切除者；③小肝癌（<2～3cm），患者拒绝手术切除者；④肝癌不能耐受手术、全身化疗或肝动脉栓塞治疗者等。随着经验积累和技术改进，包括采用阻断肿瘤的血液供应、联合经皮肝动脉栓塞疗法等，可用于直径更大的肿瘤。

射频消融逐渐发展成为比较理想的肿瘤热消融技术并在临床广泛应用。除了最多应用于肝癌以外，尚可用于周围型肺癌、骨肿瘤、肾肿瘤、乳腺肿瘤、甲状腺肿物、子宫肿瘤，以及恶性肿瘤的淋巴结转移等。

三、冷冻消融治疗

冷冻消融治疗（cryotherapy，cryoablation）属于微创技术，也称冷冻外科（cryosurgery）。肿瘤冷冻消融治疗已有 20 余年历史，我国也在开始临床应用研究。其基本原理是利用液氮或氩气系统产生低温效应，使组织变性和破坏，具体取决于冷冻的温度和时间。通过细胞冰化、冷冻—解冻时细胞外液渗透性受损和小血管阻塞、血栓形成造成组织和细胞凝固性坏死。当冰球温度达到 -40℃，即可造成内部组织完全消融。肝脏实质对于冷冻更敏感，只需 -20℃即可达到完全组织破坏。

目前冷冻治疗技术和设备已经相当完善，长探头直径仅 3mm 或 8mm，可供外科术中超声引导和经皮超声引导的临床应用。冷冻消融非常适合于肝癌特别是多发性结节消融治疗，包括转移性肝癌。利用超声可以清晰实时地监控冷冻消融产生的冰球大小和范围。而且，即使恶性肿瘤邻近大血管，也不是冷冻治疗的禁忌证，这一点为热消融治疗技术所不及。冷冻消融业已成功地用于肝脏、肾脏肿瘤的治疗，而且其设备比热消融更为安全。肿瘤冷冻消融的疗效包括 5 年生存率可以与外科手术相媲美。超声监控冰球深方的病灶是否消融，容易受到声影干扰，此时可能需要 CT 协助监控，以弥补超声的不足。

（何志兵）

第三节　先天性心脏病的介入治疗

一、房间隔缺损封堵术

1985 年 Rashikind 首次报道应用单盘带钩闭合器成功封堵继发孔型房间隔缺损（ASD），我国 1995 年开始引进该技术。1997 年 Amplatzer 封堵伞应用于临床，目前是应用最广泛的方法。

（一）适应证

（1）年龄≥3 岁，体重 >12kg。

（2）直径 5～36mm 的继发孔型左向右分流 ASD。

（3）缺损边缘至冠状静脉窦、上腔静脉、下腔静脉及肺静脉的距离≥5mm，至房室瓣距离≥7mm。

（4）房间隔直径 > 封堵伞左房侧直径。

（5）不合并需外科手术的其他心脏畸形。

（二）禁忌证

（1）原发孔型 ASD 及静脉窦型 ASD。

（2）封堵器置入处有血栓形成，或导管插入处有静脉血栓形成。

（3）严重肺高压导致右向左分流。

（4）感染性心内膜炎。

（5）败血症，封堵术前 1 个月有严重感染。

（6）其他严重心肌疾病或瓣膜疾病。

（三）超声表现

经食管超声心动图（TEE）是 ASD 介入治疗首选的检查方法。

1. 介入术前评价

（1）观察缺损位置、大小及边缘情况：常用切面包括四腔心切面、主动脉短轴切面和上下腔静脉长轴切面。四腔心切面显示 ASD 位置、前下后上径及与二尖瓣叶根部的距离，残缘发育情况；主动脉短轴切面显示 ASD 前后径及与主动脉后壁、心房顶部的距离，残缘发育情况；上、下腔静脉切面显示 ASD 上下径及与上、下腔静脉入口的距离。在探查的过程中，应注意旋转探头的前、后、左、右方向，多切面扫查房间隔缺损的大小，残端的长度及其与周边的毗邻关系。

（2）判断是否介入封堵术适应证：根据缺损位置、大小及边缘情况，结合心内其他结构变化，判断是否为封堵术适应证。

2. 介入术中监测

（1）选择封堵器型号：根据缺损大小选择型号。

（2）实时引导输送系统的建立：指导封堵器的释放。

（3）释放前监测：在完全释放封堵装置前，观察封堵器的位置，确定封堵器牢固性，有无残余分流，对房室瓣的影响。

4. 术中特殊问题的观察 如有无新出现的心包积液等。

3. 介入术后随访 常规术后24小时、1个月、3个月、6个月及1年复查经胸超声心动图（TTE）。

（1）观察封堵器位置、形态、残余分流情况，以及有无并发症发生：早期并发症包括封堵器脱落、移位、分离、断裂及残余分流、房室瓣反流等；远期并发症包括封堵器上血栓形成和血管栓塞、细菌性心内膜炎等。

术后残余分流是最常见的并发症。彩色多普勒有助于对残余分流作出定量诊断。分流直径<1mm为微量残余分流，1~2mm为少量残余分流，2~4mm为中量，>4mm为大量。微少量残余分流可自行消失或减少，中等量分流随时间推移一般有所减轻，而大量分流则可能对右心功能造成影响，需外科手术解决。

（2）评价左、右心室大小及功能变化。

二、室间隔缺损封堵术

室间隔缺损（VSD）传统的治疗方法是外科手术，但治疗创伤大，恢复慢。1988年，Lock等首次报道采用双面伞装置封堵VSD病例，此后有多种装置应用于VSD的介入治疗。1998年，肌部和膜周部Amplatzer封堵装置研制成功，随着封堵器的改进，VSD介入治疗的适应证范围逐渐扩大，成功率提高。

（一）适应证

（1）膜周部VSD：①年龄通常≥3岁；②对心脏有血流动力学影响的单纯性VSD；③VSD距主动脉右冠瓣≥2mm，无主动脉右冠瓣脱入VSD及主动脉瓣反流。

（2）肌部VSD：通常≥5mm。

（3）外科手术后残余分流。

（4）心肌梗死后或外伤后VSD。

（二）禁忌证

（1）重度肺动脉高压伴双向分流。

（2）感染性心内膜炎，或存在其他感染性疾病。

（3）封堵器置入处有血栓，导管插入径路中有静脉血栓形成。

（4）巨大VSD或缺损解剖位置不良，封堵器放置后可能影响主动脉瓣或房室瓣功能。

（三）超声表现

1. 介入术前评价（图5-1A）

（1）观察VSD的位置、大小、分型、数目，与主动脉瓣和三尖瓣的关系：在心底大动脉短轴切面上观察缺损的位置和大小，同时观察与三尖瓣关系；在心尖或胸骨旁五腔心切面上重点观察 VSD 距离主动脉瓣的距离和缺损的大小；左心室长轴切面观察缺损与主动脉瓣的关系以及是否合并主动脉瓣脱垂。VSD 伴室间隔膜部瘤者，需测量基底部缺损直径、出口数目及大小等。近心尖部肌部 VSD，还需检查周围解剖结构。

（2）判断是否介入封堵术的适应证：根据缺损位置、大小及与主动脉瓣关系，结合心内其他结构变化，判断是否为封堵术适应证。

2. 介入术中监测　术中多采用经胸超声心动图实时监测，如图像质量不良，可采用 TEE。

（1）选择封堵器型号：选用比超声及造影测定的缺损直径大 1~2mm 的封堵器。

（2）实时引导输送系统的建立：指导封堵器的释放。

（3）释放前观测：在完全释放封堵装置前，观察封堵器的位置，对主动脉瓣有无影响，有无残余分流。

3. 介入术后随访　常规术后 24 小时、1 个月、3 个月、6 个月及 1 年复查超声心动图（图 5 - 1B）。

（1）观察封堵器位置、形态、残余分流情况，以及对主动脉瓣的影响。

（2）评价左心大小和功能变化。

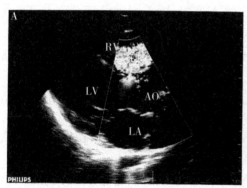
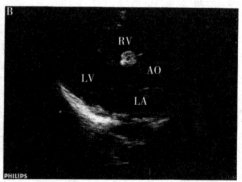

图 5 - 1　VSD 封堵术术前和术后超声心动图

A. 术前胸骨旁长轴切面：显示室间隔膜部高速左向右分流信号；B. 术后胸骨旁长轴切面：显示缺损处封堵器回声 AO：主动脉；LV：左心室；LA：左心房；RV：右心室

三、动脉导管未闭封堵术

动脉导管未闭（PDA）外科手术治疗的成功率接近 100%，但为开胸手术，具有一定的损伤和并发症。

为避免开胸手术带来的副作用，20 世纪 60~70 年代，逐渐发展了介入治疗。1967 年，Porstmann 等首先采用非开胸法，应用 lavlon 泡沫海绵塞（lavlon plug）经股动脉成功封堵了 PDA，开创了 PDA 介入治疗的先河。1992 年，Cambier 等报道了采用 Gianturco coil（弹簧圈）成功封堵 PDA 的病例，1997 年，Masura 采用 Amplatzer 封堵器治疗 PDA 获得成功。我国 1998 年引进 Amplatzer 技术。

随着封堵装置的不断改进和国产封堵器的出现，介入治疗已经成为 PDA 首选的治疗手段，目前临床主要采用 Amplatzer 法和弹簧栓子法。

（一）适应证

（1）大动脉水平左向右分流。

（2）导管动脉最窄直径≥2mm。需注意直径≥14mm 的 PDA，操作功能，成功率低，并发症多。

（3）年龄≥6 个月，体重≥4kg。

（4）不合并需要外科手术的其他心脏畸形。

（5）外科术后残余分流。

（二）禁忌证

（1）严重肺动脉高压出现右向左分流。

（2）依赖 PDA 存活的患者。

（3）感染性心内膜炎。

（4）败血症，封堵术前 1 个月有严重感染。

（5）合并需要外科手术的其他心脏畸形。

（6）合并其他不宜介入治疗的疾病。

（三）超声表现

1. 介入术前评价

（1）PDA 的大小和分型，大动脉水平分流情况，分流的峰速和压差，估测肺动脉压。

（2）判断是否介入封堵术的适应证根据导管大小、分型，结合心内其他结构变化，判断是否为封堵术适应证。

2. 介入术中监测　目前，临床通常采用 X 线造影进行术中监测，但在特殊情况下，可结合超声心动图监测。

（1）选择封堵器的型号时，选择比最窄直径大 2～4mm（通常根据 X 线测量）的封堵器。

（2）在完全释放封堵装置前，超声心动图可判断封堵器的位置、有无残余分流。术后即刻至 30m 分钟内彩色多普勒成像观察残余分流束的形式及宽度并记录变化，确定是否需要更换封堵器。

3. 介入术后随访　常规术后 24 小时、1 个月、3 个月、6 个月及 1 年复查超声心动图（图 5 -2）。

（1）观察封堵器位置、形态及残余分流情况，检测是否出现并发症。

（2）评价左心大小和功能变化。

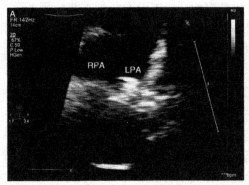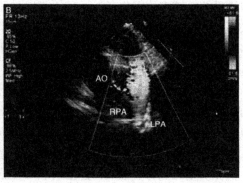

图 5 – 2   PDA 封堵术后超声心动图

A. 胸骨旁大动脉短轴切面放大图：显示动脉导管处封堵器回声；B. 胸骨旁大动脉短轴切面彩色
多普勒血流成像：显示大动脉水平未显示分流 LPA：左肺动脉；RPA：右肺动脉；AO：主动脉

（何志兵）

第四节   经皮经肝穿刺胆管造影及置管引流

Makuuchi 等于 1976 年、1979 年分别报道了超声引导经皮经肝胆管穿刺造影（percutaneous transhepaticcholangiography，PTC）和经皮经肝置管胆汁引流术（percutaneous transhepatic bile drainage，PTBD），后来学者们一致认为，实时超声引导 PTC 和 PTBD 能够显著提高穿刺的准确性与成功率。这一新技术很快在临床广泛应用，结束了以往多年来盲目或半盲目地进行肝内胆管穿刺 X 线造影或引流的历史。

一、超声引导经皮经肝胆管穿刺造影

（一）适应证

（1）梗阻性黄疸经 MRCP 等影像检查梗阻部位和原因仍不能明确者。

（2）肠道手术后无法施行 ERCP，或 ERCP 失败者。

注意：患者肝内胆管宽度宜在 4mm 以上，小于 4mm 或不扩张超声引导穿刺的成功率很低。

（二）禁忌证

对碘造影剂过敏、严重出血倾向、大量腹水、肝肾功能衰竭者。此外，高热等疑及脓毒血症者，宜首先行 PTCD 进行胆管引流以缓解中毒症状，不可立即施行胆道造影术。

（三）术前准备

1. 病人做碘过敏试验   检查出凝血时间及血小板计数；穿刺当天早晨禁食。

2. 物品准备   穿刺包的准备和消毒；穿刺探头及电缆的消毒；其它如造影剂（60% 泛影葡胺）的准备等。目前倾向于用细针，即 20～23G，以 22G 针最为常用。引导针采用 18G 粗针。

（四）操作方法

原则上宜选择扩张最显著、靠近腹壁的肝内胆管分支穿刺做 PTC，以左外下支为宜。其优点是仰卧位时该胆管位置最高，造影剂比重较胆汁大，依重力自然充盈右肝胆管分支及整个胆道系统。该支位于剑突下区，不受肋骨遮掩的影响，超声引导穿刺非常方便。若左外支扩张不明显，可选左支主干或右前下支，效果亦较好。梗阻位置较高，左右肝管不相通或肝内多发结石者，造影剂注入后仅一侧或局部胆管分支显影，则应根据需要另外选择，力求左右各级肝内胆管造影满意。

病人常规取仰卧位。用普通探头扫查，选择穿刺的胆管支，确定皮肤进针点。常规消毒铺巾，换上消毒的穿刺探头，安装导向器。皮肤涂消毒耦合剂，用穿刺探头再次确定胆管穿刺点。左手持探头，调整位置和角度，使荧光屏上的穿刺引导线正好穿过选定的胆管穿刺点。局麻后，用18G引导针自导向器插入腹壁至腹膜前停针。再将22G穿刺针经引导针穿刺，荧光屏上可见针尖强回声点沿着引导线推进，触及胆管前壁时可见向下的压迹，稍加压即有突破感，此时可见针尖位于胆管内。拔出针芯有胆汁溢出或用注射器抽吸见到胆汁即告穿刺成功。

抽出的胆汁，一部分送细菌培养，一部分做细胞学检查。抽出一定量胆汁后更换注射器，缓缓注入稀释为 20% ~30% 的造影剂，避免混入气体。造影剂的量视胆管扩张程度而定。为了避免感染，造影剂内可加入抗生素。在 X 线下观察胆管系统及病变情况，显影满意后拍片并拔针。

（五）注意事项

（1）为了安全，必须采用细针而不用粗针。既往用粗针做 PTC 其并发症发生率为5% ~12%，其中包括腹腔出血、胆汁渗漏、胆汁性腹膜炎。胆系感染可导致败血症、中毒性休克等严重合并症；术前、术中无菌措施和给予抗生素十分必要。

（2）在超声和 CT 等影像监视下可以直接用导管针穿刺胆管置管引流。对于阻塞性黄疸尤其是梗阻较严重的病例，原则上首先进行胆管穿刺置管引流，然后再进行造影检查，这样既可减少胆汁漏和败血症的发生，又能获得较清晰的图像，以满足诊断。

（3）术后处理：①卧床休息，严密观察血压、脉搏、体温及腹部情况。②静滴抗生素及维生素 K 等药物。③有留置引流管者，应充分固定，并保持引流通畅。

（六）临床意义

超声引导细针穿刺造影对胆管扩张的成功率接近100%。胆道造影能全面清晰地显示胆道系统的病理改变，尤其对胆石症、胆、胰、壶腹部恶性肿瘤，以及胆管的良性狭窄等诊断率较高，达90%左右。应用超声引导做 PTC 使该技术操作更顺利、更准确。超声引导还可减少 X 线照射。然而，对于少数胆管不扩张的病例还须在 X 线引导下进行。

二、超声引导经皮经肝置管胆汁引流

（一）适应证

超声引导经皮经肝置管胆汁引流（PTBD）作为一种严重胆道梗阻、合并感染的抢救措施或晚期癌肿的姑息疗法，其中包括：

（1）阻塞性黄疸，由于胆管梗阻导致胆汁淤积不宜手术或不能手术者，行 PTBD；如不能切除的胆管癌、胰头癌、壶腹癌、肝门部肿瘤、胆石症合并梗阻。

（2）化脓性胆管炎，需要紧急胆道减压者。故绝对禁忌证很少。

注意：梗阻性黄疸肝内胆管宽度宜在 4~6mm 以上。

（二）相对禁忌证

有严重出血倾向、大量腹水、肝内多发转移癌作为相对禁忌证。

（三）术前准备

禁食6h，术前肌注维生素K。为了预防感染，给予抗生素。术前半小时给予镇静剂和镇痛剂。常规超声检查以明确梗阻部位、胆管扩张程度和病变情况，作为制定方案的依据。通常需要在X线透视室进行。

针具准备：根据所用Seldinger插管法或导管针法而有不同。以Seldinger插管法为例：

（1）穿刺针17G或18G，长20cm，针尖呈斜面，带针芯。

（2）导丝前端呈J形弯曲，直径0.9mm，长80cm。

（3）特氟隆扩张管长20cm，6~8F。

（4）聚乙烯引流管7~8F，前端呈猪尾状，有侧孔。

（四）操作方法

1. 穿刺部位　选择穿刺胆管的首要条件：扩张显著并有一定长度，或与肝门有一定距离，便于可靠地置管。该支胆管应能清晰地显示，穿刺途径中无肋骨障碍，也不致损伤胸腔内结构。超声导向穿刺的选择最佳肝内胆管一是左支；二是右后支，具体应根据胆管扩张情况、病情需要和操作者的经验而定。

2. 步骤方法　病人取仰卧位，常规消毒铺巾，换上无菌穿刺探头，再次复核欲穿刺的胆管支及皮肤进针点。局麻后，用小尖刀在皮肤进针点戳深达肌层的小口，将PTBD穿刺针放入孔内，调整探头，使穿刺引导线通过欲穿刺的胆管穿刺点。让病人在平静呼吸状态下暂停呼吸，迅速将针刺入肝内，当针尖到达胆管壁时，可见其下凹，稍用力推针即有突破感。此时，荧光屏上可见针尖在胆管内，拔出针芯往往有胆汁流出。将针尖斜面转向肝门。在助手协助下将导丝经穿刺针插入，抵达梗阻部位后，右手固定导丝左手拔出穿刺针。再将扩张管沿导丝推进扩张通道，最后将引流管自导丝插入胆管内。置管后，若引流管的位置不满意或引流不畅，应注入造影剂在X线透视下观察引流管与胆道的位置关系，必要时再插入导丝调整。见（图5-3）。

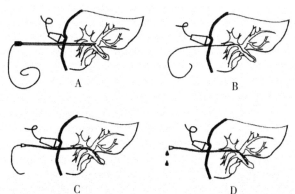

图5-3　超声引导Seldnnger插管法PTCD引流示意图

A. 胆管穿刺成功后插入导丝；B. 深入并留置导丝，退出穿刺针；C. 循导丝扩张穿刺路径并插入引流管；D. 撤出导丝，留置引流管

（五）技术注意事项

（1）宜选择最佳靶胆管穿刺点。

（2）穿刺针与胆管长轴的夹角要适当，一般在60°~70°为宜。

（3）切勿选择近肝门部的肝外胆管，包括左、右肝管或肝总管。因为这些大的胆管穿刺后很容易发生严重的胆漏并发症。

（4）确认穿刺针进入胆管后，充分抽吸减压，尔后在透视下缓慢注入25%~30%泛影葡胺10~30ml，直到胆管充分显影才摄X线片。若病人在造影过程中感到上腹部有压迫感或疼痛，应停止注入造影剂。造影结束后，将造影剂抽出，并注入适量广谱抗生素，以防感染。

（5）上述使用Seldinger插管容易实现外引流；如果需要置管引流，则需选用硬头导丝向阻塞部位试插。若导丝能通过阻塞部位，则将有多个侧孔的导管沿导丝插入病灶部位以下或是进入十二指肠。如果导管不能通过梗阻段，则将其保留于胆管内，待外引流2~3天后再行试插，常能成功。引流管的插管和定位需要在X线监视下完成。

术后注意事项：卧床休息24h，每2h观察血压和脉搏一次。注意引流胆汁中的血液量。严密观察有无腹膜刺激征等术后并发症。肌肉注射抗生素和维生素K 2~3天。记录胆汁引流量，引流量突然减少或外引流量低于100ml/24h，说明有堵塞，应做X线造影了解导管堵塞原因。

（六）临床意义

PTBD是有一定风险的介入性操作，许多病人在危重情况下接受这一抢救手术，存在着某些严重并发症甚至有手术死亡的危险。据Classen等统计的2471例中，主要并发症是胆汁漏、胆汁性腹膜炎、败血症、胆管出血、腹腔出血、膈下脓肿等。X线引导PTBD的并发症率高达12%，手术死亡率为3.1%；超声引导PTBD穿刺准确，对扩张的胆管可一次穿刺引流成功，误伤血管和肝外胆管的可能性很小，其并发症率和死亡率远较X线引导为低（分别为7.4%和1.4%）。

（何志兵）

第二篇 颅脑影像学

第六章 颅脑 CT 诊断

第一节 检查方法和正常影像

一、检查方法

（一）常规检查

横断面（或轴位）扫描：患者仰卧，有 3 个主要扫描平面。其扫描基线为：①听眦线（orbito - meatal line，OML）：亦称为眶耳线，简称 OM 线，即外眦至外耳孔中点的连线。②听眉线（superior orbitomeatal line，SML）：亦称为上眶耳线，简称 SM 线，即眉毛上缘中点与外耳孔中点的连线。③瑞氏基底线（Reid's base line，RBL）：亦称人类学基线，简称 RB 线，即眶下缘与外耳孔中点的连线。检查幕上病变常用 OM 线；幕下病变常用 SM 线；眶内病变常用 RB 线。

冠状面扫描：患者仰卧或俯卧位，头部过伸，使冠状面与 OM 线垂直扫描。

（二）增强扫描

一般认为，对急性颅脑外伤、急性卒中可只做平扫；对于脑瘤术后复查或只有增强检查才能显示病变的复查病例可只行造影增强；对于脑肿瘤、脑血管疾病、感染性疾病均需做增强扫描，外伤患者平扫正常时亦可行增强扫描。一般造影剂用量为 60～100ml 或儿童以 2ml/kg 用量，团注或快速滴注。

其显影机制分为两类。①血管内显影：如动脉瘤、动静脉畸形，其显影时间短，应注药后扫描或边注边扫。②血管外显影：强化机制在于血脑屏障的破坏（如胶质瘤）或血供丰富（如脑膜瘤、听神经瘤、脓肿壁）。由于垂体血供丰富，垂体增强扫描有利于缺乏血供的垂体瘤尤其微腺瘤的检出。

（三）脑池造影 CT 扫描

造影剂可应用阳性非离子型水溶性碘造影剂（碘曲仑和碘海醇等）和阴性造影剂（空气），后者主要用于小听神经瘤的诊断。一般阳性造影剂的用量为 8～10ml，空气 3～5ml，经腰穿注入。水溶性造影剂取头低脚高位或病变侧在低下部位，气体反之。一般注入造影剂

15min 后扫描，观察脑室多于 6h 后扫描，延时的目的在于降低碘液浓度。如欲观察脑脊液的动力变化，则于注入造影剂 2h、6h、12h 和 24h 后进行扫描，必要时可于 48h 或 72h 后扫描。

（四）脑 CT 血管成像

脑部 CT 血管成像或称为脑部 CT 血管造影（CT angiography，CTA），是指经静脉注入造影剂后利用 CT 对包括靶血管在内的受检层面进行连续的薄层立体容积扫描，然后进行图像后处理，最终使靶血管立体显示的血管成像技术。

扫描从后床突下 30mm 开始，向上达后床突上 50～60mm。其常用扫描参数如下：螺距 1～2，层厚 1～2mm，重建间隔 1mm，造影剂用量（300mg/ml）80～120ml，注射流率 2.5～3.5ml/s，延迟时间 15～25s。双层或多层螺旋 CT 可增加螺距、减小层厚，以取得更优质的图像；图像后处理可采用 MIP、SSD 和 VR，以 MIP 最常用。

脑 CT 静脉成像（CT venography，CTV）扫描方法同上，只是扫描延迟时间为 40s。

CTA 包括 CTV 可用于显示脑底动脉环（Willis 环）和大脑前、中、后动脉主干及其 2～3 级分支血管；CTV 可显示大脑内静脉、大脑大静脉、皮质静脉、上矢状窦、直窦、横窦和乙状窦等。CTA 包括 CTV 可用于动脉瘤、血管畸形（主要是 AVM）、肿瘤血管、静脉病变及头皮血管瘤等的诊断。

（五）脑 CT 灌注成像

CT 灌注成像在中枢神经系统的应用包括：①作为颅外颈动脉或椎动脉闭塞性疾病的功能性检查方法，研究颅内血流量和侧支循环情况。②早期发现梗死或缺血，并显示其范围。③血管炎或继发性蛛网膜下腔出血时估计血管痉挛情况。④AVM 估计分流情况。⑤研究肿瘤的血液灌注情况。

1. 检查技术　CT 灌注成像的质量受造影剂注射的总量、速度、患者的心功能状态以及 CT 扫描伪迹、部分容积效应等多种因素的影响。扫描时经肘静脉注射加热至 37℃ 的造影剂 40～50ml（儿童约为 1ml/kg 体重）。开始注射造影剂的同时启动快速动态扫描程序，以 1 层/s 的速度连续扫 30～40s 以上，重建 30～40 幅灌注图像。注射流率多为 8～9ml/s，最快达 20ml/s，国内有学者采用 2.5ml/s 也获得较满意的 CT 灌注图像。通常包括最大强度投影（MIP）图、脑血流量（CBF）图、脑血容量（CBV）图、局部灌注达到峰值的时间（TTP）等图像。这些图像可通过数字化形式存储，均可彩色显示，以突出病变区域的对比度。

2. 灌注参数

（1）脑血容量（cerebral blood volume，CBV）：是指存在于一定量脑组织血管结构内的血容量，单位为 ml/100g。根据时间—密度曲线下方封闭的面积计算得出。

（2）脑血流量（cerebral blood flow，CBF）：CBF = CBV/MTT，指在单位时间内流经一定量脑组织血管结构的血流量，单位为 ml/（100g·min）。它反映脑组织的血流量，CBF 值越小意味着脑组织的血流量越低。正常值一般 >50～60ml/（100g·min），<10～20ml/（100g·min）将导致膜泵衰竭和细胞死亡。

（3）平均通过时间（mean transit time，MTT）：开始注射造影剂到时间—密度曲线下降至最高强化值一半的时间，主要反映的是造影剂通过毛细血管的时间，单位为秒（s）。

（4）峰值时间（time to peak，TTP）：为开始注射造影剂至强化达到峰值的时间，由时间—密度曲线测得，单位为秒（s）。

此外，还有表面通透性（permeability of surface，PS）等参数。

二、正常解剖和 CT 表现

（一）颅盖软组织（头皮）

颅盖软组织在额、顶、枕部分为皮肤、皮下组织、帽状腱膜、帽状腱膜下层和颅骨骨膜5层。前3层紧密连接，CT不能识别。帽状腱膜下层由疏松结缔组织构成，内含少量血管，CT呈低密度带，头皮裂伤出血亦在此层，如有化脓感染可蔓延到整个颅顶，并可经导静脉扩散到颅内。颅盖软组织在颞部则由皮肤、皮下组织、颞浅筋膜、颞深筋膜、颞肌和颅骨骨膜6层构成。

颅骨外膜CT不能识别，在颅缝处连接紧密并深入缝间成为缝间膜，故骨膜下血肿不超过此缝，并可据此与帽状腱膜下血肿相鉴别。

（二）脑颅骨和颅缝闭合的时间及顺序

脑颅骨由枕骨、额骨、蝶骨、筛骨各一块及颞骨、顶骨各两块组成。颅骨分为3层，即外板、板障和内板。成人内外板CT表现为高密度，CT值 > 250Hu。新生儿板障为低密度，随年龄增长密度增加，50岁后板障层钙化与内外板融合为一层致密层。成人颅缝宽约0.5mm。新生儿各骨之间为一片等密度的结缔组织膜相连，称为囟。

颅缝闭合约在30岁以后开始。一般矢状缝先闭合，继为冠状缝。而人字缝和枕骨乳突缝闭合最晚，且可终生不闭合。额缝在出生6个月后开始闭合，而在5~6岁时应完全闭合，此缝亦可终生存在。颅底缝多在出生时闭合，只有蝶枕缝在青春期闭合。

此外，应注意识别脑膜中动脉、板障静脉沟、静脉窦、导静脉、蛛网膜颗粒等常见的脉管压迹，以免误诊为骨折。

（三）颅底各颅窝的特点和孔道

颅底骨内面由蝶骨嵴和颞骨岩部嵴分为前、中、后颅窝。

（1）前颅窝：筛骨板菲薄，外伤易造成骨折、损伤嗅神经及形成脑脊液漏。额骨眶板上面凹凸不平，脑外伤时底部的滑动易引起脑挫伤。

（2）中颅窝：孔、洞较多，外伤骨折或肿瘤破坏通过这些结构引起相应的症状。如骨折累及蝶窦出现鼻出血、脑脊液鼻漏；岩椎骨折可损伤面神经和听神经；鼓室盖骨折引起脑脊液耳漏；脑膜中动脉损伤引起硬膜外血肿。

（3）后颅窝：有大量肌肉覆盖，骨折较少见。但与颈段相连，可有畸形发生。

（四）脑膜

脑的表面有3层被膜。①软脑膜：紧贴脑的表面，富血管、随脑回起伏。②蛛网膜：位于中层，由薄而透明、疏松成网的纤维构成，无血管结构（故增强扫描无强化），与硬脑膜走行一致。③硬脑膜：位于外层，由致密结缔组织构成，厚而坚韧，与颅骨内面的骨膜完全融合，故通常说硬脑膜为两层结构组成。正常CT不能直接显示3层结构。由于硬脑膜有丰富的血供且无血脑屏障，可以发生明显强化。

硬脑膜内层向颅腔内反折形成双层皱襞有支持、保护作用。主要形成物如下。①大脑镰：前端附着于鸡冠，后缘呈水平形与小脑幕相续。大脑镰上、下缘两层分开分别形成上、下矢状窦。轴位像CT呈略高密度线状影，40岁后可钙化。②小脑幕：呈帐篷状分隔大脑枕叶和小脑。后方附着于枕骨横沟，两侧附着于岩椎，上缘正中与大脑镰相续，两侧前内缘形成小脑幕切迹，围绕中脑。轴位呈两侧对称的略高密度影，冠状位呈人字形线状略高密度影。③小脑镰：附着于枕内嵴上的一窄条状突起，分隔小脑半球。④其他：三叉神经半月节（Meckel 腔）、海绵窦、直窦、横窦、乙状窦等。

（五）蛛网膜下腔和脑池

脑蛛网膜在脑沟裂处不随之凹入，与软脑膜之间形成宽窄不一的蛛网膜下腔（或称蛛网膜下隙），内含脑脊液。某些局部宽大处称为脑池。主要的有：①大脑纵裂池。②胼胝体池。③小脑延髓池（又称枕大池）。④小脑溪（又称小脑谷）。⑤延池。⑥桥池。⑦桥脑小脑角池。⑧脚间池。⑨视交叉池。⑩终板池。⑪外侧裂池。⑫环池。⑬四叠体池；⑭大脑大静脉池。⑮小脑上池（是四叠体池向后的延续）。⑯帆间池（又称中间帆腔或第三脑室上池）。

鞍上池为 CT 和 MR 等轴位图像所特有。由于扫描体位的影响可呈如下几种。①六角星：前角为纵裂前部的后端（紧贴前角后端的横行部分主要是交叉池）；两前外侧角为两外侧裂池；两后外侧角为围绕中脑的环池；后角为大脑脚间的脚间池（图6-1）。②五角星：与六角星不同的是，两后外侧角为围绕桥脑上部的桥小脑角池，后角不显示。鞍上池前方是额叶底部直回，两侧壁是颞叶海马沟回，后方为大脑脚或桥脑上部。

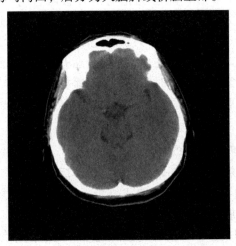

图6-1 鞍上池

呈六角形水样密度区

鞍上池内前部可见两条视束，横径约 12mm，前后径约 8mm，外侧可见两条颈内动脉，中央可见垂体柄，正常垂体柄粗 <4mm。

帆间池与第三脑室顶部的区别：帆间池位于第三脑室顶的上方、穹隆体和穹隆连合的下方，呈尖向前的三角区，两前外侧界为穹隆的内侧缘，后界为胼胝体压部。与第三脑室的区别为：①帆间池的层面较第三脑室顶高。②帆间池后界为胼胝体压部，而第三脑室顶部的后界为松果体。③帆间池前部的尖不与侧脑室相连，而第三脑室前端可达侧脑室前角。

此外，枕大池可发育巨大（但一般不产生临床症状）呈对称性和非对称性。结合其有无张力、颅骨有无压迹等可与蛛网膜囊肿相鉴别（图6-2），有文献将其列入发育异常。因终板较薄不显影，常看到终板池与第三脑室下部相通的假象。小脑溪位于两侧小脑扁桃体之间，呈一细长的间隙，后通小脑延髓池，前通第四脑室。

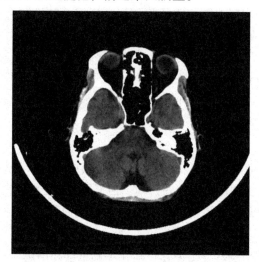

图 6 - 2　巨大枕大池
显示枕骨内板下至岩椎后缘有新月形水样密度区

（六）大脑半球的分叶及边缘系统

1. 分叶　大脑由中线的半球间裂分为左右两半，中间由胼胝体相连。大脑半球由脑沟裂分为下列 5 叶。①额叶：位于前上部。内侧以纵裂和大脑镰与对侧分开，后方由中央沟与顶叶分开，外下方经外侧裂与颞叶分开，前下方为额骨和眶顶。②颞叶：经外侧裂垂直部和水平部与额叶分开。顶枕裂（沟）与枕前切迹（枕极前 4～5mm）的连线为颞、枕叶的分界。③顶叶：经中央沟与前方的额叶分开，下方以外侧裂与颞叶分开，后方以顶枕沟与枕叶分开。④枕叶：经顶枕沟与顶叶分开，与颞叶的分界线为顶枕沟与枕前切迹的连线。⑤岛叶：隐藏于外侧裂深部的近三角形的独立区域，四周有环形沟，由额、顶、颞叶皮质沿外侧裂深部凹入形成岛盖。

2. 边缘系统　大脑半球内侧面的扣带回、海马回、河回、海马、杏仁核等相连构成一个弯弓形脑回，因位置在大脑和间脑交界处的边缘，所以称为边缘系统或边缘叶。通过控制下丘脑来调节内脏及情绪活动。

此外，颞、顶、枕叶的分界线是假设的，因此很不清楚，这一区域也称为颞顶枕交界区。

（七）大脑半球的白质

1. 半卵圆中心　髓质占大脑半球的大部分，较厚的皮质下纤维在横断面图像、侧脑室上层面呈半卵圆形，故称为半卵圆中心，是影像学的一个概念。

2. 大脑白质纤维分类　大脑白质的纤维结构复杂，大体分为以下 3 种。

（1）联络纤维：在一侧半球内部各回、各叶间的往返纤维称为联络纤维。短的是联系在相邻脑回之间的弓状纤维；长的是联系在各叶皮质间的纤维，如钩束、扣带束、上纵束、下纵束及枕额上、下束等。

（2）联合纤维：指联系左右半球的纤维，主要有胼胝体、前联合和海马联合等。①胼胝体：位于大脑纵裂底部，呈拱桥状。前端弯向腹后方称嘴，由嘴向前上方弯曲部称为膝，由膝向后延伸为体部（构成侧脑室壁的大部分），后端较厚称为压部。②前联合：位于胼胝体嘴的后下方，呈卵圆形，是两半球的嗅球和海马旁回的联合。

（3）投射纤维：大脑皮层与其下部的间脑、基底节、脑干和脊髓的连接纤维称为投射纤维。包括内囊、穹隆、外囊和最外囊。①内囊：两侧内囊横断面呈"＞＜"型，中央顶点为膝，前后分别为前肢和后肢。内囊位于丘脑、尾状核和豆状核之间。内囊后肢边缘模糊的低密度区（位于膝部到豆状核后缘距离的 2/3～3/4 处）为正常皮质脊髓束，勿误为缺血灶。②外囊：在豆状核外，居豆状核和屏状核之间，两侧在横断面呈"（）"型。③最外囊：位屏状核外侧，岛叶内侧，CT 难以显示。

（八）基底节

基底节包括尾状核、豆状核、屏状核和杏仁核。其中豆状核有两个白质板将其分为 3 部分，外部最大称为壳，内侧两部分称为苍白球。但 CT 不能显示其白质板。尾状核和豆状核合称为纹状体，与维持肌张力及运动频率有关。杏仁核与情绪变化有关。

（九）间脑

间脑（通常将端脑和间脑合称为大脑）连接大脑半球和中脑，包括以下 4 部分。

1. 丘脑　为一大卵圆形核团。内侧构成侧脑室侧壁，借中间块使左右丘脑相连；其外侧为内囊后肢；其前端尖圆为丘脑结节；后端圆钝为丘脑枕；丘脑枕的外下部有两个隆起为内、外侧膝状体。丘脑是各种感觉体传向大脑皮层的中间站。

2. 下丘脑　构成侧脑室底和侧壁的一部分，包括视交叉、漏斗、灰结节、乳头体和垂体神经部。它是皮质下自主神经中枢，并通过下丘脑—垂体柄和垂体门脉系统调节垂体功能。

3. 底丘脑　为丘脑和中脑的移行区。接受来自苍白球和运动区的纤维，并发出纤维到达红核、黑质及中脑被盖，功能上与苍白球密切相关。

4. 上丘脑　位于三脑室后部，包括丘脑髓纹、缰三角和松果体，参与嗅反射通路。松果体为一退化的内分泌结构，分泌抑制青春期激素。松果体呈锥形，长 5～8mm，宽 4mm，向左偏移 1～2mm 是正常现象，但向右偏移却有病理意义。CT 扫描 75% 以上成人于三脑室后部可显示松果体与缰联合钙化。缰联合钙化居前，范围不超过 1cm；松果体钙化居后，一般不超过 5mm。

此外，有文献将内、外侧膝状体称为后丘脑。

（十）脑干

脑干上接间脑，下续颈髓，与小脑之上、中、下脚相连，分为以下 3 部分。

1. 中脑　在间脑和脑桥之间，从前向后为大脑脚、被盖和四叠体（顶盖）组成。大脑脚与被盖之间以黑质为界；被盖与四叠体之间以中脑导水管为界。腹侧两束粗大的纵行纤维为大脑脚，其间形成脚间窝，动眼神经从脚间窝出脑。中脑背部有上丘和下丘两对隆起总称为四叠体。上、下丘分别与外、内侧膝状体借上、下丘臂相连，分别是皮质下视觉和听觉反射中枢。下丘后方连接前髓帆，滑车神经自下丘下方发出。

2. 桥脑　桥脑在中脑的下方，从前向后为基底部和被盖部。前面正中浅沟内可见基底动脉。横行基底部的纤维向两侧聚成脑桥臂，经小脑中脚进入小脑。基底部与桥臂之间有三叉神经发出。桥脑腹侧与延髓交界的沟内，由内向外有外展神经、面神经和前庭蜗神经发出。桥脑背面下半部即菱形窝的上半部为第四脑室底（CT 轴位第四脑室前为桥脑）。

3. 延髓　上接桥脑，下续颈髓。腹侧面中线（前正中裂）两旁有锥体（由皮质脊髓束和皮质脑干束组成）。在延髓的下方由纤维交叉形成锥体交叉。锥体外侧有椭圆形隆起称为橄榄。锥体和橄榄之间有舌下神经穿出。橄榄背侧自上而下依次有舌咽神经、迷走神经和副神经根发出。

（十一）小脑和小脑核

小脑位于桥脑和延髓的后方，中间相隔第四脑室。小脑正中的蚓部与两侧小脑半球间无明显分界。小脑半球下面近枕骨大孔部分突出称为小脑扁桃体。小脑前后均向内凹称为小脑前切迹和后切迹。小脑半球借上、中、下脚分别与中脑背侧、桥脑腹侧和延髓的背侧相连接，小脑表面为灰质，内部为白质。

小脑白质内有灰质团块，称为小脑中央核。共有 4 对，分别为齿状核、顶核、栓状核、球状核。其中齿状核最大，位于小脑半球的中心部，是小脑传出纤维的主要发起核。

（十二）脑室系统

1. 侧脑室　左右各一，分为以下 5 部分。①前角：又称额角，位于额叶内，在室间孔以前。顶为胼胝体，内侧壁是透明隔，倾斜的底及外侧壁为尾状核头。②体部：位于顶叶内，由室间孔至三角部。顶为胼胝体体部；内侧壁是透明隔；底由外侧到内侧分别为尾状核体、丘脑背面终纹、丘脑上面的外侧部、脉络丛和穹隆外侧缘。③三角区：即体、后角、下角分界处，内容脉络球。CT 上是区分颞、枕、顶叶的标志。④后角：又称枕角，位于枕叶内，形状变异很大，有时缺如。顶和外侧壁由胼胝体放散形成；内侧壁上有两个纵行膨大，上方的称后角球（由胼胝体大钳构成），下方的称禽距。⑤下角：在颞叶内，又称颞角。在丘脑后方弯向下，再向前进入颞叶。顶大部分由胼胝体构成，内侧小部分由尾状核尾和终纹构成，底由内至外为海马伞、海马和侧副隆起。

正常成人两侧前角之间的距离 <45mm，前角间最大距离与头颅最大内径之比 <35%，在 2 岁以下其比值应 <29%，两侧尾状核内缘之间的距离 <25mm，为 15mm。

2. 第三脑室　两侧间脑间的狭窄腔隙。成人男性宽为 2.8～5.9mm，女性为 2.5～5.3mm。经室间孔与左右侧脑室相通，后经中脑导水管与第四脑室相通。顶有第三脑室脉络丛；底为下丘脑；前壁为前联合和终板；后壁为缰联合、松果体和后联合。

3. 第四脑室　腹侧为桥脑和延髓，背侧为小脑，上接中脑导水管，下续脊髓中央管。经侧孔与桥脑小脑角池相通；经下端正中孔与小脑延髓池相通。第四脑室底为菱形窝，顶为前髓帆和后髓帆，呈马蹄形，宽（前后径）9mm。

4. 中脑导水管　位于中脑背侧，是中脑被盖和四叠体的分界，长 7～18mm，直径 1～2mm。正常 CT 难以显示。

此外，第五、第六脑室即透明隔间腔和穹隆间腔属两种解剖变异。但第五脑室如积液过多，向外膨隆并影响室间孔的引流，可称为透明隔囊肿。

（十三）脑的动脉、静脉和静脉窦

1. 脑动脉　脑的血供来自颈内动脉和椎动脉，前者供应大脑半球的前 2/3，后者供应脑干、小脑和大脑半球的后 1/3。

（1）大脑前动脉：供应额、顶叶近中线内侧面约 1.5cm 的范围，呈长条形。其水平段分出细小前穿质动脉供应尾状核头、壳核和内囊前部，另有部分供应下丘脑。

（2）大脑中动脉：皮质支供应额、顶、颞叶的外表面大部分。中央支供应尾状核和壳核的一部分，以及苍白球、内囊前后肢，称为豆纹动脉。

（3）大脑后动脉：供应枕叶和颞叶底面，中央支供应部分间脑。

（4）椎基动脉：两侧椎动脉在延髓腹侧汇合为基底动脉。基底动脉走行于桥脑前面，到脚间池分为左右大脑后动脉。基底动脉分出成对的桥脑支、内听道支、小脑前支和小脑上支。小脑后支来自椎动脉。

颅底动脉环即 Willis 环，由前交通动脉、两侧大脑前动脉、两侧后交通动脉和大脑后动脉相互吻合构成的六角形动脉环，是沟通两侧颈内动脉和椎动脉的侧支循环通路。其变异较大，完整者仅占 53.8%。

2. 脑静脉　大脑半球静脉分为深、浅两组。①浅静脉：收集大脑皮质和白质浅层的静脉血，包括大脑上静脉、大脑中静脉和大脑下静脉分别汇入上矢状窦、海绵窦、横窦、岩上窦和岩下窦，其间有吻合静脉相沟通。②深静脉：主要收集脑深部的血液。透明隔静脉和纹丘静脉在室间孔后缘汇合成大脑内静脉，两侧的大脑内静脉以及基底静脉在松果体后方汇合成大脑大静脉。大脑大静脉与下矢状窦相连终于直窦。

3. 静脉窦　在两层硬脑膜之间引流静脉血液入颈内静脉，包括上矢状窦、下矢状窦、直窦、横窦、海绵窦、岩上窦、岩下窦和乙状窦。其中海绵窦位于蝶鞍两侧高 5～8mm，横径 5～7mm，前后径为 10～15mm，增强后呈高密度，平扫不易显示。

（十四）正常颅脑 CT 横断面、Brodmann 功能定位区和大脑皮质的主要功能区

正常脑皮质的密度高于髓质，易于分辨。脑皮质 CT 值为 32～40Hu，脑髓质 CT 值为 28～32Hu，两者平均相差（7.0±1.3）Hu。含脑脊液的间隙为水样密度，CT 值为 0～20Hu。

图 6-3 A~I 为正常颅脑 CT 轴位像，按 Brodmann 功能定位法共分 47 个区。如图 6-3 A~I 和图 6-4 A~D 所示，大脑皮质主要的功能区定位如下。

1. 第 1 躯体感觉区　位于中央后回和中央旁小叶的后半，主要是 3 区、1 区、2 区。

2. 第 1 躯体运动区　位于中央前回和中央旁小叶的前半，主要是 4 区。

3. 视觉区　位于枕叶内侧面，距状裂（沟）两侧，包括舌回和楔叶的一部分，即 17、18、19 区。

4. 听区　位于颞横回，主要是 42 区，接受听辐射的投射。其特点是一侧听区接受双侧的听觉冲动传入，但以对侧为主。故一侧听区损伤，可使双侧听力下降，但不会完全耳聋。

5. 味觉区　在中央后回下端。

6. 语言中枢　在左侧半球的皮质产生了 4 个分析区，总称为语言中枢。①说话中枢：在额下回后部，即 44 区。此区损伤产生失语症。②书写中枢：位于额中回后部。此区损伤产生失写症。③阅读中枢：位于顶下小叶的角回，即 39 区。此区损伤产生失读症。④听话中枢：在颞上回后部。功能是理解别人的语言和监听自己所说的话。此区损伤，对听到的语言不能理解，自己说话错误、混乱而不自知，称为感觉性失语症。

7. 其他　5 区、7 区为触摸识别物体的实体感觉皮质区，为顶上小叶。额上回从前向后为 9 区、8 区、6 区。8 区和枕叶 19 区为皮质眼球运动区，受刺激时产生双眼向对侧同向偏盲。8 区、6 区为锥体外系皮质区，与共济运动有关。9 区、10 区、11 区为额叶联合区，与智力和精神活动密切相关。40 区位于顶下小叶缘上回，优势半球为运用中枢，是人类后天经复杂的动作和劳动技能所建立的运动区。损伤后，手的运动功能正常，但不能完成过去掌握的复杂动作和操作技法。

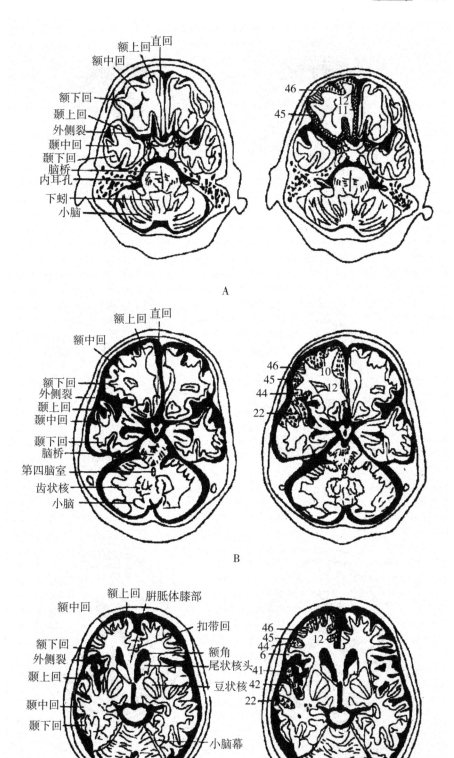

A

B

C

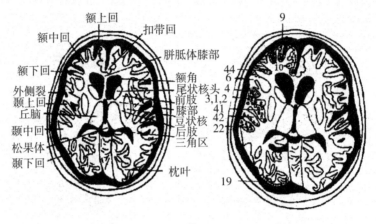

D

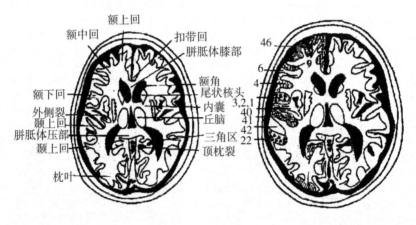

E

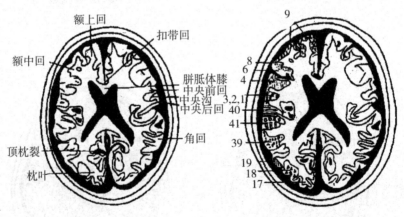

F

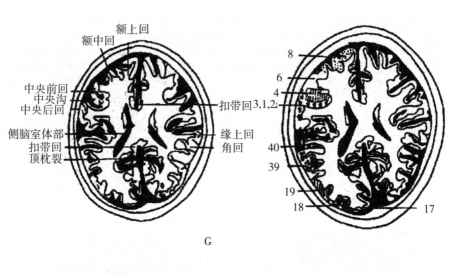

G

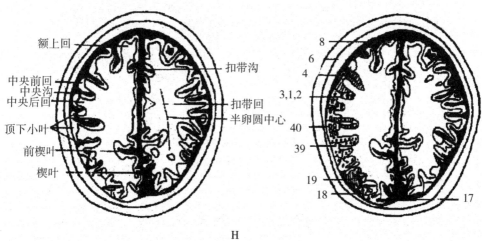

H

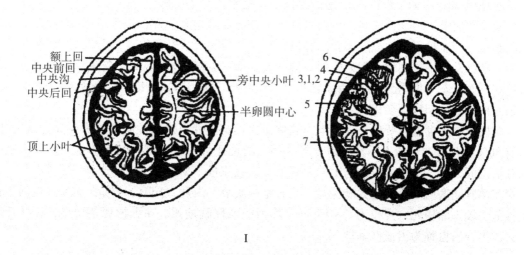

I

图6-3　正常颅脑 CT 轴位像

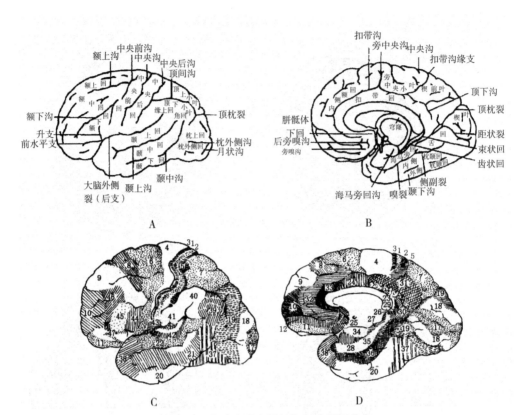

A

B

C

D

图 6 - 4　大脑皮质主要结构与功能区分布

（黄满华）

第二节　脑梗死

脑梗死（cerebral infarction）是指因脑血管阻塞而造成的脑组织缺血性坏死或软化。在急性脑血管疾病中脑梗死占 50% 以上，发生于 40 岁以上者为多，最多见于 55～65 岁。其原因有：①脑血栓形成：继发于脑动脉粥样硬化、动脉瘤、血管畸形、感染或非感染性动脉炎等，以脑动脉粥样硬化引起血栓形成最常见。②脑栓塞：如血栓、气体和脂肪栓塞。③低血压和凝血状态。根据脑梗死的病理改变，可分为三期，即缺血期、梗死期和液化期，CT能很好地反映各期病理变化。

脑梗死临床类型主要包括动脉粥样硬化血栓性脑梗死、栓塞性脑梗死和腔隙性脑梗死，另有 30%～40% 在临床上不易分清为哪一型。脑梗死可发生在脑内任何部位，但以大脑中动脉供血区为多，梗死的范围与阻塞血管大小、血流量多少及侧支循环建立状况等有关。脑的穿支动脉闭塞后，可引起大脑深部，尤其是基底节、内囊、丘脑、半卵圆中心、皮质下白质等部位较小的梗死，直径为 5～15mm，称为腔隙性脑梗死。在脑梗死基础上，原梗死区内又发生脑出血称为出血性脑梗死。

一、缺血性脑梗死

（一）CT 平扫

（1）仅少数患者于发病 6 ~ 24 小时内出现边界不清稍低密度灶，而大部分患者于 24 小时后才可见边界较清楚的低密度灶，密度可不均匀；其部位及范围与闭塞血管供血区一致，可同时累及皮质与髓质，多呈三角形或楔形。发生在分水岭区域的脑梗死多呈线条形。

（2）发病 1 ~ 2 周，梗死区的密度进一步降低，且逐渐均匀一致，边界更加清楚。

（3）发病 2 ~ 3 周，梗死区密度较前升高，病灶范围可缩小，变得不清楚，较小的病灶可完全变为等密度，称为"模糊效应"。

（4）发病 4 ~ 8 周，梗死灶的密度逐渐下降，与脑脊液密度相近，最后可形成囊腔（图 6 - 5）。

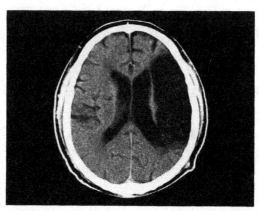

图 6 - 5　陈旧性脑梗死

左额顶叶大片低密度区，边界清晰，密度与脑脊液相似，左侧脑室扩大，中线结构无移位

（二）增强扫描

（1）一般梗死后 3 ~ 7 天即可出现强化，2 ~ 3 周发生率最高，且强化最明显，可持续 4 ~ 6 周。

（2）梗死灶强化形态可多种多样，多数表现为脑回状或斑点状、团块状（图 6 - 6）。

（三）占位效应

（1）梗死灶由于并发脑水肿而出现占位效应，其程度依梗死区大小不同可造成局灶性或广泛性脑室系统变形、推移和中线结构移位。

（2）占位效应在发病当天即可出现，病后 1 ~ 2 周最为显著。

（3）发病 2 周以后占位效应由重转轻，逐渐消失，最后囊腔形成，可出现负占位效应，邻近脑实质萎缩，脑沟、脑池增宽，脑室扩大，中线结构可向患侧移位。

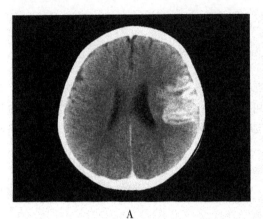 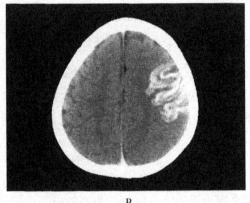

A   B

图 6 – 6 大脑中动脉梗死

A. B. 增强扫描见左侧大脑中动脉供血区低密度灶内呈明显脑回样强化

二、腔隙性脑梗死

（一）CT 平扫

（1）一般在发病后 48～72 小时可表现为圆形、卵圆形低密度灶，边界不清。4 周左右形成脑脊液样低密度软化灶。

（2）多位于基底节内囊区、丘脑、脑室旁深部白质、脑桥等，罕见累及皮质。

（3）病灶大小一般为 5～15mm，＞15mm 为巨大腔隙灶。

（二）增强扫描

在发病后 2～3 周可以出现强化现象。

（三）占位效应

无明显占位效应。

三、出血性脑梗死

（一）CT 平扫

常于发病后 1 周至数周，在三角形或楔形低密度梗死区内出现不规则斑片状高密度出血灶，边界不规则（图 6 – 7）。

（二）增强扫描

在梗死的低密度区中仍可显示脑回状、斑片状强化。

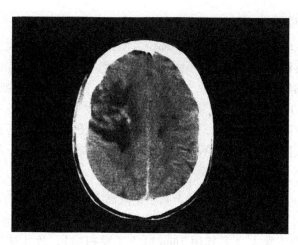

图 6 - 7　出血性脑梗死
右额顶叶大片低密度区内见散在不规则高密度出血灶

（黄满华）

第三节　脑缺血、出血和脑血管病变

一、动脉缺血性脑梗死

脑组织因血管阻塞引起缺血性坏死或软化称为脑梗死。广义的脑梗死除动脉缺血性脑梗死外，还包括静脉血流受阻所致的脑梗死即静脉性脑梗死。但大多习惯于狭义的将动脉缺血性脑梗死称为脑梗死。

（一）概述

引起梗死的原因很多，可分为两大类。①脑血管阻塞：又分为血栓形成和栓塞。前者最常见的是在动脉粥样硬化的基础上形成血栓；后者是指外来栓子堵塞血管所致。②脑部血液循环障碍：是指在脑血管原有病变的基础上（亦可无原发血管病变），由各种原因造成的脑组织供血不全而引起的梗死，故又称非梗阻性脑梗死。

过去将脑梗死分为 3 个时期，即梗死期、吞噬期、机化期。目前通常将脑梗死分为如下几种。①超急性期：6h 以内。②急性期：6h 后 ~2d。③亚急性期：2d 后 ~2 周内。④慢性早期：2 周 ~1 个月。⑤慢性晚期：1 个月后。

脑供血完全终止后数秒钟神经元电生理活动停止，持续 5 ~10min 以上就有不可恢复的细胞损伤。但是临床上供血血管闭塞可能不完全和（或）存在侧支循环，仅使局部血流降低到一定程度。故部分脑组织虽有缺血损伤，但仍可恢复正常，这部分脑组织区域称为缺血半暗带。它位于缺血坏死核心与正常脑组织之间。但如超急性期治疗不及时或治疗无效可发展成为完全脑梗死。

少数缺血性脑梗死在发病 24 ~48h 后可因再灌注而发生梗死区内出血，称为出血性脑梗死。

（二）临床表现

临床表现复杂，取决于梗死灶大小、部位及脑组织的病理生理反应。主要表现为头昏、头痛，部分有呕吐及精神症状，可有不同程度的昏迷。绝大多数出现不同程度的脑部损害症状，如偏瘫、偏身感觉障碍、偏盲，亦可失语、抽搐，较重者可有脑疝症状。从解剖学可知，皮质脊髓束有10%的纤维不交叉下降，加入同侧皮质脊髓侧束。皮质脊髓前束也有少量纤维不交叉，止于同侧颈、胸髓。这些不交叉的运动传导纤维支配了同侧肢体运动，当这些纤维受损时，导致同侧肢体出现不同程度的运动功能障碍如麻木、无力，甚至偏瘫。

（三）CT表现

1. 超急性期脑梗死的CT表现　①大脑中动脉高密度征：为高密度血栓或栓子所致，出现率占35%～45%（敏感度78%，特异度93%），但需除外血管硬化因素。最近研究表明，此征可见于近60%的正常人（尤其用7mm以下层厚扫描），故此征的诊断价值值得怀疑。②脑实质低密度征：可能为细胞内水肿所致，可见于脑的凸面、基底节区、岛叶，有时可伴侧裂池受压。③局部脑组织肿胀征：可能为血管源性水肿所致，局部脑沟变窄以至消失，脑回增厚、变平（图6-8A）。脑CT灌注成像有利于超急性期脑梗死的诊断。

此外，脑血管CTA可显示闭塞部位、程度和侧支循环情况。

许多学者研究证实，CT灌注成像可以预测半暗带，即脑血流量（rCBF）中度减低时，局部脑血容量（rCBV）无明显变化或仅有轻度下降或轻度升高，此时缺血区微血管管腔受压、变形、闭塞的程度较轻。当rCBF和rCBV均明显减低时，提示脑局部微血管管腔闭塞程度明显、微循环发生障碍、脑组织发生梗死。国内有学者将面积CBV定义为预测的梗死面积，则面积CBF—面积CBV为预测的半暗带面积。

2. 典型CT表现　①脑组织低密度灶，呈楔形或三角形，病灶部位、范围与闭塞动脉供血区相吻合。大脑中动脉主干闭塞，病灶呈三角形低密度区，尖端指向第三脑室；大脑中动脉闭塞在豆纹动脉的远端，病灶多为矩形低密度区，出现"基底核回避现象"。大脑前动脉闭塞表现为位于大脑镰旁的长条状低密度区。大脑后动脉闭塞在顶叶后部及枕叶可见半圆形的低密度区，位于大脑镰旁的后部。局灶性脑皮质梗死，表现为脑回丢失。室管膜下脑梗死，脑室边缘呈波浪状。一般在发病24h后出现以上表现（图6-8B，图6-8C）。②2～3周时由于"模糊效应"，病灶可偏小或消失。③脑梗死后2～15d为水肿高峰期，可有占位效应，占位效应一般见于病变范围大的病例。如占位效应超过1个月，应注意有无肿瘤可能。④增强扫描病灶周围和病灶内出现脑回状、线状、团块状强化。⑤1个月后病灶开始软化呈水样密度，病变范围大的病例可继发局限性脑萎缩。

此外，出血性脑梗死在梗死区内可见高密度出血灶（图6-8D）。

3. 增强扫描CT表现　梗死灶强化的形态多种多样，可表现为脑回状、线状、片状、环状，可出现在病灶的边缘和中心。而延迟30min～3h扫描可显示皮质下白质强化，可能与梗死区皮质内大量毛细血管破坏，造影剂漏出有关。其强化机制与缺血区血脑屏障受损，新生的毛细血管大量增生，以及局部血流量增加有关。但在1周内，虽有血脑屏障的破坏，却因局部缺血坏死严重，造影剂浓度亦相应很低，故一般不出现强化。梗死7～10d后因局部大量毛细血管增生，血流量增大而出现明显强化。2～3周发生率最高，强化最明显，可持续1个月或更久。

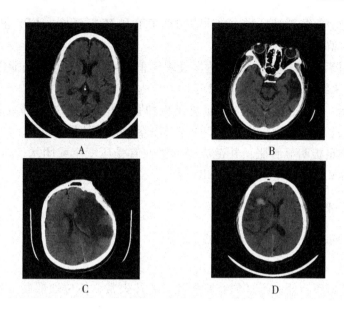

图6-8 脑梗死

A. 右侧基底节区类圆形低密度灶，边界清晰，无明显占位效应；B. 左侧颞叶片状低密度影，边界模糊，轻度负占位效应；C. 左侧大脑中动脉供血区大面积梗死；D. 出血性脑梗死，右侧颞额区有大片低密度影，右侧侧脑室受压，内可见片状高密度灶

（四）鉴别诊断

应注意与胶质瘤、转移瘤、脱髓鞘病变和脑脓肿等鉴别。①脑梗死常累及皮质和白质两部分；而上述病变一般只造成白质低密度。②脑梗死的分布为某一动脉区或分水岭区，有一定特征；而脑肿瘤和炎症水肿沿白质通道扩散，无明显分布规律，常呈指状低密度区；脱髓鞘低密度灶常对称性分布在侧脑室周围。③增强扫描胶质瘤常出现不均匀强化，有时可见壁结节；转移瘤常可见多灶强化。

二、脑梗死前期

从脑血流量（CBF）变化过程看，脑血流量的下降到急性脑梗死的发生经历了3个时期。首先，由于脑灌注压下降引起的脑局部的血流动力学异常改变；其次，脑循环储备力失代偿性低灌注所造成的神经元功能改变；最后，由于CBF下降超过了脑代谢储备力才发生不可逆转的神经元形态学改变即脑梗死。国内高培毅将前两者称为脑梗死前期，它不同于超急性期脑梗死。

他们根据脑局部微循环的变化程度以及CT灌注成像表现包括局部脑血流量（rCBF）、局部脑血容量（rCBV）、平均通过时间（MTT）和峰值时间（TTP）参数图，将脑梗死前期分为2期4个亚型。

Ⅰ期：脑血流动力学发生异常变化，脑血流灌注压在一定范围内波动时，机体可以通过小动脉和毛细血管平滑肌的代偿性扩张或收缩来维持脑血流相对动态稳定。

Ⅰ$_1$：脑血流速度发生变化，脑局部微血管尚无代偿性扩张。灌注成像见TTP延长，MTT、rCBF、rCBV正常。

Ⅰ₂：脑局部微血管代偿性扩张。灌注成像见 TTP 和 MTT 延长，rCBF 正常或轻度下降，rCBV 正常或轻度升高。

Ⅱ期：脑循环储备力失代偿，CBF 达电衰竭阈值以下，神经元的功能出现异常，机体通过脑代谢储备力来维持神经元代谢的稳定。

Ⅱ₁：CBF 下降，由于造成局部星形细胞足板肿胀，并开始压迫局部微血管。灌注成像见 TTP 和 MTT 延长，以及 rCBF 下降，rCBV 基本正常或轻度下降。

Ⅱ₂：星形细胞足板明显肿胀，并造成局部微血管受压变窄或闭塞，局部微循环障碍。灌注成像见 TTP 和 MTT 延长，rCBF 和 rCBV 下降。

三、分水岭性脑梗死

即指两条主要脑动脉供血交界区发生的脑梗死。

（一）概述

1. 血流动力学障碍　低血压（如心肌梗死、心律失常、体位性低血压）等所致的血流动力学障碍。

2. 血管调节功能失常　如糖尿病并发自主神经功能紊乱、长期低血压。

3. 高血压病过分降压治疗　如不正确使用降压药物。

4. 栓塞　心脏附壁血栓脱落沿血管进入脑皮质支和深穿支。

（二）CT 表现

1. 皮质下型　多为白质内低密度，常呈条形或类圆形。灰质由于血流再灌注而呈等密度，但灰质可出现明显强化。

2. 皮质前型　额顶叶交界区三角形、条形低密度灶。

3. 皮质后型　颞顶枕叶交界区三角形、条形低密度灶。

四、血液动力性脑梗死

当脑外动脉狭窄、部分阻塞和痉挛时，一般情况下尚能维持脑组织的血供。但当某些原因引起较长时间的血压下降时，可造成狭窄动脉供血脑组织的严重缺血而发生脑梗死，这种梗死称为血液动力性脑梗死。

（一）概述

心律失常、心功能不全、休克、高血压过分降压等是其常见原因。严重的低血压和心搏量降低如心肌梗死、外科手术等，即使患者无颅内外血管病变，也可引起大脑半球的广泛梗死。血液动力性脑梗死多为分水岭性脑梗死。

（二）CT 表现

与分水岭性梗死的表现相似，可见条形或类圆形低密度，也可广泛梗死，这种梗死以分水岭区最显著。可累及基底节区和小脑，皮质可强化。

五、腔隙性脑梗死

即指脑深部 2～15mm 大小的脑梗死。

（一）概述

多为高血压、糖尿病、动脉硬化、高脂血症所致。好发于基底节、丘脑、内囊区、深部室旁白质及脑干。这些部位的血管多远离大脑主干，细长且走行弯曲，对血流动力学变化敏感，易受缺血影响。

（二）临床表现

纯运动性偏瘫、纯感觉障碍、下肢运动受限、构音困难、视力障碍、失语、短小步态及共济失调等。

（三）CT表现

梗死灶为2~15mm，呈圆形或卵圆形低密度，边缘不清，无水肿和占位效应。3~4周后可形成边缘清楚的囊性软化灶。

（四）鉴别诊断

脑腔隙在病理上为一脑实质内含水分的<15mm的潜在腔，包括穿支动脉等病变所致的腔隙性脑梗死和非血管病变引起的腔隙病变。发病机制包括血管因素所致的缺血即腔隙性梗死，以及血管因素（如出血、动脉炎等）和血管外因素（如炎症、变性、中毒、机械损伤等）所形成的腔隙性病变，应注意分析。此外，还应注意与前联合及基底节区的扩大的血管周围间隙（多在0.2~1.2cm大小）相鉴别，MR检查有独到鉴别价值。

六、皮质下动脉硬化性脑病

本病又称Binswanger病，是一组以脑深部小动脉硬化、痴呆、皮质下白质变性、皮质下腔隙或软化为特征的综合征。但有人认为"皮质下动脉硬化性脑病"一词未能正确反映所看到的组织学改变，且过高地估计了临床意义。因此，有关文献应用的非特异性名词较合适，如深部脑白质缺血或老年性白质高信号（MR）。我们认为称为"动脉硬化性脑白质病"或"深部脑白质慢性缺血"更趋合理，同时我们认为有关文献所述及的"脑白质疏松症"亦属本病的范畴。

（一）概述

主要病因为慢性高血压，其病理特征为弥漫性不完全的皮质下梗死，在侧脑室旁和半卵圆中心的白质内髓鞘肿胀或脱失，皮质下弓状纤维与胼胝体不受累。常有皮质萎缩及皮质下、基底节区腔隙性脑梗死，在髓动脉内有狭窄性动脉粥样硬化。

（二）临床表现

见于60岁以上老人，多隐形起病，呈进行性记忆力障碍、严重精神衰退、言语不清，反复发生的神经系统局部体征如偏瘫、失语、偏盲等。病情可缓解和反复加重，常伴有高血压。

（三）CT表现

脑白质内斑片状或云絮状稍低密度灶，界限不清，其密度降低不如脑梗死明显。以侧脑室周围分布最明显，其次为半卵圆中心，多为两侧对称性（图6-9）。基底节—内囊区、丘脑、半卵圆中心常伴多发的腔隙性梗死灶，可有脑室系统扩大，脑沟、脑池增宽的弥漫性脑萎缩改变。

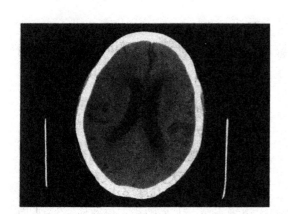
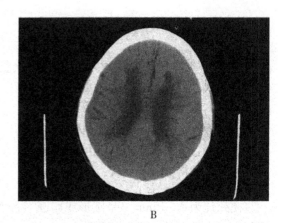

A   B

图 6 – 9 动脉硬化性脑白质病

侧脑室周围白质和半卵圆中心区对称性片絮状低密度灶

七、脑缺氧

（一）概述

脑缺氧包括乏氧性缺氧、血液性缺氧、循环性缺氧和中毒性缺氧。常见病因有：高空高原缺氧，呼吸功能不全和某些先心病循环短路、CO 中毒以及各种严重贫血、各种休克和心衰，氰化物、硫化氢、磷中毒。脑组织局部循环性缺氧包括颅脑外伤、脑血管意外、脑血流障碍、颅内感染、脑肿瘤急性恶化等。主要病理改变为早期脑组织坏死、水肿，进行性脱髓鞘，晚期脑萎缩。

（二）CT 表现

1. 弥漫性脑水肿 以大脑为主，可出现大脑密度普遍减低，而丘脑、脑干和小脑密度相对较高的所谓 CT 反转征。

2. 局部脑水肿 以脑动脉边缘带（分水岭区）、脑室周围白质最常见，基底节次之，也可见于丘脑和小脑。

3. 缺氧性脑出血 脑实质、脑室周围—脑室、蛛网膜下腔、硬膜下或硬膜外。

4. 脑萎缩 晚期可出现，也可见囊状软化灶。

八、脑静脉窦血栓形成

颅内静脉血流受阻即脑静脉和静脉窦血栓形成所导致的脑梗死称为静脉性脑梗死，占脑卒中患者的 1% ~2% 。

（一）概述

近 1/3 病因不明。可分为如下几种。①全身因素：脱水、糖尿病、高凝血状态、血小板增多症、口服避孕药、妊娠、产后、近期手术、长期应用激素、肾病综合征、心脏病、结缔组织病、新生儿窒息等。②局部因素：局部感染、中耳乳突炎、鼻窦炎、脑膜炎、颅面中耳手术、颅脑外伤、动静脉畸形、动静脉瘘、腰穿等。

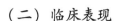

（二）临床表现

多见于 20~35 岁女性，其表现各异。头痛最常见，15% 急性起病，类似蛛网膜下腔出血，常伴头晕、恶心及视盘水肿等颅内高压症状。1/3~1/2 患者有局灶性神经症状，如颅神经麻痹和意识障碍，半数出现癫痫，还可有偏瘫。小脑静脉血栓可有共济失调等症状。

（三）CT 表现

最常见于上矢状窦、横窦和乙状窦，其次为海绵窦和直窦。特征性改变为致密静脉征（或索条征）和空三角征，但缺乏特异性。①早期（1~2d）：平扫静脉窦内血栓密度与硬脑膜相似，可高达 150Hu。增强扫描呈"空三角征"，即三角形的硬膜窦断面，中心不强化而周围强化。②第 3~10d：平扫窦内血块渐吸收，CT 值约 80Hu。③11d 后：血凝块基本吸收，窦内 CT 值约 50Hu。④静脉栓塞常伴有弥漫性非对称性脑肿胀、梗死性脑水肿、出血性梗死或单纯出血（脑实质和硬膜下）。静脉性出血其血肿周围界限不清，多靠近脑表面，而且周围环以大片低密度灶有别于动脉性出血。

（四）鉴别诊断

高位分叉的上矢状窦、硬膜下脓肿和血肿、蛛网膜下腔出血及窦内窗孔和分隔均可类似空三角征；儿童的流动性静脉血常呈轻度高密度类似血栓，应注意鉴别。

九、高血压脑病

本病是指在血压迅速剧烈升高时，引起的急性全面性脑功能障碍，属可逆性后部白质脑病综合征（还见于妊娠高血压、慢性肾衰竭、使用免疫抑制剂和激素等）的范畴。

（一）概述

可发生于各种原因（原发或继发）引起的动脉性高血压。病理上大多有不同程度的脑水肿，脑表面动脉、静脉和毛细血管扩张，脑切面可见斑点状、裂隙状出血和小动脉壁的坏死。

（二）临床表现

该病一般起病急骤，病程短暂，所有症状历时数分钟或 1~2h，最多数天。主要表现为严重头痛、惊厥、偏瘫、失语、黑蒙、神志不清甚至昏迷。

（三）CT 表现

主要为广泛性脑水肿，呈对称性、弥漫性、边界不清的低密度区，以大脑半球后部最为显著，也可累及小脑。脑室系统变小，脑沟、脑池变浅。血压改善后一段时间随访，完全恢复正常。

十、脑出血

脑出血是指脑实质内的出血，又称为脑溢血或出血性脑卒中。

（一）概述

其原因很多，临床上概括为损伤性和非损伤性两大类。后者又称为原发性或自发性脑出血，是指脑内血管病变、坏死、破裂而引起的出血。自发性脑出血绝大多数由高血压和动脉硬化（引起脑小动脉的微型动脉瘤或玻璃样变）所致，其次为脑血管畸形和动脉瘤所致。其他原因还有颅内肿瘤出血、出血性梗死、脑血管淀粉样变、全身出血性疾病、维生素缺乏、新生儿颅内出血、重症肝炎（可合并脑出血、梗死）等。

出血好发于壳核和内囊区（约占50%）、中心部脑白质、丘脑和下丘脑、小脑半球、桥脑，以及脑室内。病理可分为3期。①急性期：血肿内含新鲜血液或血块，周围脑组织有不同程度的水肿，还可有点状出血。②吸收期：血肿内红细胞破坏、血块液化，周围出现吞噬细胞，并逐渐形成含有丰富血管的肉芽组织。③囊变期：坏死组织被清除，缺损部分由胶质细胞及胶原纤维形成瘢痕，血肿小可由此类组织充填，血肿大时则遗留囊腔。

（二）临床表现

本病常突然发生剧烈头痛、意识障碍、恶心、呕吐、偏瘫、失语、脑膜刺激征等，按病情发展可分为急性期、亚急性期和慢性期。

临床预后与出血的部位及出血量的多少有关。出血位于皮质下白质区，血肿及水肿引起占位效应，导致出血区功能丧失，但预后相对较好，出血量 >30ml 为手术指征。小脑或脑干出血压迫四脑室，继发急性颅内压升高，常伴延髓生命中枢损害，直接危及生命，血肿直径 >3cm 应立即手术。

（三）CT表现

血液形成影像的主要成分为含铁的血红蛋白，血液的密度高于脑组织，故CT表现呈高密度。由于脑血管较细，受部分容积效应影响，故血管内血液多不能显示。严重贫血的患者急性期脑出血亦可呈等密度甚至低密度。

1. 出血量的估计　一般采用以下公式计算：V（ml）$= 1/6\pi$（$A \times B \times C$），A 为血肿前后径，B 为左右径，C 为上下径。A、B、C 的单位均为厘米。

2. CT分期　通常将脑内血肿分为急性期（1周内）、吸收期（2周至2个月）和囊变期（2个月后）。也有学者根据密度分为：高密度期、等密度期、低密度期、慢性期（图6-10）。

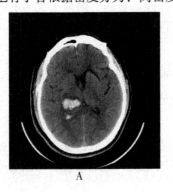
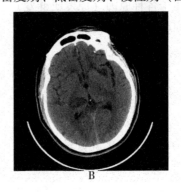

图6-10　脑出血

A. 右侧丘脑血肿破入右侧侧脑室内；B. 脑出血吸收期，血肿边缘开始吸收呈环状低密度，低密度外可见肉芽组织形成的等密度环

（1）高密度期（1～14d）：血液逸出血管后，红细胞分解释放含铁的血红蛋白，表现为高密度区，CT值为50～80Hu。出血3～4d因血液凝固成血块，血浆被吸收，红细胞压积增加，血肿密度达到高峰，甚者达90Hu，周围有水肿。严重贫血者可为等密度，甚至低密度，但血肿有占位征象。

（2）等密度期（14～64d）：血红蛋白分解，含铁血黄素开始被吸收，血肿呈等密度。

但仍有占位效应，水肿仍存在，增强扫描呈环状强化。

（3）低密度期（30～84d）：血肿周围的新生血管及神经胶质增生形成血肿壁，血肿内含铁血黄素及血红蛋白被吸收，CT呈低密度灶。水肿消失，无占位效应，增强扫描仍呈环状强化。

（4）慢性期（3个月后）：少量脑出血被胶质和胶原纤维替代而愈合，CT呈略低密度灶。大量脑出血形成囊腔，CT近水样密度，并可出现牵拉现象，增强扫描无或轻微强化。

3. 脑室内出血　单纯脑室出血与脑实质内出血破入脑室系统表现一样。少量出血时多沉积在侧脑室后角、第三脑室后部或第四脑室顶部，大量出血常呈脑室"铸型"样表现（图6-11）。早期可有分层现象，以后呈等或低密度，脑室内出血可形成脑积水。

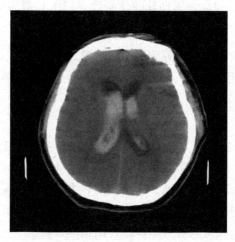

图 6 - 11　脑室内出血
左右侧脑室内有大量血液充填，右侧呈"铸型"样表现

此外，在诊断时应注意：①急性脑出血大的血肿可形成脑疝。②脑出血可直接破入脑室系统和蛛网膜下腔，亦可由脑室系统进入蛛网膜下腔。③出血周围水肿，在第1d内可出现或表现轻微；3～7d达高峰；出血16d左右占位效应开始减退。④发现灶周水肿与血肿期龄不符时，应考虑肿瘤出血可能。⑤如局部伴有钙化或血肿密度不均等表现，除考虑到肿瘤出血外，也应考虑到脑血管畸形的可能。

十一、慢性扩展性脑内血肿

本病是自发性脑内血肿的一种特殊类型，临床及影像学表现无特异性，易与肿瘤脑卒中、囊肿合并出血感染等混淆。

（一）概述

其病因认为与隐匿性血管畸形、血管硬化、外伤、放射损伤、凝血功能障碍有关，一般没有高血压和脑外伤病史。隐匿性血管畸形或微小动脉瘤破裂出血，血肿及其代谢产物不断刺激周围组织产生炎性反应，毛细血管、纤维组织增生，并由增生的毛细血管、纤维组织形成包膜。而其丰富的毛细血管壁脆弱，反复出血、渗出，包膜内液化，使血肿体积逐渐增大。

（二）CT 表现

多为边缘清楚、密度均匀或不均匀的高、低混杂囊性病灶，且其内可见液—液平面。增强扫描病灶多无强化；部分血肿周围环状强化，为病灶周围脑组织或肉芽组织强化所致。

十二、蛛网膜下腔出血

本病是指颅内血管破裂后血液注入蛛网膜下腔。

（一）概述

临床可分为两大类，即外伤性与自发性。自发性原因很多，但以颅内动脉瘤（约占51%）、动静脉畸形（6%）和高血压动脉硬化所致（15%）最多见。此外，20%病因不明。

（二）临床表现

自发性常有明显的诱因，如体力劳动过度、咳嗽、用力排便、情绪激动等。绝大多数起病急，剧烈头痛、呕吐、意识障碍、抽搐、脑膜刺激征等，同时可有偏瘫，腰穿有确诊价值。

（三）CT 表现

一般在出血 3d 内检出率最高，可达 80%～100%，一周后很难检出。特征性表现为基底池、侧裂池和脑沟内等广泛的高密度影（图 6-12）。如出血量少或严重贫血均不易发现。大脑前动脉破裂血液多积聚于视交叉池、纵裂前部；大脑中动脉破裂血液多积聚于一侧的外侧裂附近，也可向内流；颈内动脉破裂血液也以大脑外侧裂为多；椎基底动脉破裂血液主要积聚于脚间池和环池。但出血量大者可难以估计出血部位。

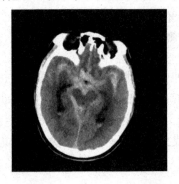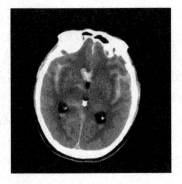

图 6-12 蛛网膜下腔出血

A、B 为同一患者，鞍上池、左右外侧裂池、纵裂池前都、环池、四叠体池、大脑大静脉池内均有大量高密度血液充填

（四）并发症

1. 脑积水　脑积水早期为梗阻性，发生率约为 20%。可演变成交通性。

2. 脑动脉痉挛　造成脑缺血和脑梗死，发生率为 25%～42%。

3. 伴发脑内血肿和（或）硬膜下血肿、脑室内出血　常与动脉瘤、动静脉畸形或脑肿瘤出血有关。

十三、颅内动脉瘤

动脉壁呈局限性病理性扩张，与动脉腔有一颈部相连。

（一）概述

其病因有先天性因素、动脉粥样硬化、感染因素和外伤 4 个方面。根据影像学可分为 5 种病理类型：①粟粒状动脉瘤。②囊状动脉瘤。③假性动脉瘤。④梭形动脉瘤。⑤壁间动脉瘤。

（二）临床表现

好发于 20 ~ 70 岁。在破裂前 90% 无特殊临床症状，少数可影响到邻近神经或脑结构而产生症状。破裂后引起蛛网膜下腔出血和颅内血肿而出现相应的症状体征。

（三）CT 表现

颅、内动脉瘤好发于脑动脉，90% ~ 95% 分布于颈内动脉系统，5% ~ 10% 分布于椎动脉系统。颈内动脉瘤占 20% ~ 40%，大脑中动脉瘤占 21% ~ 31%，前交通及大脑前动脉瘤占 30% ~ 37%，多发性占 4% ~ 5%。

1. 颅底较小动脉瘤　平扫难以显示，增强扫描呈高密度。

2. 较大动脉瘤　平扫呈圆形等或高密度，边缘光整，有时瘤壁可见钙化。增强扫描呈均匀强化，而血栓无强化。

3. 巨大动脉瘤　即直径 > 2.5cm 的动脉瘤，其 CT 表现可分 3 型。①无血栓形成型：平扫呈圆形或椭圆形等或略高密度，瘤壁钙化较其他类型少见。增强扫描均匀强化。②部分血栓形成型：最常见，呈圆形或卵圆形略高密度，壁多有弧形钙化。增强扫描流动的血液强化明显，血栓不强化，从而形成高密度影内的低密度点称为"靶征"。周围很少有水肿。③完全栓塞型：平扫为圆形或卵圆形混杂略高密度，瘤壁常有钙化，周围无水肿。增强扫描呈环状强化。

此外，CTA 显示动脉瘤的敏感性可达 95%，特异性近 83%。

（四）并发症

1. 颅内出血　蛛网膜下腔出血、脑内血肿和脑室内积血，甚至可穿破蛛网膜造成硬膜下血肿。

2. 脑血管痉挛　蛛网膜下腔出血所致，并导致相应区域的水肿、梗死。

3. 脑积水　蛛网膜下腔出血所致。

（五）鉴别诊断

动脉瘤周围多无水肿，瘤壁可有环形强化，动态 CT 扫描时间—密度曲线呈速生速降型，与血管相同。而肿瘤则表现为缓慢上升和下降的时间—密度曲线是鉴别的关键。

十四、脑动静脉畸形

脑血管畸形分为 5 型：①动静脉畸形（AVM）。②海绵状血管瘤。③静脉畸形（又称静脉血管瘤）。④毛细血管扩张症（又称毛细血管瘤，以 MR 诊断为佳）。⑤血管曲张（包括大脑大静脉畸形等）。其中 AVM 最常见，约占 90% 以上。毛细血管扩张症一般只被病理诊断，CT 或 MR 很难显示，偶见钙化。

AVM 是最常见的血管畸形，但有相当一部分、脑血管造影阴性，称为隐匿性 AVM。

（一）概述

AVM 由一条或多条供血动脉、畸形血管团、一条或多条引出静脉组成。常见于大脑中动脉分布区的脑皮质，亦可发生于侧脑室（如脉络丛）、硬脑膜、软脑膜、脑干和小脑。

（二）临床表现

好发于 20～30 岁，男性多于女性，10%～15% 无症状。常见的症状如下。①头痛：偏头痛或全头痛，阵发性。②出血：出现相应症状和体征。③癫痫：约 30% 为此就诊。④脑缺血症状：脑梗死、脑萎缩。⑤部分颅外听到杂音。

（三）CT 表现

AVM 平扫呈局灶性高、低或低、等混杂密度区，多呈团块状，也可见点、线状影，边缘不清，但有时可不显示。常伴斑点状或条状钙化，轻度或无占位征象。病灶周围无水肿表现，但有时可出现脑室扩大和交通性脑积水。增强扫描呈团块状强化，有时可见迂曲的血管影，造影剂充盈及排出均较快。CTA 多可有效显示其供血动脉、畸形血管团和引流静脉（图 6-13）。

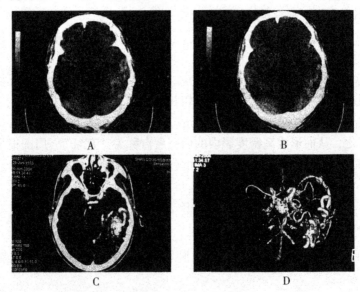

图 6-13　脑动静脉畸形

A～D 为同一患者，平扫（A、B 图）左侧颞叶有局灶性高、等混杂密度区，形态不规则，其边缘有蚯蚓状高密度影（引流静脉）；增强扫描（C 图）呈团块状强化，并见迂曲的引流静脉影；CTA（D图）清晰显示畸形血管团和粗大的引流静脉

其并发症有出血、梗死、软化灶及局限脑萎缩表现。

（四）鉴别诊断

钙化明显的肿瘤以及强化明显的肿瘤（如胶质瘤）其水肿及占位效应均较显著，可与 AVM 鉴别。AVM 增强扫描的时间—密度曲线与血管相似亦是与肿瘤鉴别的重要依据。

十五、颅内海绵状血管瘤

本病占脑血管疾病的 7%，近年来的研究显示其属不完全染色体显性遗传性疾病。目前多认为其发生源于脑内毛细血管水平的血管畸形，可位于脑内或脑外，为非真性肿瘤。

（一）概述

病灶由微动脉延伸出来的、血流缓慢的、大小不等的丛状薄壁的血管窦样结构组成，其间有神经纤维分隔，窦间没有正常脑组织。由于其血管壁薄而缺乏弹性，且易于发生玻璃样变、纤维化，因而易出血，并可有胶质增生、坏死囊变、钙化，病灶可全部钙化形成"脑石"。病灶周围可见含铁血黄素沉着或有机化的血块。病灶无明显的供血动脉及引流静脉。

（二）临床症状

好发于 40 ~ 60 岁，常以颅内出血为首发症状。典型表现为癫痫发作、突发性头痛和进行性神经功能障碍等。

（三）CT 表现

80% 位于幕上，好发于额、颞叶，也可发生于蛛网膜下、硬膜下，脑外者多位于鞍旁海绵窦区。多表现为界限清楚的圆形或卵圆形的等至稍高密度影（图 6 - 14）。其内可见"颗粒征"颇有特征，即在略高密度背景内含有数量不一的颗粒状高密度影和低密度影，前者为钙化，后者为血栓形成。除急性出血或较大病灶，灶周一般无水肿及占位征象。可能因为供血动脉太细或已有栓塞，也可能因病灶内血管床太大，血流缓慢使对比剂稀释，致使增强扫描不强化或仅见周边强化。其强化程度取决于病灶内血栓形成和钙化的程度，血栓形成轻、钙化不明显者强化明显。国外报道脑外者可有骨侵蚀。

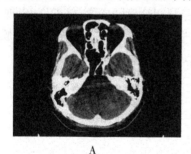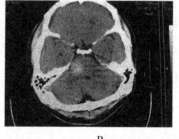

A B

图 6 - 14 颅内海绵状血管瘤
A、B 非同一患者，A 示病灶位于右侧额叶，B 示病灶位于脑干；病灶均呈近圆形稍高密度灶，周围无水肿

（四）鉴别诊断

（1）主要应与脑膜瘤鉴别：后者平扫密度多均匀一致，增强扫描明显强化，常有明显占位征象，并可出现水肿征象及颅骨增生和吸收有助鉴别。

（2）少数血管瘤呈环状并伴壁结节，偶有出血，病灶内显示血—液平面伴周围水肿，不易与胶质瘤等相鉴别。

十六、脑静脉性血管畸形

本病又称脑静脉性血管瘤、脑发育性静脉异常，是一种组织学上由许多扩张的髓静脉和一条或多条引流静脉组成的血管畸形。国外有学者认为是一种正常引流静脉的非病理性变异。

（一）概述

其病因不明，多认为是胚胎发育时宫内意外因素导致静脉阻塞，由侧支代偿所致。其形成时间在脑动脉形成之后，故仅含静脉成分。畸形血管由许多扩张的放射状排列的髓静脉汇入一条或多条引流静脉组成，向皮质表面和静脉窦或向室管膜下引流，可分为皮层表浅型、皮层下型和脑室旁型。

（二）临床表现

好发于 35~40 岁，男女发病率相近。一般无症状，少数可产生癫痫、头痛，出血者可有感觉和运动障碍、共济失调等。

（三）CT 表现

它可发生在脑静脉系统的任何部位，但以额叶侧脑室前角附近的髓质区和小脑深部髓质区最常见，其次为顶叶、颞叶和脑干。

CT 平扫阳性率不到 50%。最常见的表现为圆形高密度影（34%），系扩张的髓静脉网，无水肿和占位效应，可见高密度的含铁血黄素沉着或钙化。

增强扫描阳性率为 87%，可见 3 种表现：①白质中圆形强化影（32.5%），系髓静脉网或引流静脉。②穿越脑的线形增强影（32.5%），为引流静脉。③两者同时出现（18.6%）。

特征性表现是三维 CT 血管造影（CTA）静脉期脑静脉成像（CTV）出现"海蛇头"样的深部髓静脉汇集到单根粗大的引流静脉，然后汇入到表浅的表层静脉或硬膜窦等征象。但发生于脑室壁上者"海蛇头"征象不明显。

十七、Galen 静脉瘤

本病又称大脑大静脉扩张、大脑大静脉瘘、大脑大静脉畸形等。

（一）概述

本病是由于动静脉短路，流入 Galen 静脉（即大脑大静脉）内的血流增多引起局部管腔扩张。这些短路血管多来源于颈内动脉系统或基底动脉系统，多异常扩大迂曲。静脉窦闭塞引起大脑大静脉回流受阻也是其重要的致病原因。压迫中脑导水管可致脑积水。

（二）临床表现

在新生儿、幼儿中常因动脉血直接进入静脉造成心功能不全。脑积水后可出现头痛、痉挛性抽搐、颅内压增高等症状。

（三）CT 表现

平扫可见第三脑室后部中线处的大脑大静脉池区等密度或高密度的圆形肿块，病灶边缘多光滑，与窦汇之间有扩张的直窦相连为特异性表现。可伴有病灶边缘钙化、局部脑萎缩、血肿或脑积水。增强扫描病灶呈均匀性强化，偶可显示强化的供血动脉和引流静脉。

十八、颈动脉海绵窦瘘

本病是指颈动脉及其分支与海绵窦之间异常沟通所致的一组临床综合征。海绵窦为中颅凹两层硬脑膜构成的硬脑膜窦，眼上静脉、眼下静脉、蝶顶窦静脉、外侧裂静脉和基底静脉汇入其中，颈动脉穿行其间。这是体内唯一动脉通过静脉的结构。当任何原因造成颈内动脉壁破裂后，动脉血直接流入海绵窦，就形成海绵窦区动静脉瘘。

（一）概述

病因分为两大类。①外伤性：多见，大多由颅底骨折所致。②自发性：病因较多，主要见于颈内动脉虹吸部动脉瘤破裂、硬膜型动静脉畸形及遗传性胶原纤维缺乏病等。此外，动脉硬化、炎症、妊娠等也可造成自发性。根据解剖部位分为颈动脉海绵窦瘘和硬脑膜动脉海绵窦瘘，前者多为外伤性，后者多为自发性。

（二）临床表现

头痛、癫痫、耳鸣、视力障碍、搏动性突眼、眼球运动障碍、颅内杂音，甚至因颅内出血而出现相应症状。

（三）CT 表现

（1）患侧海绵窦扩大，密度增高。

（2）眼上静脉增粗：眼球突出。增强示扩大的海绵窦及迂曲的眼上静脉显著强化。此外，眼外肌肥厚和眶内软组织肿胀、突眼，患侧脑组织水肿、出血、萎缩是引流静脉压力增高及"盗血"引起的继发改变。

十九、颅骨膜血窦

本病又称血囊肿、局限性静脉曲张或骨血管瘤，是指紧贴颅骨外板的扩张静脉，它们穿过颅骨的板障静脉与硬膜窦相交通。

（一）概述

其原因不明，可由先天性、自发性或外伤性所致。有学者认为，外伤是本病的最主要因素。

（二）临床表现

多见于儿童，通常以头皮肿块就诊。头皮中质软的膨隆性肿块，无搏动，局部皮肤可以微红或青紫色。通常位于中线部位，偶尔位于侧旁，以额部为主，偶有头痛、恶心、乏力等。肿块随颅内压力的变化而改变其大小，即平卧或头低时肿块增大为其特征性症状。

（三）CT 表现

大多位于颅外中线部位或附近，上矢状窦近端，以额、顶部多见。表现为颅外头皮下均匀的软组织密度肿块，边缘清晰，无钙化，随体位大小可变化。颅外板可有轻度压迹，颅骨内有孔状骨质缺损。增强扫描静脉窦内对比剂可通过颅骨的缺损弥散至囊腔内，呈均匀或不均匀显著强化。

二十、颅内血管延长症

本病是指颈内动脉及椎基底动脉有规律的直径增大和普遍而有规律的延长为特征的血管

异常。颈内动脉及椎基动脉的延长属于一种少见的先天性血管壁异常。

（一）概述

延长的血管均伴有不同程度的动脉粥样硬化、弹性内膜的破坏及其肌壁的纤维化，最终导致血栓形成或栓塞。

（二）临床表现

其发病特点主要取决于受累血管的范围、病变大小及所压迫的邻近组织情况。基本分为3类。①脑血管意外。②颅神经受压症状：如Ⅲ、Ⅴ～Ⅷ颅神经受压。③占位效应对脑组织功能的影响：如痴呆、共济失调、震颤麻痹等，也有阻塞性脑积水的可能。

（三）CT表现

本病所涉及的血管有基底动脉、颈内动脉幕上段、大脑中动脉、大脑后动脉。CTA可发现异常扭曲扩张的颈内或基底动脉段，管壁可钙化。其中，基底动脉病变的诊断标准为上段基底动脉的直径增大达4.5mm和基底动脉上段超过床突平面6mm以上，且延长的血管可伴有迂曲移位和血管襻形成。

二十一、烟雾病

本病又称Moyamoya病、脑底动脉环闭塞、脑底异常血管网症等，是一种脑动脉进行性狭窄、闭塞性疾病。

（一）概述

其病因不明，凡能引起颈内动脉末端、大脑前动脉和大脑中动脉近端慢性进行性闭塞的先天因素（发育不良）或后天因素（外伤、感染、动脉硬化）均可导致本病。近来遗传因素受到重视。

（二）临床表现

以10岁以前儿童多见，亦可见于成人。主要有缺血性和出血性两大类表现。脑血管造影是确诊的主要手段。

（三）血管造影

特点为：①大脑前、中动脉起始处狭窄或闭塞。②脑底异常血管网形成。③侧支循环广泛建立。④两侧颞、额、顶叶、基底节区梗死或出血。本病即因造影时异常血管网和侧支循环的显影似烟雾状而得名。

（四）CT表现

无特异性。①脑梗死、软化灶：常见于颞、额、顶叶，很少见于基底节，小脑、脑干不发生。②脑萎缩：多为双侧性，额叶为甚，脑室扩大以侧脑室和第三脑室显著。③出血灶：可为脑内或蛛网膜下腔。④颅底、基底节区有点状、迂曲、不规则的网状影，并可见强化。

（朱世军）

第四节 颅脑外伤

一、头皮损伤

颅盖软组织在额、顶、枕部分为皮肤、皮下组织、帽状腱膜、帽状腱膜下层和颅骨骨膜5 层。前 3 层紧密连接 CT 不能识别。帽状腱膜下层由疏松结缔组织构成，内含少量血管，CT 呈低密度带。而在颞部则由皮肤、皮下组织、颞浅筋膜、颞深筋膜、颞肌和颅骨骨膜6 层构成。

头皮损伤包括：①头皮血肿或称颅外血肿，包括位于头皮与帽状腱膜间的皮下血肿、帽状腱膜下血肿（图 6 - 15）和骨膜下血肿。②头皮撕裂伤、擦伤和挫伤等。

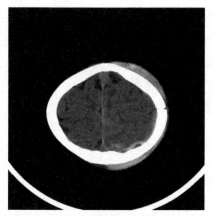

图 6 - 15 帽状腱膜下血肿
出血位于左侧额顶枕部帽状腱膜下

头皮血肿多由于头皮血管破裂引起，也可因板障静脉或硬脑膜血管破裂，血液沿骨折缝聚集于骨膜下，后者多伴硬膜外血肿。

二、颅骨骨膜下血肿

骨膜下血肿是颅外血肿的少见类型。

（一）概述

多发生于新生儿产伤和婴幼儿头部外伤。血肿位于颅骨外板与对应的骨膜之间的潜在腔隙，好发于顶骨，其次为枕骨。

（二）临床表现

产伤所致者几乎均因头皮下出现软组织包块，未消散且逐渐变硬而就诊。

（三）CT 表现

特征性表现是新鲜血肿范围达到受累骨的整个表面，中止于颅缝或不跨越颅缝，边缘清楚锐利。而头皮下及帽状腱膜下血肿不受颅缝限制有助于鉴别。2 ~ 3 周后血肿包膜出现弧形、壳状钙化，从边缘开始逐渐形成一个完整的包壳，这一过程需要 3 ~ 6 个月。与此同时血肿逐渐吸收机化，血肿完全机化约需1年，此时血肿包膜钙化或骨化形似颅骨外板，血肿机化钙化形似板障。再经过长期的塑形与颅骨融合，致局部颅骨增厚、外突隆起，并可成为永久性后遗表现。

此外，少数在血肿部位出现或大或小的囊状骨缺损，可持续数年或更久。与颅骨表皮样囊肿、嗜酸性肉芽肿、韩雪柯氏病相类似，应注意鉴别。

三、颅骨骨折

（一）按骨折形态分类

（1）线状骨折。

（2）凹陷骨折：婴幼儿颅骨质软，骨折部位凹陷，但不出现骨折线，称为乒乓球样凹陷骨折。

（3）粉碎性骨折：大多数凹陷骨折被分离为多个骨碎块，则被称为粉碎性骨折。

（4）穿通骨折：多为锐器直接损伤，少数为火器伤。局部头皮全层裂伤，可有各种类型骨折，还可见颅内血肿、异物及脑损伤。

（5）颅缝分离：两侧不对称或颅缝宽 >2mm。

（二）按骨折部位分类

（1）颅盖骨骨折。

（2）颅底骨折。

（三）诊断骨折应注意的问题

（1）颅骨血管沟：仅有内板压迹，边缘为硬化边。

（2）板障静脉：常不规则，可见于对侧，并终端于静脉湖。

（3）颅骨缝：特有的部位及走行，是区别骨折线的标志。

（4）是否有颅内积气：积气可见于蛛网膜下腔、脑室系统、硬膜下腔以及硬膜外血肿内，甚至脑实质内。

四、硬脑膜外血肿

硬脑膜紧贴颅骨内板，当颅骨骨折或脑膜血管破裂、出血使其与颅内板分离时则形成硬膜外血肿。

（一）概述

多发生于头颅直接损伤的部位。约95%伴颅骨骨折，70%～80%病例因骨折所致脑膜中动脉及其分支断裂，少数因骨折伤及板障静脉、静脉窦和蛛网膜粒。血肿可单发或多发，呈凸透镜形，多不伴有脑实质损伤。

（二）临床表现

伤后有短时原发昏迷，清醒后头痛、呕吐逐渐加重并再度昏迷。清醒时间的长短，由出血量多少和出血速度决定。重者如不及时处理，可形成脑疝。

（三）CT表现

因硬膜与颅骨紧密相连，故血肿局限呈梭形高密度，CT值为50～70Hu。血肿的脑侧缘光滑（图 6 − 16），好发于骨折处。由于硬膜在颅缝处与骨结合紧密，故血肿不超越颅缝。但骨折如跨越颅缝，则血肿亦可跨越颅缝，也可从幕上右侧颅骨内板下有梭形高密度区，边缘清晰锐利延及幕下或跨越中线。血肿有占位效应，但较硬膜下血肿轻，多不伴脑实质损伤，但压迫邻近血管时可发生脑水肿或脑梗死。少数受伤时无症状，以后才发生慢性硬膜外血肿。慢性硬膜外血肿其壁机化增厚并可钙化。

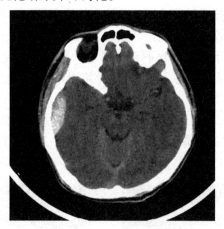

图 6 − 16　硬膜外血肿

五、硬脑膜下血肿

硬脑膜下血肿位于硬膜和蛛网膜之间，多因减速性挫伤（对冲伤）所致，无颅骨骨折或骨折仅位于暴力部位。

（一）概述

其血源多为脑对冲伤处的静脉、小动脉或由大脑向上矢状窦汇入的桥静脉撕裂所致。呈新月形包绕在大脑表面，在伤后不同时间形态变化各异，约 50% 合并脑挫裂伤。临床、病理和影像均分为急性、亚急性和慢性 3 期。

CT 上等密度硬膜下血肿占硬膜下血肿的 16%。据有关文献报道，多发生在初次损伤后 30 ~ 90d，亦有报道可达 120d，甚至 150d。等密度硬膜下血肿的原因为：①血肿由高密度向低密度发展过程中血肿密度与脑组织密度相近时。②偶有低蛋白血症（如贫血）患者的急性期血肿呈等密度。③再出血或慢性出血进入到慢性硬脑膜下血肿，而形成等密度慢性硬膜下血肿。

（二）临床表现

急性者病情多较重，且发展迅速，出现中间清醒期或意识好转期者较少，颅内压增高、脑受压和脑疝症状出现早。慢性硬膜下血肿患者年龄常较大，只有轻微外伤史，在伤后数周或数月出现颅内压增高症状，呈慢性过程。

（三）CT 表现

1. 三期表现

（1）急性期：伤后 3d 内。一般呈均匀高密度的新月形（图 6 − 17A），血肿可跨颅缝，但不超过中线。占位效应显著，常伴脑挫裂伤，可形成脑疝。有 3 种非典型表现。①血肿密度不均：可能与急性出血还未凝固、凝血早期血清外溢或蛛网膜破裂脑脊液进入硬膜下有关。②血肿呈梭形表现：可能与出血没有及时散开有关。③血肿同侧侧脑室扩大：可能与同侧室间孔被迅速挤压梗阻所致。

此外，多不伴骨折，但骨折后硬膜撕裂也可形成急性硬膜下血肿。

（2）亚急性期：伤后4d~3周内。血肿可逐渐变为等密度，而表现为皮质区均匀受压，脑沟消失，灰白质交界处被均匀向内推移。但双侧均有血肿，中线推移可不显著。亚急性血肿的较早期出现细胞沉淀效应可出现密度上低下高的液体界面。

（3）慢性期：伤3周后。此时血肿包膜形成，凝血块液化，逐渐变成液性低密度（图6－17B），血肿壁机化增厚或钙化。血肿内肉芽组织增生、机化形成包膜，故可见慢性硬膜下血肿有分隔表现。

2. 等密度硬膜下血肿 平扫表现为中线结构及脑室受压移位、变形，脑沟、裂池变窄消失、灰白质界面内移等，均属间接征象（图6－17C）。增强扫描可显示血肿的位置、大小、形态而确诊。

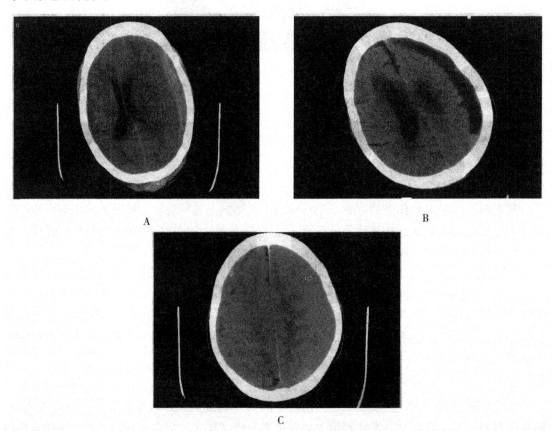

图6－17 硬脑膜下血肿

A. 急性期硬膜下血肿，病灶位于左侧额顶骨内板下；B. 慢性期硬膜下血肿，病灶位于左侧额顶枕骨内板下，有密度上低下高的液体界面；C. 慢性等密度硬膜下血肿，病灶位于右侧额顶骨内板下

六、特殊部位的硬脑膜下血肿

特殊部位的硬脑膜下血肿主要指大脑镰、小脑幕硬膜下血肿。

（一）概述

其受力方式可以是加速运动或减速运动的直接作用力，也可以是引起大脑镰、小脑幕严重移位的内在推力。目前，普遍认为是该处的桥静脉与静脉窦连接部撕裂，血液进入硬膜下腔所致。

（二）CT表现

1. 大脑镰硬膜下血肿　正常大脑镰宽为＜3mm，硬膜下血肿表现为大脑纵裂呈带状增宽，密度增高，宽为3～12mm，CT值达68～85Hu，可有占位效应。硬膜侧有坚硬的硬膜阻挡，故其内缘平直而光整；外缘因蛛网膜的张力低和脑沟、脑回的阻力不均衡呈局限的弧形或波浪状。但与脑沟不通为其特点，并可依此与蛛网膜下腔出血相鉴别（图6－18A）。

2. 小脑幕硬膜下血肿　呈扇形、片状、新月形等形状的高密度，内缘止于小脑幕切迹处。边缘光滑锐利，占位效应不著（图6－18B）。由于小脑幕凹面向下，横断扫描像一般显示：血肿位于小脑幕上者，其内侧缘清晰，外侧缘模糊；位于小脑幕下者反之。

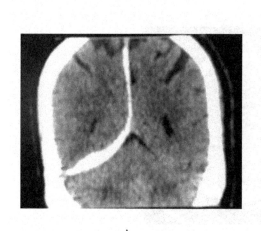
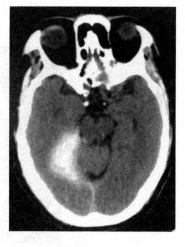

A 　　　　　　　　　　　　　　　B

图6－18　特殊部位硬膜下血肿

A. 血肿位于大脑镰旁，大脑纵裂呈带状增宽，边缘清晰、平直而光整；

B. 血肿位于右侧小脑幕处，呈扇形高密度，内缘止于小脑幕切迹处，边缘光滑锐利

以上两者均可因部分容积效应或同时合并该区域的蛛网膜下腔出血而使血肿边界不清。

（三）鉴别诊断

大脑镰旁和小脑幕处的硬膜下血肿主要应与蛛网膜下腔出血相鉴别。①前者边界光整清楚；后者则模糊不规则，因向脑沟延伸而多呈羽毛状，常波及相邻脑池和脑室。②前者大脑镰部占位效应常见；后者较少见。③前者血肿不能触及胼胝体膝部；后者可紧贴。④前者急

性期密度多为 55~75Hu，多在 2 周后吸收或变为低密度；后者 CT 值多在 55Hu 以下，且多在 1 周内（甚至 24h）消失。⑤采用薄层扫描，特别冠状和矢状面重建可较清楚显示血肿的形态和解剖位置。此外，脑膜钙化 CT 值明显高于血肿可资鉴别。

七、硬脑膜下积液

本病又称硬膜下水瘤，是指硬膜下只含有脑脊液成分。

（一）概述

它是由于外伤后蛛网膜破裂，脑脊液流入硬膜下所造成的，并多认为其形成机制是蛛网膜破口的活瓣效应的结果。常在外伤后几周内产生，少数因伴有慢性渗血而转化为慢性硬膜下血肿。

（二）临床表现

多见于老年人及儿童。急性者（伤后 72h 内）与急性颅内血肿症状相似，主要表现为头痛、恶心、呕吐等颅内压增高症状，亦可有局部脑受压症状。慢性者（3 周后）可见嗜睡、矇眬、定向力差、精神障碍。

（三）CT 表现

多位于额、颞部，老年人双侧多见。呈颅骨内板下新月形水样密度区，因受压脑沟变浅、脑回变平（图 6-19）。少数经复查液体密度增高，而转化为等密度或稍低密度慢性硬膜下血肿。

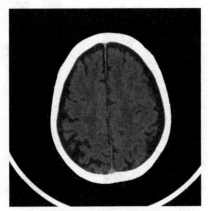

图 6-19　硬膜下积液
侧额颞骨内板下新月形水样密度区，脑沟变浅、脑回变平

（四）鉴别诊断

1. 慢性硬膜下血肿　有人认为硬膜下血肿吸收后也可称为硬膜下积液。但慢性血肿 CT 值偏高，包膜有强化，常呈梭形，可予鉴别。

2. 脑萎缩　脑沟裂增深、增宽，甚至脑室扩大等有别于硬膜下积液的脑沟、回变浅平。

八、外伤性蛛网膜下腔出血

（一）概述

出血来源于外伤后软脑膜和皮层血管的断裂、脑挫裂伤的渗血及脑内血肿破入。单独蛛网膜下腔出血少见，多伴脑挫裂伤。

（二）临床表现

因脑膜刺激引起剧烈头痛、恶心、呕吐，查体可发现颈强直、Kernig 征阳性。

（三）CT 表现

高密度血液充填于脑表面脑沟中或脑裂、脑池中。吸收消散快，长者 1 周，短者 1 ~ 2d，最快可达 10h 左右。可伴脑挫裂伤的水肿、出血等表现。

此外，少数（包括自发性）出血点因远离宽大的脑池、脑裂，而且出血较快，局限于局部颅骨内板下，与硬膜下血肿相似，但其内缘不锐利、密度较低且不均匀，且短期内能快速吸收。

九、外伤性脑室内出血

本病是一种较少见的重型脑损伤，预后差，死亡率高。

（一）概述

本病可分为两类。①原发性：为外伤致脑室内血管破裂出血。②继发性：为脑内血肿破入脑室。其发生机理有以下几种学说：①脑外伤瞬间，外力（尤其矢状方向外力）使脑室扩大变形，撕裂室管膜下血管引起脑室出血。②弥漫性轴索损伤，由于剪切力的作用脑室壁破裂，引起室管膜下血管损伤出血。③室管膜下潜在的畸形血管破裂出血。④凝血功能障碍，外伤作为诱因。⑤脑内血肿破入脑室。

（二）临床表现

多伴有其他类型的脑损伤，故缺乏特征性。可有以下表现：①意识障碍。②脑膜刺激征：脑室内出血流入蛛网膜下腔所致。③体温升高：是血性脑脊液的吸收热，并与出血刺激丘脑下部体温调节中枢有关。伴有其他部位的损伤时有相应表现和体征。

（三）CT 表现

少量出血时多沉积在侧脑室后角、第三脑室后部或第四脑室顶部，大量出血常呈脑室"铸型"样表现。早期可有分层现象，以后呈等或低密度。可并发不同程度的阻塞性脑积水，多合并其他类型脑损伤。

十、脑挫裂伤

脑组织外伤后发生水肿、静脉瘀血、渗血及毛细血管的散在点状出血，病理上称为脑挫伤；而当软脑膜和脑组织及其血管断裂时称为脑裂伤。因而两者多合并存在，且临床和影像检查难以区分，故统称为脑挫裂伤。

（一）概述

直接打击的外力可造成受力处的脑挫裂伤，此种较少。多由于运动中的撞击造成的对冲伤引起。病理改变有局部脑水肿，静脉瘀血、渗血及毛细血管的散在点状出血，严重者出血较多，形成脑内血肿，还可有坏死液化等改变。

（二）临床表现

都有意识丧失，出现一过性昏迷，重者持续昏迷。患者有头痛、呕吐等颅内压升高或脑膜刺激征。损伤部位不同可出现偏瘫、偏盲、肢体张力和腱反射的异常。

（三）CT 表现

1. 常见表现　①局部脑组织呈低密度水肿，界限不清，多位于皮层区。水肿区内有一处或多处点片状出血灶称为灶状出血。②一处或多处脑内血肿（出血灶 > 2cm 称为血肿），形态边缘不规整（图 6 - 20）。血肿周围有不同程度水肿和占位效应。③灶状出血及小血肿可在数小时内扩大融合，并可引起脑疝如镰下疝、天幕疝等。

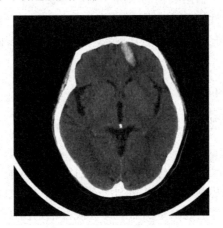

图 6 - 20　脑挫裂伤
左侧额部片状出血灶

2. 外伤性迟发性脑内血肿　伤后首诊 CT 扫描未发现血肿，相隔数小时、数天复查或手术发现有新的血肿者称为外伤性迟发性脑内血肿。属于原发性脑损伤，可发生于伤后 1.5h 至数天，90% 以上出现在伤后 24 ~ 48h，也有报道多见于 3d 至 1 周内。此外，颅脑损伤的迟发性表现还有脑挫裂伤、硬膜外血肿、硬膜下血肿、蛛网膜下腔出血、脑水肿等。

3. 其他伴发的外伤性颅内病变　硬膜外或硬膜下血肿、蛛网膜下腔出血、弥漫性脑水肿、硬膜下积液、DAI 等。

十一、脑干损伤

脑干损伤较少，多合并大脑半球的弥漫性损伤。

（一）概述

本病可分为原发性和继发性。原发性病理改变有脑干震荡、挫裂伤、出血、软化和水肿。有人把其分为 4 类：①弥漫性轴索损伤（DAI）。②原发性多发斑点状出血。③桥脑、延髓撕裂。④直接表浅撕裂或挫伤。其中以 DAI 最常见，且多为非出血性。继发性脑干损伤是由颅内血肿、脑水肿所致的天幕裂孔疝压迫脑干并使脑干血管受牵拉，进而导致脑干缺血和出血。

（二）临床表现

病情严重，常见表现有意识障碍、去大脑强直、肌张力增高和眼球位置异常。患者常见双侧瞳孔缩小。

（三）CT 表现

因受后颅窝伪影干扰和分辨率限制对非出血性脑干损伤诊断困难。①原发性：常表现为局部脑池消失，亦可显示小灶状出血。②继发性：可见出血、梗死，并可见幕上血肿、弥漫性脑肿胀、弥漫性脑水肿、天幕裂孔疝和脑干受压移位等表现。

十二、弥漫性脑损伤

弥漫性脑损伤包括弥漫性脑水肿、弥漫性脑肿胀和弥漫性轴索损伤（DAI）。弥漫性轴索损伤有文献也称为弥漫性脑白质损伤。

（一）概述

DAI 是因外伤造成的剪切力（旋转暴力）作用于脑灰白质交界处、大脑深部结构和脑干区，导致神经轴索的广泛挫伤、断裂及脑组织小灶出血、水肿。

脑水肿和脑肿胀的病理改变分别为细胞外液和细胞内液增多。两者常同时存在，很难区分和鉴别，因此统称为脑水肿（脑组织液体含量增多引起的脑容积增大和重量增加）。

（二）临床表现

脑水肿和脑肿胀轻者无明显症状和体征，重者出现头痛、头晕、呕吐等颅内高压症；可出现半身轻瘫和锥体束征；严重者可发生脑疝，以至死亡。

DAI 因广泛轴索损伤使皮层及皮层下中枢失去联系而致伤后即刻意识丧失，多持久昏迷，甚至处于植物人状态，死亡率高。

（三）影像学表现

1. 弥漫性脑水肿和（或）脑肿胀　CT 表现为低密度，密度低于邻近脑白质，CT 值多 <20Hu。两侧弥漫性病变可致脑室普遍受压变小，重者可致脑室、脑沟和脑池消失。

2. DAI 的诊断标准

（1）受伤机制：受伤时头部处于运动状态，由旋转暴力所致。

（2）临床表现：伤后有原发性昏迷伴躁动不安，无明确神经定位体征，亦无窒息及低血压等脑缺氧情况。

（3）CT 表现：脑组织弥漫性肿胀（灰白质密度普遍降低，但其密度减低不及脑水肿），灰白质分界不清，其交界处有散在斑点状出血灶（<2cm），伴有蛛网膜下腔出血。脑室、脑池受压变小，无局部占位征象。

（4）MR 表现：脑肿胀、脑室脑池因受压而减小或闭塞，脑白质及胼胝体、脑干、小脑可见点状、片状或散在小出血灶（<2cm），中线结构无明显移位。

（5）合并症：可合并其他颅脑损伤，如蛛网膜下腔出血、脑室出血、硬膜下及硬膜外血肿及颅骨骨折等。

DAT 的分期：目前有学者将 DAI 分为 3 期。

Ⅰ期：较轻，损伤仅见脑叶白质，常见于额、颞叶。

Ⅱ期：损伤较重，胼胝体出现病灶。

Ⅲ期：严重损伤，脑干出现病灶。

总之，因 DAI 有 80% 为非出血性病灶，仅 20% 有小的中心出血，故 CT 难以发现。其 CT 检出率不到 30%，而 MR 可高达 90%。

十三、外伤性脑疝

（一）天幕疝

分为 3 型。①颞叶型：常为单侧，占位效应显著，颞叶组织（钩回、海马回）疝入幕下。②中央型：常为双侧颅内压升高，脑干向下移位而不向一侧移位，双侧外侧裂池、环池变窄或消失。③小脑型：幕下压力升高，脑干和（或）小脑上移，环池及枕大池狭窄或消失，第三脑室后部上抬。

颞叶天幕疝的诊断标准。①颅内压增高征象：中线结构明显移位，患侧环池增宽，除环池外的基底池（如四叠体池、鞍上池）及侧裂池浅小甚至闭塞。②颞叶伸至幕下≥3.0mm，但必须存在上述同侧颅内压增高征象，<3.0mm 为可疑。同时可见脑干受压变形、病侧环池增宽。③如无颅内压增高征象存在，颞叶轻度下移，应视为正常变异。

此外，斜坡垂直线的扫描法有助于显示疝入幕下的与颞叶相连的脑组织，并进而结合脑干、脑池的形态与正常小脑组织相鉴别。

（二）镰下疝

表现为扣带回和大脑前动脉移向对侧，较硬的大脑镰一般移位不显著。侧脑室前角受压变窄（图 6-21）。

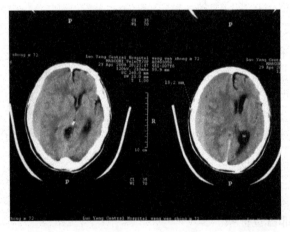

图 6-21 镰下疝

右侧颞额顶部硬膜下血肿及局部脑沟内有血液充填，右侧额叶脑组织经大脑镰下跨越中线移向左侧

此外，还可见脑组织通过缺损颅骨外疝、小脑扁桃体疝（枕骨大孔疝）。

十四、外伤性脑梗死

外伤性脑梗死常发生在外伤后 1 周内。

（一）概述

其发病机理大致归纳为以下几方面：①血管壁发生直接机械性损伤造成器质性狭窄或闭塞，致供血中断。②血管壁损伤引起局部脑血管痉挛，血液微循环发生障碍，致脑组织供血不全。③血管内皮损伤激活内源性、外源性凝血系统，促使血栓形成。④外伤后血管痉挛与血液流变学发生变化，脑血管反应性降低，脑血流量减少，引起血中自由基反应增强，造成细胞内环境紊乱，从而加重脑缺氧、坏死、溶解，导致脑梗死。⑤脑挫裂伤、蛛网膜下腔出血以及脑血肿、水肿等可使脑血管扭曲、痉挛收缩，加重原有的缺血、缺氧，导致脑梗死。此外，外伤后无明显症状的情况下，可发生腔隙性脑梗死，可能也与外伤后神经调节功能紊乱所致的脑血管痉挛有关。

（二）CT 分型

国内有学者将其分为 5 型。①腔隙性：多见于幼儿和儿童，呈卵圆形或裂隙状。②单脑叶型（或局灶型）：多位于一侧脑叶或脑叶交界区，呈楔形或不规则形（图 6 - 22）。③多脑叶型（大面积型）：是指 2 个以上脑叶的梗死。④挫伤出血型（混合型）：表现为沿血管走向分布的低密度，多有规则边界，而脑挫伤低密度比梗死出现早，且密度不均、形态不规则，出血呈高密度，脑肿胀密度轻微减低、界限不清、双侧半球受累为其特点。⑤小脑与脑干型梗死。

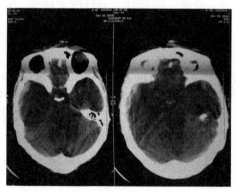

图 6 - 22　外伤性脑梗死

右侧颞部硬膜外血肿，右侧颞叶脑梗死

十五、脑外伤的并发症和后遗症

1. 并发症　①感染。②梗死。③脑膨出。④颈内动脉海绵窦瘘等。

2. 后遗症　轻度挫裂伤可完全恢复正常而无后遗症。常见后遗症有：①脑软化。②脑萎缩。③脑穿通畸形（图 6 - 23）。④脑积水（交通性或阻塞性）。⑤蛛网膜囊肿等。

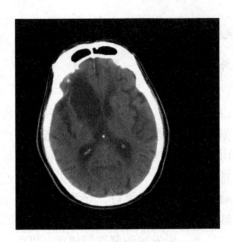

图 6 - 23　右侧额叶脑穿通畸形

脑挫裂伤 1 年后复查，右侧额叶水样密度灶，有张力，并与右侧脑室额角相通连

十六、放射性脑病

本病是一种由各种原因放疗所致的脑组织放射性反应综合征。

（一）概述

放射性损伤急性期和早期常表现为放射性诱导的脑水肿，晚期则主要以放射性坏死为主要特征。光镜观察有以下特征：①凝固性坏死。②脱髓鞘。③巨噬细胞反应。④血管周围细胞浸润。⑤血管纤维素样坏死、栓塞、玻璃样变或纤维素样变。⑥神经胶质增生。⑦无细胞性纤维化。

（二）临床分期

国外有学者根据放疗后症状出现的时间分为 3 期。①急性期：多发生于放疗后几天至 2 周内，为血管源性水肿所致的颅内压增高，激素治疗有效。②早期迟发反应期：多发生于放疗后几周至 3 个月，大多数较短暂，预后较好。③晚期迟发反应期：多发生于放疗后几个月至 10 年或 10 年以上，该期主要病理改变为局限性放射性坏死、弥漫性脑白质损伤、大动脉损伤钙化性血管病及脑萎缩等不可逆性损害，局限性坏死和弥漫性脑白质损伤可分别或同时发生。

（三）临床表现

（1）颅内压增高表现。

（2）癫痫大发作。

（3）局限性神经功能损害表现，如视障碍、同向偏盲、复视、失语、单侧运动和感觉障碍。

（4）其他：头昏、嗜睡、反应迟钝、记忆力减退等，也有诱发脑膜瘤、纤维肉瘤、胶质瘤等脑肿瘤的报道。

（四）CT 表现

1. 急性期及早期迟发反应期　广泛性非特异性低密度水肿区，增强无强化，短期随访病灶消失。

2. 局限性放射性坏死　病灶呈低密度，CT 值约 17Hu。灶周水肿明显，可见坏死、出血。增强扫描病灶多无强化，少数呈环形、片状、地图样不均匀强化。

3. 弥漫性脑白质损伤早期　平扫可见脑室周围及半卵圆中心广泛低密度区。增强后多无强化，少数可见不均匀强化，提示有白质坏死存在。

4. 弥漫性脑白质损伤晚期　可见钙化性微血管病和脑萎缩。前者可见多发钙化（占 25% ~30%），常见于基底节区，有时可见于皮层。弥漫性脑白质损伤一般在放疗早期出现，可持续几个月甚至几年。

十七、有机磷农药中毒的脑部损害

有机磷农药中毒时主要毒性作用是抑制神经系统的乙酰胆碱酯酶，导致所有胆碱能神经传导部位的神经递质—乙酰胆碱的蓄积，引起中毒效应。

（一）概述

其脑部损害的机制存在多种学说，但可以肯定的是有机磷中毒可损害脑部引起急性中毒性脑病，出现脑肿胀、水肿的病理改变。还有学者认为，有机磷中毒可使脑微血管内皮细胞和基底膜损伤，致通透性升高、毛细血管壁损伤而发生漏出性出血。此外，也可由于呼吸衰竭等原因而使脑组织缺血缺氧发生脑萎缩。

（二）临床表现

毒蕈碱样症状、烟碱样症状和中枢神经系统症状。中枢神经系统症状可表现为神志不清、烦躁、谵妄、抽搐或中枢性呼吸衰竭。

（三）CT 表现

（1）中毒 3d 内多表现为脑肿胀、水肿，可见脑沟裂变浅、脑室狭小、灰白质分解不清。

（2）3d 后可在基底节、皮质区出现较局限低密度灶。

（3）因基底节区血管较丰富，故出血可对称性位于基底节区；出血吸收后形成低密度软化灶。

（4）少数可继发脑萎缩。

（何志兵）

第七章 颅脑 MRI 诊断

第一节 检查方法与正常影像

一、检查方法

（一）切层方向、厚度及层距的选择

1. 切层方向　MRI 具有多平面多方位成像功能，可进行横断面、冠状面、矢状面及任意平面的成像。颅脑常规检查进行横断面扫描，根据病变部位辅以冠状面或矢状面扫描。而垂体检查则通常采用矢状面及冠状面扫描。有时，为了更详尽地观察病变的范围和形态特点，可进行相应斜位的扫描检查。

2. 切层厚度　颅脑检查时，横断面层厚为 8~10mm，间距 1~2mm，矢状面层厚为 4~5mm。垂体冠状面及矢状面检查应采用薄层扫描，层厚应≤3mm。

（二）扫描序列的选择

1. 常规序列　通常采用自旋回波（spin echo，SE）对所有病变均进行 T_1 加权和 T_2 加权像检查。T_1 加权扫描参数，TR < 800ms，TE < 35ms。T_2 加权扫描参数，TR > 1500ms，TE > 60ms。扫描矩阵 256 × 256，采集次数 2~4 次。

2. 快速扫描序列　SE 序列扫描的时间长，为了缩短患者的检查时间，必要时可进行下列快速扫描序列的检查：快速小角度激发（fast low angle shot，FLASH）；稳定进动快速成像（fast imaging with steady - state precession，FISP）；弛豫增强快速采集（rapid acquisition with relaxation enhancement，RARE）；快速液体衰减反转回复（fast fluid - attenuated inversion recovery pulse sequence，FLAIR）；平面回波成像（echo planar imaging，EPI）等。

（三）磁共振血管造影（magnetic resonance angiography，MRA）

MRA 是一种完全非损伤性的，耗时较短（仅 6~7min）的检查。目前主要用于血管性疾病包括动脉瘤、动静脉畸形、静脉窦血栓形成等的诊断方面，可与 DSA 相媲美。用于MRA 成像的技术主要有时间飞越法（time of flight，TOF）和相位对比法（phase contrast，PC）。TOF 成像时间短，对快或中速的血流敏感性好。缺点是对慢速血流不敏感，背景消除不彻底。由于血管内血液流动中的层流现象，TOF 显示的血管管径往往小于实际管径。2D - TOF 对小血管（慢速血流）显示较好。PC 法的优点是背景消除彻底，对小血管或静脉的慢速血流也敏感。缺点：耗时长，完成一个三维的 MRA 需近半个小时。

（四）Gd - DTPA 造影剂的应用

MRI 检查时常常需进行造影增强扫描以增加病变与正常脑组织的对比，提供更多的诊

断信息。目前常用的造影剂主要是钆喷酸（Gd – DTPA），增强剂量通常为 0.1 ~ 0.15mmol/kg。Gd – DTPA 在颅脑疾病方面的应用指征为：①鉴别肿瘤和其他病变，提供定性诊断的依据。②有助于感染性病变和脱髓鞘性疾病的早期诊断。③对显示微小病变：如内听道内微小听神经瘤、垂体微腺瘤等有帮助。④脑血管疾病的诊断。⑤显示多发病变中，平扫未显示的病变。此外，增强扫描还可减少检查时间，减轻检查给患者带来的痛苦。

二、正常 MRI 影像表现

脑位于颅腔内，分为大脑、间脑、中脑、桥脑、延髓和小脑六个部分。MRI 扫描时，在 T_1WI 像上，灰质信号比白质略低，T_2WI 像上灰质信号高于白质。因而在 MRI 图像上，脑白质和灰质对比度极佳，中枢神经系统的解剖结构得以非常清晰地显示。

（刘 琳 兖矿集团总医院）

第二节 颅脑损伤

一、硬膜外血肿（Epidural hematoma）

（一）概述

硬膜外血肿指外伤后聚集在硬膜外腔的血肿，占颅脑损伤的 3%，多为单发，少数多发，各年龄组均可发生，以成人多见。

硬膜外血肿常由于直接外力作用于头部引起骨折或颅骨局部暂时变形伤及脑膜中动脉及其分支所致，其中 90% 伴发骨折。血肿多位于颞顶部，偶尔硬脑膜的静脉窦撕裂可引起静脉性硬膜外血肿，常见于横窦窦汇和上矢状窦，可穿越中线。

（二）临床表现

典型的临床表现为昏迷—清醒—再昏迷，即常有中间清醒期，严重者可出现脑疝。

（三）MRI 表现

硬膜外血肿呈双凸透镜形，位于颅内板与硬膜之间，一般不跨越颅缝，伴占位效应，邻近脑实质受压。高场强 MR 成像，急性期（<3d）T_1WI 呈等或高信号，PDWI 呈等或略高信号，T_2WI 呈低信号；亚急性期（4d 至 3 周）T_1WI、PDWI 及 T_2WI 均为高信号；慢性期（>3 周）T_1WI 呈高信号，T_2WI 中央高信号，周边含铁血黄素沉积呈低信号。在血肿与脑实质间常见低信号的硬膜结构。

（四）诊断要点与鉴别诊断

硬膜外血肿有明确外伤史，血肿呈双凸状，较局限，好发于颞顶部，一般不难诊断，主要与硬膜下血肿鉴别。

二、硬膜下血肿（Subdural hematoma）

（一）概述

硬膜下血肿是发生于硬膜下腔的血肿，可由直接或间接外伤引起，占颅脑损伤的 3% ~

6%，根据血肿形成时间可分为急性、亚急性和慢性硬膜下血肿三种类型。1/3～1/2 为双侧性。

急性硬膜下血肿（＜3d）和亚急性硬膜下血肿（4d 至 3 周）常因皮层动静脉撕裂引起，多伴有脑挫裂伤，好发于额、颞及大脑凸面，少见矢状窦和脑底静脉窦破裂，其血肿分别位于大脑纵裂内和脑底部，而慢性硬膜下血肿（＞3 周）则由于桥静脉断裂所致，中老年人常见。

（二）临床表现

急性和亚急性硬膜下血肿常有严重意识障碍，极少中间清醒期，颅内压增高症状和脑疝出现早。慢性硬膜下血肿则病情发展慢，症状出现晚，可有相应神经系统定位体征。

（三）MRI 表现（图7-1，图7-2）

硬膜下血肿多呈新月形，介于硬脑膜与蛛网膜之间，可跨越颅缝，甚至累及整侧大脑半球的硬膜下腔，伴占位效应，局部脑实质受压内移，脑沟消失，严重者，侧脑室变窄，中线结构向对侧移位。其三种类型血肿的 MR 信号改变与硬膜外血肿相似。

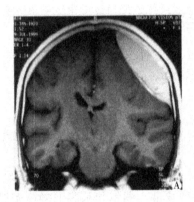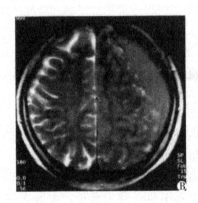

图7-1 左额顶部硬膜下血肿（急性期）
女性，79 岁。左额顶部颅骨内板下方新月形异常信号，T_1WI（A）为均匀高信号，T_2WI（B）为等信号。左侧室受压变形，线右偏

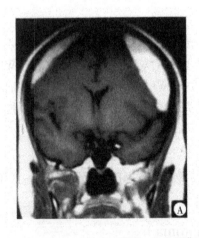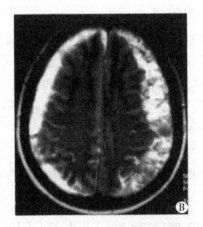

图7-2 硬膜下血肿（亚急性）
男性，62 岁。双侧额颞顶部颅骨内板下方新月形异常信号，T_1WI（A）呈高信号，T_2WI（B）为不均匀高信号。侧脑室受压内聚，中线稍右偏

（四）诊断要点与鉴别诊断

硬膜下血肿呈新月形，可跨越颅缝，MRI 显示硬膜呈低信号，有利于确定血肿在硬膜外或硬膜下。慢性硬膜下血肿需与硬膜下积液鉴别，后者因蛛网膜撕裂形成活瓣造成脑脊液聚集于硬膜下腔，MRI 表现 T_1WI 呈均匀低信号，T_2WI 呈高信号，与脑脊液信号一致。

三、脑内血肿（Intracerebral hematoma）

（一）概述

脑内血肿为外伤后脑实质出血所形成的血肿（≥2cm）。在闭合性颅脑损伤中，其发生率为 0.5%~1.0%，占颅内血肿的 5%。

脑内血肿常因对冲性脑挫裂伤所引起，好发于额叶和颞叶前端。其中浅部血肿占 80%，由冲击伤或凹陷性骨折造成皮层血管破裂出血所致，往往伴有脑挫裂伤和硬膜下血肿；深部血肿占 20%，为脑受力变形或剪力作用使深穿支血管破裂所致，位于基底节、丘脑或脑室壁附近，血肿较大时可破入脑室。

（二）临床表现

根据血肿的部位而定，浅部血肿伤后意识障碍持久，进行性加重，易引起脑疝，无明显神经系统定位体征。深部血肿病情进展缓慢，可出现局部脑功能损害症状和颅内压增高症状。

（三）MRI 表现

脑内血肿呈圆形或不规则形，其影像特征及信号演变与自发性脑内血肿一致。高场强 MR 成像，超急性期血肿 T_1WI 呈略低信号，T_2WI 和 PDWI 呈高信号；急性期血肿 T_1WI 呈等信号，PDWI 呈等或略高信号，T_2WI 呈低信号，外周水肿带。亚急性期血肿 T_1WI 上呈等信号核心层和高信号核外层，无边缘带，稍低信号外周水肿带，T_2WI 上，早期呈低信号的核心层、更低信号的核外层及高信号外周水肿带，后期呈低信号的核心层、高信号的核外层、低信号的边缘带及高信号外周水肿带。慢性期血肿 TWI 和 T_2WI 上核心层和核外层均为高信号，低信号边缘带，无外周水肿带。

（四）诊断要点与鉴别诊断

脑内血肿有明确外伤史，常伴脑挫裂伤，MRI 表现典型，诊断不难。

四、脑挫裂伤（Cerebral contusion）

（一）概述

脑挫裂伤指暴力打击头部造成的脑组织器质性损伤，是脑挫伤和脑裂伤的合称，属原发性闭合性颅脑损伤。

脑挫伤为脑组织浅或深层散在点状出血及静脉瘀血、脑水肿；脑裂伤则为剪性或旋转性外力作用所致脑组织、软脑膜及血管断裂，局部出血、水肿甚至坏死。二者常同时发生，多见于额、颞极和额叶眶面。

（二）临床表现

依外伤程度和部位不同，有不同程度的意识障碍，颅内压增高征象及相应的神经系统定位体征，如伴蛛网膜下腔出血可出现脑膜刺激征。

（三）MRI 表现（图 7 - 3）

病灶内出血与水肿混杂，因此 T_1WI 和 T_2WI 呈高、低混杂信号，占位效应明显。形成软化灶则 T_1WI 呈低信号，T_2WI 呈中央高信号，周边低信号环，伴局部脑室扩大，脑沟增宽。

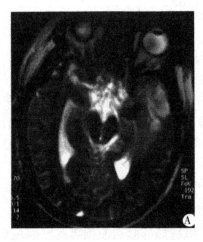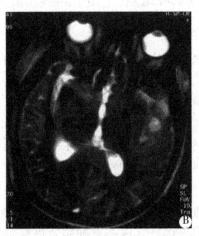

图 7 - 3　左颞叶脑挫裂伤

女性，56 岁。T_2WI（A、B）示左颞叶片状、斑片状不均匀高信号影，周围轻度水肿

（四）诊断要点与鉴别诊断

MRI 能反映脑实质出血和水肿的特征，结合外伤史，脑挫裂伤不难诊断。有时需与出血性脑梗死鉴别。

五、弥漫性轴索损伤（Diffuse nerve cord contusion）

（一）概述

弥漫性轴索损伤指头部遭受加速性旋转暴力时因剪力伤造成脑实质撕裂，是一种严重的致命伤。10% ~ 20% 的重型颅脑损伤伴弥漫性轴索损伤，偶有单发。

主要表现为轴索断裂、轴浆溢出，呈多灶性出血、水肿。病灶位于脑灰白质交界处、胼胝体、大脑脚和脑干等特殊部位。

（二）临床表现

伤后即刻意识障碍，生命体征紊乱，多数患者不久死亡，少数可持续深昏迷数周或数月，甚至成为植物人。

（三）MRI 表现

弥漫性轴索损伤的病灶多数为非出血性，在灰白质交界处等部位呈散在的 5 ~ 15mm 圆形或椭圆形异常信号，分布不对称，T_1WI 呈低或等信号，T_2WI 呈高信号，而灶性出血急性期 T_1WI 呈等信号，T_2WI 呈低信号，亚急性和慢性期 T_1WI 和 T_2WI 均为高信号。

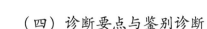

（四）诊断要点与鉴别诊断

弥漫性轴索损伤有剪力伤病史，特殊的发病部位，且病情与 MRI 表现不一致，多可明确诊断。有时应与脑挫裂伤和弥漫性脑水肿相鉴别。

（刘　琳　兖矿集团总医院）

第三节　脑梗死

（一）概述

脑梗死是指因血管阻塞而造成的脑组织缺血性坏死软化。造成脑梗死的原因主要是：①动脉粥样硬化。②高血压。③糖尿病。④高脂血症。⑤血液黏度过高。⑥脑血管解剖的生理变异等。

脑动脉闭塞后，病理改变是一个连续过程，可将其分为三期。

1. 坏死期　脑动脉闭塞后，4～6h，脑缺血区出现灌注综合征，出现血管源性脑水肿。1～2d 后神经细胞坏死，残存者有局部缺血性改变。

2. 软化期　脑血管闭塞2～3d 后，病变区变软，神经细胞及纤维消失，为格子细胞所代替。

3. 恢复期　坏死软化的组织被吞噬细胞所清除，大的软化灶可形成囊腔，内含液体；小的软化灶由星形细胞及其纤维填塞。

（二）临床表现

一般症状有头痛、眩晕等，神志多清醒。不同部位的血管梗死，有不同的临床表现。

（三）脑梗死分期及 MRI 表现（图7－4～图7－7）

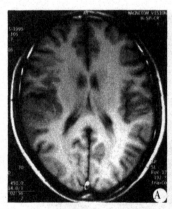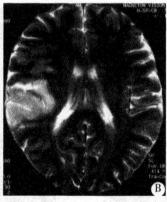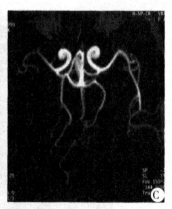

图7－4　右侧颞顶叶交界区脑梗死

男性，31 岁。T_1WI（A）病变呈略低信号，范围显示不佳。T_2WI（B）示右侧颞顶叶交界区见一片状高信号，伴"底节回避"。MRA（C）示右侧大脑中动脉侧裂段以后分支减少

1. 超急性期（0～6h）　梗死后6h 内，缺水区水分增加，使病灶区在 T_1WI 上呈略低或等信号，T_2WI 成像对水分积聚异常敏感，发病2h，可呈较高信号，4h 则呈明显高信号。部

分病例甚至 30min 即可显示异常改变。而在此期，CT 检查常为阴性。

2. 急性期（6~24h）　在此期，细胞毒性脑水肿继续发展，髓鞘脱失，细胞坏死，血脑屏障破坏，水分及蛋白质大分子均进入梗死区。梗死后再灌注，使脑水肿进一步加重，致梗死范围扩大，使 T_1、T_2 值明显延长，在 TWI 为明显低信号，T_2WI 上信号更高。病变区脑沟变浅消失。Gd – DTPA 增强扫描，此期可见梗死区有脑回状强化。

3. 亚急性期（2~7d）　脑水肿以发病第三天最重，占位效应明显，可引起脑疝。由于血脑屏障破坏，蛋白质大分子渗入病变区，梗死范围增大。梗死区仍呈 T_1WI 低信号，T_2WI 高信号。24~72h 增强，脑回状强化明显。

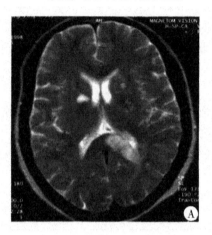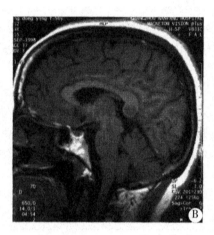

图 7 – 5　基底节、胼胝体脑梗死
女性，56 岁。T_2WI（A）示双侧基底节区多发斑片状高信号，胼胝体压部左侧不规则片状高信号，矢状位 T_1WI（B）胼胝体后部病灶为圆形低信号

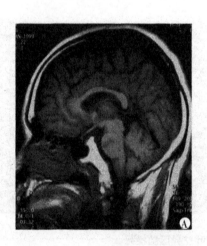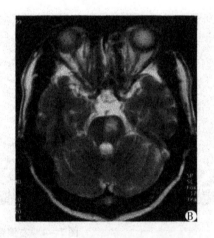

图 7 – 6　桥脑梗死
男性，57 岁。桥脑左侧片状异常信号区，呈长 T_1（A）长 T_2（B）信号，边界欠清。脑干形态无异常

4. 稳定期（8~14d）　梗死中心细胞坏死，周围血管增生，水肿消退，占位效应消失。病变区仍呈长 T_1 与长 T_2 信号。注射 Gd – DTPA，仍呈脑回状强化。此期可出现坏死、囊变。最易发生梗死后出血。

5. 慢性期（ > 15d） 病情轻者，逐渐恢复，T_1WI 与 T_2WI 表现逐渐接近正常。严重者因坏死、囊变、软化，呈边界清晰的圆形或卵圆形长 T_1、长 T_2 信号的改变。增强扫描，仍呈脑回状强化，可维持 2 ~ 3d。可继发出现局限性脑萎缩。

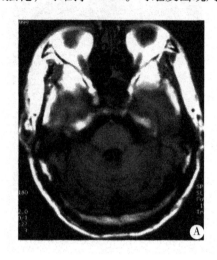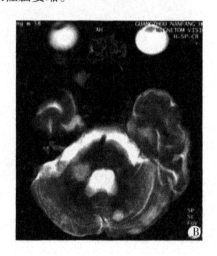

图 7 - 7 小脑梗死

男性，59 岁。左侧小脑半球及右侧桥臂多发斑片状异常信号，呈长 T_1（A）长 T_2（B）改变，以 T_2WI（B）显示清晰

（1）脑梗死特点：①异常信号区的范围与闭塞血管供血区一致。②同时累及灰质和白质。

（2）脑梗死的范围和形态与闭塞的血管有关：①大脑中动脉主干闭塞，病变呈三角形异常信号改变，基底朝向脑凸面，尖端指向第三脑室。②大脑中动脉闭塞在豆纹动脉的远端，病变多为矩形异常信号改变，出现"基底节回避现象"。③大脑前动脉梗死，表现为长条状的异常信号改变，位于大脑镰旁。④大脑后动脉梗死，表现为顶叶后部及枕叶的半圆形异常信号改变，位于大脑镰旁的后部。⑤穿动脉闭塞，表现为基底节、内囊、丘脑的圆形、椭圆形或长条状异常信号改变。⑥局灶性脑皮层梗死，表现为脑回丢失。室管膜下脑梗死，脑室边缘呈波浪状改变。

（四）不同类型的脑梗死 MRI 诊断要点

1. 腔隙性脑梗死（lacunar infarction） 是指脑深部穿支动脉闭塞所致的脑缺血性软化，而形成豌豆或粟粒大小的腔隙。腔隙灶直径多在 5 ~ 15mm，大于 10mm 称为巨腔隙。最大直径可达 20 ~ 35mm，是由两个以上穿支动脉闭塞所致。高血压是引起腔隙性脑梗死的直接原因。其 MRI 表现为（图 7 - 8）：

（1）多发生于双侧基底节区、半卵圆中心，其次为脑干。

（2）病灶直径多在 5 ~ 15mm，呈圆形、卵圆形、星形或裂缝状，在 T_1WI 上呈略低或低信号，T_2WI 上为高信号。

（3）MIR 显示腔隙性梗死，明显优于 CT。

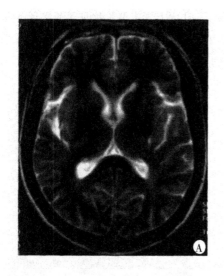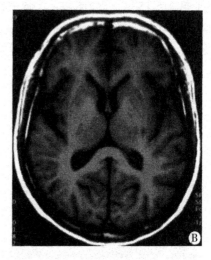

图7-8 左基底节区腔隙性脑梗死

男性，52岁。左基底节区多发斑片状异常信号，呈长T_1（B）、长T_2（A）改变，以T_2WI（A）显示更清晰

2. 出血性脑梗死（Hemorrhagic infarction）　出血性脑梗死又称为梗死后出血，是指脑梗死后，缺血区血管再通，血液溢出的结果。脑梗死后出血多在脑梗死后一至数周发生，发生率占脑梗死的3%～5%。

梗死后出血的形态分为三种：①脑深部血肿。②梗死皮层区斑片状出血。③梗死区外周围少量出血。

MRI诊断要点（图7-9）：

（1）常见于大面积脑梗死患者，先显示脑梗死的长T_1、长T_2信号改变，1～2周后出现脑出血信号特征。

（2）多为斑片状出血，T_1WI高信号，T_2WI原高信号影变得不均匀。

（3）慢性期可见血肿周边部有含铁血黄素低信号形成。

3. 分水岭脑梗死　分水岭脑梗死是两支主要动脉分布区供血交界区发生的脑梗死，占全部脑梗死的10%。多由全身低血压、颈内动脉狭窄或闭塞等引起。

分水岭脑梗死与其他脑梗死一样，MRI表现为长T_1、长T_2信号改变，常呈条形或类圆形，分布在两支主要动脉分布区边缘带。主要部位有：①前分水岭脑梗死，位于大脑前动脉与大脑中动脉皮质支的边缘带。②后分水岭脑梗死，位于大脑中动脉与大脑后动脉皮质支的边缘带。③皮质下分水岭脑梗死，位于大脑中动脉皮质支与深穿支的边缘带。④小脑分水岭脑梗死。

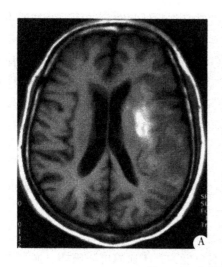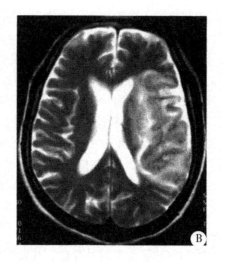

图7-9 左额颞叶出血性脑梗死

男性，76岁。左额颞叶大片异常信号，呈长 T_1（A）、长 T_2（B）改变，同时累及灰、白质，病变白质区见片状、斑片状短 T_1 长 T_2 信号，提示有出血灶

（刘　琳　兖矿集团总医院）

第四节　颅内肿瘤

一、颅脑肿瘤的基本 MRI 表现

（一）占位征象

由于颅腔容积固定，颅内肿瘤几乎均有占位效应。产生占位效应的原因主要是：①肿瘤本身。②瘤周水肿。③瘤周胶质增生。④肿瘤继发病变，出血、脑积水等。

不同部位的肿瘤有不同征象：

1. 幕上半球占位征象表现特征　①脑室系统（主要是双侧脑室、三脑室）变形、移位。②肿瘤附近脑沟、脑池变窄或闭塞。③中线结构（如大脑镰、透明中隔等）向健侧移位。

2. 幕下半球占位征象　①四脑室变形、移位，其上位脑室扩大积水。②同侧脑池变窄（如小脑肿瘤）或轻度扩大（如听神经瘤）。③脑干变形、移位。

3. 脑干肿瘤占位征象　①脑干本身体积膨大。②相邻脑池受压变窄或闭塞。③四脑室变形、后移。

4. 其他　如脑室内肿瘤、鞍区肿瘤、松果体区肿瘤均可造成类似改变。上述占位征象在肿瘤较小时，表现不明显，随着肿瘤体积的增大，占位征象则日趋显著。

（二）信号异常

正常成人的脑灰质弛豫时间：$T_1 = 800\text{ms}$，$T_2 = 60\text{ms}$。脑白质弛豫时间为：$T_1 = 500\text{ms}$，$T_2 = 50\text{ms}$。因此，在 $T_1\text{WI}$ 图像上，脑白质信号略高于脑灰质；在 $T_2\text{WI}$ 图像上，脑白质低于脑灰质。

肿瘤的信号特征取决于肿瘤实质的含水量，尤其是细胞外间隙；瘤体内的其他物质：钙化、出血、囊变、脂肪等。可以归纳为：①多数肿瘤（因细胞中毒性水肿或瘤体内游离水与结合水的比率增加而）呈长 T_1、长 T_2 改变。②少数肿瘤（如脑膜瘤、错构瘤及神经纤维瘤等）与正常脑组织信号接近，需结合发病部位、占位效应等综合判断。③其他物质的肿瘤：如含脂肪成分多的肿瘤——因脂肪成分不同可呈短 T_1 高信号、等信号或低信号，以高信号居多。T_2WI 则特异性较低，为较高信号。瘤内出血，则因出血的不同时间而有不同信号表现，其机制及表现详见脑出血。囊变部位呈长 T_1 长 T_2 信号。钙化呈长 T_1、短 T_2 信号。而顺磁性物质则呈短 T_1、短 T_2 信号改变。

良性肿瘤的 T_1、T_2 加权像信号接近正常脑组织，而恶性肿瘤则与正常脑组织的信号差别大，有助于鉴别肿瘤的良恶性。

（三）脑水肿

瘤周水肿和脑肿胀常常同时存在。其发生机制可能为：①血脑屏障破坏、血管通透性增加。②静脉回流障碍，毛细血管内压力增高。③组织缺氧和代谢障碍，钠泵减弱，细胞内水分增多。

脑水肿分为三度：Ⅰ度，瘤周水肿≤2cm；Ⅱ度，2cm＜瘤周水肿＜一侧大脑半球的宽径；Ⅲ度，瘤周水肿＞一侧大脑半球的宽径。

脑水肿的范围与肿瘤恶性程度有关，肿瘤恶性程度高，水肿范围大，反之亦然。

脑水肿在 MRI 上表现为：T_1WI 上呈现为肿瘤周围的低信号区，T_2WI 呈高信号改变，一般沿脑白质分布，如胼胝体、放射冠、视放射等，可随弓状纤维呈指状伸入大脑皮层的灰质之间。

（四）脑积水

颅内肿瘤可阻塞脑脊液循环通路，形成阻塞性脑积水。脑室内脉络丛乳头状瘤使脑脊液分泌增加，则可形成交通性脑积水。临床上以前者多见。

阻塞性脑积水，表现为阻塞部位以上脑室系统扩大，还可以有脑室旁白质水肿，呈现长 T_1、长 T_2 信号改变。其原因为脑室内压力升高，室管膜的细胞连接受损出现裂隙，水分子进入脑室周围组织。脑积水时间长，室管膜受损而出现胶质增生，形成室管膜瘢痕，又可阻止脑脊液漏入脑实质，使脑室周围异常信号减轻，甚至消失。

由于肿瘤造成阻塞的部位不同，可出现不同范围的脑积水。单侧室间孔受阻，可出现一侧侧脑室扩大；双侧同时受阻，表现为双侧侧脑室扩大。多见于鞍区肿瘤、第三脑室肿瘤以及透明隔肿瘤等。

中脑导水管阻塞，可出现第三脑室和双侧侧脑室扩大。常见于松果体区肿瘤、中脑胶质瘤等。

第四脑室出口阻塞，可造成四脑室以上脑室系统扩大，主要见于幕上占位病变和脑干病变。

脑室内肿瘤亦可形成阻塞性脑积水，第三、第四脑室内的肿瘤易出现。侧脑室体部或三角部肿瘤，可出现侧室下角扩大或者后角扩大。

（五）脑疝

当颅内肿瘤占位效应发展到一定程度，使邻近部位的脑组织从颅腔高压区向低压区移位，从而引起一系列临床综合征，称为脑疝。常见有小脑幕裂孔下疝、枕骨大孔疝和大脑镰疝。

小脑幕裂孔下疝（颞叶钩回疝）：是幕上占位病变将海马回和钩回疝入小脑幕裂孔，将脑干挤向对侧。MRI 表现为中脑受压向对侧移位、旋转或者形态异常；鞍上池、脚间池、四叠体池和环池变形、移位或者闭塞；侧脑室同侧受压，对侧扩大；还可以出现大脑后动脉闭塞等征象。

枕骨大孔疝（小脑扁桃体疝）：是颅压增高时，小脑扁桃体经枕骨大孔疝出到椎管内。MRI 表现为枕大池消失；阻塞第四脑室而出现上位脑室扩大。

大脑镰疝（扣带回疝）：大脑镰呈镰刀形，前部较窄，向后逐渐增宽。幕上半球病变可将同侧扣带回等和中线结构挤向对侧。MRI 表现为大脑纵裂、透明中隔和第三脑室离开中线；病侧扣带回移向对侧；严重时基底节和丘脑亦可移至对侧。

较少见的还有直回疝、小脑幕裂孔上疝和切口疝等。

（六）脑内肿瘤和脑外肿瘤的 MRI 表现

脑内肿瘤和脑外肿瘤的 MRI 表现（表 7 - 1）。

表 7 - 1　脑内肿瘤与脑外肿瘤的 MRI 表现

	脑外肿瘤	脑内肿瘤
起源	脑白质	脑膜、脑神经、胚胎残留、血管或颅骨
部位	主要部分位于脑实质内	位于脑表浅部位
基底	以窄基与硬膜相接触	以宽基与硬膜相连
瘤周水肿	多有，且明显	少见，且轻
颅骨骨质改变	一般无改变	多有增生、破坏、受压变形、骨性管道吸收扩大
脑沟、脑池改变	邻近脑沟、脑池变窄或消失	邻近脑沟、脑池变窄、消失或扩大
脑白质塌陷征	无	有
静脉窦改变	少见	闭塞，多见于脑膜瘤

二、星形细胞瘤（Astrocytoma）

（一）概述

星形细胞瘤是最常见的神经上皮性肿瘤，占颅内肿瘤的 13% ~26%，占神经上皮源性肿瘤的 40%。男性多于女性，约占 60%。年龄分布在 6 个月至 70 岁，高峰年龄 31 ~40 岁，多见于青壮年。

（二）病理

1. 发生部位　可发生在中枢神经系统的任何部位，一般成人多见于幕上半球，儿童则多见于幕下。幕上肿瘤好发于额叶、颞叶，并可沿胼胝体侵及对侧。幕下者多发生于小脑。

2. 大体病理　分化良好的星形细胞的肿瘤，多位于大脑半球白质，少数可位于灰质并向白质或脑膜浸润，肿瘤没有包膜，有时沿白质纤维或者胼胝体纤维向邻近脑叶或对侧半球发展。含神经胶质纤维多的肿瘤色灰白，与正常白质相似；少数则呈灰红色，质软易碎。肿瘤可有囊变，可为单发或多发，囊内含有黄色液体，称为"瘤内有囊"，如病变形成大囊，囊壁有小瘤结，则称为"囊中有瘤"。分化不良的肿瘤，呈弥漫性浸润性生长，半数以上有囊变，易发生大片坏死和出血。

3. 组织学分类　根据 WHO 的中枢神经系统肿瘤组织学分类，星形细胞的肿瘤包括：

星形细胞瘤：纤维型（Ⅱ级）、原浆型（Ⅱ级）、肥大细胞型（Ⅱ级）

毛状星形细胞型瘤（Ⅰ级）

室管膜下巨细胞星形细胞瘤（Ⅰ级）

星形母细胞瘤（Ⅱ、Ⅲ、Ⅳ级）

分化不良性星形细胞瘤（Ⅲ级）

（三）临床表现

局灶性或全身性癫痫发作是星形细胞瘤最重要的临床症状。其次是精神改变，神经功能障碍及颅内高压等。

（四）MRI 表现

1. 幕上Ⅰ、Ⅱ级星形细胞瘤（图 7 – 10）　大多数Ⅰ、Ⅱ级星形细胞瘤为实体型，位于皮髓质交界处，局部脑沟变平，其瘤体呈明显的长 T_2 高信号，不太明显的长 T_1 低信号，边界较清楚，90% 瘤周不出现水肿，占位征象不明显。少数有轻度或者中度水肿，约 1/4 的病例有钙化，表现为 T_1WI 和 T_2WI 图像上不规则低信号，MR 显示钙化不如 CT。瘤内出血少见。

注射 Gd – DTPA 增强后，Ⅰ级星形细胞瘤一般不强化，Ⅱ级星形细胞瘤呈轻度强化。

2. 幕上Ⅲ、Ⅳ级星形细胞瘤（图 7 – 11）　Ⅲ、Ⅳ级星形细胞瘤属于恶性肿瘤，其 MR 表现：T_1、T_2 值比Ⅰ、Ⅱ级星形细胞瘤延长更明显，瘤体边界不规则，周围脑组织水肿明显，占位效应显著。瘤内出现坏死、囊变或出血时，则呈混杂信号，位于额叶、顶叶及颞叶的肿瘤，瘤体可横跨胼胝体向对侧扩散，也可沿侧脑室、第三脑室、中脑导水管及第四脑室的室管膜扩散。

注射 Gd – DTPA 后，肿瘤实体可表现为均一性强化，亦可呈不均匀强化或不规则、不完整环状强化，环壁不均匀，有瘤节，邻近病变的脑膜因浸润肥厚而强化。

3. 小脑星形细胞瘤（图 7 – 12）　小脑星形细胞瘤 80% 位于小脑半球，20% 位于小脑蚓部，可为囊性或实性。

囊性星形细胞瘤在 MRI 图像表现为长 T_1 低信号和长 T_2 高信号改变，边界清楚，少数病变囊壁有钙化，在 T_1WI、T_2WI 上均呈低信号。注射 Gd – DTPA 后，囊壁瘤节不规则强化。

实性星形细胞瘤则呈不规则的长 T_1、长 T_2 改变，多数伴有坏死、囊变区，肿瘤实性部分有明显强化。

小脑星形细胞瘤多有水肿，第四脑室受压、闭塞，上位脑室扩大积水，脑干受压前移，桥脑小脑角池闭塞。

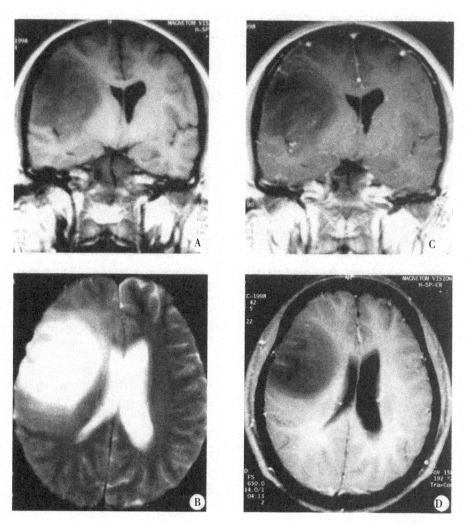

图7-10　右额叶星形细胞瘤（Ⅱ级），女性，33岁。右额叶占位性病变，边界欠清，信号不均。T_1WI（A）以低信号为主，T_2WI（B）呈高信号，周围脑质水肿。增强扫描（C、D）病变强化不明显，侧脑室受压变窄，中线轻度左移

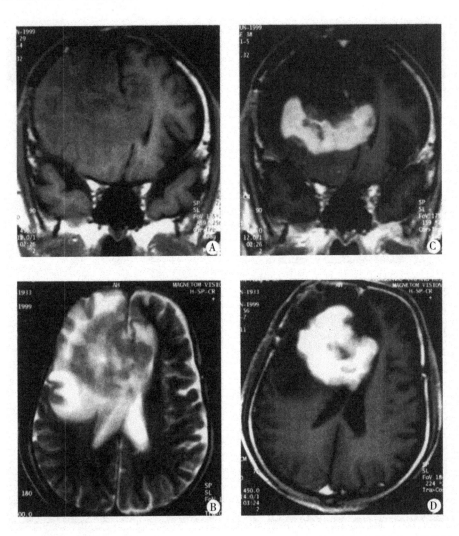

图7-11　右额叶星形细胞瘤（Ⅲ~Ⅳ级），男性，66岁。右额叶占位性病变，呈浸润性，边界不清。T_1WI（A）为低信号，T_2WI（B）为稍高和高混杂信号。增强扫描（C、D）肿块明显强化，并沿胼胝体跨越中线向对侧生长，侧脑室受压变窄，中线左偏

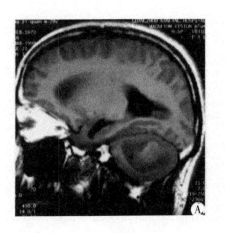
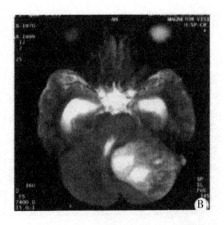

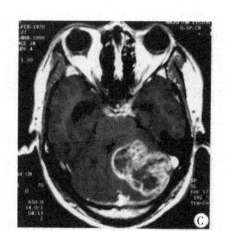
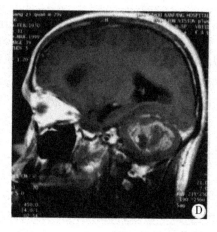

图 7-12 左小脑半球星形细胞瘤（Ⅲ级），男性，29 岁。左小脑半球占位性病变，边界清。T_1WI（A）呈低、等混杂信号，T_2WI（B）呈不均匀高信号。增强扫描（C、D）示病变呈不规则蜂窝状强化，脑干、四脑室受压变形伴阻塞性脑积水

（五）诊断要点

1. 癫痫、精神改变　脑受损定位征象、高颅压表现。

2. Ⅰ、Ⅱ级星形细胞瘤　T_1WI 为略低信号，T_2WI 为高信号，坏死、囊变少，瘤周水肿轻、强化轻。

3. Ⅲ、Ⅳ级星形细胞瘤　长 T_1、长 T_2 改变，信号强度不均匀，多见坏死、囊变、出血肿瘤边缘不整，瘤体有不均匀显著强化。瘤周水肿、占位征象重。

4. 小脑星形细胞瘤　多位于小脑半球，表现为"囊中有瘤"或"瘤中有囊"，呈长 T_1、长 T_2 改变，肿瘤实质部分强化明显，易出现阻塞性脑积水。

（六）鉴别诊断

1. 幕上星形细胞瘤鉴别诊断

（1）单发转移瘤。

（2）近期发病的脑梗死。

（3）颅内血肿吸收期。

（4）脑脓肿。

（5）非典型脑膜瘤。

（6）恶性淋巴瘤。

2. 幕下星形细胞瘤鉴别诊断

（1）髓母细胞瘤。

（2）室管膜瘤。

（3）血管网状细胞瘤。

（4）转移瘤。

三、少突胶质细胞瘤（Oligodendroglioma）

（一）概述

少突胶质细胞瘤占颅内肿瘤的 1% ~4%，约占胶质细胞瘤的 7%，男性多于女性，好发年龄 30 ~50 岁之间，高峰年龄 30 ~40 岁。

（二）病理

1. 发病部位　本病绝大多数发生于幕上，约占 96%。特别常见于额叶，其次为顶叶、颞枕叶等。

2. 大体病理　少突胶质细胞瘤一般为实体，色粉红，质硬易碎，境界可辨，但无包膜，瘤向外生长，有时可与脑膜相连，肿瘤深部也可囊变，出血坏死不常见，约 70% 的肿瘤内有钙化点或钙化小结。

3. 组织学分类　根据 WHO 的分类，少突胶质细胞瘤包括：少突胶质细胞瘤（Ⅱ级很少，Ⅰ级），少突胶质~星形细胞混合性瘤（Ⅱ级），间变性（恶性）少突胶质细胞瘤。

（三）临床表现

少突胶质细胞瘤生长缓慢，病程较长。50% ~80% 有癫痫，1/3 有偏瘫和感觉障碍，1/3 有高颅压征象，还可出现精神症状等。

（四）MRI 表现（图 7 - 13）

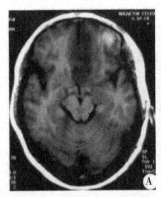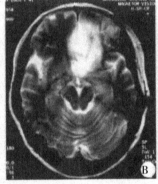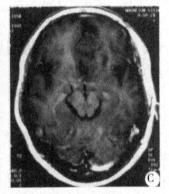

图 7 - 13　左额叶少突胶质细胞瘤，女性，41 岁。T_2WI（B）左侧额叶直回区以高信号为主的异常信号影，中线结构向右移位，左侧外侧裂较对侧小，鞍上池变形。T_1WI（A）肿瘤区为低信号，增强扫描（C）肿瘤区点、条状强化

肿瘤在 MR 图像上表现为长 T_1 低信号和长 T_2 高信号，约 70% 的病例可见钙化，表现为 T_1WI、T_2WI 图像上肿瘤内部不规则低信号。大多数肿瘤边界清楚，水肿轻微。Gd - DTPA 增强后，瘤体呈斑片状、不均匀轻度强化或不强化，恶变者水肿及强化明显。

（五）诊断要点

（1）多见于成人，病程进展缓慢。

（2）临床上以癫痫，精神障碍，偏瘫或偏身感觉障碍为主要表现。

（3）肿瘤多发生于幕上，以额叶为多，其次为顶叶、颞叶。

（4）肿瘤在 MR 图像上呈长 T_1，长 T_2 改变，瘤体内多见长 T_1、短 T_2 的不规则低信号，为钙化所致。

（5）恶性者，水肿重，可有囊变、出血，强化明显。

（六）鉴别诊断

（1）星形细胞瘤。

（2）钙化性脑膜瘤。

（3）室管膜瘤。

（4）钙化性动静脉畸形。

（5）结核瘤。

四、脑干胶质瘤（Brain Stem Glioma）

（一）概述

脑干胶质瘤系神经外胚层肿瘤，绝大多数为原纤维或纤维性星形细胞瘤（Ⅰ、Ⅱ级，WHO 分类），间变型或恶性胶质瘤较少见。

（二）MRI 表现（图 7 - 14 ~ 15）

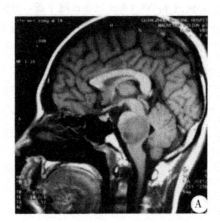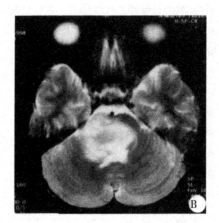

图 7 - 14　脑干胶质瘤，男性，18 岁。矢状面 T_1WI（A）桥脑膨胀呈梭形，第四脑室变窄，肿瘤为低信号。T_2WI（B）肿瘤呈以高信号为主的混杂信号

脑干体积增大，正常形态消失，肿块呈略长 T_1 或等 T_1、长 T_2 改变。较大肿块中央可有囊变、坏死，与脑脊液信号相仿。肿块周围脑池（四叠体池、环池、桥前池等）变形、扭曲、闭塞。中央导水管、四脑室受压变窄、移位或闭塞，可致上位脑室梗阻性脑积水。增强后，以不均匀、不规则强化为多，亦可呈环形或结节状强化。

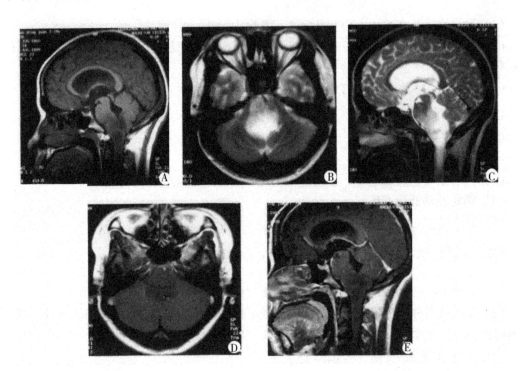

图 7-15 脑干及颈髓上段胶质瘤，女性，39 岁。矢状面 T_1WI（A）显示桥脑下部、延髓及颈髓上段呈膨胀性改变，以低信号为主，第四脑室下部变窄。T_2WI（B、C）肿瘤以高信号为主。增强扫描（D、E）肿瘤无明显强化

（三）鉴别诊断

（1）髓母细胞瘤。

（2）转移瘤。

（3）脑干梗死。

（4）脑干感染性病变。

（5）脑干脱髓鞘性疾病。

五、髓母细胞瘤（Medulloblastoma）

（一）概述

髓母细胞瘤来源于胚胎残留组织，恶性程度高，多见于儿童，占颅内肿瘤的 1.8% ~ 6.5%，约占胶质瘤的 10%，男性多于女性，发病高峰年龄 4~8 岁。

（二）病理

1. 发病部位　肿瘤主要发生在小脑蚓部，少数可发生在小脑半球（多见于年长儿与成人），肿瘤增大后可突入第四脑室，甚至达小脑延髓池。

2. 大体病理　肿瘤由于富含实质细胞和血管，质脆软似果酱。呈浸润性生长，边界不清楚，有时可有假包膜，而边界清楚。

3. 组织学分类　促纤维增生型髓母细胞瘤；髓母肌母细胞瘤

（三）临床表现

最常见症状为头痛、呕吐、共济失调、高颅压征象。神经根受刺激可引起斜颈。

（四）MRI 表现（图 7-16）

小脑蚓部占位性病变，呈长 T_1、长 T_2 信号改变，部分肿瘤可呈等 T_2 信号，原因可能为肿瘤细胞中细胞核（细胞核含水量比细胞浆少）所占比例较大有关。瘤体内可有出血、囊变、钙化，但较少见。第四脑室受压变形、移位，多伴有梗阻性脑积水。Gd-DTPA 增强，多有明显均匀的强化。

肿瘤可沿脑脊液种植转移至脑室壁、脑池、蛛网膜下腔等。

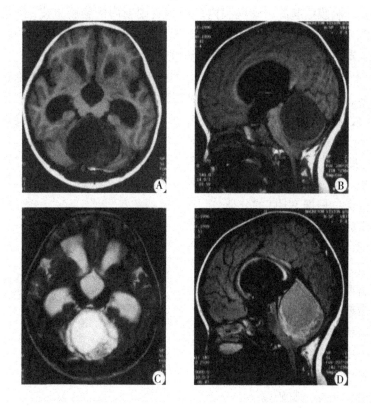

图 7-16　小脑蚓部髓母细胞瘤，男性，3 岁。小脑蚓部巨大占位性病变，T_1WI（A、B）呈低、等混杂信号，T_2WI（C）以高信号为主，肿块内有囊变区，呈长 T_1、长 T_2 改变。水抑制像（D）示肿块呈中等度高信号

（五）诊断要点

1. 多见于儿童　伴小脑受损及高颅压征象。

2. 多发生于小脑蚓部　呈长 T_1、长 T_2 改变，强化明显且较均匀。

3. 易发生脑脊液种植转移。

（六）鉴别诊断

（1）星形细胞瘤。

（2）室管膜瘤。

（3）小脑动静脉畸形。

六、脑膜瘤（Meningioma）

（一）概述

脑膜瘤是颅内最常见的肿瘤之一，约占颅内肿瘤的 15% ~ 20%，仅次于星形细胞瘤，居第二位。可见于任何年龄，多数见于 40 ~ 70 岁，高峰年龄在 45 岁左右。女性多见，男女之比约为 1 : 2。

（二）病理

1. 发病部位　脑膜瘤起源于蛛网膜内皮细胞或硬膜内的脑膜上皮细胞群，因此，凡有蛛网膜颗粒或蛛网膜绒毛的部位均可发生，以大脑凸面、矢状窦旁、大脑镰旁最多见，其次为蝶骨嵴、鞍结节、中颅窝、嗅沟、桥脑小脑角及后颅窝等。

2. 大体病理　肿瘤常单发，偶为多发，大小不一，形态可随发生部位不同而异。肉眼观肿瘤呈球形、分叶状或不规则形，边界清楚，质实或硬。少数肿瘤呈斑块状，覆盖在脑半球的表面，称斑块型。肿瘤质硬，切面灰白色，呈颗粒或条索旋涡状，有的含沙砾样物质。

脑膜瘤多为良性，邻近的脑组织受压，但无肿瘤浸润，邻近的颅骨有时因瘤细胞的浸润而发生骨质增生，但一般并无广泛的播散或转移。

3. 组织学分类　根据 WHO 的分类。

（1）脑膜皮瘤型（内皮瘤型，合体细胞型，蛛网膜皮瘤型）。

（2）纤维型（成纤维细胞型）。

（3）过渡型（混合型）。

（4）砂样瘤型。

（5）血管瘤型。

（6）血管网状细胞型。

（7）血管外皮细胞型。

（8）乳头状型。

（9）间变性（恶性）脑膜瘤。

（三）临床表现特点

（1）肿瘤生长缓慢，又居脑外，特别是在"静区"，定位征象可以不明显。

（2）高颅压征象出现缓慢。

（3）脑膜瘤发生在不同的部位，可有不同的功能异常：癫痫、精神障碍、嗅觉异常、视力障碍等。

（四）MRI 表现（图 7 - 17 ~ 18）

1. 肿瘤本身 MRI 表现特点　大多数脑膜瘤的信号接近于脑灰质。T_1WI 图像上，肿瘤多呈等信号，少数为低信号。T_2WI 图像上，则多表现为等信号，部分可为高信号或低信号。在脑膜瘤内部，MRI 信号常不均一，可能为囊变、坏死、出血、钙化或纤维分隔所致。此外，MRI 还可显示瘤体内不规则血管影，呈流空效应。Gd - DTPA 增强后呈明显强化，多较均匀，较大肿瘤出现囊变、坏死时，则不均匀，相邻脑膜可呈鼠尾状强化征象。大部分脑膜瘤与邻近脑组织有一包膜相隔，在 T_1WI、T_2WI 像上均表现为连续或不连续的低信号，病理证实为由纤维组织和肿瘤滋养血管构成。

瘤周常有轻至中度的脑水肿。

2. 提示肿瘤位于脑外的征象　①白质塌陷征：脑膜瘤较大时，压迫相邻部位脑实质，使脑灰质下方呈指状突出的脑白质变薄，且与颅骨内板之间的距离增大，此征象称为白质塌陷征，是提示脑外占位性病变可靠的间接征象。②以宽基底与硬膜相连。③肿瘤所在脑沟、脑池闭塞，邻近脑沟、脑池增宽。④颅骨正常结构消失，不规则。

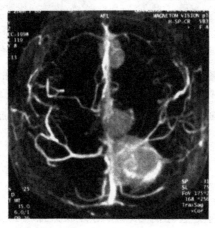

图 7-17　上矢状窦旁脑膜瘤（混合细胞型），女性，60 岁。增强并 MRA 示上矢状窦旁多发类圆形占位性病变，强化明显，邻近血管推压移位

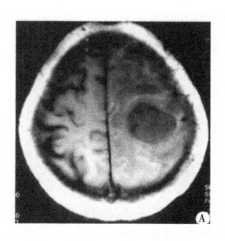
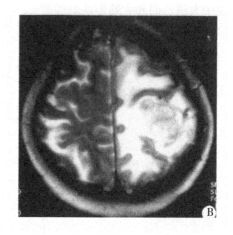

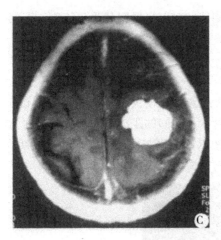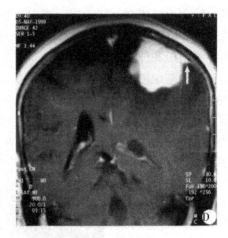

图7-18 左大脑凸面脑膜瘤，女性，65岁。左顶部类圆形占位性病变，边界清，T₁WI（A）为低信号，T₂WI（B）呈高低混杂信号，周围脑质水肿明显。增强扫描（C、D）肿瘤均匀显著强化，冠状位（D）肿瘤与脑膜广基底相连，并见"脑膜尾征"（↑）

（五）诊断要点

（1）神经定位体征不定，高颅压征象出现晚。

（2）MRI平扫，大多数病变呈等信号，强化明显，且均一，肿瘤伴有坏死、囊变时，则不均匀。

（3）脑外肿瘤征象。

（六）鉴别诊断

1. 位于大脑凸面和大脑镰的脑膜瘤

（1）胶质瘤。

（2）转移瘤。

（3）淋巴瘤。

2. 位于鞍上和颅前窝的脑膜瘤

（1）垂体瘤。

（2）星形细胞瘤。

（3）颈动脉瘤。

（4）脊索瘤。

（5）转移瘤。

（6）恶性淋巴瘤。

3. 位于颅中窝的脑膜瘤

（1）三叉神经鞘瘤。

（2）神经节细胞瘤。

（3）胶质瘤。

（4）颈内动脉动脉瘤。

（5）软骨瘤。

4. 位于颅后窝的肿瘤

（1）听神经瘤。

（2）转移瘤。

（3）血管网状细胞瘤（实性）。

（4）恶性淋巴瘤。

（5）脊索瘤。

5. 位于脑室内的脑膜瘤

（1）脉络丛乳头状瘤。

（2）胶样囊肿。

七、听神经瘤（Acoustic Neuroma）

（一）概述

听神经瘤是颅神经瘤中最常见的一种，占颅内肿瘤的 5.9% ~ 10.6%。起源于听神经可发生于任何年龄，高峰年龄 30 ~ 50 岁。男性略多于女性。听神经瘤多为良性肿瘤，恶性者罕见。

（二）病理

小脑桥脑角区是听神经瘤的发病部位。

听神经由桥延沟至内耳门长约 1cm，称近侧段，在内听道内长约 1cm，称远侧段。听神经瘤 3/4 发生在远侧段，1/4 发生在近侧段。

肿瘤呈圆形或结节状，有完整包膜，大小不一，质实，常压迫邻近组织，但不发生浸润，与其所发生的神经粘连在一起。可伴有出血和囊性变。镜下肿瘤组织学分束状型和网状型形态。后者常有小囊腔形成。

（三）临床表现

常以单侧耳鸣、耳聋、头昏、眩晕等为首发症状，少数患者可有高颅压、锥体束征象。

（四）MRI 表现（图 7 - 19）

MRI 具有高对比度，无创伤以及无颅骨伪影影响的特点，目前成为听神经瘤诊断最敏感的方法。其影像特点为：

多数肿瘤呈略长 T_1、等 T_1 和长 T_2 信号改变，T_1WI 上表现为略低或等信号，T_2WI 上呈高信号。

肿瘤信号均匀一致，但较大肿瘤可有囊变。肿瘤呈类圆形或半月形，紧贴内听道口处，瘤组织呈漏斗状，尖端指向内听道口。脑干、小脑受压移位征象。注射 Gd - DTPA 肿瘤实质部分信号明显升高，囊性部分无强化。

微小听神经瘤位于内听道内，体积小，诊断困难，MR 可直接显示耳蜗、听神经及前庭器官。微小听神经瘤与正常健侧听神经相比呈不对称性局限性增粗，呈结节状略长 T_1（或等 T_1）及长 T_2 信号改变。增强后，均一明显强化。

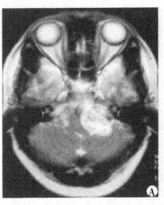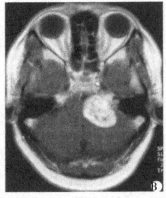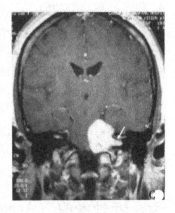

图 7-19　左侧听神经瘤，女性，59 岁。左小脑桥脑角区占位性病变，T_2WI（A）为不均匀高信号，间杂多个点状稍低信号。增强扫描（B、C）肿块不均匀显著强化，左侧听神经增粗（↑）

（五）诊断要点

（1）多于中年后缓慢起病。

（2）以耳鸣、耳聋、眩晕、头昏为首发症状。

（3）桥脑小脑角区，以内听道口为中心的肿块，伴同侧听神经增粗，在 T_1WI 上呈略低或等信号，T_2WI 上呈高信号，注射 Gd-DTPA 后呈明显均匀的强化。

（六）鉴别诊断

（1）脑膜瘤。

（2）表皮样囊肿。

（3）室管膜瘤。

（4）脊索瘤。

（5）颈静脉球瘤。

（6）血管网状细胞瘤。

（7）动脉瘤。

（8）小脑脓肿。

八、垂体腺瘤（Pituitary Adenoma）

（一）概述

垂体腺瘤是鞍区最常见的良性肿瘤，约占颅内肿瘤的 10%，仅次于胶质瘤和脑膜瘤。正常垂体上缘下凹或偏平，高度：男性 <7mm，女性 <9mm（垂体高度以女性生育期最高，随年龄增大而下降，男性一生变化不明显）。明显的局部上凸者 90% 以上为垂体微腺瘤所致。正常垂体柄直径小于 4mm，90% 左右的正常人比基底动脉细，下端可偏移 $1.5 \pm 1.2°$。垂体柄移位是垂体病变的间接指征。正常垂体前叶的 MR 信号与脑灰质相似，垂体后叶 91% 在 T_1WI 上呈高信号，其原因可能为：①垂体后叶 Herring 体内含脂类物质；②垂体后叶分泌含脂类的激素。

垂体病变须行冠状位和矢状位扫描，层厚为 1~2mm，发现可疑病变需行 Gd-DTPA 增强扫描。

（二）肿瘤分类

1. WHO 分类

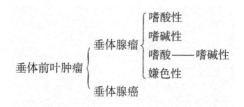

2. 按肿瘤大小分类

<1cm 垂体微腺瘤

>1cm 垂体大腺瘤

3. 按肿瘤的功能分类

分泌性腺瘤：分泌相应激素，表现为特殊的临床综合征，就诊时往往体积较小。

无分泌性腺瘤：就诊时体积大，有占位性效应，压迫性功能障碍等。

（三）临床表现

1. 压迫症状　视力障碍；垂体功能低下症状；头痛等。

2. 内分泌亢进症状　PRL 腺瘤出现闭经、泌乳；HGH 腺瘤出现肢端肥大；ACTH 腺瘤出现库欣综合征等。

（四）MRI 表现

鞍内肿瘤在 MR 上有四种征象：①蝶鞍扩大，伴骨质吸收变薄或破坏；②垂体高度 >9mm，并且局限性上凸；③鞍内出现异常肿块；④漏斗上升。

1. 垂体微腺瘤的 MRI 表现（图 7-20）　垂体微腺瘤在矢状位和冠状位显示最清晰，在 T_1WI 像上呈略低信号，T_2WI 图像上为稍高信号异常改变。冠状位可显示垂体局限性上凸，垂体柄移位，鞍底向下凹陷，双侧海绵窦可不对称。部分微腺瘤呈短 T_1 或等 T_1 及等 T_2 信号改变。Gd-DTPA 增强后，早期正常垂体、海绵窦明显强化，而微腺瘤由于血供不如垂体丰富，而呈低信号。延迟扫描，肿瘤呈等信号或稍高信号（高于垂体部分）。

2. 垂体大腺瘤的 MRI 表现（图 7-21）　肿瘤呈圆形、分叶状或不规则形。冠状位扫描显示呈哑铃状，即所谓束腰征，这是由于肿瘤向鞍上生长，受鞍隔束缚之故。蝶鞍扩大、变薄或破坏。

实性肿瘤与脑组织呈等信号，有囊变、坏死时，则该区呈明显长 T_1、长 T_2 改变。瘤内出血时，除急性期外，在 T_1WI、T_2WI 上均呈高信号。海绵窦受侵时，双侧海绵窦不对称，颈内动脉受压移位，Mechel 腔消失。注射 Gd-DTPA 后，瘤体实性部分明显强化，但早期低于正常垂体。

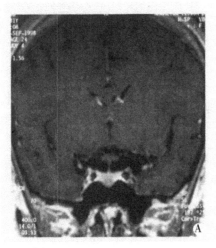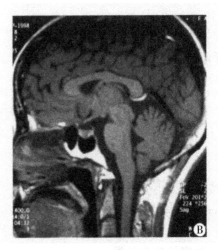

图7-20　垂体微腺瘤，女性，32岁。冠状面增强扫描（A）显示垂体下缘肿瘤向下突呈倒置驼峰状，信号低于周边正常垂体。T_1WI（B）垂体下缘可见一圆形低信号区，其内信号略不均匀

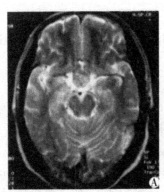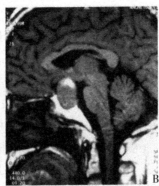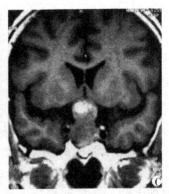

图7-21　垂体大腺瘤，女性，61岁。垂体窝占位性病变，T_1WI（B、C）以等信号为主，其内可见斑片状高信号，为肿瘤内出血所致。T_2WI（A）呈等、高混杂信号。冠状位（C）上可见典型"束腰征"

（五）诊断要点

1. 微腺瘤　①临床、实验室检查有相关分泌异常；②垂体内局灶性异常信号，可伴有垂体上缘上凸，垂体柄移位，鞍底下陷。③动态增强早期，瘤体不强化，与强化明显的正常垂体形成鲜明的对比。

2. 大腺瘤　鞍内软组织肿块，多有束腰征，与正常垂体呈等信号，可伴有囊变、坏死。蝶鞍扩大，骨质吸收破坏，增强后强化明显。

（六）鉴别诊断

1. 微腺瘤需与下列病变鉴别

（1）垂体囊肿。

（2）转移瘤。

（3）垂体梗死。

2. 大腺瘤需与下列病变鉴别

（1）颅咽管瘤。

（2）脑膜瘤。

（3）星形细胞瘤。

（4）动脉瘤。

九、颅咽管瘤（Craniopharyngioma）

（一）概述

颅咽管瘤起源于胚胎时期 Rathke 囊的上皮残余，占脑肿瘤的 2%～4%。从新生儿至老年人均可发生，20 岁以前发病接近半数，男性较多于女性。

（二）病理

颅咽管瘤可沿鼻咽后壁、蝶窦、鞍内、鞍上池至第三脑室前部发生，以鞍上多见，也可鞍上、鞍内同时发生。

肿瘤大多数为囊性或部分囊性，少部分为实性。囊性肿瘤生长缓慢，囊壁光滑，厚薄不等。囊内可为单房或多房，囊液黄褐色，含有不同数量的胆固醇结晶、角蛋白脱屑以及正铁血红蛋白。囊壁和肿瘤实性部分多有钙化。

（三）临床表现

（1）颅咽管瘤压迫视交叉，可致视力视野障碍。

（2）内分泌症状，垂体受压出现侏儒症（多见于儿童），尿崩症。

（3）高颅压症状等。

（四）MRI 表现（图 7－22～23）

颅咽管瘤 MRI 表现变化多。

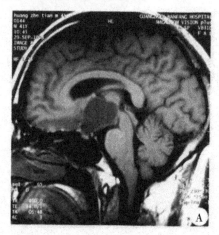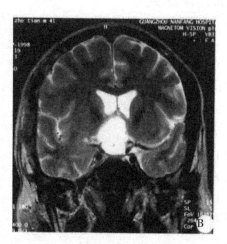

图 7－22　囊性颅咽管瘤，男性，41 岁。鞍上池区占位性病变，边缘清，呈分叶状。T_1WI（A）为均匀低信号，T_2WI（B）为高信号。视交叉、漏斗受压上移，垂体受压变扁

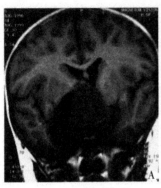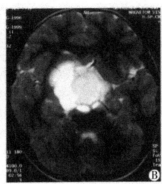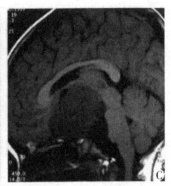

图 7 - 23　颅咽管瘤，女性，3 岁。鞍上池区巨大肿块，分实性和囊性两部分。实性部分 T_1WI（A、C）为稍低信号，T_2WI（B）呈中等度高信号，囊性部分呈新月形，位于肿块的右侧缘，呈长 T_1 长 T_2 改变

1. 囊性病变常表现为两种信号特点

（1）病变内含较高浓度的蛋白、胆固醇或正铁血红蛋白时，呈短 T_1、长 T_2 信号改变，在 T_1WI、T_2WI 图像上均呈高信号。

（2）病变为囊性坏死和残留的上皮细胞，并且蛋白含量少时，呈长 T_1、长 T_2 信号改变，在 T_1WI 像上为低信号，T_2WI 像上为高信号。

2. 实性颅咽管瘤亦表现为两种信号特点

（1）病变缺少胆固醇和正铁血红蛋白，呈等 T_1、长 T_2 信号改变。

（2）病变内含角蛋白、钙质或散在的骨小梁时，呈长 T_1 短 T_2 信号改变，在 T_1WI、T_2WI 像上均呈低信号。

注射 Gd - DTPA 后，在 T_1WI 图像上肿瘤实质部分表现为均匀或不均匀增强，囊性部分呈壳状强化。

（五）诊断要点

（1）青少年多见。

（2）临床上表现为高颅压、视力视野障碍及内分泌方面的改变。

（3）MRI 表现多样化，囊性病变根据囊内成分的不同，在 T_1WI、T_2WI 像上均可表现为高信号，亦可呈 T_1WI 低信号，T_2WI 高信号；实性病变则表现为在 T_1WI 像呈等信号，T_2WI 图像上呈高信号，亦可均表现为低信号。

（六）鉴别诊断

（1）垂体瘤。

（2）畸胎瘤。

（3）生殖细胞瘤。

（4）胶质瘤。

十、颅内转移瘤（Metastatic Tumor）

（一）概述

颅内转移瘤国内报道其发生率占颅内肿瘤的 3.5% ~ 10%。肿瘤来源前三位依次为肺、

子宫与卵巢和黑色素瘤。发病高峰年龄 40~60 岁，通常男性多于女性。

颅内转移瘤的转移途径有：

1. 血行转移　常见肺癌、乳腺癌、肾癌和皮肤癌等。

2. 直接侵入　鼻咽癌、视网膜母细胞瘤，颈静脉球瘤等。

3. 经蛛网膜下腔　极少数脊髓内肿瘤，如胶质瘤，室管膜瘤可经此途径向颅内转移。

4. 经淋巴途径转移　中枢神经系统无淋巴系统，但却有淋巴系统转移之学说。可能由于：①椎间孔血管周围的淋巴管；②脑神经内、外衣中的淋巴管；③已有颈淋巴结转移癌的颈淋巴管。

（二）病理

1. 结节型　幕上大脑中动脉供血区脑实质内多见，小脑少见，脑干更少。可以是单发，也可多发。较大肿瘤中间有出血、坏死；肿瘤周围水肿广泛，肿瘤界限清楚，但镜下观察，肿瘤沿血管间隙蔓延。

2. 脑膜弥散型　肿瘤沿脑脊液播散广泛转移，位于脑膜、室管膜，使其增厚或呈颗粒状，以颅底多见。位于软脑膜者称癌性脑膜炎或弥漫性软脑膜癌瘤。硬脑膜转移罕见。

（三）临床表现

1. 多有原发癌症状　但 30% 的患者以颅脑症状为首发症状。

2. 脑转移症状　高颅压，精神障碍，神经定位体征，脑膜炎等。

（四）MRI 表现（图 7 - 24）

病变多见于皮髓质交界处，亦可局限于白质内。小者为实性结节，大者多有坏死。可多发亦可单发。大多数病变均呈稍长 T_1，长 T_2 信号改变，瘤周水肿明显。小肿瘤大水肿为转移瘤的特征表现，但 4mm 以下的小结节周围常无水肿。注射 Gd - DTPA 后，绝大多数病例均有强化，强化形态多样，可呈结节状，点状均匀强化或不均匀强化，亦可表现为不规则状环形强化，边缘与周围组织界限清晰。

（五）诊断要点

（1）原发肿瘤病史。

（2）多数肿瘤呈稍长 T_1、长 T_2 信号改变，瘤周水肿明显，形态多样。小肿瘤大水肿应高度怀疑转移瘤的可能，特别是无明确原发病史时。

（六）鉴别诊断

1. 多发转移瘤时需与下列疾病鉴别

（1）多发脑脓肿。

（2）多发脑膜瘤。

（3）脑梗死。

（4）多发性硬化。

（5）脑白质病。

2. 单发转移瘤时需与下列疾病鉴别

（1）胶质瘤。

（2）脑膜瘤。

（3）单发脑脓肿。

（4）结核瘤。

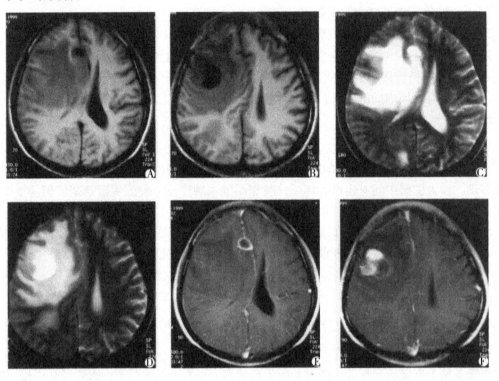

图 7-24　肺癌脑转移瘤，男性，34 岁。右额叶皮层下多发占位性病变，部分病变内有囊变区，呈长 T_1（A、B）、长 T_2（C、D）改变。实质部分呈稍长 T_1 和稍长 T_2 信号。增强扫描（E，F），病变均呈不规则环形强化。周围脑水肿明显，侧脑室受压狭窄，中线左偏

（朱世军）

第五节　颅内感染

一、脑脓肿（BrainAbscess）

（一）概述

脑脓肿指化脓性细菌侵入脑内引起局部脑组织破坏形成脓腔。按其感染途径可分为耳源性脑脓肿、血源性脑脓肿、鼻源性脑脓肿、外伤性脑脓肿和隐源性脑脓肿等。

（二）病理

脑脓肿形成主要有三个阶段：①急性脑炎期：病变部位炎性细胞浸润，局灶性脑组织充血、水肿甚至坏死、液化。②化脓期：局灶性液化区扩大并融合形成脓腔，可呈单房或多房，周边薄层炎性肉芽组织包绕。③包膜形成期：通常在 1~2 周开始至 4~8 周完全形成，脓肿壁由内层炎性细胞带、中层肉芽和纤维组织及外层增生的胶质细胞三层结构组成。

（三）临床表现

可有畏寒、发热、全身不适等中毒症状，依脓肿所在部位不同而出现偏瘫、失语、记忆障碍或癫痫等相应的定位症状。

（四）MRI 表现（图 7 – 25）

急性脑炎期，病灶在 T_1WI 上呈不规则低信号，T_2WI 呈高信号；脓腔和脓壁形成后，T_1WI 上脓腔和外周水肿区呈低信号，脓壁呈等信号，T_2WI 上脓腔和水肿区则呈高信号，脓壁呈等或低信号，注射 Gd – DTPA 增强扫描脓壁呈环形强化。

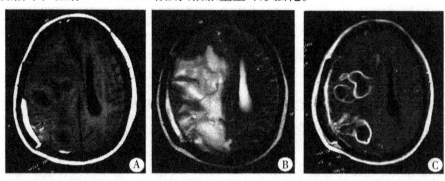

图 7 – 25 右侧幕上半球多发性脑脓肿，女性，27 岁。右额颞顶叶大片异常信号区，T_1WI（A）呈低信号，其内见多个圆形、卵圆形更低信号区，T_2WI（B）呈高信号，边缘可见薄层等信号带。增强扫描（C）病灶呈不规则环状强化，右侧脑室受压变窄，中线左偏

（五）诊断要点与鉴别诊断

MRI 能清楚分辨脑脓肿的典型结构即脓腔、脓壁和水肿区三部分，结合感染病史较容易做出诊断。但急性脑炎期表现无特异性，需与胶质瘤、转移瘤、炎性肉芽肿等鉴别。

二、化脓性脑膜炎（Purulent Meningitis）

（一）概述

化脓性脑膜炎指由化脓性细菌引起的软脑膜炎症，致病菌中成人以肺炎双球菌最常见，儿童以嗜血性流感杆菌和大肠杆菌多见。

（二）病理

感染途径主要是血行播散，其次为直接扩散。早期软脑膜充血、水肿，继之炎性渗出物覆盖脑表面并沉积于脑沟、脑裂和脑池，有时波及脑室引起室管膜炎；后期脑膜增厚粘连导致颅神经受压和阻塞性或交通性脑积水，如并发动脉炎可引起脑梗死。

（三）临床表现

首先有畏寒、发热等全身感染症状，并出现头痛、呕吐、颈项强直等脑膜刺激征以及烦躁、谵妄等精神症状，累及脑神经则引起眼外肌麻痹、复视、斜视和周围性面瘫等。

（四）MRI 表现

覆盖于脑表面的炎性渗出物，以脑底部为主，T_1WI 呈低信号，T_2WI 呈高信号，脑沟和

脑裂增宽，邻近脑组织水肿。脑膜增厚且增强扫描明显强化，伴脑积水则见脑室明显扩大。

（五）诊断要点与鉴别诊断

化脓性脑膜炎病变广泛分布于软脑膜，沿蛛网膜下腔扩展，结合感染病史，脑膜刺激征及脑脊液检查白细胞增多等不难诊断。主要应与非化脓性脑膜炎、蛛网膜下腔出血和脑膜转移等鉴别。

三、病毒性脑炎（Viral Encephalitis）

（一）概述

病毒性脑炎是由病毒感染所引起的脑组织局部炎症，包括单纯疱疹病毒性脑炎、亚急性硬化性全脑炎和带状疱疹病毒脑炎。

（二）病理

病毒性脑炎基本病理改变主要是血管周围炎性细胞浸润，脑组织水肿、坏死伴胶质结节形成，神经细胞核内可见包涵体。

（三）临床表现

常有头痛、发热等病毒感染症状，继之出现语言障碍、智力减退和癫痫等神经系统症状，严重者可昏迷甚至死亡。

（四）MRI 表现（图 7 - 26）

早期病灶小、水肿轻时，T_1WI 显示不清楚，而 T_2WI 较敏感呈现高信号；后期病灶范围扩大，水肿加重则 T_1WI 呈低信号，T_2WI 呈高信号，增强扫描病灶不均匀强化，也可见软脑膜和脑室周围强化。单纯疱疹病毒性脑炎病变主要位于双侧颞叶和边缘系统，常不对称或仅限于一侧。亚急性硬化性全脑炎病变广泛分布于皮层下和脑室周围伴弥漫性脑水肿，而带状疱疹病毒性脑炎病变多沿脑血管走行分布。

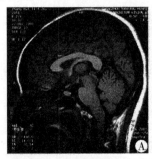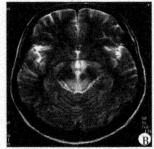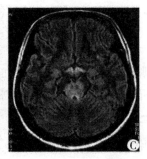

图 7 - 26　病毒性脑干炎，女性，26 岁。T_2WI（B）及水抑制像（C）示中脑内片状欠均匀高信号，T_1WI（A）病变区与脑实质信号相等

（五）诊断要点与鉴别诊断

病毒性脑炎 MRI 表现无特异性，确诊需结合病史、临床症状和体征及血或脑脊液检查病毒抗体升高等临床资料。

四、颅内结核 （Intracranial Tuberculosis）

（一）概述

颅内结核感染多继发于身体其他部位的结核菌经血行播散而来，以肺结核最常见。主要有结核性脑膜炎和结核瘤两种类型。

（二）病理

结核菌经血行播散至软脑膜引起炎症反应，在脑膜和脑实质内形成小结核肉芽肿，坏死组织破入蛛网膜下腔即引起结核性脑膜炎，大量纤维蛋白渗出物沉积脑底部脑沟及脑池，可造成阻塞性脑积水和局限性脑梗死。脑实质内的小肉芽肿逐渐增大融合，中央出现干酪样坏死，周围胶原纤维等肉芽组织包绕形成结核瘤，部分可有钙化。

（三）临床表现

常有低热、盗汗等结核病全身症状，结核性脑膜炎患者脑膜刺激征明显，严重者出现意识障碍甚至昏迷，结核瘤中急性者往往有颅内压增高症状，慢性者以头痛和癫痫发作为主诉。

（四）MRI 表现（图 7 – 27）

结核性脑膜炎病变以脑底部明显，脑基底池充填渗出物 T_1WI 呈低信号，T_2WI 呈高信号，脑凸面脑膜增厚且增强扫描明显强化，基底节区常见梗死灶，多伴阻塞性脑积水，结核瘤常多发，位于基底池附近和大脑皮层下，中央坏死区及外周水肿带 T_1WI 呈低信号，T_2WI 呈略高信号，钙化灶则 T_1WI 和 T_2WI 均呈低信号，增强扫描瘤灶呈结节状或环形强化，中央坏死区和水肿带无强化。

（五）诊断要点与鉴别诊断

颅内结核的诊断应结合临床：青少年多发，有结核病史，全身中毒症状及脑脊液生化检查糖和氯化物减少等。结核性脑膜炎 MRI 表现与化脓性脑膜炎类似，两者需鉴别，另外，结核瘤需与脑脓肿和转移瘤等鉴别。

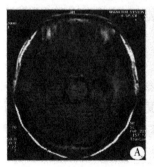 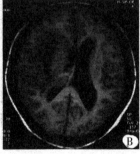 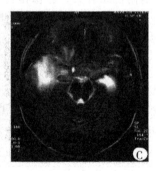

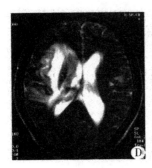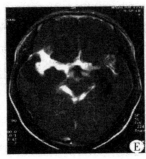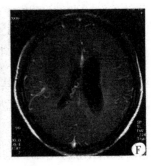

图 7-27 结核性脑膜炎，男性，22 岁。右额、颞叶大片异常信号区，T_1WI（A、B）为低、等混杂信号，T_2WI（C、D）呈高、等混杂信号，病变周围脑水肿明显。增强扫描（E、F）示右侧裂池、鞍上池及四叠体池呈高信号，脑实质未见明显强化。右侧脑室受压变窄，中线轻度左偏

五、艾滋病（AIDS）的颅内感染

（一）概述

AIDS 又称获得性免疫缺陷综合征，是由人体免疫缺陷病毒（HIV）引起的致命性流行病。主要经 AIDS 患者的体液传播，约 75% 患者的中枢神经系统受侵犯，包括直接感染和机遇感染。

（二）病理

HIV 具有嗜淋巴细胞和嗜神经的生物特性，感染 T4 淋巴细胞造成其大量破坏，致机体免疫功能下降，同时经血脑屏障侵入中枢神经系统，在其内繁殖导致神经细胞损害，主要是白质脱髓鞘，空泡变性及萎缩，血管周围炎性细胞浸润。

（三）临床表现

1. 急性 HIV 性脑膜炎 在 HIV 感染约 6 周发病，表现为发热、嗜睡和关节痛等病毒血症，伴全身淋巴结肿大，影像检查无异常。

2. 亚急性 HIV 性脑膜炎 主要是进行性痴呆和显著脑萎缩。

3. 慢性 HIV 性脑膜炎 表现为脑膜刺激征，可累及Ⅴ、Ⅶ、Ⅷ对脑神经。

（四）MRI 表现

亚急性和慢性 HIV 性脑膜炎的 MRI 示脑白质区散在多发的大小不等病灶，分布不对称，偶有单发，T_1WI 呈等或低信号，T_2WI 呈高信号，无或轻度占位效应，增强扫描病灶可强化。伴脑萎缩则可见脑沟、脑裂、脑池及脑室系统广泛扩大，同时可见脑底脑膜增厚及脑膜强化。

（五）诊断要点与鉴别

AIDS 的颅内感染诊断主要依靠病史、临床症状和体征及 HIV 抗体检测阳性等临床资料，MRI 只能显示病变分布和范围，无特异性。

六、脑囊虫病（IntracranialCysticcrcosis）

（一）概述

囊虫病是猪囊尾蚴寄生于人脑内所引起的疾病，占全身囊虫病的 80%。人是猪绦虫的唯一终末宿主，主要经口传播。

（二）病理

脑囊虫病演变分四期：①囊泡期：囊液清亮，囊腔内见蚴虫头节，②胶样囊泡期：蚴虫头节退变，囊液混浊，周围脑组织水肿，③颗粒结节期：囊泡缩小，壁增厚钙化，周围肉芽肿形成，④钙化结节期：囊虫形成钙化结节。

（三）临床表现

主要表现为癫痫发作、精神症状、脑膜刺激征和颅内高压征象。病情轻重与囊虫大小、数量、部位和时期有关。

（四）MRI 表现（图 7-28）

按病变部位分脑实质型、脑室型和脑膜型三种类型。以脑实质型表现最典型，囊尾蚴存活时，病灶呈圆形，多发常见，大小相似，附壁囊虫头节呈偏心小点状影，T_1WI 呈略高信号，T_2WI 呈低信号，囊液 T_1WI 和 T_2WI 分别为低信号及高信号，周围水肿不明显，增强扫描囊壁和头节强化；囊虫退变死亡时，头节消失，囊腔增大，周围水肿明显；病灶钙化后，T_1WI 和 T_2WI 均为低信号，周围水肿消退。脑室型和脑膜型病灶大小不等、形态不一，囊壁较薄，头节少见，可引起阻塞性脑积水。

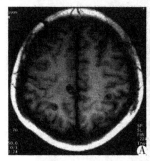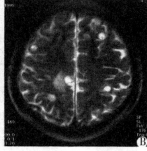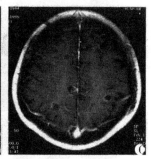

图 7-28　脑囊虫病，男性，56 岁。双侧幕上半球皮层下多发圆形异常信号影，T_1WI（A）为低信号，其内见点状等信号，T_2WI（B）为高信号，内见点状低信号。增强扫描（C）示病变呈环形强化。周围脑水肿不明显

（五）诊断要点与鉴别诊断

囊性病灶内发现头节结合绦虫感染史和囊虫补体结合试验阳性等，脑囊虫病不难诊断。如病变不典型，则单发者需与皮样囊肿和蛛网膜囊肿等鉴别，多发者需与脑脓肿和转移瘤等鉴别。

（刘　琳　兖矿集团总医院）

第六节　脑萎缩

一、概述

脑萎缩指由于各种原因所引起的多种脑组织退行性病变的结局，不是一个独立的病种，是病理性诊断。根据其病变范围分为局限性脑萎缩和弥漫性脑萎缩。

二、病理

脑萎缩是脑组织不可逆的丧失，不仅有体积缩小，而且脑细胞数量也减少。其遗留的间隙由脑脊液充填从而继发脑室系统和蛛网膜下腔扩大，产生"代偿性脑积水"。

三、临床表现

智力减退甚至痴呆，不随意运动，感觉或运动障碍，癫痫或共济失调等。

四、MRI 表现（图 7 - 29）

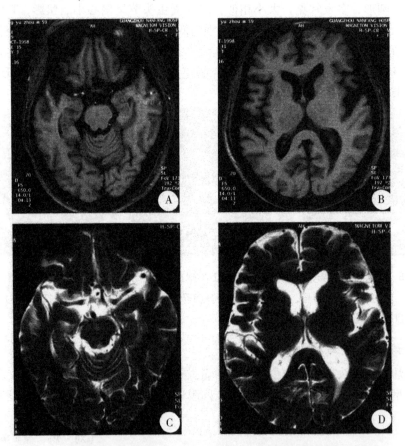

图 7 - 29　脑萎缩，男性，57 岁。双侧额叶及部分颞叶脑回变窄，脑沟、
脑池增宽，脑室系统轻度扩大，呈代偿性脑积水改变

弥漫性脑萎缩又分为皮质型、髓质型和混合型。皮质型以灰质减少为主，表现为皮质变薄，脑沟、脑裂及脑池增宽明显，而脑室扩大不明显；髓质型以白质减少为主，表现为脑室系统扩大明显，而脑沟、脑裂及脑池增宽不明显；混合型则灰白质减少程度相似因而二者均扩大。局限性脑萎缩表现为病变局部的脑回变窄，脑沟增宽，邻近脑室扩大。

五、诊断要点与鉴别诊断

脑萎缩主要以脑组织减少，脑室系统和蛛网膜下腔扩大为特征，依不同类型而表现程度不一，无占位效应，有时需与脑积水相鉴别。

（周　舟）

第七节　脑积水

一、概述

脑积水指因脑脊液产生和吸收失衡所致的脑室系统异常扩大，可分为阻塞性脑积水、交通性脑积水和常压性脑积水三种类型。

二、病理

脑积水的发生机制是脑脊液循环或吸收障碍和脑脊液产生过多，后者罕见，可发生于脑室内脉络膜乳头状瘤。由脑脊液循环或吸收障碍引起的脑积水，则根据梗阻部位在第四脑室出口以上或以下分别称为阻塞性脑积水和交通性脑积水。常压性脑积水是交通性脑积水的一种特殊类型，其仍有部分完好的脑脊液循环功能代偿，脑脊液压力在正常范围上下波动，呈间歇性高压。

三、临床表现

主要有头痛、恶心、呕吐、视乳头水肿和视力减退等颅内压增高症状，严重者可出现意识障碍和 Cushing 综合征（呼吸、脉搏减慢，血压升高），并形成脑疝。

四、MRI 表现（图 7 – 30 ~ 31）

阻塞性脑积水表现为梗阻部位以上的脑室扩大，而梗阻以下脑室无明显变化。扩大的脑室周围间质水肿，T_1WI 呈低或等信号，T_2WI 呈高信号，矢状、冠状和横断面三维成像能显示梗阻部位和病变。交通性脑积水表现为脑室系统广泛扩大，呈对称性，脑沟正常或消失，灰白质界面清楚，也可出现脑室周围间质水肿。常压性脑积水无特征性，可表现为脑室扩大伴脑沟加深，以前者明显，或与交通性脑积水的表现近似。

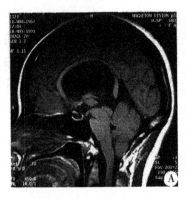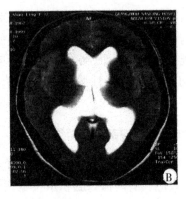

图 7 - 30　梗阻性脑积水，女性，32 岁。双侧脑室对称性扩大（B），呈长 T_2 改变。
正中矢状位 T_1WI（A）示中脑导水管显影欠佳，提示其通畅不良

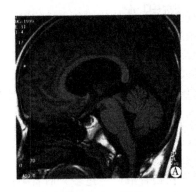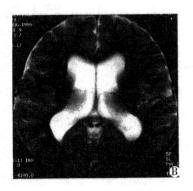

图 7 - 31　交通性脑积水，男性，11 岁。全脑室系统均见扩大，呈长 T_2（B）信号，
正中矢状位（A）示脑导水管通畅，颅内未见占位性病变

五、诊断要点与鉴别诊断

　　阻塞性脑积水和交通性脑积水均有典型的 MRI 表现，诊断不难，仅常压性脑积水表现
不典型。三者需与脑萎缩引起的"代偿性脑积水"相鉴别。

（朱世军）

第八章　颅脑超声诊疗

第一节　新生儿及小儿颅脑疾病

一、解剖

1. 颅脑分为颅顶及颅底两部分　颅顶骨有额骨、顶骨、枕骨、颞骨组成。婴幼儿颅骨较薄，未完全骨化。颅骨相连处有膜性结构，如前囟、后囟、蝶囟和乳突囟。前囟较大，在婴儿生后12~18个月时关闭，可作为超声检查的良好透声窗。早产儿后囟较大，在生后2个月左右关闭。因此，后囟也可作为超声检查的窗口。

2. 脑由左右两侧的大脑半球、间脑、中脑、桥脑、小脑和延髓组成　大脑半球又分为额叶、顶叶、颞叶、枕叶和脑岛。大脑半球的表面为大脑皮质，又称灰质。深部为大脑髓质，又称白质。连接两侧大脑半球以纤维束板构成的部分称为胼体，位于大脑纵裂底部，是颅脑超声检查时需要仔细辨认的一个解剖结构。基底神经节包括尾状核、豆状核、带状核和杏仁核，位于大脑髓质内神经核团。尾状核分为头、体、尾三部分，位于侧脑室的下侧壁。在胎儿24~32周时在尾状核头部与侧脑室室管膜上皮之间有一层胚胎生发层组织，含有丰富血管网和许多原始神经组织，是早产儿颅内出血的好发部位，也是超声检查重点观察的部位之一。

3. 脑膜　分三层，由里向外依次为软脑膜、蛛网膜和硬脑膜。大脑镰和小脑幕是硬脑膜的主要皱襞。深入大脑半球之间的大脑镰位于颅腔正中。分隔大脑枕叶和小脑为小脑幕，大脑半球之间的大脑间裂和大脑镰构成脑中线的结构，是超声检查的重要标志。硬脑膜与蛛网膜之间的腔隙为硬膜下腔，蛛网膜与软脑膜之间的腔隙称为蛛网膜下腔，蛛网膜下腔内充满脑脊液，软脑膜紧贴脑的表面并深入大脑沟回之中。软脑膜血管丰富。一些软脑膜突入侧脑室，被覆脑室膜，形成脑室的脉络丛，产生脑脊液。脉络丛是新生儿颅内出血的好发部位。

4. 脑室系统　包括左、右侧脑室，第三脑室和第四脑室。侧脑室是脑室系统中最大的腔隙，位于大脑半球的中下部。侧脑室体部位于顶叶内，前角深入额叶内，后角位于枕叶内，下角深入颞叶内。侧脑室体部、后角及下角汇合处称为三角区，侧脑室内含有脑脊液，是超声检查重要的无回声标志。第三脑室位于两侧丘脑之间狭窄的腔隙，向上借室间孔与侧脑室相通，向下借中脑导水管与第四脑室相通。第四脑室位于延髓、脑桥和小脑之间的腔隙，通过正中孔与两侧外侧孔与蛛网膜下腔相通。

二、检查方法及报告内容

（一）检查要求和注意事项

一般小儿颅脑超声检查无特殊要求。经前囟检查适用于前囟未闭的小儿。检查前，对于头发较多、较密遮盖前囟时应剃干净；前囟处如有较厚脂溢痂，要清除；遮住前囟头皮留置针应拔除等，以免影响探头的接触。宜在小儿安静条件下或睡眠中进行，备用奶瓶或奶嘴，对于哭闹不安、难以合作、影响检查结果的小儿，给予适量水合氯醛直至小儿熟睡。对高危儿、早产儿宜床旁检查，少搬动婴儿，减少对婴儿的不良刺激。

检查时，右手持探头，左手适当用力固定患儿头部或请助手协助扶持或让家长配合固定头部。小儿头部微转向右侧进行，探头置于前囟部位时力度要适当，不要太大力向下压。

（二）仪器要求和超声检查模式

1. 仪器要求　经前囟检查；足月儿和小儿一般选用 5.0MHz 的小凸阵探头。早产儿及极低体重儿选择 7.5MHz 小凸阵探头。

经颞窗扫查：因有颞骨的干扰选用较低频率以获得较好的穿透能力，选择 3.0MHz 或 3.5MHz 探头。

检查浅表部位：如蛛网膜下腔、硬脑膜下腔、头皮表面损伤则选择 7.5MHz 或 10MHz 等较高频率的线阵探头。

2. 超声检查模式

（1）经前囟检查：是最常用的检查部位。在患儿前囟部位涂耦合剂并轻放探头。探头扫查方向与颅骨冠状缝平行，探头位置由前向后弧形移动，使扫查平面先后通过额叶、顶叶、颞叶和枕叶。扫查时应注意两侧大脑半球和整个脑实质回声结构的比较，保持左右两侧声像图的对称。将探头旋转 90° 作矢状扫查，自正中矢状面开始，向一侧半球的颞侧缓慢移动，观察该侧脑室以及脑室周围脑组织结构。然后，偏向对侧观察。

（2）经颞囟检查：探头分别放置于两耳上方的颞部，偏移探头角度，使声束向上指向头穹隆部，向下指向颅底部。因颞囟较小，透声窗有限，关闭也较早（生后 2 个月），临床上较少使用。

（3）经后囟检查：探头置于后囟处，对颅脑做水平检查，但声窗较小及操作不方便，临床上很少使用。

（三）检查断面

正常脑实质为弥漫均匀的中低水平回声，脑沟回为轮廓清晰的强回声带。脑室腔呈窄细而光滑的强回声带，脑室内脑脊液呈无回声区，脑室内的脉络丛为均匀的强回声。大脑镰和大脑纵裂呈强回声带，颅骨内板呈弧形强回声带。

1. 前囟冠状扫查基本断面

（1）通过额叶扫查：从浅面至深面显示低水平额叶实质回声及中间回声稍强的大脑纵裂，底部强回声为额骨或蝶窦。

（2）通过侧脑室前角扫查：脑实质呈弥漫性中低水平回声，可见大脑纵裂及体，透明隔腔位于左右侧脑室之间、体的深面。在未成熟儿较宽大，为第五脑室。侧脑室前角呈裂隙状，前角外下方的低回声为尾状核头部。

（3）通过侧脑室体部扫查：显示呈"Y"字形侧脑室体部和第三脑室，尾状核体部位于侧脑室外侧。第三脑室居中，呈缝状裂隙，其两侧圆形低回声为丘脑；其后方稍低回声为脑干，中间倒三角形稍强回声为小脑蚓部。侧脑室与第三脑室之间一裂隙为室间孔，第三脑室内可见到中间块。此断面可见到倒"Y"形呈强回声的大脑外侧裂。

（4）通过侧脑室三角区扫查：侧脑室体部呈"八"字形，其内可见脉络丛强回声，两侧呈对称性分布，向侧脑室颞角深入。后下方可显示枕叶及颅骨强回声带。

（5）通过枕叶扫查：大脑枕叶脑实质表现为弥漫均匀中低水平回声。显示侧脑室周围白质及颅骨强回声带。

2. 前囟矢状扫查基本断面

（1）正中矢状面：显示体呈中等强度弧形结构，无回声的透明隔腔，下方呈三角形第三脑室，第三脑室中间可见圆形稍强回声中间块。向下可见第四脑室，第四脑室后方回声较强部位为小脑和呈无回声的小脑延髓池，最深面强回声带为颅底。

（2）正中旁矢状断面（通过侧脑室）：显示月牙状无回声结构侧脑室，下方圆形低回声区为丘脑。侧动探头可显示全部侧脑室——前角、体部、枕角、颞角和其内强回声的脉络丛及三角区。第三脑室断面，显示第三脑室与侧脑室相交通室间孔。

（3）正中旁矢状断面（通过脑岛）：侧脑室、丘脑回声消失，显示颞侧大脑组织断面。

3. 颞囟扫查基本断面

（1）桥脑水平：显示额部中心强回声带为正中裂，凹字形或蝴蝶形大脑脚。枕部较强回声为小脑蚓部。

（2）第三脑室水平：脑中线两侧显示低回声椭圆形结构为丘脑，两侧丘脑之间裂隙状无回声为第三脑室，后方细的强回声带为大脑镰。

（3）侧脑室水平：左、右侧脑室外侧壁呈对称分布弧形线，位于中线两侧。其两侧显示"八"字形分布，位于侧脑室内强回声的脉络丛。

（4）高水平切面（侧脑室水平）：显示三条平行线结构，中间强回声线为大脑纵裂（脑中线），两侧平行线为两侧侧脑室结构。

（四）测量方法及要求

前囟冠状扫查：在侧脑室体部和丘脑水平，相当于室间孔附近进行停帧测量。这里介绍几种测量方法，以侧脑室宽度较为实用。

1. 侧脑室宽度　矢状切面——尾状核丘脑沟与侧脑室内壁交点切迹向对侧的垂直距离；冠状切面——侧脑室体部内、外侧壁间距离。

上述以矢状切面为较常用测量切面。

2. 侧脑室外侧壁距中线距离（冠状切面）

3. 侧脑室比率测定（冠状切面）　即侧脑室外侧壁至中线距离与同侧大脑半球宽度比值。

4. 蛛网膜下腔的宽度（冠状切面）　脑表面脑回最突出处至蛛网膜的距离。

5. 大脑半球间裂宽度（冠状切面）　大脑镰两侧脑回间的最短距离。

测量时必须在标准切面进行测量，否则测值偏差较大，影响报告质量。测量时以内径测量为准。

（五）报告内容

1. 一般项目　姓名、性别、年龄（月、天）、住院号、复查患者查B超（旧）检查号，进行前后检查对照。

2. 记述检查内容

（1）一般描述：脑中线是否居中；大脑半球间裂有无分离；脑实质回声是否均匀、对称；侧脑室宽度；第三、四脑室形态，有无扩大；以及一些必要的测量数据等。

（2）病变描述：病变范围是局灶性、弥漫性；局灶性病变部位；测量病变范围、内部回声、对周围（邻近）组织有无压迫或偏移等。

3. 超声检查提示

（1）病变部位；

（2）病灶在超声声像图上所表现的物理性质（实性、囊性、混合性）；

（3）可提示病名诊断或不提示病名诊断或可能诊断；

（4）必要的提示或建议：如超声随访或建议进行其他检查；

（5）签名与检查日期。

三、正常值

1. 侧脑室宽度　正常新生儿侧脑室宽度 1～3mm，平均 1.9～0.7mm，超过 3mm 为增宽。

侧脑室体部宽度 4～6mm 为轻度扩张，7～10mm 为中度扩张，大于 10mm 为重度扩张。

2. 侧脑室外侧壁距中线距离　正常值为 7～11mm，平均 8mm。超过 11mm 为异常。

3. 侧脑室比率测定　正常值 0.33～0.03，比值大于或等于 0.36 时为异常。

4. 网膜下腔宽度　小于 2.5mm。

5. 大脑半球间裂的宽度　小于 3.0mm。

6. 第三脑室　内径小于或等于 3mm，大于或等于 5mm 为异常，极度扩大时，第三脑室呈圆形。

7. 脉络丛正常宽度为 5～12mm，两侧脉络丛宽度相差不超过 5mm。

四、颅脑超声检查常见疾病

（一）缺血缺氧性脑病（HIE）

是围产期缺氧所致颅脑损伤；是新生儿死亡和婴幼儿系统功能障碍的主要原因。

1. 病理与临床表现　HIE 是由各种机制交互作用引起。主要病理变化是脑水肿、脑组织坏死及颅内出血。表现为：①两侧大脑半球损伤，有选择性神经元坏死、矢状旁区皮质损伤，常伴脑水肿；②基底节、丘脑和脑干损伤，不伴有脑水肿；③脑室周围白质软化，因该区为终末血管区缺血所致；④脑室周围室管膜下或脑室内出血。前二者主要见于足月儿，后二者则发生于早产儿。

轻中度 HIE：表现为过度兴奋、易激惹、嗜睡、迟钝、伴有惊厥，肌张力减低，原始反射减弱，前囟稍饱满；重度 HIE：表现为昏迷，常有惊厥，肌张力松软或增加，原始反射消失，呼吸衰竭，瞳孔不等大，前囟饱满等。

2. 超声表现

（1）广泛脑水肿：是足月儿 HIE 的主要特点。脑实质弥漫性回声增强，沟回消失，脑结构模糊，侧脑室变窄呈裂隙状或显示不清，脑血管搏动减弱。

（2）脑室周围白质软化：主要发生在早产儿。侧脑室周围回声增强，多见于侧脑室前角外上方，围绕至侧脑室的下角和后角。冠状切面；见一底部向着皮质，尖部指向侧脑室的三角形回声增强区。矢状切面：侧脑室外上方见条带状或长弧形增强回声区。

（3）脑实质内散在高回声区，由广泛散布的脑实质出血或水肿引起。

（4）局限性大片强回声区，为受累的脑血管供血区域脑实质呈缺血性改变。

3. 诊断要点

（1）HIE 弥漫水肿型：多见于足月儿，全脑弥漫性回声增强，脑沟回模糊不清，脑室变窄或模糊不清，脑血管搏动减弱。

（2）HIE 局灶型：多见于早产儿，侧脑室周围（前角外上方、体部上方、丘脑区）回声增强，两周以后回声增强区可出现多个小囊腔。

4. 鉴别诊断　颅内出血与 HIE 损伤常同时存在，超声均表现为回声增强，鉴别有一定困难。HIE 表现为两侧回声呈对称性分布，颅内出血表现为脑实质不同部位出现形态不一的强回声，结合临床症状、CT 检查可加以鉴别。

5. 临床评估　结合临床并根据 HIE 声像图特征，超声检查可为诊断 HIE 提供重要依据。

超声检查可用于新生儿脑损伤筛查，可床边随时检测，短期内动态观察病变性质和程度。

超声检查对于 HIE 后期出现脑萎缩性改变或病变局限于某一部位的脑皮层即瘢痕脑回诊断效果不如 CT 或磁共振。

（二）颅内出血

是婴儿严重的脑损伤，死亡率高。存活儿也常有神经系统后遗症。根据颅内出血的部位可分为硬膜下出血、蛛网膜下腔出血、室管膜下出血、脑实质出血、脑室内出血、小脑出血等。

1. 病理与临床表现

（1）硬膜下出血：主要由于小脑幕或大脑镰撕裂所致。严重小脑幕撕裂特别是伴有 Galenv、直窦或横窦撕裂时，血块可伸展到后颅凹迅速压迫脑干引起死亡。小脑幕轻度撕裂比严重致死性撕裂常见。出血如发生在小脑幕和大脑镰的连接处，进一步伸展到蛛网膜下腔或脑室系统。大脑镰撕裂时，出血来源于下矢状窦和胼胝体上方的大脑纵裂池，大脑表面的桥静脉破裂也可引起大脑表面的硬膜下血肿。

（2）蛛网膜下腔出血：由于窒息、缺氧、产伤或维生素 K 缺乏引起，多见于早产儿。原发性蛛网膜下腔出血，由于软脑膜丛小血管或蛛网膜下腔内大的静脉破裂所致；继发性蛛网膜下腔出血源于脑室内出血，血液通过第四脑室流入蛛网膜下腔，血块阻塞脑脊液通道，引起出血后脑积水。

（3）室管膜下出血、脑室内出血：主要发生于早产儿。胎龄越小，发病率越高。主要发生于尾状核头部附近的室管膜下生发层组织，这些部位毛细血管很丰富，缺乏结缔组织支持，对缺氧、酸中毒及高碳酸血症极为敏感，易发生出血。室管膜下出血可穿破室管膜进入侧脑室引起脑室内出血，脉络丛出血也可引起脑室内出血。

（4）脑实质出血：病理改变与蛛网膜下腔出血一样。少见的原因是脑动静脉畸形、动静脉瘤破裂，也可继发于 HIE。

（5）小脑出血：多见于早产儿。小脑出血可原发于小脑内（如小脑半球和小脑隐部），也可继发于颅内其他部位出血。足月儿主要与产伤有关。早产儿由于颅骨较软，外部压迫枕部可导致顶部下枕骨向前移位，窦汇、枕窦扭曲，从而引起小脑出血。

临床表现：颅内出血症状可在出生时出现，也可能在出生后一段时间才出现。少量出血无明显临床症状（如室管膜下出血、脉络丛出血等）。常见症状为拥抱反射减弱或消失、嗜睡、昏迷、呼吸不规则、苍白、拒奶、呕吐、烦躁不安、尖叫，抽搐、角弓反张及瘫痪，囟门饱满或隆起，两侧瞳孔不等大，对光反射消失等。

2. 超声表现

（1）硬膜下出血：颅骨与脑实质间见梭形或月牙形无回声区，其内显示较多的强光点回声，血肿凝固机化则呈低回声或强回声。出血严重可引起侧脑室或脑中线移位。

（2）蛛网膜下腔出血：超声诊断蛛网膜下腔出血不如 CT 敏感。超声表现：大脑外侧裂增宽，回声增强。脑岛沟回声增宽，脑实质与颅骨之间产生新月形无回声区。大量出血时，脑实质被挤压变形，中线向健侧移位，常伴有脑室扩张。

（3）脑室周围 – 脑室内出血：

1）室管膜下出血：显示侧脑室下方尾状核头部一个或多个强回声光团。出血可以是单侧，亦可以是双侧；血肿较大可压迫侧脑室变形。血肿液化后，可形成一个或多个囊肿样光团。这种表现为Ⅰ级颅内出血。

2）脑室内出血：可为室管膜下出血破入侧脑室或脉络丛出血直接引起。侧脑室无回声区内出现强回声团块，脉络丛增厚、增粗；脑室大小正常。这种表现为Ⅱ级颅内出血。

3）脑室内出血伴脑室扩大：多见于侧脑室体部外侧及上部，单侧或双侧侧脑室扩张，内出现强回声团块，占据侧脑室的部分或充满整个侧脑室。出血量大时，第三脑室扩张。这种表现为Ⅲ级颅内出血。

4）脑室内出血伴脑实质出血：脑实质内出现强回声区伴有Ⅲ级颅内出血的表现，脑中线偏移，脑组织受压变薄，同侧侧脑室受压变形。这种表现为Ⅳ级颅内出血。

Ⅰ、Ⅱ级颅内出血，一般在出生后 7 天或数周内血液吸收。Ⅲ、Ⅳ级颅内出血引起脑室扩大、脑积水、穿通性脑囊肿、脑实质空洞形成。

（4）脑实质出血：脑实质内见团块状强回声，出血范围较大时出现占位性改变，如周围脑组织和邻近的侧脑室发生外压性改变，中线向对侧移位，常伴有脑室扩张等。

（5）小脑出血：后颅窝内小脑回声显著不规则，回声明显增强，常合并存在其他脑室周围出血。正常小脑呈梨形结构，回声较周围脑实质强。超声诊断小脑出血不敏感，正确性较低。CT 诊断小脑出血比超声敏感。但是对小的出血灶也常漏诊。

3. 诊断要点　根据出血部位，于室管膜下、脑室内、脑实质内见强回声光团或混合性光团。

4. 鉴别诊断　硬膜下出血与小脑出血相鉴别：超声诊断较困难。小脑出血多见于早产儿，硬膜下出血多见于足月儿。

蛛网膜下腔出血与蛛网膜下腔较宽相鉴别：结合临床表现，出血时增宽的蛛网膜下腔内见回声增强光点。

（三）颅内占位性病变

儿童颅内肿瘤占全身肿瘤 7%，仅次于白血病。多沿中线生长，45%～70% 位于幕下，以髓母细胞瘤、星形细胞瘤和室管膜瘤常见；幕上以颅咽管瘤为多。

1. 病理与临床表现　发生于婴儿期颅内肿瘤多为先天性肿瘤，比较少见。颅内肿瘤具有不同的好发部位和生长方式。以浸润性生长为主的髓母细胞瘤好发于小脑蚓部，星形细胞瘤好发于大脑半球；以膨胀性生长为主的室管膜瘤好发于脑室内，生殖细胞瘤好发于松果体。颅内无淋巴管，肿瘤的瘤细胞进入脑脊液引起播种性转移。

根据肿瘤所在部位不同及压迫脑组织的程度，临床上可有各种各样神经系统症状。

（1）颅内压增高：表现头痛、呕吐、头颅增大，前囟隆起、张力大。

（2）定位症状：刺激症状如癫痫；破坏症状如视野障碍；压迫症状如视力障碍。

2. 超声表现　其形态和回声取决于肿瘤性质和病理学特征。

（1）颅内占位性病变部位：可显示为强回声、无回声（如畸胎瘤、脓肿液化等）、混合性回声（如畸胎瘤、肿瘤坏死出血等）。

（2）脑中线向健侧移位，肿物邻近脑组织水肿、受压变形。

（3）脑室受压、变窄或脑室扩张，脑积水。

3. 诊断要点

（1）直接征象：颅内见实质性、囊性或混合性占位回声团，部分可有钙化，边界与周围脑实质显示不清。

（2）间接征象：脑中线移位、脑积水、脑室扩张等。

（3）临床症状体征。

4. 鉴别诊断　主要与脑实质出血鉴别：病史、超声检查常伴有脑室、室管膜下出血等。

5. 临床评估　超声诊断颅内肿瘤有一定局限性，颅底中线附近和后颅窝肿瘤难以发现，其诊断价值不如 CT 及 MRI。但可作为一种较方便的检查手段，为临床、为其他检查提供依据。颅内肿瘤的超声表现以间接征象为主。

超声对于后颅窝肿瘤、颅底中线肿瘤的诊断容易漏诊。因此，协同选择 CT、MRI 等影像诊断为宜。

（四）脑积水

是由于脑积液循环发生障碍，脑脊液过量引起脑室扩张，产生脑积水。

1. 病理与临床表现　脑脊液在颅内增多，引起脑室和（或）蛛网膜下腔异常扩大。脑积水可引起脑皮质萎缩、脑回变小、脑沟变宽。阻塞部位以上的脑室和（或）脑池扩大，在扩大的侧脑室中前角和下角扩大尤为明显。病儿头颅增大、颅缝和颅囟不闭且增宽，颅骨骨板变薄，指压迹增多，蝶鞍扩大或破坏等，显微镜下见神经细胞退行性变，白质脱水鞘变和胶质细胞增生等。

脑积水最突出的症状是头颅很大而且增长的速度很快，骨缝分离，前囟扩大而且饱满。可有呕吐、嗜睡，严重者头皮静脉扩张，眼球向下呈落日状，发育落后等。

2. 超声表现

（1）脑室系统形态失常：冠状断面——侧脑室边缘变钝、饱满增宽或呈圆形，第三脑室由裂隙状变为圆形。第四脑室亦扩张。矢状旁断面——侧脑室三角区和枕角饱满、增宽；

继而前角、体部、颞角均普遍增宽。

（2）重度脑积水时，脑组织变薄、萎缩。侧脑室径线测值增宽，轻度脑积水 4 ~ 6mm，中度脑积水 7 ~ 10mm，重度脑积水大于 10mm；侧脑室和大脑半球直径的比例增大超过 1 ∶ 3。其他指标：第三脑室宽度 3.5mm；侧脑室外侧壁至中线距离超过 11mm。

3. 诊断要点　矢状旁断面见侧脑室饱满、增宽；冠状断面见室间孔、三脑室由裂隙状变为椭圆形或圆形。测量数据超过正常值。

4. 鉴别诊断

（1）未成熟儿，头颅增大较快，类似脑积水。但脑室不大。

（2）脑萎缩合并脑室扩张：脑萎缩患儿头围通常不大，脑室扩大同时伴有大脑外侧裂增宽。

5. 临床评估　超声能够对脑积水作出明确诊断。可早期发现婴儿脑积水及判断脑室增大的程度。可定期对脑室增大婴儿进行随访，并可协助脑室定期穿刺和治疗及观察治疗的效果。因此，超声检查对脑积水的治疗及预后有很重要的意义。

（周素芬）

第二节　成人颅脑超声

一、解剖概要

颅脑由两个大脑半球、间脑、小脑、脑干等部分组成。外由坚硬的颅骨包围。颅骨与脑实质之间由外向内分为硬脑膜、蛛网膜和软脑膜等。大脑半球分顶叶、额叶、颞叶和枕叶四个部分。硬脑膜在大脑不同部位折叠深入到大脑的各间隙中，形成大脑镰、小脑镰及小脑幕等。脑内存在四个腔隙，称为脑室，即一对侧脑室，第三、四脑室。大脑半球的四个叶之间为侧脑室前角、后角、下角和中央部。侧脑室借室间孔与第三脑室相通。第三脑室是两间脑之间的狭窄裂隙，向下经中脑导水管通入第四脑室。第四脑室位于脑桥、延髓和小脑之间，借正中孔和外侧孔与蛛网膜下腔相通，并向下续于脊髓中央管。

颅脑动脉来源于颈内动脉及椎动脉：包括两侧大脑前、中、后动脉，椎 - 基底动脉及 Willis 环（由两侧大脑前动脉起始段、两侧颈内动脉末端、两侧大脑后动脉及前后交通动脉组成）。颈内动脉供应大脑半球的前 2/3 及部分间脑椎动脉供应大脑半球的后 1/3 及部分间脑、脑干和小脑（图 8 - 1，图 8 - 2）。

大脑静脉，不与大脑动脉伴行。分内外两组。外组由大脑上静脉、大脑中浅静脉、大脑中深静脉、大脑下静脉、基底静脉组成，主要收集大脑半球外侧面和内侧面静脉血；内组由大脑内静脉及大脑大静脉组成，主要收集大脑半球深部的髓质、基底核、间脑、脉络丛等处的静脉血。

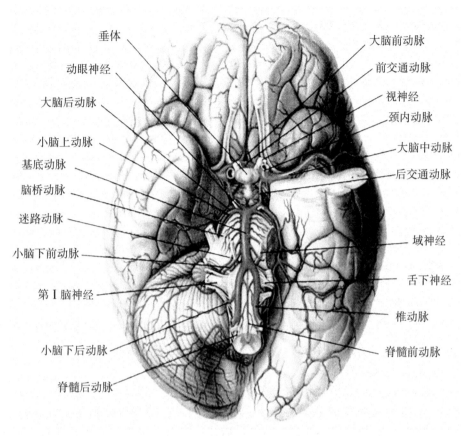

垂体　动眼神经　大脑后动脉　小脑上动脉　基底动脉　脑桥动脉　迷路动脉　小脑下前动脉　第Ⅰ脑神经　小脑下后动脉　脊髓后动脉

大脑前动脉　前交通动脉　视神经　颈内动脉　大脑中动脉　后交通动脉　域神经　舌下神经　椎动脉　脊髓前动脉

图 8 - 1　正常颅脑动脉解剖图

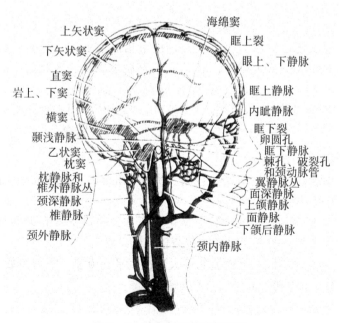

上矢状窦　下矢状窦　直窦　岩上、下窦　横窦　颞浅静脉　乙状窦　枕窦　枕静脉和椎外静脉丛　颈深静脉　椎静脉　颈外静脉

海绵窦　眶上裂　眼上、下静脉　眶上静脉　内眦静脉　眶下裂　卵圆孔　眶下静脉　棘孔、破裂孔和颈动脉管　翼静脉丛　面深静脉　上颌静脉　面静脉　下颌后静脉　颈内静脉

图 8 - 2　正常颅脑静脉解剖图

二、检查仪器及要求

（一）仪器

一般使用彩色多普勒超声诊断仪，超声模式有二维、彩色多普勒、能量多普勒、频谱多普勒显像技术或超声造影等。探头频率一般为 2.0～3.5MHz。术中超声因已打开骨瓣，可使用高频探头，如 3.5～10MHz。也可采用经颅多普勒扫描仪，探头频率 2MHz。

（二）检查要求

（1）操作者熟悉大脑正常结构、动脉血流动力学特点及变异。
（2）操作者需掌握熟练的操作手法与仪器调节技巧，手法要轻揉灵活。
（3）要仔细了解询问病史，查阅相关检查。
（4）受检者安静、无躁动。

三、检查方法及报告内容

（一）检查声窗及检查的断面

成年人因颅骨骨化，声窗受限，经颅二维超声图像显示不佳，超声主要用于颅内血管检测。常用的经颅声窗有颞窗、眼窗及枕窗等；术中声窗是去骨瓣所在部位，主要有顶窗、颞窗、枕窗、顶颞窗、顶枕窗等。

1. 颞窗　是成人经颅检测常用的声窗。患者取侧卧位，探头置于眼眶外缘与耳屏前上方连线之间，声束指向颅底前床突水平，呈横断面扫查。颞窗可分为前、中、后三个检测窗，前窗位于颧骨前突的后方，近颧骨顶部；后窗位于耳屏前方；中窗位于前、后窗之间。可显示颈内动脉颅内段、大脑前动脉（ACA）、大脑中动脉（MCA）、后交通动脉、大脑后动脉（PCA）；大脑深中静脉、基底静脉、横窦、直窦等。

2. 枕窗　经枕骨大孔途径检测颅内血管的常用声窗。患者取俯卧位或坐位，尽量使下颌贴近胸部，探头置于枕骨粗隆下 3cm 左右，声束指向前上方，呈斜冠状面扫查。可显示基底动脉（BA）、双侧椎动脉（VA）颅内段、小脑后下动脉、大脑后动脉，基底静脉、直窦等。

3. 眼窗　经眼眶途径检测，应用较少。患者取仰卧位，探头置于眼睑上方，声束指向眶上裂，呈横断面扫查。主要显示颈内动脉虹吸段、眼动静脉等。

（二）报告内容

（1）二维灰阶超声显示颅内病变的位置、大小、形态、内部回声、毗邻关系；颅内正常结构有无受压，脑室有无增宽或变窄。
（2）彩色多普勒超声显示颅内动脉走行是否正常，血流信号有无异常或中断。占位性病变的内部及周边血流特点及有无挤压或包绕正常脑动脉等。
（3）频谱多普勒测量不同动脉血流的最大流速、平均流速、阻力指数（RI）、搏动指数（PI）及 S/D 等参数。收缩期频谱 S1、S2 波峰特点。

四、正常颅脑超声及脑血流正常值

（一）经颅超声

1. 颞窗　成人颞窗二维灰阶超声可较清晰显示呈强回声的蝶骨小翼和前床突、带状强回声的大脑镰、两侧呈稍低回声的丘脑等结构；适当调整彩色增益及壁滤波，在颞窗彩色多普勒超声可显示颅底 Willis 环，前床突部位显示由颈内动脉分出的大脑中动脉 M_1 段，其走向与声束平行，向皮层方弯曲走行，延续为水平走行的 M_2 段，彩色多普勒显示为朝向探头的红色血流信号，多普勒频谱位于基线上方（图 8 - 3）。大脑中动脉 M_1 段向下、向前连续为大脑前动脉，显示为背离探头的蓝色血流信号，多普勒频谱位于基线下方。大脑后动脉 P_1 段彩色多普勒显示为朝向探头的红色血流信号，多普勒频谱位于基线上方，大脑后动脉 P_2 段彩色多普勒显示为背离探头的蓝色血流信号，多普勒频谱位于基线下方（图 8 - 4）。

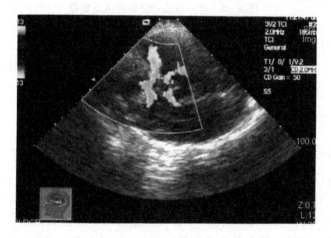

图 8 - 3　MCA 彩色血流显像

2. 枕窗　彩色多普勒显示"Y"形两侧颅内椎动脉及基底动脉，均为背离探头的蓝色血流信号（图 8 - 5），多普勒频谱位于基线下方。正常频谱多普勒特点，收缩期有 S_1、S_2 峰，$S_1 > S_2$。

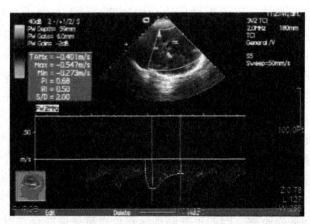

图 8 - 4　PCA 血流频谱

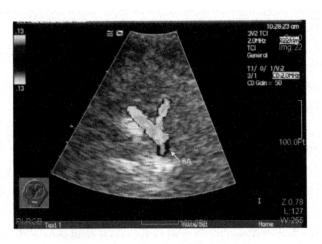

图 8 - 5 椎 - 基底动脉彩色血流显像

(二) 术中超声

主要显示颞叶、丘脑、蝶鞍区、侧脑室等部位占位性病变以及 Willis 环血流动力学改变。

五、脑血管疾病的经颅超声检查

(一) 脑动脉硬化症

脑动脉硬化症是指在全身性动脉硬化基础上,因脑部血管弥漫性硬化、管腔狭窄及小血管闭塞,供应脑实质的血流减少、神经细胞变性等引起的一系列神经与精神症状。

1. 病理与临床表现 脑动脉硬化症是脑动脉血管的一种退行性病变。包括脑动脉粥样硬化及脑动脉玻璃样变性。脑动脉粥样硬化以 Willis 环及大脑中动脉最为显著,多见于管径在 0.5mm 以上的脑表面或脑外较大动脉,以血管分叉及转弯处较为多见,病变分布常不均匀,可引起脑萎缩及脑软化等。而脑动脉玻璃样变性则与长期高血压密切相关。多见于管径在 0.5mm 以下的脑内动脉或小动脉。其病理改变为胆固醇和脂肪沉着于动脉内膜深处,使动脉内膜不均匀增厚,胶原纤维增生,管壁增厚,管腔狭窄,血管弹性降低,使脑血供减少。病变进一步发展,管壁上形成粥样斑块突向管腔,可引起脑动脉管腔节段性狭窄及闭塞,加重脑组织血液供应障碍。长期的动脉硬化可广泛涉及到各个脑内小动脉,使脑内侧支循环障碍,可使脑供血明显不足,从而引起各种神经细胞、神经组织的变性。

脑动脉硬化症早期,主要表现为头痛、头昏、眼花、记忆力减退等;随着病情进一步发展,则出现相应血管供血区域由于狭窄或闭塞引起脑组织缺血的临床症状和体征。

2. 超声表现

(1) 二维灰阶超声:声窗较好时,偶可显示部分脑动脉壁呈等号样回声,但无法观察管壁内改变以及测量其内径。

(2) 彩色多普勒超声:当脑动脉狭窄时,狭窄段呈五彩色湍流血流信号或彩色血流信号混叠 (aliasing)。为使脑动脉血流易于显示,经颅彩色多普勒检测常设置了与所检测血管相匹配的速度标尺和低通滤波,因此正常脑动脉彩色血流显像亦存在混叠血流信号,在检查中,当疑有脑动脉节段性狭窄时,需逐渐调高速度标尺,方可寻找狭窄节段的异常湍流血流信号。另外，由于"血流溢出"，利用彩色血流束测量血管内径时，常出现高估，因此不能利用彩色血流束测量血管内径（图 8 – 6）。

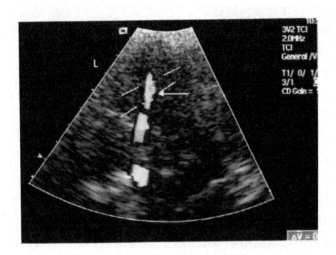

图 8 – 6 MCA 狭窄处五彩色血流

当脑动脉闭塞时，病变血管无血流信号。但无血流信号时应注意声窗、检测技术和操作手法因素的影响，还应注意对侧血管及相邻血管血流显示相比较，如对侧血管及相邻血管血流显示良好，而受累血管无血流显示，则表明非声窗及检测技术原因所致。

（3）频谱多普勒超声：脑动脉硬化是老年人血管的退行性变，由于血管弹力下降，频谱多普勒检测可显示收缩期波峰 $S_2 > S_1$，或 S_2 与 S_1 融合成圆钝波峰；RI、PI 及 S/D 均明显增高，舒张期流速降低。

当脑动脉狭窄时，狭窄节段血管血流速度（收缩期及舒张期流速）增高，且流速增高与狭窄程度成正比，但严重狭窄时，血流速度可减慢（图 8 – 7）。

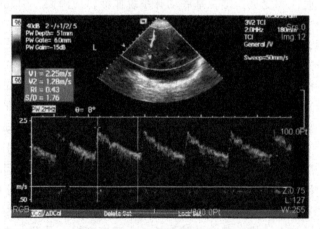

图 8 – 7 MCA 狭窄处血流速度

脑动脉闭塞时，病变血管频谱多普勒血流信号消失，可检测到侧支血流信号。频谱多普勒检测时同样应注意声窗、检测技术和操作手法的因素的影响。另外侧支血流变化对诊断有重要的提示价值，如检测不到侧支血流变化时，诊断应慎重。

3. 诊断要点

（1）脑动脉硬化时，频谱多普勒收缩期波峰 $S_2 > S_1$，或 S_2 与 S_1 融合成圆钝波峰；RI、PI 及 S/D 均明显增高，舒张期流速降低。

（2）脑动脉狭窄时，狭窄段呈五彩色湍流血流信号，局部血流速度增高。

（3）脑动脉闭塞时，病变血管血流信号消失。

4. 鉴别诊断

（1）脑血管痉挛：多发生于蛛网膜下腔出血、偏头痛患者，表现为血管全节段流速增高，无节段血流异常，极少显示湍流血流信号，血流频谱有动态改变。

（2）动静脉畸形：为动静脉之间短路，供血动脉呈高速低阻性改变，表现为全节段血管的血流动力学变化，并可见局部异常的血管团及粗大的导出静脉。

（3）颅外颈动脉狭窄或闭塞：颅外颈动脉狭窄或闭塞时，可出现患侧血流速度减低，而检测血流速度代偿性增高的两侧大脑半球血流不对称改变，代偿性增高的血流为全节段流速改变，无节段性血流异常。

5. 临床评估　超声不能诊断脑动脉硬化症，但可根据血流动力学检测提示脑动脉硬化及由动脉硬化所致的脑动脉狭窄或闭塞，为临床提供诊断脑动脉硬化症的客观依据，协助临床判断病情和指导临床治疗，筛选亚临床期的患者，早期发现脑动脉狭窄，为早期干预提供帮助。但是对于老年人，由于受颅骨骨化的影响，声窗较差，经颅超声检查仅能检测颅内较大的动脉，而对中小动脉或一些较小的穿支动脉检测较困难或难以检测，使得判断脑动脉闭塞时，易出现假阳性，所以确诊脑动脉狭窄或闭塞仍需动脉造影。目前经颅超声结合超声造影技术，可改善颅脑血管检查的显示率，显示常规超声不能显示的中小血管，对脑动脉狭窄大有帮助。随着超声造影剂和造影技术的发展，经颅超声在脑动脉狭窄或闭塞中的应用将越来越广泛。

（二）椎 – 基底动脉缺血性病变

椎 – 基底动脉缺血性病变是指椎 – 基底动脉系统血液供应障碍，引起脑干、小脑、大脑半球后部等灌流区缺血，产生一系列综合性脑缺血性临床症状和体征。是中老年人的常见病、多发病。颈椎病，椎动脉迂曲、变异、走行异常及动脉硬化所致的管腔狭窄或闭塞，头臂动脉硬化性狭窄或闭塞引起的盗血，是造成血流动力学改变导致椎 – 基底动脉缺血的常见原因。另外，先天性椎动脉发育不良、全身性疾病，如贫血、高血压、红细胞增多症等，也可造成椎 – 基底动脉缺血。临床上最常见的椎 – 基底动脉缺血性病变是椎 – 基底动脉供血不足（vertibro – basilar artery insufficiency，VBI）和椎 – 基底动脉及小脑下动脉血栓形成。

1. 病理与临床表现　动脉硬化所致椎 – 基底动脉缺血的病理机制同脑动脉硬化症；颈椎病所致椎 – 基底动脉缺血则由于颈椎退行性改变或骨质增生，造成椎间隙狭窄，机械性压迫椎骨段椎动脉，使椎动脉血流受阻，血供减少；头臂动脉硬化性狭窄或闭塞时，可致患侧椎动脉血供障碍，并且由于虹吸作用，使健侧椎动脉血流逆向进入患侧椎动脉、锁骨下动脉，导致椎 – 基底动脉缺血。椎 – 基底动脉细长，血流速度慢，易发生缺血，当各种病因使椎 – 基底动脉系统的血流量减少，侧支循环血管扩张不能代偿时，即出现相应的脑缺血症状。如供应内耳、脑干、小脑等部位的血流，其分支内听动脉供应耳蜗及迷路血流，如果内耳供血障碍，则会影响人体平衡，出现眩晕。前庭神经核位于由基底动脉二级血管供血的延髓外侧区，是最大的颅神经核团，跨越桥脑和延髓结合部，其血供丰富，对缺血非常敏感，当脑干供血障碍时，易引起前庭中枢受损产生中枢性眩晕。所以临床上椎－基底动脉供血不足主要症状为眩晕，其次伴有视力障碍、共济失调、头痛，甚至意识障碍等。

2. 超声表现

（1）二维灰阶超声：颅外段椎动脉异常、扭曲，内膜增厚，管腔狭窄变细，内径＜2.0mm；颅内椎－基底动脉常不能显示。

（2）彩色多普勒超声：彩色多普勒超声显示椎－基底动脉血流暗淡、稀疏，充盈不佳；如椎－基底动脉某段存在局限性狭窄时，狭窄段呈五彩色湍流血流信号。闭塞时，病变节段管腔内无血流信号。锁骨下动脉盗血时患侧颅内段椎动脉出现反向红色血流信号。

（3）频谱多普勒超声：血流速度减低，椎动脉收缩期峰值（Vs）＜35cm/s，RI、PI增高。若广泛的动脉硬化或双侧颈椎病变程度相同时，则显示双侧椎动脉和基底动脉血流速度减低；若双侧颈椎病变程度不同或先天性椎动脉发育不良时，则患侧椎动脉血流速度减低；椎－基底动脉局限性狭窄时，狭窄处血流速度增高，狭窄远端血流速度减低；若锁骨下动脉盗血时患侧颅内段椎动脉出现正向血流频谱，随着锁骨下动脉狭窄程度的加重，收缩期频谱可由峰值流速减低或微弱反向到双向，直至闭塞时完全反向，健侧血流速度可代偿性稍增高，基底动脉血流速度可正常。除血流速度的变化外，频谱形态也有改变，如动脉硬化时舒张期血流速度减低，PI增高或正常；局限性狭窄时，则出现湍流频谱等。颈椎病所致的椎－基底动脉供血不足，频谱形态可正常。

3. 诊断要点

（1）椎动脉内径狭窄，血流速度减低。

（2）狭窄段呈五彩色湍流血流信号，局部血流速度增高；闭塞时，病变血管血流信号消失。

（3）锁骨下动脉盗血时，患侧颅内段椎动脉出现反向血流频谱。

4. 鉴别诊断　颈椎病与先天性椎动脉发育不良或动脉硬化所致的椎－基底动脉供血不足鉴别困难，可采用旋颈试验，若试验前后基底动脉流速降低20%～30%，可视为颈椎病引起的椎－基底动脉供血不足。临床出现眩晕时需与梅尼埃病及神经官能症相鉴别，这些病变均无椎－基底动脉供血不足超声表现。

5. 临床评估　椎－基底动脉供血不足临床症状多、体征少、诊断缺乏客观依据，因此寻求其客观诊断依据十分重要。经颅彩色多普勒超声检查是一种无创性诊断方法，它综合了二维超声、脉冲多普勒及彩色显像的优点，不仅可检测颅内血管的血流信息，还可结合颅外椎动脉的解剖形态及血流信息，为椎－基底动脉供血不足提供了一个无创伤性、简便且又准确的诊断方法，具有较高诊断价值，并可推断发病原因，同时也可对临床眩晕症患者做出病因学的鉴别诊断，从而指导临床准确治疗及疗效评价。

（三）脑动脉痉挛（cerebral arterial spasm）

脑血管痉挛是指脑动脉在一段时间内的异常收缩，导致受累血管远端区域的灌注减少。本病是动脉瘤破裂后发生蛛网膜下腔出血的常见并发症，其发生率为30%～70%。在蛛网膜下腔出血后24小时内即可发生，高峰期7～12天，2～3周后逐渐恢复，但较重者可持续3～4周。严重血管痉挛可引起脑缺血死亡，是加重病情和导致死亡的原因之一。

1. 病理与临床表现　近来研究多认为氧合血红蛋白是导致脑血管痉挛的重要原因。蛛网膜下腔出血后，血液流入蛛网膜下腔，刺激脑膜及血管，血细胞破坏后释放出自由基或脂质过氧化物（lipid eroxide，LPO）等各种血管活性物质，使平滑肌长期收缩引起血管痉挛。其中 LPO 不仅能引起或加重脑动脉痉挛，也能造成脑动脉血管内皮细胞和平滑肌细胞功能与结构的损伤，加重迟发性脑血管痉挛。另外，直接的机械性刺激，在持续的高血压、局部损伤或微粒子的刺激下也可引起脑动脉痉挛。

急性脑血管痉挛时，可出现严重头痛、呕吐、颈项僵硬、脑膜刺激征阳性等。

2. 超声表现　彩色多普勒超声可见受累动脉（MCA 最常见，其次是 ACA）血流束变细，呈花色血流信号，频谱多普勒显示血流速度明显加快，高于正常值（图 8－8）。国外报道对脑血管痉挛的评价标准：以大脑中动脉为检测对象，轻度，平均流速 > 120cm/s；中度，平均流速 150~200cm/s；重度，平均流速 > 200cm/s。检查诊断脑动脉痉挛最好在头痛发作期进行。头痛减轻间期部分脑动脉痉挛缓解，检查可出现假阴性。

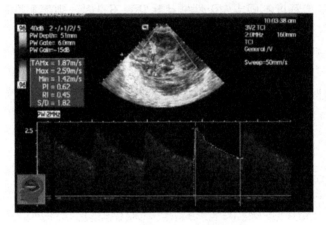

图 8－8　脑动脉痉挛血流频谱

3. 诊断要点　脑动脉痉挛的特征性表现为脑动脉血流速度明显增高。

4. 鉴别诊断

（1）脑动脉狭窄：脑动脉狭窄也表现为血流速度加快，但病因多呈节段性改变，表现为某一支血管的某一深度出现血流速度加快；脑动脉痉挛是一支或数支脑动脉缺血性痉挛所致，其血流速度加快出现在整支或数支脑血管，其升高血流速度可恢复正常。

（2）偏头痛：多起病于青春期，常有家族史，发作以偏侧头痛、呕吐等自主神经症状为主，较少出现局灶性神经功能丧失，发作时间也较长。

5. 临床评估　对于蛛网膜下腔出血及脑外伤的患者，脑动脉痉挛可导致缺血性神经功能障碍，是导致缺血性致残率和死亡率增加的重要原因，早期诊断脑动脉痉挛，动态观察脑动脉痉挛的发展过程，有利于临床尽早采取有效治疗措施，预防脑缺血，改善临床预后。数字减影动脉造影图 DSA 被认为是诊断脑动脉痉挛的金标准，但价格昂贵并有一定的创伤，而且术中有造成动脉瘤再次破裂出血的危险，同时也难以对脑血管痉挛的程度进行动态观察。这些因素限制了 DSA 的应用。而经颅彩色多普勒超声具有无创、可重复、可在床边检查等优点，作为诊断脑动脉痉挛的重要检查方法，近年来得到国内外医学领域的广泛关注。超声可早期诊断脑血管痉挛，指导临床及时预防和治疗；动态监测脑血管痉挛的发生、发展过程；帮助确定脑血管痉挛的范围和程度及评价药物治疗效果等，对脑血管痉挛的诊断与治疗有重要意义。

（四）脑动脉瘤（brain neoplasms）

脑动脉瘤是因脑动脉管壁局部的先天性缺陷和后天获得性病变所引起的异常膨出。是严重危害人们健康的一种疾患，发病率为人群的 5% ~6% ，其中 20% ~30% 为多发，致残率、死亡率较高，该病总死亡率为 40% ~50% 。根据动脉瘤大小分为微小动脉瘤（<5mm）、小动脉瘤（5~12mm）、大动脉瘤（12~25mm）、巨大动脉瘤（>25mm）。

1. 病理与临床表现　脑动脉瘤主要与脑动脉管壁中层缺陷、脑动脉粥样硬化、血管炎，以及脑血流的异常冲击和血压增高有关。脑动脉瘤多见于动脉分叉之处。按其发病部位，4/5 位于脑底动脉环前半部，以颈内动脉、后交通动脉、前交通动脉者多见，常见于大脑中动脉或大脑前动脉的分支。巨型动脉瘤（直径 >25mm）的分布以大脑中动脉为最多。

脑动脉瘤分症状性、无症状性和偶发性。脑动脉瘤可突然破裂引起颅内蛛网膜下腔出血，出现临床症状，导致严重并发症。主要表现为突发剧烈的头痛、呕吐、意识障碍、眼痛及眼睑下垂、瞳孔散大、颈项强直，以及偏瘫等神经功能障碍，可伴有意识障碍和相应部位的神经定位症状。未发生破裂时无任何症状和临床表现。

2. 超声表现

（1）二维灰阶超声：动脉瘤直径 <10mm 时二维超声难以显示，动脉瘤较大且声窗较好时，偶可见轮廓不清圆形或椭圆形无回声或低回声区。

（2）彩色多普勒超声：彩色多普勒超声显示膨大瘤体内可见涡流信号，脉冲多普勒于其内可测得典型双向湍流频谱（图 8-9）；脑动脉瘤近端动脉血流束增宽，有时可隐约见管壁切迹；脉冲多普勒可见脑动脉瘤近端血流速度增加，远端流速降低，但动脉瘤较小时，血流变化不明显。

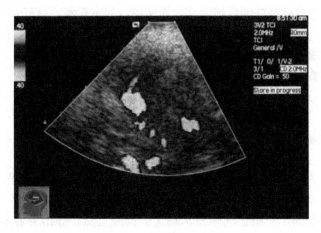

图 8-9　脑动脉瘤血流图

3. 诊断要点　彩色多普勒超声显示圆形或椭圆形涡流血流信号，脉冲多普勒呈双向湍流频谱。

4. 鉴别诊断　需与动静脉畸形、颈内动脉海绵窦瘘、静脉栓塞鉴别。

5. 临床评估　脑动脉瘤发病率居脑血管意外患者中的第三位，占蛛网膜下腔出血的 70% 。DSA 被认为是诊断脑动脉瘤的金标准，但有创伤性，有时可诱发颅内出血，而且脑动脉瘤破裂出血引起血管痉挛时，也有一定的局限性；而超声对脑血管痉挛的敏感性较

DSA 高，且超声因无创、安全、经济、快捷，易被临床所接受。目前，彩色多普勒超声逐步应用于脑动脉瘤的检测；术中超声可对瘤体进行准确定位，并对脑动脉瘤的夹闭治疗实时监测，评价治疗效果。超声可检测的最小动脉瘤为 8mm，较小的动脉瘤超声显示难度较大，有时会产生假阴性和假阳性，且受操作者熟练程度的影响。有文献报道，三维对比增强超声显像可提高检出率。由于受检测声窗限制，超声对位于枕后部、前额部的动脉瘤不易显示。

（五）脑动静脉畸形（cerebral arteriovenous malformation，AVIVI）

脑动静脉畸形是一种先天性局部脑血管发育异常的血管团，是最常见的脑血管畸形，可引起一系列脑血流动力学紊乱，造成局部或全脑功能障碍，致残和致死率高。发病率为 0.02%~0.05%，好发于 20~40 岁青壮年，常为青壮年自发性颅内脑实质出血和蛛网膜下腔出血的原因之一。

1. 病理与临床表现　脑 AVM 可发生在颅内任何部位，70%~93% AVM 位于幕上，好发于皮质和白质交界处。最常见于大脑中动脉分布区，大多数脑 AVM 接受 2 支或多支脑动脉供血，多为大脑前、中、后动脉的分支或脑膜动脉供血，少数有脑内外动脉或幕上幕下椎－基底动脉供血。病理特点是脑动静脉之间缺乏正常的毛细血管网，使二者直接相通。依据病理分为曲张型、树枝型、动静脉瘤型和混合型四种类型；按病变的直径大小分为三种类型：2.5cm 以下为小型，2.5~5cm 为中型，5cm 以上为大型。

畸形血管由动脉与静脉构成，有的包含动脉瘤与静脉瘤，脑动静脉畸形有供血动脉与引流静脉，其大小与形态多种多样。供血动脉有较多的血液流入静脉而逐渐扩大、增粗、伸长；导出静脉亦因引流过多的血液而扩张、屈曲，形成由管腔粗细不等，管壁厚薄不一的、动静脉组成的、错综复杂扭曲的畸形血管团。病变血管动脉壁变薄，内膜增生，肌层、弹力层消失，引流静脉常有纤维性变或玻璃样变而增厚，异常扩张。这些血管极易形成血栓和钙化，易破裂出血。血管间混杂脑组织大量胶样变，邻近脑组织发育不良伴病变周围胶质增生，常伴不同程度脱髓鞘改变，动静脉间盗血导致正常脑组织低灌注、灌注不足以及高静脉压，引起局限性脑萎缩和脑软化。

临床表现无特异性，主要为出血和癫痫，神经功能障碍依病变部位而异。

2. 超声表现

（1）二维灰阶超声：二维超声显示较困难，偶可见边界不清，稍高回声光团，其内结构难以辨认。

（2）形色多普勒超声：病变区内显示五彩镶嵌血流信号充填，呈团块状，不规则形，周边可见一条或多条粗大的血管，走行各异，为与之相连的供血动脉及导出静脉。

（3）频谱多普勒超声：供血动脉显示高速、低阻血流；导出静脉显示静脉频谱动脉化改变（图 8-10）。

3. 诊断要点　颅内显示团块状，不规则形异常五彩镶嵌血流信号区，呈高速低阻型血流频谱。

4. 鉴别诊断　脑动静脉畸形需与脑动脉瘤、静脉性脑血管畸形等鉴别，这些血管病变均无畸形血管团。

5. 临床评估　DSA 目前仍是诊断脑动静脉畸形最可靠、最重要的方法，不仅能明确诊断，并能明确其位置、深度、范围、大小、供血动脉与主干的关系和引流静脉的数目与分布情况。脑动静脉畸形的彩色多普勒超声特征明显，而且无创、方便快捷，可作为临床筛查手段，对于大多数病例均可做出诊断，检出率达 82.2% 。术中超声运用对脑动静脉畸形的血流动力学评价，可避免术中由于血流动力学变化引起的危险并发症，如正常灌注压突破综合征等；能帮助确定血流方向和动静脉畸形血管结构类型，区分动静脉畸形的流入和流出血管，进行深部动静脉畸形的定位，并可进行术后疗效评价。

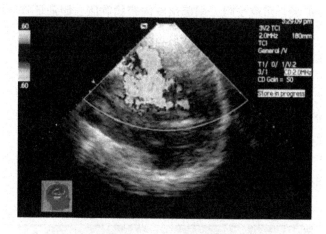

图 8-10A 脑动静脉畸形

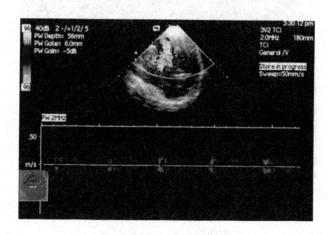

图 8-10B 脑动静脉畸形

但是，由于颅骨透声差、探测声窗有限、存在检测盲区，部分病例以及较小的病灶常规彩色多普勒超声不能显示。超声造影技术，可改善脑动静脉畸形的显示率。

（六）颈内动脉 – 海绵窦瘘（carotid cavernous sinus fistula，CCSF）

颈内动脉 – 海绵窦瘘是颈内动脉海绵窦段及其分支与海绵窦之间形成异常的动静脉交通，所致的一种临床综合征。根据病因可分为两大类：外伤性颈动脉海面窦瘘，约占 3/4，多见于颅底骨折，男性多见；自发性颈动脉海面窦瘘，约占 1/4，女性多见，与颈内动脉的先天薄弱，高血压、动脉瘤、炎症和内分泌等因素有关。按供血动脉的解剖来源可分为 4 型 A 型：颈内动脉和海绵窦之间的直接交通；B 型：颈内动脉的脑膜支与海绵窦之间的异常交通；C 型：颈外动脉的脑膜支与海绵窦之间的异常交通；D 型：颈内动脉和颈外动脉的脑膜分支共同参与海绵窦瘘的供血。

1. 病理与临床表现　解剖学上，海绵窦是一个由管径大小不同的静脉组成的静脉丛，眼上静脉、眼下静脉、蝶顶窦静脉、外侧裂静脉和基底静脉汇入，主要引流至岩上窦和岩下窦，颈内动脉从中穿过，因此，只要颈内动脉壁破裂即形成动、静脉瘘。汇入静脉窦内的静脉均无瓣膜，当发生颈动脉海绵窦瘘时，静脉窦压力增高，逆流入眼上静脉，使眼上静脉逆向充盈，明显增粗、扩张，回流受阻，引起眼眶内容物肿胀、眼肌肥厚、眶内组织水肿，导致搏动性眼球突出、血管杂音、眼球表面血管扩张等特异性体征。

搏动性眼球突出和血管杂音是本病特征。

2. 超声表现

（1）二维灰阶超声：经眼窗显示位于球后高回声的脂肪组织内的眼上静脉管状无回声，内径增宽（正常 2.68mm ± 0.09mm），且有与心跳同步的搏动，压迫眼球，无回声区可有压缩性；同时眼外肌增粗。

（2）彩色多普勒超声：眼窗探查在扩张的眼上静脉内显示红色或五彩色血流信号（图8 - 11），颞窗在颅内前床突后下方可见明显不规则团块状五彩色血流，压迫颈总动脉后该处血流减少、消失。

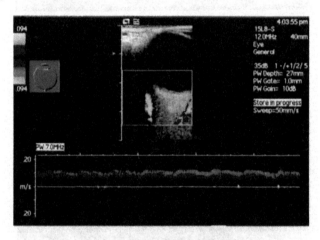

图 8 - 11　颈内动脉 - 海绵窦瘘

（3）频谱多普勒超声：脉冲多普勒显示眼上静脉频谱动脉化，属高速低阻的动脉血流，有时也可为低速低阻；瘘口近端颈内动脉阻力指数减低，颅内病灶显示紊乱的湍流血流频谱；患侧大脑中动脉、大脑前动脉及眼动脉流速降低，对侧大脑中动脉、大脑前动脉及基底动脉流速均代偿性增高。

3. 诊断要点

（1）眼上静脉扩张和海绵窦膨大。

（2）眼上静脉反向血流信号，颅内前床突后下方不规则团块状五彩色血流信号。

（3）眼上静脉频谱动脉化，病灶内呈湍流血流频谱。

4. 鉴别诊断　颈内动脉海绵窦瘘需与眼眶动静脉畸形、特发性炎性假瘤、颈内动脉虹吸段动脉瘤、甲状腺相关性眼病、海绵窦栓塞性静脉炎等疾病鉴别。

5. 临床评估　经颅彩色多普勒超声检查 CCSF 具有特征性表现，诊断并不难。目前 CCSF 最具诊断价值的检查方法是 DSA 全脑血管造影，它可以明确瘘口位置、大小及侧支循环情况，提供治疗方案，但由于其具有创伤性、危险性而受到局限。CT平扫与增强可以显示扩张的眼静脉全程，引流侧海绵窦扩大，眼外肌和视神经的充血水肿；MRI能良好地显示眼静脉扩张，海绵窦扩大及血栓形成，但价格昂贵。虽然超声观察供血动脉的来源及海绵窦内瘘口的情况不如DSA准确，但超声可根据频谱多普勒所显示的血流量变化估测瘘口大小、位置及引流方向，不仅能够提供球囊栓塞前后客观的脑血流变化情况，而且能够监测介入治疗后CCSF是否完全栓塞，为术后是否需要DSA复查或再次手术治疗提供有价值的资料，因此超声作为一种无创可靠的诊断、随访介入治疗CCSF疗效的手段，值得临床推广应用。

（周素芬）

第三节　术中超声在颅脑疾病中的应用

术中超声在20世纪50年代应用于外科手术，首例术中超声应用于神经外科。1951年Wild首先报道在脑肿瘤手术中使用超声检查，随后术中超声开始被应用于普外科。但应用的是A型超声，不能直观显示病变情况，准确性不高，诊断效果并不满意，应用受到了一定限制。20世纪70年代中期，B型超声的问世，二维灰阶图像较A型超声的一维图像更加直观，可实时显示组织结构，术中超声的应用步入了新的发展阶段。20世纪80年代以后，高频实时B型超声的问世和术中专用探头的研发应用，使术中超声逐渐成为手术中不可缺少的辅助手段，广泛应用于普外科、神经外科和心脏外科等领域。但当时的术中二维超声分辨率低，不能发现体积小、位置深在的病灶；易受出血、空气等的干扰；不能做出实质性肿瘤的定性诊断，且超声探头不能置入深部肿瘤残腔，难以获得肿瘤切除的准确界限和范围。

20世纪90年代以后，彩色多普勒、能量多普勒技术开始应用于术中超声，并设计生产出了能够真正用于手术的腔镜超声，术中超声探头向微型、多功能、可变频等方向发展，包括笔式探头、I形探头、T形探头、穿刺探头等术中超声专用探头。术中超声的分辨率提高，穿透力逐渐增加，而且可提供血流动力学变化。其应用范围从脑、心、肾、肝胆专业扩展到了脊髓、血管、胰腺、肺、妇产专业等几乎整个外科。术中超声不仅对病变定位、诊断，而且还可以进行超声引导下的穿刺活检、切除、微波或射频热疗、放射粒子置入等。术中超声应用领域越来越广泛，已引起外科医生的重视。近几年，随着三维超声和四维超声在手术中的应用，可为术者提供更加准确、清晰的立体图像，帮助术者了解病变的空间位置关系，术中超声已成为指导神经外科手术、协助手术治疗不可缺少的重要工具。

随着超声技术的发展，介入性超声在临床上得到广泛的应用和普及。早期（20世纪60年代）A型及M型超声应用于胸、腹腔积液定位穿刺，获得成功。70年代，B型超声仪和穿刺探头问世，Holm和Goldberg首次应用B型超声用于穿刺，提高了穿刺的准确性和成功率，并发症大大减少。随后，介入性超声应用领域不断拓展，CDFI、腔内超声、3D超声、自动弹射活检技术应用，介入性超声发展到了新的高度。介入性超声步入了影像与病理、诊断与治疗相结合的新阶段，广泛地应用临床各科。

术中介入性超声即在术中超声监视或引导下完成各种穿刺和实施介入治疗，具有实时监控、引导准确、安全有效、无放射损伤、操作简单、耗时短、费用低廉等优点。颅脑术中介入性超声是神经外科手术的重要补充，其在颅脑病变中的应用及发展丰富了颅内病变的诊疗手段，可提高病变治愈率，延长患者生存期，改善患者生存质量。虽然脑肿瘤介入治疗在临床应用尚处于起步阶段，随着各种治疗技术的不断改进，介入治疗必将展现出广阔的应用前景。

一、术中超声在颅脑肿瘤性疾病中的应用

颅内肿瘤是神经外科最常见的疾病之一，其发病率约为 10/10 万人。颅内肿瘤分类较多，其治疗包括手术、立体定向放射、基因、激光等诸多方法。但手术治疗仍然是颅内肿瘤重要和主要的治疗手段，手术原则是在保护神经功能的前提下，尽可能切除病变。但受多种因素影响，手术通常困难多，风险大，尤其是呈浸润性生长的恶性肿瘤大多与正常脑组织无明显分界，手术难以彻底切除，残癌所致术后复发严重影响患者的生存率。如何确定肿瘤与正常脑组织的分界，至今仍是一大难题。此外，随着手术进行，发生的脑组织移位影响术中定位的准确性，尤其是对于深部的微小肿瘤，仅凭术者经验定位不准确是导致手术失败的主要原因。

术中超声具有实时、方便灵活、安全无创、费用低廉、定位准确、可反复检查等优势，越来越引起神经外科医师的重视，并已成为指导手术、协助手术治疗不可缺少的工具。

1. 脑胶质瘤

（1）病理与临床概要：脑胶质瘤（brain gliomas）是最常见的颅内原发性肿瘤，约占全部颅脑肿瘤的 40%～50%，包括星形胶质细胞瘤、少突胶质细胞瘤、中枢神经细胞瘤、室管膜瘤和髓母细胞瘤等。脑胶质细胞瘤多呈浸润性生长，无明显边界，肿瘤周围常有不同程度的脑水肿。

根据肿瘤的性质和生长部位不同其临床表现各不相同。主要为颅内压增高和局灶症状。颅内压增高典型表现为头痛、呕吐和视乳头水肿（三联症）。

（2）声像图表现：胶质细胞瘤的级别和病理特征不同，其声像图表现亦不同。

1）低级别星形细胞瘤（WHO Ⅰ～Ⅱ级）：超声表现为片状强回声区，边界不清，形态不规则，不伴囊变时内部回声较为均匀，15%～20% 的病例可以出现钙化，没有或有轻微的瘤周水肿，由于瘤周水肿脑组织超声表现同样为强回声，常难以区分肿瘤组织与水肿组织。部分此级别的星形细胞瘤也可以表现为局灶性、边界较为清晰的强回声结节（图 8-12）。

2）高级别星形细胞瘤（WHO Ⅲ～Ⅳ级）：超声表现为病灶呈不均匀强回声区（其灰阶强度高于低级别胶质瘤），边界不清，形态不规则，内部回声不均匀，常见囊变及坏死，肿瘤生长活跃区可见较丰富的血流信号。此级别星形细胞瘤有较明显的占位效应，肿瘤周围可见指样水肿带，水肿组织回声较肿瘤略偏低，且沿脑回向外伸展表现为"手指样"，超声可据灰阶强度及形态鉴别肿瘤组织与水肿组织。此外，接受过放射性治疗的星形细胞瘤患者其放射性坏死组织与肿瘤组织均表现为强回声，二维超声上很难鉴别，应用彩色 CDFI 及 PDI 可根据血流情况鉴别（图 8-13）。

3）少突胶质细胞瘤：术中超声表现为强回声，边界不清晰，部分较小肿瘤亦可表现为局限性的边界较为清晰的强回声团块，肿瘤内部强回声钙化斑较为常见。在 CT 片中，2/3 以上的肿瘤内部可以见到钙化，且钙化常多发呈条索状，为神经上皮肿瘤中钙化发生率最高者（图 8-14）。

4）胶质母细胞瘤：术中超声表现为不均质的混合回声团块，边界不清晰，形态不规则，病灶中心部回声低，不均匀，为不规则出血及坏死组织，伴有囊变时，超声表现为无回声，伴

有多发囊变及分隔者可表现为蜂窝状，病灶周边部为环状强回声带，为肿瘤生长活跃区，多可探及较丰富的血流信号。胶质母细胞瘤占位效应明显，肿瘤周围常可见大片水肿（图 8 - 15）。

（3）临床价值：术中超声在肿瘤定位、定性，确定肿瘤边界，引导手术入路，判断残余肿瘤及发现瘤周血肿方面具有重要作用。术后彻底止血，残腔灌注生理盐水及扫查全面是发现残余肿瘤的关键。此外，应用颅内重要结构定位，术前 MRI、CT 及术中超声所见肿瘤形态、回声进行比较综合判断可提高术中超声发现残余肿瘤的准确性。需注意残余肿瘤与局部血栓、瘤周血肿、瘢痕均呈强回声，可通过 CDFI 显示局部可疑病灶有无血流信号来判断残瘤存在。术中超声造影在判断残余肿瘤，确定病变边界，提供肿瘤血流灌注情况，评价肿瘤良恶性方面弥补了灰阶及 CDFI 的不足，亦将在神经外科发挥重要作用。

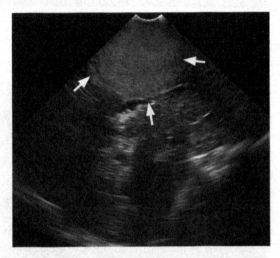

图 8 - 12　低级别星形细胞瘤：术中灰阶超声显示病变呈强回声，边界欠清，内部回声均匀（箭头示病灶）

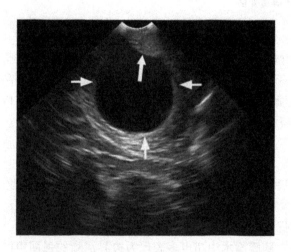

图 8 - 13　高级别星形细胞瘤：细箭头示病灶，以囊性病变为主，粗箭头示病灶内实性结节

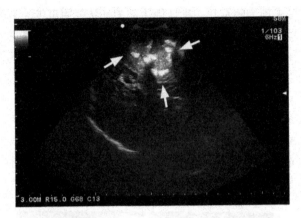

图 8-14　少突胶质细胞瘤：病变为强回声，形态不规则，边界不清，内部回声不均匀，可见数个条状钙化

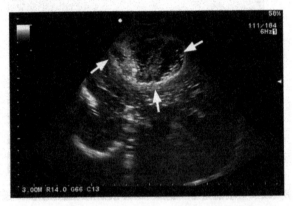

图 8-15　胶质母细胞瘤：灰阶超声显示病变呈偏强回声，内伴多发大小不等囊变区

2. 脑膜瘤

（1）病理与临床概要：脑膜瘤（meningioma）属颅内常见肿瘤之一，其发生率仅次于胶质瘤，可发生在颅内任何部位，幕上者占 85%，其他部位包括嗅沟、蝶骨嵴、鞍旁、岩骨、小脑幕和后颅窝。但亦可与硬脑膜无关联，如发生在脑室内的脑膜瘤。根据脑膜瘤的病理学特点可将其分为：内皮型、纤维型、血管型、沙砾型、移行型脑膜瘤等多种类型。纤维型脑膜瘤病理显微镜下常见肿瘤细胞呈束状排列，细胞间质中有许多粗大的胶原纤维。

临床表现主要为颅内压增高症状，局部神经功能障碍以及颅骨改变等。颅骨改变可表现为颅骨内板增厚，增厚的颅骨内可含肿瘤组织。也可表现为骨板受压变薄、被破坏，甚至穿破骨板侵蚀至帽状腱膜下，头皮局部可见隆起。

（2）声像图表现：脑膜瘤术中超声多表现为边界清晰的强回声团块，因肿瘤内部出血、坏死、囊变等改变部分肿瘤内可见不规则无回声及低回声区。纤维型脑膜瘤较为多见，超声表现为内部回声强、均匀，边界清晰，形态规则，肿瘤后方可见条带状声影。当肿瘤内含多种成分，但不能肯定以哪种为主时，称之为移行型脑膜瘤或混合型脑膜瘤。声像图可见肿瘤回声较纤维型脑膜瘤偏低，且内部回声欠均匀，但边界清晰仍为其特征，部分肿瘤内可探及较丰富血流信号。可见不同类型脑膜瘤在形态与回声上虽有差异，但边界清晰是其共有特征（图8－16）。

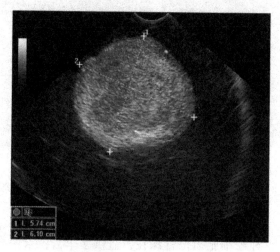

图8－16 纤维型脑膜瘤：灰阶超声示肿瘤呈偏强回声，边界清晰，形态规则

（3）临床价值：三角区脑膜瘤位置较深，造瘘口偏离肿瘤可引起周围脑组织不必要的损伤，延长手术时间，而超声引导下实时造瘘，可减少手术对周围正常脑组织的损伤并协助术者迅速找到肿瘤。发生于颅底的脑膜瘤其周围常包绕较粗大血管，术中彩色多普勒超声可实时显示肿瘤与周围大血管的位置关系，帮助术者避开重要血管，确定最佳手术入路，提高手术安全性并减少术中出血。沙砾型脑膜瘤术中触诊手感柔软似囊性病变，难以判断其物理性质，内含有大量沙砾样钙化斑，术中超声显示钙化斑为强回声，后方伴声影，囊性病变为无回声，后方回声增强，因此，术中超声可提示肿瘤的物理性质。对于多发性脑膜瘤，术中超声可实时定位，并不受脑组织漂移的影响，从而可以替代术中导航或协助术中导航系统及时调整手术方向。

3. 中枢神经细胞瘤

（1）病理与临床概要：中枢神经细胞瘤（central neurocytomas，CNC）是一种少见的中枢神经系统肿瘤，北京天坛医院资料显示占同期颅内肿瘤约0.3%。1982年由Hassoun等首次提出，2000年公布的世界卫生组织（WHO）中枢神经系统肿瘤分类中归为"神经元和混合性神经元胶质肿瘤"，属WHO分级Ⅱ级。中枢神经细胞瘤多见于青年人，好发于侧脑室透明隔，以往多误诊为室管膜瘤或少突胶质细胞瘤。大体标本紫红色，质软，血供非常丰富，光镜下难以和少突胶质细胞瘤鉴别，需要电镜检查确诊。

临床表现有颅内压增高、感觉异常、平衡障碍、耳鸣、精神障碍、癫痫发作、性格变化和痴呆等。这些症状的产生多是由肿瘤引起的梗阻性脑积水和慢性渐进性颅内压增高引起。

（2）声像图表现：中枢神经细胞瘤术中超声常表现为边界清晰的混合回声团块，可见多发无回声囊变区及强回声钙化灶，典型者呈"蜂窝样"或"肥皂泡样"改变（图8－17）。

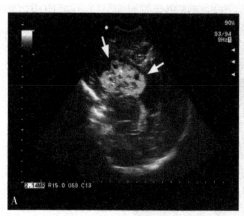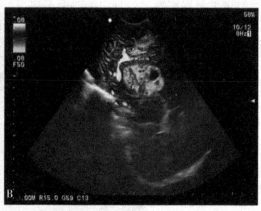

图 8 - 17　中枢神经细胞瘤

A. 术中灰阶超声示病灶呈强回声，边界清晰，内部回声不均匀，见小囊性变（箭头示病灶）；

B. CDFI 示病灶内血流信号丰富

（3）临床价值：中枢神经细胞瘤位置深在，血供多丰富，术中超声可准确定位肿瘤。应用 CDFI 可显示肿瘤内部血管及肿瘤与周围大血管的位置关系，可协助术者确定最佳手术入路，避免血管损伤。由于肿瘤组织位于脑室内，脑室形态不规则，较大肿瘤往往难以切除完全，而超声图像上肿瘤组织与周围脑脊液回声差异较大，可以准确、敏感地发现残余肿瘤，并在超声引导下继续切除残余肿瘤。中枢神经细胞瘤好发于侧脑室透明隔，常堵塞脑脊液循环通路从而引起梗阻性脑积水，术中超声可清晰显示扩张脑室和肿瘤，并在超声引导下行脑室穿刺。

4. 原发中枢神经系统淋巴瘤

（1）病理与临床概要：原发中枢神经系统淋巴瘤（primary CNS lymphoma，PCNSL，以往的名称包括：网状细胞肉瘤、微胶质瘤）是一种罕见的淋巴结外非霍奇金淋巴瘤，占所有颅内原发肿瘤的 0.85% ~ 2%。PCNSL 的发病率正在升高，可能超过低级别星形细胞瘤。最常见的部位为额叶、深部神经核团；脑室周围也较常见；幕下则小脑半球最常见。病理学特征：肿瘤细胞与全身淋巴瘤一致，大多数体积大，与脑室或脑脊膜延续。受侵血管基底膜增厚，可通过银网染色证实。免疫组化染色可区分 B 淋巴细胞与 T 淋巴细胞（原发 CNS 及 AIDS 患者以 B 细胞性淋巴瘤多见）。

原发与继发 CNS 淋巴瘤的临床表现相似：最常见的症状为脊髓硬膜外压迫或癌性脑膜炎，癫痫等。其他包括精神状态改变、颅内压升高症状等。

（2）声像图表现：淋巴瘤术中超声表现为强回声结节，内部回声较均匀，少数可伴小囊变，肿瘤边界多清晰，无包膜，呈类圆形或椭圆形，较大者可见分叶，病灶占位效应明显，病灶周边可见大片偏强回声水肿带，水肿组织回声较脑实质回声稍高，较肿瘤回声稍低，术前探查时肿瘤、水肿带与正常脑组织三者回声不同（图 8 - 18）。

（3）临床价值：术中超声可清晰显示淋巴瘤的位置、大小、边界，彩色多普勒超声亦可显示肿瘤内部血管走行及分支。因淋巴瘤水肿带较大，亦呈偏强回声，术后探查时应仔细分辨，避免将水肿组织误认为残余肿瘤，导致过度切除。水肿组织回声均匀，形态沿脑回分布呈"手指样"。此外，术前探查并记录肿瘤的范围，肿瘤与水肿组织的回声差异尤为重要，术后分辨不清时，可对比术前的探查结果，帮助诊断。

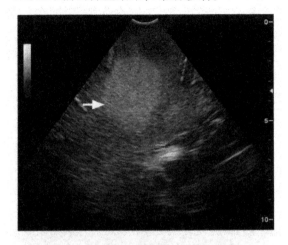

图 8 – 18　原发中枢神经系统淋巴瘤

术中超声探查发现病变呈偏强回声，边界尚清晰，内部回声尚均匀，周边脑组织大范围水肿（箭头所示为病变）

位于脑室内的淋巴瘤较大时可引起颅内高压症状，此时多先行脑室穿刺，降低颅内压，增加手术空间。由于淋巴瘤对放疗敏感，手术目的旨在解除压迫和明确诊断，对于压迫症状不明显的患者，可开小骨瓣，超声引导穿刺肿瘤组织明确诊断，为下一步治疗提供依据。

5. 转移瘤

（1）病理与临床概要：脑转移瘤（cerebral metastases）指全身其他系统肿瘤经血液或其他途径转移至颅内，多见于肺癌、胃癌及乳腺癌等。转移瘤占颅内肿瘤约 3.4% ~ 23.6%，各组报道不同，但发病率均不断增高。转移瘤可发生于颅内任何部位，幕上占 80% 以上，以大脑中动脉分布区如额叶和顶叶常见。转移灶可为单发或多发，位于灰质和白质交界部位。灰褐色或灰白色，质地不一，较脆软。切面呈颗粒状，有时瘤内发生坏死，形成假性囊肿，含有液化坏死组织。肿瘤境界清楚，周围脑组织水肿明显。肿瘤组织呈浸润性生长，转移瘤的组织形态与原发瘤相似，但假如原发瘤细胞分化较低，则转移瘤与颅内原发胶质瘤难以区分。

患者多为中老年人，常有恶性肿瘤病史，神经系统症状可先于原发部位症状。也可病史不明，原发病灶不明。约半数以上患者以头痛为首发症状，表现为头痛（最常见的症状），恶心呕吐，视乳头水肿等，多因肿瘤的占位效应或脑室系统梗阻导致脑积水所致。其他症状包括局灶性神经功能障碍、癫痫、肿瘤卒中或短暂脑缺血发作（TIA）等。

（2）声像图表现：转移瘤可单发或多发，术中超声表现为强回声结节，内部回声常不均匀，可伴不规则的坏死及囊变，部分甚至以囊性病变为主，周边仅见厚环状强回声带，肿瘤边界清晰，形态多呈类圆形或椭圆形，瘤周常伴有大片水肿带，多数肿瘤内部血供不丰富（图 8 – 19）。

（3）临床价值：术中超声可清晰显示转移瘤大小、位置、数目、边界。对于多发性肿瘤，切除一个肿瘤后，脑组织塌陷、移位明显，此时需重新定位下一个肿瘤，再次定位时既可以从脑表面直接扫查，也可以从前一个肿瘤残腔扫查，确定最佳手术入路，超声因具有实时性，在定位多发肿瘤方面显示出较其他影像学方法具有不可比拟的优势。转移瘤边界清晰，术中超声常可以较敏感地发现残余肿瘤。术后扫查时应注意范围广泛，避免漏诊小转移瘤灶。

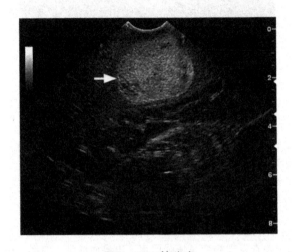

图 8 – 19　转移瘤

术中灰阶超声显示病变为偏强回声，形态规则，边界清晰，内回声
不均匀，周围脑组织水肿（箭头所示为病变）

二、术中超声在颅内血管性疾病中的应用

颅内血管性疾病主要包括颅内动静脉畸形、动脉瘤、海绵状血管瘤、血管母细胞瘤等，主要临床表现包括颅内出血、癫痫和局部神经功能障碍，其中以颅内出血最为常见。颅内血管疾病发病率高、致残率高、死亡率高，严重危害人类健康。

颅内血管性疾病的治疗主要依靠手术切除，术中准确定位病灶，鉴别正常与异常血管，正确评价异常血管内血流动力学特征是减少术中出血、提高手术安全性和成功率的关键。

目前公认对颅内血管性疾病手术有帮助的影像引导技术包括术中脑血管造影、神经导航、术中磁共振功能成像及术中超声。术中脑血管造影可用于显示动静脉畸形切除情况及动脉瘤夹闭后有无动脉瘤残余和主要动脉闭塞，但术中脑血管造影增加手术时间，并且价格昂贵，全世界只有少数医院应用。神经导航技术可在动静脉畸形及动脉瘤手术中设计手术入路，显示病灶与周围重要血管及重要颅内结构的关系，但缺乏实时性，操作复杂，不能评价血流动力学信息，并且随着手术进行，脑组织发生移位，出现神经导航"漂移"现象，甚至导致手术失败。

术中灰阶超声可显示动静脉畸形、动脉瘤、海绵状血管瘤等血管性疾病病灶的位置、大小、形态，彩色多普勒超声可明确畸形血管团的边界，显示病变血管及其周围正常血管的走行、方向以及位置关系，频谱多普勒超声可实时探测血流流速，评价病变血管与正常血管的血流动力学特征，术中超声因其具有高分辨率、图像清晰、实时显示、操作方便等优点，在颅内血管性疾病的手术治疗中已成为指导手术、协助手术治疗不可缺少的工具。

1. 颅内动静脉畸形

（1）病理与临床概要：颅内动静脉畸形是血管畸形中最常见的一种类型，是胚胎发育过程中局部脑血管发生变异而形成的。90% 以上的动静脉畸形位于幕上，位于幕下者不到 10%，颅内动静脉畸形主要病理学特点是在动脉和静脉之间缺乏毛细血管，致使动脉和静脉之间发生短路，产生一系列脑血流动力学的紊乱。其形态学上由供血动脉、畸形血管团和引流静脉三部分组成。供血动脉和引流静脉可以是一支或多支，而且常常明显增粗，甚至迂曲扩张，形成巨大的动脉或静脉瘤。畸形血管团之间夹杂有胶质样变脑组织，以及充满含铁血黄素的巨噬细胞，其周围脑组织因缺血而萎缩，表现为胶质增生带，有时伴有陈旧性出血。

颅内动静脉畸形最常见的首发临床表现是脑出血、头痛和癫痫发作，20~40岁最常见，其次为10~20岁。颅内动静脉畸形的治疗方法主要有手术切除、血管内介入栓塞治疗、立体定向放射治疗和联合治疗。虽然不同治疗方法各有优势，但目前颅内动静脉畸形的最佳治疗方法仍然是手术切除，因手术切除病灶而杜绝出血的发生；纠正脑盗血现象，改善脑组织的血供，缓解神经功能障碍；减少癫痫发作，提高患者的生活质量。

（2）声像图表现：颅内动静脉畸形术中灰阶超声图像表现为回声不均匀的强回声区，边界欠清晰，相邻脑组织回声稍增强。CDFI表现为五彩镶嵌的血管团，形态不规则，边界清晰（图8-20）。其供血动脉较正常动脉明显增粗，走行弯曲，彩色血流信号明亮，流速增加，血流方向指向畸形血管团，多普勒频谱呈高速低阻型，收缩期与舒张期流速均增高，以舒张期增高明显，峰值流速70~315cm/s，频带增宽，不规整，频窗消失，阻力指数（RI）为0.23~0.42，平均0.34±0.06，较正常血管RI值明显降低；引流静脉粗大，流速增加，血流方向离开畸形血管团，多普勒频谱于收缩期出现类动脉样波峰，波型圆钝。动静脉畸形内动脉和静脉可呈瘤样扩张，灰阶超声显示为圆形或囊袋状无回声区，CDFI可见瘤体内呈红蓝相间的涡流或湍流，频谱多普勒超声可探及毛刺样双向频谱。根据动静脉畸形声像图表现可将其分为完全型和部分型，病变完全为彩色镶嵌血管团占据者为完全型；只有病变中心或边缘为彩色镶嵌血管团占据，其余表现为低回声或强回声者考虑有出血或胶质增生，为部分型。动静脉畸形合并出血时因出血时间不同，其超声表现亦不同，急性出血表现为强回声，慢性出血多表现为低回声；畸形血管团周围因局部脑组织缺血所形成的胶质增生带超声表现为较为均匀的强回声带，须与出血鉴别。

（3）临床价值：术中超声在动静脉畸形切除术中的应用价值主要包括以下几个方面：

1）确定畸形血管团位置、大小，明确边界：动静脉畸形病灶多位于皮层和皮层下，手术的关键是沿病灶的边界分离，避免误入畸形血管团引起难以控制的大出血。所以对病灶边界的准确判断，可以减少在分离中对周围正常脑组织的损伤并提高手术安全性。灰阶超声显示病灶与周围组织分界欠清晰，在实际操作中多直接应用彩色多普勒超声定位病灶并明确边界。对于颅内动静脉畸形自发出血患者，急诊手术常缺乏MRI或DSA影像学资料，残留畸形血管团往往较小且分散，加之颅内血肿的干扰，给手术带来困难。术中彩色多普勒超声可准确定位残存畸形血管团的大小、位置及其与周围血肿的关系，指导术者完整切除残存畸形血管团，避免再次出血。

2）正确识别动静脉并显示供血动脉、引流静脉的位置、走行：动静脉畸形手术切除的原则是先阻断供血动脉，再处理引流静脉，然后整体切除畸形血管团。因此术中正确识别动静脉，准确显示供血动脉的位置、走行是手术顺利进行的关键。行术中超声前，超声医师及神经外科医师应共同复习患者的CT、MRI、DSA等影像学资料，了解畸形血管团供血动脉、引流静脉的来源及数目，术中扫查时根据血管走行尽量打出供血动脉的长轴切面，并注意旋转探头，沿血管长轴追踪至其起源动脉，当彩色多普勒超声高度怀疑为供血动脉时，应使用频谱多普勒超声证实，供血动脉表现为特征性的高速

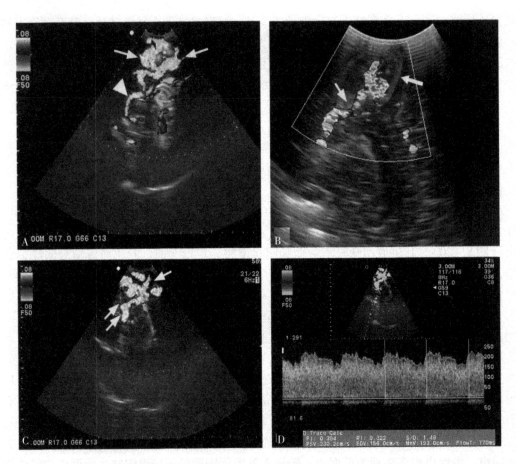

图 8-20　**A.** 彩色多普勒超声示畸形血管团（↑）及供血动脉（▲）；**B.** 彩色多普勒超声示动静脉畸形：细箭头为供血动脉，粗箭头为引流静脉，中间五彩镶嵌部分为畸形血管团；**C.** 彩色多普勒超声示动静脉畸形：畸形血管团（↑），供血动脉（↑↑）；**D.** 频谱多普勒超声示供血动脉血流频谱呈高速低阻型低阻型动脉血流频谱。引流静脉多较粗大，血流方向远离畸形血管团，频谱多普勒超声可探及动脉化血流频谱，与正常静脉易于区别，但因其显示为动脉化血流频谱有时反而与动脉难以鉴别

3）了解畸形血管团切除情况：动静脉畸形术后残留是比较严重的手术并发症，残留的畸形血管团可以发生再出血，术中及时发现残留畸形血管，可以提高手术质量，避免患者二次手术，因此，动静脉畸形切除后应常规行术中超声扫查，及时了解病灶切除情况。术后残腔灌注生理盐水，彩色多普勒超声显示彩色镶嵌血管团消失，供血动脉流速降低，RI 明显升高。由于畸形血管团切除后，脑血流重新分布，部分管径较细的供血动脉术后甚至探测不到血流信号，离断的引流静脉内亦不能探及血流信号。如术后残腔周围发现彩色镶嵌血管团或探及低阻力动脉血流频谱则提示有畸形血管残留，应引导术者再次探查。

2. 海绵状血管瘤

（1）病理与临床概要：颅内海绵状血管瘤属于脑血管畸形的一种，又称海绵状血管畸形（cavemous malformation，CA），占中枢神经系统血管畸形的 5%～13%。大多数位于幕上，10%～23% 位于后颅窝，常见于脑桥。海绵状血管瘤病因不明，15% 的海绵状血管瘤患者有家族史，为常染色体显性遗传，有家族史的海绵状血管瘤患者 70% 为多发病灶，而无家族史的患者中多发病灶仅占10%。与 AVM 不同的是海绵状血管瘤无高流速或扩张的供血动脉和引流静脉，周围脑组织常胶质增生，有含铁血黄素沉着，并可以反复出血。颅内海绵状血管瘤患者最常见的临床表现为癫痫、出血和局部神经功能障碍。

（2）声像图表现：海绵状血管瘤术中超声显示为强回声（图8-21），边界清晰，内部回声不均匀，中心呈蜂窝样改变，部分内见强回声钙化斑，后方伴声影，海绵状血管瘤合并慢性出血时可见不规则低回声区。由于血管窦内血流极为缓慢，肿瘤内部多探测不到血流信号，部分肿瘤周边可见条状血流信号。

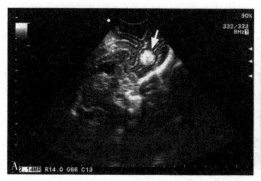
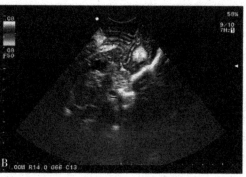
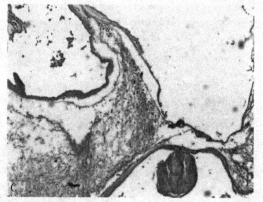

图8-21　**A.** 灰阶超声示强回声结节，边界清晰，形态规则；**B.** 彩色多普勒超声示瘤内未探及明显血流信号；**C.** 术后病理证实为海绵状血管瘤术成功的关键，术前定位多采用十字交叉定位法，并在术中实时引导、调整造瘘方向，直至准确到达病灶。

（3）临床价值：术中超声在海绵状血管瘤中的应用价值主要表现在以下几个方面。

1）定位瘤体、引导手术入路：对位于大脑皮层下，体积较小、位置深、累及重要功能区的海绵状血管瘤，手术治疗的原则是在保护神经功能的前提下最大限度切除病灶。

2）显示肿瘤周围血管：神经外科医师确定手术入路后，常应用彩色多普勒超声探查手术路径上及肿瘤周围有无较粗大血管，并根据超声探查结果及时调整手术计划，可避免术中误伤正常血管。

3）显示静脉畸形：少数海绵状血管瘤合并小静脉畸形，术中应用彩色多普勒超声可及时发现并在超声引导下完整切除。

4）评价肿瘤切除情况：病灶切除术后，残腔灌注生理盐水可应用超声评价病变切除情况，如发现瘤腔周围有强回声组织，且其回声强度与病变切除前相似，则高度提示海绵状血管瘤残留。

3. 颅内动脉瘤

（1）病理与临床概要：颅内动脉瘤（intracranial aneurysm）是指颅内动脉壁瘤样异常突起，动脉瘤发生的病理生理学原因仍然存在争论，脑血管壁获得性内弹力层的破坏是囊性动脉瘤形成的必要条件。动脉瘤趋向于生长在载瘤动脉的弯曲处，在它和一个明显的分支的拐角。动脉瘤发生的病因可能包括：先天性因素、动脉粥样硬化和高血压、栓塞性因素（如心房黏液瘤）及感染性因素等。

根据动脉瘤直径不同可将其分为四型：直径小于 0.5cm 者为小型动脉瘤，直径在 0.5 ~ 1.5cm 之间者为一般型动脉瘤，直径在 1.6 ~ 2.5cm 之间者为大型动脉瘤，直径大于 2.5cm 者为巨大型动脉瘤。

颅内动脉瘤患者最常见的临床表现为蛛网膜下腔出血（SAH），可能伴随有脑内出血、脑室内出血及硬膜下出血。

（2）声像图表现：颅内动脉瘤灰阶超声表现为载瘤动脉局限性扩张，呈圆形或囊袋状无回声，病变局部管壁与周围正常管壁连续完整，如瘤腔内有血栓形成时，可见低 ~ 强回声充填部分或全部管腔；CDFI 表现为瘤体内呈红蓝相间的涡流或湍流（图 8 - 22），瘤体内血栓形成时，可见彩色血流充盈

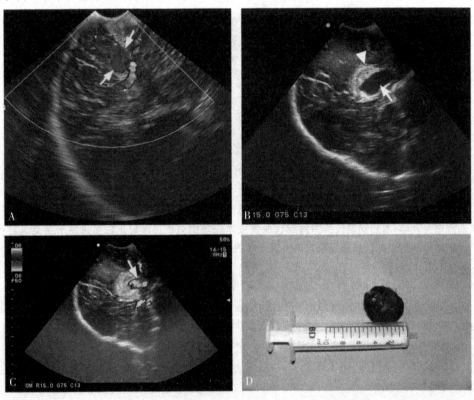

图 8 - 22　A. 动脉瘤：术中彩色多普勒超声示动脉瘤内红蓝相间的涡流信号；B. 动脉瘤伴血栓形成：灰阶超声示动脉瘤腔（↑）及其内血栓（▲）；C. 彩色多普勒超声示瘤腔部分充填血流信号；D. 术后大体标本缺损或消失，彩色血流变细，形态不规则；动脉瘤的频谱形态与瘤体大小密切相关，小的动脉瘤频谱形态接近正常，大的动脉瘤频谱常呈毛刺样改变，血流双向，频带增宽

（3）临床价值：对于大型和巨型动脉瘤术中超声可准确定位，清晰显示动脉瘤内有无血栓及血栓与残余管腔的位置关系。术中超声亦可显示动脉瘤、载瘤动脉与周围大血管的位置关系，并在夹闭动脉瘤后行超声探查，探测有无残余动脉瘤；彩色及频谱多普勒超声可根据有无彩色血流变细，有无异常高速血流判断动脉瘤夹闭后有无载瘤动脉狭窄，从而提示术者及时调整动脉瘤夹的位置。

应用术中超声探查一般型动脉瘤时应注意仔细寻找，超声医师及神经外科医师术前应全面复习 CT、MRI 及 DSA 图像，了解动脉瘤的大小和位置，此外，操作者扫查手法和技巧对于一般型动脉瘤的显示至关重要，扫查步骤为先应用灰阶超声寻找无回声囊腔，如灰阶超声显示困难，则应用彩色多普勒超声显示红蓝相间的涡流信号，找到可疑病灶则应用频谱多普勒超声协助诊断，且扫查时应尽可能显示载瘤动脉的长轴切面，在长轴切面上识别圆形或囊袋状扩张的动脉瘤腔则较容易确诊。

4. 血管母细胞瘤

（1）病理与临床概要：血管母细胞瘤（hemangioblastomas，HGB）起源于中胚叶细胞的胚胎残余组织，为颅内真性血管性肿瘤。病理学为良性，可伴有红细胞增多症。肿瘤可为实性或囊性合并一（或多个）瘤结节，结节色红，富含血管；囊液黄色清亮，蛋白含量高，囊壁为受压迫的脑组织。

小脑 HGB 的症状和体征与常见的后颅窝肿瘤相同。如颅内压增高、小脑体征等。对于散发 HGB 患者外科手术可治愈，单个后颅窝病变：囊性病变仅需切除瘤结节，囊壁不必切除。实性 HGB 由于血供丰富，切除困难，禁忌分块切除。多发病变时，注意不要遗漏小的深部结节，否则易复发。

（2）声像图表现：根据肿瘤实性与囊性部分的比例不同血管母细胞瘤声像图可分为三型：实质型、囊结节型、囊实质型（图 8 - 23）。实质型为肿瘤实质部分占 95% 以上，声像图表现为强回声实性结节，边界清晰，呈圆形或椭圆形，结节周边及内部可探及异常丰富血流信号，可根据血管走行及位置区分肿瘤内供血动脉、引流静脉。囊结节型为肿瘤实质部分占 5% 以下，声像图表现为以囊性病变为主，边界清晰，形态规则或不规则，部分囊腔内可见分隔。囊壁上可见等～强回声小结节，结节内可探及异常丰富血流信号。

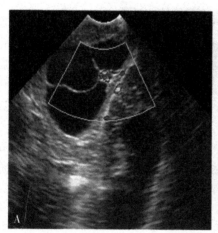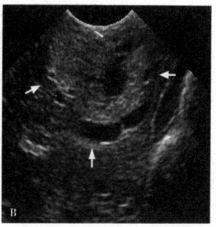

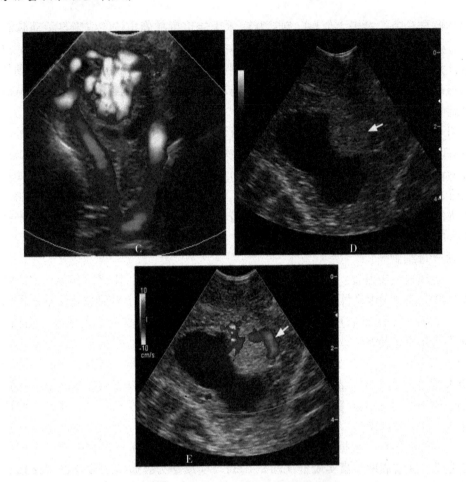

图 8-23 **A.** 囊结节型血管母细胞瘤：术中彩色多普勒超声示肿瘤以囊性病变为主，瘤结节内血供丰富，呈五彩镶嵌样小血管团；**B.** 实质型血管母细胞瘤：灰阶超声可见管腔样无回声及实性结节；**C.** 能量多普勒超声示病灶内血供丰富；**D.** 囊实质型血管母细胞瘤：肿瘤实性部分（↑）呈偏强回声；**E.** 彩色多普勒超声示实性部分血供较丰富

（3）临床价值：实质型血管母细胞瘤血供丰富，肿瘤呈蔓状粗大的血管窦而无肌层，一旦破裂则引起大出血。手术原则是先寻找供血动脉予以电凝切断，再处理引流静脉，之后将肿瘤完整切除。但有时术中难以定位供血动脉的起源和走行，引流静脉与供血动脉、血窦、网状纤维包绕混杂而难以识别，术中超声可依据彩色及频谱多普勒超声协助判断供血动脉、引流静脉走行及位置，从而缩短手术时间，降低手术难度，减少对病灶周围脑组织不必要的损伤，提高手术安全性并改善患者预后。

囊结节型肿瘤的手术方式为切开囊腔排出囊液，分离瘤结节并予切除。瘤结节残留是导致术后肿瘤复发的主要原因，术中超声可准确定位血管母细胞瘤瘤体及瘤结节，协助术者完全切除肿瘤。

三、术中超声在颅脑外伤性疾病中的应用

1. 原发性颅脑损伤

（1）病理与临床概要：原发性颅脑损伤指外力作用于头部时立即发生的损伤，包括：头皮损伤、颅骨损伤和脑损伤。其中脑损伤又包括脑震荡和脑挫裂伤，脑震荡超声及 CT 检查多无明显异常，本节详述脑挫裂伤。

脑挫裂伤包括脑挫伤和脑裂伤。前者为脑皮质和软脑膜仍保持完整；后者有脑实质及血管破损、断裂，软脑膜撕裂。两种改变往往同时存在，故统称脑挫裂伤。脑挫裂伤大体病理表现为脑皮质分层结构不清或消失，灰质与白质分界不清，显微病理表现为脑实质点片状出血、水肿和坏死。脑挫裂伤常伴有邻近的限局性血管源性脑水肿和弥漫性脑肿胀。

临床表现主要包括意识障碍、生命体征改变、局灶症状与体征（如肢体抽搐或瘫痪、失语等）、颅内压增高等。

（2）声像图表现：脑挫裂伤多表现为不均质强回声区，边界欠清晰，形态不规则，内可见单发或多发小片状低回声区，即正常脑组织，CDFI 在损伤区内可探及血流信号，损伤较轻者可见正常血管穿行，正常血管可因局部血肿形成受挤压而管径变细，走行迂曲；损伤较重者因局部血流缓慢，血管受挤压，CDFI 有时不能探及血流信号，但超声造影检查仍可见正常脑组织内小血管及微循环灌注显像（图 8 - 24）。

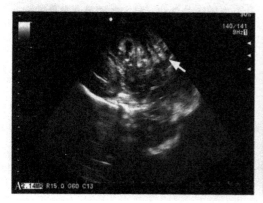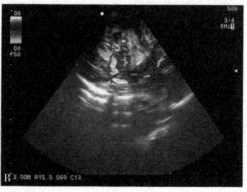

图 8 - 24 脑挫裂伤

A. 术中灰阶超声示右侧额颞叶强回声区，边界不清；B. 彩色多普勒超声示病灶内点状及短条状血流信号

2. 继发性颅脑损伤

（1）病理与临床概要：继发性颅脑损伤指受伤一定时间后出现的脑损伤。主要包括脑水肿、脑肿胀和颅内血肿。颅内血肿按症状出现时将分为急性血肿（3 天内）、亚急性血肿（4~21 天）和慢性血肿（22 天以上）。按部位分成脑内血肿、硬脑膜下血肿和硬脑膜外血肿。

脑内血肿是指颅脑损伤后脑实质内出血形成的血肿，以额叶和颞叶比较常见。可以分成两种类型：浅表的脑内血肿多由于挫裂的皮质血管破裂所致。常与硬脑膜下血肿同时存在，深部脑内血肿系脑深部血管破裂所引起，脑表面无明显的挫裂伤。

硬脑膜外血肿是指出血积聚于颅骨和硬脑膜之间的硬膜外腔。出血来源常见于硬脑膜动脉或静脉窦或骨折端的板障出血。在血肿形成过程中，除原出血点外，由于血肿的体积效应不断使硬脑膜与颅骨分离，又可撕破另外一些小血管，使血肿不断增大，最终出现脑组织受压症状。

硬脑膜下血肿是指颅内出血积聚于硬脑膜下腔。急性硬脑膜下血肿是指伤后 3 日内出现血肿症状者。多数伴有较重的对冲性脑挫裂伤和皮质的小动脉出血。慢性硬脑膜下血肿是指伤后 3 周以上出现血肿症状者，好发于老年患者。血肿大多广泛覆盖大脑半球的额叶、顶叶和颞叶。

（2）声像图表现：脑内血肿多表现为回声较均匀的强回声区，边界多清晰，形态规则或不规则，CDFI 不能探及血流信号。血肿周围脑组织及血管受挤压，可形成脑疝并可见血管走行迂曲，外伤性脑内血肿以浅部血肿多见，深部血肿多位于脑白质内，范围较大时可破入脑室，脑室内血肿表现为脑室扩大，无回声的脑脊液区域见到不规则强回声团（图 8 - 25）。

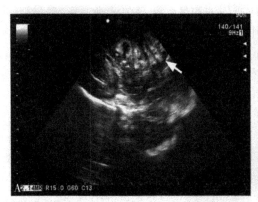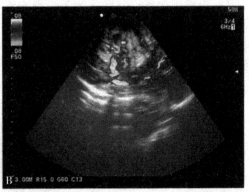

图 8 - 25　脑内血肿

A. 术中灰阶超声示颅内不规则强回声区，边界清晰；B. 彩色多普勒超声示强回声区内未见血流信号

硬膜外血肿术中超声表现为靠近颅骨内板边缘的梭形强回声，边界清晰，形态多固定，CDFI 不能探及血流信号（图 8 - 26）。

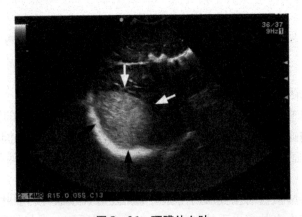

图 8 - 26　硬膜外血肿

术中灰阶超声示对侧颅骨内板下一梭形强回声区，边界清晰

硬膜下血肿术中超声表现为靠近硬膜下边缘清晰的弧形强回声或不均质回声区，其回声强度与出血量的多少、局部出血被脑脊液稀释程度密切相关，如出血量少，脑脊液所占比例高，则回声偏低；如出血量多，脑脊液所占比例少，则回声强（图 8 - 27）。

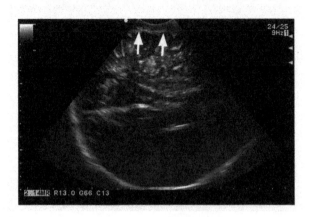

图 8 - 27 硬膜下血肿
术中灰阶超声示右颞硬膜下弧形强回声区，边界清晰（箭头）

（3）临床价值：颅脑损伤术中超声检查应注意以下几点。

1）脑室内血肿多表现为强回声，脑室内脉络丛亦表现为强回声，诊断时应避免将脉络丛误认为血肿。脑室内脉络丛双侧对称，且形态多规则，CDFI 可探及迂曲血流信号；脑室内血肿形成时多伴有脑室扩张，中线结构移位，并在扩张脑室内见到不规则强回声团，而应用 CDFI 不能探及血流信号。

2）少量硬膜下血肿术中超声不易发现，较大量硬膜下血肿亦应仔细观察，探查硬膜下血肿时应注意调节机器的深度、聚焦等，使超声图像近场显示清晰，并尽可能放大图像，并且扫查时不应加压，避免将扫查部位的液体挤向旁边而导致漏诊。

3）术中急性脑膨出多见于硬膜外血肿，其声像图容易识别，但扫查时易漏诊，术中探查时应注意扫查全面，扇形扫查至骨窗边缘，并可通过一侧加压法改变声束方向，骨窗对侧硬膜外血肿较容易发现，但应注意调节机器深度。

术中超声可以发现脑损伤后的原发性及继发性损伤灶，并可准确显示病灶的部位、大小、深度、确定病灶边界，显示病灶周围及内部有无大血管，判断周围血管受压情况，并可在手术结束后再次扫查，评价手术疗效，同时探查有无新发生的继发性损伤；此外，脑损伤是动态变化过程，在手术中可随时间的推移和颅内压的变化而发生进一步的转变，如原有的脑挫伤发展为脑内血肿，术中急性脑膨出常可探查到对侧或病变周围新发生的硬膜外血肿（迟发性血肿）等，导致术中急性颅内压变化，甚至危及患者生命，医生对脑损伤变化的及时判断和重新制订治疗计划至关重要。术中超声因其具有实时性，并且应用简便、快捷，可帮助术者实时动态了解脑损伤的变化情况，发现继发性损伤灶，从而调整手术方案，使患者获得及时和准确的治疗。

血肿清除术后，患者多处于去骨瓣减压状态，局部骨瓣缺如为超声探查颅内结构提供了良好的透声窗，对于术后急性脑膨出患者，床旁超声亦可及时发现硬膜外血肿、脑内血肿等继发性颅脑损伤，并可准确判断损伤类型、部位及范围，为下一步诊治提供科学依据，而免去患者做急诊 CT 的劳苦，并争取治疗时间。

术中超声造影因可显示颅内微循环灌注情况，有助于鉴别脑挫裂伤及脑内血肿，并可实时显示颅内重要组织结构随颅内压变化的灌注情况，是指导手术、监测手术进程、评价手术疗效的重要手段。

（周素芬）

第三篇　胸部影像学

第九章　胸部 X 线检查

第一节　检查方法与正常影像

一、常规胸部平片

常规胸片（Conventional chest x – ray imaging）为首选和最常用的 X 线检查方法，它可以比较清楚地显示胸部正常和异常。而且有些病例可做出比较明确的定位和定性诊断。如果采用高千伏投照技术（管电压在 120kV 以上）则有利于显示胸内某些隐蔽区的病变（心后区的病变）。根据常规胸片的发现，可以进一步选择其他的检查方法。另外，胸部平片在健康人群普查中也具有重要的作用。实践证明，它可以早期发现无症状的胸内病变，如支气管肺癌、肺结核和纵隔肿瘤等。然而，常规胸片为一互相重叠的复合图像，会丢失许多的图像信息。其密度分辨率较低，对于观察一些隐蔽区或细微病变还有一定的限度。

二、正常 X 线表现

熟悉和掌握后前位和侧位正常胸片的 X 线表现是胸部疾病影像诊断的基础。

（一）胸廓（胸壁）

胸壁包括骨骼及其周围的软组织，正常胸廓两侧对称。

1. 骨骼

（1）肋骨：共 12 对，肋骨前后端不在同一水平上，自后向前下斜行。第 4 肋骨后端多与胸锁关节同高，第 10 后肋约相当于第 6 前肋高度，与膈肌等高。肋软骨未钙化时不显影，故胸片上肋骨之前端呈"游离"状态。于 25 ~ 30 岁出现软骨钙化，以后自下向上顺序钙化。钙化的肋软骨沿肋软骨边缘呈片状、条状、颗粒状或块状钙化影，应与肺内病变相区别。通常以肋骨作为胸部病变的定位标志，并将肋骨分为前、后两部，相邻两肋骨间的间隙分别称为前、后肋间隙，正常两侧肋间隙宽度左右对称。

肋骨先天变异以右侧变异较多，常表现在形态、数目或连接形式上的变异。①颈肋：多见于女性。位于第 7 颈椎旁，较直，与第 1 节颈椎相比，其两侧的横突向下倾斜。②叉状肋：多发生在右侧第 3 或第 4 肋骨，肋骨远端呈叉状，或有小的突起。③肋骨联合：多见于第5、第6肋骨和第1、第2肋骨之间，常在肋骨后端近脊处，应与肺内病变相区别。

（2）肩胛骨：胸部摄片时标准后前位胸片上，肩胛骨应当投影于肺野之外。如果两肩向前旋转不够，尤其在仰卧位胸片上肩胛骨影像与肺野上外方相重叠，其内缘与胸壁平行呈带状阴影，应与胸膜增厚相区别。发育过程中的肩胛骨，其下角可出现二次骨化中心，可投影于肺野内，不可误诊为骨折。

（3）锁骨：在标准后前位胸片上，两侧胸锁关节与中线等距，位于胸廓的上口附近，可作为判断胸片位置是否端正的标志。锁骨稍呈"S"形弯曲，内端下缘有时可见边缘不规则的半圆形凹陷，称为"菱形窝"，系肋锁韧带（菱形韧带）附着部位，应与骨质破坏相区别。

（4）胸骨：由胸骨柄、胸骨体和剑突构成，胸骨柄与胸骨体相连处向前突起形成角度称胸骨角，是第2前肋水平的标志。在正位片上，胸骨大部分与纵隔阴影重叠，胸骨柄的两侧缘可突出于纵隔阴影之外，应与纵隔内病变或肺内病变相区别。

（5）胸椎：正位片上胸椎和纵隔影相重叠。上部4个胸椎清楚可见，心脏后部的胸椎仅隐约可见。胸椎横突可突出于纵隔影之外，应与纵隔内增大的淋巴结相区别。

2. 软组织　胸廓软组织在X线胸片上可显示不同密度影像，于后前位胸片上可见到如下正常软组织结构。

（1）皮下脂肪：比皮肤密度低，透亮。从其影像厚度上可以推测被测者的营养状况。

（2）胸大肌：两侧胸大肌位于两肺中野外侧，显示密度均匀的扇形致密影，外下缘清楚，向外上伸延至腋窝，尤其是男性体力劳动者，胸大肌影像更为明显。

（3）胸锁乳突肌：在两肺尖内侧形成外缘锐利的均匀致密阴影，如投照位置不正或颈部向一侧偏斜均可使左右阴影不对称，易误为肺尖部病变。

（4）锁骨上皮肤皱褶：为锁骨上皮肤和皮下组织的投影，与锁骨平行，呈中等密度的薄层软组织阴影，厚度常在2mm至1cm。

（5）女性乳房和乳头：妇女乳房在两肺下野形成密度增高的半圆形阴影，有时两侧发育不等，其大小与密度均可不同。在斜位观察时乳房阴影常与心脏前缘重叠，应引起检查者的注意。如一侧乳房发育不良或手术切除后，则肺野透亮度增加，可采取侧位或斜位透视与肺内病变相鉴别。乳头在肺下野可呈对称性边缘清楚的小圆形致密影，一侧显影者可于透视下确定。

（6）伴随阴影：在肺尖部，位于第1、第2后肋下缘，1～2mm宽的线状阴影，为胸膜在肺尖部的反折处及胸膜处肋骨下软组织所形成。

（二）管和支气管

1. 气管　气管起于喉部环状软骨下缘（相当于第6～7颈椎平面），经颈部和上纵隔的正中垂直向下进入胸腔。左侧为主动脉弓，稍向右偏。在第5～6胸椎水平分成左、右主支气管。右侧主支气管颇似气管的直接延伸，同体轴中线所形成的角度较左侧者小。左、右主支气管下壁交接处形成气管隆嵴，其角度为60°～85°，一般不应超过90°。

2. 支气管及其分支　右主支气管长1～4cm，与气管长轴呈20°～30°；左主支气管长4～7cm与气管长轴呈40°～50°。两侧主支气管分别分出肺叶支气管，继而又分出肺段支气管，经多次分支，最后分支为终末细支气管。各叶段支气管的名称与相应肺段一致。

（三）肺

肺位于胸腔内纵隔的两侧，底面向下，尖端向上，似圆锥体。右肺较左肺体积大，左肺长径大于右肺。

1. 肺野　纵隔两侧密度较均匀一致的透亮区称为肺野。为便于说明肺部病变的位置，通常在第 2、第 4 肋骨前端下缘划一水平线，将其横向划分为上、中、下肺野。肺炎与锁骨下区合称为肺上野，由此至第 4 肋骨前端下缘水平为肺中野，以下为肺下野。

此外，肺野纵行分为内、中、外 3 个带。内 1/3 为内带，包括肺门阴影。中 1/3 为中带，可见明显的肺纹理。外 1/3 为外带。肺野的透亮度与胸廓结构及胸壁软组织厚度和呼吸运动有关。体胖和健壮者透亮度低，瘦弱者透明度高；深吸气时透亮度增加，下野尤为显著，但平静呼吸下透亮度无明显变化。

2. 肺叶　肺叶由肺间胸膜分隔而成，右肺分为上、中、下 3 叶；左肺分为上、下 2 叶（左肺上叶相当于右肺上叶、中叶之和）。正位时肺叶之间相互重叠，部分肺下叶位于心脏与隔的后面，被其所掩盖。

（1）右肺：有 2 个叶间裂，即主裂（斜裂）与横裂（水平裂）。主裂在侧位胸片易于显示，它的起点约与第 5 肋骨后端同高，向前向下多在前肋膈角后方 2 ~ 3cm 处与膈相交。主裂的后方为下叶，前方为上叶和中叶。侧位时横裂始于主裂的中部，向前并略向下，止于前胸壁；正位则始于肺门的中点，水平向外达侧胸。

（2）左肺：通常只有一个裂隙，相当于右肺之主裂，左肺的主裂后端比右侧者稍高，其前下端止于肺的前下角处。

（3）副叶：为肺的先天性变异，常见的副叶有下副叶和奇叶。①下副叶。亦称心后叶，发生率为 6% ~ 10%，以右侧多见。其叶间裂自隔内侧开始，向上、向内斜行到达肺门。正位片上此裂显示为一弧形细线条影，起自隔面由外下方行至内上方，常可在隔面形成轻微幕状突起。下副叶的形态呈楔状，底部靠隔，尖端指向肺门，位于下叶的前内部，大小不一。下副叶常为支气管扩张和先天性肺囊肿的好发部位。②奇叶。系胚胎发育时奇静脉异常移行，上肺叶的内侧部分即为奇叶，其大小随奇静脉的位置而异。奇副裂在正位片上为一弧形条状阴影，呈纵行走向，突面向外，止于肺门上方，终端呈一倒置的逗点状。

3. 肺门　肺门影是肺动脉、肺静脉、支气管及淋巴组织的总合投影，肺动脉和肺静脉的大分支为主要组成部分，尤以肺动脉为主。

（1）正位肺门阴影：在正位胸片上，两侧肺门阴影的大小与密度大致相似。在肺门附近有时可以见到血管的断面，呈致密的小圆点影，直径 2 ~ 3mm，并与支气管断面的环形影伴行。①右肺门。分为上下两部，上部由上肺静脉干、上肺动脉及下动脉干后回归支所构成，右上肺静脉干即是右肺门上部的主要成分。下部由右肺下动脉干构成，沿中间支气管外缘平行地向外下走行。肺门上、下两部之间的较钝夹角称肺门角。②左肺门。主要由左肺动脉及其分支和上肺静脉及其分支所构成。上部由左肺动脉弓及其尖后支和前支以及上肺静脉的尖后静脉、前静脉构成，呈半圆形或逗点状阴影，下部由左下肺动脉及其分支构成，大部分为心影所掩盖。

（2）侧位肺门阴影：两侧肺门大部分重叠，右侧肺门略偏前，似逗号状，前缘为上肺静脉干，后上缘为左肺动脉弓，向下延长的阴影由两下肺动脉干构成。对于侧位肺门影像的分析，必须以体层像为基础，参照肺血管造影进行分析。

4. 肺纹理　两肺纹理呈树枝状阴影，由肺门向外呈放射性分布。正常时止于脏层胸膜下 1~2cm 处。

肺纹理是由肺血管、支气管及淋巴管的阴影所组成，其中主要是肺血管分支的影像。肺动脉阴影浓而清晰，常与支气管伴行。肺静脉影粗而淡，其走行不规则。胸部正位片中，下部肺纹理较上部者粗。右下肺内带所见肺纹理较粗大，而不锐利，呈水平方向分布，是下肺静脉的投影。

（四）胸膜

胸膜分为脏层和壁层，包绕于肺脏表面的一层为脏层胸膜，与胸壁、纵隔及横膈相贴为壁层胸膜，两层胸膜之间为潜在的胸膜腔。正常胸膜菲薄，在 X 线上不显影，如胸膜显影则属病理改变。但在以下部位正常胸膜可以显示。

1. 胸膜反折部　肺尖和两侧肋骨腋缘中下部，因胸膜反折可见伴随阴影。

2. 横裂和斜裂　摄片时，X 线束与叶间裂平行，则可见其呈细线样致密影像。

3. 胸椎旁线　过度曝光的正位片上，可见纵隔胸膜反折影，于胸椎左侧，降主动脉内侧，为起自主动脉弓下，止于膈肌，与胸椎外缘平行的线条影，又称脊柱旁线。

4. 纵隔、食管胸膜线　在高千伏后前位胸片和质量较好的普通胸片上可显示前纵隔线、后纵隔线及食管胸膜线。

（五）纵隔

纵隔位于两肺的中间，前为胸骨，后为脊柱，上自胸廓入口，下至膈肌。纵隔主要由心脏、大血管、气管、食管、淋巴组织、胸腺、神经及结缔组织等构成，于胸部正位片上形成致密的中央阴影。

1. 纵隔分区　为便于描述与分析病变性质，可将纵隔划分为 9 个区。

（1）前后方向划分：胸骨之后，心脏、升主动脉和气管之前狭长的倒置三角形区域为前纵隔；心脏、主动脉弓、气管、肺门和食管所占据的范围为中纵隔；食管之后及脊柱旁沟区为后纵隔。

（2）上下方向划分：依第 4 胸椎下缘与胸骨柄下缘之间的连线和肺门下缘的水平线，将前、中、后纵隔各分为上、中、下 3 个部分。

2. X 线表现　在标准后前位胸片上，右上纵隔的边缘由上腔静脉和右头臂静脉所组成。右肺尖内缘相当于第 2、第 3 后肋间隙处，为右锁骨下动脉所形成。左上纵隔主动脉弓以上主要为左锁骨下动脉的影像。老年人主动脉弓延长、迂曲，使主动脉增宽而组成右上纵隔边缘的一部分。两侧心膈角可因脂肪组织充填而变钝，以左侧较明显，肥胖体型尤为显著。

纵隔的阴影极易受体位或呼吸的影响，在卧位或呼吸时，纵隔变宽而短，立位或吸气时变窄而长，尤以小儿明显。

（六）膈肌

膈肌为一薄的腱膜肌，位于胸、腹腔之间。横膈呈圆顶状，一般右膈顶在第 5 肋间前端至第 6 前肋间水平，相当于第 9 或第 10 后肋骨平面，通常右膈比左膈高 1~2cm。两侧膈顶均靠近内侧，逐渐向外下方倾斜，与胸壁间形成锐利的肋膈角，内侧与心脏形成心膈角。

平静呼吸时膈肌运动幅度为 1~2cm，深呼吸时可达 3~6cm，两侧膈肌动度大致相等。肋膈角吸气时较钝，呼气时尖锐。人体直立时膈位最低，平卧时略高。膈肌的位置因体型而异，矮胖者较高，瘦长者则较低。吸气时，右膈一般位于第 10 后肋水平，相当于第 6 肋前端水平，左膈较右膈低1~2cm。

膈肌的正常变异可使其形态、位置和运动发生改变，右膈的内前部分可出现一局限性半圆形隆起，吸气时明显，深呼气时可减小，甚至消失，称为局限性膈膨升。有时深吸气时横膈可呈波纹状，称波浪膈，与膈粘连相区别。

（朱世军）

第二节 肺部炎症

一、大叶性肺炎

（一）X线诊断要点

X线征象较临床症状出现为晚，X线表现与病理分期有关。

1. 充血期 初期无明显异常。一般常在发病6~12h后出现X线征象，表现为病区肺纹理增浓，肺野透亮度略减低，有时病区周围可出现极淡的云雾状阴影。

2. 实变期 相当于病理上的红色和灰色肝样变期。典型表现为病变区呈均匀密实阴影。其形态、范围与受累肺段、肺叶完全符合。由于抗生素的广泛应用，大叶肺炎以肺段形式出现者日益增多，实变阴影呈现一个肺段的解剖形态和范围，其近胸膜一边常显示清楚、平直，其余则模糊不清。

病变的叶间裂可稍突。如病变内伴有肺不张，也可略小于正常，叶间裂稍凹。若有少量胸膜渗出液，则可见肋膈角变钝。由于含气支气管与实变肺组织相互衬托，有时可显示空气支气管征。

3. 消散期 实变阴影的密度逐渐减低，呈散在斑片状阴影。进一步吸收，仅出现条索状阴影或完全恢复正常，少数病例可演变成机化性肺炎或慢性肺化脓症。

（二）读片

大叶性肺炎，男，10岁，于右肺中叶可见大片样密度增高影，密度均匀，上缘清晰（图9-1）。

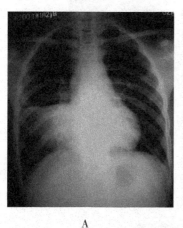

A   B

图9-1 大叶性肺炎

A. 正位；B. 侧位

（三）临床联系

本病好发于青壮年，冬春季发病较多。患者发病急骤，高热、寒战、胸痛、气急等为常见症状。吐铁锈色痰则为本病的典型临床表现。严重者可出现休克。

二、支气管肺炎

（一）X线诊断要点

支气管肺炎X线表现比较复杂，基本上是呼吸性细支气管炎伴有小叶性的实质浸润、肺不张和肺气肿的综合反映。

1. 斑片状小病灶阴影　是支气管肺炎的主要诊断依据。多数于发病第一天即出现，病灶直径2～5mm，中心致密，边缘模糊，大小不等，沿肺纹理散在分布，以中、下肺野内中带较密集。长期卧床患者的坠积性肺炎则多见于脊柱旁沟区和两肺下野。晚期，小病灶更加密集重叠或融合，可形成较大的片状阴影，但其密度仍保持不均匀的多中心融合的特征。

2. 小叶性肺不张和小叶性肺气肿　表现为边界清楚、密度较高的小三角形或斑点状致密影和泡性小透亮区，常掺杂在小病灶影之间。以幼儿出现率较高，诊断意义较成年人尤为重要。

3. 肺门影　肺门阴影密度增高，肺纹理增浓，结构模糊不清。有时肺门区有结节状致密影。这是经常伴随的血管、支气管周围炎和淋巴结炎的综合反映。

4. 急性期　常伴有明显的呼吸功能障碍征象，如膈肌运动和肺呼吸透亮度差、减低等。

（二）读片

支气管肺炎。男，9岁，双肺纹理增多紊乱，沿肺纹理走行可见多数小点片状密度增高影（图9－2）。

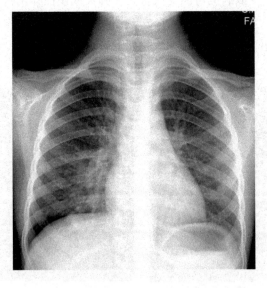

图9－2　支气管肺炎

（三）临床联系

本病多并发于麻疹、百日咳、猩红热等急性传染病，幼儿、老年人易感。常表现为高热、咳嗽、咳泡沫状黏液脓性痰，严重者可有呼吸困难、发绀。

三、支原体肺炎

（一）X 线诊断要点

X 线表现很不典型。多数患者病变局限于 1 个或 2 个肺段，以下叶多见。

1. 局限性肺纹理增浓　早期为肺间质性炎症改变，表现为病变区肺纹理增浓，边界模糊，有时伴有网织状阴影，或较淡的斑点状阴影。常呈肺段分布。

2. 肺门周围炎　表现为单侧肺门阴影增大，结构模糊，边界不清。

3. 肺泡实质性浸润灶　以节段性分布较多，表现为一较大的云絮状片状阴影，有的呈小叶性分布，呈现多个小斑片状阴影，形如支气管肺炎。有的呈底边与肺门阴影相延续，而向肺野伸展的扇形阴影，病变密度一般较淡，边缘模糊。但也偶有表现为粟粒样病变或密度较浓，边缘较清晰，类似团块状病变者。病变一般 2 周左右开始吸收，如无继发感染，吸收后不留痕迹。

（二）读片

男，1 岁，两肺透过度减低，呈磨玻璃样改变，双侧肺门影模糊（图 9 - 3）。

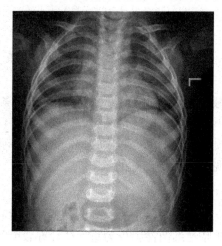

图 9 - 3　支原体肺炎

（三）临床联系

本病发病多在冬春之交和夏末秋初，好发于青壮年。轻重不一，有的无自觉症状，仅在胸痛透视时发现，有的也可高热。一般表现轻微发热、咳嗽、胸闷、头痛、咳黏稠痰、疲乏感等。

四、流感病毒性肺炎

（一）X 线诊断要点

1. 单纯流感性肺炎　肺门阴影增大、模糊，肺门上极周围及肺上野纹理增浓、增多或呈网状影，而两肺下野透亮度增强，呈急性肺膨胀状态，此为间质性炎症的反应。主要见于婴幼儿，有的同时伴有心脏普遍性增大。

2. 严重病例或继发细菌感染　出现大小不等的实质性病灶阴影。有的在肺上野纹理增浓区出现斑点状影；有的呈现类似支气管肺炎的小叶性病变；甚至可有节段性或大叶性病变。一般说实质性病变阴影越多，越应考虑为混合性感染。病变的性质及分布，一般取决于混合感染的致病菌。如链球菌感染常为粟粒样病变；肺炎双球菌感染常呈肺段性或大叶性实变；葡萄球菌感染则常伴有肺气囊等。这些病变的吸收一般较慢，在临床复原后，常可持续1~2个月。

（二）临床联系

本病以婴幼儿和少年儿童并发率高，年龄越小影响越重。一般是在流行性感冒发病4~5d后，即感觉好转时重新出现症状。患病儿常急性发作，先有发热，鼻咽炎或气管炎，引起呼吸困难、咳嗽及咳痰。听诊有湿性啰音。

五、腺病毒肺炎

（一）X 线诊断要点

（1）肺纹理增浓、模糊：初期纹理走向尚规则，后期间质炎症转为纤维化时则显示紊乱。

（2）肺炎性浸润，密度较淡而均匀，边界模糊，有时伴有条状或斑点状阴影，多分布于下肺野和内侧带。严重者小病灶可迅速融合成大病灶或扩及一叶大部，呈密集的大片状阴影，形如大叶性肺炎。病变周围的肺野可有明显的肺气肿或肺不张，偶有心脏增大。

（3）肺门阴影增大，或见有增大淋巴结的结节状阴影。

（二）临床联系

本病好发于6个月至4岁的儿童，以6~18个月者多见，营养不良婴幼儿易感。一般发病急骤，中毒症状较一般非化脓性细菌性肺炎为重，体征亦较明显。有高热、嗜睡、萎靡及阵发性痉挛性咳嗽等。严重者有呼吸困难，明显发绀，并有心血管和中枢神经系统功能失调等症状。

六、麻疹肺炎

（一）X 线诊断要点

麻疹时肺部改变一部分是由麻疹病毒引起的麻疹肺炎；一部分是在麻疹病理基础上的细菌性继发感染，即麻疹并发炎。幼儿多见。

1. 麻疹肺炎　X 线表现与一般间质性肺炎相似，可分3种类型。

（1）网织型：或称细支气管炎型。由于间质性浸润，两肺广泛的网状阴影，肺纹理增强、模糊。间质性炎症是其主要病理基础。

（2）网织小结节型：或称细支气管炎伴粟粒状支气管肺炎型。表现为两肺广泛的网状阴影，伴有针尖大小的结节状阴影。系间质性改变伴肺泡性炎症及泡性肺不张的反映。

（3）网织、浸润型：表现为密度较淡、均匀、边缘不清的云雾状阴影。浸润病灶的产生系肺不张及肺泡炎症进展的结果。

以上 3 种类型可随病程演变而发展，约持续 2 周后开始吸收。肺门淋巴结可有轻至中度增大，但一般仅表现为肺门阴影增浓。

2. 麻疹并发肺炎 一般取决于混合感染致病菌的种类，常见者有 2 种类型。

（1）间质性肺炎伴小叶性肺炎：除以上间质性改变外，尚有密度深浓、边缘模糊的小斑片状阴影，沿支气管分布，以两肺下野内带居多。

（2）间质性肺炎伴病灶融合性肺炎：病变互相融合成大病灶，甚至呈节段性大叶性肺实变，广泛分布于两肺的内中带。病灶区内可见到散在分布的肺气肿征象，显示为小条状或圆形透亮区。

麻疹并发肺炎吸收缓慢，吸收后常产生支气管扩张。如并发肺大疱、纵隔气肿及气胸等并发症，则产生相应的 X 线改变，从而使本病 X 线表现更加复杂化。

（二）临床联系

本病多见于幼儿，初期症状与严重麻疹呼吸道感染的临床表现无法区别，也可能在发疹性退热后体温重新上升而发病。一般有发热、气急、咳嗽、呼吸困难、胸痛、烦躁不安等。

七、机化性肺炎

（一）X 线诊断要点

本症是肺部外特征性炎症未能彻底治愈的结果。肺炎一般经 2～4 周的有效治疗即可消散，如超过此限仍未消散，称为未消散性肺炎。根据炎症消散和纤维化的程度，进而又可转化为机化性肺炎及炎性假瘤。

1. 未消散性肺炎 由于急性炎症的消退，肺内片状阴影的边缘较急性期略清晰，但仍较模糊，并有少量条索状阴影出现，病变周围的胸膜反应较明显。

2. 机化性肺炎 由于纤维组织的逐渐增生收缩，可见病变范围逐渐缩小，密度更加致密，轮廓日益清晰，周围条索影更加增多。持续一定时间后，其大小、形态趋向稳定，即成为机化性肺炎。病变节段或肺叶常有萎缩现象，周围肺组织常有代偿性肺气肿。邻近叶间裂向病侧移位，附近胸膜明显增厚。

3. 炎性假瘤 基本上是机化性肺炎的后期阶段。X 线显示为较明确的瘤样团块状阴影，多为单发，也可多发。呈圆形、椭圆形、哑铃形或三角形，密度较高，边缘大多光滑清晰，有的有长条索影伸向肺野。少数假瘤可显示空洞、囊腔或钙化。假瘤发展甚为缓慢。

（二）读片

机化性肺炎手术后。男，53 岁，两肺纹理增多紊乱，交织成网，右肺中叶片状密度增高影（图 9 - 4）。

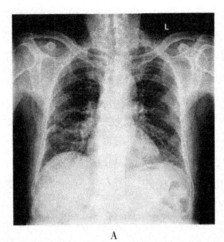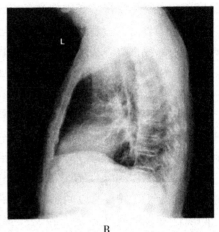

A   B

图 9 - 4　机化性肺炎手术后

A. 正位；B. 侧位

（三）临床联系

本病成年人多见，女性居多。可无任何症状，也可有胸闷、胸痛、低热、咳嗽、咳浓痰或血丝痰等症状。化验检查一般无特异性发现。病程一般较长，可有肺部炎症病史。

八、间质性肺炎

（一）X 线诊断要点

（1）弥漫性不规则的纤细条纹阴影，自肺门向外伸展，边缘较清晰，相互交织成细网状，增厚越显著网影越粗糙，其间夹杂有小点状致密阴影（肺不张）或小透亮区（肺气肿）。病变以肺门周围和下肺野较明显。肺野透亮度均匀地减低、模糊。

（2）肺门阴影增浓增大，结构紊乱模糊，有时可见到增大的淋巴结。

（3）婴幼儿患者常有明显的具有特征性的急性肺膨胀表现，肺野透亮度增加，肋间肺膨出、膈下降、动度减低、肋膈运动失调，肺呼吸运动透亮差减低。

（4）长期反复的支气管感染常表现为广泛散布的绳索状或粗网状阴影，粗糙，致密，肺纹理增加，分布紊乱，甚至可达蜂窝肺的程度。多见于成年人继发的慢性间质性肺炎。

（二）读片

间质性肺炎。男，89 岁，双肺纹理增多紊乱，交织成网，两肺散在片状密度增高影，肺门结构紊乱。慢支气肿，双肺弥漫性间质性病变（图 9 - 5）。

（三）临床联系

间质性肺炎分急性和慢性 2 种。在婴幼儿多发生于麻疹、百日咳、流行性感冒等病。慢性者多继发于肺和支气管的慢性疾病。

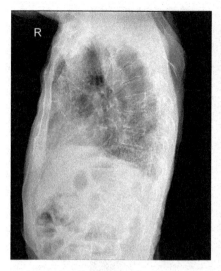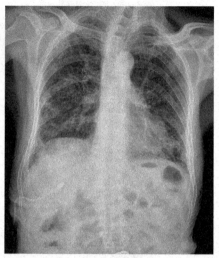

图 9-5　间质性肺炎

九、吸入性肺炎

（一）X 线诊断要点

1. **急性肺水肿**　初为两肺广泛性肺纹理增强、模糊，继而有密度较淡的片状云雾状阴影自肺门向外扩散，并以两肺内中带明显，形如蝶翼，而两肺尖、外带和肺底部清晰。

2. **阻塞性肺气肿和肺不张**　病变区局限性透亮度增加和致密的三角形、条状或不规则的阴影。可与其他征象并存，也可为早期征象单独出现。

3. **支气管肺炎**　表现为散在性小斑片状阴影，中央较浓、边缘模糊，以中下野较多见。如系单侧多见于右侧。

4. **纤维化、肉芽肿及"石蜡瘤"**　此为类脂质性肺炎的慢性阶段，表现为两肺基底部密度增加、紊乱的线状阴影，正常肺纹理结构不清，并有细小散在的粟粒状阴影，夹杂于线状阴影周围。所谓"石蜡瘤"为孤立的边缘较模糊的圆形致密阴影，直径 2～3mm。有时肺门阴影增浓并有结节状增大淋巴结。应与周围型肺癌相区别。

5. **肺脓肿**　慢性吸入性肺炎极易发生细菌性感染，在病变区内形成肺脓肿，可呈急性表现或慢性经过。一般表现为团絮状浓密阴影，如与支气管相通则可见脓腔及液平面。并常有广泛的间质性纤维化及肺不张。

（二）读片

吸入性肺炎。男，12 岁，溺水，双肺中下野纹理增重模糊，并可见片状、云雾状密度增高影，边界不清，肺门影模糊，增大（图 9-6）。

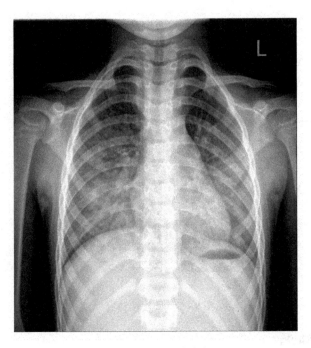

图 9 – 6　吸入性肺炎

（三）临床联系

吸入性肺炎是呼吸道吸入异物引起的肺部炎症性病变，多发生于婴幼儿及久病体弱的老年人。

（张海波）

第三节　肺结核

一、X 线诊断要点

肺结核是由结核杆菌在肺内引起的慢性传染性疾病。分为以下几种类型。

1. 原发型肺结核

（1）原发综合征：原发病灶表现为云絮状密度增高阴影，边缘模糊。伴有病灶周围炎时，表现为较大范围的云絮状阴影，有时可占据一个或数个肺段，其边缘模糊，与正常组织分界不清。病灶周围炎逐渐吸收后，在愈合中的原发病灶可显示为境界清楚，密度较高的增殖性或已经部分钙化的病灶。肺门或纵隔增大淋巴结表现为突出于正常组织的肿块影。自原发病灶引向增大淋巴结的淋巴管炎，表现为一条或数条较模糊的条索状致密影。有时原发病灶、淋巴管炎与增大的肺门淋巴结连接在一起，形成哑铃状，称为原发综合征，但这种征象在临床上并不多见。

（2）胸内淋巴结结核：肺门及纵隔淋巴结增大时，统称为胸内淋巴结结核。淋巴结大，常伴周围组织渗出性炎症浸润，称为炎症型。淋巴结周围炎吸收后，在淋巴结周围有一层结缔包绕，称为结节型。炎症型主要变化为增大的淋巴结周围肺组织内出现较多的炎性浸润，表现为从肺门向外扩展的密度增高阴影，边缘模糊，与正常肺组织分界不清，如气管旁淋巴结大，则 1 侧或 2 侧上纵隔呈弧形增宽。结节型表现为肺门区的圆形或椭圆形致密阴影，向肺野突出，右侧较多见。如数个相邻淋巴结同时增大，可融合成块，边缘呈分叶状。气管旁淋巴结大表现为上纵隔两旁的突出阴影，如多个淋巴结增大，可使纵隔影增宽，边缘呈波浪状。隆突下组淋巴结大在正位上不易显示，侧位片上肺门增大的淋巴结可清楚显示。

2. 血行播散型肺结核　结核杆菌进入血液循环可引起血行播散型结核。根据结核杆菌侵入血液循环的途径、数量、次数和机体的反应，可分为急性粟粒性肺结核和亚急性血行播散性肺结核。

（1）急性粟粒性肺结核：两肺从肺尖到肺底均匀分布大小及密度相同的粟粒状阴影，直径约 2mm，境界清楚，如渗出性病灶，则其边缘较模糊，正常肺纹理不易辨认。发病初期，仅见肺纹理增强，2 周左右才出现典型的结节，晚期粟粒状阴影常有融合的倾向。恶化时，粟粒状密度增高影常有融合的倾向。

（2）亚急性及慢性血行播散性肺结核：由于结核菌多次反复地侵入肺部，在 X 线上出现多种性质的增殖性、渗出性、纤维化及钙化等病灶。陈旧的硬结钙化灶大都位于肺尖及锁骨下；新的渗出或增殖病灶大都位于下方，有时可见薄壁空洞。病灶多密度不同，分布不匀，大小不等。有些病灶可吸收或硬结钙化而愈合。机体抵抗力差或治疗不彻底而病变恶化时，可发生病灶周围炎，并发渗出性胸膜炎，也可形成空洞，进而发展成慢性纤维空洞型肺结核。

3. 浸润型肺结核　病变早期大多局限于锁骨上下区，其次为两下叶背段。往往渗出与增殖同时出现，并可伴有少量干酪样改变。X 线上常可见到陈旧性病灶周围炎，表现为边缘模糊的致密阴影，中心密度较高。锁骨下新的渗出性病灶呈边缘不清、密度不均匀的云絮状阴影。范围较广时，可波及一个或数个肺段，为楔形絮状或团块状阴影。也可弥漫于整个肺叶（多在右侧），为密度浅而均匀的大叶性浸润。还可位于两肺任何部位，表现为边缘不清的圆形浸润。

病灶内密度低区为病灶溶解、空洞形成的表现。空洞有无壁、薄壁、张力、干酪厚壁和纤维空洞等数种，多为圆形或椭圆形，其周围可能有多少不等的周围炎或纤维性变。一侧或两侧中下肺野有空洞播散而来的广泛散在的支气管播散灶。

4. 结核球　为一种干酪性病变被纤维组织包围而成的球形病灶，呈圆形或椭圆形；也可因空洞引流支气管阻塞，空洞被干酪物质充填而形成。大小各为 2～3cm。多数为单发，多见于锁骨下区。结核球轮廓清楚整齐。偶可略呈切迹很浅的分叶状，密度一般均匀，但其内的干酪病灶可液化而形成空洞。空洞形态不一，常为厚壁。部分结核球内可见成层状的环形或弥漫的斑点状钙化影。除球形灶外，结核球附近的肺野内可见散在的增殖性或纤维性病灶，称之为卫星病灶。

5. 干酪性肺炎　干酪性肺炎为大片渗出性结核炎变很快产生干酪坏死所形成。表现为肺段或肺叶的实变，轮廓较模糊，与大叶性肺炎相似。肺叶体积常因肺组织广泛破坏而缩小。

6. 慢性纤维空洞型肺结核　锁骨上下区见有形状不规则的纤维空洞，周围有比较广泛的条索状纤维性改变及新老不一的病灶。由于纤维收缩，常使肺门上提，肺纹理垂直向下呈垂柳状，可合并支气管扩张。未被病变波及的部位可呈代偿性肺气肿。两侧上部通常见胸膜增厚。胸膜增厚及肺纤维性变引起邻近肋间隙变窄。纵隔被牵拉移向患侧胸廓塌陷。肋膈角胸膜亦可增厚，使肋膈角变钝，同时伴有膈幕状粘连。

二、读片

肺结核（亚急性血行播散型肺结核）。男，65 岁。两肺见广泛分布小片状结节影，以左肺及右肺上叶为主。肺纹理及肺门影受其影而显示不清。心脏呈垂位，心缘显示不清，右膈肌光整，肋膈角开大，左侧肋膈角变钙，左侧胸腔积液（图 9 - 7）。

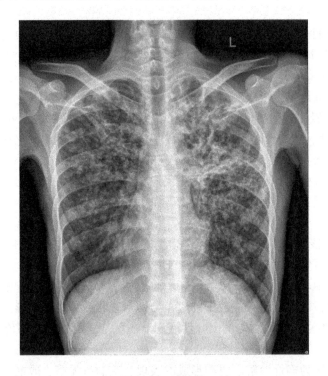

图 9 - 7　肺结核

三、临床联系

本病为严重危害人类健康的主要传染病，传染源主要是继发性肺结核的患者，飞沫传播是肺结核最重要的传播途径。常表现为咳嗽、咳痰、咯血、胸痛、呼吸困难，多伴有长期午后潮热，部分患者可有倦怠乏力、盗汗、食欲减退和体重减轻等。

（张海波）

第四节 胸膜炎

一、Ｘ线诊断要点

急性期胸部主要表现为胸腔游离积液或包裹性积液，部分患者并发支气管胸膜瘘，则可见气胸平面。慢性期主要表现为胸膜增厚、粘连，甚至钙化，使患者肋间隙变窄，胸部塌陷，纵隔移向患侧，横膈上升。部分患者邻近肋骨可出现骨膜反应。

二、读片

胸膜炎。女，23岁，左侧肋膈角变钝，胸膜肥厚粘连（图9-8）。

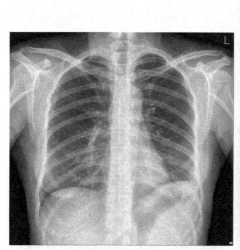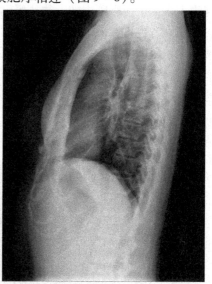

图9-8 胸膜炎
A. 正位；B. 侧位

三、临床联系

胸膜炎的常见病因是感染，尤其结核性胸膜炎最为常见。其次为细菌感染。

（周 舟）

第五节 纵隔肿瘤

一、胸骨甲状腺肿

（一）Ｘ线诊断要点

胸骨后甲状腺多位于胸腔入口处，下界多在主动脉弓顶部水平以上。向纵隔的一侧或两侧突出。

肿块呈椭圆形、梭形或倒置三角形，边缘光滑，可延伸至颈部，可随吞咽动作向上移动，上界不清。肿块密度均匀，有的伴有钙化，呈斑状或壳状。

气管可受压变形、移位。胸部正位片可见上纵隔密度增多，侧位胸片显示胸骨后方透亮度降低。

（二）临床联系

胸骨后甲状腺常伴有颈部甲状腺肿大，可在早期出现气管压迫症状，引起刺激性干咳和气急。

二、胸腺瘤

（一）X 线诊断要点

胸腺瘤大多位于前纵隔中部，往往紧贴心底部，心脏与大血管交界处。大多向纵隔的一侧突出，体积大者也可突向两侧。肿块呈圆形或椭圆形，边缘光滑，密度均匀，少数有点条状或弧形钙化，呈波浪状或分叶状。X 线后前位胸片可以纵隔增宽，侧位可见前纵隔内肿块影。

（二）读片

胸腺瘤。男，54 岁，前中纵隔可见球形高密度影，边界清楚，部分与前胸壁相关联（图 9 - 9）。

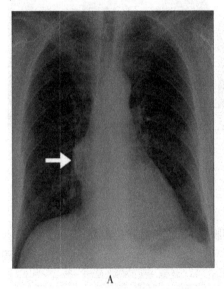
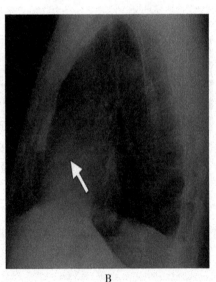

A   B

图 9 - 9　胸腺瘤
A. 正位；B. 侧位

（三）临床联系

本病恶变机会较多，表现为生长快，切除后复发，部分病侧有重症肌无力症状。个别病例有严重贫血，胸腺癌切除后可好转。

三、畸胎类肿瘤

（一）X 线诊断要点

肿瘤多位于前纵隔，心脏与升主动脉交界处最多。左侧多于右侧。肿块呈圆形或椭圆形，轻度波浪状，多房性囊肿可呈分叶状。边缘光滑锐利。如伴有继发感染和炎性粘连，边缘可不规则，形成锯齿状或粗毛刺样边缘。其内可显示骨骼影。

（二）临床联系

一般多在青年或中年人，肿块发展到一定体积后才引起症状，如胸闷、胸痛和干咳。

四、恶性淋巴瘤

（一）X 线诊断要点

主要位于中纵隔上中部和肺门区，通常以气管旁为主。清楚、锐利、密度均匀，一般无钙化，典型征象为两上纵隔增宽，边缘呈波浪形，明显的分叶状肿块。病变发展迅速，常压迫气管变窄或移位。

（二）读片

恶性淋巴瘤。男，41 岁，胸廓对称，气管居中，纵隔增宽，右上纵隔可见软组织影突向肺野，边界清楚，周围肺纹理受压、纠集（图 9–10）。

（三）临床联系

纵隔恶性淋巴瘤多发生于青壮年，男多于女。主要症状为不规则发热、周身浅表淋巴结大，以颈部最多见。

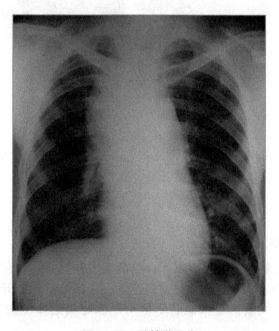

图 9–10 恶性淋巴瘤

五、支气管囊肿

（一）X 线诊断要点

多位于中纵隔上中部，以气管旁和隆突下最多见。少数可位于食管旁和肺门区。

囊肿呈圆形或椭圆形，边缘清楚，密度均匀，无分叶或钙化征。隆突下囊肿后前位观察与心影相重叠，可突出于右肺门区。气管和主支气管侧的边缘可受压呈扁平形。囊肿可随呼吸运动变形，亦可有随吞咽动作上移征象。

（二）读片

支气管囊肿。男，47 岁，上中纵隔气管旁可见一半圆形密度增高影，密度均匀，边缘清晰（图 9 - 11）。

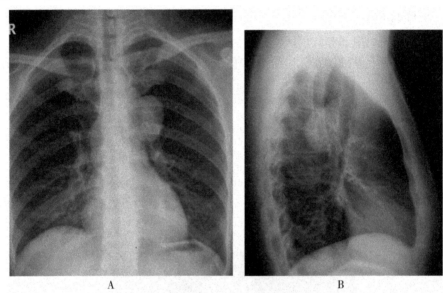

图 9 - 11　支气管囊肿

A. 正位；B. 侧位

（三）临床联系

本病多发于儿童和青少年，10 岁以下较多见。囊肿较小时一般无症状，囊肿较大者出现呼吸道和食管压迫症状，以隆突下囊肿出现症状较早而明显。

六、心包囊肿

（一）X 线诊断要点

位于纵隔前部，大多数在心膈角前部，右侧多于左侧。少数发生于心底部，可向纵隔两侧突出。囊肿呈圆形或椭圆形，边缘光滑，与心影不能分开。密度偏低而均匀，无钙化。囊肿小者侧位观察形成水滴状影像可随深呼吸或体位改变而变形，常伴有传导性搏动。

（二）读片

心包囊肿。女，56 岁，右心缘旁圆形致密影，位于前下纵隔（图 9 – 12）。

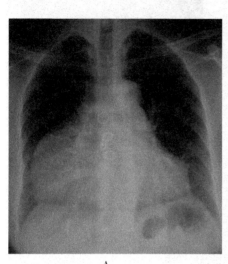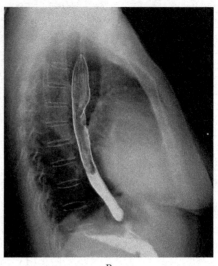

图 9 – 12　心包囊肿

A. 正位；B. 侧位

（三）临床联系

心包囊肿是一种发育畸形，一般无症状，囊肿较大者可有心前区闷痛。

七、神经源性肿瘤

（一）X 线诊断要点

多位于后纵隔脊柱旁沟区，后缘大都与椎间孔相重叠。呈圆形或椭圆形，多为单发，向纵隔的一侧突出。恶性肿瘤可引起较广泛的骨质侵蚀，边缘欠清晰。

（二）读片

神经源性肿瘤。于后上纵隔可见一圆形块影，部分边界清楚，与脊柱边界欠清，其内密度均匀（图 9 – 13）。

（三）临床联系

本病青壮年较多，大多数无症状，约 50% 患者在 X 线检查时偶被发现，体积大者可引起疼痛与麻木，以肩胛间或后背明显。

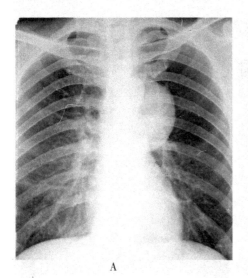
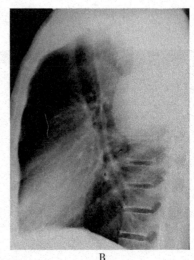

A   B

图 9－13　神经源性肿瘤

A. 正位；B. 侧位

（周　舟）

第十章 胸部 CT 检查

第一节 检查方法与正常影像

一、检查方法（methods）

（一）扫描前准备

（1）胸部 CT 扫描除严格按照常规准备工作要求外，必须做好屏气训练。训练患者深吸气后屏住呼吸，吸气深度均匀一致，使定位像和扫描图像能保持相同的吸气相，尤其是肋骨检查时前后不一致会导致定位错误。

（2）耳聋患者应训练观看扫描架上的呼吸图形控制提示配合屏气。

（3）对确实屏气困难者、儿童，应酌情增大 mA，减短曝光时间，或同时嘱咐患者采取平静口式呼吸，以减轻移动伪影。

（二）扫描技术与参数

（1）扫描范围：从肺尖至膈角。

（2）扫描层厚：常规采用 5~10mm 层厚，以 10mm 居多，连续扫描，螺距 1.5；薄层扫描层厚为 1~3mm，通常在常规扫描基础上行区域薄层扫描。

（3）窗宽、窗位：肺窗的窗宽 1 000~2 000Hu，窗位为 -600~-800Hu；纵隔窗的窗宽为 300~400Hu，窗位为 30~50Hu；观察及分析胸壁骨质病变采用骨窗，窗宽 1 000~2 000Hu，窗位 150~1 000Hu。除常规肺重建外，观看肋骨宜用骨重建方式。

（三）平扫

（1）常规扫描：用于检查呼吸系统常见疾病。

（2）特殊检查方法：

1）高分辨率 CT（high resolution CT，HRCT）：较常规 CT 扫描具有更高的空间和密度分辨率，能清晰显示以次级肺小叶为单位的肺内微小结构，用于观察诊断弥漫性病变（间质病变、肺泡病变、结节病变）、支气管扩张、肺结节或肿块。主要技术要素为超薄扫描层厚（1~2mm）、小视野、骨算法参数重建。HRCT 不能替代常规 CT。

2）肺内病灶的螺旋 CT 三维重组及多平面重组（three dimensional reconstruction，multi - planar reconstruction，MPR）：层厚 0.5~2mm，能够多平面、多角度、立体显示肺内病灶的轮廓与周围结构的关系，能够计算病灶倍增时间以便随诊观察，用于观察诊断肺内结节及肿块。

3）支气管树的螺旋 CT 仿真内窥镜成像（SCT virtual endoscopy）：将螺旋 CT 对气管、支气管树的容积扫描数据重建成气管、支气管内表面的立体图像，加上人工伪彩，通过电影技术回放，显示从喉段至支气管的管腔内表面形态。用于观察诊断气管、支气管病变，评价支气管内支架的疗效。该方法特异性、敏感性较低，容易形态失真。

4）CT 肺功能成像（CT pulmonany functional imaging）：既显示肺的形态学变化，又能定量测定肺功能，用于诊断肺气肿，评估肺减容术的疗效等。

（四）增强扫描

（1）从肘静脉注入对比剂（浓度 300mgl/ml 100ml 的碘海醇或碘佛醇）进行胸部增强扫描：用于鉴别肺门周围的血管断面与肺内病灶，鉴别肺门或纵隔淋巴结与血管断面，判断胸部大血管受累情况及肺内结节的良、恶性鉴别。

（2）动态增强扫描：在注射对比剂后对感兴趣区在设定的时间范围内进行连续扫描，对孤立肺结节的定性诊断有一定帮助。

（3）肺血管的 CTA：能够显示肺动脉及其大分支。用于诊断肺血管病变，判断胸部大血管的受累情况。

（五）CT 引导肺穿刺活检（CT guided needle biopsy of chest leision）

用于肺内病变的定性诊断。

二、胸部 CT 正常解剖

胸部 CT 正常解剖（图 10 - 1 ~ 图 10 - 17）。

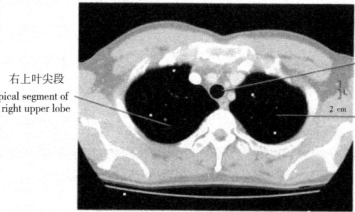

图 10 - 1　肺尖层面

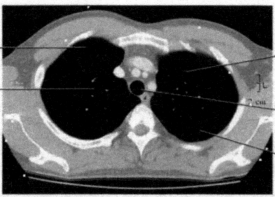

图 10 - 2　左头臂静脉层面

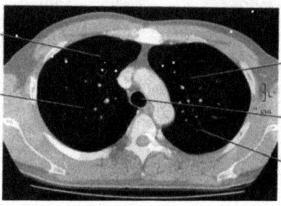

右上叶前段
anterior segment of
right upper lobe

右上叶尖段
apical segment of
right upper lobe

左上叶尖段
apical segment of
left upper lobe

气管
trachea

左上叶后段
posterior segment
of left upper lobe

图 10-3 主动脉弓层面

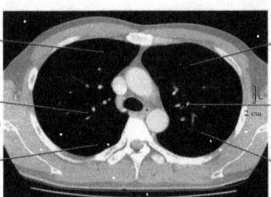

右上叶前段
anterior segment of
right upper lobe

右上叶尖段
apical segment of
right upper lobe

右上叶后段
posterior segment of
right upper lobe

左上叶前段
anterior segment of
left upper lobe

左上叶尖段
apical segment of
left upper lobe

左上叶后段
posterior segment of
left upper lobe

图 10-4 主动脉弓下层面

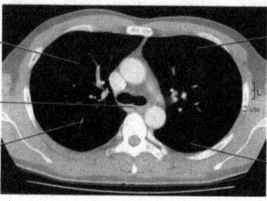

右上叶前段
anterior segment of
right upper lobe

隆起
carina

右上叶后段
posterior segment of
right upper lobe

左上叶前段
anterior segment of
left upper lobe

左下叶背段
superior segment
ofleft lower lobe

图 10-5 隆突层面

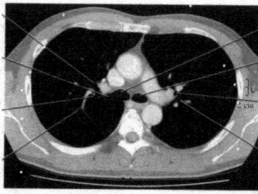

右上叶前段支气管
anterior segmental
bronchus

右上叶支气管
right upper lobe
bronchus

右上叶后段 支气管
posterior segmental
bronchus

后回归动脉
posterior regressing
artery

右主支气管
right main bronchus

左主支气管
left main bronchus

左上叶尖段支气管
apical segmental
bronchus

左上叶后段支气管
posterior segmental
bronchus

图 10 - 6　右上叶支气管层面

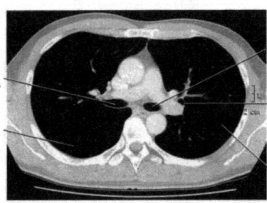

中间支气管
intermediate bronchus

右斜裂
right main fissure

作主支气管
left main bronchus

左上叶尖后段
支气管
apicoposterior
segmental bronchus

左斜裂
left main fissure

图 10 - 7　中间支气管层面

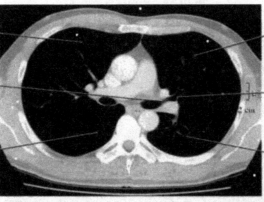

右上叶前段
anterior segment
of right upper lobe

左上叶支气管
left upper lobe
bronchus

右下叶背段
superior segment
of right lower lobe

左上叶前段
anterior segment of
left upper lobe

左上叶前段支气管
anterior segmental
bronchus

左下叶背段
superior segment
of left lower lobe

图 10 - 8　左上叶支气管层面

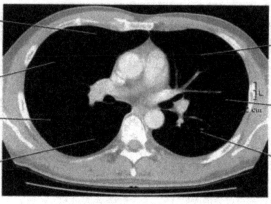

右上叶前段
anterior segment of
right upperlobe

右水平裂
horizontal fissure

右斜裂
right main fissure

右下叶背段
superior segment of
right lower lobe

左上叶前段
anterior segment of
left upper lobe

舌段
lingual segment

左下叶背段
superior segment of
left lower lobe

图 10-9 左舌段支气管层面

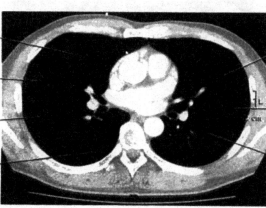

右中叶
right middle lobe

右水平裂
horizontal fissure

右斜裂
right main fissure

右下叶背段
superior segment of
right lower lobe

上舌段
superior lingual
segment

左斜裂
left main fissure

左下叶背段
superior segment of
left lower lobe

图 10-10 右中叶支气管层面

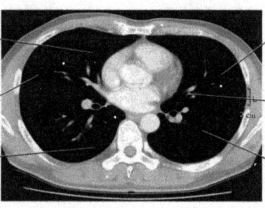

右中叶内侧段
medial segment of
medial lobe

右中叶外侧段
lateral segment of
middle lobe

右下叶背段
superior segment of
right lower lobe

下舌段
inferior lingual
segment

下舌段支气管
inferior lingual
segmental bronchus

左下叶背段
superior segment of
left lower lobe

图 10-11 下叶支气管层面

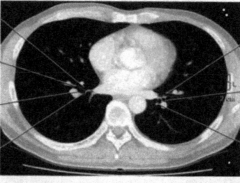

右下叶内基底段支气管
medial basal segmental bronchus

右下叶前基底段支气管
anterior basal segmental bronchus

右下叶外基底段支气管
lateral basal segmental bronchus

右下叶后基底段支气管
posterior basal segmental bronchus

左下叶内前基底段支气管
medioanterior basal segmental bronchus

左下叶外基底段支气管
lateral basal segmental bronchus

左下叶后基底段支气管
posterior basal segmental bronchus

图 10 - 12　下肺静脉层面（1）

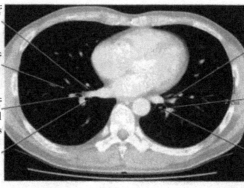

右下叶内基底段支气管
medial basal segmental bronchus

右下叶前基底段支气管
anterior basal segmental bronchus

右下叶外基底段支气管
lateral basal segmental bronchus

右下叶后基底段支气管
posterior basal segmental bronchus

左下叶内前基底段支气管
medioanterior basal segmental bronchus

左下叶外基底段支气管
lateral basal segmental bronchus

左下叶后基底段支气管
posterior basal segmental bronchus

图 10 - 13　下肺静脉层面（2）

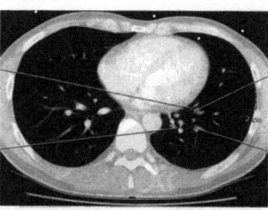

左下叶内基底段支气管
medial basal segmental bronchus

左下叶后基底段支气管
posterior basal segmental bronchus

左下叶前基底段支气管
anterior basal segmental bronchus

左下叶外基底段支气管
lateral basal segmental bronchus

图 10 - 14　四基底段层面（1）

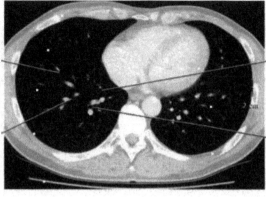

右下叶前基底段
支气管
anterior basal
segmental bronchus

右下叶外基底段
支气管
lateral basal
segmental bronchus

右下叶内基底段
支气管
medial basal
segmental bronchus

右下叶后基底段
支气管
posterior basal
segmental bronchus

图 10 - 15　四基底段层面（2）

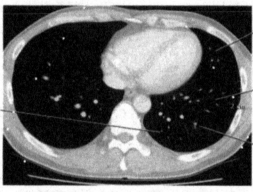

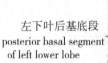

左下叶后基底段
posterior basal segment
of left lower lobe

下舌段
inferior lingular
segment

左下叶前基底段
anterior basal segment
of left lower lobe

左下叶外基底段
lateral basal segment
of left lower lobe

图 10 - 16　四基底段层面（3）

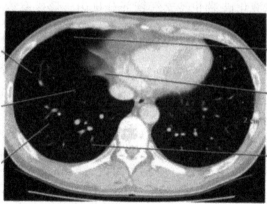

右下叶前基底段
anterior basal segment
of right lower lobe

右下叶内基底段
medial basal segment
of right lower lobe

右下叶外基底段
lateral basal segment
of right lower lobe

右中叶
right middle lobe

右下肺韧带
inferior pulmonary
ligament

右下叶后基底段
posterior basal
segment of right
lower lobe

图 10 - 17　下肺韧带层面

（陈文琴）

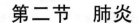

第二节　肺炎

肺炎（pneumonia）是肺部常见的感染性疾病，按病变的解剖分布分为大叶性肺炎、小叶性肺炎和间质性肺炎，比较特殊的还有球形肺炎和机化性肺炎。肺炎大多由肺炎链球菌引起，少数由双球菌、葡萄球菌、流感杆菌和病毒引起。

一、概述

（1）大叶性肺炎（lobar pneumonia）：青壮年多见，病理改变分为充血期、红色肝变期、灰色肝变期和消散期四期。起病急，常有高热、寒战、咳嗽、胸痛，开始无痰或少量黏痰，发展到红色肝变期时咳黏稠铁锈色痰。实验室检查白细胞总数及中性粒细胞明显升高。

（2）小叶性肺炎（lobular pneumonia）：又称支气管肺炎，多见于婴幼儿及年老体弱者，病理改变为小叶支气管壁水肿、间质炎性浸润、肺小叶渗出和实变，可引起阻塞性肺气肿或小叶肺不张。病情较重，常有发热、胸痛、呼吸困难，病初干咳，继之咳泡沫黏痰及脓痰。部分体弱、机体反应低下者，可不发热。实验室检查部分年老体弱者白细胞总数可不增加。

（3）间质性肺炎（interstitial pneumonia）：多见于婴幼儿。病理改变为肺间质的浆液渗出及炎性细胞浸润。常见临床症状是气短、咳嗽和乏力，体重减轻，少数可见低热，听诊有爆裂音。白细胞总数变化不明显。

（4）金黄色葡萄球菌性肺炎（staphylococcus aureus pneumonia）：由溶血性金黄色葡萄球菌引起，好发于小儿和老年人。感染途径分支气管源性和血源性，病理变化是感染物阻塞细支气管，小血管炎性栓塞，致病菌繁殖引起肺组织化脓性炎症、坏死，形成肺脓肿，继而坏死组织液化破溃并经支气管部分排出，形成有液气平面的脓腔。支气管壁的水肿和反射性痉挛，易发生活瓣性阻塞而形成肺气肿或肺气囊。病程变化快，临床症状重。

（5）球形肺炎（spherical pneumonia）：球形肺炎是由细菌或病毒感染引起的急性肺部炎症，且以细菌感染为主，基本病理变化包括炎性渗出、增生和实变。

（6）机化性肺炎（organizing pneumonia）：本病多见于成人，病理改变为肺泡壁成纤维细胞增生，侵入肺泡腔和肺泡管内发展成纤维化，合并不同程度的间质和肺泡腔的慢性炎性细胞浸润。该病症状缺乏特异性，多为发热、气短、咳嗽、胸痛等，平均持续时间5周左右。

二、CT表现

（1）大叶性肺炎：①充血期呈边缘模糊的磨玻璃样影，其内可见肺纹理。②实变期呈大叶或肺段分布的大片状密度增高影，边缘清楚，内可见支气管充气征。③消散期病灶密度减低且不均匀，呈散在的斑片状阴影（图10-18）。

（2）小叶性肺炎：常呈沿肺纹理分布的大小不等的斑片状影，可融合成大片，内可见支气管充气征，病变好发于两肺中下部内中带，可伴肺气肿、小叶肺不张、空洞及胸膜腔积液（图10-19）。

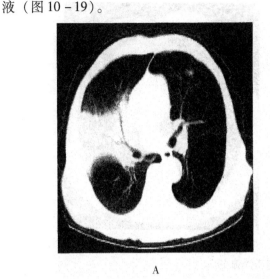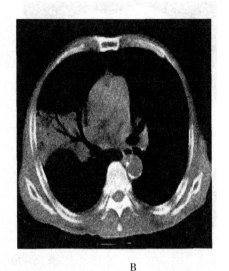

A   B

图 10-18　大叶性肺炎

A、B 分别为肺窗和纵隔窗肺炎实变期，呈大叶分布的大片状密度增高影，内可见支气管充气征

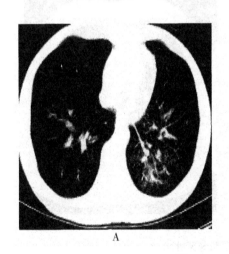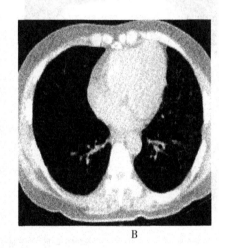

A   B

图 10-19　小叶性肺炎

A. 左下叶内后基底段点状及斑片状实密影，沿肺纹理分布；B. 两下肺散在小点状模糊影

（3）间质性肺炎：支气管血管束增粗，双肺磨玻璃样阴影，严重者伴有斑片状密度增高阴影。肺门、纵隔淋巴结可增大（图10-20）。

（4）金黄色葡萄球菌性肺炎：①片状影：呈分布于多个肺段的散在片状影，边界模糊、大小不等。②团块状影：多见于血源性感染者，多肺段分布，病灶呈多发、大小不一、边界较清楚之团块影。③空洞影：多发、大小不一厚壁空洞，可有液气平面。④气囊影：常呈位于片状和团块状影间的多个类圆形薄壁空腔，有时可见液气平面。肺气囊变化快，一日内可变大或变小，一般随炎症的吸收而消散。⑤脓气胸：气囊或脓肿穿破胸膜，出现脓胸或脓气胸。⑥上述表现具有多样性，可一种为主或多种形态同存，短期内变化明显（图10-21）。

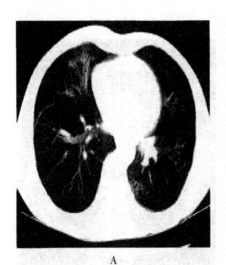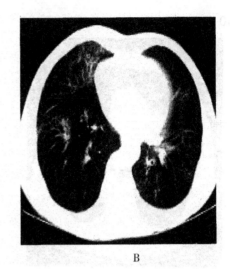

图 10 - 20　间质性肺炎

A、B. 右中叶及双下肺淡薄密度增高，伴有斑片状实变影，中叶支气管血管束增粗

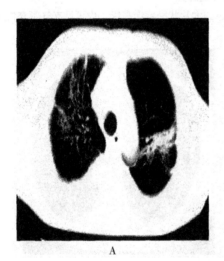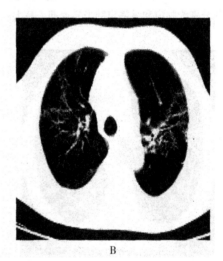

图 10 - 21　金黄色葡萄球菌性肺炎

A. 1 个月经治疗病变逐渐消散；B. 过 4d 后病灶进一步吸收

（5）球形肺炎：①呈孤立圆形或类圆形病灶，以双肺下叶背段和基底段、近胸膜面多见，且邻近胸膜的病变，病灶两侧缘垂直于胸膜，呈刀切样边缘，为特征性改变。②边缘毛糙、不规则，呈长毛刺状和锯齿状改变。③密度中等，均匀或不均匀，通常病变中央密度较高，周边密度较淡，呈晕圈样改变。④周围血管纹理增多、增粗、扭曲；局部胸膜反应显著、广泛增厚。⑤有感染病史，抗感染治疗 2～4 周病灶可缩小或吸收（图 10 - 22）。

（6）机化性肺炎：①呈楔形或不规则形病灶，贴近胸膜面或沿支气管血管束分布，可见支气管充气征，支气管血管束进入病灶为其特征性改变。②病灶边缘不规则，呈粗长毛刺状或锯齿状，灶周常伴有斑片状影、索条状影、小支气管扩张及肺大泡形成。③邻近胸膜增厚粘连（图 10 - 23）。

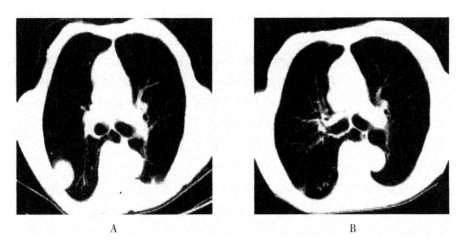

图 10 - 22 球形肺炎

A. 老年患者，右下叶背段临近胸膜孤立类球形病灶；B. 抗感染治疗后基本吸收

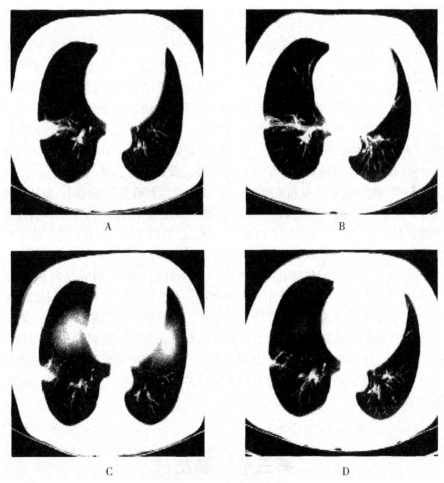

图 10 - 23 机化性肺炎

A. 右下叶外基底段贴近胸膜面楔形病灶，沿支气管血管束分布，邻近胸膜增厚粘连；B、C、D，治疗 1 月余中不同阶段，病灶逐渐吸收

三、鉴别诊断

（1）大叶性肺炎消散期鉴别：①按叶段分布、不同病理阶段有不同表现、支气管充气征及支气管通畅、无肺门与纵隔淋巴结肿大、抗感染治疗有效等都有利于大叶性肺炎的诊断。②合并空洞、索条影、钙化、卫星灶、抗感染治疗无效等都有利于肺结核的诊断。③病变累及范围局限、支气管狭窄或闭塞伴管腔外壁肿块、肺门及纵隔淋巴结肿大、抗感染治疗效果不佳等都有利于肺癌的诊断。通常结合病史和实验室检查一般鉴别不难，鉴别困难时建议短期复查有利鉴别。

（2）小叶性肺炎、间质性肺炎均有较典型临床和影像学表现：金黄色葡萄球菌肺炎早期诊断有困难时建议短期复查，其影像学表现变化明显，且形态多变、发展迅速，发现空洞和肺气囊等有利确诊。

（3）金黄色葡萄球菌性肺炎有时需与肺脓肿、肺内淋巴瘤鉴别，CT表现的多样性、多发性、肺气囊及短期病灶形态明显变化为金黄色葡萄球菌性肺炎的诊断依据，结合临床表现及实验室检查不难诊断。

（4）球形肺炎应与结核球和周围型肺癌鉴别：①结核球呈球形，边缘清晰锐利，密度高，可有钙化，邻近肺野有卫星灶或纤维条影及肺纹理纠集等慢性纤维化改变。球形肺炎形态上虽大体呈球形，但多数为楔形，其中贴近胸膜的楔形病灶具有特征性。球形肺炎边缘较毛糙、模糊，可有长毛刺状和锯齿状改变，有时可见"晕圈征"，反映了病变的急性渗出性改变。②肺癌形态呈较规则球形，其毛刺细短，边缘多较清晰，不见"晕圈征"，代表肿瘤的浸润性生长。球形肺炎增强后病灶中央可见规则、界面清晰的无强化区，反映了炎性坏死的特点，此征少见于肺癌，较具特征性。③周围型肺癌有分叶、毛刺、"胸膜凹陷征"、"空泡征"等，可伴有肺门及纵隔淋巴结增大，球形肺炎没有上述表现。

（5）球形肺炎与肺内良性肿瘤和肺梗死鉴别：肺内良性肿瘤多形态规则、边缘光滑，邻近肺野及胸膜无异常改变，早期常无明显临床症状。肺梗死表现为在肺的外围呈以胸膜为基底的楔状致密影，内部常有小透亮区，于薄层CT扫描可见楔状影的顶端与一血管相连，此征对肺梗死的诊断很有价值。肺梗死的临床症状以气急、胸痛为主，咯血较少见，常伴有心肺疾患。

（6）机化性肺炎与周围型肺癌和肺结核鉴别：①机化性肺炎因病灶内和周围纤维增生可引起支气管血管束增粗、扭曲、紊乱、收缩聚拢，并直接进入病灶。周围型肺癌引起的支气管血管束异常表现为支气管血管束呈串珠状增粗，至病灶边缘呈截断现象，常伴有肺门及纵隔淋巴结增大，周围型肺癌还可以有其他肿瘤征象，如分叶、毛刺等。②机化性肺炎呈多边形或楔形，边缘呈锯齿状，可见粗长毛刺；周围型肺癌呈类圆形，边缘不规则，有分叶征及细小毛刺。③机化性肺炎发生在结核的好发部位并且与结核有类似征象时，鉴别诊断十分困难，需依赖病理诊断。

（陈文琴）

第三节　肺结核

肺结核（Pulmonary tuberculosis）是由结核杆菌引起的肺部感染性疾病，基本病理改变为渗出、增殖和干酪样坏死。肺结核好转的病理改变为病变吸收、纤维化、钙化，恶化进展的病理改变是液化、空洞形成、血行或支气管播散。同一患者病变可以是其中某一病理阶段，也可以一种为主、多种病理改变同存，或反复交叉出现。

目前分型为 5 型，即原发性肺结核（Ⅰ型）、血行播散型肺结核（Ⅱ型）、继发性肺结核（Ⅲ型）、结核性胸膜炎（Ⅳ型）、其他肺外结核（Ⅴ型）。

依不同病程可分为进展期、好转期和稳定期三期。

Ⅴ型结核将在相关章节另述，结核性胸膜炎略，另将支气管内膜结核单独列出。

一、原发性肺结核（Primary tuberculosis）

原发性肺结核为初次感染的结核，包括原发综合征和支气管淋巴结结核，前者由原发病灶、结核性淋巴管炎及结核性淋巴结炎三部分组成，后者分炎症型和结节型两类。

（一）临床表现

（1）常见于儿童和青少年，多无明显症状。

（2）可有低热、盗汗、消瘦和食欲减退。

（3）实验室检查。白细胞分类中单核和淋巴细胞增多，血沉加快，PPD（纯蛋白衍化物）强阳性具有诊断意义，痰中查到结核杆菌可明确诊断。

（二）CT 表现

1. 原发综合征（Primary complex）　典型表现为原发病灶、肺门淋巴结肿大和二者之间的条索状阴影（结核性淋巴管炎），三者组合呈"哑铃"形，通常在不同层面显示，必须结合上下层面和多平面重建观察（图 10 - 24）。

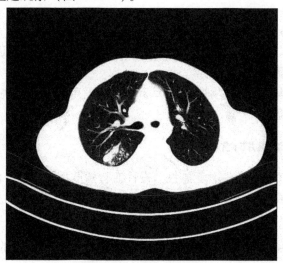

图 10 - 24　原发综合征
16 岁少年，临床和实验室检查及治疗后复查证实

（1）原发病灶呈斑片状、云絮状边缘模糊的阴影，也可为分布于一个或数个肺段的大片状实变。原发病灶可发生干酪样坏死而出现空洞，可通过支气管、淋巴或血行播散。

（2）结核性淋巴结炎表现为肺门及纵隔淋巴结肿大。

（3）结核性淋巴管炎表现为原发病灶与肺门之间的不规则条索状阴影，较难见到。

2. 淋巴结结核（Lymphadenopathy） ①原发病灶很小或已被吸收。②肺门、气管、支气管和隆突下淋巴结肿大，以右侧气管旁淋巴结肿大多见，一侧肺门增大较双侧增大多见（图10-25）。③炎症型肿大的淋巴结密度较高，边缘模糊，结节型肿大的淋巴结边缘清晰。多个淋巴结肿大时，边缘可呈波浪状。增强扫描融合团块影可见多环状强化。④肿大的淋巴结压迫支气管可引起肺不张，可发生钙化。⑤淋巴结结核可通过血行或支气管播散。

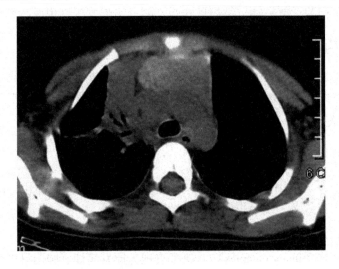

图 10-25　淋巴结核
右肺门纵隔旁淋巴增大，与右上叶前段病灶相邻

（三）鉴别要点

（1）原发病灶需与肺炎鉴别，后者有急性感染症状，无肺门淋巴结肿大，实验室检查和抗感染治疗有效有助于鉴别。

（2）淋巴结核应与淋巴瘤鉴别，后者呈双侧分布，可融合成团块状，前者CT增强增大的淋巴结呈周边环状强化。

二、血行播散型肺结核

血行播散型肺结核分为急性、亚急性、慢性血行播散型肺结核，前者为大量结核杆菌一次性进入血液循环所致的肺内播散，后者为结核杆菌少量、多次进入血液循环所引起。

（一）临床表现

（1）急性粟粒型肺结核（Acute miliary tuberculosis）：表现为寒战、高热、气急、盗汗，病情急，症状重。

（2）亚急性、慢性血行播散型肺结核（Subacute、chronic hemo - disseminated tuberculosis）：因患病年龄、体质及结核菌数量、播散速度而有不同表现，有的仅有呼吸道症状和乏力，有的有发热、咳嗽、盗汗、消瘦等表现。

（3）实验室检查：急性者血沉增快，白细胞总数可降低，结核菌素试验可为阴性。

（二）CT表现

（1）急性粟粒型肺结核：①特征性表现为两肺弥漫性分布的、大小一致的粟粒样影，直径 1~3mm，密度均匀，无钙化，HRCT 显示更为清晰。②病变发展到一定阶段，部分病灶可融合（图 10-26）。

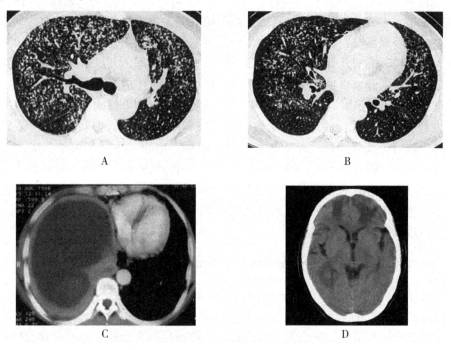

图 10-26 急性粟粒型肺结核并颅内播散

A~B. 双肺全肺野呈弥漫性分布粟粒样影；C. 示合并结核性胸膜炎；D. 患者颅脑 CT 平扫示多个稍高密度结节灶，灶周可见片状低密度水肿，抗结核治疗后颅内病灶消失

（2）亚急性、慢性血行播散型肺结核：①病灶结节分布不均，多见于中上肺野；结节大小不一，小者如粟粒，大者融合成块。②结节密度不均，上部病灶密度较高，边缘清楚，可有部分纤维化或钙化，其下部病灶可为增殖性病灶或斑片状渗出性病灶。③病变恶化时，结节融合扩大，溶解播散，形成空洞（图 10-27）。④可见肺门及纵隔淋巴结肿大，淋巴结内呈低密度，增强扫描呈周边环状强化，部分患者合并肺外结核。

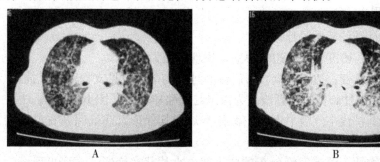

图 10-27 亚急性血行粟播散型肺结核

散病灶以中上肺野为主，小者如粟粒，大者呈结节状，部分病灶呈斑片状渗出性改变

（三）鉴别要点

（1）急性粟粒型肺结核具有三均特点（结节分布均匀、大小均匀、密度均匀），结合临床一般诊断不难，主要须与肺血行转移瘤、结节病和肺血吸虫病鉴别：①肺血行转移瘤病灶分布不均匀，肺外周多见，且大小不一致，有原发恶性肿瘤病史，通常无肺间质改变及胸内淋巴结肿大。②结节病病灶分布于胸膜下及支气管血管束周围，大小不一，有肺间质改变及胸内淋巴结肿大。③肺血吸虫病病灶分布不均，以中、下肺中内带为主，病灶大小、形态各异，实验室检查血液嗜酸性粒细胞增多，结合流行病学资料可资鉴别。

（2）亚急性、慢性血行播散型肺结核应与矽肺和细支气管肺泡癌鉴别：①矽肺结节多分布于上肺、肺门旁及后肺部，伴支气管血管束模糊、增粗，矽结节可融合成团块，大于4cm 的团块常有坏死和空洞形成，病灶外缘可见不规则肺气肿和肺大泡，结合临床和职业史鉴别不难。②细支气管肺泡癌癌组织沿肺泡管、肺泡弥漫性生长，呈大小不等多发性结节和斑片状阴影，边界清楚，密度较高，进行性发展和增大，且有进行性呼吸困难，根据临床、实验室等资料进行综合判断可以鉴别。

三、继发性肺结核（Secondary pulmonary tuberculosis）

浸润性肺结核（Infiltrative pulmonary tuberculosis）。为外源性再感染结核菌或体内潜伏的病灶活动进展所致，多见于成人，好发于上叶尖、后段和下叶背段，其病理和 CT 表现多种多样，通常多种征象并存。早期渗出性病灶经系统治疗可完全吸收，未及时治疗或治疗不规范者可发生干酪坏死而形成干酪性肺炎，或经液化排出形成空洞，或经支气管播散形成新的病灶，或经纤维组织包裹和钙化而痊愈。

（一）临床表现

（1）免疫力较强时多无症状，部分患者于体检中发现。

（2）呼吸系统症状表现为咳嗽、咳痰、咯血，或伴有胸痛。

（3）全身症状主要有低热、盗汗、乏力、午后潮热、消瘦。

（4）实验室检查：痰检、痰培养找到结核杆菌可确诊，PPD（纯蛋白衍化物）试验、聚合酶链反应及血沉具有重要诊断价值，白细胞分类其单核和淋巴细胞增多具有参考意义。

（二）CT 表现

1. 活动的浸润性肺结核常见征象

（1）斑片状实变：密度较淡、边缘模糊，病理改变为渗出。

（2）肺段或肺叶实变：边缘模糊，密度较高且不均匀，可见支气管充气征或/和虫蚀样空洞形成，常见于干酪性肺炎，病理改变为渗出与干酪样坏死（图10-28）。

（3）结核性空洞：浅小气液平面的空洞伴有灶周其他形态病灶以及支气管播散灶，被认为典型浸润性结核空洞。

（4）支气管播散灶：沿支气管分布的斑点状、小片状实变影，病变可融合。为干酪样物质经支气管引流时，沿支气管播散所致（图10-29）。

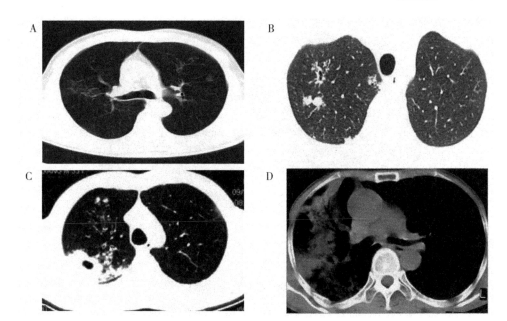

图 10 – 28 浸润性肺结核

A. 双上肺渗出性病变，呈淡片状稍高密度影，边缘模糊；B：右上肺继发性肺结核，病灶呈斑片状或结节样高密度影；C. 右上肺空洞，周围可见密度高低不一实变影；D. 干酪性肺炎，表现为肺叶密度较高且不均匀实变，其内可见支气管充气征和虫蚀样空洞形成

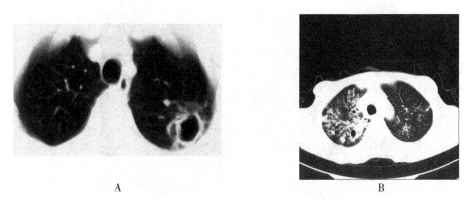

图 10 – 29 肺结核薄壁空洞、支气管播散

A. 左上肺结核薄壁空洞、周围浸润灶；B：双肺多发空洞，伴支气管播散

2. 稳定的浸润性肺结核常见征象

（1）间质结节（Stromalnodules）：呈分散的梅花瓣状，密度较高，边缘较清晰，其内可见钙化，是肺结核的典型表现，病理改变为增殖（图 10 – 30）。

（2）结核球（Tuberculoma）：边界清晰的类圆形结节，可有轻度分叶，大小不等，密度较高，CT 增强可见环形强化，内常有钙化、裂隙样或新月样空洞，周围可见卫星灶。病理改变为纤维组织包裹的局限性干酪性病灶（图 10 – 31）。

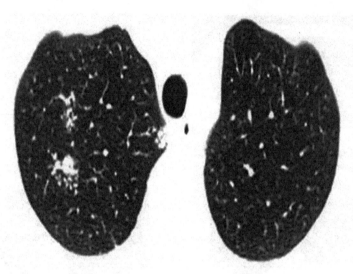

图 10 – 30　肺结核（增殖）
右上肺斑片状影，病灶呈梅花瓣状稍高密度

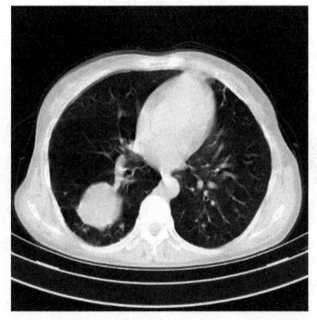

图 10 – 31　结核球
右上肺边界清晰类圆形结节，纵隔窗其内可见钙化

若上述病灶在复查中出现形态、大小及密度变化，被认为具有活动性。

3. 结核病灶愈合的常见征象

（1）钙化（Calcification）：大小不等，形态不规则。

（2）纤维化性病灶：表现为不同形态索条状密度增高影，可单独存在，或与其他形态病灶同时存在（图 10 – 32）。

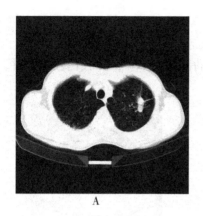
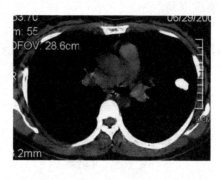

图 10-32 结核愈合

A. 左上肺纤维条索影，与结节影同存，纵隔窗显示结节影明显钙化；B. 左上肺孤立性高密度钙化灶

（三）鉴别要点

1. 结核球与周围型肺癌鉴别 ①肺癌边缘不规则，常可见到分叶、细短毛刺、空泡征、"脐凹征""兔耳征"（Rabbit ear sign）、阳性支气管征和血管切迹征等征象，纵隔及肺门淋巴结肿大，随诊观察病灶增长较快，增强 CT 明显强化。②结核球多见于年轻患者，多无症状，多位于结核好发部位。病灶边缘整齐，形态相对规则，中心区密度较低，可见空洞与钙化，周围常有卫星灶，病灶与胸膜间可见黏连带，无纵隔及肺门淋巴结肿大，增强 CT 无强化或轻度环形强化，随诊观察病变无明显变化，可追踪到既往结核病史。

2. 肺结核空洞与癌性空洞鉴别 ①结核性空洞形态、大小不一，洞壁为未溶解的干酪性病灶及纤维组织，内壁可光整或不规则，外壁较清晰，周围有卫星灶、下叶可见支气管播散灶；纤维空洞性肺结核为纤维厚壁空洞伴广泛纤维增生，鉴别不难。②癌性空洞壁较厚，偏心状，外壁常有分叶及毛刺，内壁不规则，可见壁结节；通常无液平及卫星灶；随着肿瘤的继续生长，空洞可被瘤细胞填满而缩小，甚至完全消失。

四、慢性纤维空洞性肺结核

慢性纤维空洞性肺结核属于继发性肺结核晚期类型，由于浸润性肺结核长期迁延不愈，肺结核病灶严重破坏肺组织，使肺组织严重受损，形成以空洞伴有广泛纤维增生为主的慢性肺结核。

（一）临床表现

（1）病程长，反复进展恶化。

（2）肺组织破坏严重，肺功能严重受损。可伴肺气肿和肺源性心脏病。

（3）结核分枝杆菌长期检查阳性、常耐药。

（二）CT 表现

（1）纤维空洞主要表现有：①多位于中上肺野的纤维厚壁空洞，空洞内壁较光整，一般无液平面。②空洞周围有广泛纤维索条状病灶和增殖性小结节病灶。③同侧或对侧肺野可见斑片状或小结节状播散性病灶。

（2）肺硬变，受累肺叶大部被纤维组织所取代，可见不同程度钙化，肺体积明显缩小、变形，密度增高。

（3）病变肺肺纹理紊乱，肺门上提，定位像示下肺纹理牵直呈垂柳状。

（4）患侧胸膜肥厚粘连，邻近胸廓塌陷，肋间隙变窄。健肺代偿性肺气肿，纵隔向患侧移位（图10－33）。

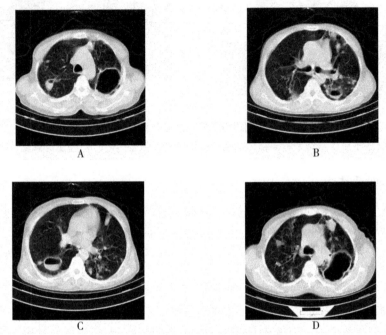

图 10 - 33　慢性纤维空洞性肺结核
表现为多种形态纤维化、空洞和增殖小结节灶，胸膜增厚粘连，纵隔移位

五、支气管结核

支气管结核（Bronchial tuberculosis）又称支气管内膜结核（Endobronchial tuberculosis，EBTB），是指发生在气管、支气管黏膜和黏膜下层的结核病，活动性肺结核中10％～40％伴有EBTB，主支气管、两肺上叶、中叶及舌叶支气管为好发部位。在病理上可分为浸润型、溃疡型、增殖型和狭窄型等四种类型，由于支气管内膜水肿、黏膜溃疡和肉芽组织增生常导致阻塞性肺气肿、张力性空洞、肺内播散灶和肺不张等病变。

（一）临床表现

常见于中青年，女性多见，除慢性肺结核的常见表现外，尚有刺激性干咳、咯血、胸闷、呼吸困难、胸骨后不适和疼痛等表现，查体大多数患者有局限性双相喘鸣音。

（二）CT 表现

（1）支气管狭窄：①向心性狭窄管腔呈"鼠尾状"。②偏心性狭窄管壁不对称增厚，常伴有自管壁突向管腔的细小息肉样软组织影。③腔内狭窄可以广泛或局限，狭窄重者可导致支气管完全性阻塞，引起阻塞性炎症和不张，不张肺内可见支气管充气征、钙化及空洞。

（2）支气管壁不规则增厚，管壁上出现沙粒样、线条状钙化为其特征性表现。

（3）肺内常可见到其他结核病灶。

（4）肺门、纵隔淋巴结肿大，肿大淋巴结内有钙化，增强为环状强化，具有定性意义（图10－34）。

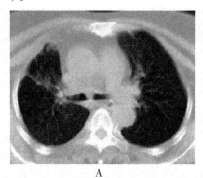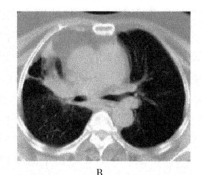

A　　　　　　　　　　　　　　　　B

图10－34　支气管内膜结核

A、B. 支气管管壁不规整增厚，临近肺可见肺实质结核灶；为排除其他病变行支气管显微镜检查证实为支气管内膜结核；A. 治疗后复查病灶明显缩小；B. 为排除其他病变行支气管纤维镜检查证实支气管内膜结核

（三）鉴别要点

支气管结核需与中央型肺癌鉴别，两者都可出现支气管内壁不光滑，局限性狭窄或闭塞：①支气管结核病变累及范围较大，管腔外壁轮廓较规则，无腔外肿块及淋巴结肿大；中央型肺癌病变累及范围局限，常有狭窄部管腔外、肺门区肿块或反S征表现，肺门及纵隔淋巴结肿大，抗感染治疗效果不佳。②早期中央型肺癌向腔内生长时，鉴别较为困难，应结合肺内表现及病灶区有无钙化等全面分析，鉴别困难时应行纤支镜活检或痰液细胞学检查。③支气管壁的钙化、支气管外的结核灶、肺门增大的淋巴结钙化和增强时的环状强化等提示结核性病变。

（陈文琴）

第四节　肺不张

肺不张（Atelectasis）按病因分为先天性肺不张和获得性肺不张，前者多见于早产儿，后者为支气管腔内阻塞或肺外压迫所致。腔内阻塞的病因可以是异物、肿瘤、血块、炎性狭窄等，外压性阻塞主要由临近肿瘤或肿大淋巴结压迫所致。肺不张按不张的范围可分为一侧性肺不张、一叶性或段性肺不张。

（一）临床表现

（1）先天性肺不张患儿多为早产儿，可有不同程度的呼吸困难或发绀。

（2）获得性肺不张临床症状取决于肺不张的病因、范围与程度，肺段不张和发病缓慢的一叶肺不张可无明显症状。

（3）急性、叶以上肺不张可有胸闷、气急、呼吸困难、发绀等。

（4）阻塞性或外压性肺不张病因去除后，不张肺可复张，临床症状逐步改善。

（二）CT表现

（1）肺不张的共同表现为不张肺的体积缩小、密度增高呈软组织密度，增强扫描明显强化，其边缘锐利，血管、支气管聚拢，叶间裂相应移位。邻近肺可见代偿性肺气肿，叶以上肺不张时，可见纵隔及肺门移位。

（2）一侧肺不张表现为患侧肺野密实，体积明显缩小，缩向肺门，患侧膈肌升高，肋间隙变窄，纵隔向患侧明显移位，健侧肺代偿性肺气肿，并在纵隔前后间隙方向突向患侧。外压性肺不张可有大量胸水，阻塞性肺不张常见主支气管闭塞。

（3）除上述共性外，不同类型、不同肺叶不张各有其特点（图 10 - 35 A ~ F）：①右（左）上叶不张显示为内侧贴于纵隔旁、前侧紧靠前胸壁的三角形或楔形密度增高影，尖端指向肺门。②右中叶肺不张表现为心缘旁尖端向外的三角形影，底部贴于心缘旁，纵隔无移位。③双下叶肺不张表现相似，均为贴于脊柱旁的三角形密度增高影，尖端指向肺门。患侧肺门下移，膈肌升高，如有中量以上胸水则肺门和膈肌可无明显移位。④球形肺不张：球形肺不张为一种非节段性的特殊类型肺不张，与胸腔积液后的胸膜粘连有关，好发于两肺下叶后基底段，呈圆形或类圆形，常见以肺门为中心的血管向病灶方向弯曲而形成的"彗尾"征，邻近胸膜增厚粘连，患侧可有胸腔积液。肿块、胸膜增厚和"彗尾"征为球形肺不张特征性表现。⑤中心性肺癌所致的阻塞性肺不张：呈不同形态的三角形影，包绕肺门肿块周围，边缘不规则，可圆隆或分叶。由于支气管完全阻塞，癌性肺不张多为肺叶或肺段完全不张。⑥外伤性肺不张：根据不张的范围可分为节段性肺不张、肺叶不张和全肺不张。⑦节段性肺不张指发生在段以下支气管的肺不张，其形态多样，常表现为条带状、线形、楔形阴影。

（4）气管异物、中心性肺癌所致的肺不张可进行仿真内窥镜、多平面重建、三维重建等图像后处理技术协诊。对中心性肺癌进行增强扫描，有利于病因学诊断和明确病灶大小、范围及与周围组织关系（图 10 - 35 G ~ H）。

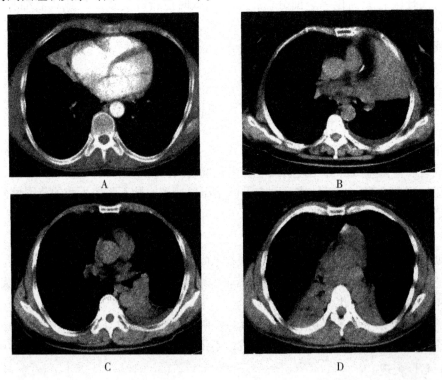

A

B

C

D

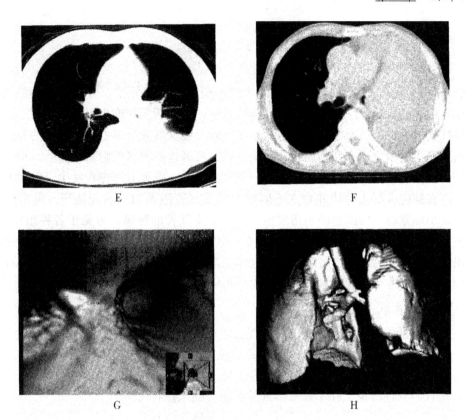

图 10 – 35 肺不张

A. 右中叶肺不张；B. 左上叶肺不张；C. 左下叶肺不张；D. 双下叶肺不张；E. 左下叶支气管肿瘤阻塞下叶肺不张；F. 左侧中心型肺癌（主支气管狭窄，下层面完全阻塞），全肺不张伴大量胸水；G. 仿真内窥镜显示肿瘤完全阻塞左主支气管；H. 肺三维重建显示左下叶肺不张，左肺体积明显小于右侧

（三）鉴别要点

（1）肺不张诊断不难，CT 的价值在于明确不张的病因。

（2）球形肺不张主要应与结核球、周围型肺癌鉴别：①结核球呈球形，边缘清晰锐利，密度高，可有钙化，邻近肺野有卫星灶或纤维条影及肺纹理纠集等慢性纤维化改变，好发于上肺或下叶背段，常可追踪到明确病史；球形肺不张好发于两肺下叶后基底段，可见"彗尾"征，伴有胸膜增厚或胸腔积液。②周围型肺癌边缘不规则，常可见到分叶、细短毛刺、空泡征、"脐凹征""兔耳征"、阳性支气管征和血管切迹征、纵隔及肺门淋巴结肿大、随诊观察病灶增长较快，增强 CT 明显强化；球形肺不张有其特殊好发部位，密度均匀，轮廓光整，邻近胸膜常有增厚粘连。

（3）阻塞性肺不张有时须与瘢痕性肺不张鉴别：瘢痕性肺不张为病损肺严重纤维化而引起气腔萎陷及体积缩小。由于肺叶内纤维化病变分布不均及诸病变区严重程度不同、或合并胸膜粘连等，可使肺叶支气管移位，移位方向因病损部位纤维化牵拉方向而异，此点与一般阻塞性肺不张的固有移位方向不同；和阻塞性肺不张相比，瘢痕性肺不张的体积减小更严重，边缘有明显凹陷，或呈扁丘状紧贴于胸壁及纵隔，或类似肺尖部胸膜病变。

（付传明）

第五节　肺癌

肺癌（Lung cancer）是肺部最常见的恶性肿瘤，好发于男性，五年生存率约占 13%，居肿瘤死亡病因的第三位。肺癌分原发性与转移性，本节所指肺癌为原发性肺癌。原发性肺癌是原发性支气管肺癌的简称，是指起源于支气管、细支气管肺泡上皮及腺体的恶性肿瘤。

肺癌组织学类型包括小细胞癌和非小细胞癌，后者包括鳞状细胞癌、腺癌、鳞腺癌、大细胞癌等。大体病理类型分为中央型、周围型和弥漫型。中央型肺癌指发生于段以上支气管的肺癌，以在肺门区形成肿块并合并不同程度的支气管阻塞为其病理特征，突出代表为鳞癌，其次是小细胞癌；周围型肺癌指发生于段以下支气管的肺癌，可见于各种组织学类型，腺癌居多，大体病理形态为肺内结节或肿块；弥漫型肺癌癌组织沿肺泡管、肺泡弥漫性生长，组织学类型主要为细支气管肺泡癌，大体病理形态为两肺弥漫分布的结节或斑片状影。

吸烟是公认的主要致病因素，其他有大气污染和遗传。

（一）临床表现

（1）肺癌早期无症状，中央型肺癌出现临床症状稍早于周围型肺癌。

（2）呛咳、无痰或少量白色黏液痰是最常见的症状，间断性痰中带少量血丝为早期肺癌的常见表现，细支气管肺泡癌常咳大量泡沫痰。

（3）出现阻塞性肺炎、肺不张及肺气肿有相应临床症状及体征。

（4）肿瘤外侵和压迫颈交感神经可出现颈部交感神经麻痹综合征，引起病侧瞳孔缩小、上眼睑下垂、同侧额部与胸壁无汗等。压迫上腔静脉可出现上腔静脉阻塞综合征，引起颜面及颈部水肿、胸壁静脉怒张等。压迫喉返神经与食管，引起声音嘶哑、吞咽困难等。

（5）肿瘤转移出现转移部位的相应症状和体征：如胸膜、心包转移发生胸腔积液和心包积液，引起胸闷、心慌、气急等；脑部转移引起头痛和相应神经系统症状；骨转移可有转移部位疼痛、甚至病理性骨折；有时转移症状可能为首发症状。

（6）伴瘤综合征为肺癌的肺外症状，因肺癌产生的某些抗原、激素和代谢产物引起，其中以肺性骨关节病和内分泌紊乱症状较为常见，有时这类症状可于肺癌原发灶之前被发现。

（二）CT 表现

（1）周围型肺癌表现为肺内类圆形或分叶状肿块，边缘毛糙，周围可有长短毛刺（"毛刺征"）、棘状突起及血管集束征，偏心部位可见单个或多个小泡状影（"空泡征"），相邻胸膜侧可有肿瘤与胸膜间的条索影及胸膜侧的小三角影（"胸膜凹陷征"），可有斑片状及结节状钙化，癌组织坏死形成偏心性厚壁空洞。增强 CT 呈中度完全强化（图 10 - 36）。

（2）中央型肺癌早期可仅表现为支气管壁偏心或环形增厚、支气管狭窄、支气管内小结节影，进而狭窄明显或突然截断。肺门肿块呈不规则或分叶状，可伴有局限性肺气肿和阻塞性肺炎，段性、一叶甚至一侧肺不张（图 10 - 37）。

（3）中央型肺癌易致肺不张，除一般肺不张表现外，移位叶间裂因不张肺的收缩和肿块的占位而不平直呈"S"形，"S"的突出部为不张肺掩盖的肿块，而一侧全肺不张时，不张肺收缩于肺门呈高密度影，适当的窗宽、窗位下可发现其内密度稍高的肿块，增强有利于进一步区分（图 10-38）。

（4）小细胞肺癌表现为直径 3cm 以下结节或团片状影，结节影可有"分叶征""毛刺征""空泡征"，有时在病灶内见到"支气管充气征"；或可为肺炎样浸润，表现为片状影，其间见高密度血管影；也可为两肺弥漫性、边缘不清的结节，常伴肺门和纵隔淋巴结肿大（图 10-39）。

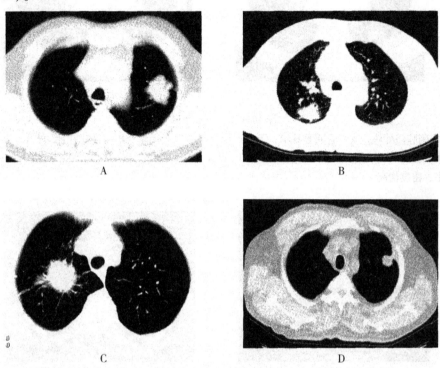

图 10-36　周围性肺癌

不同表现周围型肺癌；A. 分叶；B. "兔耳征"；C. "毛刺征"；D. "胸膜凹陷征"

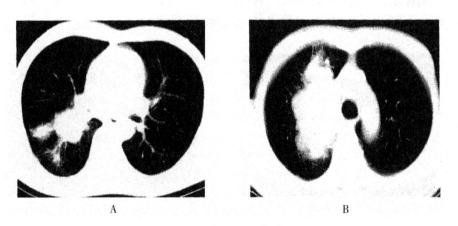

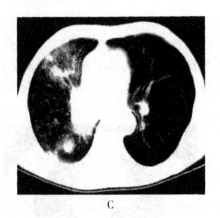
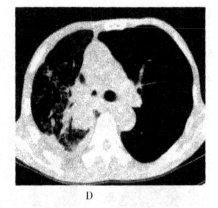

图 10 − 37　中心型肺癌

A. 右侧肺门肿块，支气管明显狭窄，下方层面支气管完全闭塞；B. 右侧肺门巨大不规则分叶状团块影；C. 中心型肺癌伴阻塞性肺炎；D. 中心型肺癌主支气管偏心狭窄，右肺膨胀不全、缩小，密度增高

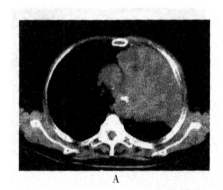
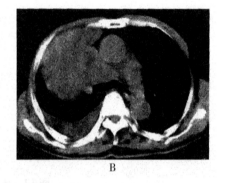

图 10 − 38　中心型肺癌肺不张

A、B. 不同病例，分别为右和左侧中心型肺癌，均有上叶肺不张和叶间裂"S"征，不张肺内可见密度稍高于不张肺组织的肿块影，病例 B 同时有同侧胸腔积液

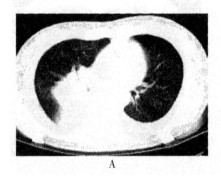
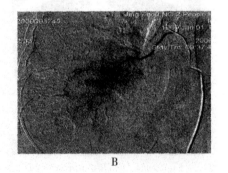

图 10 − 39　小细胞肺癌

A. 小细胞肺癌 CT 图，支气管纤维镜活检病例诊断；B. 血管造影右下肺异常染色

（5）纵隔和肺门淋巴结转移，一般以纵隔淋巴结大于 15mm、肺门淋巴结大于 10mm 为

标准，增大淋巴结可融合成团，或与中央型肺癌肿块融合成更大块影（图10-40A）。

（6）肺癌侵犯胸膜、大血管、心包和食道等可出现相应表现。如大量胸水、心包积液、胸膜及心包增厚、大血管轮廓不规则、食道壁增厚、脊柱及肋骨破坏等（图10-40B）。

（三）鉴别要点

（1）中心型肺癌所致阻塞性肺炎易误认为一般性肺炎或浸润性肺结核：阻塞性肺炎抗感染治疗不易吸收、或暂时吸收后短期内在相同位置又出现病灶。浸润性肺结核有其特殊的好发部位，且代表不同病理过程的不同形态的病灶同存，通常无肺门及纵隔淋巴结肿大。

（2）中央型肺癌引起的肺不张应与结核及慢性肺炎的实变相鉴别：结核性肺不张显示支气管充气征，并常见支气管扩张，有钙化，周围有卫星灶。结核及肺炎、肺不张均无肺门肿块，肺门肿块是诊断肺癌的重要依据。肺炎患者支气管通畅，肺癌及支气管结核患者可出现支气管狭窄，增强CT显示黏液支气管征提示支气管狭窄存在，肺癌的支气管狭窄较局限，而支气管结核的狭窄范围较长，HRCT扫描可以清楚显示支气管腔形态。

（3）周围型肺癌与结核球、炎性假瘤、孤立肺转移瘤、错构瘤、肺脓肿和支气管囊肿鉴别：①"分叶征""毛刺征""胸膜凹陷征""空泡征"、沙粒状钙化、阳性支气管征和血管切迹征、纵隔及肺门淋巴结肿大、随诊观察病灶增长较快、增强CT明显强化等有利于周围型肺癌的诊断。②结核球为边界清晰的类圆形结节，密度较高，可见斑块状或弧形钙化，周围有卫星灶，纵隔及肺门淋巴结亦可钙化。③炎性假瘤边缘光滑，密度均匀，增强CT均匀强化。④孤立性转移瘤常可追踪到原发肿瘤史。⑤错构瘤常位于肺表面的胸膜下，可见斑点状、爆米花状钙化，周围血管受压移位，瘤内见到脂肪成分为其特征性改变。⑥含液密度肿块有时需与肺脓肿及支气管囊肿鉴别，前者有典型感染病史，边缘模糊，有明显胸膜反应；后者有其特殊好发部位，边缘清晰光滑，呈均匀水样密度，鉴别困难时增强有利于鉴别。⑦HRCT对发现细小征象有帮助，如肿瘤内部结构、组织成分、边缘有无细小毛刺等，病史、实验室检查和随诊观察都有助于进一步鉴别。

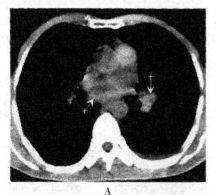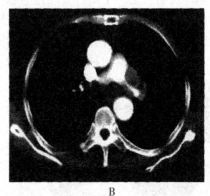

A   B

图10-40 中心型肺癌侵犯血管

A. 左下外周型肺癌患者，右后纵隔、左肺门淋巴结转移，左侧胸腔少量积液；B. 左中心型肺癌，肿瘤侵犯肺动脉左侧主干，血管明显狭窄，肿瘤主体位于下方层面

（付传明）

第六节　食管癌

食管癌（Esophagus cancer）为常见的消化系恶性肿瘤之一。患病年龄多在40岁以上，男性居多。肿瘤起源于食管黏膜，绝大多数为鳞状上皮癌，腺癌仅占少数。病变好发于食管中段，中下段次之。CT除发现食管癌本身外，主要作用在于了解肿瘤与周围组织的关系、有无淋巴结增大及远处转移情况、并进行正确分期以确定适当的治疗方案。

（一）临床表现

（1）早期食管癌的症状不明显，或偶有进食后胸骨后停滞感，中、晚期食管癌主要表现为进行性持续性吞咽困难、胸闷等，肿瘤溃疡可有疼痛，发生梗阻可引起呕吐。

（2）肿瘤穿透食管，进入纵隔至气管而形成食管气管瘘，出现呛咳，进食时尤甚。侵犯喉返神经出现声音嘶哑。

（二）CT表现

（1）食管壁局限性环形或不对称性增厚，一般长度大于2cm，管腔狭窄或偏心，狭窄段以上食道扩张可出现气液平面。早期病变于薄层扫描及扩张食管时偶能显示，增强扫描有利于发现早期病变。

（2）肿瘤侵犯邻近组织的早期表现为食管周围脂肪带模糊、消失，与主动脉接触面达到45°~90°即为可疑，超过90°即高度怀疑主动脉受侵。

（3）食管癌侵犯纵隔形成纵隔肿块，侵犯气管、支气管形成腔内肿块或食管—气管、支气管瘘，下端食管癌可直接侵犯胃（图10-41）。

（4）食管癌CT检查的重要作用之一在于肿瘤分期，有多种方案，其中改良的MOSS分期分为4期，简明易记。Ⅰ期：管腔内的息肉状块影或局限性管壁增厚3~5mm，无局部淋巴结转移；Ⅱ期：肿瘤引起的食管壁增厚>5mm，无局部淋巴结转移；Ⅲ期：肿瘤侵犯周围组织，可伴有局部淋巴结转移；Ⅳ期：有远隔转移。根据这一分期，Ⅰ期和Ⅱ期的肿瘤可以手术切除，而Ⅲ期和Ⅳ期的肿瘤通常被认为不适合手术切除。

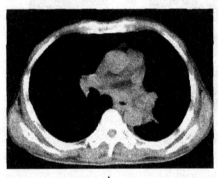
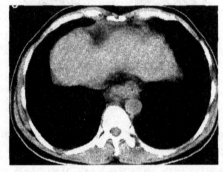

A　　　　　　　　　　　　　　　　　　B

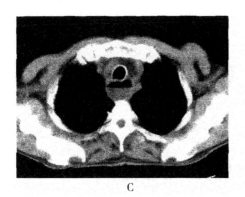 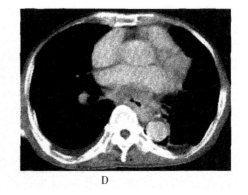

C   D

图 10 - 41　食管癌

A. 食管中下段癌，食管壁增厚，周围脂肪间隙不清，左侧肺门转移；B. 食管下段癌，食管壁增厚，管腔狭窄；C. 食管癌狭窄以上食管扩张，形成气液平；D. 食管癌术后一年余邻近食管再发，食管壁明显增厚形成环形肿块，主动脉受累，双侧微量胸水

（三）鉴别要点

食管癌有时需与食管静脉曲张、食管结核鉴别：

（1）食管静脉曲张，通常有晚期肝硬化病史，病变范围广泛，食管壁增厚，但无明显狭窄，病变不累及管腔外，增强 CT 静脉期强化明显。腹部 CT 扫描常可发现胃底等静脉曲张表现，一般不难鉴别。

（2）食管结核少见，多继发于肺结核及邻近淋巴结结核，有典型临床表现和相应病史。

（陈华兵）

第十一章　胸部 MRI 检查

第一节　检查方法与正常影像

一、检查方法

（1）取仰卧位，扫描中心对准乳头连线上方2cm处。

（2）横断面为主要扫描方位，纵隔病变应加扫冠状和（或）矢状面的 T_1 加权检查，如冠状面平行气管，则可显示气管全长。纵隔病变和靠近肺门病变，同时采用心电门控更好。

（3）采用体部线圈，FOV 为40~50cm。常用 SE 序列的扫描参数与颅脑检查基本相似，层厚8~10mm，层间距1~2mm。

（4）Gd - DTPA 增强扫描以病灶为中心，做横、矢、冠3个断面的 T_1 加权像，造影剂用量同头颅检查。

（5）脂肪抑制技术有助于纵隔内含脂肪病变的定性，或通过去除纵隔内正常脂肪组织而突出显示病灶。

（6）采用快速自旋回波（Fast SE 或 Turbo SE），成像时间为10~20s，可在一次屏气时间内完成扫描，消除呼吸运动产生的伪影。

二、正常主要胸部结构的 MRI 影像表现

（一）纵隔

1. 气管与主支气管　气管和主支气管在 MRI 图像上均容易识别，气管和主支气管腔内无质子，故为无信号。管腔由周围脂肪的高信号所勾画。气管和支气管壁通常不可见，只是在气管、支气管与对着纵隔胸膜的肺相接触的区域，两者之间无脂肪膜才能观察到。气管支气管壁在 MRI T_1 加权图像上呈中等信号。这是因为组成气管壁的黏膜、平滑肌和软骨环均有较长的 T_1 时间，在 T_2 加权图像上黏膜可呈高信号，而平滑肌及软骨环组织仍呈低信号。另外，血管腔在 MRI 上亦呈无信号，与气道腔内含空气所致低信号相仿，故在 MRI 上有时较难区分支气管或血管影。

2. 血管　血管腔因血流的流空效应通常为无信号，故血管腔与纵隔内脂肪的高信号形成鲜明对比。血管壁只在与胸膜面和肺相接触的区域，且这些结构间须无脂肪相隔时才能见到。血管壁为介于脂肪和血管腔之间的中等强度信号。

3. 食管　在 MRI 上呈圆形中等信号，如内含气体则见中心低信号，MRI 上胸主动脉呈低信号，故食管在低信号的胸主动脉、左心房及气管衬托下形态显示较 CT 更清楚，矢状面MRI 则可纵行显示食管情况，对食管病变的检查非常有利，还可明确病变的上下关系和范

围。食管黏膜在 MRI T$_2$ 加权图像上呈高信号。在横轴位上能测量食管的厚度，其厚度大约为 3mm；上段食管之前后径平均为 14mm，正常范围为 11～20mm，冠状位上平均 18mm，正常范围为 11～28mm。

4. 淋巴结　由于 MRI 上纵隔内大血管因血液流空效应而呈黑色，纵隔内脂肪组织则呈高信号，故在 MRI 上呈中等信号的淋巴结的显示较 CT 清楚明确。一般以 MRI T$_1$ 加权图像上表现最为清楚，淋巴结一般表现为圆形或椭圆形中等信号影，边缘清楚完整。在 MRI 上评估正常淋巴结的大小，参考 CT 标准，除了个别例外，正常淋巴结的横径应小于 10mm。

5. 胸腺　胸腺的大小、重量和成分随年龄不同而变化甚大，于新生儿期相对重量最大，随后胸腺缓慢长大，青春期达到最大，约 30g 左右，青春期后，胸腺的实质成分逐渐减少，萎缩的腺泡逐渐被脂肪代替，到 40 岁左右，胸腺主要含脂肪成分，60 岁以后，胸腺一般萎缩成小片残留物。胸腺呈现均质的信号结构，其信号强度在 T$_1$ 加权上低于脂肪。在横轴位上，胸腺显示为以下几种形态：①位于升主动脉和主动脉弓水平段前方，呈圆形或三角形。②与主动脉弓之左前表面相接触，经常呈现为椭圆形。胸腺的较大横径测量为（27.9 ± 14.4）mm，较小径线测量为（18.15 ±6.3）mm。在 MRI 上，胸腺实质呈中等信号，边缘清楚，信号均匀，位于前上纵隔内。40 岁以后的成人，由于胸腺萎缩及脂肪浸润，MR 信号增高，与周围纵隔内脂肪软组织信号差别减小，胸腺形态可显示不清，边缘模糊。

6. 心包　心包呈现为位于心外脂肪和心包外脂肪层之间低信号强度的线状影。包含在心包内的少量液体因 T$_1$ 长呈现低信号强度。心包于收缩期比舒张期观察较好。其厚度在舒张期 0.5～1.2mm，收缩期 0.5～1.7mm。

7. 纵隔间隙　纵隔间隙是由纵隔内脏器官与血管所围绕，主要包含脂肪和淋巴结。有 3 个间隙特别重要。①腔静脉后与气管前间隙。②主肺动脉窗。③隆突下间隙。因为胸部疾病常累及到这几个间隙的淋巴结。

（二）肺门

CT 上血管影与淋巴结影密度相似，较难区分。在 MRI 上，两侧肺门中大血管及支气管均呈低信号，而淋巴结或实质性病灶呈中等信号，极易与血管及支气管影区分，对诊断非常有利。但有时 MRI 上血管影和支气管影较难区分，需采用 CT 和 MRI 互相对照以及运用正常解剖知识进行分辨。

（三）肺实质

因肺泡内的质子密度很低，故肺实质产生的信号非常弱，仅能在肺门周围看到少数分支状影像。于肺实质的后部，胸膜下区，信号强度稍高，一般认为是仰卧时位于下部的肺组织扩张充气较差及肺循环血流和淋巴回流减慢所致。

由于肺纹理中的血管和支气管均呈低信号，故常规 MRI 上肺纹理不能显示，肺野呈均匀低信号，两肺内叶间裂及小叶间隔在 MRI 上不能显示，故 MRI 上一般较难区分肺各叶分界。

（四）胸膜

胸膜只是一个在肺实质与纵隔、胸壁以及横膈的胸膜外间隙之间的界面。正常情况下胸膜呈薄层状，由于 MRI 空间分辨率较低以及成像时受呼吸运动的影响，故一般胸肋面、膈面及纵隔面胸膜和叶间裂等在 MRI 上难以显示，因此 MRI 上肺的分叶常较困难，但胸膜发生病变而增厚、积液或占位时则在 MRI 上常可清楚显示。

（五）胸壁

在 MRI 上，胸壁的解剖形态及相互关系是一样的。胸壁脂肪组织呈高信号的白色，肌肉组织呈中等信号，T_2 加权时可呈更低信号，骨骼一般呈低信号，故在 MRI 上有时难以辨认胸壁骨骼形态，骨骼中心的骨髓由于富含脂肪成分，在 MRI T_1 加权和 T_2 加权图像上均呈高信号。由于 MRI 可以直接矢状面及冠状面成像，对观察胸壁病变的上、下关系及范围非常有利。

（六）横膈

是一种拱顶状肌性组织，MRI 能直接冠状面和矢状面成像，对显示横膈解剖非常有利。在 MRI 上横膈呈略低信号，高于肺野但低于肝脏，一般在 MRI 上均能显示，特别当横膈附近有病变时，可清楚看到横膈与病变的关系。

（吕　方）

第二节　肺结核

肺结核（pulmonary tuberculosis）是肺部的常见疾病，常规 X 线、CT 对肺结核的影像表现已有较深入的认识，但随抗生素及抗结核药物的广泛应用，结核杆菌不仅产生了抗药性，其病变的表现也发生了一定变化。近年来肺结核发病率有增多的趋势，而且其影像学病变的表现也越来越复杂，越来越不典型，X 线、CT 有时诊断非常困难，而 MR 检查可以提供非常有价值的信息。

初次感染的原发性肺结核常见于婴幼儿和儿童，一般无症状或症状较轻，随预防接种卡介苗的普遍实施，原发综合征已非常少见。继发性肺结核常见于成人，近年有逐渐增多的趋势，临床表现与患者的体质等因素有关，常见症状包括：①全身中毒症状，如低热、盗汗、乏力、午后潮热、消瘦等。②局部症状有：咳嗽、咯血等，合并胸膜炎时可出现胸痛。此外，患者结核菌素试验呈阳性，结核菌可从痰液、支气管吸出物和胃液中检出。

一、MRI 诊断要点

1. 渗出性病变　呈结节状或片状影，病灶边缘模糊，常为多发，T_2WI 呈较高信号，T_1WI 呈等信号，增强扫描强化较均匀。病灶内常可见支气管充气征。

2. 增殖性病变　周围渗出逐渐吸收，病灶边缘逐渐变清楚，T_2WI 信号变低，T_1WI 信号较肌肉高，病灶形态多不规则，可见收缩样改变。

3. 干酪样病变　病灶信号均匀，T_2WI 中央信号较高，增强扫描病灶中央坏死区多无强化。干酪样病变可表现为大片状，甚至累及一个肺时，常伴肺门及纵隔淋巴结肿大。有时与肺癌伴淋巴结肿大及阻塞性肺炎较相似，但肺门及纵隔内淋巴结增强扫描表现为环状强化，而肺癌的淋巴结表现为均匀强化，可资鉴别。结核球是被纤维包裹的干酪样病灶，直径一般大于 2cm，3cm 左右多见，大于 5cm 少见。病灶偶尔也可见长、短毛刺或分叶。但结核球动态增强扫描表现为病灶早期迅速强化（肺动脉供血强化早于支气管动脉供血），然后下降，一般无平台期，延迟扫描病灶周围强化明显，而中央不强化或强化较弱（图 11 – 1）。而肺癌增强扫描，动态强化略延迟，可维持一个平台期，延迟期强化均匀。

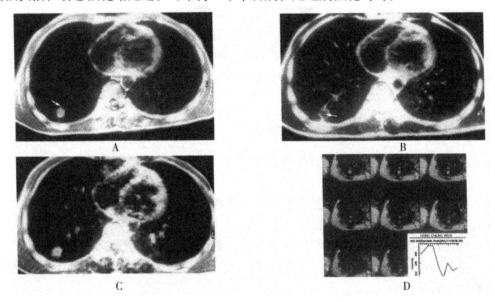

图 11 -1　结核球

A. T₁WI 球形病灶，边缘有毛刺（↑）。B. T₁WI 病灶中央呈较低信号（↑）。C. 增强扫描

　周围强化明显，中央强化弱；D. 动态增强扫描，早期上升后迅速下降

4. 空洞　结核空洞可多发也可单发，空洞壁薄者较多见，常为 2～3mm，也可为厚壁。空洞内壁多不规则，空洞内常可见液平面。

5. 纤维化、钙化　纤维化呈索条状或大片状，形态不规则，常呈长毛刺状改变，T_2WI 信号相对较低。大片状纤维化，肺体积缩小有时与肺不张较难鉴别。纤维化合并支气管扩张时，T_2WI 可见聚拢的柱状改变，由于其内有液体聚集，T_2WI 信号较高，诊断较容易。MR 只能显示较大的钙化，T_2WI 和 T_1WI 均呈低信号。

6. 支气管内膜结核　影像学一般不能直接显示病灶，只能显示病灶合并的肺不张。在靠近肺门处无肿块，是和肺癌鉴别的重要征象。肺结核一般中上肺叶多见，近年下叶肺结核报道逐渐增多，以右侧多见。

二、鉴别诊断

1. 结核球和周围型肺癌　结核球边缘较光滑，分叶，毛刺较少见，周围常见卫星病灶。结核球多为肺动脉供血，动态增强病灶迅速强化，然后迅速下降，病灶中央不强化。周围型肺癌，肿块常有分叶及短毛刺，胸膜凹陷征也常见于周围型肺癌，周围型肺癌多系支气管动脉供血，动态增强扫描病灶强化较慢，造影剂在病灶内滞留时间长（部分造影剂渗入细胞外液），到达峰值后，可维持一个平台期，延迟期病灶强化均匀。

2. 肺门、纵隔淋巴结核和转移性淋巴结肿大　淋巴结核增强扫描由于中央有干酪样坏死，病灶呈环行强化，转移性淋巴结常呈均匀强化。

（吕　方）

第三节　肺癌

肺癌（lung cancer）是最常见的肺部原发恶性肿瘤，由于受空气污染及吸烟人数增多，我国肺癌发病率有逐年增多的趋势，在肿瘤的死因中，肺癌在男性居首位，在女性居第二位，发病年龄为 45～75 岁。

一、MRI 在肺癌的诊断中的优势

MRI 对肺癌的诊断价值不如 CT，但 MRI 在肺癌的诊断中有些独到之处。其主要优势是：

（1）MRI 的 T_1WI、T_2WI 及增强扫描等提供更多的信息，有利于肿瘤的鉴别诊断。动态增强扫描可以提供肿瘤血供的动态信息。

（2）MRI 可多方位成像，可清晰显示支气管，更好地显示支气管的阻塞情况。

（3）肿瘤与继发的阻塞性肺不张信号不同，可以较容易地区分肿瘤和肺不张，更明确地显示肿瘤的范围。

（4）对纵隔内淋巴结转移显示优于 CT，对肿瘤的胸膜转移、心包、纵隔侵犯等病变的显示优于 CT。

（5）MRI 血流成像等技术使 MRI 对血管显示较好，能清晰显示肿瘤和周围血管的关系及肿瘤内部血管的情况。

（6）对大量胸积液所掩盖的肺癌病灶，以及肺上沟瘤有很高的诊断价值。

二、MRI 诊断要点

1. 中央型肺癌　肺门周围肿块，是中央型肺癌的最直接表现。①管腔内型，支气管内可见软组织肿块。②管壁型，受累支气管管壁不规则增厚，管腔狭窄甚至梗阻。③管壁外型，多发生在肺段支气管，引起肺的阻塞性变化较轻。和常规 X 线及 CT 检查比，MRI 可以区分肿块和肺不张，T_2WI 肿块信号较肺不张低，增强扫描肿块强化也较周围不张的肺弱。

2. 周围型肺癌　为发生于肺野外围段以下支气管的肿瘤，MRI 表现为实质性肿块可显示肺癌的常见形态学征象，如分叶与毛刺（图 11 - 2）；脐样征（图 11 - 3）；兔耳征。动态增强可为周围型肺癌与其他疾病鉴别提供有价值的信息（图 11 - 4）。当患者有大量胸水时，由于胸积液在 T_1WI 为低信号改变，故可清楚显示中等信号的肿块征象，有利于诊断。

3. 细支气管肺泡癌　结节型表现同周围型肺癌相似；肺炎型表现同肺炎相似，双侧肺野内多发片状异常信号区，可呈毛玻璃状或蜂窝状改变，可以见到"支气管充气征"，患者常有明显的换气障碍，病变进展迅速。弥漫型表现为两肺广泛分布的腺泡结节状阴影，结节可融合。

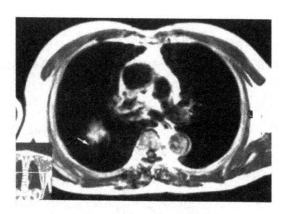

图 11 - 2　周围型肺癌

肿块可见明显的分叶与毛刺（↑）

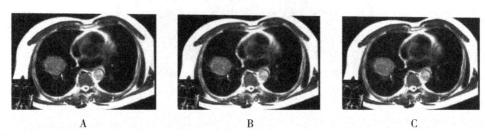

A　　　　　　　　　　　B　　　　　　　　　　　C

图 11 - 3　周围型肺癌，脐样征

肿块内侧脐样切迹，指向肺门，可见血管进入（↑）

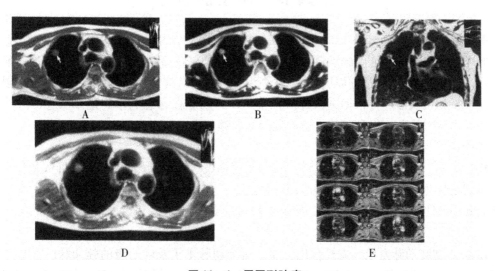

图 11 - 4　周围型肺癌

A. T_1WI 信号均匀，可见分叶与毛刺（↑）。B、C. T_2WI 肿块信号一般较结核球信号高

（↑）。D. 增强扫描，肺块强化均匀；E. 动态增强扫描，肿块逐渐强化

4. Pancost 瘤　位于肺上叶的顶部，MRI 可显示肿瘤侵犯胸壁、肋骨。临床上典型表现

为臂丛神经痛和 Horner 三联征（患侧瞳孔缩小、上睑下垂和眼球内陷），称肺上沟瘤综

合征。

5. 肺癌转移征象　①直接蔓延，侵犯邻近脏层胸膜、心包和大血管，还可侵犯邻近胸壁。MRI 对胸膜转移显示非常清楚，T$_2$WI 胸水呈高信号，胸膜转移结节呈稍高信号，对比非常明显。病灶还可经肺静脉侵犯左心房（图 11 – 5）。②淋巴转移，纵隔淋巴结转移常见的部位包括气管旁、主肺动脉窗、肺门、隆突下及食道奇静脉隐窝，在肿块和肺门淋巴结之间有时可见癌性淋巴管炎，肺癌转移淋巴结坏死非常少见，增强扫描多呈均匀强化，是与纵隔淋巴结核的重要鉴别点。③血行转移，肺内多发圆形、边缘光滑结节，好发于肺的外周。

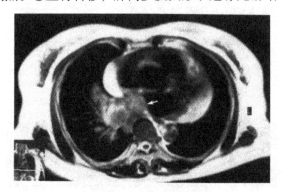

图 11 – 5　肺癌沿肺静脉侵犯左心房（↑）

（吕　方）

第四节　肺动脉栓塞

肺动脉栓塞（pulmonary embolism）又称肺栓塞，是指内源性或外源性栓子栓塞肺动脉，引起肺循环障碍的综合征。肺动脉栓塞死亡率高达 20% ~30%，在西方国家仅次于肿瘤和冠心病，居第 3 位。在我国肺动脉栓塞并不少见，只是对其认识不足。绝大部分肺动脉栓塞生前未能得到正确诊断，根据国内外尸检报告，肺动脉栓塞患病率高达 67% ~79%。如果生前能做到及时诊断，得到正确、有效的治疗，病死率可以下降至 8%。

MRI 诊断要点：

MR 检查方法主要包括：常规 SE、快速梯度回波、造影剂增强 MRA 和屏气超快速扫描等，特别是快速梯度回波序列和静脉内注射造影剂 MRA 检查，屏气在几秒钟内即可获得三维肺动脉的图像，肺动脉的 7 ~8 级分支均可清楚地显示，其诊断能力已经接近 DSA 的水平。

1. 中心型肺动脉血栓　血栓常位于左、右肺动脉主干及叶一级的肺动脉，T$_1$WI、T$_2$WI 呈高或等信号，梯度回波及 MRA 图像上呈条状低信号的充盈缺损。MR 检查可清楚显示中心型肺栓塞和位于肺叶以上肺动脉内的栓子，结合肺栓塞所致心脏大血管的多种继发性改变，如右心室扩大、肺动脉主干扩张等，可准确作出肺栓塞的诊断。MRI 还可以根据有无右心室壁的增厚，作出肺栓塞急、慢性期的鉴别。急性期肺栓塞患者肺动脉扩张和右心室扩大显著，无右心室壁的增厚；而慢性期的肺栓塞患者，在肺动脉高压的基础上均有右心室壁的增厚。肺栓塞主要继发于血栓栓塞性疾病，多见于双下肺，且右侧比左侧多见，其主要合并症为肺梗死。MRI 检查在肺栓塞的诊断中占有重要地位。

2. 周围型肺栓塞　MR 检查不能直接显示栓子，仅见肺内有斑片状异常信号（图 11 -6），3D DCE - MRA 也不能显示肺动脉内栓子，但是患者病变区域均可见肺动脉的小分支显示减少。常有肺动脉主干和左、右肺动脉扩张，右心房、室扩大和右心室壁增厚等肺动脉高压的改变。无法判断肺内病变的性质，此时参考核素 V/Q 检查有一定帮助。幸好，段以下发生栓塞的机会仅占 6%。

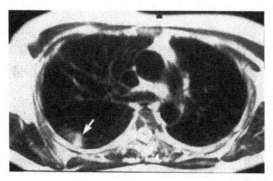

图 11 -6　肺栓塞（周围型）
合并的肺梗死为胸膜下小片状（↑）

（吕　方）

第五节　胸膜疾病

一、胸膜间皮瘤（Pleural Mesothelioma）

（一）概述

原发性胸膜肿瘤少见，其中绝大部分是间皮瘤，其他如纤维瘤，血管瘤及脂肪瘤等均属罕见。胸膜间皮瘤多见于 40 岁以上，男、女性别和左、右侧发病率无差别。胸膜间皮瘤的发病与接触石棉有一定关系。胸膜间皮瘤以良性较多见，良性者病变多较局限，形成肿块，弥漫生长的胸膜间皮瘤多为恶性，常伴胸水。

（二）病理

胸膜间皮瘤起源于胸膜的间皮细胞及纤维组织细胞。一般把胸膜间皮瘤分成两大类，即局限型和弥漫型。局限型多为良性，14% ~30% 为恶性；弥漫型间皮瘤均为恶性。

1. 局限性胸膜间皮瘤　多源于脏层胸膜（占 3/4），通常半数以上有蒂且突入胸腔；也可来自于纵隔、膈肌或胸壁的壁层胸膜。

2. 弥漫性胸膜间皮瘤　按病理组织改变，分上皮型、纤维肉瘤型和混合型 3 种。胸膜广泛增厚，从轻度到显著增厚，可达数厘米，常呈结节状、斑片状不规则增厚，侵及侧胸壁、纵隔和横膈等处胸膜，常伸入到叶间裂内。环形增厚的胸膜呈盔甲状，包绕或侵犯肺组织，使肺的容积显著缩小，肺功能丧失。胸膜增厚通常伴不同程度的胸腔积液，有时为大量胸水，以浆液血性居多。

（三）临床表现

局限性良性间皮瘤可长期无任何症状，通常在 X 线体检时偶尔被发现。当肿瘤较大时，可产生胸内不适、气短和咳嗽等症状。恶性胸膜间皮瘤，胸痛是最常见的症状，且多为剧痛。

（四）MRI 表现与诊断要点

（1）胸膜脏层或壁层不规则肿块，上下蔓延，可呈结节状；有融合倾向，可穿入叶间裂。

（2）肿块呈长 T_1 与长 T_2 信号，侵犯范围很大，可侵及纵隔。

（3）可伴胸腔积液与积血；积液呈长 T_1、长 T_2 信号；积血呈短 T_1、长 T_2 信号。

因此，MRI 检查可明确肿瘤的存在，对胸膜间皮瘤的确诊有一定帮助。

（五）鉴别诊断

局限性胸膜间皮瘤需与周围型肺癌鉴别；弥漫性胸膜间皮瘤有时易与胸膜转移、慢性脓胸所致胸膜肥厚混淆，慢性脓胸所致胸膜增厚多内缘平直、均匀增厚，肋间隙常变狭窄，见到包裹积液存在则诊断更容易。

二、胸膜转移瘤 （Pleural Metastases）

（一）概述

肿瘤侵犯胸膜是相当常见的，或许一方面因为胸膜本身面积大，很容易受转移灶的种植；另一方面是肺癌的发病率逐年上升，使得胸膜易受其害。有胸腔积液的成人中，30% ~50% 是由于胸膜转移性疾病引起。最常见的原发恶性肿瘤是肺癌、乳腺癌、卵巢癌和胃癌。

（二）病理

胸膜表面有许多结节状转移灶，少数病例可见胸膜广泛不规则增厚。因肿瘤侵犯胸膜而常常产生大量胸腔积液。

（三）临床表现

多数患者诉咳嗽、呼吸困难、胸部沉重感、胸痛、体重下降、不适等。少数患者没有症状。

（四）MRI 表现

胸膜转移瘤 MRI 检查可见游离胸腔积液，单侧或双侧，有时于胸膜上可见多个小结节状实性肿块或胸膜轻度增厚，T_1 加权图像上其信号高于胸水信号，T_2 加权图像上不如胸水信号高，容易与胸水分辨。血性胸腔积液由于具有较短的 T_1 时间和较长的 T_2 时间，在 T_1、T_2 加权图像上都呈高信号。注射 Gd – DTPA 后结节性病灶有明显强化。

（五）诊断要点

胸膜转移瘤，特别是腺癌的转移，可发生弥漫性胸膜浸润病变，易与原发性恶性胸膜间皮瘤混淆，两者形态相仿，无特征性区别，主要依靠转移瘤多有原发癌病灶、肺内肿块、纵隔淋巴结肿大等表现。

（六）鉴别诊断

（1）胸膜间皮瘤。

（2）胸膜感染性病变。

三、气胸 （Pneumothorax）

（一）概述

胸膜的壁层或脏层破裂，空气可进入胸膜腔内形成气胸。

（二）病理

气胸可分为自发性和外伤性两种，后者多由壁层胸膜破裂所致，常伴胸壁软组织穿通伤、肋骨骨折及皮下气肿等。空气进入胸膜腔后，胸腔内压力升高，肺组织以肺门为中心向纵隔旁收缩萎陷，萎陷的程度取决于进入胸腔的空气量的多少以及肺和胸膜等的病理情况。一般分为闭合性、开放性和张力性气胸三类。

（三）临床表现

气胸的临床症状决定于肺部疾病情况、气胸严重程度和气胸性质。如为自发性气胸，且气体量少，则症状常较轻微，可有轻度胸闷、气短。如先前的肺部疾病已使肺功能有明显损害，再有气胸，则气急、胸闷情况常较明显。如为张力性气胸则病情危急。胸壁损伤并发气胸，症状亦较明显。一般体征为患侧胸腔叩诊呈鼓音，呼吸音减低或消失，纵隔移向健侧。

（四）MRI 表现与诊断要点

气胸在 MRI 上表现为低信号，如气体量很少，肺组织压缩不明显，则亦呈低信号，有时可能漏诊。胸腔内有大量的气体，肺组织明显压缩，呈中等信号团块状，纵隔偏向健侧，诊断容易。如伴有胸腔积液，则可显示气液平，积液在 MRI T_1WI 上呈较低信号。MRI 对伴发的胸腔积血非常敏感，在 MRI T_1 加权图像上呈高信号。

四、胸腔积液 （Pleural Effusion）

（一）概述

在正常生理情况下，胸膜腔内有少量液体（约 10 ~ 15ml）起润滑作用。临床上所称胸腔积液，是由于病理状态所致胸腔内液体增加。

（二）病理

胸腔积液病因很多，常见有肿瘤（原发或转移）、炎症或感染、心源性、肾衰竭、药物诱发以及外伤等。按积液性质分渗出液和漏出液两大类。按积液的量分少量、中量和大量。胸腔积液多存在整个胸腔内，也可仅局限于胸腔的某一部位。

（三）临床表现

炎性胸腔积液在少量时往往有胸痛、发热，若胸腔积液逐渐增多，则胸痛可逐渐减轻；积液增多，可压迫肺、纵隔等产生胸闷、气促等症状。若为肿瘤性胸腔积液，则积液量增多时胸痛也不会减轻。损伤性血性胸腔积液多有胸部损伤或肋骨骨折史。

（四）MRI 表现与诊断要点（图 11 -7）

胸膜衬贴于胸壁内面和肺部表面，正常情况下，其 MRI 信号较弱，不易被观察到。胸膜腔内仅有少量液体，也不易被发现。胸膜炎症时，胸膜腔内炎性液体渗出，少量液体表现为背侧胸壁下弧形或新月形影，在 T_1 加权图像上表现为比肌肉信号更低的低信号影，T_2 加权图像上则呈均匀高信号影。大量渗液可压迫肺组织引起肺膨胀不全。局限性包裹性积液，渗液包裹在囊内，边缘光滑整齐，与胸壁常呈钝角，其信号特点与游离积液相同。包裹性积液可出现于叶间、肋面或肺底等部位，MRI 多轴位成像有助于其明确诊断。

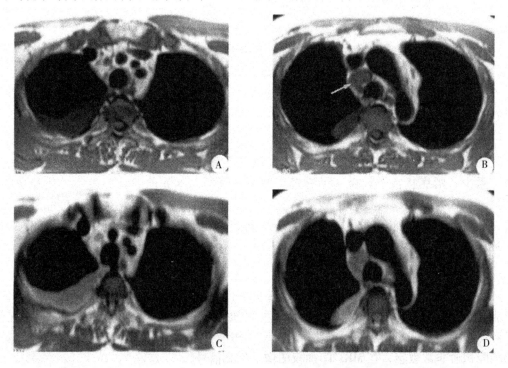

图 11 -7　右侧胸腔积液，男性，47 岁。T_1WI（A、B）显示右侧胸腔后部新月样均匀低信号区，上腔静脉后肿大淋巴结呈低信号（↑）。T_2WI（C、D）显示胸腔积液呈均匀高信号（与肌肉比）

（五）鉴别诊断

根据病史及 MRI 表现，胸腔积液诊断不难，有时积液可由肿瘤或转移病变所致，诊断时需要注意。

（吕　方）

第六节　纵隔肿瘤

一、胸腺瘤（Thymoma）

（一）概述

胸腺瘤是前纵隔内最常见的肿瘤，约占前纵隔内肿瘤的 50%。儿童较少见，多数于成年时发现。有良、恶性之分或为侵犯性与非侵犯性之分。

胸腺瘤主要由淋巴细胞和上皮细胞所构成。可分为上皮性（占 45%）、淋巴性（占 25%）、和淋巴上皮性（30%）。上述任何一种细胞形式为主的胸腺瘤均可以合并重症肌无力，但较常见于淋巴细胞性胸腺瘤。胸腺瘤 1% ~ 15% 是恶性的，称其为侵犯性胸腺瘤。确定胸腺瘤良、恶性的通常依据是肿瘤的蔓延范围。

（二）临床表现

主要症状为胸痛、胸闷、咳嗽、气短，如果肿瘤压迫喉返神经则产生声音嘶哑，压迫食管产生吞咽困难。胸腺瘤患者中约 50% 出现重症肌无力，重症肌无力患者中 10% ~ 15% 有胸腺瘤存在。

（三）MRI 表现与诊断要点

（1）前纵隔血管前间隙内卵圆形肿块，即甲状腺下极与第四肋之间。

（2）肿块边清、光滑、囊变区呈长 T_1 与长 T_2 信号，钙化呈无信号黑影，故信号可不均匀。

（3）恶性者在纵隔内扩散，挤压脂肪组织并包绕血管，甚至侵入肺内，外形不规则。

（4）注射 Gd – DTPA 后胸腺瘤明显强化。

（5）胸腺瘤 90% 位于前纵隔，10% 位于后纵隔，5% ~ 10% 瘤内有囊变区。

（四）鉴别诊断

表现典型的前中纵隔实质性胸腺瘤，较易与畸胎瘤、胸骨后甲状腺及胸腺脂肪瘤等区别。

（1）畸胎瘤含有三个胚层的组织，脂质成分在 MRI 上较有特征性。

（2）胸骨后甲状腺位于前上纵隔，与甲状腺关系密切。

（3）胸腺脂肪瘤主要有脂质成分组成，MRI 上呈高信号。

（4）胸腺瘤尚需与增生的胸腺组织相鉴别，胸腺增生保持胸腺组织形态。

二、畸胎类肿瘤 （Dermoid and teratoma）

（一）概述

畸胎类肿瘤为常见的纵隔肿瘤，在原发性纵隔肿瘤中，其发病率仅次于神经源性肿瘤和胸腺瘤，居第 3 位。畸胎类肿瘤好发生于前纵隔，多位于前纵隔中部心脏与升主动脉交界处，偶见于后纵隔。

病理上畸胎类肿瘤可分成两类，即皮样囊肿和畸胎瘤。皮样囊肿亦称囊性畸胎瘤，由外胚层和中胚层组织组成。实质性畸胎瘤即一般所称的畸胎瘤，组织学上包括了三个胚层的各种组织，可出现人体内各种不同脏器的组织成分。畸胎瘤可恶变成恶性畸胎瘤，实质性畸胎瘤较囊性畸胎瘤更易发生恶变。

（二）临床表现

较小的畸胎类肿瘤可没有症状。当肿瘤逐渐长大或继发感染或恶变，以及穿破周围组织器官时就产生相应的表现，如胸痛、胸闷、咳嗽、气促、发热、穿破心包，引起心包炎、心包积液及相应症状；穿破支气管和肺，可咳出皮脂和毛发；穿破胸膜腔，则产生胸腔积液或感染。

（三）MRI 表现

畸胎类肿瘤包括囊性畸胎瘤和实质性畸胎瘤。

1. 囊性畸胎瘤　即皮样囊肿，为囊性肿块，由外胚层和中胚层组织组成，内含皮脂样液体，囊肿壁为纤维组织。通常是单房，也可为双房或多房。在 T_1 和 T_2 加权图像上均可表现为高信号影。双房或多房囊肿，其内可见低信号影分隔。

2. 实质性畸胎瘤　由内、中、外三胚层成分组成，表现复杂。在 T_1 加权上表现为信号极不均匀肿块，其中的脂肪成分呈高信号，软组织成分呈中等信号，水样液体呈低信号，钙化则表现为信号缺失区。T_2 加权图像呈不均匀高信号。肿块边缘一般比较清楚，形态规则或不规则。90% 的畸胎瘤为良性，根据 MRI 信号特点，较难区分良、恶性畸胎瘤。

（四）诊断要点

（1）大多数畸胎类肿瘤位于前中纵隔；偶见畸胎类肿瘤位于中纵隔或后纵隔，诊断较困难。

（2）主要根据畸胎类肿瘤多种组织成分的信号特点来确定诊断。

（五）鉴别诊断

（1）胸腺脂肪瘤。

（2）胸腺瘤。

（3）胸腺淋巴血管瘤。

三、淋巴瘤 （lymphoma）

（一）概述

淋巴瘤是指原发于淋巴结或结外淋巴组织的全身性恶性肿瘤；几乎可侵犯全身所有脏器。可发生于任何年龄，男女无显著差异。纵隔淋巴瘤通常累及两侧气管旁及肺门的多数淋巴结，生长迅速，融合成块，亦可侵犯肺、胸膜及心脏，甚至转移到骨髓。

淋巴瘤分为 Hodgkin 病（Hodgkin's disease, HD）和非 Hodgkin 淋巴瘤（non hodgkin's Lymphoma, NHL）两大类，在临床、病理和预后方面有所不同。在病理上最特征性区别为 Reed – Stemberg 细胞（R – S 细胞），一种含大的深染色核的巨网状细胞，在 HD 中可找到，而在 NHL 中却不存在。

（二）临床表现

胸内淋巴瘤以 HD 多见，占 2/3，NHL 约占 1/3。增大淋巴结质硬，一般无压痛，相互融合成块，或相互分开。

早期常无症状，仅触及周围淋巴结，中晚期常出现发热、疼痛、疲劳、消瘦等全身症状。在胸部可压迫气管、食管、上腔静脉等，出现相应症状，如咳嗽、吞咽困难和上腔静脉阻塞综合征等。

（三）MRI 表现 （图 11 – 8）

（1）常侵犯两侧纵隔或肺门淋巴结，且呈对称性，很少单独侵犯肺门淋巴结。

（2）在 MRI 上受累淋巴结可融合成较大的肿块，增大的淋巴结常位于血管前或气管旁。

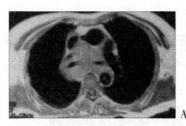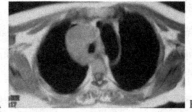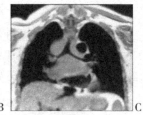

图 11 -8　纵隔淋巴瘤

男性，13 岁。T_1WI（A、B、C）显示前中后纵隔为不均匀异常信号填充，纵隔内血管受压变形，纵隔增宽

（3）淋巴瘤在 T_1 加权图像上为中等或中等偏低信号，在 T_2 加权图像上为中等偏高信号，信号质地一般较均匀，但增大淋巴结内有时可出现坏死，则信号表现不均匀。

（4）MRI 有助于明确上腔静脉有无受累、受压、移位及狭窄的程度。

（5）淋巴瘤累及胸膜、心包时，MRI 可显示胸膜或心包积液。

（6）MRI 扫描在淋巴瘤放疗后的随访中有重要意义。放疗所致的纤维性肿块在 T_1、T_2 加权图像上都表现为低信号，而复发的肿瘤在 T_2 加权图像上表现为高信号。

（四）诊断要点

（1）淋巴瘤的诊断要结合 MRI 上纵隔淋巴结肿大表现及临床上多器官、全身受侵犯的特点进行诊断。

（2）纵隔淋巴结肿大无特异性。

（五）鉴别诊断

（1）结节病。

（2）淋巴结结核：多以单侧肺门或纵隔分布。

（3）转移性肿瘤：绝大多数有原发恶性肿瘤病史。

四、神经源性肿瘤（Neurogenic tumor）

（一）概述

神经源性肿瘤为后纵隔最常见的肿瘤；在全部纵隔肿瘤中占 14% ~ 25%，90% 位于椎旁间隙，10% 左右偏前些。

在病理上可分为：

（1）起源于周围神经的神经纤维瘤和神经鞘瘤（42%）。

（2）起源于交感神经节的交感神经节瘤（良性）、成神经细胞瘤和成交感神经细胞瘤（恶性，39%）。

（3）起源于副神经节的副神经节瘤和化学感受器瘤（4%），可为良性或恶性。

（二）临床表现

大多数患者无临床症状而由胸片偶然发现；少数患者有胸痛、胸闷或咳嗽、咯血或霍纳综合征。

（三）MRI 表现（图 11 - 9）

（1）后纵隔脊柱旁肿块，呈长 T_1 与长 T_2 信号，边界清楚，信号强度同其他实性肿瘤。

（2）轴面上呈圆形或卵圆形，可见椎骨侵蚀；矢状面可见椎间孔扩大；冠状面可见瘤体呈哑铃状，位居椎管内外。

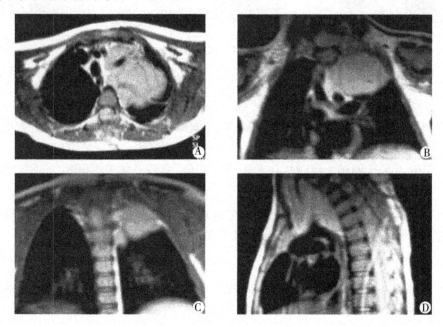

图 11 - 9　纵隔神经节细胞瘤

女性，5 岁。T_1WI（A、B、C、D）显示左上纵隔不规则异常信号肿块，突向左胸腔，血管及纵隔结构受压移位

（3）瘤体可见囊变区，呈更长 T_1 与 T_2 信号。

（4）注射 Gd - DTPA 后明显强化。

（5）邻近的肺组织一般呈推压改变，与肿瘤分界非常清楚。

（四）诊断要点

后纵隔脊柱旁的实质性肿瘤绝大多数为神经源性肿瘤。

（五）鉴别诊断

（1）食管病变。

（2）血管性病变。

（3）脊柱病变。

（何志兵）

第十二章　心脏常见疾病X线诊断

第一节　冠状动脉粥样硬化性心脏病

一、X线诊断要点

1. 轻度心肌缺血　X线心脏往往无明显阳性发现。

2. 心肌梗死　心肌梗死的X线征象为梗死区搏动异常，此为主要X线征象，可出现典型的矛盾运动、搏动幅度减弱或搏动消失等。较广泛或多发的心肌梗死、心力衰竭或心包积液可使心影增大。心力衰竭常从左心开始，以后波及右侧。偶可见血栓钙化。

3. 心室膨胀瘤　心室边缘局部隆起，矛盾运动，搏动减弱或消失。

二、读片

（图12-1），冠状动脉粥样硬化性心脏病。女，52岁，主动脉弓处可见弧形钙化影。

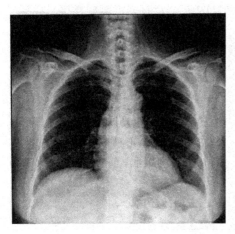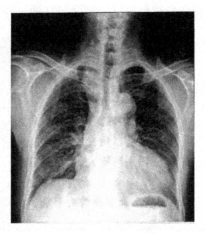

图12-1　冠状动脉粥样硬化性心脏病

三、临床联系

本病主要侵犯主干及大分支，如前降支的近心段、右冠状动脉和右冠支。由于血流受阻，心肌出现缺血、梗死，严重者出现心室壁瘤。

（程留慧）

第二节　风湿性心脏病

一、X线诊断要点

不同摄片体位的表现如下。

1. **后前位**　两侧肺淤血，上肺静脉扩张，下肺静脉变细，血管模糊，重者出现肺静脉高压征象，如间质性或肺泡性水肿，Kerley线等。左心房增大导致右心缘可见双心房影和（或）心影中央密度增高。主动脉结因心搏量少及心脏旋转而变小。肺动脉段隆起，肺动脉增粗、模糊。左心缘出现第三心弓（左心耳），左下心缘平直，心尖上翘，当有关闭不全时则左心室增大，左下心缘长径与横径均增大，重者左支气管上抬，气管分叉角增大。

2. **右前斜位**　心前间隙缩小，肺动脉段隆起，左心房增大，心后上缘后突，压迫充钡食管。

3. **左前斜位**　心前间隙缩小，肺动脉段隆起，左主支气管受压上抬。

4. **侧位**　胸骨后心脏接触面增加，食管受左心房压迫而后移，单纯狭窄者心后三角存在，关闭不全时缩小或消失。

二、读片

（图12-2），风湿性心脏病。女，32岁。两肺纹理增多增粗，以两上肺为著，肺门影粗乱模糊，呈淤血性改变，肺动脉段平直，左心缘向左下延伸，右心可见双重阴影，左前斜位可见食管向后移位，心后缘向后延伸，肺动脉圆锥（右室流出道）膨隆。

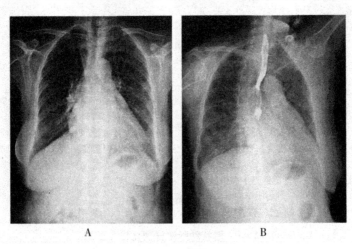

图12-2　风湿性心脏病
A. 正位；B. 左前斜位

三、临床联系

临床症状以劳累后心悸为主，重者可有咯血、端坐呼吸、肝大、下肢水肿等症状，心尖区舒张期隆隆样杂音。

（程留慧）

第三节　先天性心脏病

一、房间隔缺损

（一）X线诊断要点

婴幼儿期或年龄较大缺损小而分流量少的，心肺可无明显异常。达到一定分流量时，右心房、右心室因容量的过负荷而增大，肺血增多。左心室发育等，主动脉正常或缩小。表现如下。

1. 肺血增多　除肺动脉段隆突外，两肺门血管影增宽，肺门血管呈扩张性搏动（称肺门舞蹈征），两肺中带肺血管纹理增粗增多，并可延伸至肺外带，肺血管纹理边缘清晰。

2. 心脏增大　心脏呈不同程度的增大，右心房增大较明显。

（1）后前位：心脏左移，右上纵隔与右心缘影不明显，主动脉结缩小，肺动脉段空出，心尖上翘，肺血增多。

（2）左、右前斜位：肺动脉段隆起，心前间隙缩小，左心房不大，右心房段延长或隆起。

（3）侧位：心前缘与胸骨接触面增加，心后三角存在。

（二）读片

（图12-3），房间隔缺损。女，16岁，两肺充血性改变，心脏呈二尖瓣型，主动脉结变小，肺动脉段明显膨隆，心高比增大，心前间隙狭窄。

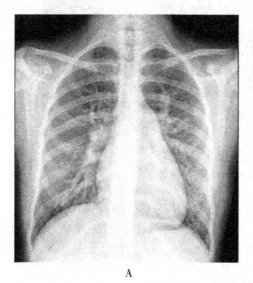
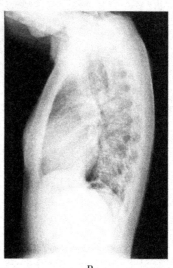

A   B

图12-3　房间隔缺损

A. 正位；B. 侧位

（三）临床联系

本病患者可以无症状，形体正常，发育稍小，劳累后有心悸、气促，易患呼吸道感染，无发绀。体检胸骨左缘第 2 肋间收缩期杂音。

二、室间隔缺损

（一）X 线诊断要点

室间隔缺损的 X 线表现完全受血流动力学异常所决定。

1. 缺损小而分流量少者　心肺无明显异常或仅肺血管纹理增多，此种肺血管纹理增多仅发生于下肺野。肺动脉段多平直或隆突，左心室轻度增大。

2. 缺损在 1cm 以上者　分流量较大，肺血增多，肺动脉段隆起，心影以左心室增大为主，左心室、右心室均增大。

3. 在上述基础上合并肺动脉高压者　两肺中外带肺纹理扭曲变细，肺动脉段与大分支扩张，严重者肺门呈一"截断"样。心脏右心室增大比左心室显著，常伴有肺间质水肿及肺泡性水肿的 X 线片，但以充血现象为主。

（二）读片

（图 12 - 4），室间隔缺损。男，4 岁，两肺纹理成比例增粗，肺门影增大、增浓。

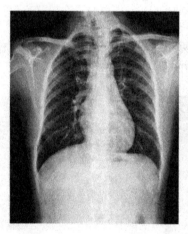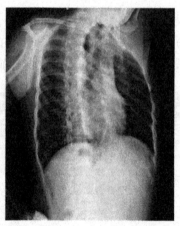

图 12 - 4　动脉导管未闭

（三）临床联系

临床上小孔室间隔缺损患者无症状，胸骨左缘有全收缩期杂音。大孔室间隔缺损有大量左向右分流出现震颤，婴儿期即可有充血性心力衰竭。患者生长及发育差，反复呼吸道感染、多汗、喂养困难、心悸、气促、乏力，至右向左分流时可出现发绀。

三、动脉导管未闭

（一）X 线诊断要点

导管细小而分流量少者，心、肺可无明显异常，或仅有左心室轻度增大，肺动脉段轻突，主动脉弓稍宽。导管较粗而分流量多者，肺动脉段隆突及肺血增多明显，两肺纹理增多且粗，透视可见"肺门舞蹈征"，但较房间隔或室间隔缺损发生较少。心脏呈轻度至中度增大，主动脉弓增宽，有时可见漏斗征。

（二）读　片

图（12－5），动脉导管未闭。女，34 岁，肺门影轻度增大，心影略增大，肺动脉段膨隆，双心室及左心房略大。两肺呈充血性改变，肺纹理模糊。右下肺动脉干增粗，心影增大，主动脉结缩小，肺动脉段突出，心腰消失，心尖圆隆并向左下延伸。

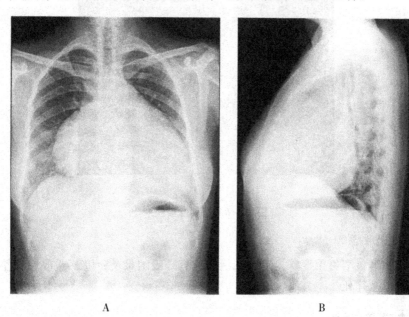

A　　　　　　　　　　B

图 12－5　室间隔缺损

A. 正位；B. 侧位

（三）临床联系

本病可因分流量大小表现出不同的临床形式。分流量甚小者临床可无主观症状；中等分流量者常感乏力、劳累后心悸、气喘；分流量大时多为临床症状严重。

四、肺动脉瓣狭窄

（一）X 线诊断要点

1. 心脏改变　轻度狭窄，心脏大小正常或仅轻度增大，以右心室为显著，心脏呈二尖瓣型。肺动脉瓣严重狭窄者，右心室增大明显。

2. 肺门改变　肺动脉段因狭窄后扩张而隆突，隆突下方与心脏交界分明，呈切迹样。左肺门影增大，主动脉弓相对变小，故整个心脏与大血管显示为下面为圆隆的心脏，中间为隆突的肺动脉段，两者之间界限分明。最上方为相对变小的主动脉弓，故颇似葫芦形。如有增大而搏动的左肺门，纤细而静止的右肺门，为瓣膜型肺动脉狭窄的典型表现。

3. 肺纹理　肺野清晰，血管纤细稀少，边缘清晰。

（二）读片

（图 12 - 6），肺动脉瓣狭窄。男，2 岁，脊柱侧弯，气管略偏右（不排除体位所致），纵隔增宽，两肺纹理模糊，肺野透过度减低，左肺门影结构较乱，右肺门被遮盖，右心缘向右突出，肺动脉段平直，两侧膈肌光整，肋膈角锐利。

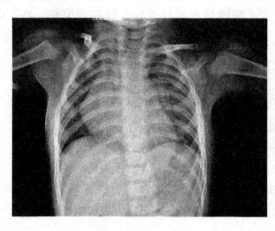

图 12 - 6　肺动脉瓣狭窄

（三）临床联系

轻症肺动脉瓣狭窄可无症状，重者在活动时有呼吸困难及疲倦，严重狭窄者可因剧烈活动而导致晕厥甚至猝死。

五、法洛四联症

（一）X 线诊断要点

25% 的患者伴有右位主动脉弓，故右上纵隔处有突出之主动脉结，部分患者左上纵隔无主动脉结，肺动脉段凹陷，心左下缘为向上翘起的心尖，左、右心房无明显改变，肺动脉和肺血均减少。

（二）读片

见（图 12 - 7），法洛四联症。女，48 岁，右位主动脉弓，中纵隔增宽，并可见半圆形突出致密影（主动脉瘤样扩张），右心增大。

（三）临床联系

患者自幼出现发绀和呼吸困难，易疲乏，劳累后常取蹲踞位，常伴杵状指，严重缺氧时可引起晕厥。

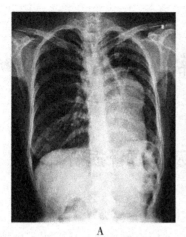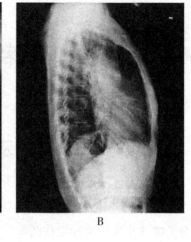

图 12 - 7　法洛四联症

A. 正位；B. 侧位

（程留慧）

第十三章 心脏常见疾病CT诊断

第一节 心脏及大血管损伤

一、心脏外伤

心脏外伤可分为钝挫伤和穿透性损伤两类。在钝挫伤中较常见的为心包损伤引起的出血或心包积液，多合并肋骨骨折、血气胸或肺挫伤。

（一）概述

（1）胸骨与胸椎压迫心脏使之破裂。

（2）直接或间接的胸膜腔内压突然增加而致心脏破裂。

（3）心脏挫伤、心肌软化坏死致心脏迟发性破裂；也有人认为心脏迟发性破裂是心内膜撕裂的结果。

（4）心肌梗死。冠状动脉损伤所致。

（5）枪击伤或刺伤直接损伤心脏。

（二）CT表现

严重挫伤所致的心脏破裂，平扫可见高密度心包积血及胸腔积血。穿透性损伤中，被锐器刺伤的心脏可自行封闭导致心包填塞而无大量出血；如仅刺伤心包，可引起心包积气和（或）出血，而CT表现为心包积气或液气心包。

二、胸主动脉及大血管损伤

（一）概述

其病因多见于交通事故突然减速、胸部受方向盘的撞击或被抛出车外的人，以及高空坠落者。损伤机理包括血管的剪切力和断骨片的直接作用。主动脉峡部是剪切伤所致撕裂的最好发部位，约占85%。当发生第一肋骨、锁骨骨折时，可损伤锁骨下动脉、无名动脉及颈总动脉。

（二）CT表现

平扫可见等密度或稍高密度的圆形、椭圆形影，但难以区分是假性动脉瘤或纵隔血肿。增强扫描可表现为以下一个或多个征象。①假性动脉瘤：位于主动脉弓旁、破口小者瘤体强化明显迟于主动脉并排空延迟即"晚进晚出征"；破口大者这种时间差不著。②主动脉夹层分离。③血管边缘不规则，壁厚薄不均。④主动脉周围血肿：常见，无强化，紧贴主动脉者高度提示主动脉撕裂；远离者多为小血管破裂。⑤其他：如气管、食管推挤移位，胸骨、胸椎及第1~3肋骨骨折等，均提示有胸主动脉及大的分支损伤可能。

目前，各种影像难以鉴别主动脉内膜轻微损伤与主动脉粥样硬化。

（朱战勇）

第二节　冠心病

冠状动脉粥样硬化性心脏病（coronary atherosclerotic heart disease，CAD）简称冠心病（coronary heart disease），是指冠状动脉粥样硬化所致管腔狭窄导致心肌缺血而引起的心脏病变。动脉粥样硬化的发生与年龄、性别有关，实质上发生在青少年，临床表现常在中年以后，随着年龄的增长而增多，男性多于女性，冠心病包括心绞痛、心律失常、心肌梗死、心力衰竭、心室颤动和心脏骤停（猝死）。动脉粥样硬化的病理变化主要累及体循环系统的大型肌弹力型动脉（如主动脉）和中型肌弹力型动脉（以冠状动脉和脑动脉罹患最多）内膜，以动脉内膜斑块形成、动脉壁增厚、胶原纤维增多、管壁弹性降低和钙化为特征。由于动脉内膜积聚的脂质外观呈黄色粥样，故称之为动脉粥样硬化，

冠心病是一种严重威胁人类健康和生命的常见病，在欧美等发达国家，其死亡率已超过所有癌症死亡率的总和，成为第一位致死病因。在我国其发病率日益增加，早期诊断和治疗具有十分重要的意义。冠脉造影一直被认为是诊断冠状动脉疾病的"金标准"，但由于这项技术是有一定危险性的有创检查，不仅检查费用较高且有可能引起死亡（0.15%）及并发症（1.5%），所以在临床应用上仍有一定的限度。多层螺旋CT尤其是64层和更多层面的螺旋CT采用多排探测器和锥形扫描线束，时间分辨率和空间分辨率明显提高，结合心电门控图像重组算法，使其成为无创性冠脉病变的新的影像学检查方法，在显示冠脉狭窄，鉴别斑块性质、冠脉扩张和动脉瘤、冠脉夹层、冠脉变异和畸形，了解冠脉支架术和搭桥术后情况及测定冠脉钙化积分等方面的价值较高，可作为冠脉造影的筛查并可望部分取代之。

一、冠状动脉钙化

冠状动脉钙化（coronary artery calcium，CAC）是冠状动脉粥样硬化的标志，而后者是冠状动脉疾病的病理生理基础。准确识别和精确定量CAC对评估冠状动脉粥样硬化的病变程度和范围十分有效，在计算钙化积分方面，因MSCT较EBCT层厚更薄，部分容积效应更小；其信噪比也较EBCT高，可更精确地发现更小和更低密度的钙化灶。

欧美国家钙化积分为五级：①无钙化（0分）：CAD的危险性极低，未来数年发生冠脉事件的可能性小。②微小钙化（1~10分）：极少斑块，CAD可能性非常小。③轻度钙化（11~100分）：轻度斑块、极轻度的冠脉狭窄，CAD危险性中等。④中度钙化（101~399分）：中度斑块、中度非阻塞性CAD可能性极大，CAD危险性高。⑤广泛钙化（>400分）：广泛斑块、明显的冠脉狭窄，CAD危险性极高。

与冠脉钙化的相关因素：

（1）冠脉钙化积分与冠脉狭窄程度及狭窄支数呈正相关，钙化积分越高，则冠脉狭窄的发生率也越高（图13-1，图13-2）。

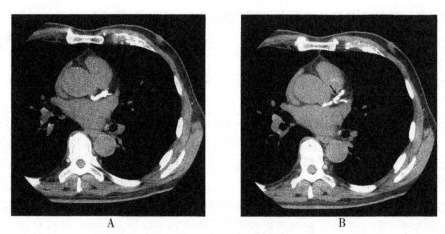

图 13-1 左主干、前降支和旋支钙化

A. B. 左主干、前降支和旋支均见明显钙化（↑），容积算法为 1033 分

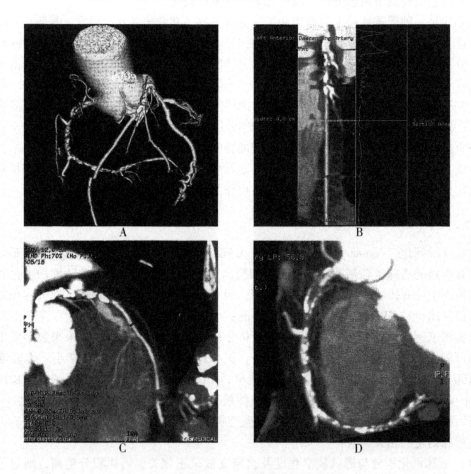

图 13-2 多支钙化

A. VR 像上左主干、前降支近段、旋支开口附近及右冠脉多发钙化；B. 血管拉直像示左主干、前降支和旋支钙化；C. D. MIP 示左主干、前降支及右冠脉呈典型串珠样广泛钙化，以后者为著

（2）但有时部分患者虽钙化积分很高，由于代偿性的血管重构，可无明显的冠脉狭窄。

（3）年轻患者可因冠脉痉挛、斑块破裂引起冠脉事件，但无冠脉钙化出现。

（4）年龄越大，则钙化评分的敏感性越高，特异性越低。年龄越低，敏感性越低，特异性越高。

（5）当多根血管出现钙化临床意义更大。

（6）在评价冠脉钙化积分曲线图时，对超过年龄和性别所对应的75%危险性时，更具有临床意义（图13-3）。

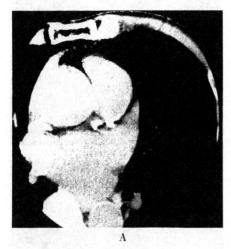
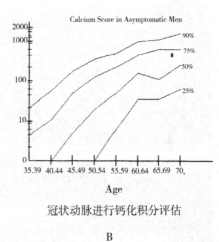

冠状动脉进行钙化积分评估

图13-3　钙化积分曲线评估

A. 男，68岁，前降支钙化积分>100分；B. 在65~69岁年龄组根据钙化积分其发生冠心病的概率超过70%，属于高危状态

（7）发生冠脉事件的患者钙化积分增长率为35%，并明显高于未发生冠脉事件的22%。

（8）调脂疗法后的患者钙化增长率可明显降低。

二、粥样硬化斑块

除MSCT外，目前对斑块成分的评价有血管内视镜、血管内超声和MRI，前两者均为有创检查，后者虽对斑块成分的评价准确性更高，但其显示冠脉分支的数目较MSCT少。

（1）MSCTA最大的优势是可直接、清晰显示冠脉粥样硬化斑块，表现为引起冠脉狭窄的血管壁上的充盈缺损（图13-4）。

（2）可对冠脉斑块成分做定性和定量分析，其不仅能发现小斑块，还可根据CT值来区分脂质、纤维和钙化斑块（CT值，脂质斑块：<50HU；纤维斑块：70~100HU；钙化斑块：>130HU）。

（3）尤其对富含脂质的易破裂的脂质斑块CT值具有特征性。

（4）斑块的CT值越低，斑块就越不稳定，越易发生冠脉事件。早期易破碎的斑块的检出对于避免急性冠脉事件的发生至关重要。

（5）脂质和纤维斑块所测的 CT 值常表现为高于实际密度，主要是考虑部分容积效应的影响，因为斑块体积常较小，血管腔内又充满高浓度的对比剂；另外脂质斑块还含有其他高于脂质密度的成分。

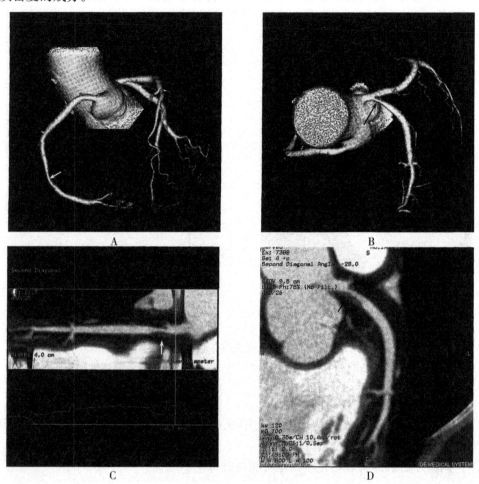

图 13 - 4 前降支斑块

A. B. 冠脉树提取像见右冠脉中段（↑）和前降支开口处（长↑）管腔明显狭窄；C. D. 血管拉直和 CPR 像均见前降支斑块所致的充盈缺损（↑）

三、冠脉狭窄

是冠状动脉粥样硬化病理改变中最常见并具特征性的表现。MSCTA 不仅可清晰显示冠脉管腔的狭窄，并能准确判断管腔狭窄的形态、程度和范围。

（一）对冠脉狭窄敏感性和特异性的评价

对于直径 ≥1.5mm 的冠状动脉节段，MSCTA 检测冠脉狭窄（＞50%）的敏感度为 82% ~93%，特异度为 95% ~97%，阳性预测值为 71% ~82%，阴性预测值为 95% ~98%，这些数据表明 MSCTA 显示冠脉狭窄的准确性临床意义大。

（二）对冠脉狭窄的测量及分级

目测法是目前常用的判断冠脉狭窄的方法，它是以狭窄近心端和远心端相邻的正常血管直径为 100%，狭窄处血管减少的百分数为狭窄程度。

冠脉狭窄计算公式为：血管狭窄程度 =（狭窄近心端正常血管直径 - 狭窄直径）/狭窄远心端正常直径 ×100%。若血管直径减少 4/10 称之为 40% 的狭窄，根据冠脉直径减少的百分数可计算出其面积减少的百分数（利用圆面积计算公式 πr^2），狭窄直径减少 50% 相当于面积减少 75%。

冠脉狭窄依其程度分为 4 级。Ⅰ级：狭窄 <25%；Ⅱ级：狭窄为 25%~50%；Ⅲ级：狭窄为 51%~750%；Ⅳ级：狭窄 >76% 以上或闭塞。

（1）冠脉狭窄程度 ≥50%（面积减少 ≥75%）时，运动可诱发心肌缺血，故将此称为有临床意义的病变。

（2）虽然 <50% 的冠脉狭窄在血流动力学上可无显著意义，但当粥样斑块发生破裂或糜烂而继发血栓形成可演变为急性冠脉综合征（包括不稳定型心绞痛、无 ST 段抬高的心肌梗死和 ST 段抬高的心肌梗死）从而导致冠脉完全或不完全闭塞，并出现一组临床综合征。

（3）当狭窄程度达 80% 以上时，在静息状态冠脉血流量就已经减少。

（三）对冠脉狭窄的形态评价

由于血流动力学的作用，冠脉粥样硬化多见于左前降支、左回旋支和右冠状动脉及其较粗大的分支血管，发生的部位常见血管开口、分叉和弯曲处，血管狭窄的形态表现各异，

（1）向心性狭窄：指粥样硬化斑块以冠脉管腔中心线为中心均匀地向内缩窄。

（2）偏心性狭窄：指斑块向血管腔中心线不均匀缩窄或从中心线一侧缩窄。本型临床多见，在某一体位对其观察可能被漏诊或低估其狭窄程度，因此要多体位观察，在判断其狭窄程度时应以多个体位上的狭窄程度平均值计算（图 13-5）。

（3）不规则性狭窄：指管腔狭窄程度 <25% 的不规则弥漫性狭窄。

（4）管壁增厚性狭窄。

（5）冠脉完全闭塞：①闭塞部位的血管未强化，其远侧的血管强化程度主要取决于侧支循环的建立情况。因冠脉侧支循环较丰富，故闭塞部位远侧的血管常能明显强化，据此可测出血管闭塞的长度。②当闭塞段仅为数毫米较短时，因其两侧管腔内含对比剂使其类似于重度狭窄的表现。③闭塞端形态：鼠尾样逐渐变细多为病变进展缓慢所致（图 13-6）；"截断"现象常为斑块破裂急性血栓形成而引起。

对冠脉狭窄范围的评价：

（1）局限性狭窄：狭窄长度 <10mm，此型最常见。

（2）管状狭窄：长度在 10~20mm，发生率仅次于前者。

（3）弥漫性狭窄：指狭窄长度 >20mm，常伴有明显钙化，对血流动力学影响明显，多见于高龄和/或合并糖尿病的患者。

（4）精确测量冠脉狭窄长度对选择介入治疗的方案至关重要。

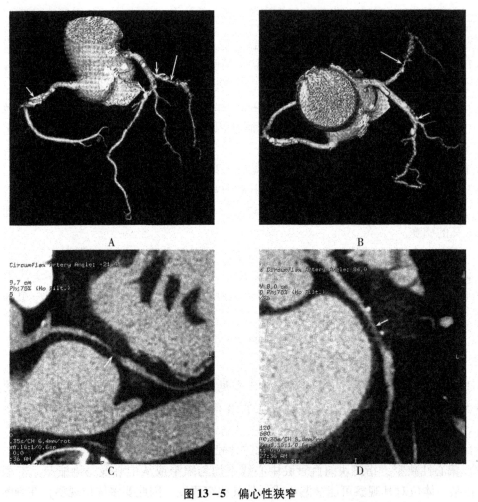

图13-5 偏心性狭窄

A. B. 右冠脉、前降支及旋支示有多发散在钙化（↑），旋支明显狭窄（长↑）；C. D. 旋支
呈典型偏心性狭窄（↑）

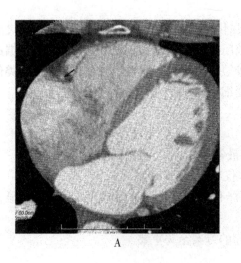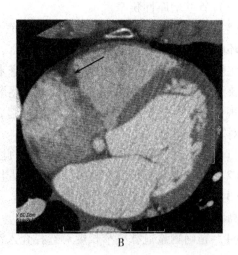

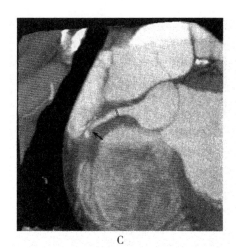
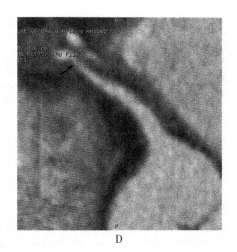

图 13 - 6　冠脉鼠尾样闭塞

A. B. 轴位像血管显示正常（↑）和狭窄闭塞（长↑）；C. D. MIP和CPR示右冠状动脉中段呈典型"鼠尾"样闭塞（↑）

（四）对冠脉管壁粥样硬化的评价

（1）正常冠脉管壁在MSCTA上多不显示或呈窄环状。

（2）斑块形成见管壁增厚隆起致相应管腔狭窄，常伴有钙化。

（3）斑块溃疡形呈表面凹凸状。

（4）严重粥样硬化表现为管壁多发团块状或串珠样钙化，由于血管重构常不引起管腔明显狭窄。

四、冠脉扩张和动脉瘤

（1）冠脉局限性扩张部位的直径≥7mm或超过邻近血管直径平均值1.5倍称为动脉瘤（图13-7）。若为弥漫性扩张则称为冠脉扩张。

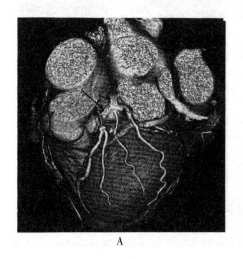
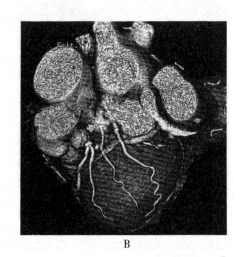

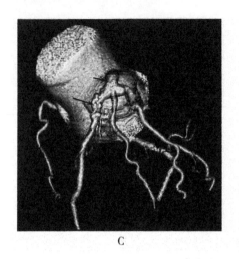

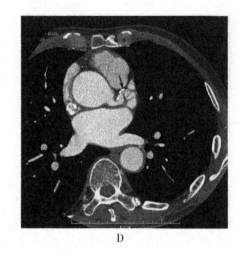

C · D

图13－7　冠状动脉瘤（续）

A～D. 左主干（↑）、前降支（长↑）和旋支开口处管腔明显扩张，呈典型动脉瘤表现

（2）动脉瘤呈囊状、梭形或不规则形，可见钙化，血栓少见。

（3）冠脉扩张可伴有或不伴有狭窄，前者呈串珠样特征性改变。

五、冠脉变异和畸形

（一）对冠脉异位起源的评价

（1）冠脉正常情况以直角起源于相应主动脉窦的中部，起源异常指冠脉开口于其他部位，并常与根窦部呈锐角或切线位，多并发分布异常。

（2）MSCTA多方位、多角度观察图像，可清楚显示冠脉开口和分布异常，诊断价值高，对预防因冠脉变异而造成的猝死临床意义大（图13－8）。

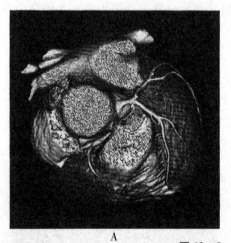

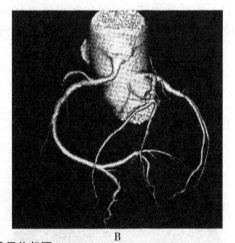

A · B

图13－8　冠脉异位起源

A. B. 右冠状动脉自主动脉窦上方发出

（二）冠脉瘘

指冠状动脉主干及其分支直接与右心腔、肺动脉、冠状静脉窦等异常交通。

（1）MSCTA 清楚显示冠状动脉异常迂曲延长和增粗。

（2）患处冠脉呈均匀性或局限性扩张，后者表现为梭形或囊状动脉瘤样改变，远端变细，与心腔或血管异常交通。

（3）本病须与主动脉心腔隧道鉴别，后者起自主动脉窦上方，而冠脉的起源、分布和管径均正常。

六、冠脉内支架

在血管短轴位上正常支架表现为环形，长轴位则呈平行轨道状或弹簧圈状（图 13 - 9）。

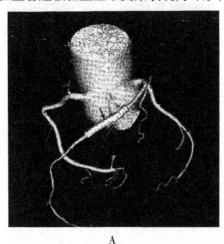
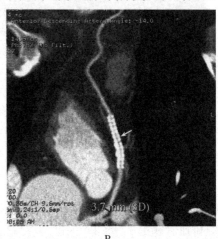

A   B

图 13 - 9　正常支架形态

A. B. 冠脉树提取和 CPR 显示的正常支架（↑）及远端充盈良好的血管

（1）支架术后约 20% 发生再狭窄，部分患者在充满对比剂的高密度支架腔内，见血管内膜过度增生形成的局限性或弥漫性软组织充盈缺损。

（2）支架变形、扭转，远端血管明显变细或呈断续状显影常表明有严重的支架内再狭窄。

（3）支架腔内无对比剂充盈或支架近端管腔充盈而远端管腔未充盈则提示支架管腔完全闭塞（图 13 - 10）。

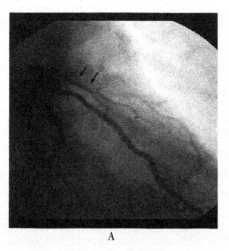
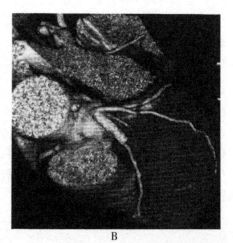

A   B

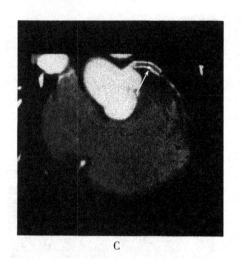 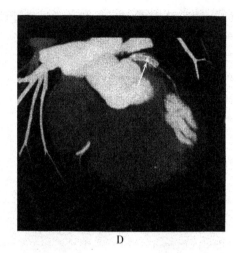

C   D

图 13 – 10   支架闭塞

A ~ D. DSA 显示前降支支架内完全闭塞（↑），VR. MPR 及 MIP 图像清晰显示支架腔内中、低密度填充、闭塞（长↑）

七、冠脉桥血管

1. 桥血管开通   当桥血管腔内的密度与同层面的升主动脉相仿表明桥血管开通。

2. 桥血管狭窄   MSCTA 能准确评价桥血管有无狭窄，评价桥血管狭窄的程度以狭窄两端相对正常的桥血管直径为基准。

3. 桥血管闭塞   桥血管未显影或近端吻合口呈残根样显影，其远端未显影。

八、心肌缺血、心肌梗死及其并发症

（一）心肌缺血

（1）首次灌注图像为局部低密度区，延迟 0.5 ~ 2h 见低密度被填充呈等密度，心肌强化的时间 – 密度曲线为缓慢上升型。

（2）心肌时间 – 密度曲线为低小型，大致与正常心肌相似。

（3）观察心肌运动异常时，应注意室壁运动异常的范围与心肌灌注低密度区的范围是否一致。

（4）根据心肌缺血部位可推断受累的冠脉分支。

（二）心肌梗死

（1）局部心肌变薄。

（2）节段性室壁收缩期增厚率减低（正常值为 30% ~ 60%）。

（3）至壁运动功能异常包括运动减弱、消失和矛盾运动。

（4）增强扫描早期病灶不强化呈低密度，数分钟至数小时后出现延迟性强化，呈片状较高密度区（图 13 – 11）。

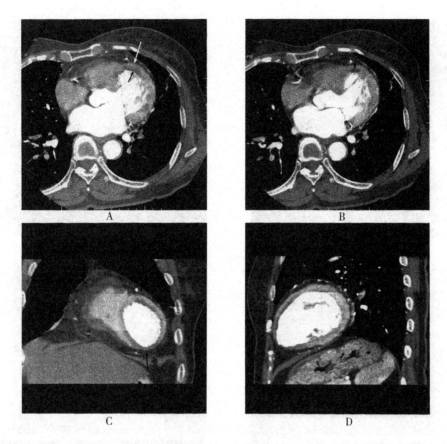

图 13 - 11 心肌梗死

A ~ D. 心脏轴位、冠状位和矢状位在增强扫描早期见左室壁梗死灶呈低密度
（↑），局部心肌显示变薄（长↑）

（三）心肌梗死并发症

（1）（真性）室壁瘤：①发生率为20%，多为单发，80%以上累及左室前侧壁和心尖部。②心肌显著变薄，收缩期向外膨出，膨出部分无搏动或呈矛盾运动，后者更具临床价值。③44%~78%并发附壁血栓，表现为充盈缺损。④部分室壁瘤壁出现高密度钙化（图13 - 12）。

（2）假性室壁瘤：瘤壁由心包构成，心肌破口邻近的心包与心肌粘连而不发生心包填塞。

（3）乳头肌梗死：导致二尖瓣关闭不全，严重者出现急性心力衰竭。

（4）心脏破裂：多在梗死后1周左右，血液经心室壁破口涌入心包腔，造成致死性急性心包填塞。

（5）梗死后心包、胸腔积液。

九、心功能分析

MSCTA 在测定每搏心输出量、左室容积和射血分数方面均具有很大的临床价值，准确性高，可较全面地评价冠脉粥样硬化引起心肌缺血所导致的心功能改变。

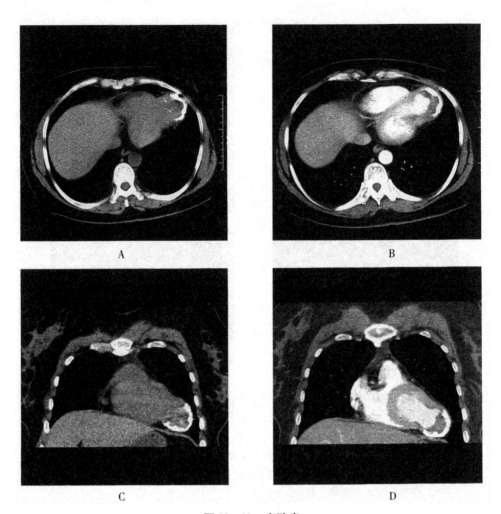

图 13 – 12　室壁瘤

A ~ D. 心脏轴位、冠状位见左室心尖部局部向外膨出，室壁瘤壁呈广泛高密度钙化

（陈文琴）

第三节　先天性心脏病

先天性心脏病可按病理生理的血流动力学改变分为左向右、右向左和无分流三类；按临床分为发绀和无发绀两型；按 X 线片肺血情况分为肺血增多、肺血减少和肺血无明显改变三型。

一、房间隔缺损

房间隔缺损（atrial septal defect，ASD）是最常见的先天性心脏病之一，约占先天性心脏病的 20%，男女发病之比为 1：1：6。按缺损部位分为第一孔（原发孔）型、第二孔（继发孔）型以及其他类型。原发孔型位于房间隔下部，常合并心内膜垫缺损；继发孔型位于卵圆窝区域；其他类型有上腔型或静脉窦型（位于房间隔的上部）、冠状窦型（位于正常冠状窦位置）与下腔静脉型（位于卵圆窝与下腔静脉之间）。缺损的数目通常是 1 个，偶尔可以是多个，大小1~4cm，若大到完全缺如则称为公共心房，也可小到针孔样，多为筛孔称 Chiari network 型。

CT 平扫难以直接显示缺损的部位和大小，诊断价值不大，但可显示心脏径线的增大。MSCT 增强薄层扫描能够显示有无房间隔缺损、缺损的位置和大小，特别是在 MPR 和三维重组图像上。

（一）直接征象

在增强薄层扫描上可以显示房间隔影像连续性中断，并能直接测量缺损的大小。

1. 继发型　缺损主要位于卵圆窝部位，其下缘与房室瓣间尚保留一定房间隔，两组房室瓣完整。

2. 原发孔型　房间隔缺损其下缘消失直抵房室瓣环，如果两组房室瓣环相贯通成为一组房室瓣，其下室间隔不连续，则为完全性心内膜垫缺损的重要指征。

（二）间接征象

右心房、右心室增大，肺纹理增多。

二、室间隔缺损

室间隔缺损（ventricular septal defect，VSD），约占先天性心脏病的25%。根据发生部位分为膜部缺损（占80%）、肌部缺损（占10%）及其他类型（占10%）。根据临床结合病理分为小孔型（2~8mm）、中孔型（9~15mm）和大孔型（16~20mm）室间隔缺损。

室间隔缺损的血流动力学异常取决于缺损孔的大小及肺血管阻力。孔的大小随年龄增大而变小，而肺血管阻力则可随年龄增大而增高。初期由左向右分流，当肺血管阻力达到或超过体循环阻力时，发生双向或右向左分流，出现 Eisenmenger 综合征表现。

增强薄层 CT 扫描可以显示室间隔的缺损情况，特别是采用心电门控 CT 扫描时，MPR 和三维重组能够更清晰地显示室间隔缺损的部位和大小。同时可以显示各房室的大小形态和心室壁的厚度。

（一）直接征象

VSD 直接征象是室间隔中断，不连续。嵴上型室间隔缺损，于肺动脉瓣下层面显示球部间隔中断。肌部室间隔缺损，常较小，于心室层面靠近心尖部见肌部室间隔中断，多为2~3mm 大小。膜部室间隔缺损，在主动脉瓣下层面见室间隔连续性中断。隔瓣后型室间隔缺损，多在二尖瓣、三尖瓣显示层面于隔瓣后见两心室间交通，缺损邻近三尖瓣环。

（二）间接征象

分流量大者可见左、右心室增大，肺血管纹理增粗增多。

三、动脉导管未闭

动脉导管未闭（patent ductus arterious，PDA）是最常见的先天性心脏病之一，约占先天性心脏病的20%，男女发病之比为3∶1。动脉导管是胎儿期肺动脉与主动脉的交通血管，出生后不久即闭合，如不闭合，称动脉导管未闭，它可单独存在或合并其他畸形，未闭导管长6~20mm，宽2~10mm，呈管形、漏斗形或窗形等。

在整个心动周期，主、肺动脉间都存在压力差，所以，主动脉内的血液不断地流向肺动脉，分流量的大小与动脉导管的阻力及肺血管阻力直接相关，导管口越小、管越长则阻力越大，导管口越大则阻力越小。分流量的增大，使左心负荷增加，右心射血阻力增加，但左心较右心严重。当肺血管阻力高于体循环时，出现右向左为主的双向分流。

心电门控下增强薄层 CT 扫描，三维重组和 MPR 重组能够清晰显示位于主动脉与左肺动脉之间未闭的动脉导管，能够清晰地显示导管的位置、管径大小、管径长度和形态。同时也能够显示各房室的大小以及室壁的厚度，可以表现为左心房和左心室增大，左心室壁增厚等改变（图13-13）。但 CT 不能反映该病的血流动力学改变。

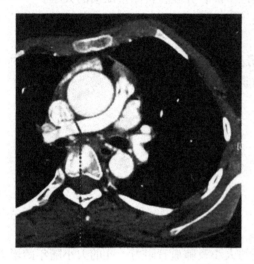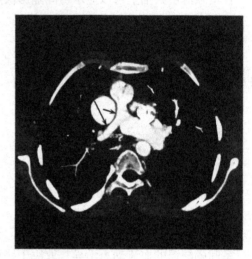

图13-13 动脉导管未闭

A. B. A 为斜位 MIP，B 为 VR 图像。均能够清晰直观地显示未闭的动脉导管位于主动脉降部与左肺动脉之间（↑），主动脉降部稍扩张

（一）直接征象

于主动脉弓水平见一条增强的血管与主肺动脉或左肺动脉相连续，主动脉端膨大，肺动脉端相对细小。VR 和 MIP 等重组方式均能很好地观察到该征象。

（二）间接征象

较大的动脉导管未闭患者，可见左心室增大。有肺动脉高压时可见主肺动脉和左右肺动脉增宽。

四、肺动脉狭窄

肺动脉狭窄（pulmonary artery stenosis），该畸形占先天性心脏病的10%，男女发病之比约为3：2。其中2/3的患者合并其他心脏畸形。可分为瓣型、瓣上型、瓣下型及混合型四型。瓣型狭窄是三片瓣叶融合，呈穹隆形结构，顶部为一小孔，约占90%；瓣上型狭窄可累及肺动脉干、分叉部、主分支或周围分支；瓣下型狭窄多是漏斗型，常合并室间隔缺损，漏斗部肌肉弥漫性肥厚造成狭窄。右心室流出道的阻塞，造成压力阶差，使右心室压力超负荷，因而发生肥厚，长期以后易导致右心衰竭。右心压力过高时，卵圆孔开放，从而出现右向左分流的现象。

（一）直接征象

MSCT可以采用横轴位、三维重组、MPR和MIP等成像进行多角度和多方位观察。

1. 瓣上型狭窄　CT可显示其狭窄的部位、程度和病变累及的长度和数目。在一侧肺动脉狭窄时，对侧肺动脉常见扩张。

2. 漏斗部狭窄　MPR重组能够显示右心室肥厚的肌束向流出道突出，使流出道变窄，同时也可以显示第三心室。

3. 瓣膜狭窄者　能够显示肺动脉瓣膜口呈幕顶状狭窄，同时可见狭窄后的主肺动脉扩张。CT扫描可测量主肺动脉和两侧肺动脉的径线（图13-14、图13-15）。

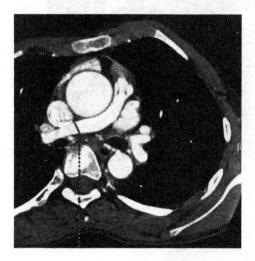

图13-14　肺动脉狭窄

CT横断面图像上可以清晰显示右侧肺动脉细小

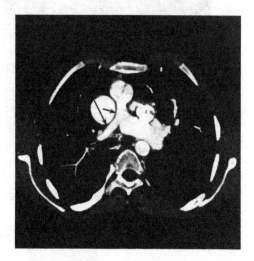

图13-15　肺动脉狭窄

CT横断面图像上能够清晰显示主肺动脉（↑）和右侧肺动脉（长↑）发育细小

（二）间接征象

同时能够显示右心室肥厚，以及能够显示同时伴有的其他先天性畸形等。

五、法洛四联症

法洛四联症（tetralogy of Fallot）是由先天性的室间隔缺损、主动脉骑跨、肺动脉狭窄及以后继发的右心室肥厚组成。在先天性心脏病中占12%～14%，在发绀型心脏畸形中则居首位，占50%，男女发病之比约为1：1。法洛四联症以室间隔缺损与肺动脉狭窄为主要表现。缺损多在膜部，一般较大，达10～25mn。肺动脉狭窄使右心室漏斗部肌肉肥厚呈管状或环状狭窄，主动脉向前、右方移位；又因肺动脉狭窄，心脏收缩期大部分血射向主动脉，使主动脉管径增粗，为肺动脉的3～4倍。右心室因喷出处梗阻而肥厚。

CT可显示动脉转位及心脏房室的大小。在心电门控下增强CT扫描、MPR以及三维重组能够清晰显示各种解剖结构的异常（图13-16，图13-17）。

1. 肺动脉狭窄　于右心流出道至肺动脉层面可见流出道肌肥厚致使其不同程度狭窄。可以观察主肺动脉、左右肺动脉发育情况，是否有狭窄等。

2. 室间隔缺损　主动脉瓣下室间隔中断为膜部缺损的表现；于肺动脉瓣下室间隔中断为嵴上型缺损；于心室肌部间隔中断为肌部缺损。

3. 主动脉骑跨　于主动脉根部水平，显示主动脉窦前移，主动脉增粗扩张骑跨于室间隔上。

4. 右心室肥厚　MSCT 能够较满意显示右心室大小、形态及漏斗部的发育情况。右心室壁增厚，甚至超过左心室壁的厚度。右心室内的肌小梁明显增粗。

5. 体 – 肺侧支循环　CT 三维重组能够清晰显示体 – 肺侧支循环的情况。

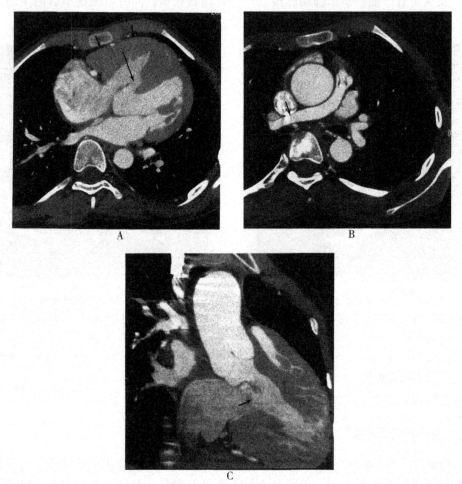

图 13 – 16　法洛四联症

A. 清晰显示右心室明显肥厚（↑），室间隔缺损（长↑）；B. 右肺动脉显示较细小和狭窄（↑）；C. 在斜位 MPR 图像上清晰显示主动脉明显增宽和骑跨的表现，同时也能够显示室间隔缺损的改变（↑）

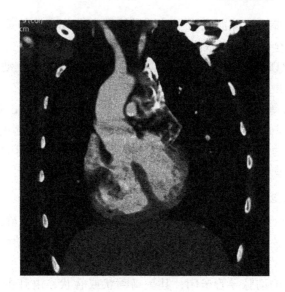

图13-17 法洛四联症

动脉增粗，骑跨于主动脉和肺动脉之间，室间隔缺损

六、主动脉-肺动脉间隔缺损

主动脉-肺动脉间隔缺损（aorta and pulmonary artery septal defect）是少见的先天性心脏病，约占1.5%，男女发病之比约为2：1。在胚胎发生时，正常原始主动脉分隔在胚胎第5~8周逐渐形成。将大动脉分隔为位于右后方的主动脉和左前方的肺动脉。如果原始主动脉分隔不完全，心脏未回转或回转不完全，导致发生主动脉-肺动脉间隔缺损。依据主动脉-肺动脉间隔缺损部位分为三型：Ⅰ型：主动脉-肺动脉间隔缺损紧位于半月瓣上方；Ⅱ型：主动脉-肺动脉间隔缺损远离半月瓣上方；Ⅲ型：主动脉-肺动脉间隔全部缺损，双半月瓣环及瓣叶完整。

CT增强扫描可以直接显示心脏和大血管的解剖结构。

（一）直接征象

主动脉-肺动脉间隔缺损时，于主动脉弓下层面见主动脉与肺动脉间分隔消失，主动脉左后壁与肺动脉右前壁相连通。

（二）间接征象

主动脉-肺动脉间隔缺损一般均较大。可见左心室增大为主的双室增大。有肺动脉高压存在，可见主肺动脉及左、右肺动脉增宽，两肺野血管纹理增多增粗，右心室增大肥厚。

（三）三维重组

可以直接显示主动脉-肺动脉间隔缺损解剖及分型。

七、先天性主动脉缩窄

先天性主动脉缩窄（inborn aorta coarctation）占先天性心脏病的6%~10%，本病多见于男性，男女发病之比为3：1~5：1。90%以上缩窄发生在左锁骨下动脉开口远端、动脉导管或韧带所在区域（峡部）。胚胎时期主动脉供血分为上、下两部，两部的交界是与动脉导管相连的主动脉峡部。峡部血流量与动脉导管发育有着直接的关系，若峡部血流量过少，将导致该部发育不全、狭窄以致闭锁。

主动脉缩窄分型：①单纯型（成人型）：主动脉缩窄位于峡部，动脉导管已闭锁，不合并其他畸形。②复杂型：又分两个亚型。

婴儿型：合并 PDA 等其他心血管畸形，缩窄位于动脉导管的近心端者常有分界性发绀。缩窄位于表脉导管的远心端者常有肺动脉高压。不典型型：见有并存主动脉弓发育不全，波及无名动脉和左锁骨下动脉之间，形成狭窄；或见仅并存头臂动脉开口部狭窄；或见有部位不典型或多发狭窄。侧支循环形成与主动脉缩窄的部位及程度相关。

（一）CT 增强检查

（1）MSCT 能够显示主动脉缩窄的部位、程度和范围，能较准确测量缩窄部的管腔内径、病变长度，能清楚显示缩窄远、近端主动脉状况，常可见升主动脉扩张及缩窄远端主动脉的狭窄后扩张等表现。

（2）能够显示并存的动脉导管未闭，其呈鸟嘴状或管状，由升主动脉前壁伸向左肺动脉，能测定动脉导管的大小，并能显示动脉导管与缩窄处的关系，从而可确定主动脉缩窄是导管前型还是导管后型。

（3）能够了解主动脉弓有无发育不良及狭窄程度。

（4）侧支循环状况，其中以锁骨下动脉－肋间动脉系统最常见。

（二）三维重组

对主动脉缩窄作三维重组能更直观地显示缩窄部的管腔内径、病变长度、部位、有无动脉导管未闭及侧支循环的解剖细节等（图 13－18）。

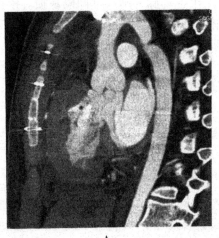
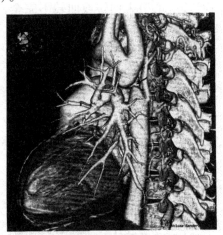

A   B

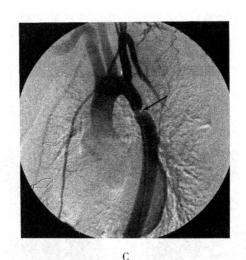

C

图 13 – 18　先天性主动脉缩窄

A 为斜位 MPR 图像，B 为 VR 图像，C 为 DSA 造影。于主动脉峡部可以清晰显示主动脉明显狭窄（↑），狭窄段范围较短。DSA 造影表现与 CT 血管成像一致（长↑）

八、肺静脉异位引流

肺静脉异位引流（anomalous pulmonary venous drainage）又称为肺静脉回流异常，是指单支、多支或全部肺静脉未引流入解剖左心房，而是直接引流或间接经体静脉引流入右心房。可分为部分性和完全性肺静脉异位引流，前者是指单支或多支肺静脉与右心房连接，后者是指全部肺静脉未直接引流入左心房，而是直接或间接经体静脉引流入右心房系统。作为单发畸形，占先天性心脏病的 0.6% ~1%，男女发病之比约为 2：1。病理解剖上肺静脉各支汇合成一支总干于左房后方引流入左无名静脉、右上腔静脉或向下经横膈入下腔静脉或直接引流入右心房。根据异位引流部位分为四型：①心上型：肺静脉汇合成一支总于引流入垂直静脉→左无名静脉→右上腔静脉→右房，约占50%。②心脏型：全部肺静脉直接引流入右心房或冠状静脉窦，约占30%。③心下型：肺静脉汇合成一支总干经横膈下行引流入下腔静脉、门静脉或肝静脉。约占13%。心下型肺静脉异位引流几乎均因静脉回流受阻而存在肺静脉高压。④混合型：肺静脉各支分别引流至腔静脉或右房不同部位，约占7%。

完全性肺静脉异位引流最主要的并发畸形是房间隔缺损。

（一）增强扫描

CT 可清楚显示两心房的形态及上、下腔静脉结构。

1. **心上型**　左房小，无肺静脉直接引入。全部肺静脉于左房后汇合成一支粗大总干引流入垂直静脉→左无名静脉→右上腔静脉→右房。上述静脉高度扩张，右房增大。垂直静脉走行于左主支气管和左肺动脉之间。

2. **心脏型**　左房小，无肺静脉直接引入。全部肺静脉直接引流入右心房或汇合成总干引入冠状静脉窦。右心房及冠状静脉窦扩大。

3. 心下型　左房小，无肺静脉直接引入。全部肺静脉汇合成一支总干经膈肌食管裂孔下行引流入下腔静脉、门静脉或肝静脉。

4. 并发畸形的分析　房间隔缺损是最常见的畸形。

（二）三维重组

可以显示异位引流的肺静脉与腔静脉、右房的连接关系，显示引流部位。直观显示上述细节，有利于手术方案的设计（图 13 – 19）。

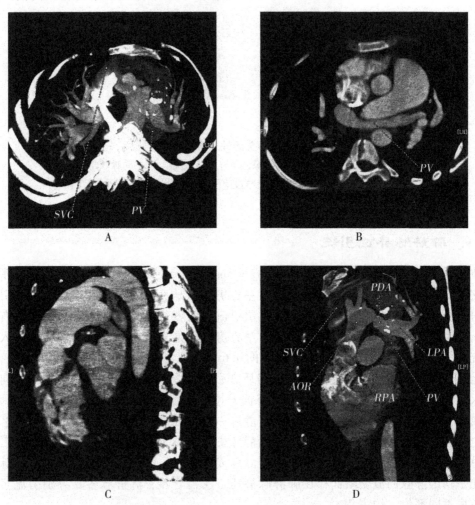

图 13 – 19　心上型完全性肺静脉异位引流伴房间隔缺损 + 室间隔缺损 + 动脉导管未闭

A ~ C. 为横断面及多方位 MIP 追踪肺静脉走行，同时显示动脉导管未闭；D. 为矢状面 MIP
显示动脉导管；E. 为横断面 MIP 显示右心房增大，房间隔缺损；F. 为 DSA 造影显示了异
位引流的肺静脉

（陈文琴）

第十四章　心血管超声诊断

第一节　冠状动脉疾病

心脏的血液供应来自升主动脉的左、右冠状动脉及其分支。冠状动脉疾病包括获得性和先天性两大类。获得性冠状动脉疾病在成年人中最常见的是冠状动脉粥样硬化性心脏病，在婴幼儿中最为常见的是川崎病。最常见先天性的冠状动脉疾病是冠状动脉瘘。

一、冠状动脉粥样硬化性心脏病

冠状动脉粥样硬化性心脏病（coronary atherosclerotic heart disease，CHD），简称冠心病，其病理基础是冠状动脉的粥样硬化斑块形成，造成管腔狭窄或易发生痉挛引起冠状动脉血流减少，导致心肌缺血；如果粥样硬化斑块出血、冠状动脉内血栓形成则导致管腔闭塞、血流中断，将引起其供血区域局部急性心肌梗死，当坏死心肌逐渐纤维化，形成心肌瘢痕，即为陈旧性心肌梗死。冠状动脉粥样硬化最常见于左前降支，其后依次为右冠状动脉、左旋支和左冠状动脉主干。

冠心病常见的临床类型包括：心肌缺血、心绞痛、心肌梗死、心力衰竭及心律失常。

（一）心肌梗死及其并发症

1. 病理　急性心肌梗死是由于冠状动脉粥样硬化斑块内出血、撕脱、血栓形成等原因导致其管腔闭塞、血流中断，引起其供血区域急性心肌缺血、坏死。坏死心肌收缩力减弱或丧失，心排出量减少。心肌梗死急性期过后，坏死心肌逐渐纤维化，形成瘢痕组织，成为陈旧性心肌梗死，由于瘢痕处无收缩力，导致室壁运动不协调和左室收缩功能减低。心肌梗死易发生以下并发症：①室壁瘤：梗死心肌形成疤痕后，导致室壁变薄，并在心室内压力的作用下，向外膨出，而且与正常心肌呈反向搏动，又称矛盾运动；②乳头肌功能不全或断裂：乳头肌缺血或梗死后，收缩无力甚至断裂，导致二尖瓣关闭不全，引起或加重左心衰竭；③附壁血栓形成：急性或陈旧性心肌梗死区心内膜下心肌受损伴随局部血流速度减低，易于形成附壁血栓，室壁瘤内多见，脱落后可造成脑、肾、脾等重要器官和肢体动脉的栓塞；④室间隔穿孔：室间隔梗死后可能破裂穿孔，造成急性室水平左向右分流和重度心力衰竭，最终导致死亡；⑤心脏破裂：较罕见，发生于心室游离壁，于心肌梗死后破裂、穿孔，造成心包大量积血和急性心包填塞而导致猝死。

2. 临床表现　急性心肌梗死发生前常有前驱症状，如频繁发作的心绞痛，发病时表现为胸骨后或心前区持续性剧烈绞痛，甚至刀割样疼痛，并向左肩、左臂和颈部放射，伴有强烈的压迫感，憋闷感，也有患者表现为上腹部痛。持续多在 30 分钟以上，休息和含化硝酸甘油不能缓解。可出现心悸，面色苍白，头晕，恶心，呕吐，烦躁不安，多汗和冷汗，濒死感等症状，常发生休克、心律失常或者急性左心衰竭表现，如呼吸困难，不能平卧。查体可发现心率加快或减慢，血压降低，听诊常有舒张期奔马律。心电图可出现相应导联的病理性Q波、ST段弓背样抬高。血清酶学检查可发现心肌酶升高，根据心肌酶浓度的序列变化和特异性同工酶的升高等改变即可诊断急性心肌梗死。室壁瘤是心肌梗死的常见并发症，较大的室壁瘤会导致心力衰竭、心律失常。乳头肌断裂可导致肺水肿，听诊心前区突然出现粗糙的收缩期杂音，临床上有时与室间隔穿孔不易鉴别。室间隔穿孔为急性心肌梗死预后较差的并发症之一，临床上发现胸骨左缘新出现粗糙而响亮的收缩期杂音，并伴随严重充血性心力衰竭。心肌梗死或室壁瘤患者常发生附壁血栓形成，以心尖部多见。

3. 超声检查

（1）超声检查方法：超声心动图是通过观察室壁舒缩运动的能力间接地判断心肌供血状态的。室壁运动减弱、丧失及矛盾运动或收缩期室壁增厚率降低、不增厚或变薄是冠心病的特征表现。局部室壁明显变薄，运动丧失或矛盾运动，心肌回声减弱或增强是诊断急、慢性心肌梗死的依据。

1）超声心动图检测室壁运动异常的方法：

A. M型超声心动图：能够测量室壁搏动幅度、室壁的上升和下降运动速度，和室壁增厚率（ventricularthinkness fraction），其计算方法为：

室壁增厚率 =（收缩期厚度 – 舒张期厚度）/舒张期厚度 × 100%

传统的M型超声心动图只能显示右室前壁、室间隔和左室后壁的运动曲线，全方位M型，或解剖M型，则可以获得多方位取样线扫描的运动曲线，进行室壁各方向的向心运动幅度和速度的检测。

B. 二维超声心动图：能够实时、动态、全方位观察室壁运动异常，观察范围广泛，可以由心底向心尖进行系列左室短轴扫查，全面地观察室壁各部位的运动状态，向心性运动是否协调、一致。

C. 组织多普勒成像（DTI）：可以测量室壁一定部位的运动速度等，以检测局部室壁的舒缩能力，但检测的室壁运动速度是朝向或背离探头方向上的运动速度。因此其主要优势为检测心肌纵向运动，如心尖切面上检测室间隔、左室各壁、二、三尖瓣环的收缩期（S峰）和舒张早期运动速度（Ea峰）及晚期运动速度（Aa峰）。

D. 速度向量成像（velocity vector imaging，VVI）和斑点追踪技术（speckle tracking imaging，STI）：VVI是通过采集原始二维像素的振幅及相位信息，对心肌运动自动追踪，STI技术是使用区块匹配和自相关搜索算法测量组织运动，这两种技术均不受声束方向与组织运动夹角的影响，可用于测量心肌心脏短轴及长轴各节段的二维应变、应变率和局部心肌旋转角度的变化。

2）左室壁节段划分法：二维超声心动图的室壁节段划分有多种方法，目前最为常用的是美国超声心动图学会推荐的十六节段划分法：将左室二尖瓣和乳头肌短轴水平各划分6个节段，心尖短轴水平划分为4个节段（图14-1）。

十六节段划分法与冠状动脉各分支的供血范围存在相对较好的对应关系，通常室间隔前2/3、左室前壁及心尖部由前降支供血，高侧壁、正后壁由左旋支供血，侧后壁及后下壁由左旋支供血或由右冠状动脉后降支供血，后间隔及下壁由后降支供血，根据运动异常室壁节段可初步判断受累的冠状动脉。但冠状动脉发育因人而异，冠脉的优势型各不同，因此室壁节段与冠脉分支的供血关系只是相对的、大致对应的。

　　3）正常室壁运动：正常心室壁运动包括短轴方向的向（离）心性运动、沿心脏长轴方向舒缩运动和扭转运动，室壁各部位舒缩运动基本协调一致，室壁短轴方向的向（离）心性运动幅度各部位不尽相同，通常为心底部低于心室中部及心尖部，室间隔低于游离壁，而左室后壁、侧壁通常幅度最强。正常值：室间隔 4 ~ 8mm，左室后壁 8 ~ 14mm，室壁增厚率≥30% 。

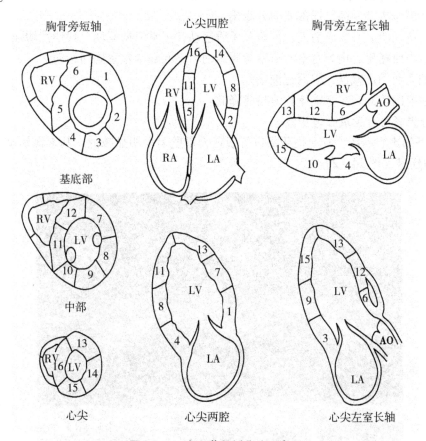

图 14-1　十六节段划分法示意图

　　4）室壁运动分级与记分：

　　A. 正常：在收缩期心内膜向内运动和室壁增厚率正常，记分为 "0"。

　　B. 运动减低：室壁运动减弱（＜正常的 50% ~ 75%），收缩期室壁增厚率小于 20%，记分为 "+1"。

　　C. 运动丧失：该室壁节段运动幅度 0 ~ 2mm 或收缩期无增厚，记分为 "+2"。

　　D. 矛盾运动：在收缩期室壁节段向外运动或收缩期变薄，记分为 "+3"。

　　E. 运动增强：与正常节段比较，该室壁节段运动增强，记分为 "-1"。

　　左室壁运动指数：全部节段的记分之和/节段数。室壁运动指数 0 为正常，大于 0 为异常。室壁运动指数越高，病情越严重、并发症越多。

　　5）其他类型的室壁运动异常：

　　A. 室壁运动不协调：室壁各节段向心运动不协调一致，异常节段运动减弱或消失，受到周围正常室壁的牵拉呈被动运动或扭动。

B. 室壁收缩运动延迟：局部室壁收缩时相较正常室壁延迟，常以 M 型检测，并与心电图对比。心肌缺血部位局部收缩时相较正常心肌延缓。M 型心动图可显示收缩时相落后于正常心肌，室壁运动幅度可能减弱，也可能不减弱。

（2）急性心肌梗死超声表现：

1）二维超声心动图：

A. 病变部位室壁变薄，局部略向外膨出。

B. 室壁运动明显减低或消失，甚至呈矛盾运动，正常室壁运动可代偿性增强。

C. 右室心肌梗死表现为右室游离壁矛盾运动，室间隔与左室同向运动。

D. 早期心肌回声减低，以后逐渐增强。

E. 心梗范围较大时左室整体收缩功能降低。

F. 部分患者可有少量心包积液。

2）M 型超声心动图：心肌梗死部位可表现为室壁运动明显减低、基本无运动、矛盾运动，或运动延迟（图 14 - 2）。

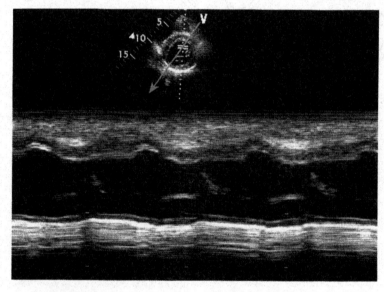

图 14 - 2　全方位 M 型超声心动图：显示左室下壁运动幅度显著减低，接近消失邻近正常心肌薄，局部室壁可略有膨出。

3）多普勒超声：

A. 彩色多普勒：乳头肌功能不全时，可检出二尖瓣反流。

B. 组织多普勒：局部运动异常区频谱异常，S 峰减低，消失或倒置。

（3）陈旧性心肌梗死超声表现：

1）二维超声心动图：

A. 心室壁局部变薄，心肌回声明显增强，正常室壁的三层回声结构消失，舒张期厚度小于 7mm 或比

B. 局部运动幅度显著减低，甚至消失或呈矛盾运动。

C. 非透壁心肌梗死，表现为局部心内膜下心肌内回声增强，室壁运动减弱或正常。

2）M 型超声心动图：局部室壁运动明显减低、消失或矛盾运动，室壁变薄，收缩期无增厚或变薄。

3）彩色多普勒：

A. 乳头肌功能不全时，可检出二尖瓣反流。

B. 右室心肌梗死常出现三尖瓣反流。

（4）室壁瘤的超声表现：

1）二维超声心动图：

A. 局部室壁呈瘤样向外膨出，常见于左室心尖部，或左室下壁。

B. 膨出室壁明显变薄，回声增强，与正常室壁呈矛盾运动，收缩期膨出比舒张期更为显著，正常室壁与瘤体有较清楚的分界点。

C. 膨出腔内可有附壁血栓形成。

2）彩色多普勒：收缩期可见低速血流进入瘤体，舒张期可见血流由瘤体流出。

（5）乳头肌断裂的超声表现：

1）二维超声心动图：

A. 二、三尖瓣断裂的乳头肌连于腱索，随心动周期呈"连枷"样往返运动，收缩期进入心房，舒张期回到心室，并导致瓣尖脱垂伴关闭不全。

B. 心肌梗死表现：相应部位室壁运动明显减低或消失，甚至呈矛盾运动，室壁变薄，局部略向外膨出；二尖瓣前外乳头肌断裂常在左室前壁、前室间隔和心尖部心梗时出现，而后内乳头肌断裂则是伴随着左室下、后壁、后室间隔心梗出现，三尖瓣乳头肌断裂则见于右室心梗（图 14 - 3）。

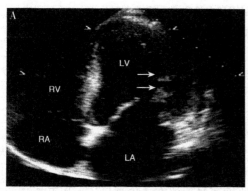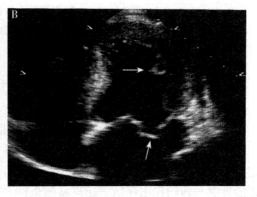

图 14 - 3　乳头肌断裂二维超声表现：心尖四腔切面显示前外乳头肌断裂

A. 舒张期两断端均位于左室内；B. 收缩期断裂乳头肌的一部分随腱索甩入左房，并导致二尖瓣脱垂并关闭不全 LA：左房；RA：右房；LV：左室；RV：右室箭头所指为乳头肌的两个断端

C. 病变侧心房、心室增大。

2）彩色多普勒：显示二、三尖瓣反流，频谱多普勒可以录得反流频谱。

（6）室间隔穿孔的超声表现：

1）二维超声：

A. 室间隔肌部回声失落，连续中断，边缘不甚整齐。

B. 室间隔近心尖部穿孔多发生于广泛前壁前室间隔心肌梗死后，后室间隔基底部或中部穿孔多发生于左室下壁和后室间隔心肌梗死后，穿孔附近室壁运动异常。

  C. 多位于前室间隔近心尖部、后室间隔基底部或中部。

  D. 右心室、左房扩大。

  2）彩色多普勒：收缩期五彩镶嵌血流信号由左室经穿孔处射入右室。

  （7）附壁血栓形成的超声表现：

  1）二维超声：

  A. 室壁可见不规则团块状回声附着，其内部回声分布不均匀，边缘清晰，基底部较宽，活动度较小（图14-4）。

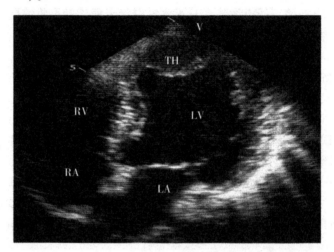

图14-4　心肌梗死后心尖部附壁血栓形成的超声表现

心尖四腔切面：显示左室心尖部室壁变薄、可见不规则中等偏强回声附着

  B. 其附着部位室壁有明显运动异常（消失或矛盾运动）。

  C. 常见于心尖部。

  2）彩色多普勒：异常回声区血流充盈缺损、绕行。

  超声心动图检出急性和陈旧性心肌梗死具有很高的敏感性和特异性，在定位心肌缺血、判定受累冠状动脉支准确性也很高，能够随访观察心梗后室壁运动异常的演变，对急性心肌梗死的发展与转归作出评估。超声检测急性心肌梗死是否伴有二尖瓣反流，以及反流的程度对预后的判断也有较大意义。超声心动图检测较小室壁瘤的敏感性明显优于心电图，还可显示室壁瘤占左室大小的比例，判断是否需要手术切除；能够早期明确诊断乳头肌断裂，对及时手术、挽救患者生命有重要的意义；检出心肌梗死室间隔穿孔的准确率很高，能够显示穿孔部位、大小；检测血栓有较高的敏感性和特异性，为临床及早治疗、防止发生重要器官栓塞提供依据。

  （二）心肌缺血

  1.病理　心肌缺血是因冠状动脉粥样硬化斑块形成或痉挛引起冠状动脉狭窄，导致冠脉血流供求不平衡，引发心肌损害的病变。冠状动脉主要分支管径狭窄率大于50%而且无侧支循环时，在体力劳动或应激情况下，冠脉血流量的增加不能满足心肌耗氧量的增加，就会发生心肌缺血、缺氧改变。慢性心肌缺血诊断治疗不及时可能会发展为心肌梗死。心肌供血障碍除与管腔狭窄的程度有关外，还与侧支循环发展有关，因此心肌缺血的程度与冠状动脉狭窄的程度并不完全一致。

2. 临床表现　慢性心肌缺血可表现为隐匿型和心绞痛型冠心病。隐匿型冠心病无临床症状，但有心电图典型缺血性 ST – T 段改变、心肌核素显像等检查显示血流灌注减少等心肌缺血客观证据，部分患者有严重的冠状动脉粥样硬化病变，可能发生急性猝死，故也应引起足够重视，及早发现与治疗。心绞痛型冠心病的主要症状为阵发性的胸骨后或心前区压榨样疼痛或闷痛，并向左肩、左上臂及颈部、咽喉、下颌和上腹部放射，持续 3~5 分钟，休息或舌下含服硝酸甘油后可缓解。分为：①劳力型：常发生于体力劳动、精神紧张、情绪激动等心肌耗氧量增大时；②自发型：心绞痛发作和心肌耗氧量增加无明显关系；③变异型：多在午夜或凌晨发作，无明显诱因，持续时间较长。

3. 超声检查

（1）超声检查方法：节段性室壁运动异常是心肌缺血的特异性表现，超声心动图应用二维、M 型及其他显像模式，检查左右心室壁和室间隔各部位有否出现节段性室壁运动异常，来诊断冠心病心肌缺血。常用切面包括胸骨旁左室长轴及胸骨旁系列左室短轴切面，心尖四腔、左室长轴和两腔切面。应用二维超声观察测量整体室壁运动的协调性、各部位室壁运动的幅度，可疑处采集常规 M 型或解剖 M 型曲线，同步记录心电图，观察曲线形态，测定室壁运动幅度和时相变化。

（2）超声心动图表现：

1）二维超声：

A. 节段性室壁运动幅度减弱：室壁运动减弱的标准为小于正常室壁运动幅度的 50%~75%，0~2mm 为无运动，心肌缺血通常可表现为运动减弱，严重者可表现为不运动。

B. 局部室壁增厚率减低（<30%），对心肌缺血检出的特异性较高，但敏感性较低。

C. 室壁运动不协调：某一局部运动幅度减弱，被动地受附近室壁运动牵拉而使整个室壁运动出现不协调，可呈顺时针或逆时针扭动。

D. 心内膜、心肌回声增强，缺血区局部常有心肌弥漫或不均匀回声增强，或心内膜面线状回声增强。

E. 左室形态失常，心尖部扩大、圆钝，多因侵犯左前降支致左室乳头肌平面以下室壁缺血所致。

2）M 型超声心动图：

A. 室壁运动减低、不协调，或延迟（图 14 – 5）。

B. 室壁收缩与舒张速度较正常减低，收缩速度大于或等于舒张速度。

C. 局部室壁运动时相延迟：心肌缺血部位收缩时相较正常室壁延迟，收缩高峰常在舒张早期，可测出落后的时间。

D. 曲线形态异常，呈"弓背"样改变。

3）心功能的改变：

A. 局部室壁功能减低。

B. 左室整体收缩功能正常或降低。

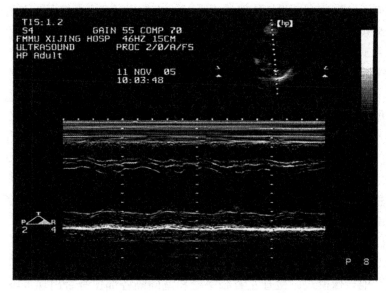

图 14 - 5　冠心病左室后壁心肌缺血的 M 型运动曲线

心室中部水平室壁运动曲线，左室后壁运动幅度及速度明显减低

4）组织多普勒：取样容积置于局部运动异常区表现为 S 峰减低，E 峰减低，A 峰可增高。置于心尖四腔二尖瓣环显示 E 峰减低，A 峰增高，E/A < 1。

5）负荷超声心动图（stress echocardiography，SE）：冠脉狭窄 50% ~75% 的慢性心肌缺血患者静息时大多并不出现节段性室壁运动异常，负荷试验通过采用多种手段增加心脏耗氧量或使已狭窄的冠状动脉供血区血流进一步减少，在负荷前、中、后进行超声心动图检查，观测胸骨旁左室长轴和左室系列短轴切面、心尖四腔、心尖二腔等切面的室壁运动，记录血压、心率及十二导联心电图，若原运动正常的室壁出现节段性运动异常，或原运动轻度减弱的室壁运动异常进一步恶化，为负荷试验阳性，可提高超声检出心肌缺血的敏感性，十分有价值。可选用的方法有多种，包括运动负荷试验、药物负荷试验、心房调波及冷加压试验等，目前以运动负荷试验和多巴酚丁胺负荷试验使用较多。目前临床主要用于冠心病心肌缺血诊断、危险性分层和心肌存活性的检测。

A. 运动负荷超声心动图：通常应用活动平板或卧位踏车运动试验，其中卧位踏车运动试验的应用较为广泛。从 25W 开始，以后每隔 3 分钟增加 25W，直至达到试验终点，其局限性为年老体弱者或体力不足者等难以达到最大负荷量，而且运动使肺过度换气，影响超声图像质量。

B. 药物负荷超声心动图：近年应用日趋广泛，尤其适用于活动不便和年老体弱者。常用药物为多巴酚丁胺、腺苷、双嘧达莫、ATP、硝酸甘油、麦角新碱等。①多巴酚丁胺负荷超声心动图：多巴酚丁胺为 β 受体激动剂，小剂量主要增加心肌收缩力，大剂量则以使血压升高、心率加快，心肌耗氧量增加，诱发心肌缺血。小剂量多巴酚丁胺负荷超声心动图用于检测缺血部位心肌的存活性，大剂量多巴酚丁胺负荷超声心动图则用于检测缺血心肌。方法：静脉阶梯式注射多巴酚丁胺，通常从 5μg/（kg·min）开始，每隔 3 分钟依次递增至 10、20、30、40μg/（kg·min），同时监测心电图、心率和血压。如未达目标心率，则可在静注多巴酚丁胺的同时静注阿托品 0.25～1mg。②腺苷负荷超声心动图：腺苷是一种血管扩张剂，它能使冠状动脉的阻力血管扩张，引起冠脉血流重分布，发生冠脉窃血，诱发心肌缺血。试验方案：静脉注射腺苷 0.14mg/（kg·min），持续 6 分钟，总剂量 0.8mg/kg。静注前、静注过程开始后 3 分钟及静注结束 10 分钟后重复记录上述切面超声图像，同时监测心电图和血压。禁忌证：Ⅱ度或Ⅲ度房室传导阻滞、窦房结疾病（带有人工起搏器者除外）患者，已知有支气管狭窄或支气管痉挛的肺部疾病的患者，已知对腺苷有过敏反应的患者。

C. 负荷试验终点：出现新的节段性室壁运动异常或原有的室壁运动异常加重；达到目标心率（220 - 年龄）×0.85；出现典型的心绞痛；心电图 ST 段缺血性下移≥1mm；达到负荷试验的最大剂量；出现严重室性心律失常；血压≥29/16kPa（220/120mmHg）或收缩压下降≥2.66kPa（20mmHg）；受试者不能忍受的症状，如力竭、头痛、恶心、呕吐等。

D. 负荷超声心动图的图像分析：应用超声检查设备配备的负荷试验分析软件，可将负荷前、中、后各阶段的同一切面的图像显示于同一屏幕上，进行室壁运动对比分析。判断心肌缺血的主要标准是在静息状态下运动正常的心肌，在负荷状态下运动减弱；判断心肌存活性的主要标准是静息状态下运动异常的心肌，在负荷状态下运动改善，进一步增加负荷时心肌运动再次减弱即所谓的双向反应。

4. 临床价值　超声心动图通过检测节段性室壁运动异常可以明确心肌缺血的部位、范围，初步判断受累的冠状动脉或其分支。但冠状动脉狭窄较轻时，或者虽然冠状动脉狭窄较重、但形成了良好侧支循环时，静息状态超声心动图并不出现室壁运动异常，因此常规超声心动图检出的敏感性较低。负荷试验可以明显提高超声心动图对心肌缺血的检出率，应作为诊断冠心病的一项常规检查。

（三）缺血性心肌病

1. 病理　缺血性心肌病是由于冠状动脉各分支广泛受累，导致的心肌广泛缺血、坏死、纤维化，继而心脏明显扩大，收缩舒张功能明显受损的心脏疾病。缺血性心肌病一般均有多支冠状动脉粥样病变，或冠状动脉普遍较细，且常合并较广泛的陈旧性心肌梗死。长期反复发生心肌缺血，引起左室僵硬度升高、顺应性降低。大面积心肌梗死或纤维化更加重心腔僵硬度增加，顺应性降低，同时由于心肌细胞受损减少，心肌收缩功能障碍显著减低。

2. 临床表现　常见于中、老年人，以男性患者居多，多有明显冠心病病史，症状主要包括心绞痛、心力衰竭、心律失常等。心绞痛是患者主要症状之一，大约有 72%～92% 的缺血性心肌病病例出现过心绞痛发作，但随心力衰竭的出现，心绞痛发作可逐渐减少乃至消失。也有一些患者始终无心绞痛或心肌梗死的表现，仅表现为无症状性心肌缺血。心力衰竭是缺血性心肌病发展的必然结果，患者常表现为劳力性呼吸困难，严重时可发展为端坐呼吸和夜间阵发性呼吸困难等左心室功能不全表现。心脏听诊第一心音减弱，可闻及舒张中晚期奔马律。两肺底可闻及散在湿啰音。晚期可合并有右心室功能衰竭。长期、慢性的心肌缺血导致心肌坏死、顿抑或冬眠以及局灶性或弥漫性纤维化甚至瘢痕形成，引起心脏电活动，包括起搏、传导等均可发生异常，可以出现各种类型的心律失常，尤以室性期前收缩、心房颤动和束支传导阻滞多见。心脏腔室明显扩大、心房颤动、心排出量明显降低的患者心脏腔室内易于形成血栓，引起外周动脉栓塞。

3. 超声表现

（1）二维与 M 型超声：

1）左室明显扩大、近似球形，左房扩大，右房、右室可扩大。

2）室壁运动普遍减低或大部分室壁运动减低，但表现为强弱不等呈节段性分布。

3）室壁点状回声增强；部分室壁回声明显增强，可变薄、膨出，呈陈旧性心肌梗死改变。

4）二尖瓣动度降低，开放相对较小，呈"大心腔，小开口"。

5）左室射血分值及短轴缩短率明显减低。

（2）多普勒超声：

1）彩色多普勒多可见二尖瓣反流，也可有三尖瓣或主动脉瓣反流。

2）二尖瓣口血流频谱或二尖瓣环组织多普勒频谱显示左室舒张功能显著减退，常呈限制型充盈障碍。

4. 鉴别诊断　缺血性心肌病的超声表现与扩张型心肌病有类似之处，主要鉴别点为扩张型心肌病患者年龄相对偏低，多为中青年，无心绞痛症状和冠心病史，心脏呈均匀性扩大，一般不出现明显的局部膨出，室壁运动多呈普遍均匀性减低，室壁厚度和心肌回声基本正常，冠状动脉造影多无明显狭窄。

5. 临床价值　二维超声心动图根据左室明显扩大，收缩功能明显减低以及室壁回声增强，局部变薄、室壁搏幅不均匀性降低，呈节段性分布可提示缺血性心肌病。如有心绞痛及陈旧性心梗病史则更有助于该病的诊断。诊断过程中主要应与扩张型心肌病鉴别，个别患者两者易混淆。

二、冠状动脉瘘

冠状动脉瘘（coronary artery fistula，CAF）是指左、右冠状动脉与心腔或大血管之间存在先天性异常通道。约占先天性心脏病的 0.2% ~0.4%。

（一）病理

冠状动脉瘘可起源于左、右或双侧冠状动脉的主干或分支，以右冠状动脉瘘多见，受累冠脉常显著增宽伴扭曲，少部分可呈动脉瘤样扩张。冠状动脉可瘘入各个心腔和周围的大血管，以瘘入右心系统为常见，瘘入左心系统相对少见，依次为右室、右房、肺动脉、冠状静脉窦、左房和左室。入右室多在房室沟附近，肺动脉多在近端前壁或侧壁。瘘管小的可无明显血流动力学改变，瘘管粗大的，引流入右心或左心，会相应地导致右心或左心系统容量负荷加重，心脏可有不同程度增大。由于冠状循环经瘘管分流而造成其正常供血区血流量下降，导致相应供血区的心肌缺血，出现冠状动脉窃血现象。

（二）临床表现

大部分患者可终身无症状，少部分患者在儿童期无症状而在成年后出现，但冠状动脉心腔瘘左向右分流流量较大者，可在体力活动后出现心悸、气短，甚至水肿、咯血和阵发性呼吸困难等心力衰竭症状。瘘入冠状静脉窦者则易发生心房纤颤。发生冠状动脉窃血现象，则导致缺血性心绞痛，但较少发生心肌梗死。体检于心前区可闻及连续性杂音并伴局部的震颤，杂音最响部位取决于冠状动脉瘘入心脏的部位。右心室瘘以胸骨左缘 4、5 肋间舒张期杂音最响，右房瘘以胸骨右缘第 2 肋间收缩期最响，肺动脉或左房瘘则以胸骨左缘第 2 肋间最响。

（三）超声检查

1. 检查方法　冠状动脉瘘的起源、走行及瘘口位置多变，检查时必须采用多切面全面扫查，发现异常血管或血流后，沿其走行逆行或正向追踪受累冠脉及引流部位。主动脉根部短轴、心尖五腔切面及胸骨旁左室长轴可显示左、右冠状动脉起始部有无增宽，并可沿其增宽的分支或血流追踪至瘘口部位。

2. 超声心动图表现

（1）二维超声心动图：

1）直接征象：于主动脉短轴、心尖五腔或胸骨旁左室长轴切面可显示右冠状动脉或左冠状动脉起始部不同程度扩大，异常的冠状动脉常显著扩张，其走行多迂曲，管径粗细不均，有时形成梭形扩张，甚至囊状动脉瘤。追踪该粗大血管，可探查出其走行途径和长度，最终显示其瘘口，多数病例为单一瘘口，少数为多个瘘口。

2）间接征象：瘘入的心腔或血管内径增大，呈容量负荷增大的表现。瘘口附近的瓣膜可有扑动。发生冠状动脉窃血时，可见节段性室壁运动异常和左室收缩功能减低。

（2）超声多普勒：

1）彩色多普勒：扩张的冠脉血管内血流变宽、加速，瘘口处可见五彩镶嵌明亮的彩色血流自冠状动脉内呈喷射状瘘入心腔或血管，多呈双期湍流。瘘入左室时，由于收缩期左室压力明显增加并高于主动脉压力，因而收缩期没有血液分流，分流进入左室的多彩湍流出现于舒张期。

2）频谱多普勒：于受累冠状动脉起始部或走行区间的管腔内，以及瘘口处可记录到双期或舒张期为主的高速湍流频谱。

（四）鉴别诊断

CAF 的鉴别诊断包括：①动脉导管未闭：主肺动脉内持续左向右分流，收缩期为主，来自主肺动脉与降主动脉之间的异常通道，彩色血流根部位于肺动脉分叉处。冠状动脉 - 肺动脉瘘也可见主肺动脉内双期连续性分流，但其血流根部位于肺动脉前壁或侧壁的中、下部，不存在动脉导管结构，可见左冠状动脉及左前降支扩张。②主动脉窦动脉瘤破裂：胸骨左缘 3、4 肋间可闻及双期连续性杂音，但超声显示主动脉窦显著扩张，并与心腔之间存在交通口和分流。③高位室间隔缺损合并主动脉瓣脱垂并关闭不全：双期杂音位于胸骨左缘3、4 肋间，但不连续，超声易于显示室间隔上部缺损和主动脉瓣脱垂并关闭不全伴有反流。

（五）临床价值

听诊发现双期连续性杂音，或者超声检查发现心腔内异常分流，在排除动脉导管未闭、主动脉窦瘤破裂、主 - 肺动脉间隔缺损及其他先天性心脏病后，应考虑本病。二维超声显示冠状动脉主干及分支增粗，彩色多普勒显示瘘口处多彩镶嵌血流，即可明确诊断。

三、川崎病

川崎病（Kawasaki disease，KD）是一种婴幼儿急性发热性疾病，伴有皮肤黏膜病变和颈部非化脓性淋巴结肿大，故又称皮肤黏膜淋巴结综合征（mucocutaneous lymphnode syndrome，MCLS），由日本儿科医生川崎富作于 1967 年首先报道。此病好发于五岁以下儿童，

6个月至1岁为发病高峰期，男性发病率高于女性，比例为1.35~1.5：1，亚洲人发病率高于其他人种。

（一）病理

本病发病可能与嗜淋巴组织病毒等病原体感染所致免疫异常及遗传易感性有关，其主要病理基础为全身多发性血管炎，表现为全身微血管炎和心内膜炎及心肌炎，而后进展为累及主动脉分支的动脉内膜炎，冠状动脉最易受到损害，其次为主动脉、头臂动脉、腹腔动脉和肺动脉等。病理改变为动脉全层粒细胞和单核细胞浸润，内膜增厚，内弹力层断裂，管壁坏死，管腔不均匀性增宽，部分病例形成动脉瘤。急性期后动脉瘤可消退或持续存在，瘤壁可呈不规则增厚，可伴有冠状动脉内血栓形成，造成管腔狭窄甚至闭塞，导致心绞痛，甚至心肌梗死。

（二）临床表现

持续高热1~2周，非化脓性颈部淋巴结肿大，自肢端开始，全身出现多形性红斑或斑丘疹，一周内消退，第二周脱屑，眼结膜充血，口腔黏膜、嘴唇鲜红、干裂出血，舌常呈杨梅舌。可有心肌炎、心包炎或心力衰竭表现。心电图可见ST - T改变，及P - R间期延长，少数病例可见病理性Q波。

（三）超声检查

1. 超声检查方法　心底主动脉根部短轴切面能清晰显示左冠状动脉主干和左前降支、回旋支近段；非标准左室长轴切面和心底短轴切面是显示右冠状动脉主干的主要切面；在非标准心尖两腔切面上，分别于近心尖部前、后室间沟处能探测到前降支和右冠状动脉远端；剑突下四腔心切面能够观察右冠状动脉末端及左冠状动脉回旋支。检查时应选用较高频率（5.0~7.5MHz）的探头，适当旋转探头使之与受检冠状动脉长轴基本平行，能显示更长范围的冠脉支。经食管超声心动图可以更清晰地显示左、右冠状动脉及其分支。

2. 超声心动图表现

（1）冠状动脉异常：①冠状动脉主干及其分支内径不均匀性增宽，5岁以下幼儿≥3mm或冠状动脉内径/主动脉根部内径比值 >0.16，若 >0.20 为扩张，>0.30 为动脉瘤，≥0.60 或内径≥8mm者称巨大冠状动脉瘤，左冠状动脉比右冠状动脉更易发生扩张，以左主干和前降支近端多见；②冠状动脉管径不均，走行迂曲，呈"串珠"样改变；③增宽的冠状动脉内血栓形成，充填管腔，可致管腔狭窄或闭塞；④恢复期后冠状动脉管壁回声增强伴有局限性狭窄。

（2）心包积液：可见少至中量积液。

（3）房室腔扩大：部分房室腔扩大或全心扩大。

（4）二尖瓣及三尖瓣反流：为全心炎或者房室腔扩大的继发改变。

（5）节段性室壁运动异常：受累冠状动脉供血范围内室壁运动幅度明显减低，甚至消失或呈矛盾运动，伴有局部室壁增厚率减低和室壁变薄，可呈急性心肌梗死表现。

（6）彩色血流显像异常：冠状动脉彩色多普勒血流显像可显示血栓形成处血流变细，远端血流中断。

（四）鉴别诊断

儿童不明原因长时间发热、皮疹伴颈部淋巴结肿大，应考虑本病的可能。进行超声心动图检查，有助于及时发现川崎病及其对心脏的损害，及早进行治疗。对于日常超声心动图检查过程中发现的冠状动脉增宽的病例，应注意对本病恢复期与冠状动脉瘘进行鉴别，后者多为一支冠状动脉从起始部到瘘口处普遍的增宽，冠脉扩张相对比较均匀，极少形成动脉瘤，其内为高速多彩明亮的血流，另外病史、心脏杂音和实验室检查等都有助于鉴别诊断。

（五）临床价值

超声心动图是本病急性期检查冠状动脉和心脏受损情况的首选方法，对左、右冠状动脉主干及主要分支近端的动脉瘤的检出率达到92%，对远端动脉瘤的显示受到一定限制，但仍然可以作为心功能评价的重要手段。川崎病儿童治疗的随访也非常重要，即使一切正常，也要保持每年一次的健康体检，其中超声心动图检查是随访的手段之一，对于预防患儿成年后的冠心病具有重要作用。

（郝淑琴）

第二节　先天性心脏病

一、分流型先心病

1. 房间隔缺损（ASD）

（1）明确诊断根据：①二维超声心动图（2DE）显示房间隔回声中断，断端清楚。通常大动脉短轴切面、心尖四腔心、胸骨旁四腔心及剑突下双心房切面，均可从不同方向扫查到房间隔。②CDFI显示明确过隔血流。③PWD与CWD频谱表现为双期连续呈三峰状频谱。④TEE更清楚地显示小至2mm的ASD及很细的分流束，也能清楚显示上、下腔静脉根部缺损（图14-6）。

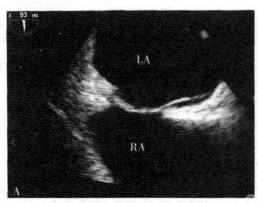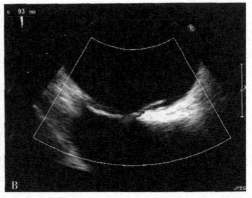

图14-6　经食管超声心动图

A. 显示房间隔中部卵圆孔未闭的形态；B. 彩色多普勒显示存在左向右微少量分流

（2）血流动力学依据：房水平左向右分流，右室前负荷增大，右心扩大。三尖瓣、肺动脉瓣血流量增多，流速增快。ASD患者通常肺动脉压力不高，三尖瓣反流压差一般正常范围和略高于正常。如果三尖瓣反流压差增高明显，要考虑是否合并其他导致肺动脉高压的原因或者为特发型肺动脉高压。

（3）分型：原发孔型（Ⅰ孔型）ASD 位于十字交叉处；继发孔型（Ⅱ孔型）中央型在房间隔卵圆窝周围，Ⅱ孔上腔型位于上腔静脉根部；Ⅱ孔型下腔型，位置低。Ⅱ孔混合型则是中央孔部位缺损连续至腔静脉根部。Ⅱ孔型还包括冠状静脉窦型，也称无顶冠状静脉窦综合征，是由于冠状经脉窦顶部缺失，造成血流动力学上的房水平分流。

2. 室间隔缺损（VSD）

（1）明确诊断根据：①2DE 显示室间隔有明确中断。②多普勒检查示有高速喷射性异常血流起自 VSD 处，走向右室。CDFI 显示分界清楚的多彩血流束，CW 测定有高速或较高速甚至低速分流频谱。见图 14－7。

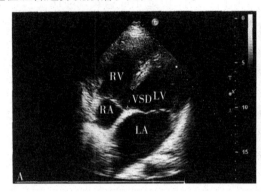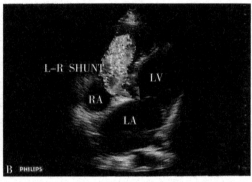

图 14－7 室间隔缺损

A. 二维图像显示膜周部室间隔缺损，断端清晰；B. 彩色多普勒显示室间隔缺损处大量左向右分流，为花彩高速血流

（2）血流动力学依据：室水平左向右分流，肺循环血流量增加，左室前负荷增大，左心扩大。

（3）VSD 分型：根据所在部位分为：①漏斗部 VSD 包括干下型、嵴内型、嵴上型；②膜周型包括范围最广，只要缺损一侧为三尖瓣环均称为膜周型，缺损可朝向漏斗间隔（嵴下型），也可朝向流入间隔（隔瓣下型），也可仅仅累及膜部（膜部型）；③低位肌部 VSD 称为肌部型。

3. 动脉导管未闭（PDA）

（1）明确诊断根据：①2DE 显示未闭动脉导管：用大动脉短轴切面稍上显示主肺动脉及左、右肺动脉分叉。PDA 常位于主动脉弓降部横切面与肺动脉分叉部偏左侧。胸骨上窝切面也可清晰显示 PDA 走行及大小。②CDFI 检查可见双期异常血流束从 PDA 肺动脉端起始，沿主肺动脉外缘走向肺动脉瓣侧。CW 测定有双期连续性频谱。表现为从舒张期早期开始的最高峰后，继以逐渐下滑的梯形，直到第二个心动周期的同一时相又出现最高峰。其流速在无明显肺动脉高压时为 3～4m/s。见（图 14－8）。

（2）PDA 分型：①管型：2DE 显示 PDA 如小管状，连接主、肺动脉之间。②漏斗型：PDA 的主动脉端较大，进入肺动脉的入口小。根据 2DE 图形可测两个口的大小和长度。③窗型：PDA 几乎不能显示，仅见主动脉与肺动脉分叉部血流信号相通。

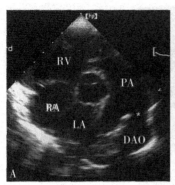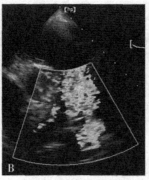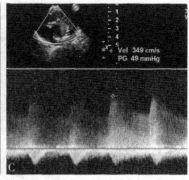

图 14-8　动脉导管未闭

A. 大动脉短轴切面，显示降主动脉（DAO）与肺动脉间存在异常通路（星号处）；B. 彩色多普勒显示自降主动脉至肺动脉的异常血流；C. 连续波多普勒显示动脉水平的连续性分流信号

4. 心内膜垫缺损（ECD）

（1）明确诊断根据：①CECD 时，2DE 四腔心显示十字交叉部位 ASD 与 VSD 两者相通。二尖瓣前叶于隔叶形成前、后共瓣回声，横跨房、室间隔，房室瓣口通向两侧心室。追查有无腱索及腱索附着部位，可分型诊断。PECD 中 ASD 合并二尖瓣前叶裂时，2DE 能显示其裂口，在四腔心切面上可见正常时完整且较长的二尖瓣前叶中部出现中断。左室长轴切面可见二尖瓣前叶突向左室流出道。在左室右房通道时，2DE 四腔心显示三尖瓣隔叶附着点间的房室间隔缺损。②CDFI 能清楚显示血流量增加。在 CECD 时，血流在四腔之间通过共瓣交通，当肺动脉高压不严重时，以左向右分流为主。PECD 左室右房通道时，在右房内可见起自缺损部的收缩期高速血流束，横穿右房。二尖瓣裂时在裂口处可见朝向左房的反流束（图 14-9，图 14-10）。

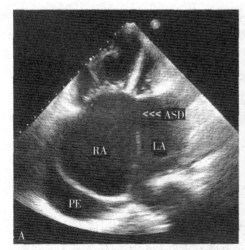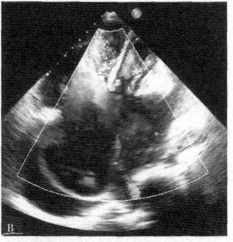

图 14-9　部分型心内膜垫缺损心尖四腔心切面

A. 原发孔型房间隔（ASD）缺损；B. 房水平左向右分流。PE 心包积液

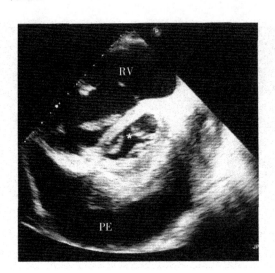

图14-10 部分型心内膜垫缺损

二尖瓣短轴切面示二尖瓣前叶裂（＊）；PE 心包积液

（2）分型：有部分型（PECD）和完全型（CECD）两类。PECD包括Ⅰ孔ASD、ASD合并二尖瓣前叶裂、左室右房通道。完全型即十字交叉部完全未发育形成四个心腔交通，包括共同房室瓣、ASD与VSD相连。CECD又进一步为Resteil A、Resteil B、Resteil C三型。Resteil A型共瓣有腱索附着室间隔顶端，即VSD下缘；Resteil B型共瓣腱索越过室间隔至右室室间隔面；Resteil C型共瓣无腱索附着。

二、异常血流通道型先心病

1. 主动脉窦瘤破裂（RAVA）

（1）明确诊断根据：①2DE显示主动脉根部瓣环以上窦壁变薄，局限性向外突出，可能突入相邻的任一心腔。瘤壁最突出部位可见小破口。②CDFI在与2DE显示瘤壁之同一切面上可见异常血流色彩充满窦瘤并流入破裂的心腔，为双期连续型的高速血流。CW频谱可证实血流速度在3~4m/s，舒张期更清楚。如窦瘤破入右房或左房，则呈射流。CDFI表现为细束样从破口处穿过心房腔，直达心房外侧壁。③RAVA常合并窦部下室间隔沿瓣环形成的新月形VSD。2DE观察时需仔细寻查瓣环与室间隔间之延续性。CDFI可增加发现合并有VSD的敏感性，它表现为细小但流速仍较高的单纯收缩期血流。

（2）血流动力学诊断依据：多数窦瘤破入右心系统，属左向右分流类心脏病。有明显的左心容量负荷增加表现。

（3）分型：主动脉有3个窦即左、右及无冠状动脉窦。3个窦均可能发生窦瘤，其破入不同。最常见的是，右窦瘤破入右室流出道、右室流入道或右心房；其次是无冠窦破入右室流入道或右房。

2. 冠状动脉瘘（CAF）

（1）明确诊断根据：①2DE显示右或左主冠状动脉显著增宽，容易辨认，可沿其走行追查，常见扩张的冠状动脉在很长的一段途径中显示清楚，但难以追查到瘘口处。瘘多埋藏在心肌组织中，受 2DE 分辨力所限，显示不清。较少情况可见瘘口边缘，则有利于诊断。②CDFI 的应用显著提高本病超声确诊率。在扩张的冠状动脉内，血流显色及亮度增加，舒张期更清楚。沿其走行可追查到瘘口。从瘘口处射出的血流时相，因其所在心腔不同，在右房者呈双期连续，在右室者亦为双期但收缩期较弱，如瘘口在左室，则分流仅出现于舒张期。CW 检查血流速度亦较高，为 $3\sim4m/s$。

（2）血流动力学诊断依据：分流部位随冠状动脉瘘口位置而定，漏到右房则为左室向右房分流，右心容量负荷增加。瘘口在左心，则在左室和主动脉间有附加循环，左室增大及搏动更明显。

3. 肺静脉异常回流（APVC） APVC 有完全型（TAPVC）及部分型（PAPVC）肺静脉异常回流。本文介绍完全型肺静脉异常回流的诊断。

（1）明确诊断根据：①2DE 的四腔心切面，在左房后上方显示一个斜行的较粗的管腔，为共同肺静脉干（CPV），是 TAPVC 的重要诊断根据，正常的肺静脉回声已不存在。如为心内型 TAPVC，可见 CPV 与右房直接相通或向后倾探头，可见 CPV 汇入冠状静脉窦；如为心上型，需沿 CPV 向上方扫查垂直静脉（VV），但难以成功。心下型 TAPVC，也可能汇入门脉，能显示门脉或肝静脉扩张、下腔静脉扩张等。四腔心切面可同时显示必有的 ASD。②CDFI 可以显示异常血流途径，从 CPV 进入 VV，再入左无名静脉，然后汇入上腔静脉。VV 内血流为向上行与永存左上腔静脉向下行的血流方向正相反。PW 分析与正常静脉血流类似。③CDFI 可证实大量的房水平右向左分流。

（2）血流动力学诊断根据：由于肺静脉血未回流入左房而进入右房，左心前负荷减小，右心前负荷增大。左心依赖房或室水平分流提供的血液输入体循环，故患者均存在缺氧。

（3）分型：①心上型：血流通过上腔静脉进入右房。②心内型：血流经冠状静脉窦或直接引入右房。③心下型：血流经下腔静脉入右房。各型 TAPVR，均有 ASD，右房混合血经 ASD 引入左房供应体循环。

4. 永存共同动脉干（TA） TA 系指单一的动脉干发自心室并由它分出冠状动脉、体循环动脉及肺动脉。

（1）明确诊断根据：①2DE 显示单一的动脉干，类似主动脉位置但明显增宽且靠前。无右室流出道及肺动脉瓣回声。根据肺动脉发出的起点及型式，TA 分三型：Ⅰ型的主肺动脉发自 TA 的根部，2DE 显示 TA 成分叉状；Ⅱ型，左、右肺动脉分别起自 TA 较高部位，需要仔细扫查；Ⅲ型的 2DE 图像不易显示，因其供应肺循环的血管可能为支气管动脉或其他较小的动脉。②2DE 的第二个特点是明确的 VSD，在 TA 的下方，两者形成骑跨关系。③CDFI 显示双室血流共同汇入增宽的动脉干内。血流动力学为左向右分流特点，二尖瓣血流量增加（图 14-11）。

（2）血流动力学诊断依据：两根动脉均接收双心室血流，左房、左室扩大，右室亦增大，均合并肺动脉高压，肺血管病变程度严重。

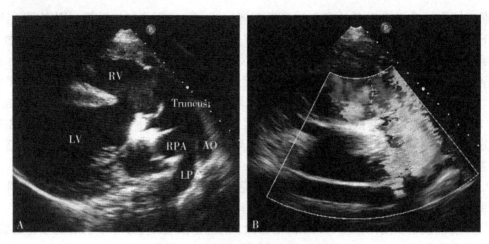

图 14 - 11 永存共同动脉干（Ⅰ型）

A. 显示室间隔缺损，共同动脉干远端分出主动脉和左、右肺动脉；B. 彩色多普勒，远场可见胸主动脉回声。Truncus 共同动脉干，LPA 左肺动脉，RPA 右肺动脉

三、瓣膜异常血流受阻为主的先天性心脏病

1. 左侧三房心 三房心常见类型为左房内隔膜称左侧三房心。声像图表现（图 14 - 12）如下：

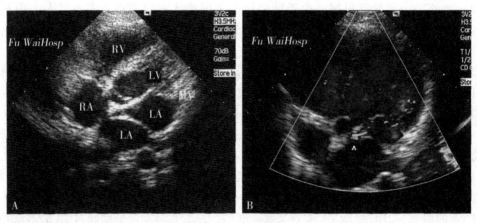

图 14 - 12 左侧三房心

A. 左侧胸骨旁四腔心切面示左房内隔膜样回声将左房分为副房和真房；B. 彩色多普勒；∧为血流由此从副房进入真房

（1）明确诊断根据：①2DE 四腔心切面显示左房内有异常隔膜回声，将左房分为上下两腔（副房与真房）。上部接受肺静脉血通过隔膜孔入下部，下部通向二尖瓣口。隔膜位于左心耳及卵圆窝后上方，可与二尖瓣上隔膜鉴别。可能伴有 ASD 但不是必有的合并症。②CDFI显示副房内血流受阻，显色较暗。隔膜孔常较小，血流通过时形成高速湍流。

（2）血流动力学诊断依据：由于隔膜构成对左房血流之阻力，副房增大明显，左室血流量相对低，形成二尖瓣狭窄时的房大、室相对小的状态。

2. 三尖瓣下移畸形（Ebstein 畸形） 病理改变不尽相同。瓣环与三个瓣叶同时下移者少见，多见隔叶和/或后叶下移，前叶延长，也有时隔叶或后叶全或部分缺如者。声像图表现（图14-13）如下：

（1）明确诊断根据：①2DE 四腔心切面显示三尖瓣隔叶下移，与室间隔左侧二尖瓣的附着点距离加大，相差1cm 以上。右室流入道长轴切面上，可见后叶下移，明显靠近尖部，低于三尖瓣及三尖瓣前叶附着点。有时不能扫查到隔叶或后叶回声。有时下移瓣叶斜行附着室壁，可能一端下移轻，而另一端严重下移。②CDFI 常呈现右室腔及右房腔的特殊伴长的三尖瓣反流束，起自明显近心尖，甚至已到流出道的三尖瓣口，反流通过房化右室部分到真正的房腔内（见图14-13）。

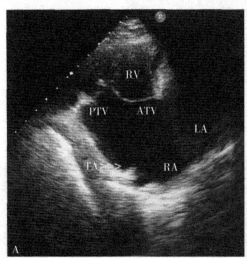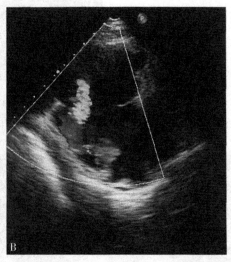

图14-13　三尖瓣下移畸形

A. 三尖瓣后叶附着点离开三尖瓣环向下移位；B. 三尖瓣反流；此患者同时合并存在房间隔缺损。ATV 三尖瓣前叶，PTV 三尖瓣后叶，TA 三尖瓣环

（2）血流动力学诊断依据：三尖瓣关闭不全，整个右房腔（包括房化右室部分）明显增大。不下移的三尖瓣前叶活动幅度也明显增大，形成房化右室，部分室间隔活动异常。

3. 三尖瓣闭锁（TVA）　三尖瓣闭锁时可合并大动脉转位，右室流出道狭窄或闭锁。根据其合并症程度详细分型。

（1）明确诊断根据：①2DE 最佳选择切面为四腔心，三尖瓣回声波——无孔的薄隔膜或较厚的肌纤维性的致密回声带取代（见图14-14）。同时有较大的 ASD 和 VSD 并存。②C-UCG 检查时可见对比剂回声出现于右房后全部通过 ASD 进入左房，通过二尖瓣入左室；又一部分通过室缺进入右室。

（2）血流动力学诊断依据：右房、室间无血流通过，右室依赖室水平分流提供血压，故右室发育差，肺动脉和瓣往往存在狭窄或闭锁，统称为右心系统发育不良综合征。

4. 肺动脉瓣及瓣上狭窄　先天性肺动脉瓣狭窄常为瓣上粘连，开放时呈"圆顶"样，顶端有小口可使血流通过。肺动脉可见狭窄后扩张，大动脉短轴和右室流出道长轴切面可证实这种特征。瓣上狭窄如为隔膜型在 2DE 所显示瓣口上方，从两侧壁均可见隔膜回声，其中央回声脱失处为孔。管型瓣上狭窄时，在肺动脉瓣上的主肺动脉腔突然变细如管状，其后的肺动脉径又恢复正常。CDFI 检查，有起自狭窄口的多彩血流束显示，CW 证实其为高速血流。见图 14 – 15。

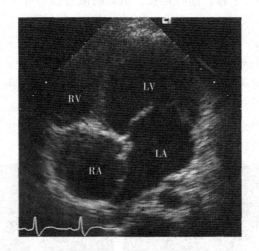

图 14 – 14　三尖瓣闭锁
心尖四腔心切面显示右房与右室间无连接关系（无瓣膜回声），右室缩小

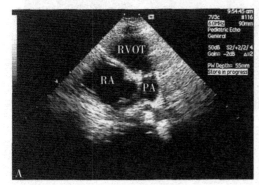 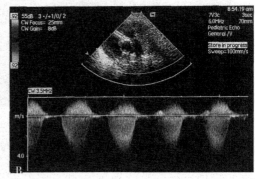

图 14 – 15　肺动脉瓣狭窄
A. 大动脉短轴切面示肺动脉瓣增厚、回声增强；B. 为连续波多普勒，示跨肺动脉瓣高速血流信号

　　5. 右室流出道狭窄与右室双腔心　有高、中、低右室流出道狭窄，右室双腔心的狭窄处在右室体部。2DE 的左室长轴切面、右室流出道长轴切面及肋下区右室流入道至流出道到肺动脉切面，均可显示上述特征。各处狭窄多为肌性，少数为隔膜样。前者在 2DE 上呈现粗大肌性回声突向右室或右室流出道腔内；后者多见于瓣下区，为隔膜样回声从壁发出，中间孔径较小阻滞血流。CDFI 和 CW 可见发自狭窄水平高速血流。右室双腔心的异常血流束起自右室流出道下方，相当于右室调节束水平。狭窄前部右室壁明显增厚。见（图 14 – 16）。

　　6. 主动脉瓣及瓣上、瓣下狭窄　先天性主动脉瓣狭窄常由二瓣化引起。2DE 大动脉短轴可见主动脉瓣仅有两叶，关闭呈一字形，失去正常"Y"字形。也有的为三瓣叶的交界粘连。瓣上狭窄时，在主动脉瓣以上，见有狭窄段或隔膜回声。瓣下狭窄时常见主动脉瓣下隔膜，在左室长轴切面上，可见室间隔及二尖瓣前叶各有隔膜样回声突入左室流出道。CDFI 在狭窄水平出现湍流的多彩血流信号，CW 可证实其为高速血流。瓣上狭窄常见于 Williams 综合征，以瓣上环形狭窄为主，血流动力学与主动脉瓣狭窄类似。见（图 14 – 17，图 14 – 18）。

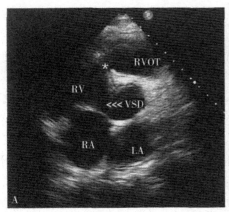
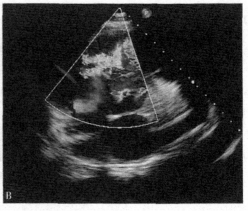

图 14 - 16　右室双腔心

A. 类似胸骨旁四腔心，显示室间隔缺损下方的右室内粗大肌束（＊）；B. 彩色多普勒，显示血流通过此处时加速

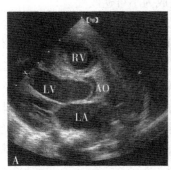
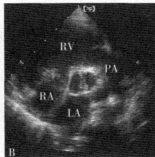
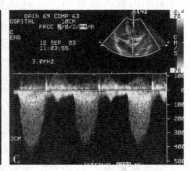

图 14 - 17　先天性主动脉瓣狭窄

A. 胸骨旁左室长轴切面，显示主动脉瓣开放时呈穹隆状；B. 胸骨旁大动脉短轴切面，显示主动脉瓣呈二瓣化；C. 连续波多普勒，显示跨主动脉瓣的高速血流信号

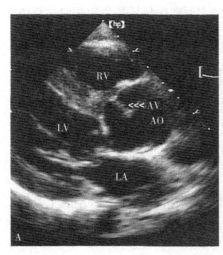
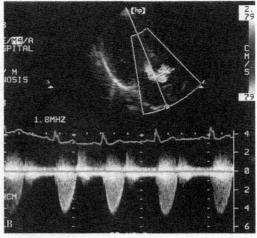

图 14 - 18　主动脉瓣下狭窄

A. 胸骨旁左室长轴切面示主动脉瓣下隔膜；B. 连续波多普勒示跨主动脉瓣下隔膜处的高速血流信号

四、综合复杂畸形

涉及大动脉、心室及瓣膜等心脏多种结构的病变。

1. 单心室（SV）

（1）分型诊断：一般分为左室型、右室型单心室和共同心室。可能合并左位型或右位型大动脉转位，也可能仍保持正常动脉关系。

（2）明确诊断根据：①2DE 心尖四腔心切面无正常室间隔回声，显示一个大心腔接受两个心房供血，此即为 SV 的主腔。左室型 SV 可有小流出腔在主腔的前或后方。②2DE 左室长轴及大动脉短轴可判断 SV 是否合并大动脉转位。③CDFI 显示主腔血流通过球室孔进入流出腔，再通向主动脉。④2DE 及 CDFI 可明确房室瓣异常情况，鉴别是一组房室瓣供血（二尖瓣或三尖瓣）；另一组房室瓣闭锁或为共同房室瓣。

（3）血流动力学诊断依据：房室水平血压完全混合。体循环血压为混合血，患者均存在不同程度缺氧。如果没有肺动脉瓣狭窄同时存在，肺循环则承受与体循环相同压力的血流量，早期便出现肺动脉高压，肺血管病变进行性较重，很快便成为不可逆改变。

2. 法洛四联症（TOF）

（1）明确诊断依据：①2DE 左室长轴切面能全部显示 TOF 的四个特征：包括主动脉位置前移，与室间隔延续性中断，主动脉骑跨于室间隔上；嵴下型或干下型室间隔缺损；右室流出道狭窄；右室肥厚。与右室双出口鉴别时，可见主动脉瓣与二尖瓣前叶仍有纤维延续性。②2DE 大动脉短轴切面及右室流出道包括主肺动脉及左右肺动脉的长轴切面，可分段确定其狭窄部位及腔径测值，明确其发育情况，判断手术治疗可行性。③CDFI 显示主动脉下 VSD 有双向分流。收缩期，双室血流均进入主动脉，少量右室血流进入肺动脉。肺动脉瓣狭窄的高速血流，可用 CW 定量测定，其流速可达 4m/s 以上。

（2）血流动力学诊断依据：由于肺动脉瓣、瓣下狭窄，右室后负荷增大，右室壁增厚，右室扩大。TOF 时右向左分流为主，右室壁搏动强心泵功能呈右室优势型，为确定手术适应证，须定量测定左室壁厚度、腔大小及左室泵功能。

3. 完全型大动脉转位（D–TGA）   D–TGA 的主要病理特征是主动脉向前移位并与右心室相通；肺动脉则与左室相通。D–TGA 需要有心内或大动脉间血流分流才能维持生命，最常并存的分流是 VSD 的室水平分流。

明确诊断根据：①2DE 大动脉短轴表现主动脉位置前移与肺动脉同时显示两个动脉横断面。两者呈右前、左后排列，少见有前、后或左前、右后排列者。左室长轴或五腔心切面显示肺动脉出自左室，肺动脉瓣与二尖瓣有纤维延续性。主动脉出自右室，主动脉下圆锥与房室瓣远离。②2DE 左室长轴或四腔心切面显示干下型或膜周部 VSD，也可能显示 ASD。③C–UCG 法时经静脉注射对比剂，在右房、左室显示回声后迅速进入左房或左室。④D–TGA 常伴有肺动脉瓣或肺动脉狭窄。

4. 功能校正型大动脉转位（CTGA）   大动脉转位规律同 D–TGA。本病主要特点是心室转位，虽然主动脉出自解剖右室但接受左房血，而肺动脉出自左室却接受右房血。结果保持正常体肺循环通路，故称功能校正型大动脉转位。

明确诊断根据：①大动脉转位：心尖五腔心切面可显示主动脉出自解剖右室；肺动脉出自解剖左室。大动脉短轴切面显示主动脉位置前移一般位于肺动脉左前方。肺动脉可能正常或有狭窄。②心室转位称心室左襻：即右室转向左前方。2DE 可鉴别解剖右室与左室。前者与三尖瓣共存，且室内肌小梁丰富而粗大，有多条肌束。左室与二尖瓣结合、左室内膜光滑，回声呈细线状，显示整齐清晰。三尖瓣特点是可找到 3 个瓣叶，四腔心切面可见隔叶起点比二尖瓣前叶起点低 5~10mm。③2DE 可显示其常见合并症 VSD、ASD、PDA 等。

5. 右室双出口（DORV） 为不完全型大动脉转位，两个动脉同时出自右室，是介于 TOF 与 D－TGA 之间的动脉位置异常。两个动脉间的位置关系变化较多，关系正常时类似 TOF，区别是主动脉骑跨超过 50%，甚至完全起自右室。关系异常时类似于 D－TGA，只是肺动脉大部分起自右室。肺动脉骑跨于室间隔缺损之上者又称 Tossing's 病。DORV 均有 VSD 并存，VSD 位置可以多变，如主动脉瓣下、肺动脉瓣下、远离两大动脉等。

（1）明确诊断根据：①2DE 显示两大动脉并列有前移，均起自右室，或一支完全起自右室，另一支大部分起自右室。大动脉关系可正常或异常。大动脉短轴表现两个动脉横断面同时显示在图的前方。心尖四腔心切面可显示两大动脉根部位置及与心室的连接关系。②左室长轴或心尖四腔心切面证实有并存的 VSD。③DORV 时左心室的唯一出口是 VSD，也是肺循环血流的出口。CDFI 表现为显著的左向右分流，在 VSD 处显示明亮的过隔血流信号。

（2）血流动力学辅助诊断依据：DORV 心室水平双向分流，但两大动脉均起自右室，右室血流量明显增加，右室增大显著，右室壁增厚。如果不存在肺动脉瓣、瓣下狭窄，早期即可出现肺动脉高压，并进行性加重。

6. 心脏位置异常分类及符号 由于胚胎发育过程中，心脏是由原始心血管扭曲及部分膨大形成，故发育异常时，心脏位置及心腔相互间位置关系可能异常。

（1）整体心脏异位：包括胸腔外颈部心脏、腹腔心脏及胸腔内右位心等。

（2）正常心脏为左位心用"L"表示，心脏随内脏转位至右侧胸腔称右位心用"R"表示。内脏不转位单纯心脏旋至右胸称单发右位心或右旋心用"R"表示。内脏已转位，但心脏保留在左胸时称单发左位心或左旋心用"L"表示。

（3）心脏所属心房、心室、大动脉间的位置关系亦可能有多种变化：

1）心房位置：①心房正位（S）。②心房反位（I）。正位即指右心房位于右侧，左心房位于左侧。反位即表示心房位置与正位相反。

2）心室位置：①心室右襻（D）：正常左位心，右室在心脏右前方位置称右襻。②心室左襻（L）：为右位心时右心室位于左前方。

3）大动脉位置：①正常（S）。②右转位（R）。③左转位（L）。

（郝淑琴）

第三节 心包炎和心包积液

心包炎（cardipericarditis）与心包积液（pericardial fluid）关系密切，心包积液是心包炎症最重要表现之一，但并非所有心包炎均有心包积液，少数仅有少量炎性渗出物。反之，心包积液不一定是炎症性，还有非炎症性。心包炎一般分为急性、慢性心包炎及缩窄性心包炎。心包积液按性质一般分为漏出液性、渗出液性、脓性、乳糜性、血性等。

急性心包炎心包呈急性炎症性病理改变，包括炎性细胞浸润、局部血管扩张、纤维素沉积等。受累心包常有纤维蛋白渗出，纤维素沉积等多种渗出物，表现为心包积液等各种形式。心包炎反复发作，病程较长为慢性心包炎，容易发展为缩窄性心包炎，主要表现为心包增厚、粘连、纤维化和钙化等。部分心包腔消失，壁层及脏层融合或广泛粘连。

一、血流动力学

急性心包炎没有心包积液时，对血流动力学无明显影响，随心包积液量增多，心包腔内压力升高，渐渐地对血流动力学产生影响，主要表现为心房、心室舒张受限，舒张末期压力增高，心室充盈不足，心排出量减少。短时间内出现较多心包积液可引起心包填塞，发生急性心功能衰竭。缩窄性心包炎也主要影响心脏舒张功能，心腔充盈受限，导致慢性心功能衰竭。

二、诊断要点

（一）定性诊断

1. 二维超声心动图 缩窄性心包炎可见心包增厚，尤其以房室瓣环部位为显著，双心房扩大，双心室腔相对缩小，吸气时室间隔舒张早期短暂向左心室侧异常运动。超声只能间接反映积液性质，如心包腔内的纤维条索、血块、肿瘤和钙盐沉着等。化脓性和非化脓性心包积液均可见到纤维条索；手术及外伤后，血性心包积液内可见血块；恶性肿瘤时，心包腔内有时可见到转移性病灶，常附着于心外膜表面（图14-19）。

2. 彩色多普勒超声心动图 急性心包炎及少量心包积液一般对血流动力学不产生影响。较大量心包积液及缩窄性心包炎时，房室瓣口血流速度可增快。吸气时右侧房室瓣口血流增加更明显。

3. 频谱多普勒超声心动图 较大量心包积液可疑心包填塞及缩窄性心包炎时，频谱多普勒可探及较特别血流频谱：左房室瓣口舒张早期前向血流速度明显增高、EF 斜率快速降低、舒张晚期充盈血流明显减少，形成 E 峰高尖而 A 峰低平、E/A 比值明显增大。吸气时左房室瓣口舒张早期血流峰值速度可减低。

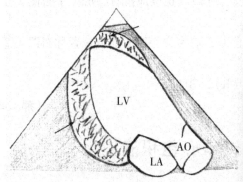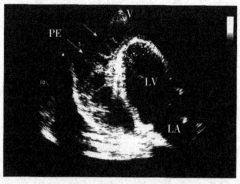

图14-19 左心室流入流出道切面显示心包积液合并纤维索形成
LA 左心房；LV 左心室；AO 主动脉；PE 心包积液

（二）定量诊断

1. 微量心包积液（小于 50.0ml） 心包腔无回声区宽 2.0～3.0mm，局限于房室沟附近的左心室后下壁区域（图14-20）。

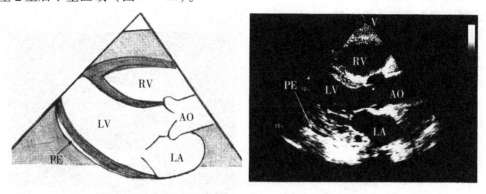

图14-20 左心室长轴切面显示左心室后方微量心包积液
LA 左心房；RV 右心室；LV 右心室；AO 主动脉；PE 心包积液

2. 少量心包积液（50.0~100.0ml） 心包腔无回声区宽3.0~5.0mm，局限于左心室后下壁区域（图14-21）。

3. 中量心包积液（100.0~300.0ml） 心包腔无回声区宽5.0~10.0mm，主要局限于左心室后下壁区域，可存在于心尖区和前侧壁，左心房后方一般无积液征（图14-22）。

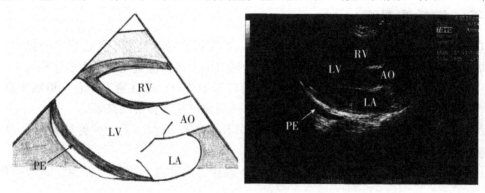

图14-21 左心室长轴切面显示左心室后方少量心包积液
LA 左心房；RV 右心室；LV 右心室；AO 主动脉；PE 心包积液

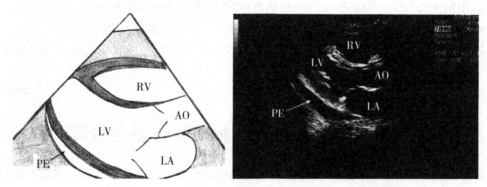

图14-22 左心室长轴切面显示左室后方中等量心包积液
LA 左心房；RV 右心室；LV 右心室；AO 主动脉；PE 心包积液

4. 大量心包积液（300.0~1 000.0ml）　心包腔无回声区宽 10.0~20.0mm，包绕整个心脏，可出现心脏摆动征（图 14-23）。

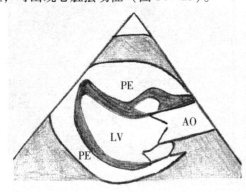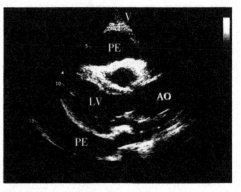

图 14-23　左心室短轴切面显示心包大量积液

LV 右心室；AO 主动脉；PE 心包积液

5. 极大量心包积液（1 000.0~4 000.0ml）　心包腔无回声区宽 20.0~60.0mm，后外侧壁和心尖区无回声区最宽，出现明显心脏摆动征。

三、诊断注意点

（1）正常健康人的心包液体小于 50.0ml，不应视为异常。另小儿心前区胸腺及老年人和肥胖者心外膜脂肪，在超声心动图上表现为低无回声区，应避免误诊为心包积液。

（2）大量心包积液或急性少量心包积液伴呼吸困难时，应注意有无心包填塞征象，如：右心室舒张早期塌陷、心房塌陷、吸气时右房室瓣血流速度异常增高等。

（3）急性血性心包积液时，应注意有无外伤性心脏破裂、主动脉夹层破入心包情况，彩色多普勒有助于诊断。

（4）超声引导心包积液穿刺已广泛应用于临床，应注意选择最适宜的穿刺途径及进针深度。

四、鉴别诊断

1. 限制型心肌病　限制型心肌病的病理生理表现类似缩窄性心包炎，双心房扩大，心室舒张受限。但限制型心肌病心内膜心肌回声增强，无心包增厚及回声增强。

2. 胸腔积液　胸腔积液与极大量心包积液较容易混淆，仔细观察无回声暗区有无不张肺叶或高回声带是否为心包，有助于鉴别。

（李志刚）

第四节　心包积液穿刺抽吸与置管引流

多种疾病可合并心包积液，其常见病因分为感染性和非感染性两大类，感染性者包括结核、病毒、细菌、原虫等；非感染者包括肿瘤、风湿病、心脏损伤或大血管破裂、内分泌代谢性疾病、放射损伤、心肌梗死后积液等。心包穿刺既可以明确心包积液性质又是解除心脏压塞最有效的手段。心包穿刺可以追溯至 1840 年，心包穿刺属于难度及危险性均较大的操作，传统心包穿刺根据解剖定位穿刺，手术失败率高，并发症多且严重，文献报道，传统心包穿刺并发症发生率可达 11.4% ~20%。心包穿刺及置管引流在临床得到推广应用是在超声心动图及超声介入技术开展以后，超声具有实时显示心脏及其毗邻结构及运动状态的独特优点，引导心包穿刺或置管成功率高，并发症少，在心包穿刺或置管引流中发挥着极其重要的作用。

一、适应证

心脏压塞需要减压引流、抢救生命或需要获取心包积液进行病因诊断者，均是心包穿刺的适应证。

二、禁忌证

（1）正在接受抗凝治疗。
（2）凝血功能障碍。
（3）心包积液量甚少，估计在穿刺时有刺伤心肌可能性较高者。
（4）穿刺部位有感染或合并菌血症、败血症者。
（5）患者不能配合者。

三、操作方法

（1）术前准备：行血常规、凝血象、心电图等检查。术前超声全面扫查，了解心脏结构与功能、心包积液量、积液内有否分隔、心包有无增厚及钙化情况等。诊断性穿刺多选择 18 ~21G PTC 针；置管引流者，准备单腔 16G 中心静脉导管穿刺套管针一套，包括：带侧孔有刻度显示的单腔中心静脉导管，"J"形软头导丝，皮肤扩张器。此外，也可选择 7 ~8F 猪尾巴引流管。

（2）操作步骤：心包穿刺或置管引流可取仰卧位、坐位及半坐位，选择距离最短、显示清晰、液体积聚最厚处、便于穿刺操作处为穿刺点，多选剑突下途径。确认穿刺点后，常规消毒、铺巾，2% 利多卡因局麻至心包壁层。诊断性穿刺者，在超声实时引导下用 PTC 针穿刺至积液内，拔出针芯，注射器适量抽吸，进行各种化验检查，拔针（图 14 - 24）。置管引流者，以经剑突下途径为最佳选择，可采用套管针法或 Seldinger 法穿刺（图 14 - 25）。

套管针法置管　在超声引导下利用套管针技术将带针芯的引流管直接经皮穿刺置入心包腔，成功后退出针芯，同时推进引流管，之后，行内、外固定，引流管在心包腔内变成卷曲的"猪尾状"，以便引流。

Seldinger 法置管　在超声引导下持带长针的穿刺针筒徒手穿刺（用超声实时引导穿刺者，用 PTC 针代替），穿刺途经皮肤、皮下组织、心包前壁进入心包腔，抽出心包内液体后，将导丝沿针筒腔进入心包腔内约 4cm 左右，超声可见心包腔内有一强回声带，后方伴"彗星尾"征，后退出穿刺针筒，将扩张管沿导丝扩张路径后退出，将导管沿导丝置入心包腔内约 5cm 以上，再退出导丝，可见液体沿导管流出，皮肤缝合固定导管于胸壁，外接引流袋。

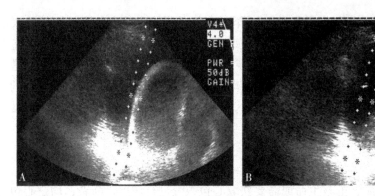

图14-24　心包积液超声引导下穿刺抽吸引流

A. 声像图显示心包积液；B. 超声实时引导下 PTC 针穿刺抽吸

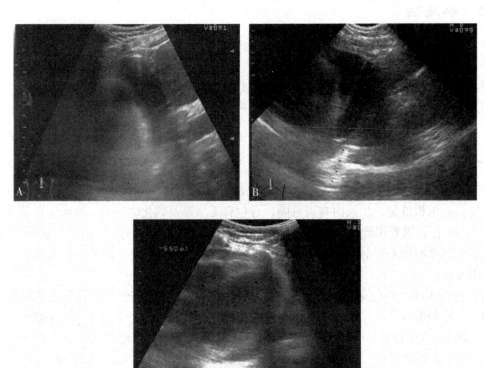

图14-25　心包积液穿刺置管引流

A. 超声检查示心包积液；B. 超声引导剑突下穿刺置入交换导丝；C. 置管引流抽净心包积
液后声像图

四、并发症

（1）气胸、血胸：气胸是由于采用剑突以外途径时误穿肺组织所致，术前选择最佳进
针点及进针路径是防止气胸的关键；血胸往往是因穿刺出血或血性心包积液污染胸腔所致。

（2）胸腔感染：采用经胸壁穿刺引流者可导致，采用剑突下途径可避免上述并发症。

（3）心肌或冠状血管损伤：经剑突下途径，小角度紧贴胸骨和肋骨后进针，负压吸引，一旦穿入心包腔，心包积液便立即涌入穿刺针筒，并立刻停止推进穿刺针，因穿刺针尖几乎与心包壁呈切线方向，故不易伤及心肌及冠状血管。

（4）肝脏或腹部脏器损伤：这种并发症主要见于经剑突下途径穿刺时。若患者体形肥胖或操作者经验不足，可能发生肝脏或腹部器官被误伤。进针时，将穿刺针首先触及肋弓缘或胸骨骨膜，然后紧贴肋骨后或胸骨后进针，可避免误穿肝脏和腹部器官，避免误入腹腔，而仅经由横膈进入心包腔。

（5）心律失常：心包穿刺本身诱发心律失常机会很少。严重心律失常常多见于穿刺损伤心肌或冠脉所致。采用 Seldinger 法引流可避免损伤心肌或冠脉，危重患者由高年资的医生操作，尽量缩短操作过程，可减少或避免高危患者的严重心律失常、迷走神经性心脏停搏或猝死。

五、注意事项

（1）为了避免损伤心肌和血管，最好用套管针进行心包穿刺。

（2）叮嘱患者在穿刺过程中不要深呼吸或咳嗽。

（3）穿刺过程中如出现期前收缩，提示可能碰到了心肌，要及时外撤穿刺针。

（4）引流液有血时，要注意是否凝固，血性心包积液是不凝固的，如果抽出的液体很快凝固，则提示损伤了心肌或动脉，应立即停止抽液，严密观察有无心脏压塞症状出现，并采取相应的抢救措施。

（5）取下空针前应夹闭橡胶管，以防空气进入。

（6）抽液速度要慢，首次抽液量一般不宜过大，以 100ml 为宜，每次抽液 300～500ml，避免抽液过多导致心脏急性扩张。

（7）为了防止合并感染，持续引流时间不宜过长，一般留管约 7 天，对需心包腔内注药病例，可酌情延长拔管时间。

（8）可疑化脓性心包炎或癌性心包炎时，慎重选择穿刺点，以免污染胸腔。、

（9）部分患者置管后会发现引流孔大量渗出心包积液，为心包积液高压所致，应继续抽液 100～200ml，使压力降低。

（10）部分患者抽液时反感不适，同时穿刺时心包有刺透"蛋壳"的感觉，心包液流出不畅，应警惕心包已"钙化"。应测心包内压，若抽液后心包内压已下降，而中心静脉压依然很高，表明心包已缩窄。

六、临床价值

心包积液在临床较为常见，可由多种病因引起。心包穿刺抽液不但可以明确积液性质及病因，而且是缓解心脏压塞症状的有效手段。超声引导下心包积液穿刺引流可以实时监视穿刺针进入心包腔的径路，准确定位穿刺针及引流管的位置等，避免损伤心脏和周围组织，大大提高了穿刺的成功率，置管引流还为心包腔内注药治疗及彻底引流提供了安全的途径。

（郝淑琴）

第十五章 乳腺X线检查

第一节 乳腺正常X线表现

一、乳头及乳晕

乳头位于锥形乳腺的顶端和乳晕的中央，密度较高，大小不一，但一般两侧等大。乳晕呈盘状，位于乳头周围，乳晕区皮肤厚度为1~5mm，较其他部位的皮肤稍厚。

二、皮肤及皮下脂肪

皮肤呈线样影，厚度均一，厚度为0.5~3mm。皮下脂肪层介于皮肤与浅筋膜浅层之间，厚度为5~25mm，X线表现为高度透亮带，其内交错、纤细而密度较淡的线样影为纤维间隔、血管及悬吊韧带。皮下脂肪层厚度随年龄及胖瘦不同而异：年轻致密型乳腺此层较薄；肥胖者乳腺此层较厚；脂肪型乳腺的皮下脂肪层与乳腺内脂肪组织影混为一体。

三、悬吊韧带

悬吊韧带的表现因发育而异：发育差者可不显示或仅显示为皮下脂肪层内纤细的线状影，前端指向乳头；发育良好的悬吊韧带则表现为狭长的三角形影，其基底位于浅筋膜的浅层，尖端指向乳头。

四、浅筋膜浅层

组织学上，乳腺组织被包裹在浅筋膜浅层和深层之间。X线上浅筋膜浅层表现为皮下脂肪层与腺体组织间的一连续而纤细的线样影，线样影有时呈锯齿状，齿尖部即为悬吊韧带附着处。

五、腺体组织

X线表现为由许多小叶及其周围纤维组织间质融合而成的片状致密影，边缘多较模糊。腺体组织的X线表现随年龄增长变化较大：年轻女性或中年未育者，X线表现为整个乳腺呈致密影，称为致密型乳腺；中年女性X线表现为散在片状致密影，其间可见散在的脂肪透亮区，称为中间混合型乳腺；生育后的老年女性，X线上较为透亮，称为脂肪型乳腺。

六、乳导管

X 线平片上多能显示大导管，起自乳头下方，呈线样放射状向乳腺深部走行，但也可表现为均匀密度的扇形影而无法辨认各支导管。X 线平片上乳导管表现的线样阴影同纤维组织构成的线样阴影难以鉴别，可统称为乳腺小梁。乳腺导管造影能清楚显示大导管及其分支导管。

七、乳腺后脂肪

乳腺后脂肪位于乳腺浅筋膜深层与胸大肌筋膜之间，与胸壁平行，X 线表现为线样透亮影，厚度 0.5～2mm，向上可追溯到腋部。在 X 线片上，乳腺后脂肪线显示率较低。

八、血管

X 线上在乳腺下部的皮下脂肪层中多能见到静脉影，静脉的粗细因人而异，一般两侧大致等粗。未婚妇女静脉多较细小；生育及哺乳后静脉增粗。乳腺动脉在致密型乳腺多不易显示；在脂肪型乳腺有时可见迂曲走行的动脉影。动脉壁钙化时，呈双轨或柱状表现。

九、淋巴结和乳腺内淋巴结

一般不显影，偶尔可见圆形结节影，直径 <1cm。X 线上常见的淋巴结多位于腋前或腋窝软组织内，根据其与 X 线投照的关系可呈圆、椭圆或蚕豆状的环形或半环形影，边缘光滑。淋巴结的一侧凹陷称为"门"部，表现为低密度区，此处有较疏松的结缔组织，血管、神经和淋巴管由此进出淋巴结。正常淋巴结大小差异较大，当淋巴结内含有大量脂肪即脂肪化时可至数厘米。

（朱世军）

第二节　乳腺常见疾病的 X 线检查

一、乳腺小叶增生

X 线诊断要点：病变为单侧或双侧、局限或广泛，显示为密度增高、轮廓模糊的棉絮状阴影，大小数目不定，有的可互相融合，可见乳腺小梁；病变广泛者乳腺呈密度增高而均匀之阴影，使正常腺体结构消失，有时可见钙化点。

图 15－1，右乳腺小叶增生。右乳呈斑点状致密腺体影，未见明确肿块及异常钙化，脂肪层清晰，皮肤及乳头未见异常。

本病高发年龄为 30～40 岁，主要症状为乳房胀痛和乳房内多发肿块，症状与月经周期有关。

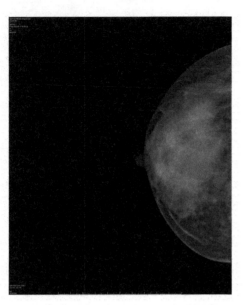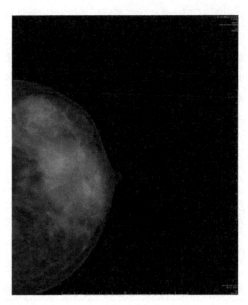

图 15 - 1   乳腺小叶增生

二、乳腺炎

X 线诊断要点：乳腺显示有边缘模糊的不规则密度增高影，周围腺组织结构紊乱，血管增多，局部皮肤增厚，与乳腺癌很难鉴别。脓肿常发生于近乳头的下方。有纤维包囊，显示为边缘较光滑锐利之肿块阴影。

图 15 - 2，乳腺炎。女，37 岁，右乳呈片状致密腺体影，脂肪层模糊不清，乳晕周围皮肤增厚。

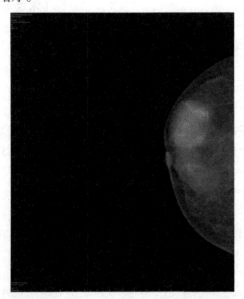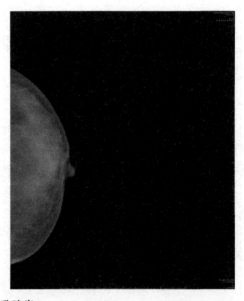

图 15 - 2   乳腺炎

急性乳腺炎，严重时可有全身反应，局部皮肤红、热，并有跳痛及触痛，常合并有同侧腋下淋巴结大、压痛。

三、乳腺纤维腺瘤

X 线诊断要点：肿瘤显示为圆形、卵圆形，略呈分叶状，边缘光滑、密度均匀的阴影。肿瘤周围有一透光晕，其边缘清晰。有时肿瘤可有钙化，其周围腺体组织可受推压。

图 15 - 3，右乳纤维腺瘤。女，39 岁，右乳下方可见大小约 2.9cm × 2.8cm 团块影，外围似可见包膜，边缘光滑，与周围组织界限清楚，未见异常钙化影。

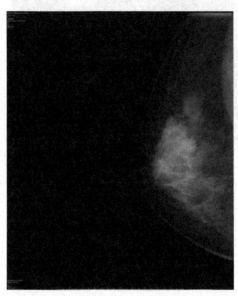

图 15 - 3　乳腺纤维腺瘤

本病为最常见的乳腺良性肿瘤，多发生在 40 岁以下妇女，一般无自觉症状，少数可有轻度疼痛，为阵发性，经期明显。

四、乳腺癌

X 线诊断要点：乳腺显示肿块阴影，其形态可为不规则、结节状或分叶状，肿块密度较高，多模糊、不规则，有凹陷且伸出长毛刺或细短毛刺，与正常腺组织无明显分界，为肿瘤向周围浸润所致，环绕肿块周围常有水肿晕，即一透光区。在肿块内出现细小钙化点，密集成粗簇；沿乳腺管排列的小钙化点如呈线状为导管癌的特征。癌肿可使邻近的腺组织推移或靠拢且向周围浸润，如沿导管浸润，肿块与乳头间有条状阴影相连。癌肿周围尚可出现炎症、增生性病变、纤维腺瘤或囊肿等。皮下脂肪层或肿瘤附近可显示静脉增粗。如病变浸润至胸肌与前胸壁，则乳后间隙消失。多数病例可有乳头凹陷、皮肤增厚。

图 15 - 4，乳腺癌（右乳腺）。女，49 岁，右乳外上方可见大小约 2.8cm × 2.5cm 团块影，边界不清，并可见泥沙样钙化。

本病多发于绝经期后的 40 ~ 60 岁妇女，临床症状为乳房肿块、疼痛、乳头回缩、乳头溢血等。

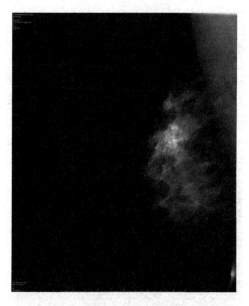

图 15 - 4　乳腺癌

（朱世军）

第四篇　腹部影像学

第十六章　胃肠正常与疾病病变影像

第一节　胃肠道正常影像解剖

（一）胃

X线解剖通常将胃分为胃底（fundus）、胃体（body of stomach）、胃窦（antrum）等几个区域，经常使用的名称还有胃小弯（lesser curvature）、胃大弯（greater curvature）、角切迹（angular incisure）、贲门（cardia）、幽门（pylorus）等（图16-1）。胃底位于贲门水平线以上，内含气，立位时可见胃泡。胃体位于贲门与角切迹间。胃窦位于角切迹与幽门管间。幽门为连接胃和十二指肠的5mm左右短管。

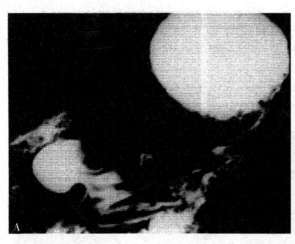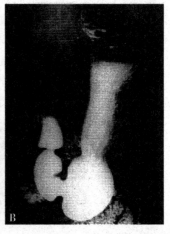

图16-1　胃气钡双重造影
A. 仰卧位胃黏膜相；B. 站立位胃充盈相，示胃的X线分部

1. 正常钡餐造影表现
（1）在充盈相上，胃大、小弯边缘形成光滑、规则的连续性曲线。
（2）在黏膜相上，胃黏膜皱襞呈条纹状透亮影，其形态是可变的，胃的充盈状态、服钡多少、加压轻重等因素均可影响皱襞的粗细和走行。胃底部皱襞呈网状排列不规则，小弯侧皱襞一般 4~5 条，平行整齐，向大弯处逐渐变粗而成横行或斜行。胃窦部皱襞走向与胃舒缩状态有关，收缩时为纵行，舒张时为横行。大弯侧皱襞较宽，为 1cm 左右，其余部位其宽度一般不超过 5mm。

（3）在胃气钡双对比造影片上，胃皱襞消失而显示出胃小沟（gastric groove）和胃小区（gastricareas）。正常胃小区呈大小为 1~3mm 的网格状结构，胃小沟呈粗细和密度均匀的细线，宽约 1mm，多出现在胃窦区。

（4）胃蠕动：为肌肉收缩运动，由胃体上部开始，有节律地向幽门推进，同时波形逐渐加深，一般同时可见到 2~3 个蠕动波。胃窦区无蠕动波，整体向心性收缩，使胃窦呈一细管状，将钡剂排入十二指肠。片刻后胃窦又整体舒张，恢复原来状态。但不是每一次胃窦收缩都有钡剂被排入十二指肠。胃蠕动波的多少和深浅与胃的张力有关。胃的排空一般为 2~4 小时，排空时间与胃张力、蠕动、幽门功能和精神因素等有关。

（5）胃的形状：与受检者体型、张力及神经系统的功能状态有关。①钩型胃：位置与张力中等，胃角明显，形如鱼钩，胃下极大致位于髂嵴（iliaccrest）水平；②牛角型胃：位置与张力高，呈横位，上宽下窄，胃角不明显，形如牛角，多见于肥胖体型；③瀑布型胃：胃底宽大向后返折，胃体小、张力高，造影时钡剂由贲门进入后倾的胃底，充满后再溢入胃体，犹如瀑布；④长型胃：又称无力型胃，位置与张力均低，胃腔上窄下宽如水袋状，胃小弯角切迹在髂嵴平面以下，多见于瘦长体型。

2. 正常 CT 与 MRI 表现

（1）平扫 CT：扩张良好的胃，胃壁较薄，正常时厚度不超过 5mm，且整个胃壁均匀一致，柔软度佳。

（2）增强 CT 表现：胃壁常表现为三层结构，内层与外层为高密度，中间层为低密度。内层与中间层分别相当于黏膜层（mucosa）和黏膜下层（submucosa layer），外层相当于肌层（muscular layer）和浆膜层（serosa）。胃周血管及韧带结构显示良好（图 16-2）。

（3）MR 表现：胃壁的信号特点与腹壁肌肉类似。余同 CT 所见。

3. 正常超声表现　在胃充盈超声对比剂、胃腔扩张良好时，USG 可以显示正常胃壁的厚度和光滑度，内镜超声能够显示胃壁分界清楚的各层结构。

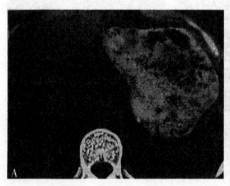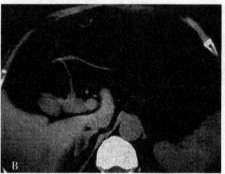

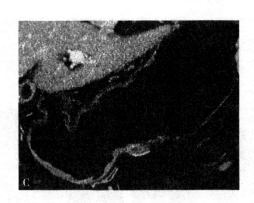

图 16-2 胃的 CT 表现

A. 胃底（胃内充盈混有造影剂的食物）；B. 胃体和胃窦（胃内充盈空气）；C. MIP 冠状位重建图像，示胃的全貌（胃内充盈水）

（二）十二指肠

十二指肠全程呈 C 形，胰头被包绕其中。通常将十二指肠全程称为十二指肠肠曲或肠袢（duodenal sweep or loop），一般分为球部（duodenal bulb）、降部（descending part）、水平部（horizontalpart）和升部（ascending part）。

1. 正常钡餐造影表现

（1）球部呈三角形，顶部指向右后上方，基底部两侧为对称的穹窿，轮廓光滑整齐，幽门开口于基底部中央，球部收缩时黏膜皱襞为纵行的平行条纹。约在第 1 腰椎水平，肠管在球后处急转向下成为降部，降部位于第 1～3 腰椎的右缘，在第 3 腰椎高度向左上形成十二指肠升部，降部与升部间有一小段肠管横行称为水平段（图 16-3）。十二指肠球部以远肠管黏膜皱襞呈羽毛状。球部为整体性收缩，可一次性将钡剂排入降部，降部及升部蠕动，将钡剂呈波浪状推入空肠。十二指肠正常时可有逆蠕动。

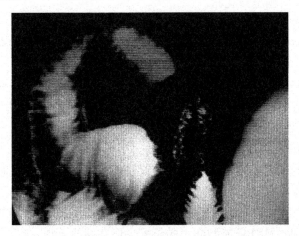

图 16-3 十二指肠低张钡餐造影示十二指肠环的各段组成

（2）低张双对比造影时，球部边缘呈纤细白线，黏膜面呈毛玻璃状，穹窿圆钝。降部、水平部和升部的肠腔增宽，黏膜皱襞呈环状和龟背状花纹。降部中段内侧壁的局限性肩样突起，称为岬部，乳头位于其下方，表现为圆形或椭圆形边缘光滑、直径 1.5cm 左右的隆起影，周围有横行及斜行皱襞。

2. 正常 CT 与 MRI 表现 在 CT 及 MRI 图像上，十二指肠全段与周围结构的解剖关系能得到充分的显示，十二指肠的各分部也较清楚（图 16 - 4）。

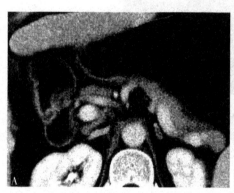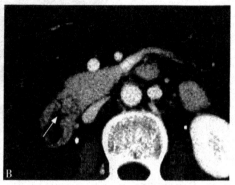

图 16 - 4 十二指肠的 CT 表现

A. 增强 CT，示十二指肠球部，内侧邻胰腺，前方邻肝左叶，外侧邻结肠肝曲；B 增强 CT，示十二指肠降段和水平段交界部，胆总管开口于十二指肠乳头（白箭），十二指肠左侧紧邻胰头钩突部

（三）小肠

小肠（small intestine）通过小肠系膜（small bowel mesentery）与后腹壁相连，活动范围很大。小肠长度约 5 ~ 7m，其中 3/5 为空肠，位于左中上腹，2/5 为回肠，位于右中下腹及盆腔，两者间无明确分界，空肠向回肠逐渐移行，肠腔逐渐变细，管壁逐渐变薄。

1. 正常钡剂造影表现

（1）空肠：充钡扩张时皱襞呈环形排列，蠕动活跃，当空肠腔钡剂排空后，黏膜皱襞呈羽毛状，钡涂布少时则呈雪花状。

（2）回肠：肠腔略小于空肠，蠕动慢而弱，有时可见分节现象，其皱襞少而浅，在肠腔扩张时无明显黏膜皱襞（图 16 - 5）。末端回肠在右髂窝处与盲肠相连接，称为回盲部（ileocecaljunction）。

（3）充钡的小肠呈连续性排列，钡剂运行自然，各部分肠管粗细均匀，边缘光整，加压时肠管柔软且活动良好。小肠蠕动呈推进性运动，空肠蠕动迅速有力，回肠蠕动慢而弱。服钡后 2 ~ 6 小时钡剂前端可达盲肠，7 ~ 9 小时小肠排空。

2. 正常 CT 与 MRI 表现

（1）当小肠肠腔内有较多气、液体充盈时，CT、MRI 可以较好地显示肠壁，但肠袢空虚或较多肠曲密聚时会影响 CT 观察肠壁。

（2）增强 CT 和 MRI 对小肠肠腔外的结构，特别是小肠系膜、腹膜、网膜，显示非常好（图 16 - 6），此外 CT、MRI 还能判断小肠位置、形态等的异常。

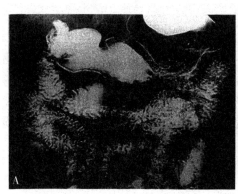
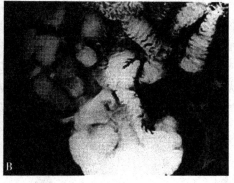

图 16-5 正常小肠钡餐造影

A. 空肠位于左中上腹，具丰富的环形皱襞，显示为"羽毛状"影像；B. 回肠位于右下腹和盆腔，黏膜皱襞较空肠少而浅常显示为轮廓光滑的充盈相

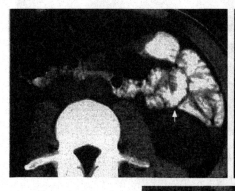
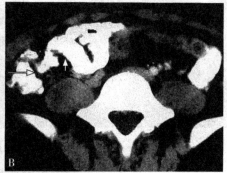
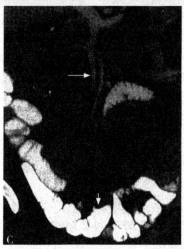

图 16-6 正常小肠及肠系膜的 CT 表现

A. 平扫 CT，示空肠内充满造影剂（短白箭），可见环状的黏膜皱襞；B. 平扫 CT，示回肠末段（短白箭）肠壁光滑，在右下腹开口于回盲部（长白箭）；C. MIP 冠状位重建图像，示富含脂肪的小肠系膜及走行于其中的呈"梳状"排列的肠系膜上动脉和静脉（长白箭）的分支，小肠呈"扇状"排列于肠系膜周边（短白箭）

（四）大肠

大肠（large bowel）起于盲肠止于直肠，包括阑尾（appendix）、盲肠（cecum）、升结肠、横结肠、降结肠、乙状结肠和直肠（图 16-7）。升、横结肠交界处称结肠肝曲（hepatic flexure），横、降结肠交界处称结肠脾曲（splenic flexure）。盲肠、横结肠、乙状结肠位置变化较大，降结肠和直肠位置较为固定。结肠肠管以盲肠较为粗大，以后依次逐渐变细。乙状结肠与直肠交界处是结肠最狭窄处，长度约为 1~1.5cm，此处应与病理性狭窄相鉴别。

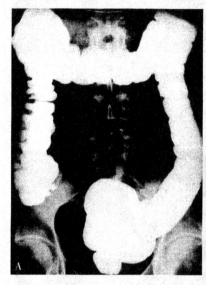 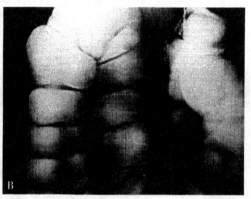

图 16-7　结肠的形态与分部
A. 结肠钡灌肠充盈相；B. 双对比造影，示正常的结肠及结肠袋

1. 正常钡剂造影表现

（1）回盲瓣（ileocecal valve）：指回肠末端形成突入盲肠腔内的瓣状结构，通常位于盲肠的后内侧壁。回盲瓣的上下缘呈对称的唇状突起，在充盈相上呈透亮影。

（2）阑尾：在钡餐或钡灌肠时都可能显影，表现为位于盲肠内下方的长条状影，粗细均匀，边缘光滑，易于推动（图 16-8）。

（3）结肠袋（colonic haustra）：指结肠充钡时大致对称的袋状突起，横结肠以近明显，降结肠以远逐渐变浅，至乙状结肠接近消失。是结肠最主要的 X 线特征（图 16-7）。其数目、大小、深浅可因人和结肠充盈状态而异。

（4）直肠通常可见上、中、下三个直肠横襞。

（5）结肠黏膜皱襞呈纵、横、斜三种方向交错的不规则纹理，盲肠、升结肠和横结肠明显，以横行及斜行为主，降结肠以下皱襞渐稀疏，以纵行为主。皱襞的形态可随蠕动而发生改变。

（6）结肠的无名沟和无名区：在低张双对比造影中表现为细小网络状的微皱襞影像，许多结肠病变在早期常造成微皱襞的异常。

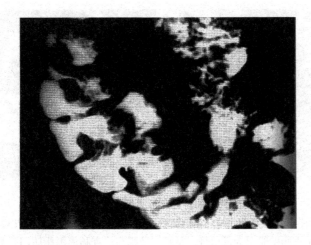

图 16 - 8　正常回盲部

钡剂造影，示回盲瓣和阑尾，末段回肠入盲肠处肠管收缩，形似"鸟嘴"

2. 正常 CT 与 MRI 表现

（1）在 CT 图像上，结肠腔、肠壁及壁外的结肠系膜均能良好显示；经过三维图像重建后的冠状 CT 图像可以全面、形象反映结肠在腹腔的位置、分布及与结肠系膜、邻近器官的解剖关系；而 CT 仿真内镜技术则为 CT 显示结肠黏膜及黏膜下病变提供了可能（图 16 - 9）。

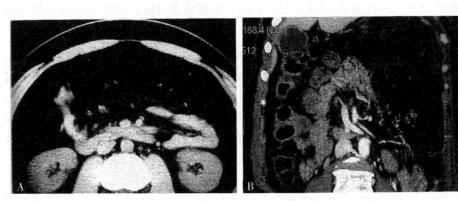

图 16 - 9　结肠的 CT 表现

A. 含气的结肠各段；B. MIP 冠状位重建图像，示结肠排列成框状位于腹部周边，结肠系膜位于腹部中央，内有系膜血管走形

（2）CT 与 MRI 均可清晰显示直肠本身及直肠周围间隙（包括筋膜、脂肪等）的形态，对直肠病变的局部状态评价有较大帮助（图 16 - 10）。

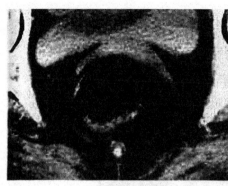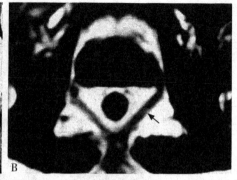

图 16 - 10　直肠及直肠周围间隙

A. CT，示直肠内含气体，肠壁光滑均匀，直肠周围间隙充满脂肪，直肠前方可见膀胱和阴道（女性）；B. MRI T₂WI，示直肠壁肌层为低信号，黏膜信号稍高；直肠周围脂肪间隙为均匀高信号，直肠外周肛提肌内侧的间隙为骨盆直肠间隙，肛提肌以外为坐骨肛管间隙；直肠前方为前列腺（男性）

（易长虹）

第二节　胃肠基本病变的影像表现

　　钡剂造影勾画出的是消化道的轮廓（contour）、黏膜表面和内腔，而黏膜下层、肌层及浆膜等结构不能得到直接显示。CT、MRI 可以显示消化道管腔、管壁各层和腔外邻近器官、结构的改变，但对黏膜层的显示不如钡剂造影。

　　（一）钡剂造影的异常征象

　　1. 轮廓改变　充钡后的正常消化道的轮廓平滑、光整而连续，当消化道管壁（特别是黏膜层）发生病变时，即可造成轮廓的 X 线改变。

　　（1）隆起：指消化道管壁向管腔内的局限性突起，主要见于肿瘤性病变（如癌等）和一些非肿瘤性局限性病变（如炎性息肉等）。隆起致使消化道局部不能充盈钡剂，这时由钡剂勾画出的消化道轮廓形成局限性的内凹改变，称为充盈缺损（filling defect）。良、恶性隆起各有特点。

　　（2）凹陷：指消化道管壁的局限或广泛缺损，常见于消化道炎症、肿瘤等。黏膜缺损未累及黏膜肌层时称为糜烂（erosion），如缺损延及黏膜下层时则称为溃疡（ulce，ation）。在钡剂造影中，当黏膜面形成的凹陷或溃疡达到一定深度时可被钡剂填充，在切线位投照时，形成突出于腔外的钡斑影像，称为龛影（niche）或壁龛（crater），在正面投影时则表现为类圆形钡斑（barium spot）（图 16 - 11）。良、恶性凹陷各有特点（表 16 - 1，图 16 - 12）。

表 16 - 1　良、恶性龛影的影像特点

龛影	形状	轮廓	深度	凹陷底	凹陷周边	位置
良性	圆或类圆形	光整	深	较平坦	黏膜水肿带	突出于腔外
恶性	不规则，呈地图状	不规整	浅	凸凹不平伴有颗粒状小隆起	结节状隆起	位于腔内

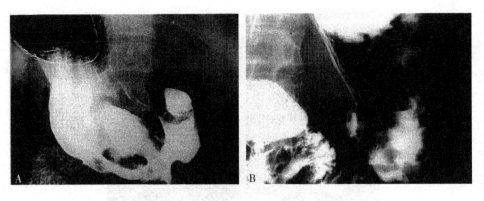

图 16-11　龛影

A. 溃疡型胃癌：胃双对比造影，示胃体前壁巨大龛影，其内钡剂聚集，边缘不规则，周围见"指压状"宽窄不等的环堤，无钡剂充填，形似火山口；B. 胃溃疡：胃双对比造影切线位图像，示胃小弯乳头状龛影位于胃小弯轮廓线之外，龛影边缘光滑，靠近胃壁处见环状低密度水肿带，表面光滑规整，周围黏膜呈现放射状纠集

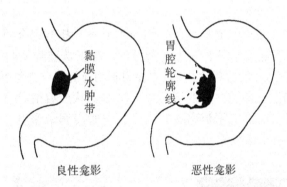

图 16-12　良恶性龛影的影像特点对比示意图

（3）憩室（diverticulum）：是消化管壁局部发育不良、肌壁薄弱和内压增高致该处管壁膨出于器官轮廓外，使钡剂充填其内。憩室可发生于消化管任何部位，以食管、十二指肠降部、小肠和结肠多见，X线上表现为器官轮廓外的囊袋状突起，黏膜可伸入其内，可有收缩，形态可随时间而发生变化，与龛影不同。

（4）管壁增厚及管壁僵硬：多种疾病可引起消化道管壁的增厚，一般炎性疾患如 Crohn 病，可引起肠壁广泛增厚。

管壁僵硬是指消化道壁失去正常的柔软度，形态固定，即使在压迫相中形态也无明显改变，受累段管壁蠕动波消失。

2. 黏膜及黏膜皱襞改变　消化道黏膜的异常表现对早期病变的发现及鉴别诊断有重要意义。

（1）黏膜破坏：黏膜皱襞消失，形成杂乱无章的钡影，与正常黏膜皱襞的连续性的中断（图 16-13）。多由恶性肿瘤侵蚀所致。

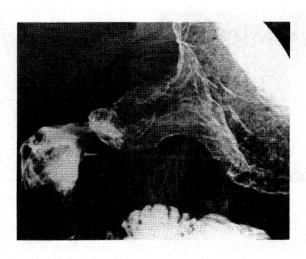

图 16 – 13　黏膜破坏

胃窦癌：钡餐，示胃窦部胃腔环状缩窄、僵硬，病变部位胃腔表面平坦或呈不规则结节状
改变，无正常胃黏膜显示胃窦部黏膜破坏区域与胃体部正常黏膜有截然分界

（2）黏膜皱襞平坦：条纹状皱襞变得平坦而不明显，甚至完全消失。多为黏膜和黏膜下层水肿或肿瘤浸润所引起。水肿者多为逐渐移行，与正常皱襞无明显分界（良性溃疡）；浸润者多伴有病变形态固定而僵硬，并与正常黏膜有明显界限（恶性肿瘤）。

（3）黏膜纠集：皱襞从四周向病变区集中，呈车辐状或放射状（图 16 – 14）。常因慢性溃疡产生纤维结缔组织增生（瘢痕挛缩）所致，有时浸润型癌也可产生类似改变，但黏膜僵硬而且不规则，并有中断现象。

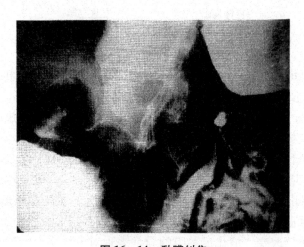

图 16 – 14　黏膜纠集

胃溃疡：钡餐正位投照，示胃体部小龛影，呈类圆形存钡斑，周围见放射状黏膜聚集征象，
直达钡斑边缘，形态光滑整齐，无黏膜破坏、中断现象

（4）黏膜皱襞增宽和迂曲：亦称黏膜皱襞肥厚，表现为黏膜皱襞的透明条纹影增宽，常伴有皱襞迂曲和紊乱。常为黏膜和黏膜下层的炎症、肿胀及结缔组织增生所致，多见于慢

性胃炎和胃底静脉曲张。

（5）微黏膜皱襞改变：炎性疾病时导致小区呈颗粒状增大，大小不均，小沟增宽、模糊；伴有糜烂时小区和小沟结构破坏，呈散在小点状钡影；癌肿浸润时小区和小沟结构可完全破坏。

3. 管腔改变

（1）管腔狭窄：指超过正常限度的管腔持久性缩小。病变性质不同引起管腔狭窄的形态亦不相同：①炎性狭窄范围较广泛，有时呈分段性，狭窄边缘较光整；②癌性狭窄范围局限，管壁僵硬，边缘不规则；③外压性狭窄多偏于管腔一侧且伴有移位，管腔压迹光整；④痉挛性狭窄具有形态不固定和可消失的特点。

（2）管腔扩张：指超过正常限度的管腔持续性增大。常由消化道梗阻或麻痹引起，均可有积液和积气，常伴有胃肠道蠕动增强或减弱。

4. 位置和移动度改变

（1）腹腔肿瘤可造成对消化道的压迫移位，局部消化道形成弧形压迹，被推移的部分肠管聚集。如肝左叶肿块可使胃底向下移位，并在该处出现充盈缺损；胰头癌常造成十二指肠曲扩大、固定及肠管浸润等。

（2）肠管粘连、牵拉造成位置改变，移动性受限。

（3）腹水可导致小肠位置、分布异常，肠管活动度增大。

（4）肠管先天性固定不良或先天性位置异常，如移动盲肠、盲肠位置过高或过低，肠旋转异常等，均可引起肠管位置和移动度的改变。

5. 功能性改变　消化道功能包括张力（tonicity）、蠕动、排空和分泌功能，消化道的各种器质性和功能性改变均可导致胃肠功能的异常。

（1）张力改变：消化道张力受神经控制和调节。

1）交感神经兴奋和迷走神经麻痹可使张力降低，管腔扩张；迷走神经兴奋使张力增高，管腔缩小；如麻痹性肠梗阻（paralytic ileus）常使肠管张力下降，管腔扩张；溃疡的局部刺激可引起管腔变窄。

2）痉挛（spasm）：指胃肠道局部张力增高，暂时性和形态可变性为其特点，用解痉剂可消除。食管痉挛使其轮廓呈波浪状；幽门痉挛使钡剂排空延迟；球部和盲肠痉挛可使其充盈不良；结肠痉挛使肠管变细，袋形增多，肠管呈波浪状。

（2）蠕动改变：蠕动增强表现为蠕动波增多、加深和运行加快，蠕动减弱则反之。逆蠕动与正常运行方向相反，常出现在梗阻部位的上方。肠麻痹表现为全部小肠不见蠕动；肿瘤浸润则使病变处蠕动消失。

（3）排空（exhaustion）功能改变：排空功能与张力、蠕动、括约肌功能和病变本身有关。

1）胃的排空时间为 2~4 小时，小肠排空时间约为 9 小时，超过上述时间而仍有钡剂潴留则称为排空延迟。口服甲氧氯普胺（胃复安）或肌注新斯的明常可缩短排空时间。

2）胃肠运动力增强则表现为排空时间缩短，如服钡后 2 小时即抵达盲肠则意味着运动力增强。

（4）分泌功能改变：胃肠分泌功能的改变常与疾病有关。

1）胃溃疡：常引起胃分泌增加，使胃液增多，立位透视可见液平面，服钡后钡不能均匀涂布在胃壁上。

2）吸收不良综合征：肠腔内分泌物增加，黏膜纹理增粗模糊，钡剂易凝成絮片状。

3）过敏性结肠炎：肠腔内有大量黏液存在，服钡后表现为细长或柱状影，结肠黏膜面钡剂附着不良，肠管轮廓不清。

（二）CT检查的异常征象

1. 管腔改变　同钡剂造影检查一样，CT可以准确显示消化道管腔的狭窄与扩张。在多数情况下，结合管腔改变处的形态、管壁及管外情况，可以做出造成管腔改变的病因诊断（图16-15）。

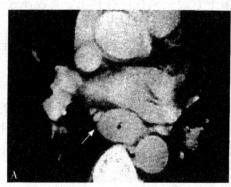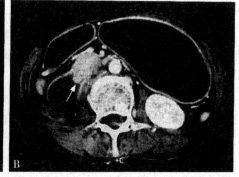

图16-15　消化道管腔狭窄的CT表现

A. 胸段食管癌：食管管壁环形增厚，致管腔变窄呈点状（白箭）；B. 十二指肠壶腹周围癌：肿块突入肠腔内（白箭），同时造成十二指肠水平段肠腔的重度狭窄和阻塞，致近侧十二指肠腔和胃腔扩大

对管腔内容物的改变，如异物、肠套叠（intussusception）等，CT也能做出较为准确的判断（图16-16）。

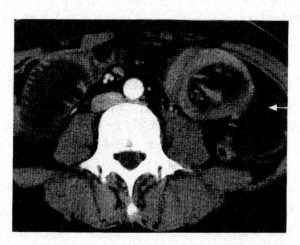

图16-16　消化道内容物改变的CT表现

肠套叠：套筒段肠壁增厚，管腔内见脂肪密度影及点状、条索状高密度影（黑箭）；为套叠入肠腔内的套头（另一段肠管、肠系膜脂肪和血管）；套叠肠段周围见扩张、积液的肠管（白箭），为继发性肠梗阻表现

2. 管壁改变

（1）管壁增厚：在获得良好扩张的条件下，在 CT 断面图像上，一般食管壁超过 5mm、胃壁超过 10mm、小肠壁超过 5mm 可诊断为管壁增厚；大肠壁超过 5mm 为可疑增厚，超过 10mm 则可肯定为异常增厚。

1）缺血性肠病、低蛋白水肿性肠病等造成的肠壁增厚常较均匀、肠壁各层层次清楚、肠壁边缘清晰而光整、受累肠段范围较长等（图 16－17）。

2）炎性肠病的肠壁增厚常不均匀且肠壁层次和管腔外结构模糊不清。

3）肿瘤所致管壁增厚多为局限性、向心性增厚，管壁层次消失，甚至形成团块（图 16－18）。

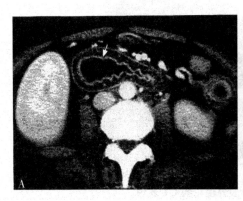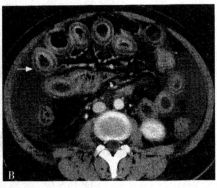

图 16－17 小肠肠壁增厚的 CT 表现

系统性红斑狼疮缺血性肠病：A. 增强 CT，示十二指肠壁黏膜层和浆膜层显著强化，呈线状高密度环状影（白箭），而中间的肌层明显水肿、增厚，强化程度差，表现为低密度；B 增强 CT，示多数空肠肠壁增厚，强化的黏膜、浆膜与中间低密度的肌层在横断面形成典型的"靶征"（白箭）

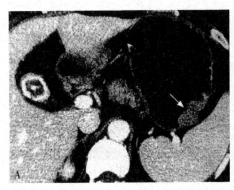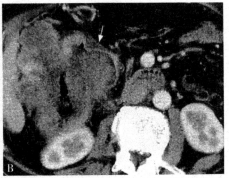

图 16－18 管壁增厚的 CT 表现

A. 胃大弯胃癌：胃壁局限性增厚，形成肿块（白箭），突入胃腔内；胆囊内有同心圆状钙化结石；B. 升结肠及肝曲结肠癌；受累肠壁增厚，形成不规则、分叶状肿块（白箭）强化不均匀，结肠浆膜面毛糙，周围脂肪密度增高，提示肿瘤浆膜外浸润

（2）管壁肿块：CT 可以直观显示消化道管壁的肿块，而钡剂造影仅能间接提示肿块。

目前多排螺旋 CT 已能观察到大小约 0.5cm 的管壁结节，在管腔充盈良好的情况下，还可以判断管壁各层结构的状态，如有无破坏、中断及消失等。

3. 管腔外改变

（1）炎症可造成相邻肠系膜水肿、充血和结缔组织增生。

（2）恶性肿瘤穿透浆膜层可造成周围脂肪层模糊、消失，淋巴结肿大，邻近器官浸润和远处转移等（图 16 – 19）。

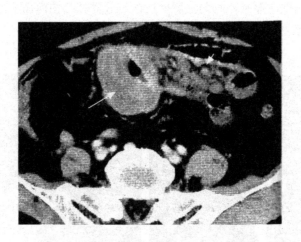

图 16 – 19　肠癌及腔外侵犯的 CT 表现

受累小肠壁显著偏心性增厚（长白箭），管腔狭窄，浆膜面毛糙不清，邻近肠系膜脂肪密度增高，系膜上见多数结节状软组织密度影，为肿大的淋巴结（短白箭）

（易长虹）

第十七章　胃肠常见疾病 X 线诊断

第一节　胃及十二指肠穿孔

以胃和十二指肠溃疡穿孔较常见，其次炎症或创伤也可引起。如小肠伤寒、结核、局限性肠炎及坏死性肠炎等均可发生穿孔。急性胃肠道穿孔以骤然发生的持续性剧烈腹痛为特点，初起时疼痛部位多在上腹部，不久后延及全腹，亦可向肩背部放射。腹痛严重者可伴有不同程度的休克，如面色苍白，出冷汗，脉搏细弱及血压下降等。触诊时，全腹可出现明显压痛、反跳痛、肌紧张及"板状腹"等腹膜炎体征。肠鸣音减弱或消失，肝浊音界消失。

X 线表现：胃肠道穿孔后，气体和肠腔内容物一起进入腹腔而形成游离气体。观察膈下游离气体最佳方法是：腹部透视或立位腹部平片，如患者病情不允许立位时，可取坐位拍摄。部分患者可行侧卧位水平投照，因为游离气体积聚在腹壁旁时，比较容易显示，以此帮助确立诊断。怀疑胃肠道穿孔时，禁用钡剂检查。

一、气腹

根据气量多少可见膈下线条状、新月状、半月状透亮影。当大量游离气体合并腹腔内大量渗液时，腹腔内出现液平面称为液气腹。因右膈稍高于左膈，且右膈下为致密的肝脏阴影，故右侧膈下即使少量气体也易显示。但有 10% ~ 35% 的患者不见游离气腹，可能由于穿孔较小，或胃肠道内容物堵塞穿孔口所致。左侧膈下因有胃泡及结肠脾曲的气体存在，观察不仔细易误诊和漏诊。我们有一例胃内少量气体误为膈下气体，误导外科医生准备紧急手术。如果发现左膈下气影，是胃泡还是膈下游离气体一时难以定论时，或患者病情较重不能站立时，我们可以采用患者右侧向下，侧卧在检查台上，成像板置于患者腹部，X 线自背后水平投照，如有气腹存在，气体可游离至左侧腹壁下，显示为透亮的带状气影。如右膈下气影有疑惑时，可采用左侧向下侧卧水平投照，如有气腹，则于右侧腹壁下可见透亮的条带状气体影。

有时，穿孔早期少量游离气体不易显示，如果临床怀疑胃肠穿孔，应该注意短期复查（图 17 – 1 ~ 17 – 2）。

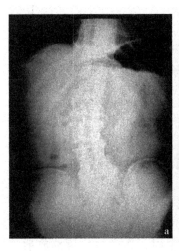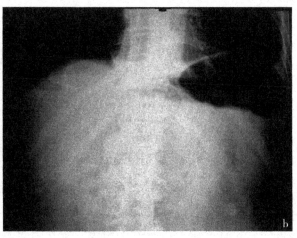

图 17 - 1　急性胃肠穿孔

男，75 岁。患肺癌，准备再次住院化疗。今晨突感腹痛腹胀伴恶心呕吐来诊。临床检查左
上腹压痛（＋），肠鸣音活跃，怀疑肠梗阻。片 a 立位腹平片，见两侧膈下大量游离气体及
大液平。胃泡较小位于左脊柱旁；片 b 为放大片

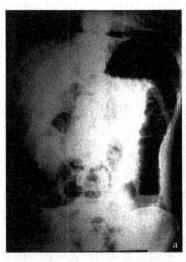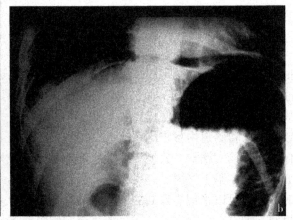

图 17 - 2　小肠远端不全性梗阻、肠穿孔

男，21 岁。腹痛反复发作 2 周，突然加重 1 天。片 a 示两膈下可见多量游离气体影，左上
腹空肠明显扩张、胀气，中下腹可见回肠部分气体，升结肠内有少量气体片 b 为放大片

二、小网膜囊充气影

胃或十二指肠后壁穿孔，游离气体进入小网膜囊呈包裹状，表现为脊柱与胃小弯间新月
状或半月状透亮影（图 17 - 3）。

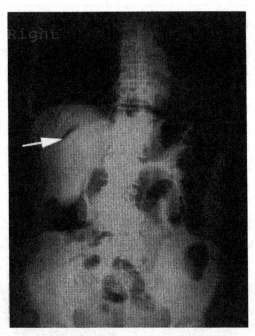

图 17 – 3 胃肠穿孔，液气腹

女，53 岁。腹痛、腹胀 1 周，停止排便 3 天，加重伴剧烈腹痛半天；X 线显示两膈下及肝肾隐窝积气，伴腹腔渗液，呈液气腹。肠腔胀气、排列零乱

三、肝缘投影征象

偶有少量游离气体窜入肝肾隐窝，于仰卧位时，气体上升于前方刻画出肝下缘的轮廓，X 线表现为条状或新月状透亮影（图 17 – 4）。

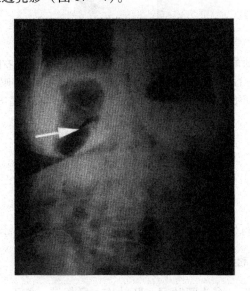

图 17 – 4 结肠穿孔

女，68 岁。肠镜检查后 2 小时，右下腹疼痛明显。X 线显示两膈下可见新月状游离气体影，肝肾隐窝内可见条状弧形气影。结肠内有少量气体

四、腹膜后充气征象

慢性溃疡与后腹膜粘连后发生穿孔时，气体偶可窜入腹膜后隙使之充气，可使一侧或两侧肾周围充气。

五、纵隔和皮下气肿

有时可见。

六、腹腔积液征

可见腹腔脏器外明显的气液平面。

气腹也可见于人工气腹、腹腔手术、输卵管通气术后以及腹部透析患者，结合病史，不难鉴别。间位结肠可在膈肌与肝脏之间有气影存在，但仔细观察气体中可见黏膜皱襞或结肠袋影（图17-5、17-6）。

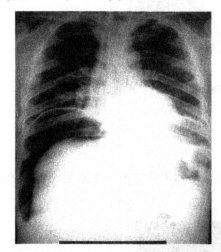

图17-5 膜透析后所致气腹

男性，55岁。肾衰患者行腹透。X线显示立卧位腹部平片示：膈下游离气体

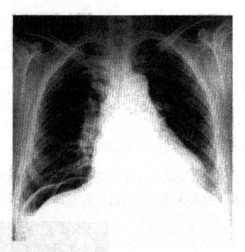

图17-6 右膈下间位结肠

男，45岁。腹痛伴呕吐3小时。X线显示右膈呈波浪状，膈下气影内可见结肠袋影，未见液平面

（聂 中）

第二节 肠梗阻

肠腔内容物的正常运行发生障碍，食物不能顺利通过肠道时，即为肠梗阻。

一、单纯性机械性小肠梗阻

单纯性机械性小肠梗阻，多为肠肿瘤、肠粘连、肠扭转、粪石、肠套叠、炎性肿块压迫等等所引起，使小肠肠腔狭窄或闭塞，形成肠内容物通过受阻，梗阻肠曲的血运暂无障碍，均称为单纯性机械性小肠梗阻。

X 线表现：梗阻发生后 3~4 小时即有表现。腹部平片显示为梗阻近侧肠管扩张、充气、积液，立位可见液平。肠管扩张（其小肠内径 >3cm），胀气肠曲卧位时并行排列，立位时胀气肠曲扩张呈拱形。每一胀气肠曲的两端各有液平面，同一肠曲的两液平面可以高低不等，在透视下可见液平面随激烈的蠕动而上升和下降（图 17-7~17-10）。

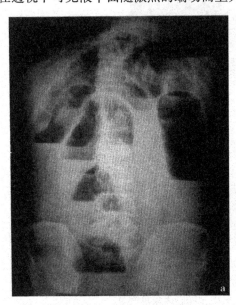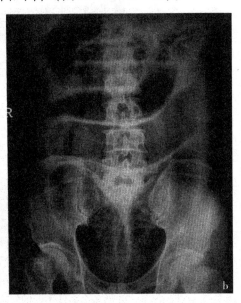

图 17-7 小肠低位不全性梗阻

男，55 岁。阵发性中下腹 4 小时，检查：全腹轻压痛。片 a 立位：中上腹部可见多个拱形肠曲，并见高低不一的液平；片 b 卧位：见明显扩张空、回肠，几乎横贯于整个腹腔，肠壁增厚。结肠内有少许气体

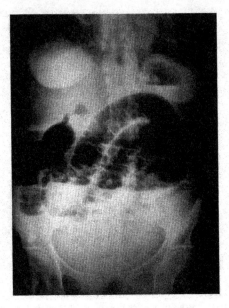

图 17-8 小肠低位不全性梗阻

女，75 岁。腹痛、腹胀 5 天。X 线显示中腹部小肠明显扩张，肠管弯曲呈拱形，其内黏膜纹呈弹簧样，并伴有多个液平

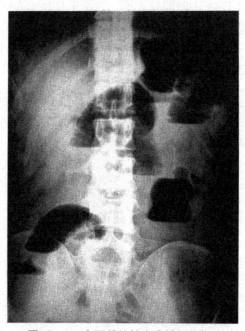

图 17 - 9　小肠单纯性完全性低位梗阻

女，40 岁。腹痛、腹胀 1 天，伴恶心、呕吐。X 线显示空、回肠扩张、胀气，并见多个高低不一的气液平面，结肠内未见气体

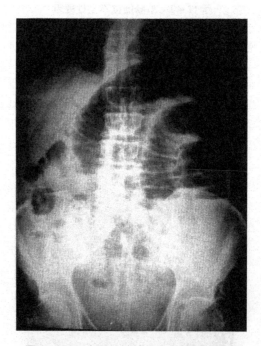

图 17 - 10　小肠机械性不完全性低位梗阻

男，77 岁。腹痛、腹胀 2 天，伴呕吐。X 线显示中上腹部偏左可见扩张、胀气的空肠曲，并呈倒 "U" 排列，其下可见高低不一的液平面，结肠内有少量气体

　　根据扩张、胀气肠曲中黏膜皱襞的形态来分析肠梗阻的部位。空肠胀气后表现为有多数横贯肠腔的环形皱襞，排列呈"鱼肋状"或弹簧状，分布于左中上腹部片；回肠胀气肠管呈内壁光滑的管状透明影，内无明显皱襞，多位于右中下腹部（图 17－11～17－14）。

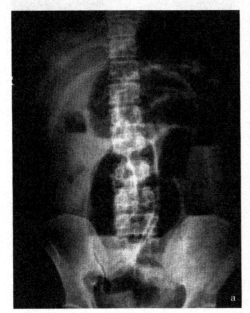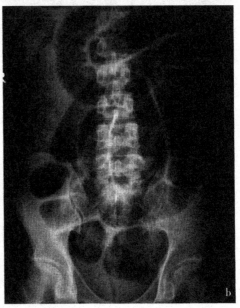

图 17－11　小肠完全性低位梗阻

男，52 岁。腹痛、腹胀，停止排便、排气 3 天，原有结肠癌。片 a 腹部立位，见扩张、胀气的空肠（黏膜皱襞呈弹簧状或鱼肋状）、回肠（无黏膜呈空管状）呈倒"U"字形排列，并见高低不平的液平面。片 b 腹部卧位，见充气扩大的空回肠横贯或斜贯整个腹腔，在上腹部呈并行排列，在下腹部呈螺旋状盘旋

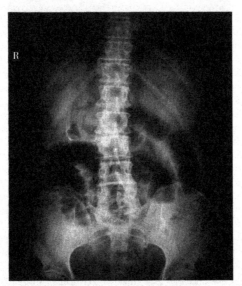

图 17－12　小肠单纯性梗阻

男，33 岁。反复腹痛、腹胀、呕吐、排便次数减少 4 天，加重 1 天。X 线显示中腹部可见扩张、胀气的小肠曲，其内可见鱼肋状的黏膜皱襞

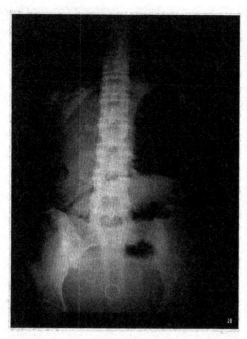
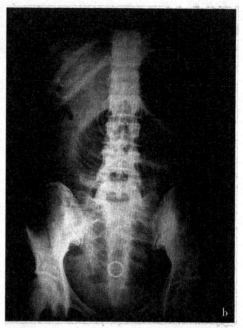

图 17-13　小肠低位不全性梗阻

女，35 岁。直肠癌 Miles 术后 1 年多。感腹痛、腹胀 2 天。片 a 立位，左腹部可见充气扩张的空肠曲，其下见液平面。结肠内有少量气体。片 b 卧位，扩张胀气的空肠曲位于左中上腹部

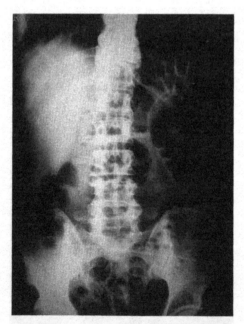

图 17-14　小肠不全性低位梗阻

男，76 岁。腹痛、腹胀 2 天。听诊肠鸣音亢进。X 线显示左上腹可见扩张、胀气的空肠曲，并见有液平面。升结肠内有少量积气，左下腹可见小液平

根据结肠内气体的多少来确定梗阻的程度。如多次检查结肠内无积气，应判断为单纯性完全性小肠梗阻。如多次检查结肠内仍有少量气体或时有时无，结合小肠梗阻征象，多为单纯性不完全性小肠梗阻（图 17 - 15、图 17 - 16）。

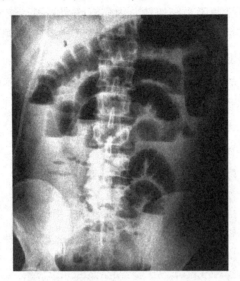

图 17 - 15　小肠不全性低位梗阻

男，38 岁。腹胀、腹痛伴呕吐 2 天。X 线显示空、回肠扩张、胀气并见有多个液平面，右下腹可见多个串珠状小液平（为多液量征的表现）。扩张的小肠呈拱形排列。横结肠内有气体

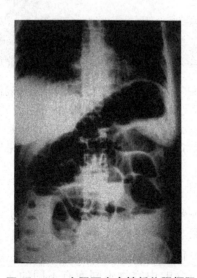

图 17 - 16　小肠不完全性低位肠梗阻

女性，51 岁。腹痛、腹胀已 3 天多。近 1 天无排便、排气。X 线显示空肠、回肠明显扩张、胀气，并见有多个液平面

二、绞窄性小肠梗阻

任何原因引起肠腔狭窄或闭塞，并伴有梗阻肠曲血液供应发生障碍、甚至引起肠壁坏死者均称为绞窄性肠梗阻，常见原因为肠扭转、内疝、肠套叠等。绞窄性小肠梗阻常以封闭肠襻的形式出现最为多见，根据其近端梗阻点阻塞的程度，闭襻性梗阻可分为两类。

（一）完全性绞窄性肠梗阻

闭襻的近端梗阻点阻塞完全，梗阻以上肠管内的气体及液体均不能进入闭襻，致使梗阻上端出现扩张、胀气的肠曲，此种表现与一般单纯性小肠梗阻相同。闭襻内往往聚集大量渗液（图17－17）。如果闭襻的位置较高，上端肠管的内容物吐出后，可无明显的梗阻征象。

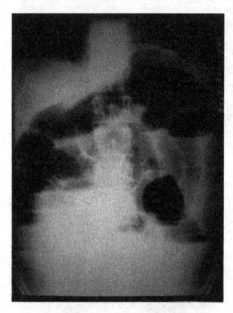

图17－17　急性小肠扭转，引起绞窄性小肠梗阻

男，34岁。上腹部疼痛半小时，既往无腹部手术史。体检：中下腹部压痛、反跳痛
（＋），肌卫（＋）。X线显示空、回肠明显扩张，中腹部见多个拱形肠曲，左上腹部
分肠腔呈空管状，右下腹可见部分肠黏膜纹呈弹簧状，结肠未见显示

（二）不完全性绞窄性小肠梗阻

由于上端肠管内容物可随强烈蠕动进入闭襻，闭襻内接纳大量气体及液体，因而不断扩张，使之成为全部肠管中扩张最显著的一段。由于闭襻肠管血运障碍，动力丧失，不能将其中的气体及液体输入远端肠管，因而闭襻以下的肠管往往是空虚的。

X线表现：闭襻本身依其所含的内容物不同而有不同的X线表现。当闭襻内充以大量气体时，由于绞窄的肠系膜牵引，使其两端趋向接近靠拢，卧位片上表现"C"字形或呈"咖啡豆征"。这种箝闭肠曲的位置，相对保持固定，不随时间的不同和体位的变动而改变。如果闭襻累及范围较广，则箝闭的肠曲可相互重叠，表现为"S"状、香蕉状、花瓣状、同心圆形或车轮状等。若肠襻内充以大量液体，则摄片可见腹腔内有致密的圆形或分叶状的软组织块影，在邻近充气肠管的衬托下，显示更为清楚，形似肿瘤故被称为假肿瘤征，在下腹部较为常见（图 17 – 18）。

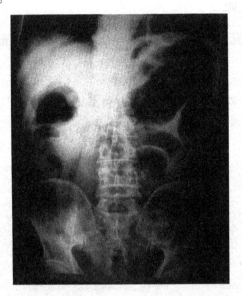

图 17 – 18　不全性绞窄性小肠梗阻

男，83 岁。右上腹痛伴寒战、高热 4 天，停止排便、排气 3 天。2 年前曾行胆囊切除。X 线
显示小肠充气扩张明显，左下腹小肠呈花瓣状排列，结肠肝曲与脾曲积气

当扩张肠曲内含有大量液体而少量气体时，X 线表现为少量气体散布在充满液体肠曲的
黏膜皱襞之间，典型者排列呈串珠状，这叫小肠内多液量征，有时还兼有气柱低扁的长液
平。这种现象可见于多发性粘连所致的单纯性机械性小肠梗阻（图 17 – 19）。

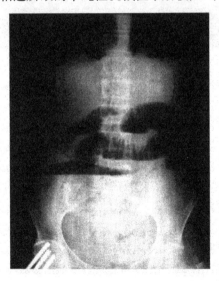

图 17 – 19　小肠完全性低位梗阻

女，60 岁。恶心、呕吐，停止排便、排气 4 天。X 线显示扩张、胀气的
空肠位于中腹部，回肠在右下腹，呈低气柱、长液平面，并可见一长串
的串珠状的积气影，提示梗阻段肠腔内有较多积液，为多液量征

三、粘连性肠梗阻

常为多发性梗阻，多发性粘连限制了肠曲的活动，以致形成充气、扩大小肠曲，形态和位置比较固定。

X 线表现：

（1）充气扩大的肠曲多数位于下腹部，上腹部较少。但在广泛粘连时，梗阻以上肠曲的扩张受到成片粘连的限制，因而表现为整个腹腔有许多扩张不明显、分布零乱的充气肠曲（图 17 - 20）。

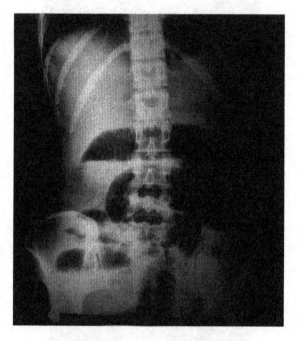

图 17 - 20 小肠粘连性肠梗阻

女，35 岁。腹痛 2 天，有宫外孕史。X 线显示中下腹部空、回肠明显扩张、胀气，并见宽大的液平面，结肠内无气体

（2）有时多发性梗阻点之间的距离较短，也可能由于多发性粘连的限制，因此充气扩大肠曲连续的距离可以较短，因而蜷曲呈 "C" 形与绞窄性肠梗阻所见小跨度肠襻相仿，但一般数目较少，并还可见一些连续距离较长的大跨度肠襻（图 17 - 21）。

（3）多发性梗阻还可出现近端梗阻点以下，及下一梗阻点以上的肠曲内积液多而积气少的现象。因而表现为少量气体位于积液扩大肠曲的黏膜皱襞之间，呈一个个分散的小气泡阴影，或呈连成一串小气泡阴影（图 17 - 22）。

（4）肠曲扩大的程度不成比例，有时近端梗阻点阻塞不完全，或形成活瓣式阻塞，而远端梗阻点阻塞较完全，于是大量气体和液体通过不完全的梗阻点进入这段肠曲，但因远端阻塞较完全，因而又不易排出，因此造成这段肠曲特别扩大。

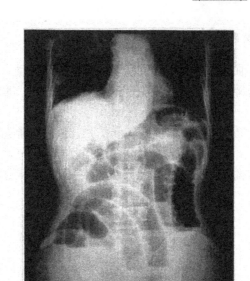

图 17 – 21 小肠低位不全性肠梗阻

男，84 岁。腹痛伴恶心、呕吐，外院诊为肠梗阻。X 线显示左上腹扩张的小肠曲，可见弹簧样的黏膜纹提示为空肠；右下腹扩张的小肠曲，呈空管状拱形排列提示为回肠。结肠内见少量气体，脾曲部位较明显

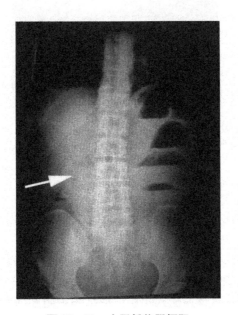

图 17 – 22 小肠低位肠梗阻

男，53 岁。腹痛 1 天。X 线显示右中腹部可见散在的串珠状的小液平，左中上腹可见扩张的积气、积液的空肠曲。液平面较长，提示肠内积液较多。结肠内未见气体影

四、麻痹性肠梗阻

不是因为肠腔狭窄，而是由于各种原因引起的整个胃肠道动力丧失，即胃肠道处于麻痹状态而引起肠内容物通过障碍造成的肠梗阻，叫麻痹性肠梗阻。最常见的原因是急性腹膜炎和手术后的肠麻痹。

X 线表现：小肠和大肠轻度至中等度积气和扩张，胃部也常充气扩大。以结肠充气显著是诊断本症的重要依据，并常见结肠内有粪便影。立位时可见气液平面，积液量较积气量为多，多个肠曲的液面可在同一高度，这是因为麻痹性肠梗阻的肠蠕动多不明显，故液平面处于静止状态（图 17 – 23）。

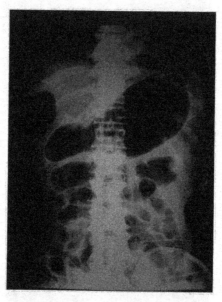

图 17 – 23　反射性胃肠郁张

男，60 岁。外伤后发现脾挫裂伤、左肾挫伤，左肋多发骨折。X 线显示胃腔扩大明显，中下腹部回肠扩张、胀气呈横行排列。结肠内有少量气体

五、单纯性机械性结肠梗阻

常见原因为肿瘤、炎性狭窄、以及老年人的粪块堵塞等，但半数以上是有乙状结肠及直肠上部的肿瘤所引起。

X 线表现：可见梗阻以上的结肠显著扩大胀气，立位片可有大的液平面，在扩大的肠曲中可见到结肠袋，小肠内积气积液的现象则视回盲瓣的情况可有可无。

当回盲瓣关闭不全时，气体逆流入小肠，使结肠梗阻在 X 线片上的表现与低位小肠梗阻无法区别。结肠梗阻时，以盲肠及升结肠的扩张最为显著，严重者盲、升结肠横径可超过10cm（图 17 – 24 ~ 17 – 26）。

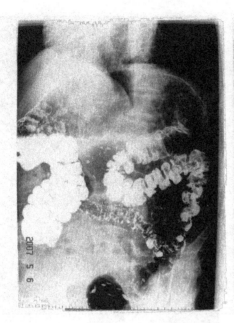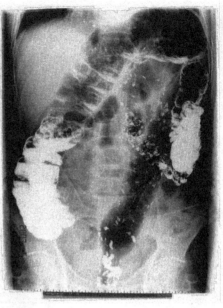

图 17 - 24 乙状结肠冗长

男，70 岁。腹痛、腹胀 6 天，2 天前曾经做过气钡灌肠造影。X 线显示横结肠明显扩张，降结肠及乙状结肠冗长。内有较多糊状含钡粪便。结肠收缩蠕动明显

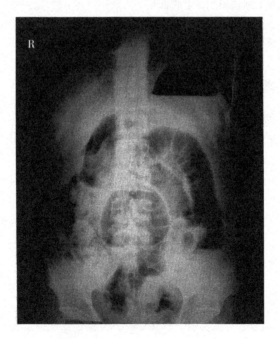

图 17 - 25 小肠低位不全梗阻

男，38 岁。腹胀、腹痛 3 天，伴恶心、呕吐 12 小时。X 线显示小肠扩张、胀气，呈拱形排列，中下腹见有液平，结肠内有少量气体

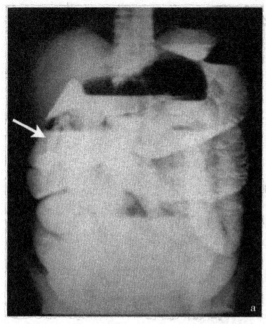
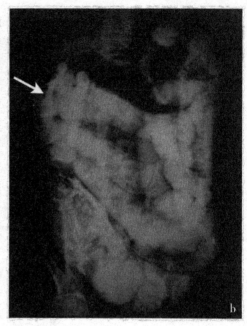

图 17 - 26　升结肠癌

男，56 岁。慢性腹泻近 1 年，便无脓血，近来腹胀明显。1 周前做过钡餐检查。片 a 立位片示小肠明显扩张，其内有大量硫酸钡造影剂，上腹部见一大液平。片 b 卧位片示空、回肠明显扩张，管腔横径超过 3.5cm。升结肠近肝曲处（↑），有长约 5cm 的肠腔缩窄，肠壁僵硬，黏膜破坏，升结肠近段扩张，内有较多硫酸钡粪块。部分横结肠充盈良好

六、胎粪性肠梗阻

胎粪性肠梗阻，亦称胎粪黏稠综合征，为外分泌腺体功能异常所引起的，如胰腺纤维囊性病变等，可造成出生后胎粪不易排出，积聚于回肠下段或结肠内，造成肠梗阻（图 17 - 27）。

X 线表现：全腹部肠曲明显胀气扩张，排列零乱，相邻肠壁间隙清晰，于右下腹及盆腔内可见明显充气扩张的肠曲，结肠内气体较少。右下腹及盆腔内，可见充气扩张的管状肠腔，其内充满粗细不一的砂粒状致密影，其间夹杂小泡状透亮区，为胎粪与少量气体混合所致。肠曲扩张显著，但是其内以混杂内容物为主，液平面稀少而短浅，甚至无液平存在。此为黏稠胎粪吸收水分所致。

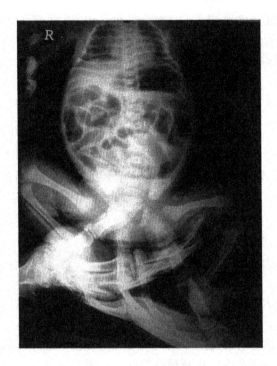

图 17 – 27　低位结肠肠梗阻

新生儿（4 天）吃奶后呕吐，啼哭，不安，昨起无大便，腹胀，肠鸣音少且弱。X 线显示胃、小肠与大肠均有明显胀气并见液平面，左下腹肠腔内似有少许砂粒样略高密度阴影

（陈华兵）

第三节　胃肿瘤

一、胃癌

胃癌（carcinoma of stomach）是消化系统最常见的肿瘤。男性比女性多，其比例为 2 ∶1。一般发病在 40 ~ 60 岁，但目前青壮年发病也不少见。

（一）概述

早期出现上腹部隐痛不适、食欲不振，厌恶肉食；同时伴有恶心、呕吐，常吐出棕褐色食物残渣等。晚期出现贫血、上腹部肿块、恶病质、粪便潜血持续阳性等。

（二）X 线检查方法的选择及检查前准备

胃癌和早期胃癌影像学检查多以钡餐造影检查为主。胃气钡双重对比造影对早期胃癌的发现和诊断更有价值，可显示黏膜面的细微结构的破坏；单、双重对比造影对中晚期胃癌的诊断都有很大价值。但定性诊断还需结合内镜活检。

胃部 X 线检查前的必要准备是患者空腹。检查前禁止饮食至少 6h，以保证胃内空虚和干燥。这是使钡剂黏附在黏膜上和病变上的必要措施。如患者空腹潴留较多或有幽门梗阻，禁食期还需延长，或者检查前放胃管将潴留物抽出。检查前 3 天内不服含有铁、铋、钙高原子量的药物，因为它们能显影而干扰诊断。对明显的便秘患者可适当通便。充分了病史及临床要求，取得患者的配合，是检查成功的必要环节之一。

（三）X 线表现

1. 早期胃癌

（1）隆起型（Ⅰ型）：表现为小而不规则的充盈缺损，高度超过 5mm，边界清楚。

（2）表浅型（Ⅱ型）：表现为胃小沟、胃小区破坏呈不规则颗粒状，轻微凹陷小龛影，僵硬边界尚清楚。①表浅隆起型（Ⅱa 型）：癌肿突出高度不超过 5mm。②表浅平坦型（Ⅱb 型）病灶几乎无隆起和凹陷。③表浅凹陷型（Ⅱc 型）：病灶轻度凹陷不超过 5mm。

（3）凹陷型（Ⅲ型）：表现为形态不规整，边界明显的龛影，深度超过 5mm，可见黏膜皱襞中断，呈杵状或融合。

但早期胃癌的诊断还有赖于胃镜活检。

2. 中晚期胃癌

（1）浸润型胃癌：开始时常较局限。如位于小弯（常见）或大弯，钡餐造影见胃壁局限性柔软度减低或消失、僵硬，蠕动消失。常表现为病区过分平坦与光滑，形状不改变，如不注意或无经验很易漏诊。有时浸润型病变表现为局部胃轮廓的凹陷，呈浅弧形，类似外压性改变。双对比造影对浸润型癌的诊断很有帮助，表现为局部的"双重边缘"，内缘常平坦而稍不整齐，代表癌瘤浸润所致的胃壁增厚，外缘则代表周围基本正常的胃壁的投影。浸润型胃癌的另一重要表现为黏膜纹理的改变，表现为皱襞异常增粗，排列紊乱，形状固定，颇似慢性胃炎的改变。在有的患者则黏膜皱襞变为平坦甚至完全消失，其上有些颗粒状毛糙的表现或有些浅小龛影。位于胃前后壁和贲门区的浸润型胃癌常不造成轮廓的改变，尤需注意上述的黏膜表现。癌瘤发展较大时引起胃壁僵硬、胃腔狭窄（图 17-28），诊断不难。

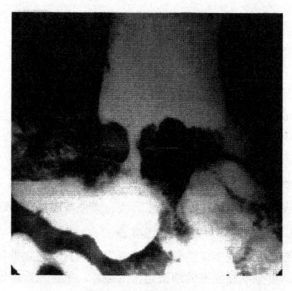

图 17-28　浸润型胃癌
胃体下部管腔明显变窄，管壁僵硬

（2）增生型胃癌：X 线表现为突入胃腔的充盈缺损、轮廓不规则、表面凹凸不平，其上的黏膜皱襞中断、破坏，或完全消失。如累及大小弯者可造成胃轮廓的残缺或胃腔狭窄与变形，若仅位于前后壁则不造成胃轮廓的改变，钡剂多时还可被遮住不见，需用加压法或双对比法才得以显示。胃壁僵硬和蠕动消失和梗阻。

（3）溃疡型胃癌：X 线表现主要在于龛影形状不规则，特别是龛底（向外的一面）平坦而龛口（龛与胃腔的交界处）向内凸而有尖角；龛影位于胃轮廓之内；以及龛周有明显的环堤（图 17－29），已如上述。形成这种表现的原因不是龛本身呈半月形，而是类圆形的龛正好骑跨在小弯前后壁，成为相对折叠投影而成。如龛完全位于前后壁则不构成这种"半月综合征"的表现，而显示为边缘不规则的类圆形龛影。周围黏膜皱襞有时可有聚拢表现，但近龛影处增粗呈结节状，或有指压迹样改变。

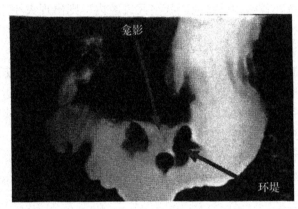

图 17－29　溃疡型胃癌
胃窦部小弯侧巨大不规则充盈缺损，其内可见一不规则龛影，为半月综合征

3. 不同位置胃癌的 X 线特点　胃癌除具有上述的基本 X 线表现外，不同位置的胃癌还有某些特殊点，其检查方法也不尽相同，分述如下。

（1）贲门癌：这是胃癌中较常见的一种，3 种病理类型的胃癌均可在此发生。癌瘤多发生在贲门周围 2～3cm 的范围内，但少数亦可发生在胃底穹隆部或接近大弯侧。由于贲门区的解剖特点对 X 线检查不利，因而漏诊颇多，在临床工作中尤应加以注意，其主要原因为：①贲门区位于肋弓内，在体格检查中不能触及。②贲门胃底区体腔大，易积钡，病变易被遮盖。③贲门区黏膜皱襞本身不是很规则，与胃体和胃窦部的黏膜皱襞不一样，病变难以识别。

及时发现贲门癌有赖于仔细地检查，掌握正确的方法，熟悉正常 X 线解剖以及认识癌瘤的 X 线表现。

贲门癌的 X 线征象为：①贲门区块影，可位于贲门上或贲门下，在含气的胃泡内显示为软组织块影，可呈结节状、分叶状或不规则形。必须转动到一定的体位才能显示，而在其他位置可能见不到。双对比造影时钡涂布在肿物表面，显示更为清楚。服钡后检查可显示充盈缺损。②钡剂走行异常，可沿贲门或贲门下肿物分流而下，或被抬高成角成 7 字形，在肿瘤之上绕过，称为"绕流"现象。有时钡流通过贲门呈喷射状。③胃底变形、增厚。这是肿瘤沿胃壁向腔内外发展的结果，呼吸气观察形状不改变。胃底与膈面距离加大（大于

1.5cm 有诊断价值），但这并不常见且不是早期征象。④黏膜皱襞破坏、杂乱，与正常时迂曲连续的皱襞不同。但由于检查本身的困难，这种征象不易良好显示。⑤贲门下区胃壁僵硬，与正常胃壁分界清楚，其上下方出现小的凹陷切迹；有时贲门下区轮廓不规则。⑥贲门胃底轮廓不规则，呈多个浅弧形，需转动体位才能发现。⑦龛影；贲门癌溃疡很常见，大小深浅形状不一，常位于贲门下区，但 X 线片不易显出。它可表现为杂乱的皱襞上有一团不规则钡影；可表现为贲门下半月形或 V 形龛影，龛底平坦与小弯平行，其上下各有切迹凹陷，龛口有环堤；少数龛影表现为囊袋状深龛影，酷似溃疡或憩室。⑧食管下端受累，出现狭窄、僵硬、变形、充盈缺损和黏膜破坏。这些现象是贲门癌向上侵犯所致，是病变进展的表现。

（2）胃体癌：若癌环形浸润胃壁，则表现局限性胃腔狭窄，胃呈葫芦状。胃壁局部不规则、僵硬，无蠕动波。若癌肿呈息肉块状突入胃腔内，则出现大小不等的胃内充盈缺损，有时在充盈缺损中见有溃疡龛影。

（3）胃窦癌：胃窦本身比较狭小，有癌瘤生长时更易使胃腔狭窄。浸润型胃癌发生在胃窦者颇多，极易引起胃窦狭窄。狭窄可呈漏斗状（尖端向幽门）或管状，也可呈鸭嘴状或山峰状。局部黏膜破坏消失，管壁僵硬峭直，蠕动消失。狭窄段的近端与正常胃分界清楚而峭直，常呈"肩胛征"或"袖口征"。肩胛征是指舒张的正常胃与狭窄段相交处陡峭，颇似肩胛部。袖口征是指蠕动使正常胃如袖口状套在狭窄段上犹如衣袖。有时幽门前区还有一小段正常胃，与癌瘤狭窄段也有明显分界，呈截断状。在大的溃疡型癌，由于胃窦易于加压而龛影易于显出，龛影本身就成为狭窄段，而环堤则成为不充钡的残缺区。胃窦癌易造成幽门梗阻，胃排空延迟，胃体扩大。

（4）全胃癌：这是指弥漫浸润型胃癌，胃大部受累，但胃底弯窿部可以例外。此型癌主要表现为胃容积明显变小，胃位置上移，胃壁僵硬无蠕动，呈革袋状。胃的轮廓可以光滑，但僵直。黏膜皱襞可以完全消失，但有的病例可表现为皱襞粗乱，不改变形状。若病变累及幽门括约肌，可使幽门持续开放，排空特快，钡不能将胃充满。

（5）胃小弯癌：胃小弯浸润型胃癌可只侵犯胃小弯。X 线表现为胃小弯僵硬、光滑或稍凹陷，如不注意颇易漏诊。有时误认为胃外肿块压迫。该处蠕动消失有重要的诊断价值。

（四）鉴别诊断

1. **胃息肉**　正面观察表现为胃腔内圆形、椭圆形或环圆形，也可有轻度分叶，边缘光滑、锐利。如隆起边界呈连续规则地环绕着中间密度较低的隆起性息肉的表现，则称为"卵石征"；隆起边界如呈不连续环圈，则成为"印戒征"。X 线片上息肉呈切线位时可表现从胃壁突向胃腔内的半圆形阴影，边缘光整、锐利。带蒂息肉透视下加压或改变体位时，其形态和位置可有改变。位于幽门前区的带蒂息肉可脱垂进入十二指肠内，呈现十二指肠内的充盈缺损，长蒂息肉甚至可突到十二指肠降部，有的可以回复。如果息肉较大而不能返纳回胃，可引起梗阻的 X 线表现。X 线表现肿物较大，隆起边界不规则，呈分叶状；隆起病变表面呈颗粒或结节状外观时应提示有息肉恶变的可能。

2. **胃神经源性肿瘤**　胃神经源性肿瘤中大多数为神经鞘瘤，约占80%，大体标本及 X 线表现与平滑肌肿瘤难以区别，肿瘤通常位于胃体部，X 线表现为胃黏膜下或浆膜下肿物的特点；而 X 线检查往往只能发现病变，难以确定良、恶性，需术后病理诊断。

3. **胃血管瘤**　胃的良、恶性血管瘤均少见，患者可有胃出血、贫血及胃肿瘤的一些临床表现。其 X 线有黏膜下肿物的特点：隆起肿物的边缘逐渐移行于周围的正常胃黏膜，肿物一般较柔软，受压迫后可变形，病变处黏膜可有溃疡，瘤体偶有钙化，B 型超声或 CT 观察病变内部结构有助于诊断。胃血管瘤与其他部位同时发生血管瘤时，则要注意与蓝色橡皮大疱痣样综合征（blue rubber bleb nevus syndrome，BRBNS）相鉴别，BRBNS 是一种极为罕见的常染色体显性遗传性疾病，与第 9 号染色体短臂点突变有关，目前认为是由于胚胎早期分化发育障碍所致。该病为一种先天性血管发育畸形，主要表现为躯干、四肢、胃肠道多发海绵状血管瘤，常为散发，其数目和大小随年龄的增长而增多、增大，不能自行萎缩消失。该病最早由 Gascoyen 报道，后来由 Bean 进一步详细描述该疾病的特征性表现 - 皮肤血管瘤呈橡皮乳头状，故命名为 BRBNS，该病也称为 Bean 综合征。本病多见于儿童和青少年，以男性多见，临床常有不明原因的消化道出血数年，且呈进行性加重；体检：患者躯干及四肢往往可见多个散在大小不等的血管瘤，开始为鲜红色，慢慢变成紫黑色，这可能与血管瘤内部破裂导致含铁血黄素及色素沉积有关。躯干、四肢体表血管瘤对此病诊断具有一定的特异性。

4. 胃脂肪瘤　胃脂肪瘤也很少见，X 线表现为圆形或卵圆形肿物，轮廓光滑，大小不一，单发或多发，多位于胃窦部，密度较低及压迫时形态可以有变化是其特点。

5. 胃转移瘤　胃转移瘤非常少见，有文献报道食管癌、乳腺癌及黑色素瘤等可发生胃转移，结肠癌、胰腺癌和肺癌也可以转移到胃。胃转移癌的 X 线表现为单发或多发的圆形宽基底肿块，边界清楚、锐利。直径小于 1cm 的肿瘤表面多光滑；直径超过 2cm 的肿瘤表面常有一深的且较规则的溃疡，称为"牛眼征"。在有原发肿瘤病史时，X 线检查容易做出诊断。如为单发且病变较小，X 线诊断困难，需借助于胃镜活检。

6. 胃类癌　见胃类癌部分。

二、胃肉瘤

本病少见，据国内资料约占胃肿瘤的 1% ~ 2%，多见于 20 ~ 40 岁的男性。临床表现多无典型症状，主要为上腹肿块、疼痛、出血等征象。按病理结构，可分为淋巴瘤、纤维肉瘤、平滑肌肉瘤等。

胃淋巴瘤（亦称恶性淋巴瘤）可单发于胃，也可以是全身性淋巴瘤的一部分。它大多发生于黏膜下层，可分为浸润型（常为广泛浸润）、息肉型（形成肿块）和溃疡型（常成巨大溃疡）3 类。它的生长方式可以是：①肿瘤向腔内生长，突入胃腔，可形成溃疡。②主要向壁外发展成较大肿块，也可成溃疡。③胃壁广泛浸润，无明显肿块。平滑肌肉瘤常形成巨大肿块，向胃壁内外发展，多有大而深的溃疡。

X 线表现：在黏膜下造成广泛性或局限性浸润的淋巴瘤，使病变区黏膜皱襞粗大、紊乱、不规则，触之有坚硬和僵直感，不易改变形状，但无破坏、中断表现。这种表现酷似慢性胃炎的表现。病变明显时可造成胃轮廓不规则，胃腔缩小，胃柔软度消失，蠕动减弱。部分淋巴瘤表现为较大的肿块状充盈缺损，或表现为巨大的不规则形的溃疡，与胃癌难以区别。鉴别诊断方面主要应与慢性胃炎区别。如加压时病变形态无改变，胃腔稍缩小，轮廓略不规则，胃壁较僵硬，蠕动减弱或消失，应考虑淋巴瘤。淋巴瘤与胃癌有不少相似之处，鉴别亦难。与胃癌相比，淋巴瘤范围较广泛或为多发性，胃腔狭窄不明显，肿块较巨大，胃壁僵硬程度较轻，临床一般情况较好，有些患者年龄较轻，可据此鉴别。

平滑肌肉瘤常表现为较大充盈缺损影，形状不规则或呈分叶状，其上可见不规则龛影或有钡剂深入肿块之内。但平滑肌肉瘤与平滑肌瘤亦难绝对鉴别。

三、胃肠道类癌

类癌（carcinoid）是由胚胎时期原肠系统的原始分泌细胞发生的低度恶性肿瘤。它可发生于身体各处，但主要发生于胃肠道。

临床表现：①胃的类癌表现为上腹疼痛及上消化道出血，并有贫血、眩晕等症状，这可能与胃类癌易发生糜烂与溃疡有关。②肠道的类癌表现为腹部肿块伴腹泻、腹痛、右下腹痛以及急性腹绞痛或肠梗阻症状。③类癌综合征，包括阵发性潮红、发绀、腹泻、腹痛与呼吸困难等。这是由于类癌分泌 5 - 羟色胺所引起，只见于类癌肝转移的患者。

X 线表现：类癌的 X 线表现有以下几种。①类圆形充盈缺损，轮廓光滑或呈浅分叶状，其平均直径为 2~3cm。肿瘤表面可以光滑，或有糜烂和溃疡。邻近胃肠壁柔软，蠕动可以通过。②管壁浸润、管腔狭窄。在胃可引起胃窦漏斗状狭窄、胃壁僵硬、蠕动消失、黏膜皱襞不整齐，在肠道可造成环状狭窄。这种表现与浸润型癌相似。③胃部龛影，与溃疡表现相似。④腔内充盈缺损与腔外肿块并存，多见于回盲部或大肠的类癌。肿块可压迫邻近器官，并引起粘连。⑤肠道类癌可引起穿孔（气腹）或肠套叠。总之，胃肠道类癌的 X 线表现与良性肿瘤或恶性肿瘤甚至溃疡相似，缺乏特征性改变，必须与临床或实验室检查密切结合才能做出正确诊断。

四、胃良性肿瘤

胃良性肿瘤可起源于胃的任何一层。按其组织来源可分为三大类：①上皮性肿瘤，主要是腺瘤。②中胚层性肿瘤，包括平滑肌瘤、平滑肌母细胞瘤、神经瘤、纤维瘤、脂肪瘤等。③内皮性肿瘤，如血管瘤、淋巴管瘤等。息肉，是指突出于胃黏膜表面的类圆形肿物，病理上可以是良性腺瘤（称为腺瘤性息肉），也可以是炎性增生，外观难以区分。临床上多将息肉归属于良性肿瘤内叙述。据统计，X 线检查发现的胃肿瘤之中，良性肿瘤约占 10%；尸检发现的胃肿瘤之中，良性肿瘤约占 18%；施行外科手术的胃肿瘤之中，良性肿瘤约占 1.5%。

息肉很常见，多发生在 35~70 岁。大多为单发，少数可多发。有的带蒂，有的则为广基不带蒂。其位置多在胃窦和胃体，大小多为 0.5~3cm，边缘光滑锐利。息肉生长较大者易恶变，常成为分叶状，表面有裂纹。少数病例发现胃息肉与胃癌同时存在，值得重视。皮肤黏膜黑色素斑—胃肠道多发性息肉综合征（Peutz - Jegher 综合征）是一种家族性疾病，胃及大小肠内可出现多发性息肉，有时可多达数百个。乳头状腺瘤类似息肉，但外观似菜花状。

平滑肌瘤发病年龄与息肉相似，可发生于胃的各部，多为圆形或椭圆形，有的可分叶甚至近似长方形，边缘光滑锐利。肿瘤生长在胃壁内，可向胃腔（黏膜下）和浆膜下发展。肿瘤直径多为 3~5cm，其表面中央可发生溃疡犹如脐样凹陷，也可发生恶变。

平滑肌母细胞瘤多为良性，但有人认为它是平滑肌瘤与平滑肌肉瘤的中间状态。它好发于胃窦，但胃体与胃底亦可发生，也可以多发。它与平滑肌瘤表现相似，但表面易发生溃疡。

脂肪瘤发病年龄多为 40～50 岁，呈类圆形，边缘光滑锐利。

其他良性肿瘤较少见，与上述良性肿瘤外观相似，表面也可发生溃疡。

胃良性肿瘤的 X 线表现有如下共同点：①胃腔内类圆形充盈缺损影，轮廓光滑整齐，边界锐利清楚。②黏膜皱襞存在，被推开、展平，没有破坏、中断现象。③胃壁柔软，有蠕动，没有僵硬、固定之感。除这些共同点外，不同的良性肿瘤也有其各自的特点。

息肉或腺瘤表现为凸向胃腔内的充盈缺损影，边缘光滑整齐，常需加压法才能显示。周围黏膜和蠕动均无影响。带蒂息肉可以移动，有时蒂可显示为条状充盈缺损影。幽门前区的带蒂息肉甚至可以进入十二指肠，并可回至胃内。乳头状腺瘤表现为轮廓凹凸不平的充盈缺损。胃息肉直径大于 2.5cm、有分叶及裂纹状表现者，应考虑恶变可能。由于息肉可以多发或与癌并存（而这种癌也许来自息肉恶变），故见到一个息肉应寻找其他异常病变。

胃平滑肌瘤或平滑肌母细胞瘤常比息肉稍大，如恰好呈切线位投影（生长在小弯或大弯），表现为胃轮廓的弧形充盈缺损，边缘光滑，不同程度地突向胃腔，有时可显示多个弧形缺损影。肿瘤与胃壁所成的角度可为锐角或钝角，视肿瘤向胃腔突出的程度而定。如肿瘤主要向浆膜下生长可主要表现为浅弧状压迹，酷似外压性改变。平滑肌瘤位于前后壁者钡餐检查显示其正面观，呈类圆形或分叶状充盈缺损影，或犹如"垫征"的表现，轮廓光滑，其上的黏膜皱襞被展平或撑开。如肿瘤上发生溃疡，在充盈缺损中出现一团类圆形光滑整齐或不规则形钡影，加压法易于见到。切线位观察肿瘤加龛影可呈典型的"3"字形，中间的尖影为龛，两边为肿瘤残缺。较大的肿瘤在检查时可触及肿块，该处蠕动消失。偶尔，肿瘤中可出现钙化。

脂肪瘤密度较低，加压检查时易变形，透视下有时隐时现及大小形态的改变。

血管瘤中偶可见到静脉石，可作为确诊的依据。

总的说来，良性肿瘤的共同点是主要的，X 线检查常难进一步定性。迷走胰腺、类癌、嗜酸性肉芽肿等都可类似良性肿瘤，往往难以鉴别。

五、胃十二指肠术后

胃十二指肠手术常用的手术方式有胃空肠吻合术、胃大部切除术、全胃切除术，其中胃大部切除术又包括胃大部切除、胃十二指肠吻合术（Billroth Ⅰ式，BⅠ式）和胃大部切除、胃空肠吻合术（BⅡ式）。

1. BⅠ式术后钡餐表现　手术后的胃在数天内总有功能改变和排空障碍，残胃张力可降低或增高，吻合口痉挛狭窄，5 天后开始逐渐恢复正常，约 1 个月后进入稳定期，钡餐检查可见到如下的通常表现。残胃体积较小，胃窦切除，胃体和胃底存在，大小弯均短。胃形状基本保持由左上向右下走行的状态。胃与十二指肠吻合口大部投影在脊柱附近（正位观察所见），通常可触及。由于胃切端小弯侧的缝合，胃小弯与切端缝合缘的交界处呈直角状或圆钝状突出。切端的缝合部分大多毛糙不平，有时呈锯齿状，可随充盈状态而变化，黏膜皱襞稍粗，勿误为溃疡龛影。有时因切除时肌层收缩，致黏膜突出于胃残端，或因胃壁翻入过多，造成黏膜的息肉样隆凸，X 线表现为 2～3cm 大的类圆形略带分叶状的充盈缺损，最大可达 5cm，其形态大小亦随充盈状态而稍可变化。这样的黏膜丛在手术后短期内较显著，其后可因水肿消退而逐渐变小，5～6 周后就较为稳定。对这种表现容易误为肿瘤。

吻合口表现为较狭的一段，约 2cm 宽，钡剂充盈时可略宽些。术后短期内由于伴有水肿而吻合口稍狭窄，术后时间较长者吻合口宽度与十二指肠宽度相近。吻合口黏膜皱襞也常较粗大甚至如息肉状，其原因除上述的肌层收缩、胃肠壁翻入过多外，还可以是吻合创口愈合障碍所致，如胃肠两种上皮不合，吻合口炎二次愈合，黏膜下层慢性水肿，黏膜腺增生，缝合线所致的异物肉芽肿等。这些大多无重要的临床意义。

十二指肠常有拉紧的表现，其第一段呈较直的管状影，轮廓较平直，黏膜皱襞常呈纵向，伴有一些横、斜行皱襞。

胃的排空较快，不超过 1.5 ~ 2h。吻合口肌层可出现类似括约肌的作用，呈节律性开放，因此胃内钡餐也随蠕动而有节律地排入十二指肠。

2. B Ⅱ 式手术后钡餐表现　胃切除部分比 B Ⅰ 式多，残胃体积比 B Ⅰ 式小，完全位于左上腹肋弓内，常无法触及。残胃的形状较垂直，高居于左膈下。由于没有括约肌，胃的排空常较快，以致不易将残胃全部充满，除非较快的服下较多钡。手术数年之后，残胃可以稍有代偿性增大，主要表现为其长度增加。

吻合口多在残胃的最低处，有时可以触及。吻合口的大小与手术方式有关，全口吻合者较大，半口吻合者较小，大多为 2 ~ 3 指宽。吻合口的走行方向也决定于手术方式，在顺蠕动吻合，小弯切除多于大弯侧，切端呈斜行，故吻合口也为斜行，自右上斜向左下。通常在逆蠕动吻合则吻合口常较平或自左上斜向右下。输出端的位置应略低于输入端，便于钡剂进入输出段空肠而不入输入段。

吻合口的黏膜皱襞常较粗大、隆凸、甚至如息肉状，其原因已在 B Ⅰ 式内述及。基于同样原因，吻合口上方小弯侧切端自行缝合处常有黏膜的丛状隆起凸出，服钡后造成息肉样或鸡尾样充盈缺损。该处胃轮廓边缘常呈 "3" 字形，其上方的胃轮廓和黏膜可稍呈局限性凸出。以上这些表现可随充钡多少而改变，且与邻近黏膜相连，不应误为溃疡或肿瘤。上述黏膜丛的隆凸有时可造成活瓣样阻塞。

吞钡后钡剂常迅速经吻合口进入输出段（襻）空肠。它的特点是位于左上腹，并一直向中下腹方向走行，充盈左腹空肠。常常肠管充盈较满，连贯，可见蠕动。输入段肠襻正常时可以不充盈、充盈一小段或充盈较多直至十二指肠降部。它的特点是向右走行，常常先向下走一小段，然后向上行达十二指肠空肠曲，再沿十二指肠升、横、降的途径不同程度地充盈以上各段。通常肠管不会充盈太满，黏膜皱襞呈羽毛状，易于排空而没有滞留。如输入段肠管不扩大又无临床症状多无病理意义。除非横结肠内有气或有钡，并转动体位观察吻合口下方空肠与横结肠的关系，否则钡餐无法确定结肠前还是结肠后吻合方式，通常也没有这种必要。用手阻断输出段空肠或注射低张药物，可使输入段空肠充盈较多。

残胃的蠕动常不明显，排空较快。少数人手术时间较长后输出段空肠与吻合口交界处的肌层可以产生类似括约肌的作用。通常 0.5h 后胃内只剩极少量钡，1 ~ 2h 后钡全部排空。由于钡进入小肠较快，使之蠕动亢进，动力加速，结肠常在 2h 后显影。

3. 单纯胃空肠吻合术后表现　由于吻合口位于胃体前壁或后壁，需胃充钡较多时才能使空肠显影。需转动患者至切线位才能使吻合口显示于前壁或后壁上，宽约 2 ~ 3cm，口部黏膜纹较粗。如正位加压观察，吻合口内钡剂显示为长条形钡影，周围的吻合口边缘为环状透亮区。通常输入与输出空肠襻都显影，但近侧空肠也可不显。如果不是完全梗阻，十二指肠仍可显影。胃排空多由吻合得到改善。

4. 全胃切除术后表现　常是胃体、胃窦切除后还剩贲门胃底区极小一部分，与空肠呈端侧吻合。服钡后贲门胃底与空肠常同时显示，胃底显示为轮廓光滑的半圆形影，空肠显示为典型的肠管影，两者常互相重叠而不易区分吻合口部位。如全胃包括贲门切除，食管与空肠端侧吻合，可见空肠很快显示，但不能区分近侧与远侧段。吻合口可能稍狭，但通过正常。

（陈华兵）

第四节　小肠肿瘤

小肠肿瘤大部分分布于小肠两端，回肠发病最多，其次是十二指肠。小肠肿瘤分良性、恶性两种，良性肿瘤以腺癌、平滑肌瘤多见，恶性肿瘤则又分为癌和肉瘤两大类。

小肠肿瘤原则上应采取小肠气钡双重对比造影法检查，采取该法肠管充分伸展、扩张，注射低张药物后肠蠕动消失，可消除功能因素对肠管的影响，而更确切地显示器质性病变，特别对小的凹陷型病变能发挥最大的诊断作用。口服法可作为常规检查，并用压迫法检查可发现大、中凹陷性及隆起性病变。

双重对比造影法前要求使小肠、结肠处于空虚状态，以缩短检查时间，且造影效果好。一般检查前 2 日开始进少渣饮食，检查前 1 日晚饭后服缓泻剂（蓖麻油 30ml），检查当日晨禁食禁水。常规口服只需检查前日晚饭后禁食至当日清晨。

一、小肠良性肿瘤

小肠良性肿瘤很少见，其中大部分发生在十二指肠和回肠。良性肿瘤以腺瘤最常见，占良性肿瘤的 1/3，其次是平滑肌瘤约占 1/4，再次为纤维瘤、脂肪瘤和血管瘤。

（一）腺瘤

发生在肠黏膜面，呈乳头状或息肉样改变，肿瘤有蒂，突向肠腔内。多数为单发，直径约 0.5～3cm。

X 线表现：腺瘤表现为肠腔内圆形充盈缺损，带蒂息肉，有一定的活动度。肿瘤表面光滑。局部肠管无狭窄，黏膜亦属正常。腺瘤表面有时可见浅表不规则龛影，常为恶性变的征象。当息肉极小甚至是多发时，若病变肠段充满钡剂可表现为正常肠管，只有在黏膜像上才显示出多个圆形小负影，因此以小肠灌肠法检查最适宜。

（二）平滑肌瘤

多发生在回肠及十二指肠。分腔内生长及腔外生长两型。发生在十二指肠者以腔外型多，半数在十二指肠降部。向腔外生长的肌瘤可长得很大，肿瘤中心部因血管很少，所以容易发生退行性变或炎性坏死，形成不规则囊腔及出血。

X 线表现：常见十二指肠降部肠腔外有不规则腔道，与肠腔相通，因此，钡剂到达十二指肠后，该囊腔即可显影；相当于囊腔处可摸到较大肿块，表示肿块内有腔道形成。平滑肌瘤较易恶变成为平滑肌肉瘤。

向腔内生长的肌瘤一般很小，为圆形充盈缺损，不带蒂，可造成肠套叠。

二、小肠恶性肿瘤

小肠恶性肿瘤较小肠良性肿瘤多见，约占消化道恶性肿瘤的 3%。主要分成癌和肉瘤两大类。所谓类癌又名嗜银细胞瘤，好发在回肠末段和阑尾，属低度恶性肿瘤。

（一）小肠癌

多系腺癌，其发生部位多数在空肠。以出血为主，患者常诉有柏油样大便或便血，此外为进行性贫血，消瘦，部分患者有肠梗阻症状。体格检查或患者自己发现腹部有包块。

小肠癌的 X 线表现：肠腔局限性环形狭窄，此种改变是硬癌的特征，狭窄区境界分明，边缘锐利、僵直，肠管不能扩张，蠕动消失。局部黏膜破坏（图 17 - 30）。肠腔内可有息肉样或乳突状充盈缺损，肠黏膜破坏，呈不规则指压痕。此时常能触及肿块。此外，在肠狭窄或肠腔内充盈缺损改变的同时，可出现溃疡，呈不规则腔内龛影为肿瘤表面溃烂产生。

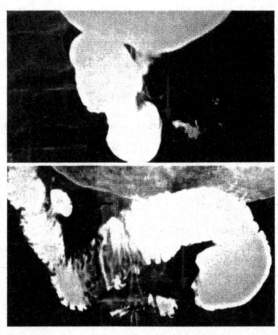

图 17 - 30　空肠腺癌

空肠近段处局限性管腔狭窄、边缘不规则，钡剂通过明显受阻，近段肠管扩张，十二指肠降部有一憩室

（二）肠道类癌

类癌又称嗜银细胞瘤，是由胚胎时期原肠系统的原始内分泌细胞发生的低度恶性肿瘤，较少见。类癌可发生于全身多处地方，但主要发生于胃肠道。在胃肠道中的分布情况，顺次为阑尾（39%），小肠（33%），结、直肠（22%）和胃（3%）。

肠道类癌主要表现为腹痛、腹泻、消化道出血、大便变细、便血及肛门周围湿润等。类癌可产生多种内分泌素，使尿中 5 - 羟吲哚乙酸排泄量增多。由于内分泌素增加，可以出现阵发性皮肤潮红、发绀、哮喘、腹痛、腹泻等症状，称类癌综合征，见于有肝转移的患者。类癌的 X 线表现有时与一般胃肠道癌肿难以鉴别，因此 X 线诊断还须密切结合临床症状和实验室检查。

其 X 线表现如下：

（1）黏膜下隆起型：造影时肠腔内有圆形或椭圆形息肉样充盈缺损，边缘光滑，亦可有轻度分叶。其大小不定，过小时难以查出，与息肉不易鉴别。若在回肠有多发结节，可提示回肠类癌，但需与淋巴瘤、多发性息肉等鉴别。若病灶较大时，平均直径为 2～3cm，表面可有不规则龛影，此表现与腔内肿块为主的平滑肌瘤相似，需鉴别。

（2）腔内外肿块并存型：其特点是腔内肿块小于腔外肿块，X 线检查表现为压迫、推移或侵犯周围肠曲或脏器。直肠类癌的腔外肿块，常使直肠向前推移，使直肠与骶骨之间距离加大。

（3）肠壁浸润及蕈伞状块型：表现为肠腔环形狭窄，腔内不规则充盈缺损，使肠腔变形，肠壁僵硬，蠕动消失，黏膜不规则或破坏，表现与一般性癌肿极相似。

（4）小肠功能异常由于内分泌的增加，可引起肠蠕动加快，肠腔扩张，钡剂呈片状絮状凝集，黏膜粗厚，小肠吸收不良综合征等。

（5）类癌可以穿孔和引起肠套叠和肠梗阻。其 X 线表现略。

（6）类癌可以钙化。

（7）选择性血管造影可提高常规 X 线检查的准确性，有助于局部原发病灶的诊断，并可发现肝转移，估计转移的范围。由于肿瘤浸润系膜，使它纤维化、缩短，造影时见系膜血管扭曲、狭窄、集拢，呈星芒状表现，但无肿瘤染色和早期静脉充盈，是其特征。肝脏转移时，在肝实质内形成血管丰富、多个密度增高的圆形阴影。

（三）小肠淋巴瘤

小肠淋巴瘤颇常见，是来源于肠壁黏膜下淋巴组织的恶性肿瘤。对其命名和分类意见颇不一致，过去习惯于根据肿瘤内所含细胞不同分为：①淋巴肉瘤。②网状细胞肉瘤。③霍奇金（Hodgkin）病。④巨滤泡性淋巴瘤。但现在多将本病分为霍奇金病与非霍奇金病淋巴瘤两大类，后者再进一步分类。不论是否冠以"恶性"两字，淋巴瘤都是恶性的。

小肠恶性淋巴瘤的大体病理改变分成两型，即环型与息肉型。环型肿瘤可以长得很大，引起肠腔呈中心性环形狭窄。息肉型则往往是多发的，呈大小不等的肿块突入肠腔。若肿块很大，占据肠腔一侧，也可引起肠腔呈偏心性狭窄。

恶性淋巴瘤侵犯到肠神经丛及肠壁的肌层时，即引起肠麻痹，使肠管失去紧张力，以致形成恒久的不可恢复的扩张。

淋巴瘤一般不先破坏黏膜，因为黏膜上层内无淋巴组织。在黏膜的固有层内有散在的淋巴组织，因此淋巴瘤可以发生在黏膜固有层，并可侵及黏膜下层、肌层甚至浆膜层。病变多发生在十二指肠和回肠。

小肠恶性淋巴瘤多发生在 30～40 岁成年男性，病史较长，可在症状发生后 1～2 年内就诊，最长可达 6～7 年。最常见的症状是腹部出现包块和腹痛，多为持续性隐痛，若有梗阻发生，则出现阵发性绞痛。疼痛部位与病变部位一致。恶心、呕吐也是一常见症状，多因部分性肠梗阻造成。此外，还因肠道功能紊乱出现腹泻，或便秘交替出现伴全身消瘦，长期低热。

体检时能扪及腹部肿块。若肿块较小时，往往合并肠套叠，多见于回盲部。

小肠恶性淋巴瘤有各种不同的 X 线征象，根据其 X 线表现可分为 5 种同类型：①多发结节型。②浸润型。③息肉样肿块型。④肠内外型具有大溃疡和瘘道形成。⑤肠系膜侵犯型伴有腔外肿块或口炎性腹泻（sprue）。有时候在一个患者身上可以同时存在几种改变，或以一种为主。

（1）多发结节型：在肠腔内可见许多大小不等的结节状突起或壁内充盈缺损（图17-31）。特别在回肠，结节可为弥漫性，使受侵犯的肠管轮廓广泛不规则。当结节中央有溃疡时，在X线上有时能看到结节的中央有凹陷的钡斑。病变区的肠腔常常保持正常大小，肠管位置不固定。当末段回肠有侵犯时，附近盲肠常可以看到许多结节状阴影。

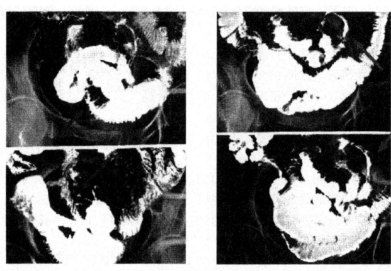

图17-31　小肠淋巴瘤
空肠内见多个光滑充盈缺损，肠腔柔软，不完全性梗阻

（2）浸润型：表现为肠壁普遍增厚，黏膜皱襞粗厚、不规则或平坦、消失。肠腔常出现一处或多处狭窄，边缘僵硬，黏膜皱襞破坏。由于肠壁的增厚，邻近的肠曲彼此间的距离分开。偶然，在某些病例局部肠腔的直径可以增宽，类似动脉瘤样扩张。

（3）息肉样肿块型：肠腔内可见单个息肉样肿块。造成充盈缺损，肿块可以达到相当大。这种类型的淋巴瘤常由于肠套叠而造成机械性肠梗阻的表现。

（4）肠内外型：具有较大的溃疡面，有时有许多瘘管与邻近的肠管相通。在钡餐检查时表现为一个很大而不规则的存钡区，与正常肠管轮廓不一致。有时溃疡陷凹区表现为肠腔的扩大增宽，也呈所谓的"动脉瘤样扩张"。附近的肠管可以因肿块造成推移。

（5）肠系膜侵犯型：引起大的腔外肿块，肿瘤附近较大范围的肠系膜区和腹膜后腔长满肿块，引起邻近器官和肠管的压迫和推移，但与转移瘤不同，它不造成肠管固定、成角和梗阻。有时它引起口疮样腹泻的表现。

小肠淋巴瘤的X线表现较多样，常需要与Crohn病、嗜伊红小肠炎、小肠肉瘤、转移性肿瘤相鉴别。

（四）小肠转移性肿瘤

最多见于黑色素瘤和乳腺癌的转移。转移方式可由原发恶性肿瘤直接侵犯或经腹腔种植或瘤栓转移而来。临床症状常在原发肿瘤治疗后数年，突然出现肠梗阻或便血、腹痛、肠粘连、肠套叠和腹部肿块等。如直接侵犯肠壁，可发生肠管偏心性狭窄或向心性狭窄，黏膜破坏。若转移的后期病变弥散时，常有腹水征或广泛肠粘连，或小肠功能紊乱、肠套叠等 X 线征象。侵及肠系膜常引起肠管固定、成角和梗阻。

（陈华兵）

第五节　大肠肿瘤

大肠肿瘤分为良性和恶性肿瘤，恶性肿瘤以大肠癌最为常见，良性肿瘤以大肠息肉最为常见。

气钡双重对比造影法是大肠肿瘤的常规检查方法，在显示大肠黏膜细微结构和微小病变方面具有优势，大大提高了早期大肠癌和小腺癌的发现率和诊断准确率。但对于长径 < 0.8cm 的扁平腺癌和早期大肠癌，气钡双重对比造影检查仍难以发现，因此对 X 线片难以确定，而又有临床症状者，应行结肠镜检查，以免漏诊。

造影前 1 日进低脂、少渣饮食，大量饮水，给予盐类及接触性泻剂。除少量便秘及乙状结肠过长者，约 90% 以上可以达到检查要求。有的有少量小残渣而不妨碍诊断。

一、大肠癌

大肠癌是消化道常见的恶性肿瘤，男性较多见，常发生在中年以后。但也可以发生在青年人，其发病部位以直肠、乙状结肠最多，约占一半以上，其次为盲肠、升结肠和横结肠两端。

（一）概述

（1）发生在左半结肠的癌瘤，多为硬癌，肠腔呈环形狭窄，因此容易引起梗阻。患者大都有顽固性便秘、腹胀、腹痛，粪便变细如铅笔状。若癌瘤有坏死，溃疡形成和继发感染，可有脓血和黏液样大便。直肠癌常有里急后重和便血。

（2）发生在右半结肠的癌瘤，其主诉常为腹部肿块，尤以盲肠癌更为突出。此外伴有乏力、消瘦、贫血、腹泻，由于癌瘤多易溃烂，出血和继发感染，可出现便血和含少量黏液。

结肠瘤若合并有肠套叠、穿孔，瘘管时可出现相应的临床症状。

（二）X 线表现

根据癌瘤的各种病理形态，其 X 线表现有所不同（图 17 - 32）。息肉样癌早期肠腔内充盈缺损可不明显，仅表现肠管一侧壁的柔软度减低、伸缩不良，肠管两侧不对称，该处黏膜皱襞破坏紊乱。肿块增大时，表现肠腔内充盈缺损，使肠腔轮廓不整齐、僵硬，黏膜破坏，局部可触及肿块。

双重对比检查对发现早期病变有价值，能发现直径 0.5cm 左右的小病灶。癌肿的定位确诊率为 95.5%，假阴性率为 4.5%，X 线表现为隆起性病变，呈现类圆形、轮廓不整、表面凹凸不平、直径 1cm 左右的结节或涂钡区。

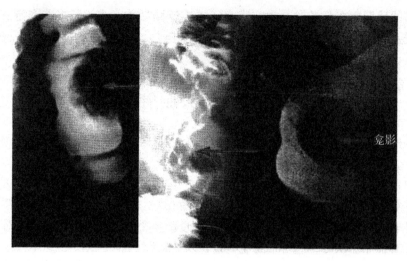

龛影

图 17 - 32 大肠癌

增生型癌（左）：示降结肠处靠外侧局限性充盈缺损，表面不光滑，黏膜中断；浸
润型癌（中）：示降结肠中段见局限性不规则管腔狭窄，结肠袋消失，内有不规则
充盈缺损；溃疡型癌（右）：示直肠壶腹呈偏心性充盈缺损，并见一龛影位于腔内

浸润型癌由于癌瘤的浸润伴有组织收缩，使一侧或肠管周围呈不匀称，或呈环形狭窄，病变较局限，仅 4～6cm 长，与正常组织分界清楚，该处正常黏膜皱襞亦破坏消失，局部可触及肿块。

上述 X 线表现在钡剂灌肠时均需仔细观察，尤其是较小的一侧性肿瘤常由于过度的充钡而遮住，或被其他充钡的肠管遮盖。检查时要转动患者体位才能发现，有时需用手推压才能显示。双重对比造影检查，特别在注入低张剂以后，更容易发现早期病变。若一侧壁受浸润时，在切线位观察，可清楚地显示出局部肠壁僵硬，舒张受限，呈非对称舒张。若沿结肠一圈受侵犯时，易于出现局部肠壁僵硬并呈环状或管状狭窄，狭窄与正常肠管有截然分界，狭窄段边缘光滑或毛糙，狭窄以上肠管扩张。

（三）鉴别诊断

1. 肠结核 肠结核好发于回盲部，需与回盲部癌瘤鉴别。结合表现为黏膜溃疡者，常有明显的激惹、痉挛，可同时累及盲肠升结肠，也可累及回肠；增值型结核的黏膜下层肉芽组织和纤维组织增生可使肠壁增厚、肠腔狭窄、盲肠短缩上提，病变区与正常肠管分界不清，逐渐移行。移行带的宽、窄是鉴别肿瘤与良性病变的重要指征。

2. Crohn 病 Crohn 病的病理改变主要是胃肠道、肠系膜及局部淋巴结的非特异性肉芽肿性改变。可累及从口腔到直肠的全胃肠道，回肠受累患者占 60%～80%，右半结肠次之。多见于青年人。常有多个病灶同时存在，呈跳跃性分布。发生在大肠的病变常累及右半结肠，同时伴有小肠病变者占 80%。肠管局限性狭窄，病变境界可清晰也可不清晰。Crohn 病的病变处常见到卵石样黏膜或有特征性的裂隙样溃疡，有时可形成瘘管，病变段肠袋不对称，肠管僵硬、黏膜破坏不如结肠癌明显，若有假憩室或囊袋状改变，均有助于与结肠癌鉴别。

3. 阑尾病变 阑尾的炎症脓肿、黏液囊肿和癌均可使邻近的盲肠壁呈充盈缺损或有不同程度的压迫、移位，需与盲肠癌鉴别。阑尾炎钡剂灌肠时阑尾常不充盈，有时可见盲肠受压不规则，边缘呈尖刺状。阑尾黏液囊肿为阑尾扩张，内由黏液充填，在阑尾切除标本中约占 0.3%，可合并于慢性炎症或癌。直径大多数为 3~6cm。钡剂灌肠示肿物压迫邻近阑尾，造成边缘较光整的充盈缺损。阑尾类癌在阑尾肿瘤中约占 90%，直径较小，一般为 2~3cm。可引起肠套叠，但较少压迫侵犯盲肠。

4. 淋巴瘤　结肠原发淋巴瘤罕见，可发生于任何年龄。最常见于盲肠，次为直肠、横结肠及乙状结肠。影像学表现包括：①单发或多发结节或肿物，可互相融合成分叶状肿块。②溃疡病变。③可有全周性肠壁增厚，轮廓较光整，很少向周围脂肪浸润，也较少直接侵犯邻近器官。④常可伴有腹腔、盆腔或腹膜后区淋巴结肿大。⑤回盲部淋巴瘤常跨越回盲瓣，也可引起肠套叠。

5. 结肠外肿瘤压迫及直接侵犯结肠直肠　结肠外肿瘤压迫或侵犯结肠直肠时，钡剂灌肠可见肠管局限性偏心性狭窄，以一侧肠管为主，外压者边缘较光滑，受侵者边缘可呈锯齿状，黏膜侵犯常局限于一侧，狭窄肠管的形态、管径在不同时相可有一定改变。最常受累的结肠段为直肠近段和乙状结肠，多为盆腔肿瘤压迫侵犯所致。CT 扫描有助于鉴别。

6. 结肠转移性肿瘤　结肠转移瘤少见，原发肿瘤多为胃癌、乳腺癌、胰腺癌、盆腔生殖器肿瘤等。由于重力因素种植性转移瘤多位于直肠陷窝内，也可随腹腔内液体流动、腹膜种植而侵犯其他部位结肠，表现为结肠外压性改变、长段狭窄及充盈缺损，边缘常呈锯齿状。血行转移至胃肠道者常局限于黏膜下层，表现为黏膜光整的多发性充盈缺损，有时可出现小溃疡，晚期可形成大肿块。

7. 结肠良性肿物　除息肉和腺瘤外，结肠其他良性肿物有脂肪瘤、间质瘤、平滑肌瘤等，均较少见。息肉见于大肠息肉部分；结肠脂肪瘤常见于中年以上或老年人，多发生于盲肠。大多为单发，偶可多发。肿瘤常呈分叶状、圆形或椭圆形，直径通常为 1~10cm，黄色，质软，偶尔黏膜面发生溃疡而引起便血，或因肿瘤诱发肠套叠而引起腹痛、腹块等。气钡双重对比造影显示肿瘤为一外形光滑、锐利的圆形或半圆形阴影，因肿瘤质地柔软，其外形可随肠蠕动或加压改变；结直肠平滑肌类肿瘤较少见。其 X 线表现与胃肠道其他部位者相似，表现为边缘光滑的或分叶状软组织影，在切线位上表现为半弧形轮廓光滑的充盈缺损，与正常肠壁分界清楚；其他少见良性肿瘤有纤维瘤、血管瘤和乳头状瘤等，均表现为腔内边缘光整的肿物。

8. 子宫内膜异位症　子宫内膜异位种植侵犯胃肠道的发病率为 5%~37%。最常见的肠道受侵部位是直肠乙状结肠交界处（72%）及直肠阴道隔（14%），盲肠及阑尾分别占 4% 及 3%。患者多为育龄妇女，临床主诉有随月经周期发作的下腹部或盆区疼痛、便血、腹胀、腹泻、里急后重等。异位的内膜多种植在浆膜面，偶尔可发生在肠壁内。钡剂灌肠造影表现为局部黏膜不规则，外缘呈尖刺状或锯齿状，与正常肠管移行带不清楚；有时可呈外压性改变，肠腔可有长短不一狭窄。对育龄期妇女见到长段肠壁不规则略有僵直的病变时，必须详询月经及痛经史，必要时可行下腹部和盆腔 CT 扫描或 MRI 扫描。

二、大肠息肉

大肠息肉是消化系统最常见的良性肿瘤。各家报告的息肉发病率颇不一致。根据近 20 年来尸体解剖资料，息肉平均发病率为 12.5%~51.0%。息肉可以恶变，不少大肠癌都是由息肉恶变而来，所以 X 线检查的任务就是及早发现较小的息肉。

（一）概述

息肉最突出的症状是便血，反复发生，粪便表面有一层鲜血，便后滴鲜血，血与粪便不相混。巨大息肉还可以引起肠套叠、肠梗阻。

（二）X 线表现

多数息肉在 1cm 左右，呈圆形充盈缺损，表面光滑，常带蒂。若息肉不带蒂，基底宽阔者，其表面常呈乳头状高低不平。小于 0.5cm 的息肉不易发现。排钡后，息肉与肠黏膜之间的小沟中存有钡剂，形成环状致密影，而息肉本身则呈圆形透亮影，双对比法显示息肉更清楚，可见表面涂钡的息肉阴影悬在充气的肠腔中。由于息肉不侵犯结肠肌层，所以局部肠腔并无狭窄，结肠袋可正常。此种表现可与溃疡性结肠炎所致的假性息肉相鉴别。有蒂的息肉在肠腔内可有一定范围的活动度（图 17-33）。

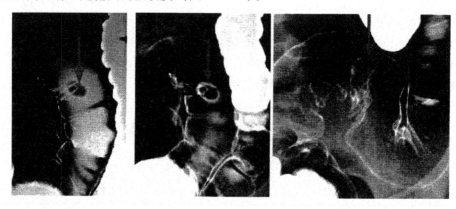

图 17-33　乙状结肠息肉
左图为钡池内，见一透亮影，为充盈缺损；中图为双对比（未涂钡）见一环状影；右图为双对比（涂钡），见软组织影

若发现粪块或气泡需要与息肉鉴别时，检查者适当用手加压，一般粪块和气泡其形态、位置均有改变，与息肉鉴别不难。另外，重复检查对两者的鉴别帮助亦很大，因粪块和气泡不会在多次检查中都在同一部位有同一表现。

由于息肉可以多发，不要找到一个息肉就以此为满足，必须仔细地全面地进行检查。

X 线检查不是诊断结肠息肉唯一可靠的方法，相反，距肛门 10cm 以内的息肉直肠镜检优于 X 线检查。而对乙状结肠以上的息肉则用 X 线检查为好。所以 X 线检查应结合临床病史、直肠、乙状结肠镜检等综合材料，最后做出比较正确的诊断。

三、结肠术后

结肠手术主要有两种：肠切除术和肠造瘘术。肠切除术又根据病变的部位而可以是右半结肠切除、回肠与横结肠吻合；或是左半结肠切除，横结肠与乙状结肠吻合。此外，还有肠段局部切除和吻合等方式。肠造瘘可以在回肠、盲肠、乙状结肠等处。术后 X 线检查的目的大都是确定吻合口是否通畅，有无病变复发等。一般说来，以做钡灌肠为宜，了解解剖关系较好。如欲了解肠道的功能状态和自然充盈情况应作钡餐肠系检查。

　　X 线所见能如实显出各种手术方式。结肠切除做端对端吻合术后，吻合口可显示为一轻微的狭窄区，边缘光滑，形状可变。术后短期内局部黏膜皱襞可稍粗糙，较长时间后黏膜恢复正常，或在吻合口处呈一横线状影。在某些愈合良好的患者，肠管连贯一致，常难以确定吻合所在。由于部分结肠切除，邻近相应肠管如乙状结肠、肝曲、脾曲等曲度常变小变直且有被拉紧之感。在端侧吻合的患者，钡灌肠易于识别吻合口。短的盲襻亦常可显示。

　　在结肠造瘘术后，可将导管放入瘘口，视需要做瘘口以上或以下的钡灌肠，但应设法使钡剂不自瘘口溢出。

　　结肠癌复发表现为吻合口处出现不规则的充盈缺损或不规则狭窄，与一般结肠癌的表现相同。小的癌瘤复发应与吻合口缝线肉芽肿鉴别，后者光滑整齐，黏膜不受影响，可随时间而逐渐变小。

（陈华兵）

第十八章 胃肠疾病CT诊断

第一节 胃癌

胃癌（carcinoma of stomach）是最常见的恶性肿瘤之一，好发年龄在40～60岁，男性多于女性，好发于胃窦部小弯侧，是由胃黏膜上皮和腺上皮发生的恶性肿瘤。早期胃癌是指癌组织浸润仅限于黏膜及黏膜下层，未侵及肌层，不论有无淋巴结转移；中晚期胃癌（进展期胃癌）指癌组织浸润超过黏膜下层或浸润胃壁全层。

（一）CT表现：

1. 正常胃壁　厚度<5mm，注射对比剂后有明显强化，可表现为单层、部分两层或三层结构。

2. 蕈伞型　表现为突向腔内的分叶状或菜花状软组织肿块，表面不光整，常有溃疡形成（图18－1A）。

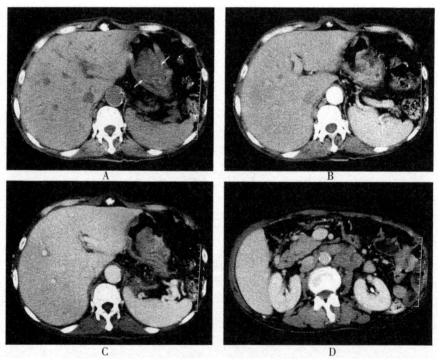

图18－1　蕈伞型胃癌

A. CT平扫见胃底有一隆起的腔内肿块，表面不光整，局部黏膜有中断破坏（↑）；B. C. 增强动脉期和门脉期见腔内肿块有强化；D. 后腹膜腹主动脉及下腔静脉旁见多个淋巴结肿大

3. 浸润型　表现为胃壁不规则增厚，增厚的胃壁内缘多凹凸不平，范围可以是局限或广泛的。胃周围脂肪线消失提示癌肿已突破胃壁。并对肝、腹膜后等部位转移很有帮助（图18－2，图18－3）。

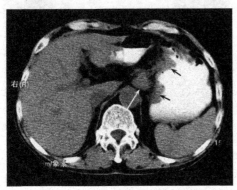 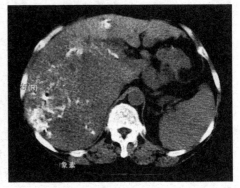

图18－2　浸润型胃癌	**图18－3　胃癌肝转移**
CT平扫见小弯侧胃壁不规则增厚，内缘凹凸不平（↑），胃周淋巴结肿大（长↑）和肝内转移	胃内蕈伞状软组织肿块，肝脏多发转移灶，TACE术后见碘油不规则积聚

4. 溃疡型　形成大而浅的腔内溃疡，边缘不规则，底部多不光整，其周边的胃壁增厚较明显，并向胃腔内突出。利用三维重组可很好地显示肿块中央的溃疡以及溃疡与环堤的关系。

5. 胃腔狭窄　表现为胃壁增厚的基础上的胃腔狭窄，胃壁僵直（图18－4）。

6. 增强扫描　增厚的胃壁或腔内肿块有不同程度的强化（图18－1B，图18－1C，图18－4B）。

7. 胃癌CT可分为四期

（1）Ⅰ期：表现胃腔内肿块，无胃壁增厚，无邻近或远处转移。

（2）Ⅱ期：表现胃壁厚度超过10mm，但癌未超出胃壁。

（3）Ⅲ期：表现胃壁增厚，并侵犯邻近器官，但无远处转移。

（4）Ⅳ期：有远处转移。

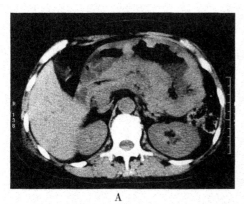 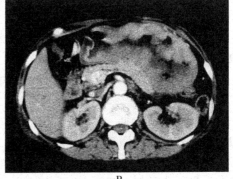

A　　　　　　　　　　　　　　　　　B

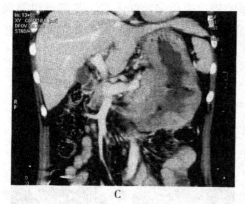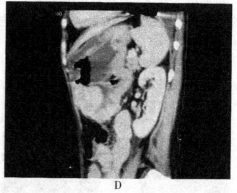

图 18 - 4 浸润型胃癌

A. CT 平扫见胃壁弥漫性增厚、僵直，与胰腺间的脂肪间隙消失；B. 增强扫描弥漫增厚的胃壁有强化；C. D. 冠状面及矢状面 MIP 像示胃壁弥漫性增厚，胃腔变小，状如皮革

（二）鉴别诊断

（1）胃淋巴瘤：单发或多发结节或肿块，边缘光滑或轻度分叶，病变大，病变范围广泛可越过贲门或幽门侵犯食管下端或十二指肠，胃壁增厚明显常超过 10mm，但仍保持一定的扩张度和柔软性，胃与邻近的器官之间脂肪间隙存在，常伴有腹腔内淋巴结肿大。

（2）胃间质瘤：是发生于胃黏膜下的肿瘤，病变部位黏膜撑开展平，但无连续性中断，胃壁柔软，蠕动正常，肿瘤大多位于胃体呈外生型生长，腔内型少见，呈息肉状，黏膜表面可有溃疡，可见气体、液体或口服对比剂进入。

（朱战勇）

第二节　直肠癌

直肠癌（carcinoma of rectum）是乙状结肠直肠交界处至齿状线之间的癌，是消化道常见的恶性肿瘤，男性多见，好发年龄为 40 ~ 50 岁。

CT 表现：

1. 早期表现　仅一侧直肠壁增厚，随着病变发展可侵犯肠管全周，肿瘤向外周扩展形成肿块，侵犯直肠周围间隙（图 18 - 5）。

2. 直肠周围淋巴结肿大　表现为直肠周围脂肪间隙内出现直径 >1cm 的结节状软组织影。

3. 直肠癌 Dukes 分期

（1）A 期：癌肿浸润深度限于直肠壁内，未超出浆肌层，且无淋巴结转移。

（2）B 期：癌肿超出浆肌层，侵入浆膜外或直肠周围组织，但无淋巴结转移。

（3）C 期：癌肿侵犯肠壁全层，伴有淋巴结转移。

（4）D 期：癌肿伴有远处器官转移，或因局部广泛浸润或淋巴结广泛转移。

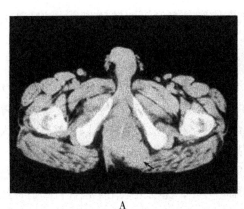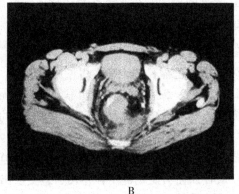

A　　　　　　　　　　　　　　B

图 18 – 5　直肠癌（B 期）

A. CT 平扫直肠壁增厚并向外周扩展形成肿块，侵犯直肠周围间隙，左侧坐骨肛门窝内见一圆形软组织影，侵犯左侧臀大肌（↑）；B. 增强扫描肿块未见明显强化

（朱战勇）

第三节　胃肠道间质瘤

胃肠道间质瘤（gastrointestinal stromal tumors，GIST）是发生于胃肠道黏膜下的间叶源性肿瘤，占胃肠道肿瘤的 1% ~ 3%，可发生在从食管至直肠的消化道任何部位，多发生于胃和小肠，其中发生于胃的占 60% ~ 70%，发生于小肠的占 30%，男女发病率无明显差异，但小肠间质瘤多见于女性，好发年龄为 40 ~ 69 岁。

（一）CT 表现

1. 分型　依据肿块与胃、肠壁的关系分为腔外型、腔内型及混合型（向腔内、外同时生长），以腔外生长为主，多层螺旋 CT 图像重组可清楚显示肿瘤起源部位及肿瘤向腔内、外生长情况（图 18 – 6）。

2. CT 平扫　多表现为大小不等、圆形或类圆形软组织肿块（图 18 – 7），少数呈不规则形；因肿块易发生坏死囊变或出血而致密度不均，少数病变可见钙化灶；肿块形成溃疡可见气 – 液或液 – 液平面。

良性肿瘤大多直径 <5cm，密度均匀，边缘锐利，其内可有钙化；恶性者大多直径 >6cm，可见分叶，边界不清，与周围器官有粘连，密度不均匀，肠间质瘤恶性度一般较高。

3. 增强扫描　肿瘤多呈中度均匀或不均匀强化，门脉期强化比动脉期明显（图 18 – 6），中心坏死囊变区域较大时可出现厚壁囊肿样强化（图 18 – 8）。

4. 胃间质瘤　大多位于胃体呈外生型生长，腔内型少见呈息肉状。典型的胃间质瘤 CT 表现为起源于胃壁的不均匀强化的外生型生长肿块，黏膜表面可有溃疡，可见气体、液体或口服对比剂进入。

5. 小肠间质瘤　以空肠多见，肿瘤通常较大，绝大多数为偏心性，无肠壁向心性环状受累，病变主体位于腔外，肿瘤黏膜表面溃疡时，可见气体、液体或口服对比剂进入肿瘤溃疡腔内。增强扫描大多呈周边不均匀性强化。

6. 恶性间质瘤　具有较高的转移率，肝脏和腹膜是最常见的转移部位，转移灶大小不一，边缘清楚，多呈低密度或等密度。

（二）鉴别诊断

（1）胃淋巴瘤：多表现为胃壁增厚明显，病变范围广泛，常伴有腹腔内淋巴结肿大。

（2）胃癌：黏膜破坏比较明显，胃壁僵硬，蠕动消失，多直接侵犯邻近器官，胃周围可见多发大小淋巴结，但有腹腔内巨块转移的淋巴结罕见，极少有肾门以下淋巴结肿大。

（3）胃肠道神经鞘瘤：起源于胃肠道壁内，呈圆形或卵圆形、密度均匀的肿块，增强扫描强化不明显或仅轻度强化，与良性胃肠道间质瘤表现相似，但与恶性胃肠道间质瘤明显不同，后者强化明显，常伴有坏死、囊变、出血。另外，免疫组织化学检查胃肠道神经鞘瘤 S – 100 蛋白和 NSE 呈强阳性反应，而 CD117、CD34 呈阴性。

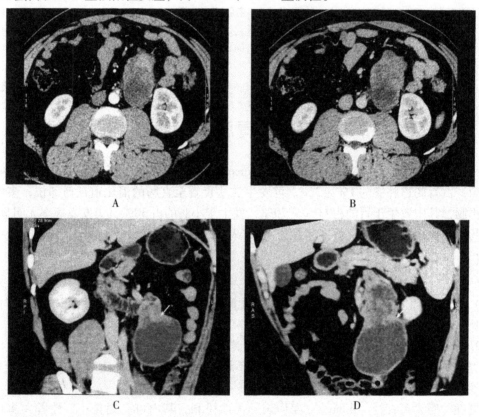

图 18 – 6　十二指肠间质瘤

A. 增强动脉期见左中上腹有一囊实性肿块，边缘清楚，实性部分有不均匀强化；B. 门脉期见实性部分强化范围扩大；C. D. 冠状面及矢状面 MPR 像清楚显示肿瘤起源于十二指肠升段，向腔内、外生长，以腔外生长为主（↑）

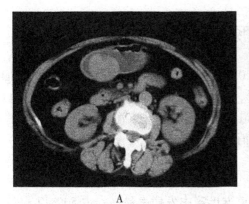 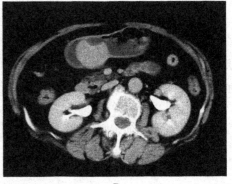

图 18 - 7 胃间质瘤

A. CT 平扫见胃窦有一圆形肿块，向腔内、外同时生长，肿瘤边缘清楚，表面有溃疡；B. 增强扫描见肿块轻度强化

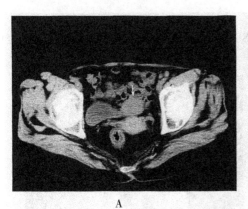 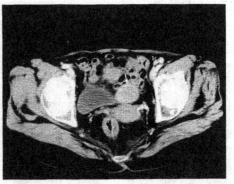

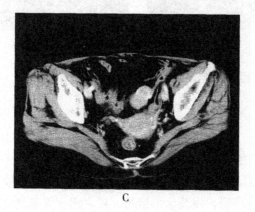

图 18 - 8 回肠间质瘤

A. CT 平扫见左下腹部有一类圆形软组织肿块，密度尚均匀，边缘清楚（↑）；B. 增强动脉期见肿块中度不均匀强化（↑）；C. 门脉期肿块强化程度比动脉期明显

（朱战勇）

第四节　胃肠道淋巴瘤

胃肠道淋巴瘤（lymphoma）约占淋巴瘤的 0.9%，以非霍奇金淋巴瘤（Non – Hodgkin's Lymphoma，NHL）多见，占 NHL 的 4% ~ 20%，既可以是全身淋巴瘤的局部表现，也可是局部原发的淋巴瘤，以前者多见。原发性胃肠道淋巴瘤起源于胃肠道黏膜固有层和黏膜下层的淋巴组织，多属于 B 细胞起源的。淋巴瘤在消化道的好发部位是胃和小肠。

一、胃淋巴瘤

胃淋巴瘤以非霍奇金淋巴瘤多见，在消化道淋巴瘤中发病率最高，占 50% 以上，与胃癌比较发病年龄较年轻，多在 40 ~ 50 岁，男女发病无差异。病变起自胃黏膜下的淋巴组织，常多发，也可单发，与幽门螺旋杆菌慢性感染有关，属于低度恶性黏膜相关淋巴瘤（mucosa associated lymphoid tissue lymphoma，MALT）。

（一）CT 表现

1. 胃内可见单发或多发结节、肿块（图 18 – 9），或广泛的黏膜增厚、增宽，其表面可有溃疡呈"牛眼征"。

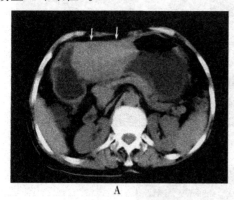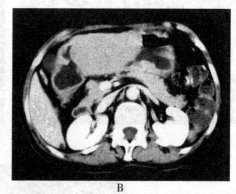

A | B

图 18 – 9　肿块型胃淋巴瘤

A. CT 平扫见胃窦内单发隆起性肿块影，边界清楚锐利，基底宽大（↑）；B. 增强扫描见肿块中度均匀强化

2. 病变在黏膜下蔓延，引起胃壁明显增厚（图 18 – 10A，图 18 – 10B），超过 30mm，甚至达 70 ~ 90mm，而黏膜表面相对正常。

3. 病变范围广泛，可累及胃窦部、胃体和胃底部，也可是全胃，一般均超过胃壁周长的一半，胃窦部病变可跨越幽门，侵及十二指肠，胃底病变可跨越贲门侵及食管下端。

4. 胃的外界光滑，与邻近的器官之间脂肪间隙存在，脾脏增大及弥漫性腹膜后和肠系膜淋巴结肿大（图 18 –10C，图 18 –10D）。

5. 增强扫描：病灶呈轻到中度均匀强化，或呈黏膜线完整的分层强化。

（二）鉴别诊断

1. 胃癌：黏膜破坏比较明显，胃壁僵硬，蠕动消失，多直接侵犯邻近器官，但腹腔内巨块转移的淋巴结罕见，极少有肾门以下淋巴结肿大。淋巴瘤多呈全周性胃壁增厚，厚度可达1.2～7.7cm，平均4cm，胃壁光整，胃周脂肪线清晰。

2. 息肉结节型胃淋巴瘤：需与多发息肉、胃内转移瘤（如黑色素瘤转移）鉴别。

3. 浸润型胃淋巴瘤：需与胃黏膜巨大肥厚症鉴别。

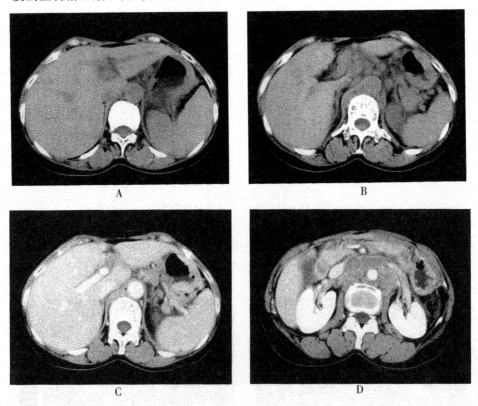

图18-10　浸润型胃淋巴瘤

A. B. CT平扫见胃壁增厚、变硬，胃腔变窄，黏膜皱襞粗大、迂曲，脾脏增大；C. D. 增强扫描见增厚的胃壁中度均匀强化，胃周围、腹膜后及肠系膜淋巴结肿大

二、小肠淋巴瘤

小肠淋巴瘤是常见的小肠肿瘤，占胃肠道淋巴瘤的35%～70%，以继发性非霍奇金淋巴瘤多见。好发于青壮年，男性多于女性。可发生于小肠任何部位，以淋巴组织丰富的回肠远端多见，起源于小肠黏膜下淋巴组织，病变局限于一段肠管或散在分布于多段小肠。

（一）CT表现

1. 肿瘤浸润小肠壁可造成肠壁增厚（＞1cm）、僵硬（图18-11），受累的肠管较长，形成多个圆形或卵圆形的厚环。

2. 节段性肠腔狭窄或扩张。

3. 单发或多发软组织肿块，突向肠腔内或突出于肠壁外和浆膜面，肿块密度多较均匀，形态规则或不规则（图18-12），肿块表面可发生溃疡或瘘道，如有对比剂进入则显示不规则的空腔影。

4. 晚期肠腔肿块和肠系膜、腹膜后淋巴结融合并包绕肠系膜血管则形成"夹心面包征"（图 18 – 12C，图 18 – 12D）。

5. 增强扫描：增厚的肠壁、肿块或淋巴结呈轻到中度的均匀强化（图 18 – 11B，图 18 – 12C，图 18 – 12D）。

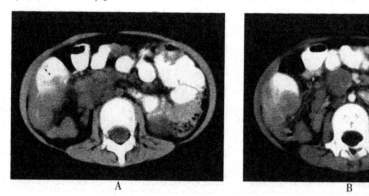

图 18 – 11　小肠非霍奇金淋巴瘤

A. CT 平扫见右下腹回肠末端肠壁不规则增厚，肠腔内见一类圆形肿块，轮廓尚清楚。腹主动脉右前方及肠系膜根部有多个淋巴结，并融合成块；B. 增强扫描肿块中度强化，其内密度欠均匀，腹主动脉旁及肠系膜根部淋巴结轻度强化

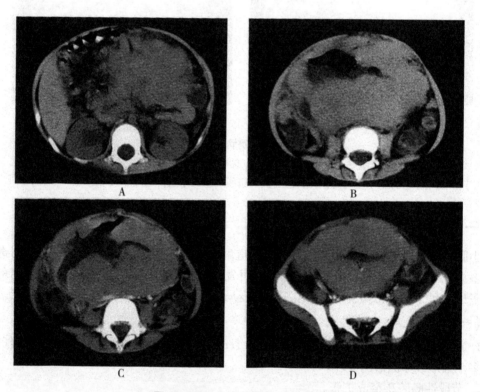

图 18 – 12　小肠非霍奇金淋巴瘤

A. B. CT 平扫见肠腔肿块和肠系膜、腹膜后淋巴结相互融合；C. D. 增强扫描肿块和肿大的淋巴结有强化并包绕肠系膜血管则形成"夹心面包征"

（二）鉴别诊断

1. 小肠平滑肌瘤：肿瘤多较大，呈圆形或椭圆形，边界清楚，多向腔外生长，瘤体密度不均匀，可发生坏死、液化，肿块巨大可推压肠管但多无侵犯表现，因此不难鉴别。

2. 局限性肠炎（Crohn 病）：病变呈跳跃性改变，与正常肠管边界清楚，管腔狭窄呈偏心性。黏膜炎症溃疡，肠腔轮廓常呈锯齿状，肠管外形固定，蠕动消失，晚期由于大量纤维化肠腔呈不规则线状狭窄，有假憩室形成，出现典型"卵石征"。

3. 肠结核：好发于回盲部，受侵肠管很少有巨大软组织肿块。由于结核性干酪样坏死，受累肠管以痉挛收缩为主，可出现激惹征象，肠管外形常不固定。

（易长虹）

第五节　阑尾炎

阑尾炎（appendicitis）是外科常见病，属于化脓性炎症，由于阑尾管腔阻塞导致细菌感染引起。根据病程常分为急性和慢性阑尾炎，急性阑尾炎在病理上分为单纯性阑尾炎、化脓性阑尾炎、坏疽性阑尾炎。慢性阑尾炎多为急性阑尾炎转变而来。

CT 表现：

1. 正常阑尾　多数位于盲肠末端的内后侧，CT 表现为细管状或环状结构，外径一般不超过 6mm。

2. 急性阑尾炎　阑尾壁呈环状、对称性增厚（图 18 - 13A），横径超过 6mm 以上，密度接近或略高于邻近的肌肉组织，增强时可有强化（图 18 - 13B），有时增厚的阑尾壁表现为同心圆状的高、低密度分层结构称"靶征"。

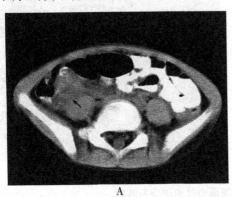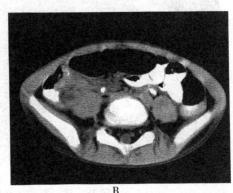

A　　　　　　　　　　　　　　　　　　B

图 18 - 13　急性化脓性阑尾炎伴阑尾周围炎

A. CT 平扫见阑尾壁增厚，边缘模糊，与右侧腰大肌之间的脂肪间隙消失（↑）；B. 增强扫描增厚的阑尾壁有强化，周围脂肪层内出现片絮状稍高密度影

3. 阑尾结石　阑尾腔内或在阑尾穿孔形成的脓肿和蜂窝织炎内有时见到单发或多发的阑尾结石，呈高密度圆形或椭圆形均质钙化（图 18 - 14）。

4. 阑尾周围炎症　①阑尾周围结缔组织模糊，筋膜（如圆锥侧筋膜或肾后筋膜）水肿、增厚。②周围脂肪层内出现片絮状或条纹状稍高密度影。③盲肠末端肠壁水肿、增厚。④局部淋巴结肿大，表现为成簇的结节状影。⑤另一个常见的征象是阑尾急性炎症的蔓延造成盲肠与右侧腰大肌之间脂肪间隙模糊。

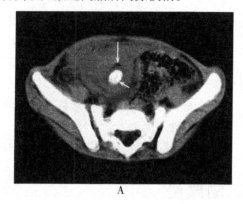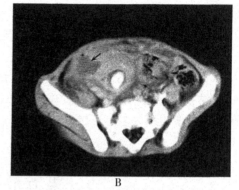

图18－14　急性化脓性阑尾炎伴阑尾结石

A. CT平扫见右下腹部有一团块状密度增高影，其内可见圆形高密度阑尾结石（↑）和少量气体影（长↑）；B. 增强扫描炎性肿块明显强化，其内低密度坏死形成的脓肿未见强化（↑）

5. 盲肠末端的改变　在盲肠末端开口处出现漏斗状狭窄或在盲肠末端与阑尾之间出现条带状软组织密度影，这两种征象在盲肠充盈对比剂时显示较清楚。

6. 阑尾周围脓肿　一般呈团块状影，直径多为3～10cm。中心为低密度液体，有时脓肿内可出现气液平面，脓肿外壁较厚且不均匀，内壁光整（图18－15）。盆腔、肠曲间甚至膈下、肝脏内可出现脓肿。

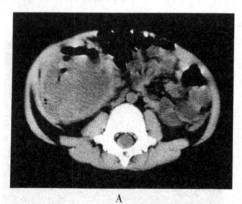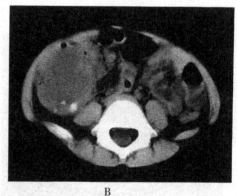

图18－15　急性化脓性阑尾炎伴阑尾周围脓肿

A. B. CT平扫见右下腹部有一圆形厚壁阑尾脓肿，其内可见气体影和阑尾结石，并可见气－液平面

7. 慢性阑尾炎　除阑尾有不同程度的增粗、变形外，阑尾边缘毛糙，阑尾腔闭塞，多伴有钙化或阑尾粪石。由于腹膜的包裹或炎症机化，CT上可出现类似肿块的征象。

（易长虹）

医学影像
检查技术与诊断应用

（下）

卫 颖等◎主编

吉林科学技术出版社

第十九章　胃肠疾病超声诊断

第一节　胃癌

胃癌是发生于胃黏膜的恶性肿瘤，是最常见的恶性肿瘤之一，占我国消化道肿瘤的第1位，发病年龄多见于40～60岁，男女比约为3∶1。

胃癌可以发生于胃的任何部位，最常见于胃窦，其余依次为胃小弯、贲门区、胃底及胃体；以腺癌和黏液癌最多见。胃癌的病理变化分为早期胃癌和进展期胃癌两大类。局限于黏膜层的小胃癌称为原位癌，浸润深度未超过黏膜下层的称为早期胃癌，超过黏膜下层的称为进展期胃癌，也叫中晚期胃癌。

早期胃癌常无明显症状，随着病情进展，逐渐出现胃区不适、疼痛、呕吐、消化道出血等，晚期胃癌可引起腹水、恶液质。进展期胃癌易侵及周围脏器和转移到附近淋巴结。

一、超声表现

（一）二维灰阶超声

早期胃癌胃壁局部增厚常＞1.0cm，肿瘤位于胃壁的第1至第2层内，超声检查显示困难。

我国胃癌研究协作组1981年在Borrmann胃癌分型的基础上提出的6种胃癌分型有许多优点，超声依据其特点的分型也较其他方法准确。两种分型的超声表现如下：

1. 结节蕈伞型（Borrmann Ⅰ）　肿瘤向腔内生长，呈结节状或不规则蕈伞状，无明显溃疡凹陷。表面粗糙如菜花样、桑椹状，其基底较宽。

2. 局限增厚型（盘状蕈伞型）　肿瘤所在处胃壁增厚，范围局限，与正常胃壁分界清楚。

3. 局限溃疡型（Borrmann Ⅱ）　肿瘤呈低回声，中央凹陷呈火山口状，溃疡底一般不平，边缘隆起与正常胃壁分界清楚。

4. 浸润溃疡型（Borrmann Ⅲ）　溃疡凹陷明显，溃疡周围的胃壁不规则增厚区较大，与正常胃壁分界欠清楚。

5. 局限浸润型　壁局部区域受侵，全周增厚伴腔狭窄，但内膜面无明显凹陷。

6. 弥漫浸润型（Borrmann Ⅳ）　病变范围广泛，侵及胃大部或全胃，壁增厚明显，胃腔狭窄，部分病例可见胃黏膜层残存，呈断续状，胃壁第3层强回声线（黏膜下层）紊乱、增厚，回声减低、不均匀。

（二）彩色多普勒超声

较大肿瘤实质内常发现有不规则的血流信号。

(三) 超声对胃癌侵及深度的判断

1. 早期胃癌　肿瘤范围小、局限、胃壁第3层（黏膜下层）存在。当黏膜下层受侵时此层次则呈断续状。对此类型中隆起型和浅表隆起型显示较好，对浅表凹陷型和凹陷型显示率低。早期胃癌的确诊要依靠胃镜活检。

2. 肌层受侵　胃壁第3、4层回声线消失，但第5层线尚完整，胃壁趋于僵硬。

3. 浆膜受侵　胃壁最外层强回声线外隆或不光滑。

4. 侵出浆膜　胃壁第5层强回声线中断，肿瘤外侵生长，和相邻结构不易分辨。

(四) 胃癌转移征象

1. 淋巴结转移　容易累及的淋巴结。主要包括：贲门旁，胃上、下淋巴结，幽门上、下淋巴结，腹腔动脉干旁淋巴结，大网膜淋巴结等。肿大的淋巴结多呈低回声，部分与肿瘤融合，呈现肿瘤向外突出的结节。

2. 其他转移　肝脏、脐周围、腹膜、盆腔及卵巢是胃癌转移的常见部位，胃癌的卵巢转移称为克鲁肯贝格瘤（Krukenberg tumor），表现为囊实性肿瘤，多是双侧受累。

二、诊断要点

管壁不规则增厚或肿块形成，肿瘤实质呈低回声，欠均匀；溃疡凹陷出现"火山口"征。病变未侵及固有肌层时胃壁蠕动减缓，幅度减低，随着病变向固有肌层浸润和管壁明显增厚，则出现胃壁僵硬、蠕动消失；胃排空延迟甚至胃潴留。较大肿瘤常造成管腔狭窄。

三、鉴别诊断

超声诊断胃癌常须鉴别的疾病有胃炎、胃溃疡、胃嗜酸性肉芽肿等非肿瘤性胃壁增厚性疾病，另外尚须与其他类型胃部肿瘤相鉴别。

四、临床评价

超声检查作为无创性检查方法，具有操作简便、无痛苦，可以反复检查等优点，除进行筛选检查外，对因病重或年老体弱等不宜做 X 线或胃镜检查者，尤具实用价值。早期胃癌的超声诊断效果稍差，常需胃镜检查确诊。超声检查主要用于进展期胃癌的诊断，能显示胃癌的断面形态，测量肿瘤的大小，判断癌组织的浸润深度，发现肿瘤的周围和远处转移等，从而确定临床治疗方案，减少晚期胃癌的剖腹探查率。但超声显示胃部肿瘤的能力决定于肿瘤本身的大小、形态和位置，小于 10mm 的肿瘤难以在空腹时显示，肿块型比管壁增厚型容易发现。胃底及小弯垂直部扫查易受气体干扰及声窗局限，此处胃癌容易漏诊。

（李志刚）

第二节　急性阑尾炎

急性阑尾炎（acute appendicitis）是阑尾发生的急性炎症。为外科临床常见病，是最多见的急腹症，居各种急腹症的首位。正常阑尾超声不易显示；但阑尾炎性肿大时或伴有积液时，超声检查可以发现病变阑尾的图像。

根据急性阑尾炎的发病过程将其分为4种病理类型：单纯性阑尾炎、化脓性阑尾炎、坏疽性（穿孔性）阑尾炎、阑尾周围脓肿。单纯性阑尾炎表现为阑尾轻度肿胀，管壁各层均有水肿，炎症细胞浸润，以黏膜及黏膜下层为著，管腔内少许渗液；化脓性阑尾炎表现为阑尾显著肿胀，浆膜高度充血，被纤维蛋白与脓性渗出物覆盖，或被大网膜包裹，管腔内小脓肿形成，积脓，腹腔有渗出液。坏疽性（穿孔性）阑尾炎为阑尾管壁缺血、坏死、穿孔，并有较多渗出液，周围可形成炎性包块和脓肿。

临床表现有转移性腹痛或阑尾区痛、恶心、呕吐、发热、阑尾区压痛、肌紧张和反跳痛。

一、超声表现

超声直接征象为阑尾增粗、"靶环"征、阑尾壁层次不清等；间接征象如阑尾区低回声团、超声麦氏点征阳性、回盲部淋巴结肿大、腹盆腔积液，阑尾腔内偶见粪石强回声等。CDFI显示阑尾壁及其周围血流丰富。

急性单纯性阑尾炎超声显示阑尾轻度肿胀，管壁稍增厚，直径>6mm，浆膜回声不光滑，管壁层次欠清晰，腔内可见少量液性暗区。周围无明显液性暗区。

化脓性阑尾炎超声显示阑尾明显肿胀粗大，长轴呈手指状，直径>10mm。管壁增厚，层次不清，厚薄不一，浆膜回声稍强，纵切呈腊肠样，横切呈同心圆形，腔内可见密集强光点漂浮。阑尾周围见少量无回声暗区包绕。

坏疽性阑尾炎阑尾肿胀显著，形态不规则，管壁明显增厚，各层次结构不清，浆膜层可有回声中断，腔内回声杂乱，见片状不均匀低回声。阑尾周围渗出物增加，可见不规整液性暗区。阑尾周围、肠间隙及盆腔可见不规则无回声区。

阑尾周围脓肿声像图显示阑尾失去规则的条状形态，形态无法辨认，可见强弱不等的点状回声，在阑尾区周围见圆形或类圆形的无回声区、低回声或混合回声团块，边界不清、不规则，周边可因大网膜包裹而呈强回声，邻近肠管蠕动减弱，肠襻间隙及腹盆腔可见积液。

二、诊断要点

阑尾增粗呈同心圆征、阑尾壁层次不清；阑尾区低回声或混合回声团块，腹盆腔积液，阑尾腔内偶见粪石强回声等。

三、鉴别诊断

阑尾炎及阑尾周围脓肿需与多种右侧附件病变鉴别。

四、临床评价

超声已成为急性阑尾炎最重要的影像学检查手段，除单纯性阑尾炎及后位阑尾炎容易漏诊外，其余各型阑尾炎的超声诊断准确性都较高，特别是高频超声具有很高的临床应用价值。超声检查可以鉴别急性阑尾炎的程度和病理类型，判断阑尾穿孔、阑尾周围脓肿，并与其他急腹症相鉴别，为临床医师选择治疗方案和手术时机提供重要的参考指标。但是超声检查也有一定的局限性，肠道气体的干扰可能造成阑尾无法显示，不能做出正确的超声诊断。

（周素芬）

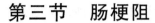

第三节　肠梗阻

肠内容物不能正常向下运行通过，称为肠梗阻，是临床常见而又严重的一种急腹症。

肠梗阻根据病因和病理表现，分为机械性肠梗阻和麻痹性肠梗阻；根据梗阻的程度，分为完全性和不完全性肠梗阻。梗阻部位以上肠管扩张、积液、积气，严重者并发肠穿孔和肠壁坏死。机械性肠梗阻的扩张肠管蠕动活跃，梗阻远端常见肿瘤、结石、肠套叠等；麻痹性肠梗阻的肠壁蠕动波减缓甚至消失。肠梗阻主要症状有阵发性腹部绞痛、腹胀、呕吐，机械性肠梗阻肠鸣音亢进，完全性肠梗阻时无排便和排气。梗阻晚期常发生水、电解质紊乱。

一、超声表现

（1）肠管扩张，腔内积气、积液。

（2）肠壁黏膜皱襞水肿、增厚，排列呈鱼刺状（又称"琴键"征）。

（3）机械性肠梗阻肠壁蠕动增强，幅度增大，频率加快，甚至出现逆蠕动，肠内容物反向流动；麻痹性肠梗阻肠管扩张，肠蠕动减弱或消失。

（4）绞窄性肠梗阻时肠蠕动减弱，腹腔内出现液体回声。

（5）梗阻病因的诊断：机械性肠梗阻远端出现异常回声对于病因的确定有重要帮助，常见病因有肿瘤、异物、肠套叠、肠疝等；麻痹性肠梗阻可以出现在机械性肠梗阻晚期，更多见于手术后或其他急腹症，手术后表现为全肠管扩张，继发于其他急腹症时肠管的扩张局限而轻微。

二、诊断要点

肠管扩张，腔内积液、积气，肠壁蠕动增强或减缓，伴有腹痛、腹胀、呕吐、排气排便减少或无。

三、鉴别诊断

肠梗阻需与肠套叠、急性阑尾炎、急性腹膜炎、急性胰腺炎等急腹症鉴别。

四、临床评价

超声检查能够重复多次，若能持续发现肠管扩张，即可诊断肠梗阻。超声检查肠梗阻的意义在于能够确定梗阻的部位、程度、原因等，简变易行。

（李志刚）

第四节　结肠、直肠癌

结、直肠癌是发生于结、直肠黏膜上皮细胞的恶性肿瘤，在胃肠道肿瘤中占第二位，是最常见的大肠肿瘤。大肠癌是常见的消化道恶性肿瘤，占胃肠道肿瘤的第二位，可发生于大肠的任何部位。最常见为直肠，其次为乙状结肠、盲肠、升结肠、降结肠和横结肠，结肠癌占40%。

肠癌的大体分类为4型：①息肉型：肿瘤向腔内呈息肉状、结节状、菜花状，多为分化良好的腺癌；生长缓慢，转移迟，预后好。②溃疡型：癌组织向肠壁深层及周围浸润，溃疡呈火山口样，表面污秽；多为腺癌，分化差，淋巴转移早。③浸润型：癌组织纤维组织多质硬，局部肠壁增厚；沿肠壁环状浸润，造成管腔环状狭窄；镜下为硬癌，常早期血路或淋巴转移。④胶样癌：呈柔软胶冻状，半透明；多为黏液腺癌或印戒细胞癌。

临床表现有血变、腹痛、腹部包块、腹部不适、胀气、排便习惯改变、腹泻与便秘交替等。

一、超声表现

（一）二维灰阶超声

肠壁不均匀增厚或见不均匀团块回声，呈"假肾"征（周边实质性低回声似肾脏的皮质，中心残腔内的气体为强回声似肾脏集合系统，彩超不能显示肾脏特有的树形血流信号）。纵切面时显示肠腔狭窄变形，中央为扭曲走行的细线样气体强回声。周边肿瘤组织多表现为实性低回声均匀或不均匀团块。病变处肠壁僵硬，肠蠕动减弱或消失，近端肠腔扩张，肠内容物滞留，肠蠕动可增加。超声检查有时常因发现肝脏转移病灶后，在检查肠道而发现结肠肿瘤。

（二）超声分型

1. 结节团块型　病变肠管壁局限性增厚隆起，肿瘤呈结节状向肠腔内突起，表面高低不平基底宽多＜20mm，内部回声呈低回声或中等回声。

2. 菜花、溃疡型　病变肠管壁局限性不规则增厚隆起，肿瘤呈环状、半环状，基底宽常＞50mm，表面凹凸不平呈菜花状，肠腔环形狭窄；肠壁层次被破坏，表面形成不规则、深达浆膜层溃疡凹陷，呈"火山口"征，周边隆起，表面附着絮状黏液呈不规则中等或强回声，周围肠管壁不对称性增厚，病变肠管变形、蠕动消失。

3. 扁平隆起型　病变肠管壁局部增厚，回声较低，层次、边缘紊乱不清，黏膜面高低不平，肠壁僵硬。

（三）彩色多普勒超声

病灶内部可见较丰富血流信号，频谱多普勒显示为高速高阻血流。

二、诊断要点

肠壁不均匀增厚或见不均匀团块回声，呈"假肾"征，肠腔狭窄。病灶内部可见较丰富血流信号。

三、鉴别诊断

结肠癌与其他肠道、肠系膜占位性病变及肠套叠易于混淆，需要仔细鉴别。

四、临床评价

超声检查可以了解肿瘤生长的部位、大小、范围，观察肠壁浸润情况，有无邻近脏器受累、转移及淋巴结转移；尤其是经直肠超声对直肠癌的术前分期、治疗方案及术式选择均有较好的指导作用。是其他结、直肠癌检查方式的有益补充。但由于受肠道气体和肠内容物的影响或位置较深、较低，往往容易漏诊，尤其是对较小的肿瘤；发现肿块时位置定位诊断的正确率不及钡灌及结肠镜。

（李志刚）

第二十章　肝、胆、胰、脾正常及基本病变影像表现

第一节　正常解剖影像表现

　　肝脏、胆道系统、胰腺和脾位于上腹腔内，在解剖学上与胃、十二指肠、结肠肝曲、结肠脾曲以及胃肝韧带、胃脾韧带、肝十二指肠韧带、小网膜等器官及亚腹膜结构关系密切（图20-1）。由于断面成像技术是评价肝、胆、胰、脾的主要影像手段，因此熟悉腹部的断面解剖对正确认识肝胆胰脾的断面影像学表现十分重要。

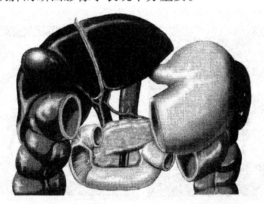

图20-1　中上腹部主要脏器的空间解剖关系示意图

　　在中上腹的解剖断面中，第二肝门、肝门、胆囊窝以及肾门是反映肝胆胰脾的解剖位置、大体形态、内部结构以及与周围器官、结构毗邻关系的4个典型层面，故选择上述层面的增强CT图像作为范例，并与相应的断层解剖线图作对比（图20-2）。

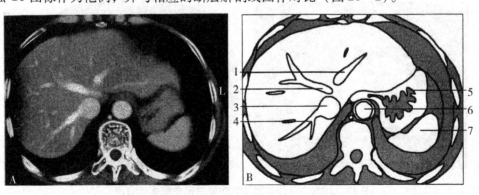

图20-2AB　第二肝门平面CT图像与相应解剖示意图

1. 肝左静脉；2. 肝中静脉；3. 下腔静脉；4. 肝右静脉；5. 胃；6. 主动脉；7. 脾

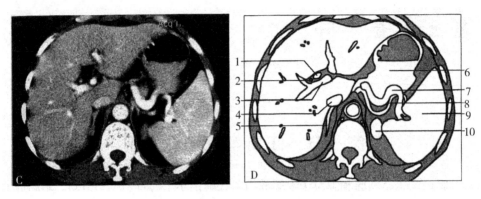

图 20 - 2CD　肝门平面 CT 图像与相应解剖示意图

1. 肝总管；2. 肝动脉；3. 门静脉；4. 下腔静脉；5. 右肾上腺；6. 胃；7. 脾静脉；8. 脾动脉；9. 脾；10. 左肾

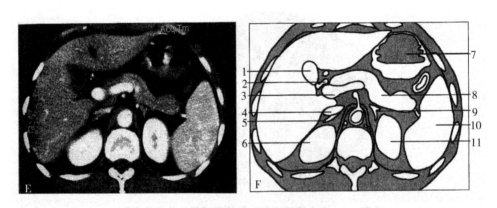

图 20 - 2EF　胆囊平面 CT 图像与相应解剖示意图

1. 胆囊；2. 胆总管；3. 门静脉；4. 下腔静脉；5. 右肾上腺；6. 右肾；7. 胃；8. 胰；9. 左肾上腺；10. 脾；11. 左肾

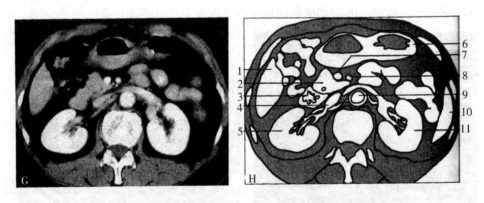

图 20 - 2GH　肾门平面 CT 图像与相应解剖示意图

1. 肝；2. 胰腺钩突；3. 十二指肠；4. 下腔静脉；5. 右肾；6. 胃；7. 肠系膜上静脉；8. 肠系膜上动脉；9. 主动脉；10. 脾；11. 左肾

（一）肝脏

1. 外形及肝叶、肝段划分　肝脏位于右膈下的右上腹腔内。正常肝脏表面光整、圆钝。除了可以清晰显示肝脏形态外，断面影像学检查还能够准确划分肝叶和肝段，甚至亚段解剖。以三条肝静脉、肝内门静脉左、右支和肝裂为解剖标志，肝脏可划分为 8 个段（图20 - 3）。

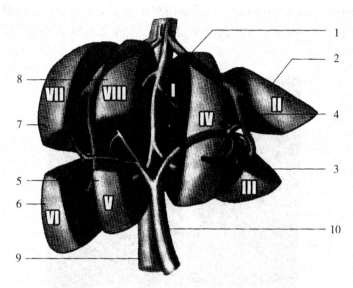

图 20 - 3　Couinaud 肝段划分法解剖示意图

1. 尾叶（I 段）；2. 左叶外上段（II 段）；3 左叶外下段（m 段）；4. 左叶内段（IV 段）；5. 右叶前下段（V 段）；6. 右叶后下段（VI 段）；7. 右叶后上段（VII 段）；8. 右叶前上段（VIII段）；9. 下腔静脉；10. 门静脉

2. 肝脏血管

（1）肝动脉造影表现：依肝内血管显影的次序，可将肝动脉造影图像分为三期：①肝动脉期：可见肝内自肝门向肝左、右叶自然行走的肝动脉影，呈树枝状均匀分布，管径逐渐变细；②实质期：动脉影消失，代之以多数纤细小毛细血管影和肝实质的均匀性密度增高；③静脉期：肝内静脉显影，并汇合成肝左、肝中和肝右三支静脉，在第二肝门处回流入下腔静脉。

在腹腔动脉干造影时，由于脾静脉回流，还可见肝内门静脉显影。

（2）肝内门静脉系统：断面影像图像上能够观察到肝内的门静脉血管。增强 CT 和 MRI 扫描所采集的数据，经各种二维和三维像处理后，可以获得立体的肝内门静脉血管图像（图20 - 4）。采用 MRI 梯度回波快扫序列，在不用 MRI 对比剂的情况下，也能使肝门静脉系统良好显示。

3. 肝实质（parenchyma of liver）

（1）超声表现：正常肝实质表现为均匀分布的中等回声的细小光点影。

（2）CT 表现：

1）平扫：肝实质呈均匀的软组织密度，CT 值为 40 ~ 65Hu，略高于脾、胰、肾等脏器；

肝内门静脉和肝静脉血管密度低于肝实质，显示为管道状或圆形影。

2）增强扫描：肝实质和肝内血管均有强化，密度较平扫明显升高，其强化程度取决于CT对比剂的剂量、注射速率以及扫描的时相。①肝动脉期，动脉呈显著的高密度影，而肝实质和肝内静脉均尚无明显强化；②门静脉期，门静脉强化明显，肝实质和肝静脉也开始强化，肝实质CT值逐渐升高，但门静脉血管的密度仍高于肝实质；③肝实质期或平衡期，由于对比剂从血管内弥散至细胞外间隙，门静脉内对比剂浓度迅速下降，而肝实质达到强化的峰值（CT最高可达140～150Hu），此时静脉血管的密度与肝实质相当或低于后者（图20－5）。

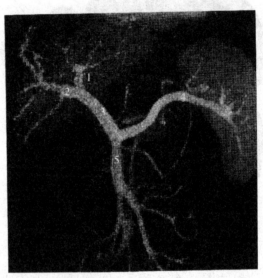

图 20－4　肝门静脉系统
增强 CT 扫描 MIP 法重建，示 1. 门静脉左支；2. 门静脉右支；3. 门
静脉；4. 脾静脉；5. 肠系膜上静脉

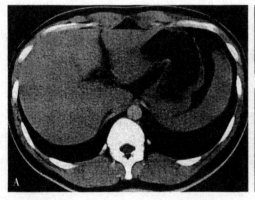
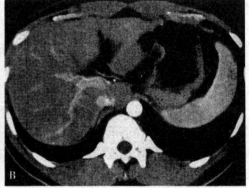

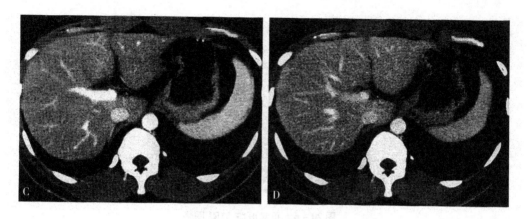

图 20 - 5 正常肝脏 CT 表现

A. 平扫，示肝实质呈均匀的软组织密度，略高于脾、胰、肾等脏器，肝内门静脉和肝静脉血管密度低于肝实质，显示为管道状或圆形影；B. 增强扫描动脉期，示肝内动脉强化显著，呈高密度影像，而肝实质尚无明显强化；C. 增强扫描门静脉期，示门静脉和肝静脉强化明显，肝实质开始强化，CT 值逐渐升高，但静脉血管的密度仍高于肝实质；D. 增强扫描延迟期，示门静脉密度逐渐下降，肝实质密度持续上升，达到峰值

（3）MRI 表现：一般而言，正常肝实质在 T_1WI 上呈均匀的中等信号（灰白），较脾脏信号稍高；在 T_2WI 上信号强度则明显低于脾脏，呈灰黑信号。肝门区和肝裂内的脂肪组织在 T_1WI 和 T_2WI 上均呈高和稍高信号。肝内血管由于流空效应的作用，在 T_1WI 和 T_2WI 上均为黑色流空信号，与正常肝实质形成明显对比。增强后，肝实质呈均匀强化，信号强度明显升高，同时肝内血管亦出现对比增强（图 20 - 6）。

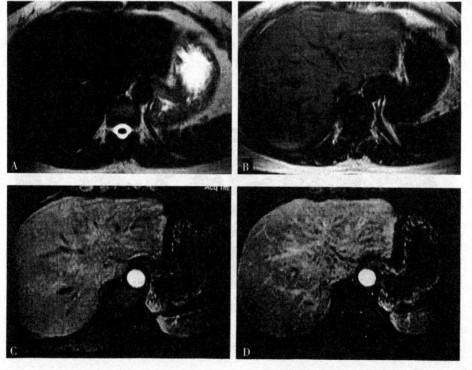

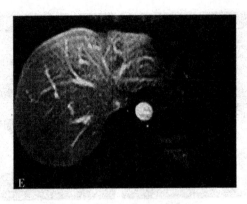

图 20 – 6　正常肝脏 MRI 图像

A. T$_2$WI 平扫, 示肝实质呈中等灰黑信号, 信号强度明显低于脾脏; B. T$_1$WI 平扫, 示肝实质呈中等灰白信号, 信号均匀, 信号强度比脾脏高; C. T$_1$WI 增强扫描动脉期, 示腹主动脉明显强化, 肝内门静脉显示为低信号, 肝实质信号较平扫略有增高; D. T$_1$WI 增强扫描门静脉期, 示肝内门静脉信号明显增高, 主动脉强化程度逐渐下降, 肝实质信号又有上升; E. T$_1$WI 增强扫描实质期, 示肝实质均匀强化, 信号强度达到峰值, 同时肝内肝静脉血管亦出现较强强化

(二) 胆道系统

由胆囊和各级胆管所组成。

1. 胆囊 (gall bladder)

(1) 超声表现: 胆囊壁为纤细、光滑的强回声带, 囊腔内为液性无回声区, 后壁和后方回声可有增强。

(2) CT 表现: 胆囊表现为位于肝左叶内侧段下方胆囊窝内的水样密度卵圆形囊腔影, 囊壁光滑, 与周围结构分界清楚 (图 20 – 2EF)。

(3) MRI 表现: 在 T$_1$WI 上, 胆囊内胆汁一般呈均匀低信号, 但由于胆汁内成分 (蛋白、脂质、胆色素等) 的变化, 胆汁可表现出 "分层" 现象, 即患者仰卧位时胆汁上份为低信号, 下份为稍高或高信号; 在 T$_2$WI 上胆汁均表现为高信号 (图 20 – 7)。增强 CT 扫描和 MRI 成像有助于胆囊壁厚度的判断。

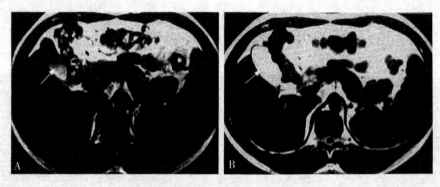

图 20 – 7　正常胆囊 MRI 图像

A. T$_1$WI, 示胆汁 "分层" 现象, 胆汁上份为低信号, 下份为稍高或高信号 (箭头); B. T$_2$WI, 示胆汁为均匀高信号 (箭头)

2. 胆管树 正常时，整个胆道系统呈树枝状，故称为胆管树（biliary tree）。

（1）肝内胆管纤细、整齐，逐级汇合成左、右肝管，后二者在肝门区再汇合成肝总管。常规超声、CT、MRI 仅可以观察到肝总管及左、右肝管，难以显示正常的肝内胆管分支。含胆汁的肝内胆管有时可在薄层 MRI 上表现为圆点状或长条状 T_1MI 低信号和 T_2WI 高信号，MRCP 可以显示正常肝内胆管及其 3~4 级分支。

（2）肝总管和胆总管：肝总管直径为 0.4~0.6cm，长约 3~4cm，在与胆囊管汇合后形成胆总管。胆总管总长约 7~8cm，直径 0.5~0.8cm，一般不超过 1cm。胆囊切除后胆总管可出现代偿性增粗，直径可达 1.3~1.5cm。ERCP、PTC 和 MRCP 均可以显示胆道系统的全貌（图 20-8），而横断面图像（超声、CT、MRI）能显示圆形或椭圆形的胆管切面、管壁厚度以及与周围结构的毗邻关系，表现为位于门静脉前外侧的圆形或管状影，CT 平扫呈液性低密度，增强扫描后无强化。

（三）胰腺

胰腺位于腹膜后间隙内，为一狭长、柔软、稍呈浅分叶状的腺体器官，其左侧端伸达脾门（图 20-9）。主胰管（又称 Wirsung 管）由胰尾开始，走行于胰实质内偏后，管径从胰尾到胰头逐渐增粗，宽约 0.1~0.3cm。胰腺表面仅覆盖一层稀疏的结缔组织被膜，因此胰腺疾病容易突破被膜，在胰周和腹膜后间隙内广泛扩散、蔓延。

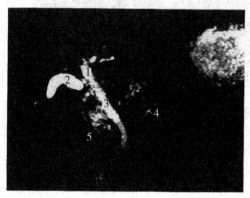

图 20-8 正常胆道 MRCP 表现

1. 肝总管；2. 胆囊；3. 胆总管；4. 胰管；5. 十二指肠

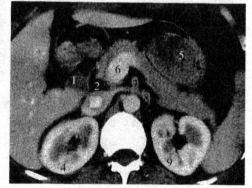

图 20-9 胰腺各部的 CT 表现

1. 十二指肠；2. 胆总管；3. 下腔静脉；4. 右肾；5. 胃；6. 门静脉起始部；7. 肠系膜上动脉；8. 左肾静脉；9. 左肾

1. 超声表现 胰腺实质呈均匀细小光点回声，多数情况下稍强于肝脏回声。胰管（pancreaticduct）无增粗时不易显示。

2. CT 表现 平扫时，胰腺呈略低于脾脏的均匀软组织密度（CT 值 35~5.5Hu）。有时，胰腺腺体萎缩和脂肪浸润可使胰腺边缘呈"羽毛状"或"锯齿样"改变，但胰周结构清晰，层次分明。在增强扫描的动脉期，由于血供丰富胰腺出现均匀性的显著强化，CT 值可达 90~120Hu；在门静脉期和胰实质期，胰腺强化程度逐渐减退（图 20-10）。CTA 可清晰显示胰周动脉、静脉的解剖全貌（图 20-11）。正常胰管不易显示，采用层厚 1~2mm 的薄层扫描技术，胰管的 CT 显示率会大大提高。

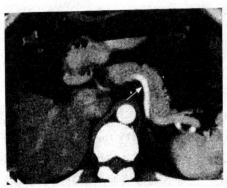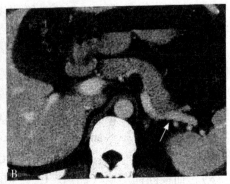

图 20 - 10　胰腺的增强 CT 表现

A. 动脉期，示胰腺实质显著强化，紧贴胰体尾后方走行的条状高密度影为脾动脉（白箭）；
B 门静脉期，示胰腺密度较动脉期降低，脾动脉密度降低，脾静脉强化明显（白箭）

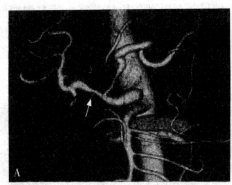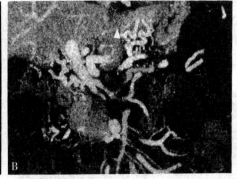

图 20 - 11　胰周血管 CTA 表现

A. VRT 重建动脉成像，示胰头癌包埋、压迫、侵犯位于胰周的脾动脉和肝总动脉，致受累
血管起始部管腔狭窄（白箭）；B. 冠状位 MIP 重建静脉成像，示胰腺癌包埋、阻塞肠系膜
上静脉 – 脾静脉汇合部，形成胰源性门脉高压，在肝门区域、肝胃韧带区域可见多数迂曲
增粗的侧支静脉血管（箭头）

3. MRI 表现　胰腺实质的信号特点与肝脏基本一致，在 T_1WI 上呈现中等强度（灰白）
信号，在 T_2WI 上呈中等强度（灰黑）信号。胰管呈细长条状影，在薄层 T_2WI 上易于显示
（图 20 - 12）。

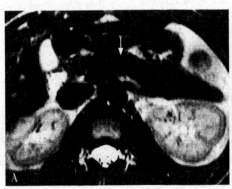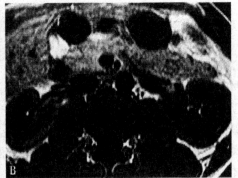

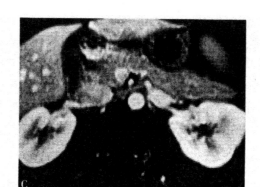

图 20 - 12 胰腺的 MRI 表现

A. T_2WI，示胰腺实质为灰黑色信号，与肝脏一致；胰管显示为均匀纤细的线状高信号影（白箭）；B. T_1WI，示胰腺实质为灰白色信号，亦与肝脏一致；C. 增强 T_1WI，示胰腺实质均匀强化，胰周血管显示为高信号

4. MRCP 和 ERCP 表现 均能显示胰管全貌如走行、分支、管径、管腔内异常等（见图 20 - 8）。

（四）脾

横断面影像图像上脾的形态因层面而异，脾上、下部呈新月形，脾门部呈凹陷的半圆形或椭圆形。一般来说，正常脾的径线为前后径不超过 10cm，厚度（宽）不超过 6cm，上下径不超过 15cm。超声、CT 和 MRI 均可作脾有关径线的测量，并可据此计算脾脏的体积。

1. 超声表现 脾实质呈均匀中等回声，光点细密；脾包膜呈光滑的细带状回声。

2. CT 表现 平扫时，脾密度均匀一致，稍低于肝脏密度（CT 值差约 5~10Hu）。增强扫描动脉期，脾迅速出现强化，且周边皮质强化程度高于中间的髓质，造成脾密度不均，称为"花斑脾"（mottledspleen）；在门静脉期和实质期，脾皮、髓质密度很快均匀一致，CT 值可达 120~150Hu（图 20 - 13）。

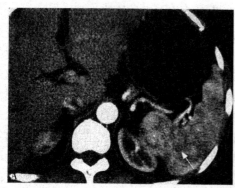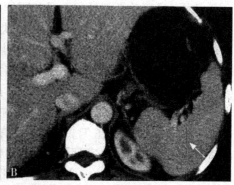

图 20 - 13 脾的增强 CT 表现

A. 动脉期，示脾脏强化密度不均，呈"花斑脾"（白箭）；B 门静脉期，示脾脏密度均匀一致（白箭）

3. MRI 表现　脾在 T_1WI 上呈均匀的低信号，信号强度略低于肝脏，这是因为脾脏内血窦十分丰富、T_1 和 T_2 弛豫时间均较长之故；脾在 T_2WI 上呈较高信号，稍高于肝脏和周围的其他脏器。增强 MRI T_1WI 上脾的强化特点与增强 CT 类似（图 20 - 6）。

4. 超声（特别是彩色多普勒超声）、CT 增强扫描、MRI 及 MRA、脾动脉造影表现　均可了解脾动、静脉情况。脾血窦丰富，常在注射对比剂 5 秒后开始显影，10 秒后脾实质和脾门静脉显影。

（田爱洁）

第二节　基本病变的影像表现

对于实质性脏器（肝、胰、脾），其基本病变包括形态、质地、器官内管道结构等几大方面的异常。作为空腔脏器的胆囊和胆管，其基本病变主要表现为管（囊）腔大小、管（囊）壁和管（囊）腔内容物的改变三个方面。

（一）肝脏

1. 形态异常　肝脏的形态异常体现在肝脏外形、轮廓、大小、肝叶/段比例、肝裂宽度等方面。常见于典型肝硬化、肝脏的各种占位性病变。

2. 实质异常　指除肝内管道系统（肝内血管、胆管、淋巴管）和管道周围的纤维支架结构（Glisson 鞘）以外的肝组织异常，分为局灶性和弥漫性两大类。

（1）局灶性肝实质异常：主要是指肝内单发、孤立的病变，或虽为多发病变，但病变本身并不造成肝实质广泛而又显著的形态学和病理学异常。

1）病灶形态：局灶性肝内病变多呈圆形或类网形。良性肿瘤、肿瘤样病变、肝脓肿等常常边界光滑、锐利，而恶性肿瘤常边缘不清、模糊。

2）病灶大小：肝内病变大小差异悬殊，病变大小可从数毫米至十多厘米，甚至占据肝脏的大部分容积。病灶较小者（如 0.5~1.0cm 大小），定性诊断常较困难。

3）病灶数目：肝转移性肿瘤、肝囊肿和肝血管瘤具有多发的特点，原发性肝肿瘤既可单发，也可多发。准确诊断病灶的数目和部位有助于治疗方案的恰当选择。

4）病灶质地：①超声表现：多数肝内病灶的回声有一定特点，与其周围正常肝组织之间有明显差异。②平扫 CT 表现：肝脓肿的病灶内可出现气液平面和呈分隔状；肝囊肿呈水样密度，但依囊内液体成分不同而有差异，特别是当囊肿合并出血或感染时，CT 值会稍高；肝外伤或肝肿瘤合并出血常表现为高密度灶。肿瘤合并出血、坏死或纤维瘢痕等时，病灶中心密度也可不均匀。③平扫 MRI 表现：肝囊肿在 T_1WI 上呈均匀较低信号，在 T_2WI 上呈显著高信号；肝血管瘤和肝癌在 T_1WI 上均为稍低信号，而在 T_2WI 上前者为均匀极高信号，后者仅为稍高或混杂信号。伴有病灶内出血、液化、坏死和脂变的病灶在 MRI 上呈混染信号。肝内结石或钙化在 T_1WI 和 T_2WI 上均为低信号，而脂肪均呈高信号。极少数肝内病变在 MRI 平扫上可为等信号，易漏诊。

5）病灶强化特点：在肝内病灶的强化效果及其演变方面，增强 CT 和钆剂增强 MRI 基本一致。增强后肝内病灶强化特点可为不强化、边缘环状强化及不同程度的病灶内实质强化。①囊性病变表现为不强化，见于肝囊肿、肝包虫囊肿。②肝脓肿壁呈现厚壁的环状强化，脓肿腔内脓液不强化，但腔内纤维性隔膜（fibrous septum）可有强化（图 20 - 14）。

③大多数血供丰富的原发性肝细胞癌（hepatocellular carcmoma，HCC），在动脉期即出现病灶内的显著强化，但由于肿瘤内新生血管（neovasculature）内皮基底膜发育的不完善，病灶廓清对比剂的速率也很快，在门静脉期即变为稍低或低密度/信号，呈现"快进快出"的强化演变特点（图20-15）。④肝海绵状血管瘤（hepaticcavernous hemangioma），在动脉期出现病灶边缘的结节样强化（nodular enhancement），强化程度相当显著，与血管密度相同，且随着时间的推移，强化向病灶中央扩展，并在数分钟后肿瘤与周围肝组织呈相同密度/信号，整个过程呈现"快进慢出"的向心性强化特点（centripetal enhancement pattern）（图20-16）。⑤大多数转移性肝癌、原发性胆管细胞性肝癌（cholangiocarcinoma）为少血供肿瘤，病灶中心区强化不明显或稍有强化，密度/信号低于正常肝组织，而病灶周边呈淡薄的环状强化（faint rimlike enhancement）（图20-17）。

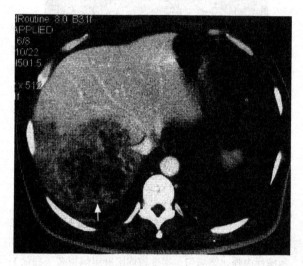

图20-14 肝脓肿的增强CT表现

肝右叶脓肿壁和脓肿腔内的纤维分隔出现强化（白箭），坏死、液化呈低密度，无强化，脓肿周围见片状低密度水肿带

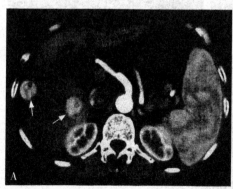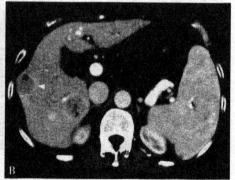

图20-15 肝内病灶"快进快出"强化

小肝癌：A. 增强CT动脉期，示肝右叶两个直径2cm肿瘤病灶（白箭），强化非常显著，密度明显高于周围尚无强化的三常肝组织；B. 门静脉期，示病灶密度迅速下降（箭头），低于正常肝组织

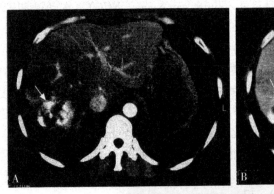
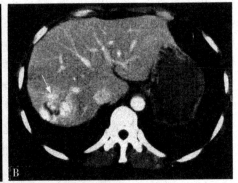
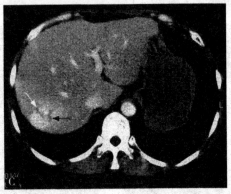

图 20 -16 肝内病灶"快进慢出"向心性强化

肝海绵状血管瘤：A 增强 CT 动脉期，示肝右叶后上段病灶呈现边缘性的结节状强化（白箭），强化程度与腹主动脉密度相同；B. 门静脉期，示病灶强化逐渐向中央扩展（白箭）；C. 2 分钟延迟期，示病灶内强化渐均匀，密度较周围肝组织稍高（白箭）；瘤内血栓或纤维瘢痕部分为低密度、无强化区（黑箭）

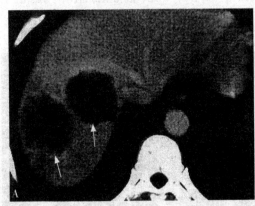
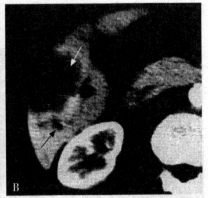

图 20 -17 肝内病灶环状强化

A. 肺癌肝转移。右肝内两个病灶（白箭），肿瘤主体部分为低密度，但其边缘呈淡薄的、不完整的环状强化；B 肝右下叶胆管细胞性肝癌。病灶强化程度低于邻近肝组织（白箭），但病灶边缘见淡薄的环状强化，肿瘤浸润周围小胆管，造成病灶周围的胆管扩张（黑箭）

6）病灶周围管道结构的异常：①原发性肝细胞癌常侵蚀、破坏邻近血管并造成门静脉或肝静脉癌栓，表现为上述血管内出现 CT 对比剂的充盈缺损（图 20 - 18）；②良性占位病变则常推移、压迫灶周血管；③肝内胆管细胞性肝癌（intrahepatic cholangiocarcinoma）对周围胆管也可侵蚀、破坏或推移、压迫，造成灶周胆管的扩张、狭窄或胆管腔内癌栓形成。

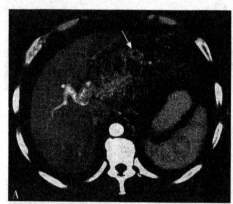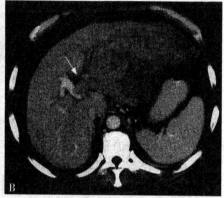

图 20 - 18　肝细胞癌所致血管异常的 CT 表现

肝左叶巨块型肝癌：A 增强 CT 动脉期，示病灶内广泛的新生血管生成（白箭）和肿瘤染色现象，门静脉右支在动脉期即显著强化（门脉早显），左支内有细线状高密度影（黑箭），为肝癌侵犯门静脉所致动 - 门脉瘘（门脉的小动脉化），肝、脾周围低密度腹水；B. 门静脉期，示门脉左支充盈缺损（白箭），其内充填软组织密度影，与肝左叶肿瘤相连续，强化程度相似，为门脉左支内癌栓表现

（2）弥漫性肝实质改变：

1）病因：较多，且复杂。大体可分为以下几类：①各种病因造成的肝炎、肝硬化；②弥漫性脂肪肝；③胆红素代谢障碍性疾病，如 Gilbert 综合征、Rotor 综合征、Crigler - Najjar 综合征、Dubin - Johnson 综合征等；④遗传性疾病，如 α - 抗胰蛋白酶缺乏症、囊性纤维化、肝豆状核变性（Wilson 病）、肝糖原贮积症（Gaucher 病、Niemann - Pick 病）、含铁血红素沉积症、先天性肝纤维化等；⑤全身性疾病造成的肝脏受累，如系统性红斑狼疮、白血病、淋巴瘤等。

2）影像学表现：①肝脏体积常常明显增大（肝硬化终末期时表现为肝脏萎缩）；②肝实质质地不均匀，表现为超声回声/CT 密度/MRI 信号强度的不均匀性；③增强 CT 可显示肝内门静脉属支和下腔静脉第二肝门段周围环状低密度带，称为门脉周围晕环征（periportal halo sign），其病理基础为肝内淋巴回流瘀滞、汇管区淋巴管扩张，提示肝实质（肝细胞）肿胀（图 20 - 19）；④若病情持续发展，最终导致肝硬化（liver cirrhosis），病理基础为大量肝细胞的坏死、肝小叶结构的破坏，以及出现大量因肝细胞再生而形成的结构异常的假小叶和伴随的弥漫性纤维化。

3. 肝内血管异常

（1）解剖学变异：主要表现为肝动脉系统和肝内门静脉系统血管起源的变化多端，此外，肝内血管的走行、分布、汇合以及管腔大小等方面也可出现变异。

（2）病理性异常：主要指继发于肝脏肿瘤对血管的直接侵蚀而出现的一系列改变，如肝内静脉癌栓等（图 20 - 20）。

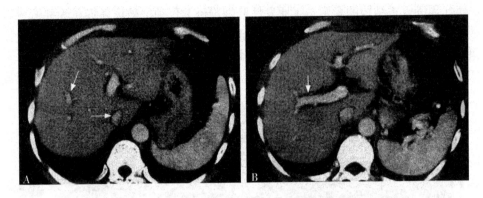

图 20 - 19　慢性肝炎所致肝实质损害的 CT 表现

肝脏肿大、肝实质密度不均匀，肝内门静脉属支和下腔静脉周围可见"双轨征"、"晕环征"（白箭），沿静脉周围分布的状低密度影，提示肝细胞肿胀、肝内淋巴瘀滞

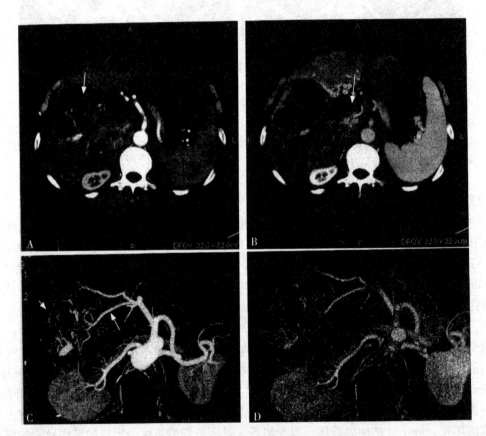

图 20 - 20　肝细胞癌血管异常的 CT 表现

肝右叶巨块型肝癌：A. 增强 CT 动脉期，示肝右叶形态失常，外形膨隆，肿块显示为不均匀稍低密度病灶（白箭），其内见不规则条索状、斑片状高密度影，为紊乱的肿瘤新生血管显影；B. 门静脉期，示肿瘤与周围肝组织密度差增大，肿瘤生长入门脉右支和主干腔内形成门脉癌栓（白箭），肝门区可见迂曲增粗的小静脉丛，为门脉阻塞后侧支循环开放而形成的门静脉海绵样变（黑箭）；C. 动脉期 MIP 轴位重建图像，示肝癌供血动脉来自右肝动脉分支（长箭），肿块内可见成团、紊乱的血管影及肿瘤染色现象（短箭）；D. VRT 重建图像，示肝癌血供

1）肿块占位效应导致的血管异常：表现为血管的受压移位、拉直、分离等。

2）肿瘤对血管的浸润：表现为血管壁的不规则狭窄、闭塞、血管壁僵硬等。

3）肿瘤血管（tumor vessel）：是一些发育不成熟的血管腔隙，表现为动脉期肿瘤区内管径粗细不均、走行方向紊乱而呈不规则网状的血管影。肿瘤血管区域内出现不规则片状造影剂聚集区称为造影池或造影湖，是恶性病变的重要征象，常因肿瘤坏死区与肿瘤血管或被肿瘤侵蚀的血管发生交通所致。

4）肿瘤染色（tumor stain）：与周围正常肝区相比，肿瘤内血液循环缓慢，对比剂廓清延迟，表现为毛细血管期或实质期结节样密度增高影；良性肿瘤时，染色边缘较光整，密度均匀，而在恶性病变时则反之。见于多血管肿瘤、炎性病变。

5）供血肝动脉的增粗、扭曲。

6）充盈缺损：由于病变区无血供，实质期为无对比剂染色的空白区，常见于肝内囊性病变或实性肿瘤内的液化、坏死区。

7）静脉早显（early filling of the vein）：在动脉期即可见肝内静脉血管显影，多见于肿瘤破坏动脉和静脉，造成动静脉短路或瘘所致。

8）静脉腔内异常：恶性肿瘤对肝内门静脉主要属支或主干、肝静脉、下腔静脉等的直接侵蚀，造成管腔内癌栓形成，出现受累静脉腔内的充盈缺损征。由于癌栓具有新生肿瘤血管供血，故在动脉期，受累静脉腔内癌栓也可见细线状或薄层状、不规则的强化影像，尤以门静脉系统多见，被称为门静脉小动脉化现象（arterialization of portal vein）。

4. 肝内胆管异常　当肝内胆管由于各种病因出现扩张时，在 USG、CT、MRI 上则可以得到清晰显示。肝内胆管的异常主要为管腔狭窄及扩大、管腔内容物改变等，详见下述。

（二）胆道系统的异常影像学征象

1. 管（囊）腔大小改变　发育异常造成的胆道系统先天性扩张，常不伴狭窄或阻塞（图 20 – 21）；其他病因导致的胆道管腔狭窄、阻塞或完全中断，可出现近端胆道管（囊）腔的继发性扩张。

2. 管（囊）壁改变　主要为胆道系统管（囊）壁的均匀增厚，或不均匀、呈结节状的增厚。增强 CT 或 MRI 扫描时增厚的管壁可呈现显著强化（图 20 – 22）。

3. 管（囊）腔内容物异常　指胆道系统内胆汁成分发生变化或管（囊）腔内出现其他病理性组织结石、软组织、肿块、血液、气体、蛔虫等。目前多种无创性影像学方法均可以反映胆道系统管（囊）腔内容物的改变，MR 波谱成像可能在胆汁成分的分析中发挥重要作用。

（三）胰腺的异常影像学征象

1. 形态异常

（1）直接征象：

1）胰腺各部比例失调、局部隆起凸出，多见于胰腺肿瘤占位。

2）胰腺肿大、丰满，多见于急性胰腺炎时胰腺弥漫性或节段性的肿胀。

3）胰腺萎缩，多见于慢性胰腺炎时，胰腺缩小。

4）胰腺边缘毛糙、模糊不清，多见于急性胰腺炎。

（2）间接征象：上消化道造影检查能显示胰腺疾病造成的胰腺周围消化道的继发性改变，如十二指肠环扩大、瘀胀、结肠切断征（colon cut – off sign）、胃结肠间距扩大等。

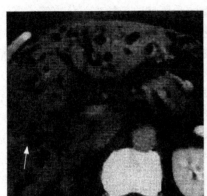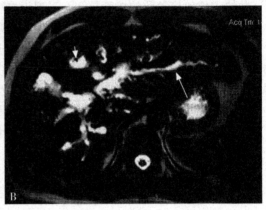

图 20 – 21　胆管扩张

A. 肝总管癌阻塞所致肝内胆管扩张：增强 CT，示肝总管腔内软组织密度影充填（黑箭），肝内胆管成比例均匀扩张（白箭），状如软藤；B. 先天性胆管囊性扩张症所致肝内胆管扩张：T$_2$WI，示肝内树枝状扩张的高信号胆管影（长白箭），扩张程度不成比例，部分末梢胆管仍见显著扩张；胆管腔内还可见多数颗粒状、泥沙状的低信号结石影（短白箭）

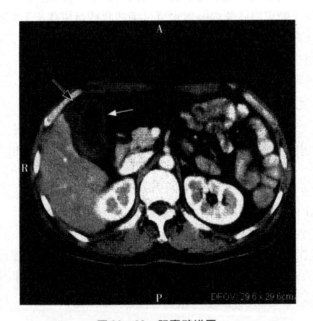

图 20 – 22　胆囊壁增厚

增强 CT，示胆囊壁不均匀结节样增厚（白箭），胆囊周围水肿（黑箭）

2. 实质异常（图 20 – 23）

（1）胰腺的囊性病灶（包括各类囊肿、坏死灶、囊性肿瘤等）：在超声上呈液性无回声灶；在 CT 上呈水样低密度灶；在 MRI 的 T$_1$WI 上呈低信号，T$_2$WI 上呈高信号。

（2）胰管内结石（或胰腺内钙化）、胰腺内出血灶在 CT 上表现为高或稍高密度；结石在超声上表现为强回声伴声影，而在 MRI 上为无信号灶。

（3）胰腺的实性占位（包括原发和转移性肿瘤）：在超声上一般呈稍低回声，可不均匀；在 CT 上多为无明显强化的低密度灶，而胰岛细胞瘤强化明显；在 MRI 各序列上呈软组织信号，与周围正常胰腺组织存在信号差别，尤以 T_2WI 明显，增强 MRI 成像可有类似 CT 增强的发现。

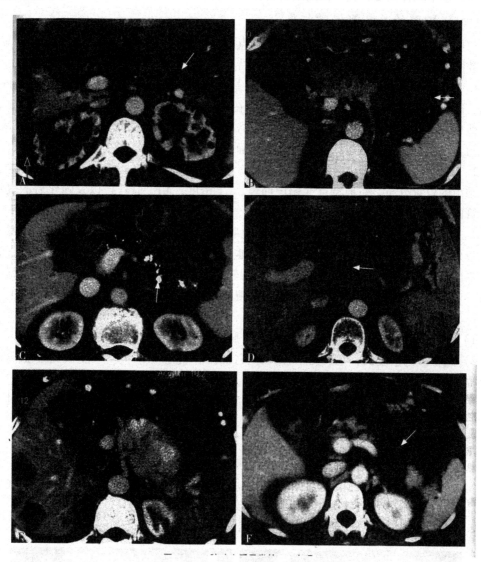

图 20 - 23　胰腺实质异常的 CT 表现

A. 胰腺真性囊肿：呈均匀液性密度（白箭），边界锐利，双肾亦见多发囊肿（黑箭）；
B. 急性胰腺炎后胰腺假性囊肿：囊肿密度均匀（白箭），由纤维组织包裹形成，边界清晰，压迫脾静脉；C. 慢性胰腺炎：胰腺体积缩小，胰腺内散在分布斑点状钙化灶（白箭）；
D. 胰腺癌：胰腺区域见软组织密度肿块（白箭），包埋和侵犯腹腔动脉干及其分支，阻塞脾静脉，脾门区域见迂曲、增粗的侧支静脉血管影，增强扫描肿块密度低于正常胰腺组织，显示胰腺癌为少血供肿瘤；E. 胰腺恶性胰岛细胞瘤：胰体尾部肿块，增强扫描强化明显，为富血管瘤表现，肝内多发转移灶；F. 急性胰腺炎时的液化坏死灶：CT 增强扫描示胰腺内大片无强化区（白箭），呈液性密度，边界不清；少量残留的胰腺组织正常强化（黑箭）

3. 胰管异常　胰腺肿瘤（特别是胰腺癌）、慢性胰腺炎可造成不同程度的胰管扩张。前者胰管扩张常较均匀，在肿瘤发生处常有胰管的狭窄，甚至闭塞；后者多为节段性扩张与狭窄交替，呈串珠样改变，且扩张的胰管常伴发结石。

（四）脾脏的异常影像学征象

与肝脏相比，脾脏的异常有以下2个特点：①在位置和数目上的先天发育性变异较多；②多数脾实质占位性病变的影像学表现缺乏特异性，定性诊断有一定的难度。

1. 脾脏增大　脾脏大小存在较大的个体差异。若脾脏的径线显著超过正常脾脏的径线范围，即可认为有脾脏增大。脾脏增大可以在三维上不成比例，即可以是单独的上下径增大，前后径增大或厚度增大，或三维均大。需要注意的是与周围器官的比较（特别是肝脏）以及与自身以往的影像学资料的对比，是明确有无脾脏增大的较好方法。

2. 数目与位置改变　主要有多脾、副脾、无脾和脾脏异位这几种先天发育异常。根据这些结节的位置分布、质地特点（超声回声、CT密度、MRI信号）以及强化后的表现、与脾血管的解剖关系等征象，不难明确诊断。

3. 脾实质异常　脾实质完整性（包括包膜的完整性）中断也属于脾实质异常的范畴，常见于外伤所造成的各种类型的脾挫裂伤（也称脾破裂，splenic rupture），同时伴有脾周和腹腔内的积血、积液。增强CT扫描对于发现轻微的脾实质损伤、判断脾破裂的类型和程度以及了解上腹腔继发性或合并性改变有较大帮助。

（1）CT平扫表现：

1）液性低密度病变：主要见于脾囊肿、脾梗死、脾挫伤慢性期、脾脓肿等。

2）稍低或等密度灶：主要见于各类脾实性肿瘤（图20-24），如脾海绵状血管瘤、血管肉瘤、脾淋巴瘤、转移性肿瘤等。

3）稍高或高密度病灶：常见于脾外伤性出血急性期、脾错构瘤和寄生虫性囊肿的钙化等（图20-25）。

（2）增强CT和MRI表现：

1）病灶强化：海绵状血管瘤在增强早期（动脉期）病灶出现周边结节样强化，延迟扫描时病灶逐渐与周围正常脾组织趋于一致；局灶性淋巴瘤、转移瘤常呈现轻至中度的周边性、不均匀性环状强化；脾脓肿壁常表现为较均匀的环状强化。

2）病灶无强化：见于脾梗死、液化灶和脾囊肿。

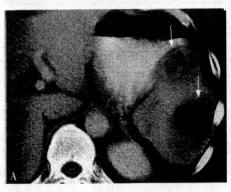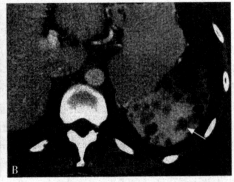

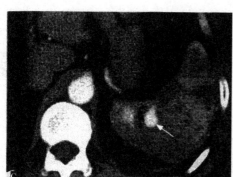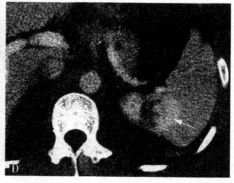

图 20 - 24　脾实质异常

A. 肺癌脾转移：脾内见多个低密度灶（白箭），边界不清，密度不均，较大病灶中心可见坏死，增扫边缘有淡薄环状强化；B. 脾结核：脾内多发大小不等、弥漫分布的低密度灶（白箭），边界模糊不清；C. 脾血管瘤：动脉期，示病灶边缘结节状明显强化（白箭），强化程度接近腹主动脉；D. 脾血管瘤：门脉期，示病灶强化逐渐向中心推进（白箭），强化程度减低，范围大，病灶中心仍见小灶性不强化区，为血管瘤内纤维瘢痕表现

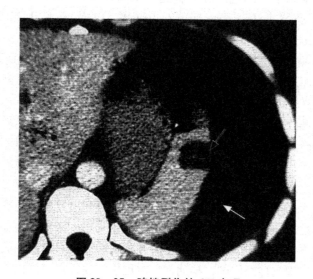

图 20 - 25　脾挫裂伤的 CT 表现

增强 CT，示脾实质完整性中断，可见一缺损口，并见稍高密度的活动性出血（黑箭）；脾周可见新月形、低密度积液，为脾包膜下积液/积血表现（白箭头）

（田爱洁）

第二十一章 肝胆胰脾常见疾病的超声诊断

第一节 原发性肝癌

原发性肝癌（primary hepatic carcinoma，PHC）是指发生于肝脏的上皮性恶性肿瘤。原发性肝癌发病具有明显的地域性，多发于南部非洲和亚洲，欧美、北非和中东少见。世界范围内，原发性肝癌居男性恶性肿瘤的第6位，居女性的第11位。我国是原发性肝癌的高发区，全世界每年20万～30万人死于原发性肝癌，我国约占其中的40%。高分辨率超声已能发现<1cm的小肝癌。目前，国内外学者一致公认，超声是普查初筛原发性肝癌的首选方法。

原发性肝癌分为来源于肝细胞的肝细胞癌（hepatocelluar carcinoma，HCC），来源于胆管上皮的胆管细胞癌（cholangiocarcmoma，CCC），以及来源于二者的混合型肝癌（combined hepatocellular and cholangiocarcinoma，cHCC - CCC）。

HCC占原发性肝癌的76%～97%，其病因与乙肝病毒感染、丙肝病毒感染、肝硬化等因素有关。肝细胞肝癌患者多数合并肝硬化。大体上，癌肿一般质软，常有出血坏死，偶尔发生瘀胆而呈绿色。光镜下，癌细胞呈不同程度的分化，常有脂肪变。高分化者癌细胞间有丰富的血窦样腔隙，低分化者主要以实性生长类型为主，其间很少血窦样腔隙，仅见裂隙状血管。肿瘤易侵犯门静脉沿门静脉在肝内转移，晚期可向肝外转移。1979年，我国肝癌病理协作组分为4个类型：弥漫型、块状型、结节型和小癌型。

胆管细胞癌发病率远远低于肝细胞肝癌，发病率占原发性肝癌的2.5%～24%。与肝细胞肝癌不同，胆管细胞癌无地区高发特征，很少合并肝硬化。其病因与华支睾吸虫感染、胆管结石、孤立性单房性囊肿等相关。大体上，肿瘤常为灰白、实性、硬韧的结节，结节中常见坏死和瘢痕。光镜下大多数为分化不同程度的腺癌，肿瘤常有丰富的间质反应。癌细胞常侵及汇管区、汇管区血管或神经周围，早期常循淋巴引流途径形成肝内转移或转移至局部淋巴结。晚期可经血行转移至全身各器官。大体上分为结节型、巨块型和弥漫型3类。

混合型肝癌是特指含有肝细胞癌和胆管细胞癌两种类型的肿瘤。其发病率低，占原发性肝癌的2%～7.6%。与肝炎病毒感染有关。大体形态可分为肝细胞癌为主型、胆管细胞为主型和分离型，肝细胞癌为主型最多见。

原发性肝癌早期临床症状不明显，常在中晚期出现症状，主要包括肝区疼痛，腹胀、乏力、消瘦、发热、进行性肝肿大或上腹部包块等。原发性肝癌平均存活期仅为7个月，预后不良，常因肝功能衰竭、肿瘤破裂、胃肠道出血或恶液质死亡。

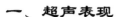

一、超声表现

（一）二维灰阶超声

1. 巨块型肝细胞肝癌 肿块直径 >5cm。呈圆形、椭圆形或分叶状，一般与肝实质分界清楚，周边常有低回声带，肿瘤内部多呈不均匀的混合回声或高回声，有"结中结"表现。癌肿局部向外浸润时，周围的低回声带变得模糊甚至中断不清；胆管细胞癌肿块形态多不规则或呈椭球形，无晕环征，多呈高回声，边界不清晰，其远端胆管可呈不同程度的扩张。

2. 结节型 肿块直径 3～5cm，一个或多个圆形或椭圆形，边界较清晰，边缘多有低回声晕，有时可见侧方声影。肿块以呈不均匀高回声或低回声多见，可见"镶嵌"样结构。胆管细胞癌多为类圆形或不规则形，可呈高回声、等回声或低回声，边界不清晰，偶可见低回声晕环，其远端胆管多扩张。

3. 弥漫型 肝细胞肝癌者肝脏体积增大，形态失常，边缘呈结节状，肝内正常纹理结构紊乱。肿块弥漫分布于整个肝脏，大小不一，分布不均匀，有的呈不规则斑块状分布。肿瘤结节边界不清，周缘无声晕，内部回声强弱不等，以不均匀低回声多见。肝内门静脉管壁显示不清及残缺，常可见管腔内充填实性癌栓。胆管细胞癌肿块大小不等、形态不一，自低回声至高回声不等，常伴有肝内胆管扩张。

4. 小癌型 癌结节 <3cm。瘤结节多呈圆形或椭圆形，70%瘤结节为低回声，也可为等回声、高回声及混合回声，内部回声一般有随着肿瘤体积增大，而由低回声到等回声、高回声、混合回声的变化。瘤结节边界清楚，轮廓线较光整，周边多有低回声的声晕，声晕较完整，宽度可达 1～3cm。有时小肝癌可呈"镶嵌"样回声。多数小肝癌后方回声轻度增强及可见侧方声影。

（二）多普勒超声

肝细胞肝癌的生长进程不同，肿瘤的血液供应特点不一。高分化型肝细胞肝癌具有低肝动脉和低门静脉双重血供，肿瘤血供经肝静脉流出，CDFI 可见瘤内或其边缘低弱的搏动性及稳态血流信号，血流频谱显示为低速的肝动脉及门静脉，有时可见肝静脉血流频谱。低分化肝细胞肝癌主要以肝动脉供血，经门静脉流出，CDFI 可见瘤内或其边缘较丰富的搏动性及稳态血流信号，血流频谱多为高速高阻的动脉血流，峰值血流速度可达 70～90cm/s，RI >0.5～0.7，有时可见流出的门静脉血流。

肿瘤较大时，周边可见半环绕血流信号或受压移位的肝静脉、门静脉血流。当肿瘤侵犯血管发生动静脉瘘时，引起较大的压力阶差，而产生高速低阻的血流信号。肝固有动脉内径增宽，血流易于显示，血流速度增加。门静脉、肝静脉或下腔静脉内常可见的癌栓，癌栓内多可见动脉血流频谱，据此可与血栓相鉴别。

胆管细胞癌多为低血供，CDFI 难以显示其内的血流信号，少数在癌肿周边或内部可见动脉血流信号。癌肿常侵犯门静脉时，导致该处的管腔闭塞，管壁界限不清晰，CDFI 难以探及受侵门静脉的血流信号。

混合型肝癌主要取决于肝细胞和胆管细胞的比例，如以肝细胞癌为主型，则可在瘤体内探及高速低阻的动脉血流频谱，如以胆管细胞癌为主型，瘤体内则血供很少，难以探及彩色血流信号。

（三）超声造影

原发性肝癌绝大部分由肝动脉供血，经肘静脉注射造影剂后，病灶中肝动脉相呈现明显均匀高增强信号，门脉相开始快速消退，延迟相已完全消退呈低增强，超声造影时相变化呈现"快进快出"的增强特点。较大的肿块中心有出血、坏死时，动脉相则呈不均匀高增强，即坏死液化区域无血供，造影后显示为无灌注；某些原发性肝癌超声造影无典型的"快进快出"的增强特点，而表现为门脉相和延迟相病灶的消退减慢或无明显消退，有研究表明不典型的增强表现与肿瘤的分化程度有关。

胆管细胞癌病灶中肝动脉相呈现周边不均匀高增强信号，门脉相开始快速消退，延迟相已完全消退呈低增强，表现为"少进快退"，部分表现为造影剂充盈缺损。

（四）周围组织继发超声表现

1. 肝内转移征象　表现为原发病灶周围肝组织内见散在的实性团块回声，即卫星结节，结节呈圆形或椭圆形，大小 0.5～1.5cm，边界清晰，有声晕，内部回声多为低回声。门静脉、肝静脉及下腔静脉癌栓形成，以门静脉内癌栓最常见。超声可见静脉腔内出现实性均匀中、低回声团块，可部分或完全堵塞管腔，静脉管壁大多正常，也可受侵而连续中断。肝癌有时会侵蚀门静脉管壁而形成假性静脉瘤（图 21－1）。

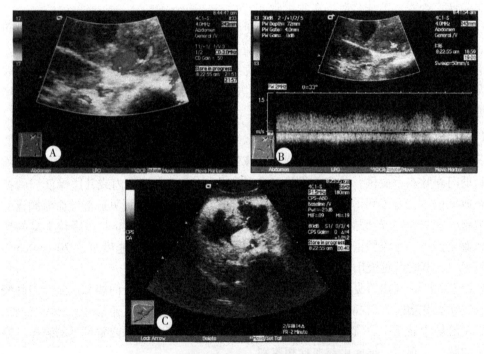

图 21－1　显示门静脉壁受侵袭形成假性静脉瘤
A. 彩色多普勒；B. 频谱多普勒；C. 超声造影

2. 肝内挤压征象　表现为肿瘤邻近肝包膜时，可挤压肝包膜向外膨隆，形成"驼峰"征。邻近肝静脉、门静脉或肝段下腔静脉时，可挤压静脉管腔造成狭窄，走行弯曲。挤压肝内胆管造成狭窄时，可见远端肝内胆管扩张。

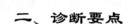

二、诊断要点

（1）肝内可见单个或多个低回声或高回声的实性团块。
（2）团块内或周边可见点状或条状血流信号，频谱多普勒显示为动脉血流频谱。
（3）超声造影显示有"快进快出"的增强特征。
（4）有时可见门静脉或下腔静脉癌栓形成。

三、鉴别诊断

1. 肝血管瘤 声像图表现为圆形或类圆形的高回声光团，边界清晰，内部回声呈筛网状或蜂窝状，无声晕，无血管挤压征象，常无肝硬化病史。CDFI 其内难以显示彩色血流信号，部分可见低速连续的静脉血流频谱，超声造影呈"慢进慢出"的增强特征。

2. 肝硬化增生结节 多为低回声病灶，也可为高回声，边界不清，结节周围无声晕。CDFI 显示结节内无明显的血流信号。超声造影增生结节多呈 3 期等增强表现。部分增生结节有晚期消退现象，考虑有发生不典型增生可能，必要时可在超声引导下穿刺活检进行鉴别诊断。

3. 局灶性结节性增生（FNH） 较小的病灶与原发性肝癌难以鉴别，CDFI 可显示自结节中心向外的放射状分布的动脉血流。超声造影呈现"快进慢出"的增强特征。

4. 肝腺瘤样增生 形态呈类圆形，无包膜，周边无低回声声晕。其与微小肝癌和肝硬化增生结节难以鉴别，超声造影有一定鉴别诊断价值。

5. 肝炎性假瘤 病灶可呈圆形、类圆形或哑铃形，边界清晰，多呈欠均匀的低回声，边缘无低回声声晕，后方回声一般无明显衰减。纤维结缔组织增生并钙化时，病变为高回声并可见强回声钙化。CDFI 一般探及不到血流信号，少部分可见动脉及门静脉血流。在超声定性诊断困难时，应积极进行超声引导下穿刺活检。

6. 肝脓肿 早期为低回声，脓腔内有结缔组织增生时，可出现不规则强回声，肿块的边界一般较模糊。脓肿较大时，可见其内的液性暗区。CDFI 显示早期病灶周边可见较丰富的血流信号，内部无明显彩色血流信号。动态观察或经抗炎治疗病灶常可缩小或发生变化。

四、临床评估

超声早期肝癌检出率远远高于 AFP 检查，超声与 AFP 相结合能大大提高小肝癌的检出率。对于小于 3cm 的早期肝癌，超声的检出率和准确性略低于 CT 平扫，MRI 检查与 CT 无明显差异。超声结合 CDFI 及频谱多普勒对原发性肝癌的检出率高达 95%，高于 CT 和 MRI。增强 CT 与超声造影对于早期原发性肝癌的检出率和准确性无显著差别，但各具不同的优势。超声或超声造影引导下经皮穿刺活检对于鉴别诊断肝内病灶具有重要的价值。

（李志刚）

第二节 胆石症

胆石症（cholelithiasis）是指因胆道系统结石所形成的一系列临床病理改变。任何人群均可发生。我国一组 8585 人的流行病调查中，胆囊结石的发病率为 24.3%，肝外胆管结石的发病率为 46.5% , 肝内胆管结石的发病率为 29.0% 。胆囊结石和肝外胆管结石发病高峰年龄是 51～60 岁, 肝内胆管结石发病高峰年龄为 31～40 岁。肝内胆管结石在胆系结石中病死率最高, 为 4.2% 。

胆石的成因较复杂, 胆汁成分的改变、寄生虫感染、细菌感染、代谢障碍、溶血性贫血等原因均可形成胆石。胆石的形成过程分为 3 个阶段: 胆汁饱和或过饱和; 起始核心的形成, 逐渐形成结石。

一、胆囊结石

胆囊结石 (cholecystolithiasis) 是最常见的胆囊疾病, 好发于中年肥胖女性。胆囊结石中以胆固醇结石和混合性结石多见。由于结石对胆囊壁的刺激, 易合并胆囊炎, 最终导致胆囊缩小, 胆囊壁增厚。胆囊结石合并胆囊癌发生率较高。

根据胆石成分的不同, 可将胆石分为以下几种类型: ①胆固醇结石。②胆色素结石。③混合性结石: 主要由胆固醇、胆色素、钙盐、蛋白、金属离子等成分构成。④其他结石: 碳酸钙结石、瓷瓶胆囊为少见结石, 胆囊壁胆固醇沉着症也被部分学者归为胆结石。

胆囊结石常引起急性和慢性胆囊炎, 其临床表现不同。急性结石性胆囊炎表现为有季肋部疼痛, 向右肩部放射。早期发热和中性粒细胞升高不明显, 恶心多, 呕吐少。后期 Murphy 症阳性, 右上腹有明显的腹紧张、压痛、反跳痛, 呼吸受限。慢性结石性胆囊炎主要表现为右上腹不适、隐痛、饱胀感、嗳气, 食用油脂较多的食物后, 以上症状会加剧。

(一) 超声表现

1. 典型声像图 胆囊腔内出现强回声团块, 团块后方伴有声影, 团块可随体位变化在囊腔内移动 (图 21 - 2)。

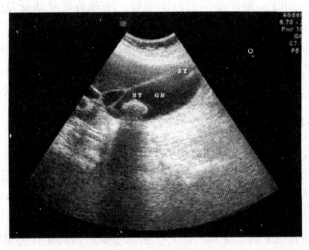

图 21 - 2 典型胆囊结石

2. 非典型声像图 充满型胆结石表现为 "WES" (wall - echo - shadow) 征: W 为胆囊壁高回声, E 为结石强回声, S 为声影。在胆囊壁高回声和结石强回声间可见一线状低回声, 可能为残存的胆汁。泥沙状胆结石表现为胆囊腔内出现黏稠的细小回声光带, 随体位移动而在胆囊壁上移动, 其形态常常因移动而发生变化, 常可见弱声影, 有时声影不明显

（图 21 - 3）。直径小于 3mm 的松软的结石，其后方往往不伴有声影，可根据体位改变是否移动进行诊断。当结石嵌于胆囊颈部或哈氏囊时，往往引起胆囊积液（图 21 - 4），压迫肝总管引起肝总管部分或完全梗阻时，进而产生胆汁性肝硬化时，称为 Mirizzi 综合征。胆囊壁罗 - 阿窦内结石时，壁内可见单个或多个强回声，后方伴"彗星尾"征。

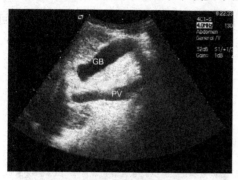 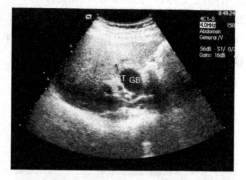

图 21 - 3　泥沙状胆结石　　　　　　　图 21 - 4　胆囊颈部结石嵌顿

（二）诊断要点

胆囊腔内强回声团块，可随体位改变移动，后方伴有声影。

（三）鉴别诊断

1. 十二指肠气体　胆囊体部与十二指肠紧邻，十二指肠气体回声常常被初学者误诊为胆囊结石，可多切面进行扫查之后观察回声是否在胆囊腔内，如还不能鉴别，可保持强回声团块的切面，仔细观察团块形态是否发生变化，十二指肠蠕动时会造成肠腔气体大小的变化。必要时可嘱咐患者饮水 200ml，团块中如可见液性回声通过，则为十二指肠气体。

2. 胆囊内胆泥、组织碎屑、脓性团块、息肉等　长期禁食患者，胆汁瘀滞，可形成胆泥，胆泥为均匀稍低回声，形态可随体位变化，有时胆泥可合并结石。急性化脓性胆囊炎时，胆囊内坏死组织碎屑、脓性分泌物等可形成团块状回声，但其透声性较结石好。胆囊内隆起样病变与结石不同的是不随体位移动并与胆囊壁相连。

（四）临床评估

目前，超声是公认的诊断胆结石的首选方法。超声对胆囊结石诊断敏感性达 97% ~ 100% 与 MRI 相近（97.7%），特异性达 93.6% ~ 100%，准确性 90.8% ~ 93%。超声在确定结石数目和大小方面优于 CT，对含钙结石的敏感性方面低于 CT。对于过度肥胖或肠气干扰严重的患者，可进行多切面、多体位、多重复检查。

二、胆管结石

胆管结石（calculus of bileduct）较为常见，根据来源分为原发性结石和继发性结石，根据部位分为肝外胆管结石和肝内胆管结石可引起胆管壁炎症，出现充血、水肿、增生和纤维化，导致胆管壁增厚。结石嵌顿可造成胆管完全性梗阻。

肝内胆管结石患者疼痛不明显，而常表现为周期性发热寒战，黄疸往往不明显。胆总管结石常出现胆管阻塞三联症，即右上腹疼痛、发热寒战、黄疸，如发生急性阻塞性化脓性胆管炎时，还可出现休克和精神异常症状。

（一）超声表现

1. 肝外胆管结石　胆管腔内见伴有声影的强回声团块，部分可呈中等同声或低回声，边界清晰，与胆管壁之间可见分界（图21-5）。胆管近端可见不同程度的扩张，胆管壁稍增厚。有时改变体位可见强回声团块移动。

2. 肝内胆管结石　肝内可见与门静脉伴行的，沿胆管分布的斑片状或条索状强回声，后方伴声影，结石常造成局限性胆汁瘀积，使结石近端的胆管局限性扩张（图21-6），与门静脉呈平行管征。

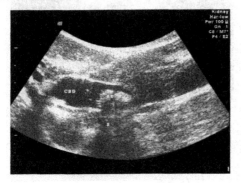

图21-5　肝外胆管结石

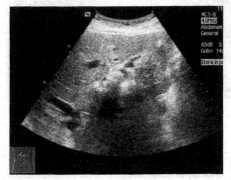

图21-6　肝内胆管结石

（二）诊断要点

肝外胆管内强回声团块，后方伴声影，近端胆管扩张。肝内沿胆管分布的斑片状或条索状强回声，后方伴声影，近端胆管扩张。

（三）鉴别诊断

1. 胆道积气　胆肠吻合术后，胆道积气，常可见沿胆管分布的条索状强回声，仔细观察该强回声，可随呼吸出现闪烁运动，后方伴"彗星尾"征，无胆管扩张。

2. 正常肝圆韧带　肝左叶内强回声结构，后方伴声影，转动探头，显示为起自矢状部向前方延伸至肝包膜处的带状强回声结构。

3. 肝内钙化灶　为肝内强回声光点，不伴有胆管扩张。

（四）临床评估

超声是胆管结石首先的检查方法，但肝外胆管结石诊断较胆囊结石困难，且检出率较肝内胆管结石低。原因是胃肠气体干扰及胆汁对比条件差等。临床上对高度怀疑胆管结石而又未能显示结石的患者，采用脂餐法、饮水法或胸膝位法，可提高肝外胆管结石检出率。

（李志刚）

第三节　急性胆囊炎

急性胆囊炎（acute choleCvstitis）是指细菌感染胆囊而发生急性炎症改变的疾病。多由胆囊结石梗阻引起，也可为非结石性急性胆囊炎。

临床表现主要有右上腹疼痛，持续性加重，向右肩和右腰背部放射，伴有恶心、呕吐。

结石性急性胆囊炎主要表现为胆绞痛，非结石性胆囊炎主要以右上腹持续性疼痛为主。单纯性胆囊炎症状较轻，疼痛局限于胆囊区。化脓性胆囊炎呈剧痛，有尖锐刺痛感，疼痛范围大，病变常累及胆囊周围组织甚至累及腹膜，引起腹膜炎。疼痛阵发性加剧时，患者常有吸气性抑制。随着疼痛的加剧，轻者表现为畏寒、发热，重者表现为寒战、高热。多数患者出现 Murphy 征阳性，即右肋下胆囊区深压痛与触压时深呼吸受限。

一、超声表现

1. 急性单纯性胆囊炎　胆囊轻度增大，胆囊壁轻度增厚，胆囊腔饱满，有时可见细小的炎性渗出光点。无特异性声像图改变，应密切结合临床表现进行诊断。

2. 急性化脓性胆囊炎　胆囊肿大，胆囊壁弥漫性增厚，厚度多大于 5mm，多呈向心型，部分呈偏心型，胆囊壁水肿常呈"双壁"征，部分病例壁回声可增厚减弱。胆囊壁各层界限模糊，浆膜层和黏膜层回声增强。囊腔内常可见细点状、斑块状低回声团块，为炎性渗出物、坏死组织和瘀积的胆汁混合而成（图 21-7）。大部分患者胆囊腔内可见到结石强回声，尤其在胆囊颈部常可见嵌顿的结石。胆囊"莫非"征阳性。

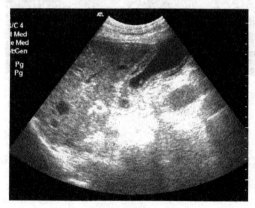

图 21-7　急性化脓性胆囊炎

3. 急性坏疽性胆囊炎　在急性化脓性胆囊炎特征基础上，胆囊壁明显增厚，且厚薄不均，回声杂乱，强弱不等并呈多层低回声带（图 21-8）。气性坏疽时，并可见胆囊腔内气体强回声。

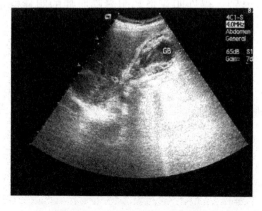

图 21-8　急性坏疽性胆囊炎

4. 常见并发症　胆囊穿孔是急性胆囊炎常见的并发症，常并发于急性坏疽性胆囊炎。穿孔部位的胆囊壁连续性中断。穿孔部位和程度不同可形成不同的超声表现。如穿孔部位发生在胆囊床部位，常常形成胆囊周围脓肿，胆囊周围出现边界不清的无回声暗区，暗区内可见大量的细小光点漂浮（图 21 - 9），如穿孔部位位于胆囊底部时，多形成局限性腹膜炎，表现为局限性包裹性无回声暗区，暗区内可见不均匀的光点或强弱不等回声。严重时形成弥漫性腹膜炎，表现为腹膜增厚，回声强弱不等，分布不均匀，腹腔可见范围不一的积液。胆囊出血也是常见并发症之一，表现为胆囊腔内见细小低回声光点，或凝聚成后方无声影、可随体位改变移动的团块。

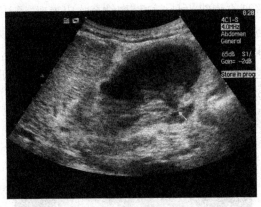

图 21 - 9　胆囊穿孔

二、诊断要点

胆囊肿大，胆囊"莫非"征阳性，胆囊壁弥漫性增厚，呈"双壁"征，囊腔内强回声结石，或细点状回声，胆囊周围无回声区。

三、鉴别诊断

1. 胆囊增大　如因胆管梗阻引起的胆囊体积增大，胆囊壁薄而光滑，压痛不明显，常可发现造成胆管梗阻的原因。

2. 胆囊壁增厚　餐后、急性肝炎、肝硬化、右心衰竭、腹水等均可引起胆囊壁增厚，呈双边，应结合临床进行鉴别，慢性胆囊炎和胆囊腺肌症的胆囊壁增厚，胆囊不肿大，胆囊"莫非"征阴性。

四、临床评估

超声能根据胆囊腔的大小、壁的变化、囊腔内的回声和胆囊周围回声的变化，不仅能迅速对急性胆囊炎进行诊断，而且可以对其引起的并发症进行诊断，是临床急诊急性胆囊炎首选的影像学诊断方法。

（李志刚）

第四节　胆囊癌

胆囊癌（carcinoma of gallbladder）是指发生于胆囊上皮的恶性肿瘤。胆囊癌比较少见，仅占恶性肿瘤的 0.3% ~ 6%。我国对全国 3922 例胆囊癌患者临床流行病调查结果显示，胆囊癌发病率占胆道疾病的 0.4% ~ 3.8%，合并胆囊结石的占 49.7%，男女比为 1 : 1.98，发病高峰年龄为 60 ~ 70 岁。胆囊癌的病因不明，与胆结石、瓷器胆囊、胰胆管异常连接和慢性特异性肠道炎症等有关。60% 发生于胆囊底，30% 发生于胆囊体，10% 发生于胆囊颈。

胆囊癌无特殊的临床表现，临床表现酷似胆囊炎，还可表现为黄疸。消化道主要表现为上腹部胀气不适、食欲不振、恶心呕吐，进行性消瘦。触诊时在右上腹胆囊区可触及肿块，肿块质地坚硬、结节状、表面不光滑。晚期可出现腹水。

一、超声表现

胆囊癌的二维灰阶声像图可分为 4 种类型：

1. 隆起型　好发于胆囊颈部，可单发或多发。超声可见向腔内突出的中等回声或低回声团块，呈乳头状、蕈伞状或结节状，基底较宽，表面不平整，胆囊壁回声中断。病灶体积一般较小，大小 1 ~ 2.5cm。常合并多发结石时，应仔细扫查，以免漏诊。

2. 厚壁型　胆囊壁呈弥漫性或局限性增厚，病灶多呈低回声，以颈部和底部多见，黏膜线不平整，回声中断。需与慢性萎缩性胆囊炎和胆囊腺肌症相鉴别。

3. 混合型　该型较多见。胆囊壁呈局限性或弥漫性增厚，伴向囊腔内突出结节状或蕈伞状低回声或中等回声团块。

4. 实块型　胆囊体积增大，胆汁液区基本消失，代之以实性低回声的肿块，边缘不规则，内部回声不均匀、杂乱，其内常可见结石强回声或不均匀的斑点状强回声。该型常侵犯肝脏及胆囊周围组织，而使肿块与受侵犯的组织界限不清（图 21 - 10）。

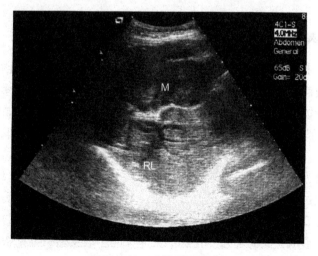

图 21 - 10　实块型胆囊癌

彩色多普勒超声显示病变基底和内部有较丰富的血流信号；频谱多普勒显示为动脉血

流，多呈高速高阻型。有研究显示超声造影病变区动脉相呈高增强，消退早于肝实质。

二、诊断要点

胆囊内实性团块回声或胆囊壁局限性或弥漫性增厚，表面不平整，胆囊壁回声中断，病变内部有动脉血流信号。

三、鉴别诊断

1. 胆囊腔内血凝块、黏稠脓液　胆汁声像图呈实性改变时，与胆囊癌鉴别困难；但仔细观察胆囊轮廓光整，外壁光滑连续，CDFI 内无血流信号。

2. 慢性胆囊炎、胆囊腺肌症　胆囊腺肌症表现为胆囊壁增厚，壁内可见小囊状结构，壁内强光点伴"彗星尾"征；慢性胆囊炎囊壁连续无中断。CDFI 显示内部均无明显血流信号。厚壁型胆囊癌壁呈不规则局限性或弥漫性增厚，壁内一般无小囊状回声。

四、临床评估

超声能实时显示胆囊癌的部位、范围及其向周围组织侵犯情况，是临床公认的诊断胆囊癌的首选检查方法。胆囊癌是胆道系统常见的恶性肿瘤，恶性程度较高，预后较差，早期诊治极为重要。因此对于年龄 50 岁以上，胆囊内大于 10mm 的隆起性病变，并伴有结石和局部胆囊壁增厚的患者，应严密超声监测，对早期诊断有重要价值。胆囊癌进行 X 线胆囊造影时，多不显影。CT 能较清晰地显示胆囊癌组织的图像，能为判断胆囊癌的浸润及扩散情况提供有价值的信息。MRI 诊断胆囊癌的敏感性和特异性不优于超声。

（李志刚）

第五节　胰腺炎

一、急性胰腺炎

急性胰腺炎是指胰腺及其周围组织被胰腺分泌的消化酶自身消化所致的急性化学性炎症，是常见的急腹症之一。急性胰腺炎多发生于 20 ~ 50 岁，女性略多于男性。多种病因，如胆道梗阻、过量饮酒、暴饮暴食、高脂血症、高钙血症及某些药物如雌激素、避孕药等分别造成 Vater 壶腹部梗阻，引起胆汁反流进入胰管及胰腺分泌增多或排出障碍，从而导致急性胰腺炎。

急性胰腺炎分为急性水肿型（轻型，占 88% ~ 97%）和急性出血坏死型（重型）胰腺炎两种。整个病理过程包括水肿、出血及坏死。急性水肿型表现为间质充血、水肿和炎性细胞浸润为主，血管变化不明显。急性出血坏死型基本病变为胰腺实质的坏死，血管损害引起水肿、出血和血栓形成，脂肪坏死和伴随的炎症反应。继发感染可见脓肿，胰周脂肪组织出现坏死，可形成皂化斑。

主要表现为突发性上腹或左上腹持续性剧痛或刀割样疼痛：恶心呕吐、腹胀、黄疸、发热、手足抽搐、休克及多器官功能衰竭。

（一）超声表现

1. 二维灰阶超声

（1）胰腺轮廓清晰，形态饱满，由于不同程度的肿胀而均匀性增大，少数肿胀呈局限性，形成局限性炎性肿块；出血坏死型则胰腺显著增大，形态不规则，呈腊肠状，边缘轮廓模糊不清。

（2）胰腺回声均匀性减低：严重时表现为无回声，后方组织回声增强。少数内部回声呈高回声。出血坏死型胰腺炎由于有炎性或血液体渗出以及坏死组织，内部同声呈不均匀增强，并可见小片状低或混合同声区，或无回声暗区。

（3）少数主胰管轻度扩张；肿大的胰腺可使下腔静脉受压变形，肠系膜上静脉和脾静脉显示不清。

（4）急性胰腺炎常并发胰外积液、胰腺假性囊肿、胰腺脓肿、胆管扩张、胸腹水、脾静脉周围炎症等。胰外积液多积聚在小网膜囊和肾前旁间隙，为无回声或低回声区，其边缘大多模糊不清。胰腺假性囊肿、胰腺脓肿多于发病后 2~4 周出现。胰头部肿胀压迫可继发肝外胆道梗阻，出现肝内外胆管扩张。部分合并胆囊或肝内外胆管结石，腹水、胸水。

2. 彩色多普勒超声

（1）急性胰腺炎可引起脾静脉周围炎症、狭窄及栓塞，彩色多普勒可显示受累血管血流频谱异常加速或缓慢。

（2）彩色多普勒显像如在胰腺囊性肿块内探及动脉血流频谱，即可诊断胰腺假性动脉瘤。

（二）诊断要点

胰腺肿大，胰腺实质回声减低，主胰管扩张并胰周积液以及胰腺假性囊肿等。

（三）鉴别诊断

1. 慢性胰腺炎 急性发作时与急性胰腺炎声像图相似，应结合病史及动态观察加以区别。

2. 胰腺癌 胰腺炎局限性肿大时呈低回声区，应与胰腺癌鉴别；胰腺癌形态不规则，边界不清，后方组织回声可衰减；结合临床症状及生化检测可鉴别。

（四）临床评估

急性胰腺炎尤其是出血坏死型胰腺炎病情凶险、严重、并发症多、死亡率高。超声检查因其无创、实时、方便、重复性强等优点，可贯穿胰腺炎诊断、治疗的始终，可根据胰腺的大小、形态、内部回声及其胰周、盆腹腔等部位的液体积聚，胰腺假性囊肿的形成等为诊断急性胰腺炎提供影像学依据。对于急性胰腺炎早期的非手术治疗已基本取得共识，超声可对选择及时合适的非手术治疗方案提供依据，并可进行超声引导下的穿刺引流等。急性胰腺炎的诊断不能依赖单次超声检查，应动态观察胰腺声像图变化，并结合临床症状和血淀粉酶检查结果综合判断。

二、慢性胰腺炎

慢性胰腺炎是胰腺持续性进行性炎症，并最终使胰腺功能减退或丧失的病变。多见于中年男性。病因有毒性代谢产物（如酒精等）、有机毒素、自身免疫性疾病、复发性急性胰腺炎、外伤及术后胰腺损伤等。西方国家的研究报道，酒精是主要病因，其次为特发性胰腺炎，胆道疾病居第三。以往国内研究显示胆道疾病是我国的主要病因，酒精因素居第二。随着人们生活水平的提高，肥胖、饮酒量增加等因素已经成为慢性胰腺炎的主要病因。

慢性胰腺炎症状繁多而无特异性，以疼痛为最常见。反复发作或持续腹痛，腹痛位于上腹及其两侧，并向左侧腰背部放射，有时疼痛呈带状围绕上腹部；临床上常将腹痛、体重下降、糖尿病和脂肪泻称为慢性胰腺炎的四联症。

超声表现：

（1）胰腺的形态和大小不一，有的呈轻度肿大，多数呈局限性肿大甚或缩小，大多数轮廓模糊不清，边缘不规整，与周围组织的界限不清晰。

（2）胰腺内部回声不均匀增强、增粗，部分可见强回声光点，少数内部回声几乎正常或稍低。

（3）大多数主胰管扩张、扭曲、粗细不均匀，呈串珠状或囊状。其内有时可见结石或寄生虫的强回声，后伴声影。

（4）部分可在炎症局部或周围出现假性囊肿，壁薄。若有坏死脱落组织存在，其内可见成堆的强回声。

（5）急性发作时，可见胰腺局限性肿大，腹水、胸水等（图 21 - 11）。

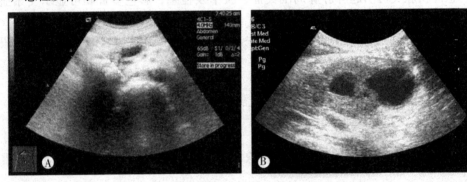

图 21 - 11　慢性胰腺炎
A. 慢性胰腺炎合并胰管结石；B. 慢性胰腺炎合并胰体及胰尾囊肿

（卫　颖）

第六节　胰腺癌

胰腺癌（pancreatic carcinoma）有原发性和继发性两种，本节系指原发性胰腺癌。胰腺癌是一种严重的消化系统恶性肿瘤，发病率呈逐年上升的趋势。在我国已成为常见的恶性消化道肿瘤之一。发病率占全身恶性肿瘤的 1% ~ 4%，胰腺癌发生在胰头者占 70% ~ 80%，体、尾部占 20% ~ 30%，遍及全胰腺者少数。多发生于 40 岁以上年龄，男性多于女性。

胰腺癌的临床表现与胰腺癌肿块的部位及侵犯范围有关。胰腺癌的早期往往无特异性症状。可表现为上腹不适，隐痛、胀痛、钝痛等。病情进一步发展则疼痛剧烈，牵扯至腰背部。发生于胰头的肿瘤，主要出现黄疸，多数情况下不伴腹痛。胰尾部肿瘤由于压迫脾静脉则脾脏增大，左胁部剧痛，有时癌栓侵及脾静脉、门静脉而出现区域性门脉高压，继而出现低蛋白血症，大量腹水出现。胰腺癌晚期则出现明显黄疸、消瘦、纳差、恶心、呕吐、乏力，甚至恶病质等。

一、超声表现

（一）二维灰阶超声

1. 直接征象

（1）胰腺形态异常：胰腺多呈局限性肿大，也可弥漫性肿大，失去正常形态。

（2）轮廓和边缘胰腺肿块边界及轮廓不整，瘤体向组织周围呈蟹足样浸润。

（3）内部回声低回声型：肿瘤回声较正常胰腺组织低，呈散在不均匀分布，可见其不规则或蟹足样伸展。后方及远侧回声有轻度增强或无明显改变；不均匀回声型：肿瘤呈低至中等水平回声，散布粗大高回声光点或密集小团块。常发生在癌肿有出血坏死、或结缔组织较丰富时；无回声型：较少见，主要发生在肿瘤组织呈胶冻样的改变时；混合回声型：病变区部分呈低至中等回声，部分呈高回声，形成粗细不等，分布不均匀的光点，多在肿瘤内部出血及肿瘤液化坏死时出现。

（4）后方回声：多数有衰减现象。黏液腺癌后方显示回声增高；小胰腺癌后方回声无衰减。

2. 间接征象

（1）胆道、主胰管扩张：被肿瘤压迫的上方胆系不同程度扩张，主胰管呈均匀性或串珠状扩张、扭曲。

（2）胰腺周围脏器、血管挤压征：晚期肿块较大时，周围脏器、血管可受推挤移位。

（3）转移征象：胰腺癌的晚期，常有肝转移、周围淋巴结转移及腹水。

（二）彩色多普勒超声

肿瘤周围可见彩色绕行血流，瘤内血流可不丰富。肿瘤较大时，彩色多普勒显示门静脉、下腔静脉、脾静脉出现受压、推移或闭塞，血管内血流紊乱。

（三）超声造影

表现为动脉相早期低增强，内部有坏死灶时呈不均匀性低增强，晚期消退，呈低增强。

二、诊断要点

胰腺局限性肿大，实质内见实性团块回声，伴有主胰管扩张、胆管扩张或胆囊肿大。

三、鉴别诊断

1. **慢性胰腺炎**　慢性胰腺炎所致的局限性炎性肿块与弥漫性肿大时与胰腺癌的声像图均有一定的相似之处。胰腺癌内部多呈低回声，后方回声衰减。而慢性胰腺炎的炎性肿块多呈高回声性，一般无后方回声衰减。胰腺癌患者胰管扩张，管壁较光滑，或被癌肿突然截断。慢性胰腺炎胰管不规则扩张，扩张程度较胰腺癌轻，无胰管中断现象。胰腺癌常压迫周围组织，如胆总管。慢性胰腺炎很少压迫周围组织。

2. **胰岛细胞瘤**　功能性胰岛细胞瘤常发生于胰体尾部，大多较小，内部呈均匀的弱、低回声，有包膜，边缘清晰。非功能性胰岛细胞瘤常表现为胰体尾部，边缘规则，高低混杂的回声。均无胰管和（或）胆道扩张。

3. 胆管癌或壶腹癌 三者因位置相近，晚期病灶增大，互相浸润、融合，超声有时难以鉴别。

4. 胰腺囊腺瘤（癌） 大多发生于胰体、尾部，较小的肿瘤呈多房或蜂窝状无回声囊腔，囊壁回声增强，也可表现为类似实质性肿块的高回声或低回声病灶，但其透声性好，后方回声增强。

5. 胰腺囊肿 胰腺囊肿具有囊肿的超声表现。

6. 胃肿瘤 胃后壁肿瘤可与胰腺癌混淆。饮水后显示向胃腔内突起的实性肿块回声。但外生性胃平滑肌瘤则难与胰腺癌鉴别。

四、临床评估

早期发现、早期诊断，是有效治疗胰腺癌、改善预后的关键。超声作为一种经济、快速、无创的诊断方法，可用于胰腺癌高危人群的初步筛查，但对胰腺癌的早期诊断及手术可切除性评估不甚理想。

早期胰腺癌是指肿瘤直径≤20mm，且局限于胰腺实质内，无胰腺外浸润及淋巴结转移。小胰腺癌仅指直径≤2mm胰腺癌，而不管是否有胰外浸润或淋巴结转移。有学者将直径≤10mm胰腺癌定义为微小胰癌。临床上胰腺癌早期诊断的目的就是发现早期胰腺癌或小胰腺癌，早期手术治疗，以改善预后，如果胰腺癌已非早期或直径>20mm，则其生存率明显降低。随着超声影像技术的发展，超声对胰腺癌的检出率有了明显提高，国内超声诊断符合率达90%以上。国外Pasanen报道，超声诊断胰腺癌的敏感性明显低于CT及ERCP。近年来，临床逐渐出现一种将超声和介入相结合的诊断方法：内镜超声。它是内窥镜与超声相结合的一项技术，有可能提高胰腺癌的检出率。通过内镜将超声探头导入胃和十二指肠内，可近距离得到胰腺实质和局部淋巴结的清晰影像，对早期胰腺癌特别是小胰癌的诊断具有重要的价值。

超声作为一种常规检测手段，对胰腺癌的诊断具有很大价值，是诊断胰腺癌的首选方法。可于检查前服消胀片和大量饮水，可提高胰腺癌诊断率。同时可在超声引导下对肿块进行穿刺活检。近来由于超声造影的成熟应用，对于显示欠清的胰腺癌，根据造影特点，可较准确判断胰腺癌的大小、形态，与周围器官组织的关系及浸润程度，内部有无坏死液化等，为临床诊断及治疗方案的确定提供更多的信息。

（王 芬）

第七节　脾外伤

脾脏是腹腔脏器中最易受伤的器官之一，外伤性脾破裂占腹部外伤的20%～40%，脾血供非常丰富，单纯性脾破裂死亡率约为10%，若合并多发伤，死亡率达15%～25%。

脾破裂的临床表现与损伤程度、失血速度有关。一般患者常有不同程度的腹痛，伤后开始左上腹疼痛逐渐延及下腹，以致全腹部钝痛，有压痛，呈持续性；轻度肌紧张和反跳痛。有1/3患者可有左肩部疼痛。包膜下破裂可发生于伤后数天到数十天。如失血迅速，则出现失血性休克的症状、体征。腹腔穿刺可抽出不凝固的血液。

一、超声表现

（一）二维灰阶超声

脾外伤声像图表现依据损伤部位、程度及损伤后时间不同而表现不同。

1. 真性破裂　脾包膜及脾实质均受损。多表现为脾包膜连续性中断或不完整，或包膜下有局限性无回声区。脾脏增大变形，脾实质早期常以高回声为主，随着损伤区脾组织间炎性渗出、肿胀、出血量增多，表现为低或无回声为主，实质内回声不均匀。

小的破裂或发生于上极的破裂，脾脏声像图可无明显异常。严重破裂者脾脏失去正常形态，边界模糊不清，实质回声紊乱，可见不规则低回声区。

脾周及腹腔内可见游离液性暗区及杂乱回声。脾蒂撕裂时，脾脏大小及内部回声均可正常，但脾门、脾周围及腹腔内可出现无回声或低回声区。

2. 中央型破裂　脾体积不同程度增大，轮廓清楚、光整，脾包膜未见连续性中断。脾实质受损，未波及边缘，实质内回声不均，呈不规则的增强或减低回声区或可见单个或多个不规则低回声或无回声区。腹腔内未见游离暗区及异常回声团块。

3. 包膜下破裂　脾脏肿大、形态失常，被膜光滑、完整，脾包膜未见连续性中断。脾实质受损，波及边缘，包膜与脾实质之间可见半月形或梭形、无回声或低回声区，呈局限性隆起。内见细点状回声。出血时间较长时，则表现为血凝块形成的线网状高回声，或机化形成的高回声条索。当血肿较大时，血肿处脾实质可有凹状压痕。腹腔内多无游离暗区，脾实质受压，脾周或腹腔内无液性暗区。

（二）彩色多普勒超声

彩色多普勒显像在真性破裂和中央型破裂时，可见实质损伤区内血流束中断、挤压或紊乱。

（三）超声造影

真性破裂可见破口及实质内破裂处呈充盈缺损，活动性出血时，可见增强血流信号向脾外溢出；在中央型破裂则表现为实质内不规则的充盈缺损区或不均匀低增强区；而包膜下破裂则显示脾实质充盈良好，脾周见月牙形无增强区（图21－12～图21－14）。

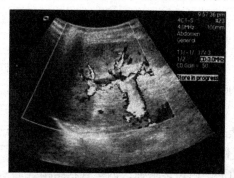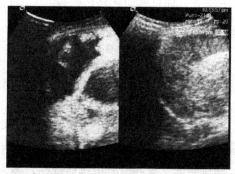

A.脾实质内回声不均,彩色多普勒局部血流减少　B.超声造影见脾实质致包膜处大片不规则状无增强区

图21－12　脾真性破裂

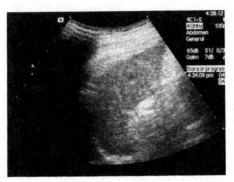
A.脾内回声不均匀

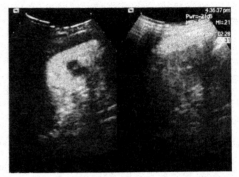
B.超声造影见脾实质内片状无增强

图 21 – 13　脾中央型破裂

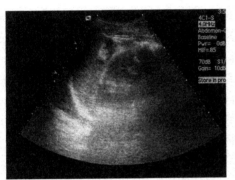
A.彩色多普勒显示脾包膜下液性暗区内无血流信号

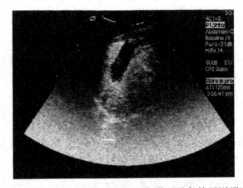
B.超声造影显示脾脏均匀增强,包膜下见条状无增强区

图 21 – 14　脾包膜下破裂

二、诊断要点

根据左侧胸腹部外伤史,脾内、脾周不规则低回声或高回声,腹腔见异常液性暗区及超声造影表现等,即可诊断脾外伤破裂。

三、鉴别诊断

1. 脾脏囊肿性疾病　如脾囊肿、脾包虫病、脾囊性淋巴管瘤等,它们均表现为脾实质内出现圆形或椭圆形无回声区,边缘清晰,后方回声增强,与梭形的脾包膜下血肿相似,结合外伤史和声像图的动态变化,可资鉴别。

2. 脾分叶畸形　本病由于深陷的脾切迹可表现为自脾表面向实质内延伸的裂缝状回声带,脾呈分叶状,内部回声正常。腹、盆腔内无积血现象。

3. 脾血管瘤　境界清,边缘尚规则,多为圆形,回声多增强,内呈管状结构。

4. 脾脓肿　形态规则,壁厚毛糙,内有强光点。

5. 脾梗死　病变位于脾前缘部,坏死液化时内有无回声或强回声钙化点。

四、临床评估

脾外伤是外科常见的急腹症，往往合并其他脏器损伤，如不及时诊断常危及生命。超声检查以迅速、简便、不受病情危重限制等，为脾外伤的第一线诊断技术，检出敏感性为90%。但有时脾上极破裂常因肺气干扰、脾破裂因裂口小且血凝块覆盖或因包膜下出血少时可出现漏诊。然而，超声造影可直观、准确地显示脾脏的损伤部位，是否存在活动性出血。脾外伤检查时，如二维超声结合超声造影检查则可防止漏诊。同时对有腹腔积液而脾脏扫查无异常者，不能轻易排除脾破裂可能，应对其进行动态观察，以防漏诊。

脾脏具有重要的生理功能，特别是其强有力的免疫功能，对于抗感染及抗肿瘤具有重要的作用。故此，保脾治疗脾外伤逐渐成为共识，如微创选择性栓塞破裂的脾动脉达到止血的目的。超声及其造影技术的应用，可为临床制订合理安全的治疗方案，对栓塞效果进行临床评估，可随访观察病情，为临床提供有价值的信息。

（王　芬）

第二十二章 肝胆胰脾常见疾病的CT诊断

第一节 肝硬化

肝硬化（cirrhosis of liver）是一种以肝组织弥漫性纤维化、假小叶和再生性结节（re-generative nodules，RN）形成为特征的慢性肝病。发病高峰年龄为 35～48 岁，男女之比为 3.6：1～8：1。本病病因有多种，主要为病毒性肝炎、酒精中毒和血吸虫病。临床上以肝功能损害和门脉高压为主要表现。晚期常有消化道出血、肝性脑病、继发感染和癌变等，是我国常见病死亡的主要原因之一。

一、肝脏体积和形态的改变

（1）肝脏体积通常缩小。

（2）肝脏各叶大小比例失调，常见肝右叶缩小，尾状叶和肝左叶外侧段增大（图 22 - 1，图 22 - 2），局部增生的肝组织突出于肝轮廓之外（图 22 - 3）。

（3）肝表面凹凸不平，外缘可呈波浪状或分叶状（图 22 - 4）。

（4）肝裂增宽，肝门扩大。

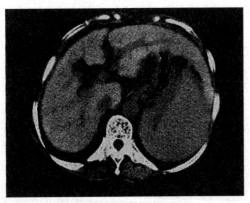

图 22 - 1 肝硬化

CT 平扫见肝右叶缩小，左叶外侧段增大，肝门肝裂增宽，脾肿大似球状

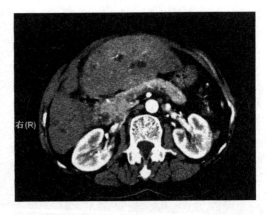

图 22 - 2 肝硬化

增强扫描见肝脏右叶体积缩小，左叶肿大向下延伸达肾门以下

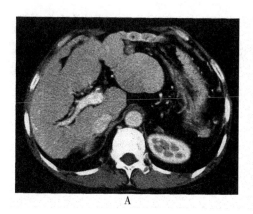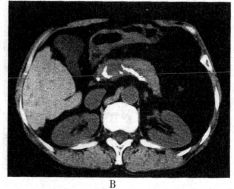

A   B

图 22 - 3　血吸虫肝硬化

A. 增强扫描见肝左叶缩小，内有线条样钙化，左叶外侧段后缘肝小叶样增生，大部分突出于肝外，强化密度与肝脏同步；B. 胰腺层面见脾静脉和门静脉主干钙化，脾脏已经切除

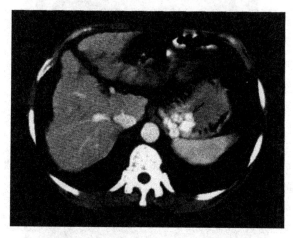

图 22 - 4　肝硬化伴门静脉高压

增强扫描见肝脏外缘呈波浪状，肝右叶缩小，肝裂增宽，胃底静脉曲张呈结节状强化（↑）

二、肝脏密度的改变

（1）早期肝硬化肝脏密度均匀，中晚期肝脏密度不均匀，为高低密度相间的稍高密度结节样增生和不同程度的低密度脂肪浸润改变（图 22 - 5A）。增强扫描时再生结节呈低密度或随时间推移呈等密度，后者更具有诊断意义（图 22 - 5B，图 22 - 5C）。

（2）血吸虫性肝硬化：96% 病例伴有肝内钙化，可呈线条状、蟹足状、地图状及包膜下钙化（图 22 - 6）。另可见门静脉系统与血管平行走向的线状或双轨状钙化。肝内汇管区低密度灶及中心血管影。

（3）胆源性肝硬化：可见胆管结石、肝内外胆管感染征象。

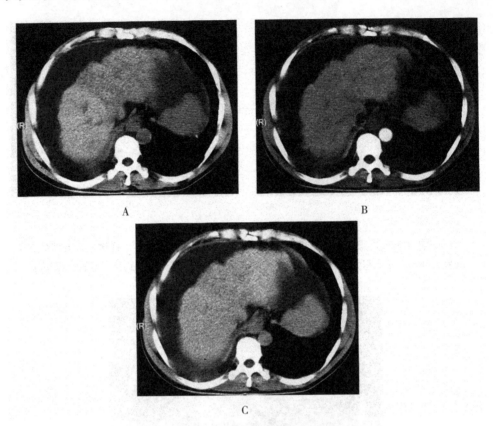

图 22-5　肝硬化伴脂肪浸润

A. CT 平扫见肝左叶肿大，肝实质内不均匀稍低密度区；B.C. 增强动脉期和门脉期肝脏强化，左叶为均匀强化，低密度略低于肝右叶，大量腹水

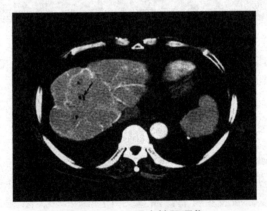

图 22-6　血吸虫性肝硬化

增强扫描见肝内及肝包膜下清晰线条状钙化，肝内汇管区小片低密度区（↑），肝脏外缘呈分叶状

三、继发改变

（1）门脉高压症：门脉主干扩张，直径 >13mm，平均直径多在 18.3±5.1mm。增强扫

描在脾门、食管下端和胃底贲门区可见团块状、结节状曲张的强化静脉血管（图22-7）。

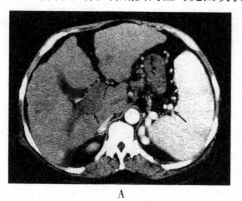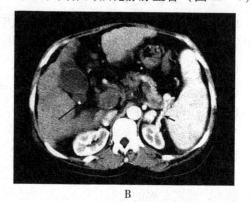

A　　　　　　　　　　　　　　　　　B

图22-7　肝硬化伴门静脉高压

A. 增强扫描见门静脉（↑）、脾静脉（长↑）及胃底静脉增粗、扭曲，门静脉内呈低密度充盈缺损，脾胃间隙和脾肾间隙内见多个增粗扭曲的血管影，脾脏肿大达8个肋单元；B. 脾肾静脉开放（↑），胆囊壁增厚，胆囊床积液呈典型慢性肝病性胆囊改变并发胆石症（长↑）

（2）脾脏肿大：脾外缘超过5个肋单元，以一个肋骨横断面或一个肋间隙为1个肋单元，正常脾脏的外缘一般不超过5个肋单元。

（3）腹水：CT可明确显示。

（4）肝病性胆囊改变：多种肝脏实质性病变常继发胆囊改变（图22-7B），CT表现为胆囊壁水肿增厚>3mm，1/4病例胆囊轮廓不清，胆囊床水肿，积液围绕在胆囊周围，增强扫描胆囊壁不同程度强化，以门静脉期强化明显。

（5）肝硬化的CT表现可以与临床症状和肝功能紊乱不一致，CT表现肝脏大小、形态和密度接近正常并不能排除肝硬化的存在。肝炎后肝硬化常并发肝癌，增强扫描十分必要。

（陈文琴）

第二节　原发性肝细胞癌

一、概述

肝肿瘤以恶性多见，约占90%以上，其中肝细胞癌占原发性恶性肿瘤的75%～85%。原发性肝肿瘤可发生于肝细胞、胆管上皮细胞以及血管、其他间质、中胚层组织等。

原发性肝癌的细胞学类型有肝细胞癌、胆管细胞癌与混合型。近些年报道的纤维板层样肝细胞癌为肝细胞癌的一种特殊类型。

肝细胞癌的病因主要有两方面。①乙型肝炎病毒（HBV）：国内病例中，90%以上感染过HBV，即HBsAg阳性。②黄曲霉素（AFT）：长期低剂量或短期大剂量摄入可诱发。此外，与饮水污染、丙型肝炎、戊型肝炎、饮酒和吸烟等也有一定关系。

（一）肝细胞癌的分级

可分为4级：Ⅰ级高度分化；Ⅱ~Ⅲ级中度分化；Ⅳ级为低度分化。中度分化最多，其AFP多为阳性，而高度与低度分化者AFP阴性者为多。

（二）大体病理

肝细胞癌（HCC）的大体病理分型较为繁杂。

（1）Eggel于1901年提出的经典分类曾被广泛应用至今：此分类将HCC分为3型。①结节型：直径＜5cm的属结节，单个或多个分布。②巨块型：直径≥5cm，常为单个巨块，也有密集结节融合而成的巨块，以及2个以上巨块的。③弥漫型：少见，该型结节很小，直径为5~10mm，弥漫分布且较均匀，全部合并肝硬化；易与肝硬化结节混淆。上述分类属中、晚期肝癌的类型。

（2）20世纪70年代以后国内将HCC分为4型：①块状型：单块状、融合块状或多块状。②结节型：单结节、融合结节、多结节。③弥漫型。④小癌型。小癌型（即小肝癌）的提出标志着肝癌诊断水平的提高。

（3）20世纪80年代以来日本学者的分类为：①膨胀型：肿瘤分界清楚，有纤维包膜（假包膜），常伴肝硬化；其亚型有单结节型和多结节型。②浸润型：肿瘤边界不清，多不伴肝硬化。③混合型（浸润、膨胀）：分单结节和多结节两个亚型。④弥漫型。⑤特殊型：如带蒂外生型、肝内门静脉癌栓形成而见不到实质瘤块、硬化型肝细胞癌等。日本和中国以膨胀型为多，北美以浸润型为多，而南非地区多不伴肝硬化。国内80%~90%伴肝硬化，而出现相应影像学表现。

（4）小肝癌的病理诊断标准：目前国际上尚无统一标准。中国肝癌病理协作组的标准是：单个癌结节最大直径≤3cm；多个癌结节，数目不超过2个，其最大直径总和应≤3cm。

（三）转移途径

（1）血行转移：最常见。HCC易侵犯血窦，在门静脉和肝静脉内形成癌栓，并向肝内、外转移。肺为肝外转移的主要部位，其他有肾上腺、骨、肾、脾和脑等。

（2）淋巴转移：以肝门淋巴结最常见；其次为胰头周围、腹膜后（主动脉旁）和脾门等区域。

（3）种植性转移：最少见。此外，除晚期少数患者产生癌性腹膜炎外，极少发生腹膜转移。

（四）HCC的单中心与多中心起源

多结节型HCC或巨块结节型HCC，究竟是HCC肝内播散的结果（即单中心起源）还是多中心起源，尚有争论。Esumi（1986年）通过HBV-DNA整合这一分子生物学方法证实两种可能性同时存在。

二、临床表现

国内将其临床分为3期：Ⅰ期（亚临床期，无临床症状和体征）、Ⅱ期（中期）、Ⅲ期（晚期）。一旦出现症状，肿瘤多较大，已属中晚期。

1. 症状　以肝区痛、腹胀、上腹部肿块、纳差、消瘦、乏力等最为常见，其次可有发热、腹泻、黄疸、腹水和出血等表现，低血糖与红细胞增多症为少见表现。

2. 并发症　①肝癌结节破裂出血。②消化道出血，由肝硬化门脉高压和凝血功能障碍所致。③性脑病。

3. 实验室检查　①AFP（甲胎球蛋白）定量：放免法测定 > 500μg/L，持续 1 个月。②AFP200 ~ 500μg/L，持续 2 个月，并排除其他 AFP 升高的因素，如活动性肝病、妊娠和胚胎性肿瘤等。小肝癌病例 AFP 常轻度或中度升高，如持续时间长（低浓度持续阳性）亦应警惕；但有 10% ~ 30% 的肝癌 AFP 阴性。其他如 γ – GT 和各种血清酶测定亦有一定意义。

三、CT 表现

（一）平扫表现

平扫很少能显示出 <1cm 的病灶。肿瘤一般呈低密度改变；少数与周围肝组织呈等密度（分化好的），如无边缘轮廓的局限突出，则很难发现病变；极少数呈高密度（图 22 – 8A）。当合并脂肪肝时，与肝实质呈等密度及高密度者为肝细胞癌的特征性所见。肿瘤内产生钙化的约占 5% 以下，还偶见出血及脂肪成分。合并肝硬化者可出现相应表现。

1. 结节型　①为单结节或多结节，多呈类圆形。②界限清楚，部分可见完整或不完整的更低密度环状带即假包膜。③肿瘤内常形成间壁而密度不均，另因肿瘤缺血、坏死其内可见更低密度区。④有时肿瘤所在的肝段呈低密度，是由于肿瘤浸润并压迫门静脉血流减少，而致瘤周肝实质营养障碍。

2. 巨块型　①单个或多个，占据一叶或一叶的大部分（图 22 – 8）。②常因向周围浸润而边缘不规则。③肿瘤内多有缺血、坏死而有不规则更低密度区。④周围常有子灶（<5cm 为结节），有人称之巨块结节型。

3. 弥漫型　平扫难以显示弥漫的小结节。可见肝脏呈弥漫性增大、肝硬化以及门静脉内瘤栓形成（图 22 – 9）。

（二）增强扫描

肝癌主要由肝动脉供血，但几乎都存在着不同程度和不同情形的门静脉供血。早期肿瘤血供多来自门静脉，随着肿瘤发展，动脉供血逐渐成为主要血供，而门静脉供血逐渐走向瘤周。CT 增强表现为如下。

1. 动脉期　肿瘤显著强化（图 22 – 8B）。小肝癌常为均一强化；大肝癌由于内部形成间壁、有不同的血管结构、缺血坏死等而呈不均匀强化。但有时小肝癌动脉期不强化（国内有人统计占 13.2%），主要与其坏死有关，透明细胞癌可能是另一原因。

2. 门静脉期　肿瘤呈低密度改变（图 22 – 8C）。此时，病变范围比平扫时略缩小，边界较为清晰。是因为肝癌 90% ~ 99% 由肝动脉供血，而周围肝实质约 80% 由门静脉供血，两者增强效应时相不同所致。

3. 平衡期　肿瘤仍呈低密度（图 22 – 8D）。如与血管瘤鉴别可延迟至 7 ~ 15min 扫描（即所谓延迟扫描）仍呈低密度。

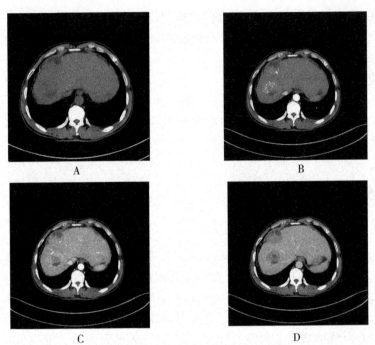

图 22 - 8 肝癌（巨块型）

A ~ D 为同一患者。A. 平扫可见于左右叶有团块状等、低、高混杂密度灶，界限欠清晰；B. 动脉期病灶部分有强化，病灶界限清晰；C. 门静脉期病灶呈低密度，界限清晰，其内有更低密度的坏死区；D. 平衡期病灶呈低密度

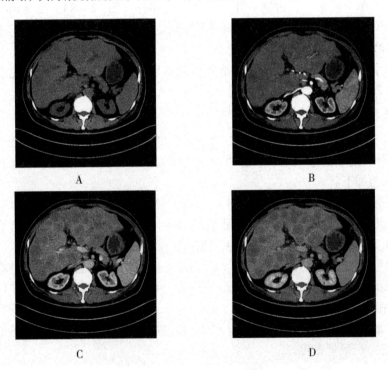

图 22 - 9 肝癌（弥漫型）

分别为平扫和三期增强扫描；肝内弥漫性分布有许多低密度小结节

（三）CT增强的时间—密度曲线

肝癌CT增强的时间密度曲线可分为5型：①速升速降型。②速升缓降型。③无明显变化型。④速降缓升型。⑤初期速降而后稳定极缓上升型。但速升速降型是其特征性强化表现。

因肝癌主要由肝动脉供血，在动脉期CT值迅速上升达到峰值并超过肝实质。因平扫病灶密度多低于肝脏，故在其密度升高的极早期有一次与肝实质密度相近的第一次等密度交叉，但因极短暂，故一般不会显示。病灶峰值停留的时间很短，然后迅速下降，随着肝实质的CT值上升，两者的密度接近出现第二次等密度交叉。此后病灶密度缓慢下降而正常肝实质密度继续上升，病灶又成为低密度。但正常肝实质的增强上升速度较肝癌缓慢，达到的峰值低，峰值停留时间长，下降速度不及肝癌。

总之，凡血供丰富的HCC，与正常肝实质对照均出现从高密度、等密度到低密度的3步曲，整个过程短暂，时间密度曲线呈速升速降型，这是肝癌的特征性表现。可能由于乏血、门静脉参与血供较著等，因而出现其他4种强化曲线。

（四）肝细胞癌的包膜及其边缘强化方式

1. 纤维包膜的形成　是由于肿瘤呈膨胀性生长，对邻近的非癌变肝组织产生压迫，引起纤维结缔组织增生；同时由于肿瘤细胞及其间质细胞产生促进血管生长的细胞因子，使纤维结缔组织内形成数量不等的血管。此外，癌灶压迫周围正常肝组织，进一步有利于包膜的形成。

2. HCC的边缘强化方式　①动脉期未显示明确包膜，门脉期和平衡期显示明确包膜呈高密度影，提示肿瘤呈膨胀性生长，且包膜血管较少；或确无包膜，但癌周受压肝组织仍由门静脉供血而呈线环状强化。②动脉期包膜呈低密度，门静脉期和平衡期显示明确的包膜（略低或高密度）或包膜不清，提示肿瘤呈膨胀性生长，包膜内血管少。③三期扫描均见明确包膜且呈环状或不完整环状的高密度强化，提示包膜血管丰富。④动脉、门脉期未见包膜显示，平衡期显示包膜呈高密度，包膜内血管少。⑤三期扫描均未显示明确包膜，表现为癌灶与非癌变肝组织分界不清，提示肿瘤呈侵袭性生长，且生长迅速，无纤维结缔组织包膜。

国内有学者认为，HCC分化低者以不完整环状强化为主；分化高者以完整环状强化为主。

（五）动脉—门静脉分流及与肝硬化、血管瘤APVS的机制的区别

国内有学者将APVS的动脉期表现分为3型：①Ⅰ型：门静脉三级（亚段）及以上分支提早显影。②Ⅱ型：肿瘤或病变周围肝实质提早强化。③Ⅲ型：肝脏边缘结节形、楔形提早强化，且邻近无占位性病变。此外，还有文献报道少见的弥漫型，表现为全肝早期强化，门静脉早显。

1. 肝癌　肝癌病灶内出现动静脉分流征象为肝癌的特征之一。其APVS的发生机制有以下3种。①跨血管的APVS：即肿瘤组织对门静脉分支的直接侵犯破坏，使肿瘤处的肝动脉血通过破坏的门静脉壁直接灌入门静脉分支，形成肿瘤性APVS。CT表现为Ⅰ和Ⅱ型。②跨肝窦的APVS：肿瘤组织压迫、侵犯周围的肝静脉分支，造成该区域肝静脉回流受阻，致使肝窦压力升高，当此压力超过门静脉压力时，所属门静脉就成为引流静脉，直接接受肝动脉血液，形成跨肝窦的APVS。又由于受累区功能性门静脉血流减少，而致肝动脉的血流

代偿性增加。还有人认为，在压迫肝静脉的情况下肿瘤周围的肝实质还会"盗取"肿瘤组织的肝动脉血供。该类在 CT 上呈Ⅱ型表现。③跨血管丛的 APVS：肿瘤的压迫和（或）门静脉较大分支的瘤栓都可造成门静脉血流受阻，此时位于肝脏中央部分较大胆管的周围血管丛作为顺肝方向的侧支循环开放、增生，代偿受阻的门静脉血流。这种 APVS 在 CT 亦表现为Ⅱ型。但肝癌所致的Ⅱ型病变在门静脉期和平衡期均不呈低密度，有助于与肿瘤子灶相鉴别。

2. 肝硬化　其 APVS 的 CT 表现以Ⅲ型多见。其形成主要与肝硬化时继发肝内血管网结构的扭曲、肝窦微细结构的变化以及门静脉高压等变化有关。原因可能为：①跨肝窦的 APVS：因肝窦的结构会出现毛细血管化、胶原化，其通透性也有变化，肝内血管网结构的扭曲可使小的肝静脉出现梗阻，从而形成跨肝窦的 APVS。②跨血管丛的 APVS：门脉高压所致，与上述肝癌 APVS 的形成机制相似。③跨血管的 APVS：尚未见报道，但国外有学者电镜发现肝硬化的大鼠可出现。

3. 血管瘤　有文献报道，肝海绵状血管瘤有近 23.5%～29.7% 出现 APVS。于动脉期表现为瘤周楔形强化区（Ⅱ型），常伴门静脉支早显。随着时间的延长有的可变为低密度，最后呈等密度。伴脂肪肝时于平扫图上即可见到与异常灌注类似的高密度影。从狭义上说这种瘤周楔形强化区是指瘤旁肝组织内那些与瘤体内血窦相通的、扩大的肝窦腔隙或异常薄壁血管腔被对比剂充盈所致，从广义上可认为这种楔形强化是血管瘤并发 APVS 的一种特征性表现。

总之，APVS 以肝癌最为多见，且 CT 表现为Ⅰ、Ⅱ型；亦可见于单纯肝硬化者，而其 CT 表现以Ⅲ型多见；血管瘤所致 APVS 应予重视。此外，肝转移瘤、肝脏手术、穿刺后亦可发生，偶为正常人。APVS 应注意与肝第 3 血供所致的假性病变相鉴别。

（六）肝脏灌注异常

导致肝脏灌注异常的病因：多种多样，包括门静脉阻塞（癌栓、血栓）、肝静脉阻塞（布加综合征、心衰、纵隔纤维化等）、局限性肝脏病变、感染（肝脓肿、胆囊炎、胆管炎）、肝内门—体分流术后所致的血流动力学改变、肝脏肿瘤、肝硬化、急性胰腺炎等，以及已述及的第 3 血供。

门静脉癌栓所致的肝灌注异常的增强 CT 表现：动脉期的不规则形或三角形高密度区，或（和）门脉期不规则形或三角形低密度区。

门静脉癌栓所致的肝实质灌注异常，其部位与受累门静脉分布一致。但当合并动脉—门静脉短路时则例外。其形成机制为：①门脉癌栓形成后血流受阻，致相应区域肝实质门静脉血供减少，即门静脉血流灌注减少。为维持肝实质血流量的相对恒定，则供应该区域的肝动脉血流量将代偿性增多，即动脉血流量高灌注。我们认为，从前已述及肝动脉—门静脉分流（APVS）之跨血管丛型可知，这种灌注异常还可与 APVS 有关。②门静脉期低灌注（伴或不伴动脉期高灌注），可能原因有两方面：一是由于门静脉癌栓未导致管腔完全阻塞，仍有血流通过肝实质；二是由于脾静脉与肝内门静脉分支之间存在着较广泛的侧支循环，这些侧支循环开放（即门静脉海绵样变），使门静脉属支的血液绕过癌栓阻塞的部位进入肝脏。

（七）门静脉海绵样变

门静脉海绵样变（CTPV）是指门静脉栓塞或后天性、先天性狭窄后引起门静脉旁、肝内及胆囊窝小静脉或毛细血管呈网状扩张，以及栓塞的门静脉再通。

正常情况下门静脉周围仅见肝固有动脉伴行，极少数可见门静脉周围有 2~3 个小血管断面显示，可能是胃右动脉或胆囊动脉显影，或存在解剖变异。胆囊壁及周缘无肉眼可见的小血管断面。故国内有学者提出 CT 图像以门静脉周围血管横断面多于 3 个作为胆总管周围侧支循环开放的标准。

门静脉癌栓所致的位于肝门、肝十二指肠韧带的形似海绵的静脉网，由门静脉之间的侧支循环（门-门短路）和门静脉分流至体循环（门-体分流）的侧支循环所形成。它包括如下内容。①门静脉胆支：包括胆囊静脉和胆管周围静脉丛。②门静脉胃支：包括胃左静脉（即胃冠状静脉）、胃右静脉，以及它们的属支如食管静脉、胃短静脉、幽门前静脉和幽门十二指肠静脉。③胰十二指肠后上静脉。④脐旁静脉：其扩张提示门体分流的存在。

国内文献报道，门静脉胆支和胃支是构成门脉海绵状变的最主要血管；胆支开放仅见于门脉海绵样变（但有学者认为亦可见于肝硬化）；胰十二指肠后上静脉亦较常显示；门静脉胃支的开放与肝硬化并门静脉高压，以及门脉海绵样变均有关系。

（八）门静脉、肝静脉、下腔静脉癌栓和门静脉动脉化征

肝细胞癌向门静脉、肝静脉、下腔静脉浸润生长时，可形成肿瘤癌栓。

1. 门静脉内癌栓 ①平扫癌栓的密度与门脉血液密度无差异，但受累血管因癌栓生长有扩大，造成分支直径大于主干或主干与分支粗细不成比例。②增强后表现为血管内充盈缺损征象，相应血管扩张。③增强后动脉早期癌栓强化及其内显示细小的肿瘤血管，称为"门静脉动脉化征"，其发生率可高达 86%，是与血栓鉴别的主要征象。血栓一般主要位于肝外门脉，累及或不累及肝内主干及分支。④位于末梢的门静脉癌栓诊断困难，CTAP 有利于显示，并可见此范围呈扇形低密度区。

2. 肝静脉和下腔静脉受侵和癌栓 ①受侵犯的血管不规则狭窄，或见局部压迹，也有完全被肿瘤包绕的。②腔内充盈缺损，个别病例向上可延伸至右心房内。③局部管腔扩大。④奇静脉，半奇静脉扩张。⑤应注意：增强扫描早期下腔静脉可部分显影或密度不均，需同一部位重复扫描鉴别；下腔静脉受肿块压迫亦可不显影。

（九）肝细胞癌胆管内浸润

据统计，肝细胞癌伴有肝内胆管扩张的发生率为 14.4%，小肿瘤很少发生，是肝癌肿块的直接压迫、侵犯或肝门区转移淋巴结压迫所致。肿瘤向胆管内直接浸润生长，可形成胆管内癌栓，比较少见，其发生率在 13% 左右，多同时合并门静脉及肝静脉内癌栓。

CT 表现：肝内胆管轻、中度扩张，以肝门（包括左、右肝管）附近多见。CT 可显示肝总管或大分支内癌栓，确诊需胆道造影。对于末梢部位者，一般形成胆管内癌栓的肝细胞癌多属乏血型，周围又有扩张的胆管，故应与肝内胆管细胞癌鉴别。直接显示出胆管内癌栓及伴随门静脉癌栓征象对诊断和鉴别极为重要。

（十）肝细胞癌肝内转移的方式

其肝内转移方式有两种。①门静脉性：癌细胞经肿瘤周围之门静脉系，着重于末梢侧或中枢侧的肝实质内形成转移灶。若合并肝门侧的动脉—门静脉短路，可转移至肝较远部位。②肝动脉性：多由其他脏器的肝细胞癌转移灶，再循环入肝动脉血，引起肝动脉性肝内转移，此种方式只见于晚期患者。

CT 表现：肝内均一大小转移灶，易发生在肝，被膜部位，结节型和巨块型均可伴有肝内转移，也称为子结节。平扫及增强扫描病变特点与原发灶基本相同。

（十一）肝细胞癌破裂出血

其 CT 表现为：平扫示肿瘤内斑片状、片状高密度灶；也可表现腹腔内广泛出血；还可形成肝包膜下血肿，呈沿肝脏表面的月牙形、梭形血肿征象。

（十二）肝细胞癌肝外浸润及转移

（1）肝细胞癌向周围邻近脏器直接浸润极少：①病灶巨大或近横膈者可产生横膈的直接浸润，并进而浸润胸腔。但除晚期患者外，极为少见。②肝左叶与胃前壁相邻，但肝癌直接浸润胃的发生率极低。③肝镰状韧带及胆囊可有直接受侵，也极少见。

（2）肝细胞癌早期远隔转移少见，晚期可发生血行转移、淋巴转移及腹膜种植转移。

四、鉴别诊断

（一）血管瘤

血管瘤表现典型，两者多鉴别不难，但小血管瘤的变化较多。注意快速推注造影剂于动脉早期快速扫描，以及充分的延迟扫描有助于诊断。血管瘤有以下 CT 特点：①平扫呈类圆形低密度，密度多均匀、边缘清晰。②增强扫描于动脉早期出现边缘结节状、点状、斑点状等显著强化，其密度可与同层腹主动脉相近，有特征性；且密度高于周围肝实质的持续时间即强化峰值持续时间长，超过 2min。③增强区域进行性向病灶中央扩散。④延迟扫描病灶呈等密度充填。⑤如病灶中央有纤维瘢痕，除瘢痕不强化外，增强扫描仍符合上述特点。⑥少数病灶强化不显著，但延迟期仍呈等密度充填。⑦个别病例始终无强化，延迟扫描亦无充填则诊断和鉴别诊断困难。

（二）肝转移瘤

转移瘤有以下 CT 特点：①转移瘤病灶多发、散在、大小相仿。②少血供者明显的边缘强化和"牛眼征"；而少数富血供者呈弥漫性强化。③较小病灶出现囊样变伴边缘强化。④无门脉癌栓和病灶周围的包膜（或晕圈）显示。⑤邻近脏器发现原发灶、复发灶或转移灶。

单个或数目不多的转移灶与 HCC 鉴别有一定困难。①大小不一，特别是大病灶周围的结节（卫星灶）形式出现以 HCC 可能大。②增强扫描病灶呈速升速降改变的以 HCC 可能大；而转移瘤门静脉期可呈渐进性厚壁强化，但强化程度低于肝组织。③病灶周围有包膜及门脉癌栓形成明显支持 HCC。④两者大的瘤灶均可出现囊样坏死，而小瘤内囊样变一般不见于 HCC。

（三）肝内胆管细胞癌

肝内胆管细胞癌 CT 表现无特异性，下列特点有助于与肝癌鉴别。①呈边缘欠清的低密度灶，病灶常较大，部分病灶有点状钙化。②肿瘤多乏血，增强早期及门静脉期可见肿瘤边缘轻度不连续环状强化。③国内有学者报道近 60% 的病例可出现瘤体延迟强化。④局部肝内胆管扩张较多；极少数有门静脉侵犯或癌栓形成。⑤极少数有肝硬化表现，AFP 为阴性。

总之，如病灶较大，且其内有点状钙化或大片状的无强化的液性密度区出现时，应考虑胆管细胞癌。肿瘤边缘不连续环状强化及低密度肿瘤内含无定形的稍高密度影是其双期增强扫描的典型表现。

（四）肝硬化结节

单个或多个肝硬化结节与肝癌结节很难鉴别。

1. 肝硬化结节缺乏动脉血供　团注动态增强扫描，甚至 CTA 如病灶无强化，则以再生结节、局灶性脂肪变或坏死结节可能大；结节明显强化则可确立肝癌的诊断；如仅轻度强化，或血管造影见轻度染色，则很难做出诊断。总之，肝动脉血供的有无及程度与结节的良、恶性相关。

2. 大结节性肝硬化　肝脏表面高低不平，肝内有许多再生结节，颇像多结节性或弥漫性肝癌。下列征象有助于鉴别：①在平扫图上，肝硬化再生结节较正常肝组织密度略高。②增强扫描结节强化不明显，或不及正常肝组织，故成为低密度；或两者密度趋向一致，肝脏密度由平扫时的不均匀变为均匀。后一种情况更多见，更具有诊断意义。③门脉内见不到癌栓，而弥漫性肝癌的门脉癌栓发生率近于 100%。

五、肝硬化再生结节至肝细胞癌的演变

在肝硬化基础上肝细胞癌的发生是一个多阶段过程，在这一过程中再生结节可能是第一步。其演变过程有两种观点：①再生结节（RN）→腺瘤样增生（AH）或称为普通型 AH→不典型腺瘤样增生（AAH）→早期肝细胞癌（EHCC）→小肝细胞癌（SHCC）。②RN→发育不良结节（DN）→含局灶癌变的发育不良结节→SHCC。

1. 病理特征

（1）再生结节（RN）：是在肝硬化的基础上发生局灶性增生而形成的肝实质小岛，直径多在 0.3 ~ 1.0cm。内含肝细胞、Kupffer 细胞及小胆管等正常肝组织，周围被硬化肝脏的粗糙纤维间隔所包绕。

（2）发育不良结节（DN）：最初称为腺瘤样增生，还有再生大结节、腺瘤性增生及肝细胞假瘤等名称。1994 年，国际胃肠道会议正式命名为发育不良结节。结节常 > 1.0cm，多 < 2.0cm，可达 3.0cm 左右。无真正包膜。镜下根据细胞异形性程度又分为低度 DN 和高度 DN，分别相当于腺瘤样增生的普通型 AH 和 AHH。后者细胞异形性较明显，被认为是癌前病变。当 DN 内部出现癌灶时就称为早期肝细胞癌。

（3）小肝细胞癌（SHCC）：其定义无统一标准，国内规定直径 ≤3cm 或两个相邻结节直径之和 ≤3cm。包膜、脂肪变性及镶嵌模式等都是 SHCC 较为特征的病理改变。

2. CT 表现和区别

（1）平扫：SHCC 呈界限清楚的低密度；RN 和 DN 有聚铁特性，偶呈高密度。

（2）动态增强扫描：由 RN 至 SHCC 随着结节恶性程度的增高，肝动脉供血比例逐渐增加，而门静脉供血比例逐渐减少并走向结节周围。96% 的发育不良结节（DN）主要由门静脉供血，而 94% 的 HCC 主要由肝动脉供血。①HCC 于动脉期明显增强，而门静脉期又呈低密度；CTA 呈高密度，CTAP 呈低密度。②RN、DN 的血供大部分为门静脉，其增强规律与正常组织多相似；CTA、CTAP 亦与肝实质同步。③一些分化较好的 SHCC 与含癌灶的 DN（即早期肝癌）、异形性明显的 DN（相当于非典型样腺瘤样增生），其血供无明显差别。因此，三者有一定重叠性，CT 表现无特异性，鉴别较困难，需结合 MR、US 等综合分析。

但对上述由再生结节至小肝细胞癌的演变过程，有时病理亦难以鉴别。

六、肝癌术后复发及鉴别诊断

1. 肝癌术后复发的病理机制　①肝内转移和播散。②多中心起源。③术中小的病灶未被发现，而后继续生长。

术后 AFP 浓度未下降到正常，或短期内又复上升；3 个月之内又发现新病灶，或原来可疑病灶又增大，通常把它归为术后残存。如术后 AFP 降到正常，3 个月后又复升高，同时找到新病灶通常归为复发灶。复发的时间从 3 个月至 5 年不等，也有 10 年以上的。

2. 鉴别诊断　复发灶以结节型、单个居多，与原发灶 CT 表现基本相同，但需与术后残腔和纤维瘢痕鉴别。①残腔：多呈水样密度，轮廓光滑，无强化。②纤维瘢痕：靠近手术部，平扫呈低密度，无张力和占位效应，边缘较清楚，无明显强化。

（陈文琴）

第三节　胆系结石、炎症

一、胆系结石

胆石症为胆道系统的最常见疾病，可发生在胆囊、肝内外胆管。

（一）概述

其形成原因尚不完全明确，主要有以下几方面。①胆道感染。②胆道蛔虫。③代谢障碍。④神经功能紊乱和胆汁滞留。

胆系结石的化学成分主要为胆色素、胆固醇、钙质及其他少量的无机盐类。按化学成分可分为：①胆固醇结石：以胆固醇为主，其含量占 80% 左右，并含少量钙、蛋白及胆色素。②胆色素结石：此类结石在我国较多，呈砂粒状或桑椹状，可有少量钙盐和有机物质为核心。③混合类结石：是由胆色素、胆固醇和钙盐分层混合而成。

（二）临床表现

与结石的位置、大小、胆道有无梗阻及并发症有关。多表现为右上腹不适及消化不良等症状；急性发作时，可有胆绞痛、呕吐、黄疸等；合并急性炎症时，出现高热等症状。

（三）CT 表现

1. 常见表现

（1）胆囊结石：①胆固醇结石：表现为单发或多发低密度及等密度结石，平扫多难以诊断，常需口服造影检查。②胆色素结石：表现为单发或多发的高密度灶，大小、形态各异。泥沙样结石沉积在胆囊下部呈高密度，与上部胆汁形成液平面。③混合性结石：表现为结石边缘呈环状高密度，中心为低密度或等密度。

（2）肝外胆管结石：①胆管内圆形或环形致密影，近端胆管扩张。②结石位于胆管中心呈致密影，周围被低密度胆汁环绕，形成靶征；结石嵌顿于胆总管下端而紧靠一侧壁，则形成新月征或半月征。③胆总管扩张逐渐变细，且突然中断，未见结石和肿块，应考虑等密度结石可能。

（3）肝内胆管结石：可局限于一叶或左、右叶均有，单发或多发，大小不等、形态各异。以管状、不规则状常见，亦可在胆管内形成铸型，并可见远侧胆管扩张。以高密度结石常见。

但在诊断时应注意：①胆管结石排出后，胆总管因弹性减退或消失，不能恢复原状，可造成胆管梗阻的假象；肝内胆管周围受肝脏的保护，一般可恢复原状。②结石引起的梗阻常为不完全性或间歇性，其扩张可较轻或在临界范围内。

2. 结石成分的预测 胆结石CT值与胆固醇含量呈负相关，与钙盐含量呈正相关。国外有学者对胆囊结石的体外研究认为：以CT值140Hu（范围135~145Hu）作为结石化学类型的预测阈值，其准确率达84%，即CT值<140Hu为胆固醇结石，>140Hu为混合性结石和胆色素结石。还有学者行鹅去氧胆酸溶石试验，结果结石CT值<50Hu或60Hu组大部分溶解，而>50Hu或60Hu组无一例溶解。

3. CT分类 国外有学者根据结石的CT表现，一般将结石分为以下几类。①高密度结石：CT值>90Hu者。②稍高密度结石：CT值26~67Hu。③环状高密度结石。④等密度结石：与盐水或胆汁相似。⑤分层状结石。⑥低密度结石。低密度、等密度、稍高密度结石以胆固醇性结石为主，其他则以非胆固醇性结石为主。

4. 钙胆汁 胆汁中含有很高浓度的碳酸钙称为钙胆汁或石灰样胆汁。钙胆汁与胆结石有密切的关系。CT或X线表现为胆囊呈造影样高密度，在胆囊管区或胆囊内可见结石。有时可见胆汁分层。

二、急性胆囊炎

（一）概述

本病多由结石嵌顿于胆囊颈部、胆囊管或细菌感染所致。病理可分为4类。①急性单纯性胆囊炎：胆囊黏膜充血、水肿、炎性细胞浸润。②急性化脓性胆囊炎：炎症波及胆囊壁全层，胆囊壁水肿、增厚，浆膜面纤维素渗出，胆囊内充满脓液。③急性坏疽性胆囊炎：胆囊壁缺血坏死及出血，胆囊内充满脓液，并可穿孔。④气肿性胆囊炎：由产气杆菌（多为梭状芽孢杆菌、产气荚膜杆菌，其次为大肠杆菌等）感染所致，胆囊内及其周围可见气体产生；30%发生于糖尿病患者，50%不存在结石。

（二）临床表现

主要为急性右上腹痛，向肩胛区放射。多伴有高热、寒战、恶心、呕吐、轻度黄疸。既往有胆绞痛发作史。莫菲氏征阳性。

（三）CT表现

胆囊增大，为最常见的征象。胆囊壁弥漫性增厚为胆囊炎的重要依据，但不具特异性。增强扫描胆囊壁明显强化，且持续时间长。胆囊周围可见一周低密度环即"晕圈"征，为胆囊周围水肿所致。该征是胆囊炎，特别是急性胆囊炎的特征性征象。出血、坏死性胆囊炎时，胆囊内胆汁CT值升高。胆囊内或周围脓肿形成时，可见气体征象。有时可见胆囊扩张积液征象。气肿性胆囊炎可见胆囊壁内有气泡或线状气体，胆囊腔、胆道内及胆囊周围也可有低密度气泡影。

此外，黄色肉芽肿性胆囊炎囊壁可高度不规则增厚，偶有钙化，容易穿孔并在肝内形成脓肿和肉芽肿，不易与胆囊癌鉴别。但是，黄色肉芽肿性胆囊炎增厚的囊壁内有大小不一、数目不等的圆形或类圆形低密度灶（主要由胆固醇、脂质及巨噬细胞构成），增强扫描无强化，是其特异性表现。

三、慢性胆囊炎

（一）概述

本病为常见的胆囊疾病，可因细菌感染、化学刺激、乏特壶腹的炎症和肥厚等引起胆汁瘀滞，以及代谢异常等所致。病理上胆囊黏膜萎缩、破坏；胆囊壁纤维化增厚，并可钙化；胆囊浓缩及收缩功能受损；胆囊可萎缩变小，亦可积水增大。

（二）临床表现

主要为右上腹痛及反复发作性急性胆囊炎。其他有上腹不适、消化不良、饱胀等一般性症状。

（三）CT表现

胆囊壁增厚为主要表现之一，增厚多较规则。一般认为，胆囊扩张良好时，壁厚度≥3mm有诊断意义。胆囊壁钙化为特征性表现，如囊壁完全钙化称为"瓷胆囊"。胆囊可缩小或扩大，常合并胆囊结石。

四、急性化脓性胆管炎

（一）概述

本病因胆管梗阻及感染引起，多胆囊壁增厚、密度增高，周围无水肿见于胆管结石、胆道蛔虫，其次有胆管狭窄、肿瘤以及胰腺病变等。梗阻多位于胆总管下端。病理表现胆总管明显扩张，其内充满脓性胆汁，管壁炎性增厚，肝内可见多发脓肿。左肝管易使胆汁引流不畅、结石不易排出，而容易或加重感染，且感染可致肝实质萎缩。此外，所谓的复发性化脓性胆管炎是感染性胆管炎的反复发作，最终导致胆管狭窄、胆管梗阻和胆管结石。

（二）临床表现

起病急骤，右上腹剧痛、高热、寒战，多数有黄疸，甚至昏迷及死亡。复发性化脓性胆管炎患者可出现反复发作的腹痛、脓毒症和黄疸。

（三）CT表现

肝内外胆管均明显扩张，其内充满脓汁，CT值高于胆汁。肝内胆管扩张常呈不对称性或局限分布，以左叶为著，扩张的胆管呈聚集状，是因左肝管易使胆汁引流不畅、结石不易排出所致。同时，扩张的胆管常局限在一、二级分支，而周围胆管因炎性纤维增生丧失扩张能力，表现为"中央箭头征"。胆管壁弥漫性增厚，其增厚可呈弥漫偏心性，增强扫描多于急性发作期呈明显强化。胆管内有时可见积气表现，常伴有胆管内结石。肝内可有多发性小脓肿。由于反复炎性阻塞、破坏，可有肝体积缩小或局限性萎缩，以左肝多见。

复发性化脓性胆管炎的基础疾病是肝内外胆管不规则扩张、胆系结石、胆囊炎、胆汁性肝硬化，典型的影像学表现是肝内胆管多房性囊性扩张并周边渐进性强化为特征（MR平扫、增强和MRCP对本病的诊断具有重要意义）。

五、慢性胆管炎

本病常由急性胆管炎发展而来。

（一）概述

胆总管下端纤维瘢痕组织增生及狭窄，胆总管明显扩张，管壁增厚。

（二）临床表现

中上腹不适、腹胀。急性发作时与急性化脓性胆管炎相同，可有高热、寒战、黄疸三联征。

（三）CT表现

（1）肝内、外胆管明显扩张，内有多发结石，是其常见和主要的CT表现。结石密度从等密度到高密度不等。结石的形态多种多样。肝内大的胆管扩张，而分支不扩张或扩张不明显。

（2）肝外胆管壁呈广泛性、不规则增厚，壁厚可达2～3mm。

六、原发性硬化性胆管炎

本病又称狭窄性胆管炎，其病因不明，是一种罕见的慢性胆管阻塞性疾病。

（一）概述

以肝内、外胆管的慢性进行性炎症及纤维化，最终导致胆管的短段狭窄与扩张交替为特征的病变。80%的病变累及包括胆囊在内的整个胆系，20%仅局限于肝外胆道。受累的胆管壁增厚、管腔狭窄，外径变化不大，内径明显缩小或闭塞。后期可发生胆汁性肝硬化或门静脉高压，9%～15%合并胆管癌。

（二）临床表现

好发于40岁左右，男女之比约为2：1。以慢性进行性黄疸为主要表现，一般无上腹绞痛史。合并肝硬化、门脉高压等并发症可有相应表现。87%伴发溃疡性结肠炎，13%伴发Crohn病。

（三）CT表现

其主要CT征象为跳跃性扩张、串珠征和剪枝征。①病变局限于肝外胆管者，呈典型的低位梗阻表现，狭窄处远端的胆总管仍可见。狭窄处胆管壁增厚，管腔狭小，密度增高；增强扫描管壁强化明显。可有或无胆囊壁增厚。如某段扩张的肝外胆管不与其他扩张的胆管相连称为"跳跃性扩张"，其形成基础是肝内胆管狭窄合并远段胆管扩张。②病变广泛者呈不连续的散在分布的串珠状或不规则状，反映了其多发性狭窄。段性分布的肝内胆管扩张也是其表现之一。在1个层面上见到3处以上狭窄与扩张交替出现，称为"串珠征"。但此征也可见于恶性病变。③剪枝征：即某1层面上见到长度≥4cm的肝内胆管或左右肝管，而无次级分支称为"剪枝征"。本病25%的可见此征，但13%～15%的恶性病变也可见此征。④晚期可见肝硬化、门脉高压表现，还可见大量的肝内胆管钙化影。

通常本病引起的肝内胆管扩张程度较轻，有明显扩张者要想到肿瘤性病变。

（四）鉴别诊断

应注意结合病史与结石、胆系感染和手术等原因所致的继发性硬化性胆管炎相鉴别。

七、胆道出血

胆道出血是肝胆疾病的严重并发症。

（一）病因

其病因很多，主要有肝内感染、肝内胆管结石、手术时的探查和肝损伤等。

（二）临床表现

临床有不明原因的消化道出血。DSA 有助于进一步确诊，并指导介入治疗。

（三）CT 表现

血液通过开放的胆总管进入胆囊，当出血量占胆囊容量的 70% 和出现血凝块时，表现为胆囊不均匀性密度增高。出血量更大时，胆囊内密度均匀性增加，CT 值高达 50～60Hu。胆系出血常合并胆道梗阻，引起扩张、积血，表现为胆管扩张，其内见管状或圆形高密度灶。

本病需注意与钙胆汁（其密度高于出血 15～20Hu）、胆管结石相鉴别。结合临床对本病的诊断和鉴别有重要作用。

（陈文琴）

第四节　胰腺炎

一、急性胰腺炎

急性胰腺炎（acute pancreatitis）是一种常见的急腹症，其不仅是胰腺本身的炎症，而且是累及多脏器的全身性疾病。本病发病率占住院人数的 0.32%～2.04%，近年有上升趋势，好发于 20～50 岁，女性多于男性，男女之比约 1：1.7。常见病因有胆管疾病如胆石症、过量饮酒和暴饮暴食，其他还有高脂或高钙血症、胰腺缺血以及继发于其他感染性疾病等。病理分型为水肿型（约占 80%）和出血坏死型。

CT 表现：

1. 胰腺肿大　通常为弥漫性肿大（图 22－10A），有时也可表现为胰头或胰尾局限性肿大（图 22－11）。

2. 胰腺密度改变　胰腺实质密度多不均匀，出血在平扫时表现为局灶性密度增高。实质坏死表现为增强后不被强化的低密度灶。

3. 胰周的改变　胰腺轮廓模糊，胰周可有积液（图 22－12）。

4. 肾筋膜增厚　是诊断急性胰腺炎的重要标志，即使在胰腺本身改变不明显时。肾筋膜增厚往往是左侧较右侧明显。

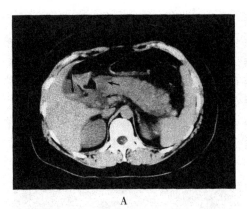 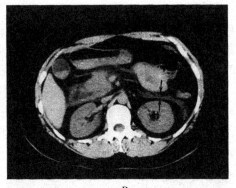

A　　　　　　　　　　　　　　　B

图 22 - 10　急性胰腺炎

A. CT 平扫见胰腺弥漫性肿大，胰头周围积液（↑），胆囊内有高密度结石（长↑）；B. 两侧肾前筋膜增厚，以左侧为甚（↑）

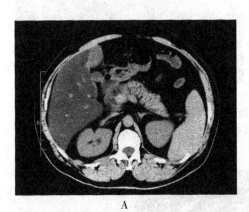 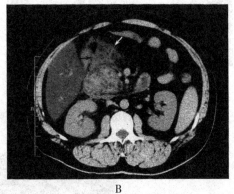

A　　　　　　　　　　　　　　　B

图 22 - 11　急性胰腺炎

A. B. CT 平扫见胰头局限性肿大，其前缘可见蜂窝织炎（↑），肝右叶呈脂肪肝表现

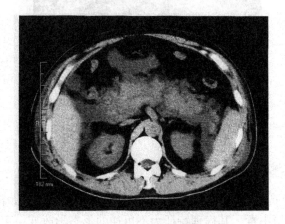

图 22 - 12　急性胰腺炎

CT 平扫见胰腺轮廓模糊，胰周、右肝下间隙及脾肾隐窝处均见积液

5. 并发症

（1）蜂窝织炎：常发生于胰体、尾部，多表现为密度低而不均匀的软组织密度影，边界模糊，CT 值高于液体。当病变周围组织反应形成假包膜时，则形成假性囊肿。

（2）假性囊肿：可位于胰内或胰外，以后者多见，可单发或多发。为具有假包膜的类圆形水样密度病灶，囊壁薄，边界清楚，密度较均匀（图 22-13，图 22-14）。

（3）脓肿：可位于胰内或胰外，以前者多见，可有明显的壁或包膜。密度低于蜂窝织炎，而高于一般假性囊肿。可靠征象为病灶内散在小气泡，此征象的发生率为 30%～50%。

（4）其他：胰性腹水和胸腔积液。

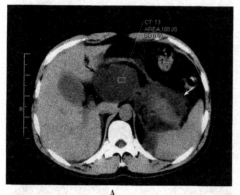
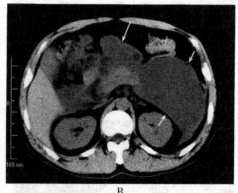

图 22-13 急性胰腺炎
A. B. CT 平扫见胰头及胰尾区假性囊肿形成（↑），胰周广泛积液（长↑）

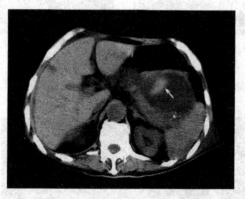

图 22-14 急性胰腺炎
CT 平扫见假性囊肿形成，囊肿内有高密度出血（↑）

二、慢性胰腺炎

慢性胰腺炎（chronic pancreatitis）又称慢性复发性胰腺炎，多发于 30～50 岁。主要病因是胆管感染和慢性酒精中毒，其病理特征为不可逆的形态学改变，主要是胰腺进行性广泛纤维化，缩小变硬，表面结节不平，胰管狭窄伴节段性扩张，可有钙化与囊肿形成。临床主要表现为反复发作性上腹部疼痛，伴不同程度的胰内、外分泌功能减退或丧失。腹痛、脂肪泻、糖尿病和消瘦称为慢性胰腺炎四联症。

1. 胰腺形态大小的改变 胰腺多呈局限性或弥漫性萎缩（图 22 - 15）；也可是局部或全胰增大，胰腺边缘多不规则。部分病例胰腺体积可以正常。

2. 胰管扩张 多呈不规则串珠状扩张，也可有管状扩张（图 22 - 16）。正常主胰管在胰头部的最大内径为 3mm，向胰体、尾部逐渐变细。

3. 胰腺钙化和胰管结石 胰腺钙化约占 1/4，多呈星形、条状或结节状。胰管内钙化多为慢性胰腺炎的特征性表现，胰管内结石常与胰管扩张相伴随（图 22 - 15，图 22 - 16）。

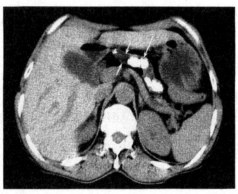

图 22 - 15 慢性胰腺炎

CT 平扫胰腺弥漫性萎缩，主胰管明显扩张（↑），胰管内见高密度钙化、结石（长↑）

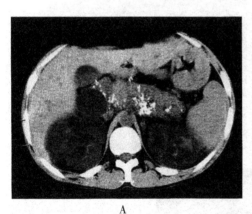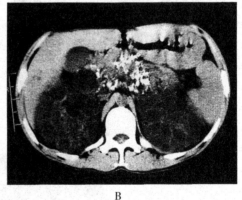

A   B

图 22 - 16 慢性胰腺炎

A. B. CT 平扫全胰增大，其内见多发散在星形钙化，另见两侧多囊肾

4. 假性囊肿 不同于急性胰腺炎，囊肿多位于胰头区，常为多发，囊壁较厚，可伴有钙化。

5. 胰周筋膜增厚 为慢性胰腺炎的重要间接征象，2/3 的患者在胰周见有数条粗细不均、方向不一的纤维条索影。另外也可见到左肾前筋膜增厚。

6. 合并胰腺癌 占 2% ~5%，可见相关征象，有时诊断十分困难，常需作针刺活检。

（易长虹）

第五节　胰腺癌

胰腺癌（cancer of pancreas）是一种较常见的恶性肿瘤，占全身恶性肿瘤的 1% ～ 4%，其发病率有逐年增高趋势。本病多见于 40 岁以上，男性多于女性，男女之比为 1.8 : 1。胰腺癌好发于胰头部（60% ～70%），胰体部次之（10% ～15%），胰尾部最少（5%），弥漫性胰腺癌占 15% ～20%。90% 的胰腺癌为导管细胞癌。目前认为吸烟可能是发生胰腺癌的主要危险因素，胰腺癌预后极差，1 年生存率低于 20%，5 年生存率低于 3%。

一、胰腺肿块

（1）平扫多为等密度或略低密度肿块（图 22 - 17A，图 22 - 18A），伴有或不伴有胰腺轮廓的改变是胰腺癌的直接征象。

（2）在双期增强扫描动脉期，胰腺正常组织明显强化，而胰腺癌是少血供组织，则表现为低密度（图 22 - 17B，图 22 - 18B）。

（3）胰头癌时，胰头往往表现为圆隆和球形扩大，此时胰体尾则有不同程度的萎缩（图 22 - 19）。

（4）当胰头钩突失去正常平直的三角形而变为圆隆、局限性隆凸或出现分叶时，则高度提示肿瘤的存在（图 22 - 19A）。

（5）胰体尾癌常常表现为明显的局部肿大和分叶状肿块（图 22 - 20）。

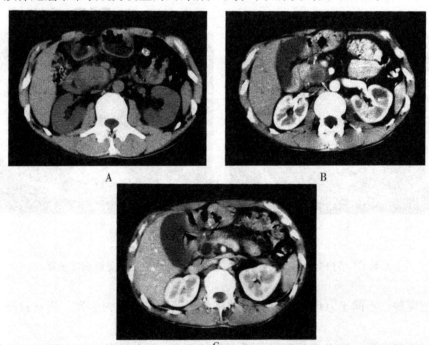

图 22 - 17　胰腺癌

A. CT 平扫见胰头等密度肿块，钩突明显圆隆；B. 增强扫描动脉期钩突内见边界不清低密度灶（↑）；C. 胰头部可见扩张的胆总管（↑）和主胰管（长↑），即"双管征"

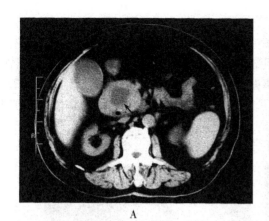
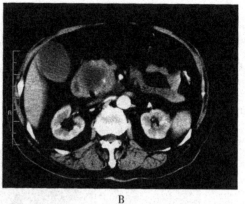

图 22 -18 胰腺癌

A. CT 平扫胰头球形扩大，其内呈低密度（↑）；B. 增强扫描动脉期，胰头癌低密度显示更清晰

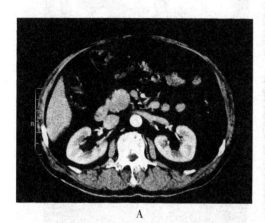
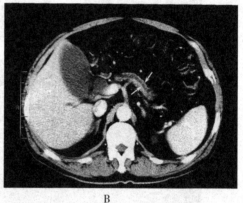

图 22 -19 胰腺癌

A. 增强扫描胰头钩突圆隆失去正常平直的三角形；B. 胰体、尾部萎缩，主胰管呈管状扩张（↑）

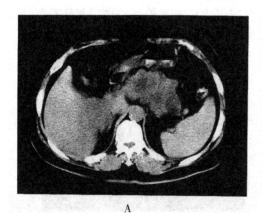
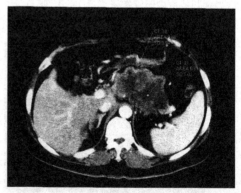

图 22 -20 胰腺癌

A. CT 平扫见胰体、尾部分叶状肿块，其内见边界不清的低密度区；B. 增强扫描肿块内低密度更加清晰

二、胆管和胰管扩张

（1）癌肿侵犯或压迫胆总管下端造成梗阻部位以上的胆管（包括胆囊）扩张，胆总管管腔内径>10mm，常常表现为扩张的胆总管在胰头部突然截断或变形（图22-21，图22-22）。

（2）主胰管扩张较常见，占50%~60%，是由于肿瘤堵塞主胰管所致，多呈管状扩张，也可呈串珠状扩张。

（3）在胰头内同时见到扩张的胆总管和扩张的胰管即所谓的"双管征"（约占16%）。

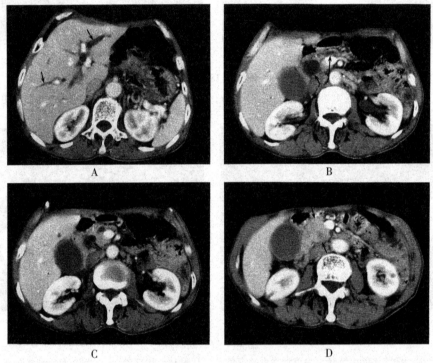

图22-21 胰腺癌

A. 增强扫描肝内胆管扩张（↑）；B. 胆总管明显扩张（↑），胆囊扩大，胰体、尾部萎缩，主胰管管状扩张（长↑）；C. 扩张的胆总管突然变形（↑）；D. 胰腺钩突部变形成矩形（↑）

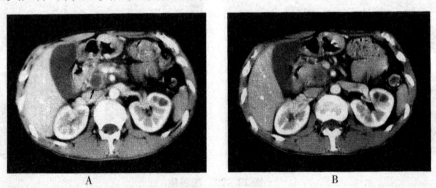

图22-22 胰腺癌

A. 增强扫描见胆总管扩张（↑），胆囊扩大，左肾有两个小囊肿；B. （与A图间隔5mm的层面）扩张的胆总管突然中断、消失，钩突部见低密度肿块

三、胰周血管受侵

此为胰腺周围血管被癌肿局部浸润的征象。

（1）血管周围的脂肪层消失（图 22 - 23）。

（2）血管被肿块包绕。

（3）血管形态异常，表现为僵直、变细或边缘不光整。

（4）血管不显影，或管腔扩大，其内可见癌栓。

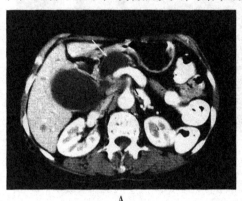 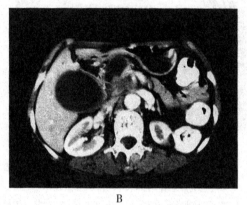

A   B

图 22 - 23　胰腺癌

A. B. 增强扫描见腹腔动脉受侵犯（↑），主胰管扩张（长↑），胆囊增大；肝内多发类圆形低密度转移灶

四、继发潴留性囊肿

这是癌肿破坏胰管造成胰液外溢所致，多在胰腺内，少数可位于胰周间隙内（图 22 - 24）。

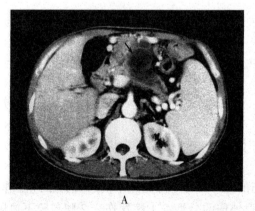 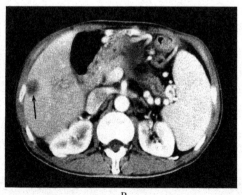

A   B

图 22 - 24　胰腺

A. B 增强扫描见胰体部肿大，继发性潴留囊肿形成（↑），肝右叶转移灶（长↑）

五、转移性淋巴肿

以腹腔动脉及肠系膜上动脉周围淋巴结肿大最常见，其次为腹主动脉及下腔静脉旁淋巴肿（图22-25A）。

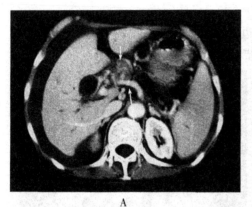
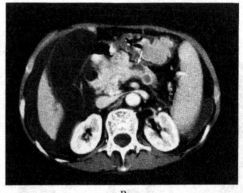

图 22-25　胰腺癌

A. 增强扫描见肝门部转移性淋巴肿（↑），肝动脉部分被包绕（长↑），可见大量腹水；B. 胰头部不规则分叶状增大，胰体、尾部萎缩，主胰管局限性扩张（↑），胆囊明显增大

六、鉴别诊断

对于表现为胰头局限性增大的慢性胰腺炎与本病鉴别较为困难，下列表现多提示慢性胰腺炎可能：

（1）胰腺和胰管钙化，尤其是后者对慢性胰腺炎的诊断具有特征性，另可见胰管或胆总管内结石。

（2）胰头增大，但外形光整、无分叶。

（3）增强扫描胰头密度均匀或欠均匀，不像胰头癌表现为局限性低密度灶。

（4）胰周血管及邻近脏器无恶性侵犯。

（5）扩张的胰管直径与胰实质厚度比值 <0.5，而 >0.5 多提示胰头癌。

（6）腹膜后无转移性淋巴肿。

（易长虹）

第六节　脾外伤

脾外伤（trauma of the spleen）占腹部外伤的1/4。因受力机制不同，可为单纯性脾外伤，也可同时合并肝及其他器官和组织损伤。脾外伤的分型：①脾挫伤。②脾包膜下血肿。③脾实质内出血而无脾脏破裂。④脾破裂。

一、脾挫伤

CT 可无异常表现。

二、脾包膜下血肿

在脾外周见半月状密度异常区。

1. CT 平扫　血肿密度与受伤时间有关，随时间推移，血肿密度逐渐降低（图 22 - 26A）。

2. 增强扫描　血肿不增强，脾实质增强形成密度差异，清晰显示血肿形态和边缘。当血肿较大时，脾可受压、变形（图 22 - 26B）。

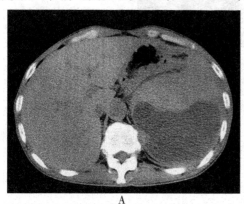 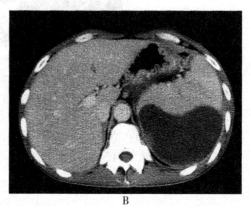

图 22 - 26　脾包膜下血肿

A. CT 平扫示脾脏后方包膜下见新月状低密度区；B. 增强扫描脾脏强化明显，低密度区不强化，边界更加清楚

三、脾实质内出血而无脾破裂

1. CT 平扫　显示脾内不规则高密度区。

2. 增强扫描　血肿呈相对低密度区，与增强的脾脏实质形成对比。

四、脾破裂

1. 局部破裂　脾实质内局限性低密度带状影和/或稍高密度区，增强扫描更为清楚，早期血肿边界可不清晰，随着时间延长血肿呈边界清晰的椭圆形低密度区（图 22 - 27）。

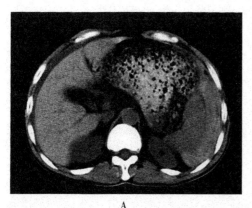 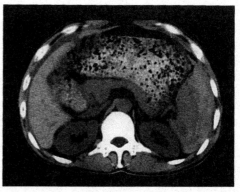

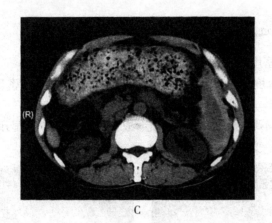

C

图 22 –27 脾破裂

A ~ C. CT 平扫示近脾门处脾内有一椭圆形低密度区，密度欠均匀

2. 完全破裂　脾周、脾曲、腹腔内均可见不规则的血肿存在，此时脾脏轮廓不规则，体积增大，实质内可见有撕裂裂隙贯穿脾脏，呈不规则状低密度带。

（易长虹）

第二十三章 肝胆胰脾常见疾病的 MRI 诊断

第一节 肝硬化

一、概述

肝硬化是以广泛结缔组织增生为特征的一类慢性肝病，病因复杂，如肝炎、酒精和药物中毒、瘀胆瘀血等，国内以乙肝为主要病因。

肝细胞大量坏死，正常肝组织代偿性增生形成许多再生结节，同时伴肝内广泛纤维化致小叶结构紊乱，肝脏收缩，体积缩小。组织学上常见到直径 0.2~2cm 的再生结节。肝硬化进而引起门脉高压、脾大、门体侧支循环建立以及出现腹水等。

二、临床表现

早期肝功能代偿良好，可无症状，以后逐渐出现一些非特异性症状，如恶心、呕吐、消化不良、乏力、体重下降等；中晚期可出现不同程度肝功能不全表现，如低蛋白血症、黄疸和门静脉高压等。

三、MRI 表现（图 23-1，图 23-2）

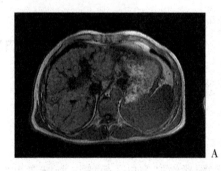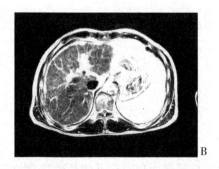

图 23-1 肝硬化

男性，70 岁。T_2WI 显示（B）肝表面呈波浪状，肝内血管迂曲、变细，门静脉主干增宽。T_1WI（A）显示迂曲的血管和门静脉呈低信号

MRI 检查可以充分反映肝硬化的大体病理形态变化，如肝脏体积缩小或增大，左叶、尾叶增大，各叶之间比例失调，肝裂增宽，肝表面呈结节状、波浪状甚至驼峰样改变。单纯的肝硬化较少发现信号强度的异常，但并发的脂肪变性和肝炎等可形成不均匀的信号，有时硬化结节由于脂变区的甘油三酯增多，在 T_1WI 上出现信号强度升高。无脂肪变性的单纯再生结节，在 T_2WI 表现为低信号，其机制与再生结节中含铁血黄素沉着或纤维间隔有关。肝

外改变可见腹水、肝外门静脉系统扩张增粗、脾大等提示门静脉高压征象，门脉与体循环之间的侧支循环 MRI 亦能很好地显示。

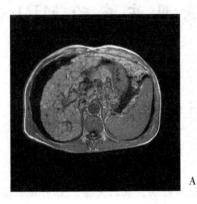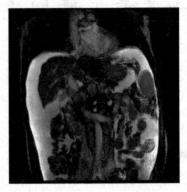

图 23 - 2　肝硬化、腹水

男性，52 岁。T_1WI（A）显示肝脏体积缩小，腹水呈低信号。T_2WI（B）肝内信号无异常，门静脉增粗（↑），腹水呈高信号

四、诊断要点

（1）有引起肝硬化的临床史，不同程度肝功能异常。

（2）MRI 示肝脏体积缩小，肝各叶比例失调，肝裂增宽，外缘波浪状，有或无信号异常。

（3）脾大、腹水、门静脉系统扩张等。

五、鉴别诊断

需与肝炎、脂肪肝和结节性或弥漫性肝癌鉴别。

（田爱洁）

第二节　原发性肝癌

一、概述

原发性肝癌为我国常见的恶性肿瘤之一，我国恶性肿瘤的发病率，肝癌在男性居第三位，女性居第四位。近年来，世界肝癌发病率有上升趋势，每年死于肝癌者全球约 25 万人，我国约 10 万人，为此肝癌研究受到广泛重视。

国内肝癌病理协作组在 Eggel 于 1901 年提出的巨块型、结节型和弥漫型三型分类的基础上，结合国内诊治现状，提出下列分类。①块状型：单块状、融合块状或多块状，直径≥5cm。②结节型：单结节、融合结节或多结节，直径 <5cm。③弥漫型：指小的瘤结节弥漫分布于全肝，标本外观难与单纯的肝硬化相区别。④小癌型：目前国际上尚无统一诊断标准，中国肝癌病理协作组的标准是：单个癌结节最大直径≤3cm，多个癌结节数目不超过 2 个，且最大直径总和应≤3cm。以上分型均可有多发病灶，可能为多中心或主病灶在肝内

的转移子灶，在诊断时应予注意。肝癌的细胞类型有肝细胞型、胆管细胞型与混合型，纤维板层样肝癌为肝细胞癌的一种特殊类型。肝癌转移以血行性最常见，淋巴途径其次，主要是肝门区和胰头周围淋巴结，种植性转移少见。我国的肝细胞癌病例 50% ~ 90% 合并肝硬化，而 30% ~ 50% 肝硬化并发肝癌。

二、临床表现

亚临床期肝癌（Ⅰ期）常无症状和体征，常在定期体检时被发现。中、晚期肝癌（Ⅱ~Ⅲ期）以肝区痛、腹胀、腹块、纳差、消瘦乏力等最常见，其次可有发热、腹泻、黄疸、腹水和出血等表现。可并发肝癌结节破裂出血、消化道出血和肝性脑病等。70% ~ 90% 的肝癌 AFP 阳性。

三、MRI 表现

磁共振检查见肝内肿瘤，于 T_1WI 表现为低信号，T_2WI 为高信号，肝癌的瘤块内可有囊变、坏死、出血、脂肪变性和纤维间隔等改变而致肝癌信号强度不均匀，表现为 T_1WI 的低信号中可混杂有不同强度的高信号，而 T_2WI 的高信号中可混杂有不同强度的低信号。有时肿瘤有包膜存在，表现为低于肿瘤及正常肝组织的低信号影，在 T_1WI 上显示清楚。肿瘤周围于 T_2WI 上可见高信号水肿区。肿瘤还可压迫、推移邻近的血管，肝癌累及血管者约30%，表现为门静脉，肝静脉和下腔静脉瘤栓形成而致正常流动效应消失，瘤栓在 T_1WI 上呈较高信号，而在 T_2WI 上信号较低。静脉瘤栓、假包膜和瘤周水肿为肝癌的 MRI 特征性表现，如出现应高度怀疑为肝癌。注射 Gd – DTPA 后肝癌实质部分略有异常对比增强。小肝癌 T_1WI 信号略低但均匀，T_2WI 呈中等信号强度，注射 Gd – DTPA 后可见一强化晕。肝癌碘油栓塞化疗术后，由于脂质聚积于肿瘤内，T_1WI 和 T_2WI 均表现为高信号；但栓塞引起的肿瘤坏死、液化，则 T_1WI 为低信号、T_2WI 为高信号。

四、诊断要点

（1）有肝炎或肝硬化病史，AFP 阳性。

（2）MRI 检查见肝内肿瘤，T_1WI 呈低信号，T_2WI 信号不规则增高，可呈高低混杂信号。

（3）可见静脉瘤栓、假包膜和瘤周水肿。

（4）Gd – DTPA 增强扫描肿瘤有轻度异常对比增强。

（5）可见肝硬化门脉高压征象。

五、鉴别诊断

肝细胞癌需与胆管细胞癌、海绵状血管瘤、肝脓肿、肝硬化结节、肝腺瘤等鉴别。

（田爱洁）

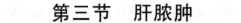

第三节 肝脓肿

肝脓肿（hepatic abscess）分为细菌性和阿米巴性 2 种，其中以细菌性肝脓肿较常见。感染途径主要有：①胆源性感染，为胆系炎症上行蔓延所致。②病原菌通过肝动脉或（和）门静脉系统进入肝脏。③直接感染，为邻近器官炎症或肝外伤等使病原菌直接感染肝脏。肝脓肿可单发或多发，单房或多房。脓肿壁周围的肝实质有充血水肿，多房性脓肿其内有分隔。患者有寒战、高热、肝区疼痛病史，白细胞升高。阿米巴肝脓肿常继发于肠阿米巴病，脓液有臭味，巧克力样，发病前可有痢疾或腹泻史，粪便中有阿米巴滋养体。

一、MRI 诊断要点

1. 平扫 肝脓肿多为圆形、椭圆形或分叶状，边缘清楚。T_1WI 上脓液呈低信号，脓肿壁厚薄不一，呈稍低信号，脓肿壁外侧有较低信号的水肿带，边缘欠清；T_2WI 上脓液呈高信号，脓肿壁为稍高信号，而脓肿外侧的水肿带亦呈稍高信号改变。病灶内有气体高度提示脓肿的诊断。多房性肝脓肿内有分隔。慢性肝脓肿水肿带减轻或消失，脓肿壁边缘变清。

2. 增强扫描 增强扫描动脉期脓肿轻度强化，门脉期及延迟期亦有强化。其内液化坏死区一直无强化。多房性肝脓肿的分隔可有强化改变。

二、少见 MRI 表现

早期肝脓肿 MRI 表现不典型，脓肿区的肝组织处于炎性状态，并伴有广泛的小灶性坏死液化，周围组织水肿可不明显，平扫信号均匀或不均匀。增强后病灶残存的正常肝组织或尚未坏死的炎性组织有强化，而坏死区无强化，可呈蜂房样，病灶与正常肝实质分界不清。

血源性肝脓肿是因细菌反复多次进入肝脏所形成，根据脓肿形成的先后时间不同可见到处于不同病理阶段的脓肿。MRI 表现为肝多发、大小不等病灶，平扫部分可显示不清，增强扫描后病灶显示清楚。

胆源性肝脓肿 MRI 表现为病灶多发且较小，相对以胆管为中心集中分布，可在肝内、肝边缘部或包膜下，脓腔表现与血源性相似，多伴有肝内胆管结石、胆管扩张，病变所在肝叶萎缩等，胆管壁可有强化，患者有肝胆道反复感染病史。

三、MRI 鉴别诊断

1. 炎性假瘤 炎性假瘤强化方式与肝脓肿相似，但在 T_2WI 上多为等信号或稍高信号，边界不清，无周围水肿，病灶内无液化区。在病程上多无明确的寒战、高热、肝区疼痛等病史。但有时与早期肝脓肿无法鉴别。

2. 肝转移癌 当肝转移癌中央区坏死较彻底，仅边缘部残留部分肿瘤实质时，增强扫描动脉期或动、门脉期，肿瘤可见有环形强化，此时较易误为脓肿壁的环形强化，但肝转移癌强化的时间较短，可有肿瘤边缘水肿，但程度较肝脓肿轻，如有原发瘤病史则更支持转移癌。

3. 肝囊肿 囊肿壁薄，边界清晰，周围无水肿，增强扫描无强化，一般诊断不难，但肝囊肿合并感染时与肝脓肿不能鉴别。

（田爱洁）

第四节 胆囊炎与胆囊结石

一、急性胆囊炎

急性胆囊炎（acute cholecystitis）常由胆道梗阻所致，亦可为慢性胆囊炎的急性发作。病理上把炎症局限在胆囊黏膜时称为单纯性胆囊炎，胆囊壁全层受累称为化脓性胆囊炎。胆囊壁的血运发生障碍出现坏死时称为坏疽性胆囊炎。胆囊炎可累及腹膜出现腹膜炎，坏疽性胆囊炎胆囊壁穿孔时可引起胆汁性腹膜炎。

MRI 诊断要点：

（1）胆囊扩大；胆囊壁增厚。

（2）胆囊外围脂肪间隙增宽、模糊，在 T_2WI 上呈高信号，T_1WI 上呈低信号。

（3）胆汁信号异常，化脓性胆囊炎胆汁信号在 T_1WI 及 T_2WI 上均呈高信号，急性出血性胆囊炎可出现 T_1WI 高信号、T_2WI 低信号。

（4）胆囊周围积液和炎症（图 23 - 3）。

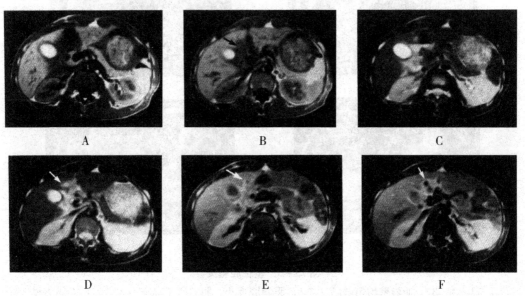

图 23 - 3 慢性胆囊炎急性发作并肝脓肿形成

T_1WI（A、B）显示胆囊缩小，胆囊壁增厚约 4mm，胆囊外周脂肪间隙增宽模糊，胆囊内侧胆囊窝肝组织呈片状低信号，边界不清（↑）。T_2WI（C、D）示胆囊外周脂肪间隙呈高信号，胆囊窝及内侧肝组织呈片状高信号（↑），增强扫描（E、F）胆囊壁强化，肝方叶组织见小脓肿形成（↑）

二、慢性胆囊炎

慢性胆囊炎（chronic cholecystitis）80% 合并有胆囊结石，由于反复的感染造成胆囊壁增生肥厚，黏膜萎缩。因为壁纤维化，多数胆囊缩小。

MRI 诊断要点：

（1）胆囊壁增厚大于 2mm，一般不超过 4mm。

（2）胆囊缩小；胆囊结石。

（3）慢性胆囊炎急性发作可见急性胆囊炎的 MRI 表现（图 23 - 4、图 23 - 5）。

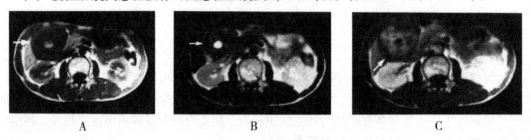

图 23 - 4　慢性胆囊炎

T₁WI（A）显示胆囊壁明显增厚（↑）（约 2.5 ~ 3.0cm），外缘光滑，胆囊腔缩小，T₁WI（B）上胆囊壁呈中等信号（↑），内有小片状稍高信号。胆囊增强扫描（C）胆囊壁有强化（↑）

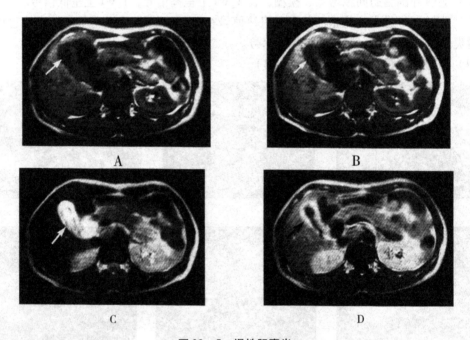

图 23 - 5　慢性胆囊炎

T₁WI（A、B），胆囊壁均匀增厚（↑），胆囊腔变小，胆总管扩张。T₂WI（C）上胆囊壁增厚（↑），信号稍高。增强扫描（D），胆囊壁均匀强化（↑）

三、胆囊结石

胆囊结石（cholecystolithiasis）按其形成分为胆色素结石、胆固醇结石、混合结石。形态有圆形、椭圆形及泥沙状结石。胆石的成因与胆汁成分的改变、胆汁瘀积、感染等有关。

MRI 诊断要点：

MRI 诊断胆囊结石的敏感性较 CT 低，在 T₁WI 上由于结石呈低信号，与胆汁低信号重叠，但在 T₂WI 上由于胆汁明显高信号，可显示低信号的胆石。泥沙样胆石常显示为胆囊内不同信号的分层现象（图 23 - 6）。

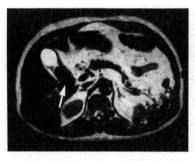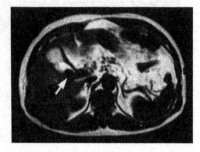

A　　　　　　　　　　　　　　　B

图 23 -6　胆囊结石并慢性胆囊炎

T_2WI（A）、T_1WI（B）显示胆囊内见一椭圆形低信号结石（↑），边缘锐利光滑，胆囊壁增厚。T_1WI 上结石呈低高混杂信号（↑）

（田爱洁）

第五节　胰腺癌

一、概述

　　胰腺癌是最常见的一种胰腺肿瘤，近年来，其发病率有明显增长趋势，男性多于女性，以 50 ~ 70 岁发病率高，早期诊断困难，预后极差。

　　胰腺癌起源于腺管或腺泡，大多数发生在胰头部，约占 2/3，体尾部约占 1/3。大多数癌周边有不同程度的慢性胰腺炎，使胰腺癌的边界不清，只有极少数边界较清楚。部分肿瘤呈多灶分布。胰头癌常累及胆总管下端及十二指肠乳头部引起阻塞性黄疸，胆管及胆囊扩大；胰体癌可侵及肠系膜根部和肠系膜上动、静脉；胰尾癌可侵及脾门、结肠。胰腺癌可经淋巴转移或经血行转移到肝脏及远处器官；还可沿神经鞘转移，侵犯邻近神经如十二指肠胰腺神经、胆管壁神经和腹腔神经丛。

二、MRI 表现（图 23 -7，图 23 -8）

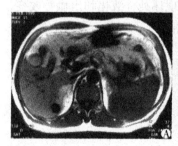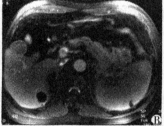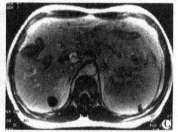

图 23 -7　胰尾癌，男性，60 岁

T_1WI（A）肿瘤区见不均匀低信号，增强扫描，T_2WI（B）显示胰腺尾部不规则增大，信号不均匀，（C）肿瘤轻度强化

· 439 ·

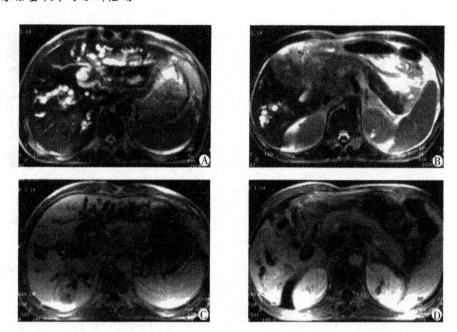

图 23 – 8　胰头癌，女性，41 岁

T_2WI（A、B）显示胰头增大，信号不均匀，边缘不清；肝内胆管扩张。增强扫描（C、D）胰头肿块仍无明显强化

MRI 诊断胰腺癌主要依靠它所显示的肿瘤占位效应引起的胰腺形态学改变，与邻近部位相比，局部有不相称性肿大。肿块形状不规则，边缘清楚或模糊。胰腺癌的 T_1 和 T_2 弛豫时间一般长于正常胰腺和正常肝组织，但这种弛豫时间上的差别不是每例都造成信号强度上的差别。在 TWI 约 60% 表现为低信号，其余表现为等信号；在 T_2WI 约 40% 表现为高信号，其余表现为等或低信号。肿瘤可压迫侵犯周围组织如肝、肾以及压迫或包绕胰后的血管组织。肿瘤侵犯胰导管使之阻塞，发生胰导管扩张，扩张胰管内的胰汁在 T_2WI 为高信号。胰头癌阻塞胆总管，引起胆总管扩张。如出现腹膜后淋巴结转移，则可见淋巴结肿大。癌向胰周脂肪组织浸润，显示为中等信号的结节状或条索状结构伸向高信号的脂肪组织，边界可清楚锐利，也可模糊不清。胰周血管受侵犯表现为血管狭窄、移位或闭塞。脾静脉或门静脉闭塞常伴有侧支循环形成，在脾门和胃底附近可见增粗扭曲的条状或团状无信号血管影。肿瘤内部可出现坏死、液化和出血等改变，在 T_2WI 表现为混杂不均的信号，肿瘤性囊腔表现为不规则形的高信号，有时难与囊肿鉴别。

三、诊断要点

（1）有上腹痛、消瘦、黄疸等临床症状。

（2）MRI 检查见胰腺肿块和轮廓改变，肿块 T_1WI 呈低或等信号，T_2WI 呈高信号或低等信号。

（3）胰周血管和脂肪受侵，淋巴结肿大，胰管和肝内胆管扩张。

四、鉴别诊断

胰腺癌需与伴胰腺肿大的慢性胰腺炎、胰腺假性囊肿、胰腺囊腺瘤等鉴别。

（田爱洁）

第五篇　骨科影像学

第二十四章　骨骼与关节常见疾病X线诊断

第一节　骨折

X线诊断骨折主要根据骨折线和骨折断端移位或断段成角。骨折线为锐利而透明的骨裂缝。

一、骨折类型

（1）青枝骨折（图24－1）。

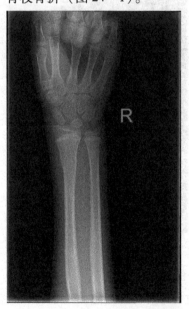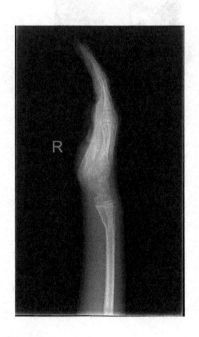

图24－1　青枝骨折

（2）楔形骨折（图24-2）。

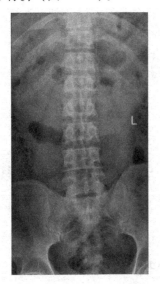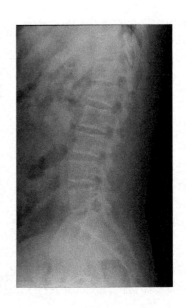

图24-2 楔形骨折

（3）斜形骨折（图24-3）。

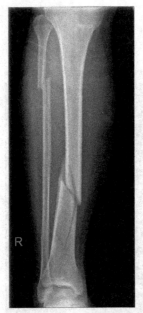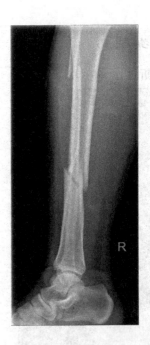

图24-3 斜形骨折

（4）螺旋骨折（图24-4）。

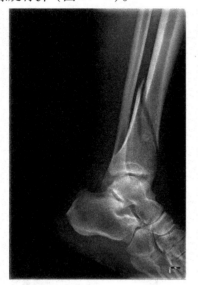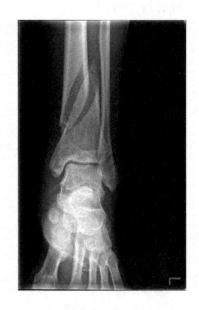

图 24-4 螺旋骨折

（5）粉碎骨折（图24-5）。

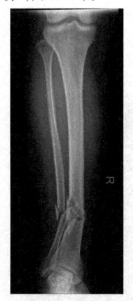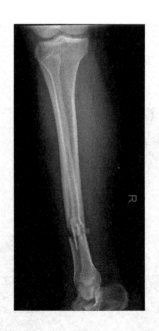

图 24-5 粉碎骨折

（6）压缩骨折（图24-6）。

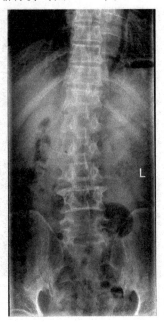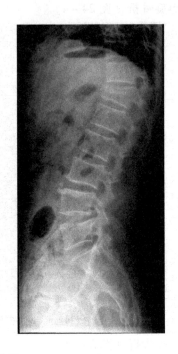

图 24-6　压缩骨折

二、骨折移位

（1）成角（图24-7）。

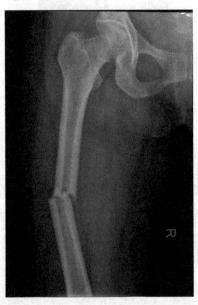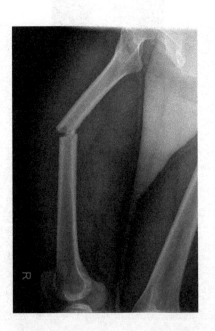

图 24-7　成角

（2）横向移位（图 24 - 8）。

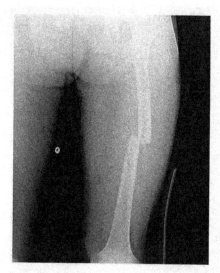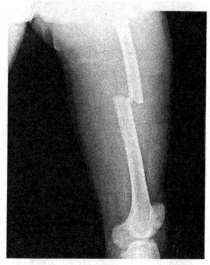

图 24 - 8　横向移位

（3）重叠移位（图 24 - 9）。

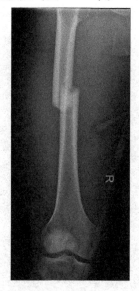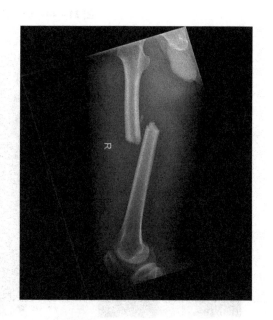

图 24 - 9　重叠移位

（4）分离移位（图24-10）。

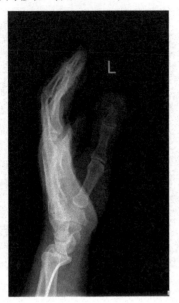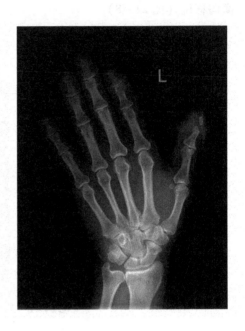

图24-10　分离移位

（5）旋转移位（图24-11）。

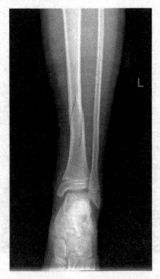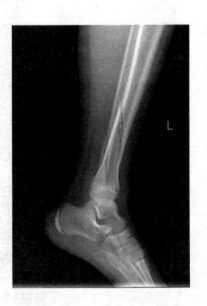

图24-11　旋转移位

三、骨折愈合

骨性骨痂在骨折2~3周后形成。表现为断端外侧与骨干平行的梭形高密度影，即为外骨痂。同时可见骨折线模糊，主要为内骨痂、环形骨痂和腔内骨痂的密度增高所致。如骨折部位无外骨膜（如股骨颈关节囊内部分、手足的舟骨、月骨等）或骨膜受损而不能启动骨外膜成骨活动，则仅见骨折线变模糊。松质骨如椎体、骨盆骨等的骨折，也仅表现为骨折线变模糊。编织骨被成熟的板层骨所代替，X 线表现为骨痂体积逐渐变小、致密，边缘清楚，骨折线消失，断端间有骨小梁通过。骨折愈合后塑形的结果与年龄有关，儿童最后可以看不到骨折的痕迹。

（聂　中）

第二节　关节创伤

一、关节脱位

（1）肩关节脱位：根据肩关节损伤机制可分为前脱位和后脱位（图24－12）。

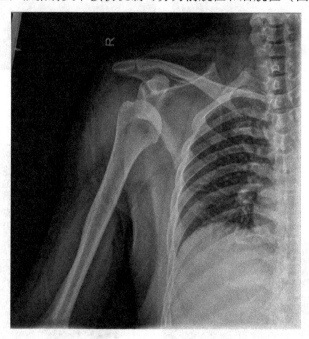

图 24－12　肩关节脱位

（2）肘关节脱位：常合并骨折，或伴有血管、神经损伤，以后方脱位多见（图24－13）。

（3）腕关节脱位：见图24－14。

1）月骨脱位：月关节间隙消失，侧位片上月骨脱出于掌侧。

2）月骨周围脱位：正位片头月重叠或关节间隙消失；侧位片见头部脱出月骨的关节面，向背侧移位。

（4）髋关节脱位：以后脱位多见，常伴有髋臼后上缘骨折。中心性脱位合并髋臼粉碎性骨折，股骨头突入盆腔。

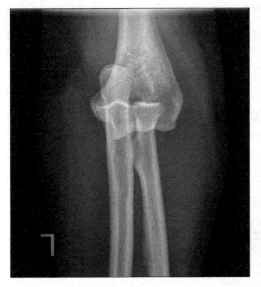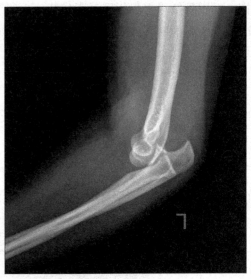

图 24 – 13　肘关节脱位

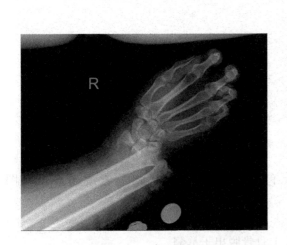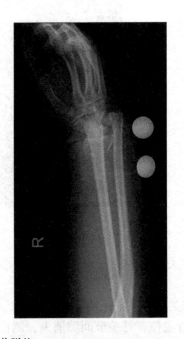

图 24 – 14　腕关节脱位

二、关节创伤

（1）肩袖撕裂：肩关节囊与肩山峰下三角肌滑液囊相通。

（2）肱骨外髁骨骺骨折：骨折线通过滑车部骺软骨，斜向外上方，达外髁干骺端。

（3）膝关节半月板的损伤（图 24 – 15）。

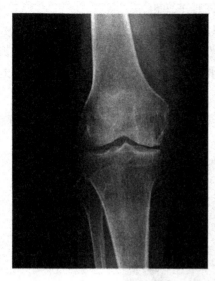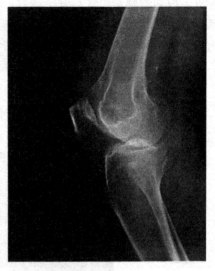

图 24 –15　膝关节半月板的损伤

（聂　中）

第三节　骨结核

一、骨骺及干骺端结核

（一）X 线诊断要点

分为中心型和边缘型。

1. 中心型　病变位于骨骺、干骺端内，早期表现为局限性骨质疏松，随后出现弥散的点状骨质吸收区，逐渐形成圆形、椭圆形或不规则破坏区。病灶边缘清晰，骨质破坏区内有时可见砂粒状死骨，密度不高，边缘模糊，而化脓性骨髓炎死骨较大，呈块状。破坏性常横跨内后线。

2. 边缘型　病灶多见于骺板愈合后的骺端，特别是长管状骨的骨突处。早期表现为局部骨质糜烂。病灶进展，可形成不规则的骨质破损，可伴有薄层硬化边缘，周围软组织肿胀。

（二）临床联系

本病好发于骨骺与干骺端，发病初期，邻近关节活动受限，酸痛不适，负重、活动后加重。

二、骨干结核

（一）X 线诊断要点

1. 长管骨结核　X 线表现呈大片状、单囊或多囊样改变。继而侵及皮质，骨外膜增生成骨使骨干增粗。有的呈膨胀性改变，使骨干呈梭状扩张。如脓液反复外溢，则形成多层新骨，形如葱皮。以后骨膜新生骨与骨干融合，使骨干增粗。

2. 短管骨结核　X 线早期表现仅见软组织肿胀。手指呈梭形增粗和局部骨质疏松。继而骨干内出现圆形、卵圆形骨破坏，或呈多房性并向外膨隆，大多位于骨中央，长经与骨干长轴一致。病灶内有时可见粗大而不整的残存骨嵴，但很少见有死骨。病灶边缘大。

（二）读片

图 24 - 16，右手中指近节指骨囊状膨胀性骨质密度破坏区，骨皮质变薄，周围呈梭形软组织肿胀。

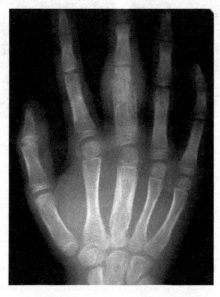

图 24 - 16　骨干结核

（三）临床联系

本病多见于 5 岁以上儿童。病变带为双侧多发，如发于近节指骨。可有肿胀等轻微症状，或无症状。

（黄满华）

第四节　骨肿瘤

一、良性骨肿瘤

（一）骨瘤

X 线诊断要点：颅骨骨瘤为一附着于骨板的骨性突起，常呈扁平状，边缘光滑整齐。一般肿瘤生长愈快，其密度亦愈低，体积也愈大。根据其密度不同，可分致密型和疏松型。前者内部结构均匀致密，后者结构疏松。

读片：图 24 - 17，骨瘤。下颌骨体部中间偏右（右下第 3 牙根下方）可见一类椭圆形高密度影，边界清楚。

临床联系：骨瘤好发于颅骨，其次为颌骨，多见于颅骨外板和鼻旁窦壁。骨瘤可在观察期内长期稳定不增大或缓慢增大。较小的骨瘤可无症状，较大者随部位不同可引起相应的压迫症状。

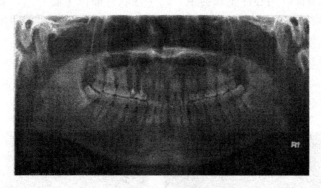

图 24 - 17　骨瘤

（二）骨软骨瘤

X 线诊断要点：肿瘤为一附着于干骺端的骨性突起，边界清楚。与骨骼相连处，可呈蒂状或宽基底。瘤体内含有软骨组织时，显示有透亮区。肿瘤生长活跃者，其表面之致密钙化多呈菜花状，其中常可见多数环状钙化。停止生长者，表面则形成光滑的线样骨板。

读片：（图 24 - 18），滑膜骨软骨瘤。女，58 岁，左侧胫骨近端后方（相当于腘窝区）可见数个大小不等的类圆形密度增高影，位于滑膜腔内。

临床联系：骨软骨瘤是最常见的骨肿瘤，好发于 10 ~ 30 岁，男性居多，早期一般无症状，仅局部可扪及一硬结，肿瘤增大时可有轻度压痛和局部畸形，近关节活动障碍。

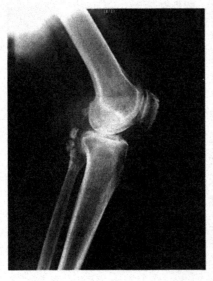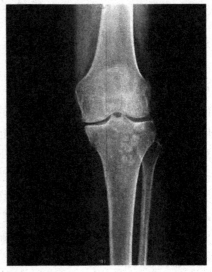

图 24 - 18　滑膜骨软骨瘤

（三）软骨瘤

X 线诊断要点：病变常开始于干骺部，随骨生长而生长。病变位于骨干者多为中心性生长为主，位于干骺端者以偏心性生长为主。内生性软骨瘤位于髓腔内，表现为边界清楚的类圆形骨质破坏区，多有硬化缘与正常骨质相隔。病变邻近的骨皮质变薄或偏心性膨出，其内缘因骨嵴而凹凸不平或呈多弧状。由于骨嵴的投影，骨破坏区可呈多房样改变。骨破坏区内可见小环形、点状或不规则钙化影，以中心部位多见。

读片：（图 24 - 19），软骨瘤。右手第 3 掌骨中段可见囊状低密度影，边缘清楚，骨皮质膨胀变薄，周围未见骨膜反应。

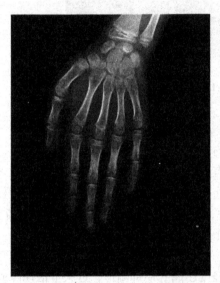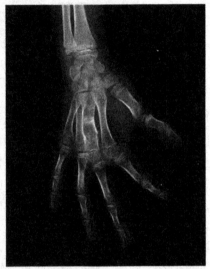

图 24 - 19 软骨瘤

临床联系：本病多发生于 11 ~ 30 岁男性，好发于手、足短管状骨，主要症状为轻微疼痛和压痛，表浅局部肿块，运动轻度受限。

（四）骨巨细胞瘤

X 线诊断要点：肿瘤好发于干骺愈合后的骨端，多呈膨胀性多房状偏心性骨破坏。有的肿瘤膨胀明显，甚至将关节对侧的另一骨端包绕起来，形成皂泡状影像。随肿瘤的发展，其中心部的皂泡影逐渐消失，而边缘又出现新的皂泡影。

肿瘤向外生长，骨内膜不断破骨，骨外膜不断形成新骨，形成骨壳。肿瘤生长缓慢者，骨壳多较完整；生长活跃者骨壳呈虫蚀样破坏。

临床联系：本病多发于 20 ~ 40 岁，以膝关节所属的骨端最常见。临床症状与发病部位及生长速度有关。通常为间期性隐痛。较大肿瘤触之有乒乓球感。如肿瘤突然生长加速，疼痛增剧，则有恶变的可能。

（五）软骨母细胞瘤

X 线诊断要点：肿瘤多位于干骺愈合前的骨骺，病灶多为圆形或不规则形局限性骨破坏区，常为偏心型。病变可突破骨端进入关节，亦可向干骺端蔓延。病变边缘清楚，周围多有较厚的硬化缘。病变易突破骨皮质，在软组织内形成肿块。

临床联系：本病多见于青少年，男性居多，好发于四肢长骨，发病缓慢，一般症状轻微，主要为邻近关节不适、积液、局部疼痛、肿胀、活动受限。

（六）软骨黏液样纤维瘤

X 线诊断要点：为位于干骺端偏心性囊样膨胀性透亮区。病变内有骨嵴为多房型，呈蜂窝状改变，病变内无骨嵴为单房型，多为椭圆形或圆形的透亮区。前者常与骨长轴一致。后者多向横的方向膨胀，易突破骨皮质，侵入软组织。部分骨皮质中断后，残余的骨壳呈弧状改变，表现较为特殊。肿瘤近髓腔侧呈扇状增生硬化，外缘膨胀变薄呈波浪状改变，有时肿瘤膨胀较明显，可超越关节间隙，包埋关节。

临床联系：肿瘤多见于 30 岁以下，好发于长骨干骺端，尤以胫骨上段较多。临床症状可有轻度疼痛，常因触及肿块而就诊，或因外伤经 X 线检查而被发现。

（七）非骨化性纤维瘤

X 线诊断要点：肿瘤多位于长骨干骺端距邻近骨骺板 3～5cm 处，多呈偏心性，为局限于皮质内或皮质下单房或分叶状透明区，呈椭圆形或圆形，境界清楚，病灶长轴与骨干纵轴平行。病变周围常环以薄的或厚薄不均的凹凸不平的硬化带，骨皮质膨胀变薄，亦可增厚或出现骨皮质缺损，透明区内有不规则骨嵴间隔。无骨膜反应，软组织多无改变。

读片：（图 24-20），骨巨细胞瘤。胫骨近段外侧髁骨质破坏，骨皮质明显变薄，部分似不连续，周围未见骨膜反应。

临床联系：临床上多见于青少年，30 岁以上罕见。胫骨上端及股骨下端为好发部位。多为单发，病程缓慢，可有局部轻度疼痛。

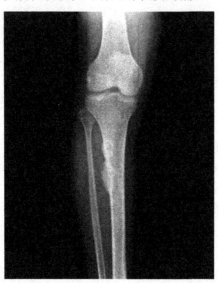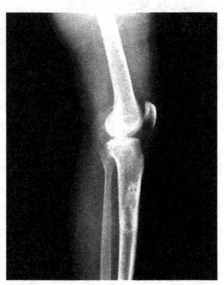

图 24-20　非骨化性纤维瘤

（八）多发性骨髓瘤

X 线诊断要点：多发性穿凿状的溶骨性破坏，普遍性骨质疏松。随病变发展，可出现大片状骨质溶解消失。不规则的骨质破坏伴有软组织肿块者，常为生长迅速的征象；边缘清楚锐利伴有分房状膨胀改变者，多为缓慢发展的病变。此外，病变局限于骨髓内，骨小梁破坏较轻，X 线片可无明显异常。

临床联系：本病多发于 50～60 岁，以男性较为多见，好发部位是颅骨、脊柱、骨盆、肋骨和四肢长骨。主要症状常为全身性普遍性疼痛，而以胸背部和腰骶部较明显。疼痛初为间歇性，后发展为持续性剧痛。可有多发性病理骨折，进行性贫血、发热、消瘦和易并发肺部感染。

（九）骨样骨瘤

X 线诊断要点：主要表现为直径不超过 2cm 的透亮瘤巢和其周围的骨质硬化。在肿瘤发展过程中，瘤巢中心可出现钙化和骨化，与周围的硬化间隔以环形透亮区，此为本病的特征性表现。

临床联系：本病为良性成骨性肿瘤，多见于 30 岁以下青少年，以患部疼痛为重，夜间加重。疼痛可发生在 X 线征象出现之前，服用水杨酸类药物可缓解疼痛。

（十）骨母细胞瘤

X 线诊断要点：肿瘤大小在 2～10cm，主要为一囊样膨胀性密度减低区，其密度的改变，随肿瘤所含的成分而异。早期多显示为一密度较低的透亮区，以后随钙化或骨化的出现密度逐渐增高，可表现为弥漫性密度不均的增高，或呈散在性的斑块状钙化或骨化。

临床联系：本病绝大多数为良性，男性多于女性，局部疼痛不适为最常见的症状。服用水杨酸类药物无效。

二、原发性恶性骨肿瘤

（一）骨肉瘤

X 线诊断要点：

1. 瘤骨　是肿瘤细胞形成的骨组织，瘤骨的形态主要有以下几种。

（1）针状：多与骨皮质呈垂直状或放射状，大小不一，位于骨外软组织肿块内。

（2）棉絮状：密度较低，边缘模糊，分化较差。

（3）斑块状：密度较高，边界清，分化较好。

2. 骨质破坏　早期，骨皮质表现为筛孔状和虫蚀状骨质破坏；骨松质表现为斑片状骨质破坏。晚期，破坏区互相融合，形成大片状骨质缺损。

3. 骨膜增生　骨肉瘤可引起各种形态的骨膜新生骨和 codman 三角。

4. 软组织肿块　境界多不清楚，密度不均，可含有数量不等的瘤骨，肿块多呈圆形或半圆形。

读片：（图 24－21），骨肉瘤。男，20 岁。右侧股骨中远段膨胀性骨质破坏，骨质密度不均。

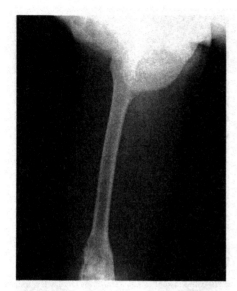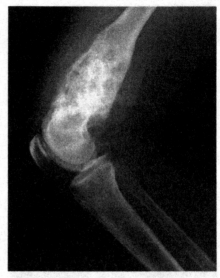

图 24 –21 骨肉瘤

临床联系：本病为最常见的骨恶性肿瘤，多见于男性，好发年龄 11～20 岁，恶性程度高，进展快，易发生肺转移。疼痛、面部肿胀和运动障碍为三大症状。

（二）软骨肉瘤

X 线诊断要点：主要为骨质破坏、软组织肿块和肿瘤钙化。

1. 中心型　呈溶骨性破坏，边缘不清，邻近骨皮质可有不同程度的肿胀、变薄，骨皮质或骨性包壳可被破坏而形成大小不等的软组织肿块。骨破坏区和软组织肿块内可见数量不等、分布不均、疏密不一或密集成堆或稀疏散在的钙化影。钙化表现为密度不均、边缘清晰或模糊的环形、半环形或沙砾样。

2. 周围型　多由骨软骨瘤恶变而来，表现为软骨帽不规则增厚变大，边缘模糊，并形成不规则软组织肿块，其内出现不同形状的钙化影。

读片：（图 24 –22），软骨肉瘤。男，68 岁，左侧尺骨远段可见局限性破坏区，边缘模糊不清，似有轻微膨胀及骨膜增生，局部软组织层次模糊，密度增高。

本病发病仅次于骨肉瘤，多见于男性，以股骨和胫骨最为常见，主要症状是疼痛和肿胀，并形成质地较坚硬的肿块。

（三）骨纤维肉瘤

X 线诊断要点：

1. 中央型　边缘模糊的溶骨性破坏，周围呈筛孔样改变，一般无骨膜反应，无反应性骨硬化。

2. 周围型　表现为股旁软组织肿块和邻近部位的骨皮质毛糙、压迫性缺损或虫蚀样破坏，亦可穿破皮质侵入骨髓腔。

本病多见于 20～40 岁男性，好发于四肢长骨干股后端或骨干，主要表现有局部疼痛和肿胀，可有病理性骨折。

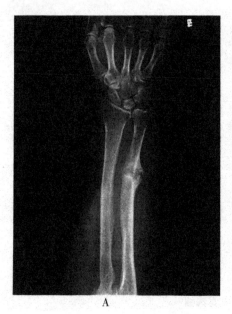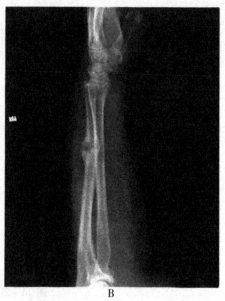

图 24 - 22 软骨肉瘤

A. 正位；B. 侧位

（四）滑膜肉瘤

X 线诊断要点：

（1）关节附近或跨越关节软组织呈结节状或分叶状肿块，密度均匀，边缘光整，与周围软组织分界清楚。

（2）瘤内出现点状、条状、斑片状、弧状钙化。

（3）跨越关节侵犯数骨的骨质破坏，常为鼠咬状或囊状骨质破坏，病变区可有斑点状钙化。弥漫性迅速生长者，可有大片溶骨性破坏，表现为干骺端骨质破坏、消失。

（4）肿块附近可有骨膜反应，形态不一，可呈葱皮样、放射状或不规则状，但较少见。

本病高发年龄为 20 ~ 30 岁，好发于膝、肘部位，主要表现为肿块和疼痛。在 X 线平片上表现不典型者，动脉造影更有诊断价值。

（五）骨肉瘤

X 线诊断要点：根据 X 线上不同表现，可分为 4 型。

1. **硬化型** 肿瘤呈圆形或类圆形，瘤体致密浓的，边缘清晰，可有短毛刺，瘤体大部分紧贴骨皮质，与骨皮质间有较小的缝隙，邻近骨皮质多不受侵，呈分叶状者，可见分叶透亮间隙。软组织被推移位。

2. **发团型** 肿瘤呈圆形，大部致密瘤骨表现为顺向的梳发样，边缘呈不连续之壳状，基底部密度较高，形成较典型的发团状，此为肿瘤主体。其余瘤骨少而不规则，钙化较多，肿瘤与骨皮质关系较密切，可压迫侵及骨皮质，软组织被推压移位。

3. **骨块型** 肿块呈长形或肾形，大小不一，边缘整齐清楚，孤立于骨皮质之外，纵轴与骨干纵轴平行，肿瘤与骨皮质间可有明显间隙，有的骨块有蒂与骨相连，其余部分完全不与骨相连。瘤内密度不均匀，可有钙化。

4. 混合型　为上述各型的混合表现，但均不典型。瘤骨、瘤软骨分布不均，围绕骨生长，骨皮质甚至骨髓腔均可受侵，瘤内可见不规则钙化，可有骨膜反应，软组织肿胀明显。

本病高发于 30～40 岁，好发于长骨干骺端，尤其骨干下端腘窝部。症状轻微，局部有无痛性、固定性肿块，质地硬。晚期可有疼痛。

（六）尤因肉瘤

X 线诊断要点：病变区有大小不一的斑片状骨质破坏，周围骨皮质呈虫蚀样破坏。骨膜反应可呈葱皮样，随肿瘤的发展，表现为断续不连或虫蚀状，在骨膜新生骨中断处，常出现细小放射状骨针。肿瘤突破骨皮质，境界不清的软组织内肿块。当骨膜新生骨被破坏时，可出现袖口征。

本病好发年龄为 5～15 岁，发生部位与年龄及红骨髓分布有关。全身症状类似骨感染，局部症状以疼痛为主，早期可发生转移，对放射治疗相当敏感为本病的特点之一。

（七）骨原发性网状细胞肉瘤

X 线诊断要点：病变起于骨干或干骺端，沿骨长轴呈广泛的斑片状溶骨性破坏，骨膜反应不明显，是本病发生于长骨的主要特点。此外，有的表现为临床病变范围广泛，而骨的破坏呈溶冰状改变，亦是本病的相对特点之一。早期在髓腔出现多数颗粒状或小片状溶骨区，边缘模糊。有的小破坏区间尚有残留骨小梁，则可有网格状表现。骨髓腔略膨胀，骨皮质变薄，以后破坏区逐渐融合扩大，严重者骨结构大部消失。肿瘤发展可沿髓腔呈匀称性蔓延，或向一侧发展较快。突破骨皮质后形成软组织肿块。一般无骨膜改变。

本病好发于中年人，早期为患处间歇性钝痛，晚期可有持续性剧痛，多伴软组织肿块。骨破坏广泛而症状较轻，邻近关节的肿瘤还可引起滑膜炎。

（八）骨髓瘤

X 线诊断要点：多发性穿凿状的溶骨性破坏，普遍性骨质疏松。随病变发展，可出现大片状骨质溶解消失。不规则的骨质破坏伴有软组织肿块者，常为生长迅速的征象；边缘清楚锐利伴有分房状膨胀改变者，多为缓慢发展的病变。此外，病变局限于骨髓内，骨小梁破坏较轻，X 线片可无明显异常。

本病多见于 40 岁男性，好发于富含红骨髓的部位，临床表现复杂，除骨骼系统表现外，还有泌尿系统、神经系统、血液系统表现。

（九）脊索瘤

X 线诊断要点：

1. 骶尾部脊索瘤　为肿瘤的最好发部位，表现为膨胀性溶骨性破坏，可有残存骨片及钙化，且常在骶骨前后形成软组织肿块。肿瘤与正常骨分界不清。

2. 颅底部脊索瘤　肿瘤常位于蝶枕软骨联合部，蝶鞍附近。除溶骨性骨质破坏外，可见钙化。

3. 脊柱部　常发生于上部颈椎，病变呈溶骨性膨胀性改变并向周围蔓延，形成椎旁软组织肿块（可有钙化），可有残存骨片和钙化。

本病多见于男性，可发生在任何年龄。病程长，主要症状为患部持续性隐痛。

三、转移性骨肿瘤

X 线诊断要点：骨转移 X 线表现为溶骨型、成骨型和混合型。

1. 溶骨型　最常见。长骨的转移瘤多在干骺端的骨松质，表现为单发或多发斑片状骨质破坏。随病变的发展融合扩大，形成大片状骨质破坏缺损，常并发病理骨折，无骨膜增生和软组织肿块。发生于扁骨者，多表现为大小不等的骨质破坏区，有融合倾向，或可见软组织肿块影。发生于脊柱者，见椎体广泛性破坏，椎间隙保持完整。椎弓根受侵。

2. 成骨型　多由生长缓慢的肿瘤引起。X 线表现为多发性边缘模糊的结节状或雪片状致密阴影。病灶扩大融合则成为大块状硬化灶。亦可刺激骨膜产生新生骨使病骨增厚，有时可有放射状骨针。

3. 混合型　兼有成骨和溶骨变化。

读片：（图 24 - 23），转移性骨肿瘤。女，56 岁，于尺桡骨远端可见不规则囊状骨质减低区，尺骨茎突下方骨皮质不连续，周围软组织密度增高。

本病多见于中、老年人，男性为多。转移途径主要为血行转移，表现主要是疼痛，多为持续性，夜间加重。有时可出现肿块、病理骨折和压迫症状。

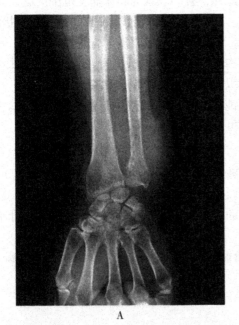
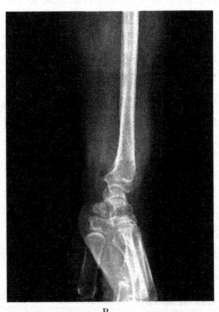

A 　　　　　　　　　　　　　　 B

图 24 - 23　转移性骨肿瘤
A. 正位；B. 侧位

四、骨肿瘤样病变

（一）骨纤维异常增殖症

X 线诊断要点：X 线表现可分为 4 种改变，常数种并存，亦可单独存在。

1. **囊状膨胀改变** 表现为囊状膨胀的透亮区，边缘硬化而清晰，皮质变薄。囊内可见散在的条索状骨纹或斑点状致密影。

2. **磨玻璃样改变** 正常骨纹消失，髓腔闭塞而形如磨玻璃状，常并发于囊状膨胀性改变之中。常见于长管骨和肋骨。

3. **丝瓜瓤状改变** 患骨膨胀增粗，皮质变薄甚至消失，骨小梁粗大而扭曲，颇似丝瓜瓤状。常见于肋骨、股骨和肱骨。

4. **虫蚀样改变** 表现为单发或多发的溶骨性破坏，边缘锐利如虫蚀样，有时酷似溶骨性转移性破坏。

颅面骨的改变主要为外板和板障的骨质膨大、增厚和囊性改变，呈现磨玻璃样或骨硬化。

读片：（图 24 - 24），骨纤维异常增殖症。男，23 岁，左股骨颈内侧骨质密度不均，可见低密度区，边缘欠清。

本病多见于 11～30 岁男性。病程较长，早期常无任何症状，发病越早其后症状越明显，可引起肢体的延长或缩短，持重骨可弯曲，出现跛行或疼痛。

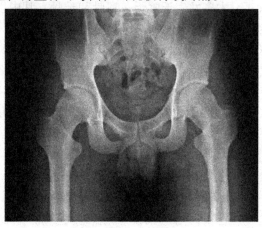

图 24 - 24　骨纤维异常增殖症

（二）畸形性骨炎（Paget 病）

X 线诊断要点：一般分为海绵、硬化和混合 3 型。海绵型以骨质吸收为主，硬化型以修复为主，混合型则吸收和修复并存。本症病变范围广，骨盆常呈三角形。有时在长骨的病变区，骨皮质上下有 V 形密度减低分界线，在颅骨表现为颅板增厚，边缘模糊如羊毛状或棉球样，其中可见多数密度增高或减低阴影。在椎体的病变，常显示椎体变扁加宽，有时密度增高，或在椎体边缘出现密度增深层，犹如方框状。

中老年人易患本病，发病缓慢，主要为骨增大、变形。发生在颅骨、膝、髋关节者可出现疼痛。

（三）骨囊肿

X 线诊断要点：囊肿多位于干骺端或骨干髓腔内，多为单发，呈圆形、卵圆形或柱状，单房型居多，为一界限分明、边缘光滑、呈中心性生长的透明区。囊肿向外膨胀生长，皮质变薄，外缘光滑并有菲薄的硬化边。囊肿内部透光度较强，囊内可见少许纤细的条状骨间隔，骨壁有多条骨嵴存在，形如多囊，称多房性骨囊肿。

本病最常见于 20 岁以下，好发于长管状骨，患者一般无明显症状，或仅有隐痛。多数有局部外伤史。

（四）动脉瘤样骨囊肿

X 线诊断要点：发生于长骨者，多偏心性生长于骨干和干骺端的一侧，骨膨大如气球状，其外覆盖以由骨膜形成的壳，囊内可见较粗的分隔或骨嵴，呈皂泡状。

本病病因不明，各年龄均可发病。临床症状轻，主要为局部肿胀疼痛，呈隐袭性发病。

（五）组织细胞增生症和类脂质代谢障碍

1. 骨嗜酸性肉芽肿　X 线诊断要点：脊椎可单个或多个受侵，椎体呈楔状或平板状变扁。颅骨骨质破坏可呈"地图样"外观，其内可有"纽扣状"死骨。病灶多发时，可同时累及髂骨、坐骨和耻骨，呈分房状膨胀性破坏，边缘有硬化带环绕，严重者可侵犯骶髂关节。坐骨和耻骨破坏常呈溶骨性，颇似骨转移瘤或结核。长骨破坏区位于骨髓腔，呈中心性单囊或多囊状膨胀性破坏，边缘清，常伴有层状骨膜反应。

本病好发于儿童及青年，大多发生于躯干、扁骨和长骨，其中以脊椎、颅骨最为好发。全身症状少，局部主要为疼痛、肿胀和肿块，可有病理性骨折。

2. 黄脂瘤病　X 线诊断要点：颅骨为最好发部位，其次为颌骨、髂骨和肋骨等。肺部改变主要有肺门增大，肺纹理增多、紊乱并夹杂小结节病灶。齿槽骨破坏可致牙齿歪斜或呈"悬浮"状。眼眶、蝶鞍及其他部位骨骼均可出现骨破坏区及软组织肿块。

本病多发生于 5 岁以下，男性多于女性，典型表现有颅骨缺损、尿崩症和突眼三大症状。

（黄满华）

第五节　代谢障碍性骨疾病

一、佝偻病

X 线诊断要点：

1. 早期　骺软骨板钙化带模糊、不规则，骨骺和干骺端的距离增宽，干骺端横径轻度增大，骨小梁呈毛刺状。骨化中心出现略晚，密度淡，边缘模糊，骨干呈普遍性骨质稀疏。

2. 进展期　长骨钙化带模糊消失，干骺端两侧增宽，中央呈杯口状凹陷，边缘显示为毛刷状。骨化中心可以模糊或消失，骨干骨质普遍疏松，骨皮质变薄，重者与周围软组织无明显界限，严重时可发生病理性骨折，下肢骨弯曲呈"O"形或"X"形，骨皮质在凸侧变薄，凹侧增厚；肋骨前端呈杯口状内凹和扩展，膨大的骨样组织形如串珠状，压迫肺组织出现局限性肺不张；脊柱普遍性稀疏，椎体变扁，并以胸、腰段为中心后突或侧弯；囟门闭合晚，头颅呈方形，常有缝间骨出现；骨盆扁平，骶骨岬前移，髋臼内陷，晚期显示髋臼增宽及髋内翻；肩胛骨下角边界模糊，随之下角凸缘变为内凹，并呈毛刷状。

3. 愈合期　干骺端边缘再出现，其杯口样凹陷及毛刷状边缘渐变整齐，密度增高。干骺端同骨骺的距离缩短。骨膜下的类骨组织钙化呈平行增生，最后同骨皮质愈合。至于长骨的弯曲，则可长期存在。

读片：（图 24 - 25），佝偻病。男，1 岁，胸廓对称，肋骨头膨大。

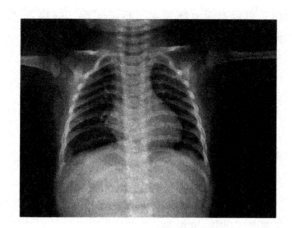

图 24 – 25　佝偻病

本病发生于小儿，由维生素 D 缺乏引起，表现有囟门闭合延缓、乳牙萌出迟缓、方颅、腕部手镯样畸形、鸡胸、"串珠肋"、"赫氏沟"、"O"形或"X"形腿。

二、骨质软化症

X 线诊断要点：全身骨密度减低，骨小梁及骨皮质模糊不清，呈绒毛状。骨骼弯曲变形，多见于承重骨骼，如膝内翻、膝外翻等。

假骨折线（Looser 氏带）表现为横越骨皮质的透明线，其边缘密度略高，常呈对称而多发。多见于肩胛骨、肋骨、坐骨、耻骨等。

髋臼内陷致骨盆呈三叶状。椎体上下缘常呈半月形凹陷，使椎体呈"鱼椎"状，椎间隙增宽。

读片：（图 24 –26），髌骨软化症。女，59 岁，左胫骨髁间嵴及髌骨后缘变尖，髌骨关节面下可见囊状透亮影，左膝其余诸骨骨质结构未见异常。关节间隙不窄。关节面光滑。

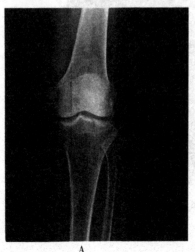
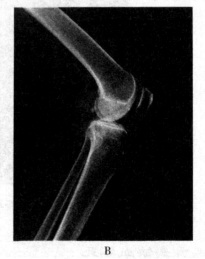

A　　　　　　　　　　　　B

图 24 – 26　髌骨软化症
A. 正位；B. 侧位

本病多见于成年女性，表现有反复腰腿痛，行走困难，胸廓骨盆畸形，出现抽搐及其他神经肌肉兴奋性增高体征。

（聂　中）

第六节　骨坏死和骨软骨病

一、股骨头骨骺缺血性坏死

X 线诊断要点：

1. 初期　髋周骨质轻度疏松，关节囊外上方软组织肿胀，正常脂肪间隙扭曲或模糊，股骨头轻度外移，髋关节间隙内侧轻度增宽。

2. 早期　X 线征象以骨质坏死及骨发育延缓为主。表现为股骨头骨骺较小、变扁、密度均匀增高、骨纹消失，并出现骨折。股骨颈变粗而短，骨骺线增厚而不规则，附近骨质疏松且可有囊样缺损区。出现关节囊肿胀、关节间隙增宽。

3. 进展期　以坏死后骨骺内肉芽组织增生明显为特点。骨骺为扁平并呈不均匀性密度增高，坏死骨质节裂成多数小致密骨块，且出现数量不等的新生骨。股骨颈更短而粗，局部骨质疏松与囊样变更为显著，骨骺线宽而不规则，可见早期愈合。关节间隙正常或稍宽。

读片：（图 24 - 27），股骨头骨骺缺血坏死。男，10 岁，右股骨头较对侧变扁及变小。骨骺密度不均，皮质下见多数小囊性变，边缘不甚清晰。

临床联系：股骨头缺血性坏死好发于 30 ~ 60 岁男性，50% ~ 80% 的患者最终双侧受累。主要症状和体征为髋部疼痛、压痛、活动受限、跛行及 "4" 字试验阳性。晚期，关节活动受限加重，同时还有肢体短缩、肌萎缩和屈曲、内收畸形。

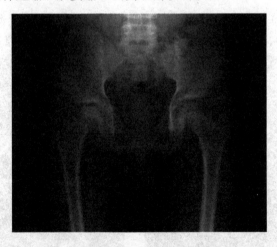

图 24 - 27　股骨头骨骺缺血性坏死

二、股骨头缺血坏死

X 线诊断要点：股骨头缺血性坏死的 X 线征象因病期不同而不同。

（1）在早期，股骨头内出现斑片状密度增高区，局部骨小梁结构可变模糊，以股骨头前上方多见，此时股骨头轮廓形态正常。这种密度增高区是在周围活性骨骨质疏松衬托下的相对性密度增高，是病变所在。

（2）随着病变的发展，密度增高区域周边出现弯曲走行的真正高密度硬化边，有时两者之间有低密度带。病灶为椭圆形、三角形或楔形，这是股骨头坏死的特征性改变。

（3）病变继续发展，由于坏死骨质被吸收修复过程中，其承重能力减弱，若继续负重或运动，首先造成邻近关节软骨下的坏死骨小梁反复微骨折，此时X线片上可见关节软骨下方沿骨折线分布的低密度区，即"新月征"。反复小梁骨折导致软骨下骨板变扁平，因此"新月征"出现预示股骨头塌陷的开始，是诊断股骨头缺血性坏死的重要征象。由于病变区域骨小梁的断裂嵌插及骨质修复，股骨头局部密度变得更致密，而此时髋关节间隙无变窄。股骨头最终塌陷的程度因病变范围不同而不同。由于股骨头塌陷，关节软骨下骨板必然变得不平整，其上方关节软骨受力状况发生改变，加速关节软骨的退变。因此，未经治疗的股骨头缺血性坏死晚期，都会继发髋关节退行性关节炎，X线上出现髋关节面组成骨关节面下囊变、关节间隙变窄等改变。

读片：（图24-28），股骨头缺血坏死。男，72岁，左股骨头变扁，骨质塌陷，骨质密度不均，透亮区内可见不规则致密影，关节间隙明显变窄，右股骨头可见小囊样密度减低区。

临床联系：本病好发于30~60岁男性，主要症状和体征为髋部疼痛、压痛、活动受限、跛行及"4"字试验阳性。晚期关节活动加重，同时还有肢体短缩、肌萎缩和屈曲、内收畸形。

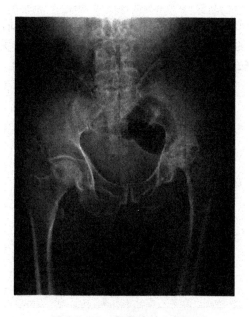

图24-28 股骨头缺血坏死

三、剥脱性骨软骨炎

X线诊断要点：常见发病部位有股骨内外侧髁、距骨上关节面、肱骨小头、髌骨后方关节面等。特征性表现为自关节面剥脱的小骨块，密度较高，边缘锐利，周围环绕透亮线，其下为容纳骨片的骨床，有明显的硬化环形成。完全剥脱并移位者表现为关节面下透亮缺损区，周边明显硬化，关节腔内可见游离体。

读片：（图 24 - 29），剥脱性骨软骨炎。女，69 岁，左股骨内侧关节面可见类圆形硬化环，其内可见囊状影。

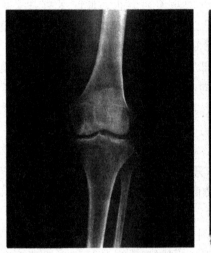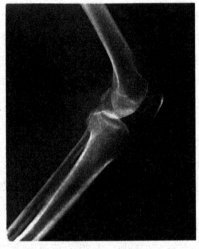

图 24 - 29 剥脱性骨软骨炎

临床联系：青少年至中年均有发病，5~15 岁及骨骺愈合以后是 2 个发病高峰年龄。男性居多，单发病变多见，也有多发者。临床表现不一，与部位有关。有些没有任何症状，但多数有受累关节疼痛，活动后加重，可出现关节活动受限、弹响、绞锁及关节肿胀。

（聂 中）

第二十五章 骨骼与关节常见疾病 MRI 诊断

第一节 骨创伤

骨创伤包括骨折、骨挫伤及应力骨折。

骨折是骨的连续性中断，包括骨皮质和骨小梁的折断、扭曲和嵌插。骨折常伴有周围软组织、韧带的损伤及骨髓挫伤。完全性或伴有移位的骨折检查以传统 X 线和 CT 为优势，而对不全性和微细或称之为隐匿性的骨折及周围软组织、韧带损伤、骨髓挫伤、关节及关节软骨损伤等，则 MRI 检查可以弥补传统 X 线和 CT 的不足。

一、MRI 诊断要点

1. 完全性或移位骨折　X 线可见骨折线，骨皮质的折断。T_1WI 和 T_2WI 均为低信号的正常骨皮质的连续性中断，其间夹有 T_1WI 和 T_2WI 高信号影。骨小梁的折断在高信号骨髓内可见 T_1WI 呈线状低信号混在同样为低信号的骨髓水肿中，T_2WI 和 STIR 显示更为清楚，表现为高信号水肿带内的线状低信号影，宽度 >3mm 或骨折端有明显移位。局部软组织有 T_1WI 和 T_2WI 均为高信号的血肿及 T_1WI 低信号而 T_2WI 高信号的水肿相混的混杂信号肿块影。

2. 应力性和微细骨折　T_2WI 呈细线状低信号，局部可伴有轻度骨髓水肿改变。在常规 X 线片上看不到或仅可见局部轻微骨质硬化。

3. 骨挫伤　主要为骨髓水肿，表现为局部 T_1WI 轻微低信号，T_2WI 和 STIR 像高信号，边界不清。

4. 骨软骨骨折　T_1WI 和 T_2WI 可见低信号骨折线通过生长骺板、累及干骺端或骨骺，尤其是 SPGR、GRE 等梯度回波序列显示更佳。另一种骨软骨骨折为骨折线穿过关节软骨。累及生长骺板和（或）骨骺的骨软骨骨折可分为 7 型（图 25 - 1）。

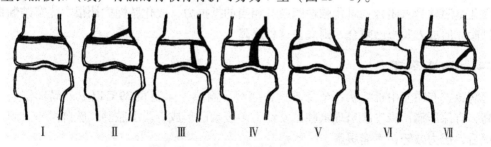

图 25 - 1　骨软骨骨折的分型示意图

Ⅰ. 骨折通过生长板；Ⅱ. 骨折通过生长板和干骺端；Ⅲ. 骨折通过生长板和骨骺；Ⅳ. 骨折通过生长板、干骺端和骨骺；Ⅴ. 压缩骨折通过生长板；Ⅵ. 骨折形成生长板、干骺端和骨骺缺损；Ⅶ. 骨折通过骨骺并累及关节软骨

二、MRI 鉴别诊断

生长骺线误为骨折：除应熟悉骨骼的解剖之外，生长骺线在 T_1WI 和 T_2WI 为中等或稍高信号，SP – GR 为高信号，而骨折线在 T_1WI 和 T_2WI 均为低信号。

（田爱洁）

第二节 化脓性骨髓炎

一、概述

化脓性细菌感染骨髓、骨质和骨膜而引起的炎症称化脓性骨髓炎，是一种常见病，常反复发作，经年不愈。本病的感染途径有三：

（1）细菌从身体其他部位的化脓性病灶经血流传播至骨骼，称血源性骨髓炎。

（2）由开放性骨折直接感染而引起。

（3）邻近软组织感染直接蔓延到骨髓所致。按病程分为急性和慢性。其中，血源性骨髓炎具有典型的病理变化和临床症状，最为常见，危害也最大，本节着重讲述。

本病可见于任何年龄，10 岁以下好发，男性多见。生长期管状长骨的干骺端是其好发部位，尤易累及胫骨上、下端，股骨下端和肱骨上端等部位。管状长骨的男女发病率为3.8：1。也可见于骨干、骨膜甚至于骨骺。

最常见的致病菌是金黄色葡萄球菌，其次是溶血性链球菌，绿脓杆菌、肺炎双球菌等都可引起骨髓炎。

生长期管状长骨的干骺端血运丰富，毛细血管弯曲，细菌易于停留而发生血源性感染。感染常常是由骨髓组织开始。早期出现充血、毛细血管通透性增加及水肿，局部很快有白细胞浸润及渗出液。不久，白细胞被细菌及其产物所破坏并被蛋白溶酶溶解，与坏死组织一起形成化脓性病灶。沿骨松质血管和淋巴管或直接向骨干迅速扩展，脓液充满骨髓间隙。周围软组织同样出现充血及水肿。脓液可突破较薄的骨皮质波及骨膜下，沿骨皮质外扩展，使骨膜与骨干分离。骨膜内层受到刺激开始出现成骨反应。血源性骨髓炎的病理特点是骨质破坏、坏死和新骨形成相互并行。早期以破坏、坏死为主，后期以新骨形成为主。

因儿童骺软骨未闭合，对化脓性感染有相当的抵抗力，故化脓性病灶很少能穿破骺板而累及骨骺。但成人骺板已闭合，则失去这种屏障。

二、临床表现

起病急，有明显中毒症状：全身不适，寒战、高热，体温在 39℃ 以上。局部剧痛，皮温升高，有深压痛；当皮肤出现水肿、发红，多表示已形成骨膜下脓肿。脓肿穿破骨膜进入软组织后，压力减轻，疼痛缓解。

化验检查：白细胞计数升高，中性粒细胞升高；血培养可为阳性。

三、MRI 表现

早期骨髓的充血、水肿在 T_2 加权像上表现敏感，为高信号，边界不清；T_1 加权像上为低信号。骨膜下的脓肿表现为液性信号。新生的及硬化的骨质 T_1、T_2 加权均为低信号。皮质性的死骨除硬化骨外，T_1 加权呈低到高信号；T_2 加权为高信号。Gd - DTPA 增强，呈对比性强化。

急性骨髓炎的早期诊断对治疗和预后有决定性的意义。起病 10~14dX 线片常无明显异常。CT 较之可提早发现病灶。核素扫描过去认为较为敏感，起病后 48h 即可显示。MRI 的敏感性更高于核素扫描，虽其信号不具有特异性，但结合临床资料，做到早期诊断是完全有可能的。

四、诊断要点

（1）儿童，急性起病，有寒战、高热等全身中毒症状。
（2）局部持续剧痛，深压痛。
（3）白细胞计数升高。
（4）MRI 表现为干骺端及骨髓中 T_2 加权边界不清的高信号，T_1 加权低信号。周围软组织呈水肿信号。Gd - DTPA 增强为对比性强化。

五、鉴别诊断

（1）软组织感染。临床症状相似，但 MRI 上不累及干骺端和骨髓。
（2）骨恶性肿瘤特别是尤文肉瘤，临床可有发热、白细胞计数升高，但尤文肉瘤放射治疗颇为敏感，而且主要累及骨干，MRI 上 T_1 加权呈大片均匀低信号，边界较清，看不见脓液，但有软组织肿块。

（田爱洁）

第三节　骨结核

绝大多数（95% 以上）骨关节结核继发于肺结核。脊柱结核最为多见，约占 76.2%，其次为足骨、手骨，两者共 16.62%，说明短骨结核明显比长骨结核多见。掌骨发病率高于指骨，在足部，第一跖骨和大踇趾骨结核最常见，为其他跗趾骨发病的总和。骨结核多见于儿童及青年。

一、脊柱结核

脊柱结核是最常见的骨结核，80% 以上继发于肺结核，好发于青少年，但目前 60 岁以上发病率呈明显上升趋势，为另一发病高峰。
MRI 诊断要点：
1. 椎体及附件改变　腰椎是脊柱结核最好发的部位，其次是颈椎和胸椎。多椎体受累是脊椎结核的一个重要特点，而且以椎间盘两侧对应部分为主。亦可经椎旁组织侵犯至不相邻椎体。附件受累机会较少，单纯附件的结核则更少见。信号特点：在 T_1WI 上椎体及附件的破坏呈低至稍高信号，在 T_2WI 上，多数呈不均匀高信号，少数呈稍高信号。椎体变扁或呈楔形、不规则形，且多呈不均匀强化（图 25 - 2）。

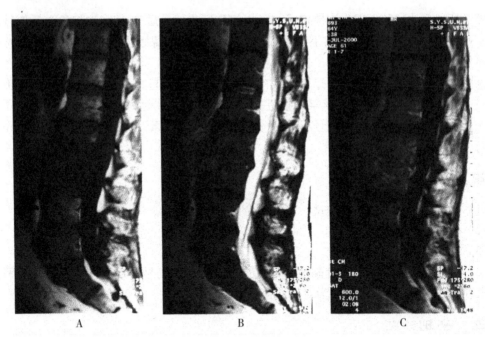

图 25 - 2 脊柱结核

腰 2、3 椎体结核，平扫矢状 T_1WI、T_2WI（A、B）示腰 2、3 椎体骨质破坏，T_1WI 呈低信号，T_2WI 呈不均匀高信号，椎间隙变窄，椎间盘 T_1WI 信号减低、T_2WI 信号增高，形态不规则；增强扫描 T_1WI（C）示破坏区及椎间盘不均匀强化。椎旁软组织轻度肿胀

2. 椎间盘改变　椎间盘改变主要包括椎间盘破坏，椎间隙变窄或消失。在 T_1WI 上多呈低信号，部分可呈稍高信号。在 T_2WI 上多数呈不均匀高信号，少数可呈不均匀等至低信号，在冠、矢状面上低信号裂隙消失。增强扫描呈不均匀强化。

3. 椎旁软组织改变　半数以上的脊椎结核有椎旁软组织肿胀或肿块，多数形成脓肿，而且体积较大。增强扫描实性部分有强化，形成脓腔的部分则不强化。脓肿壁增强，多呈环形强化。

4. 硬膜囊及脊髓改变　硬膜囊受压较常见，可为椎旁脓肿或变形椎体压迫。脊髓受压水肿在 T_2WI 上呈高信号，边界不清晰。

5. 强化特点　受累椎体、椎间盘、椎旁软组织均可有不均匀强化。受累椎体强化早于椎间盘，这与化脓性脊柱炎相反，具有一定特异性。

根据发病部位不同脊柱结核可分为椎体型和附件型，前者常见。椎体型又分为中心型、边缘型和骨膜下型。

1. 椎体型

（1）中心型：多见于儿童，以胸椎多见。病变原发于椎体内骨松质。破坏常从椎体中心近前方开始，破坏区较小时仅表现为椎体内不规则骨质缺损，T_1WI 呈低信号，T_2WI 呈高信号，周围骨质可有不同程度的水肿。病变进一步发展可引起椎体塌陷变扁，破坏区内可有不规则的低信号钙化灶，以 T_2WI 明显。由于病变可较长时间局限于椎体内而不侵犯椎间盘，故椎间隙保持正常。后期病变穿破椎体骨皮质时可合并椎旁脓肿，呈 T_1WI 低信号、T_2WI 高信号的梭形块影，脓肿壁可有 T_1WI、T_2WI 均为低信号的钙化。增强扫描脓肿壁强化而脓腔内无强化。

（2）边缘型：也称为干酪型，为最常见类型。多见于成人，以腰椎多见。病变原发于椎体的骨骺部即与椎间盘相邻的上下椎体面。MRI 表现为椎体骨质不同程度的缺损，骨破坏始于椎体的上下面和前缘，骨破坏明显时椎体压缩、楔形变。椎间盘较易受侵犯，椎间盘受累时表现为椎间盘 T_1WI 信号减低、T_2WI 信号增高，椎间盘部分缺损或完全破坏消失，椎间隙变窄以至消失、椎体融合（图 25 - 3）。可合并椎旁脓肿及腰大肌脓肿形成，增强扫描脓肿壁强化，椎体破坏区见不规则强化。

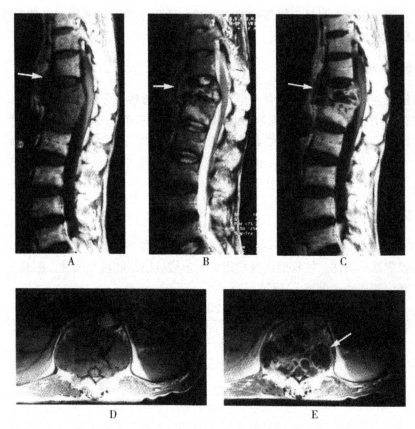

图 25 - 3 胸 12、腰 1 椎体结核

矢状 T_1WI、T_2WI 及增强扫描矢状 T_1WI、横断 T_1WI 及增强扫描横断 T_1WI（A~E）示胸12、腰 1 椎体骨质破坏，椎间盘破坏，椎间隙变窄，并明显椎旁脓肿形成，破坏区及椎旁脓肿呈片状及环形强化（↑）

（3）骨膜下型：病变起自椎体前方骨膜下，病变发展破坏椎体前缘骨质及骨膜并侵及前纵韧带，沿前纵韧带下蔓延而形成椎旁脓肿。易侵犯多个椎体，形成多个椎体前缘凹陷形骨质缺损。椎间盘可较长时间保持不受侵犯，故椎间隙变窄可不明显。

2. 附件型 脊柱结核的少见表现，多发生于成年人。病变局限于椎弓根、椎板、棘突及横突。表现为附件不规则破坏，易合并椎旁脓肿形成。椎体及椎间盘可保持完整。

其他少见结核有单椎体结核、多椎体破坏而椎间盘完好、多椎体跳跃式受累及棘突单独受累等形式。

脊柱结核的并发改变常有脊柱弯曲、成角畸形。椎旁脓肿常呈梭形、对称性，因重力关系，脓肿可向下发展至远离原发病灶的部位，脓肿亦可向后位于椎管内、硬膜外。病变周围可形成结核性肉芽肿而成不规则实性块影，T_1WI 呈低信号，T_2WI 呈中等或稍高信号，增强扫描明显强化。

二、短骨结核

短骨结核呈明显膨胀性骨质破坏，其内信号不均，T_1WI 呈不均匀低信号，T_2WI 呈不均匀高信号。骨膜反应增生明显。增强扫描破坏区内呈明显不均匀强化。因邻近软组织较薄，冷脓肿形成后易侵及皮肤形成窦道。

三、长骨结核

长骨结核分为骨骺干骺端型及骨干型。前者表现为骨骺或干骺端内局限性骨质破坏，骨骺破坏区常位于骨骺中央，而干骺端破坏区多位于边缘部，破坏边界较清楚，破坏区内 T_1WI 呈低信号，T_2WI 呈高信号，如有死骨则信号可不均匀，但 MRI 对显示细小死骨不敏感。一般无骨膜反应增生，无软组织肿块形成。邻近软组织可见萎缩。骨骺结核易累及关节，出现关节结核的表现。骨干结核罕见。

四、鉴别诊断

1. 转移瘤　多发椎体结核需与转移瘤鉴别。转移瘤常为溶骨性或成骨性，可累及附件，而椎体结核较少累及附件。转移瘤侵及软组织时形成软组织肿块，实性，强化明显，常偏于一侧明显，部位邻近病变椎体（表 25 - 1）。

表 25 - 1　脊柱结核与转移瘤鉴别

	结核	转移瘤
年龄	偏低，好发于儿童及青少年	偏大，老年人多见
病史	肺结核病史	原发恶性肿瘤病史
椎间盘受累	多数受累	一般不受累
椎体破坏	以受累椎间盘两侧对应部分为主，连续受累多见，且前部受累多较重	跳跃性分布多见，且前后分布无差异
附件受累	较少见	多见
椎旁脓肿	多见	无

2. 化脓性脊柱炎　在急性期，化脓性脊柱炎与脊椎结核起病早期的 MRI 表现非常相似，一般认为仅依靠 MRI 表现难以鉴别二者。但前者多继发于肺结核，而后者多继发于椎间盘穿刺或手术以及身体其他部位的化脓性感染，急性期常有高热、局部剧痛、脊柱活动受限等表现，血液检查常提示白细胞增多，血沉加快。可能对鉴别诊断具有一定的提示作用（表 25 -2）。

表 25 - 2　脊柱结核与化脓性脊柱炎的鉴别诊断

	脊柱结核	化脓性脊柱炎
病史	多有肺结核病史	椎间盘手术、穿刺或身体其他部位的化脓性感染史
受累椎体及椎间盘信号	T_1WI 低至轻度高信号，T_2WI 不均匀高信号或稍高信号	T_1WI 低信号，T_2WI 呈不均匀高信号
椎体与椎间盘破坏程度	椎体大于椎间盘	椎间盘大于椎体
椎间隙变窄	较晚而轻	较早而重
强化特点	受累椎体强化早于椎间盘	受累椎间盘强化早于椎体
椎旁软组织	肿块较大，多数形成脓肿	肿块较小，很少形成脓肿
脊髓改变	受压变性，范围较小	感染多见，范围较广，边界不清

3. 内生软骨瘤　发生于短骨者亦呈膨胀性骨破坏，需与短骨结核鉴别。但前者邻近软组织常无改变，即使穿破骨皮质突入邻近软组织，其边界亦清楚，无明显骨膜增生，瘤内可见软骨钙化，信号不均匀。

4. 软骨母细胞瘤　单从 MRI 表现二者较难区别，需结合 X 线平片或 CT 检查，软骨母细胞瘤边界清楚，边缘呈花边状，可有硬化边，瘤内可见不同程度的钙化。骨骺结核 X 线平片上破坏区较模糊，无硬化边。

（田爱洁）

第四节　骨缺血性坏死

骨缺血性坏死（ischemic necrosis of bone）是由多种原因引起骨部分或完全性缺血而导致的一类疾病。最常见于股骨头，亦可见于肱骨头、腕骨等，这里以股骨头缺血性坏死为例介绍本病的 MRI 诊断。

股骨头是骨缺血性坏死最常见的发病部位。MRI 是早期诊断该病最敏感、最特异的影像学方法。

一、MRI 诊断要点

1. MRI 分型及分期　根据坏死股骨头的信号特点，可将股骨头缺血性坏死分为 4 型，即脂样型、血样型、水样型和纤维型。

（1）脂样型（A 型）：其特征为包绕在代表硬化反应缘的低信号以内的病变区，如同正常的脂肪样信号，即 T_1WI 上为高信号，T_2WI 上为中等信号，形成所谓双线征（double line sign）。此为股骨头缺血性坏死早期的特征性变化。其中，高信号区代表还是以脂肪性骨髓成分为主的坏死区；低信号带或环则代表坏死区与活骨组织的分界。

（2）血样型（B 型）：即在 T_1WI 及 T_2WI 上坏死区均表现为类似于亚急性血肿的高信号。这表明修复过程已开始，大量的毛细血管增生，此时增强明显强化。

（3）水样型（C 型）：当股骨头内的脂质成分被修复过程中增生的肉芽组织或纤维组织

替代而减少，以及修复反应造成坏死区组织水肿时，T_1WI 上表现为低信号，T_2WI 呈高信号。增强后为不均匀强化。

（4）纤维型（D 型）：修复晚期，坏死区完全成为纤维组织或硬化骨组织，因而在 T_1WI 及 T_2WI 上均为低信号。增强后为轻度强化（纤维组织）或不强化（骨组织）。

在 MRI 诊断中，一般主张将股骨头缺血性坏死分为 3 期，即早期（脂样型）、中期（包括血样型和水样型）及晚期（纤维型）。

2. 关节腔积液　股骨头缺血性坏死合并关节腔积液的发生率相当高，达 60% ~ 100%。关节腔积液对早期诊断股骨头缺血性坏死有重要意义，而且积液量的增多与病变进展相关，表现为关节腔内长 T_1、长 T_2 信号区。

3. 承重关节面塌陷　属于病变晚期的表现。

4. 关节退行性变　主要表现为关节软骨变性，T_2WI 上软骨内出现条状或点状高信号区，关节软骨变薄、缺损，关节间隙变窄及骨质增生、骨赘等，这也是属于病变晚期的表现。

5. 增强扫描　是早期发现病变、区分坏死组织与有存活能力组织的有效方法。病变中增强的部分代表有活性的组织，无强化的部分代表早期干性脂肪坏死骨髓、进展期嗜伊红样坏死骨髓及伴小梁微骨折的坏死骨髓。

股骨头坏死的范围与塌陷相关，Steiberg 等将坏死范围概念引入股骨头缺血性坏死分期系统，加以定量，坏死范围 < 15% 为轻型，坏死范围在 15% ~ 30% 为中型，坏死范围 > 30% 为重型。Betran 等发现，坏死范围 < 25% 的很少发生塌陷，范围 > 50% 的病灶塌陷的可能性增加。

二、鉴别诊断

髋关节一过性骨质疏松是一种少见的疾病，以髋部不明原因的疼痛为主要临床症状。X 线表现为股骨头、颈部骨质疏松。MRI 显示在股骨头、颈部呈弥漫性信号异常，即 T_1WI 为低信号，T_2WI 呈高信号，而且这种异常信号还向股骨干方向延伸。这与骨髓水肿型的股骨头缺血性坏死的 MR 影像相似，但无关节面的塌陷、变形，且前者为一种自限性疾病，其 MRI 变化可在 6 ~ 10 个月内完全恢复正常。因此，MRI 随访对鉴别诊断具有重要意义。

（聂　中）

第五节　关节外伤

一、关节脱位

常常由于外伤所致，亦可继发于骨关节、软组织病变。

（一）MRI 诊断要点

1. 直接征象　形成关节的各骨失去正常的解剖对应关系。

2. 间接征象　①关节囊肿胀积液，一般 T_1WI 呈低信号，T_2WI 呈高信号，并有出血时 T_1WI、T_2WI 均为高信号。②肌肉、肌腱及韧带损伤：肌肉 T_1WI 信号减低，T_2WI 信号增高，肌腱、韧带损伤表现为 T_1WI、T_2WI 呈低信号的片状、条状信号增高影，或肌腱、韧带的连续性中断。③邻近骨髓内可出现水肿，呈 T_1WI 低信号、T_2WI 高信号，斑片状。

（二）MRI 误诊分析

因单一方向扫描而未能显示关节脱位：如单纯横断或冠状、矢状扫描而未能显示非扫描方向的关节骨端错位，骨关节的 MRI 检查至少应进行 2 个方向的扫描。

二、关节积液

很多原因包括关节本身的病变如关节感染、结核、关节损伤、肿瘤等，邻近骨质的病变如骨结核、骨肿瘤，以及全身性病变的关节表现如类风湿性关节炎、血友病等均可引起关节积液。不同病变引起关节积液的成分不同，因而在 MRI 上所表现出的信号各异。

MRI 诊断要点：

（1）关节囊肿胀，关节腔内为液体信号，多为 T_1WI 低信号，T_2WI 高信号。如并有出血，在出血的不同时期可表现出不同的信号。可出现液－液平面或脂－液平面，前者因积液中的不同成分沉积分层所致，后者常为外伤后脂肪组织进入关节腔内漂浮于积液上面所致。

（2）视积液形成的原因不同，可有或无关节囊壁增厚，增厚的关节囊增强后呈不同程度的强化。如结核性滑膜炎、色素沉着绒毛结节性滑膜炎常有明显滑膜增厚，前者常为较均匀性地增厚，后者可为结节状或弥漫性增厚，增强扫描明显强化。

三、肌腱、韧带损伤及分级

MRI 由于提供了良好的软组织对比，可以任意层面成像，能够鉴别肌腱、韧带及其周围脂肪组织，能够显示水肿和出血的存在，而且无创伤、无放射线损伤，因此，已经成为诊断肌腱、韧带损伤的首选影像学方法。肌腱、韧带损伤行 MRI 检查的主要目的是明确有无肌腱、韧带损伤以及损伤的位置、程度、范围、修复和手术后变化。

（一）肌腱、韧带损伤的分级

对肌腱韧带损伤的程度，人们采取了很多分级方法，其中最常用的方法是将其分为部分撕裂和完全撕裂。部分撕裂是指撕裂累及肌腱或韧带截面的一部分，延伸至一侧表面或未累及表面；完全撕裂是指撕裂累及肌腱或韧带截面的全部，延伸至两侧表面或者断端分离。亦有学者根据损伤占肌腱韧带截面的百分比将部分撕裂分为两度，<50% 为 I 度，>50% 为 II 度，并指出这种分度方法更有利于指导临床选择治疗方案。

（二）MRI 诊断要点

1. 正常肌腱、韧带的信号特点及其损伤后的信号变化　正常的肌腱、韧带主要由纤维组织构成，其氢质子固定在多肽形成的致密网架上，不能参与 MR 成像，所以在任何序列均表现为低信号。但是，在肌腱、韧带损伤后，多肽网架遭到破坏，氢质子固定状态破坏，氢质子及水肿液使其在所有序列上均表现为信号增高。

2. 肌腱损伤的 MRI 表现

（1）部分撕裂：典型的肌腱部分撕裂表现为肌腱内部信号均匀或不均匀增高，可延伸至一侧表面，肌腱增粗或变细，多合并腱鞘积液及邻近组织水肿。一些部分撕裂的肌腱可表现为肌腱内部沿肌腱长轴的高信号带，不累及肌腱的表面（图 25-4）。

（2）完全撕裂：典型表现为肌腱与附着点之间或肌腱本身连续性中断，近肌腹端回缩，断裂处肌腱消失，腱鞘内充满积液，而且多合并肌肉及邻近组织内出血或水肿。随着肌腱内部物质的变性过程，肌腱可呈梭形增粗，伴或不伴内部信号强度的增高。

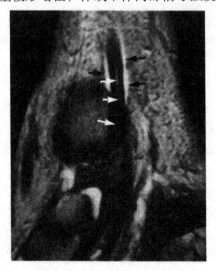

图 25 - 4　胫后肌腱部分撕裂

矢状面 SE 序列 T_2WI 显示胫后肌腱沿肌腱长轴的线状高信号区（白箭示），伴腱旁积液（黑箭示）

3. 韧带损伤的 MRI 表现

（1）部分撕裂：韧带内部均匀或不均匀性信号强度增高，可延伸至一侧表面，并可伴韧带肿胀或变细，表面不规则或模糊，邻近组织水肿或积液（图 25 - 5）。

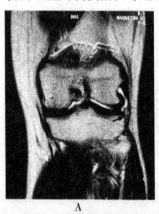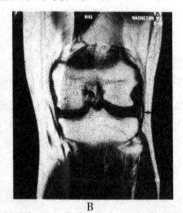

图 25 - 5　左膝关节腓侧副韧带部分撕裂

A 为冠状面 T_2WI，显示腓侧副韧带远端信号增高，而韧带轮廓尚完整；B 为在 T_1WI 相应区域亦表现为稍高信号

（2）完全撕裂：韧带连续性中断，呈弯曲波浪状、斑片状或团块状，其内高信号区跨过韧带的全层，信号强度在 T_1WI 上高于软骨，在 T_2WI 上高于水，边缘不规则，韧带增粗。

韧带移位也是韧带完全性撕裂的一个非常可靠的征象，准确率达100%。另外在断裂的韧带周围常见水肿或积液（图25-6）。

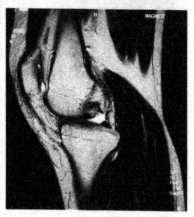

图 25-6　左膝关节后交叉韧带完全撕裂

T_2WI 矢状面示后交叉韧带远端中断，相应区域被高信号的积液取代（↑），韧带近端弯曲

4. 肌腱、韧带慢性损伤的 MRI 表现　随着肌腱、韧带慢性损伤内部水肿的吸收和组织机化、纤维化，信号强度逐渐降低，变为中等信号或低信号。增粗肿胀的肌腱、韧带变细、萎缩。

（三）误诊分析

（1）先天性变异：如肌腱、韧带附着位置变异、肌腱韧带分叉变异等。

（2）伪影或邻近结构部分容积效应所致的假象。

（聂　中）

第六节　骨肿瘤

一、骨肿瘤 MRI 基本征象　（图25-7）

1. 骨皮质破坏　正常骨皮质在 T_1WI 和 T_2WI 及其他序列扫描像上均为低信号。肿瘤浸润或破坏骨皮质，在 T_1WI 和 T_2WI 上信号均增高，骨皮质变薄、连续性中断，局部为肿瘤组织取代，或形成软组织肿块。

2. 肿瘤骨　肿瘤细胞分泌的骨基质和类骨质矿物化，T_1WI 和 T_2WI 均为低信号。常见于成骨型骨肉瘤病灶及软组织肿块内，呈条状、针状、大片状低信号影。

3. 肿瘤软骨及瘤软骨钙化　肿瘤软骨多为 T_2WI 高信号的透明软骨，软骨基质钙化在 T_2WI 比较敏感，钙化呈低信号。故常表现为较均匀高信号的肿瘤软骨被低信号的纤维组织间隔分隔成不规则的分叶状，其内或边缘夹有低信号钙化影。T_1WI 多为不均匀等、低混杂信号。增强扫描多呈不均匀条状强化，主要是纤维间隔强化，而瘤软骨强化不明显之故。应当指出的是 MR 对病变较敏感，但对小的钙化则不及 CT，甚至不及常规 X 线片。

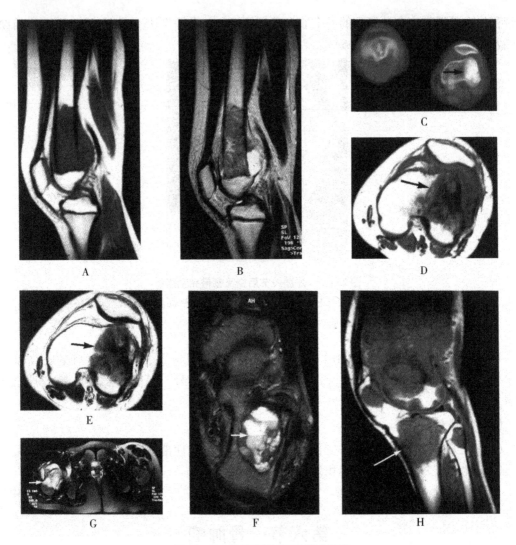

图 25 - 7   骨肿瘤的 MRI 基本征象

图 A、B，矢状 T_1WI、T_2WI 示股骨下段骨质破坏，T_1WI、T_2WI 分别呈低、高信号，骨皮质穿破，并明显软组织肿块形成。图 C，CT 显示股骨下段骨质破坏并高密度瘤骨形成（↑），瘤骨在 MRI 的 T_1WI、T_2WI（D、E）均呈低信号（↑）。图 F，动脉瘤样骨囊肿，MRI T_2WI 显示液 - 液平面（↑）。图 G，股骨远端骨肉瘤，MRI T_1WI 显示肿瘤侵犯骨骺并胫骨近端跳跃性病灶（↑）

4. 骨膜增生　正常骨膜 T_1WI 和 T_2WI 呈线状低信号，与骨皮质紧密相贴而不能区分。骨膜增生使骨膜增厚，信号增高而呈中等信号，与骨皮质分开。可呈多层线状低信号的葱皮状及其他各种形态，或增生的骨膜再被肿瘤突破出现骨膜三角（Codman 三角），其中间为肿瘤组织。

5. 软组织肿块　肿瘤破坏骨皮质突入软组织可形成软组织肿块，大多数的软组织肿块为 T_1WI 低混杂信号，肿瘤内出血则为高、中、低混杂信号。T_2WI 多为中、高混杂信号，其内有时还可出现液 - 液平面。

6. 病变内液 – 液平面 肿瘤坏死、囊变、出血后可在病灶内出现液 – 液平面，表现为病灶内上下 2 种液体信号，多数是病灶出血、坏死、囊变所致，T_1WI 上层为低信号，下层为中等信号，T_2WI 上层为高信号，下层为中等高信号。液 – 液平面常见于动脉瘤样骨囊肿，但亦可见于其他肿瘤和肿瘤样病变。

7. 骨髓水肿 肿瘤周边的骨髓水肿表现为 T_1WI 低信号和 T_2WI、STIR 高信号，有时可与软组织内水肿连成片。

8. 髓内跳跃性播散 肿瘤在骨髓内播散，特别是跳跃性播散，常规 X 线，甚至 CT 均较难以显示，由于骨髓内含有大量的脂肪，T_1WI 和 T_2WI 上均为高信号，而肿瘤骨髓内浸润和跳跃播散表现为与正常骨髓分界清楚的低信号影。抑脂 T_2WI 和增强扫描显示更清楚。

9. 肿瘤累及骨骺 过去曾认为骺板可以阻止肿瘤向关节方向发展，但实际上肿瘤可以累及骺板，甚至穿破骺板累及骨骺，在冠状位或矢状位最易显示 T_1WI 低信号的肿瘤累及骺板，或突破骺板累及骨骺。

二、良恶性骨肿瘤的鉴别诊断

骨肿瘤的 MRI 征象大多是非特异性的，仅凭常规 MRI 难以作出定性诊断。随着 MRI 技术的发展及各种新技术的应用，动态增强灌注骨肿瘤成像及 ^{31}P 波谱分析等对肿瘤的定性诊断极有价值。但必须注意 MRI 在骨肿瘤的良恶性鉴别诊断中一定要结合 X 线平片及临床。

1. 良恶性骨肿瘤常规 MRI 征象的主要鉴别要点 见表 25 – 3。

表 25 – 3 良恶性骨肿瘤的常规 MRI 鉴别要点

	良性骨肿瘤	恶性骨肿瘤
生长速度	一般生长缓慢	生长较快，或生长突然加快
生长方式	多呈膨胀性生长，骨壳多较完整，有时可见周围反应性骨硬化，一般没有软组织肿块形成	肿瘤多呈浸润性生长，一般没有明显膨胀及周围骨质硬化，常穿破骨皮质，形成软组织肿块
骨膜反应	在没有病理性骨折的情况下，一般没有骨膜反应	多数有骨膜反应
与周围组织关系	多数与周围组织分界清楚，没有骨髓及软组织水肿，部分良性肿瘤虽可以有，但程度亦较轻	与周围组织常分界不清，多数有邻近骨髓及软组织水肿，而且程度较广泛
MRI 所见	邻近血管可受压移位，一般没有纡曲增粗，没有被肿瘤包绕现象	邻近血管可纡曲增粗，有时可见增粗的供血血管进入肿瘤内部或血管被肿瘤包绕

2. MR 增强扫描及 MR 灌注成像在骨肿瘤良恶性鉴别诊断中的应用 静态增强扫描可以帮助了解肿瘤的强化程度、区分肿瘤的实体部分和坏死囊变部分，可以为定性诊断提供一定的参考信息。动态增强扫描可计算信号强度 – 时间曲线（SI – T 曲线）的最大线性斜率（SS），能够反映组织血管化和血流灌注的情况，提供血流动力学方面的信息。尤其是 MR 灌注成像排除了造影剂弥散因素对信号强度的影响，能更准确地反应肿瘤的血流灌注情况，可为肿瘤的良恶性鉴别诊断提供重要的辅助信息。

恶性肿瘤往往比良性肿瘤血供丰富，根据 Verstreate 等报告 SS 在良恶性肿瘤之间的差异具有显著性，恶性肿瘤的 SS 高于良性者，对肿瘤的良恶性具有一定的提示作用。但是，由于其在良恶性肿瘤之间存在较多交叉重叠，某些良性肿瘤可以表现为丰富的血管化和高血流灌注率，SS 较高，如海绵状血管瘤；而一些恶性肿瘤又可以表现为低灌注，如部分骨肉瘤、转移瘤等，故其鉴别诊断价值尚存在分歧。而且由于大家使用的扫描序列、时间分辨率、造影剂用量及速度等因素都不尽相同，所以 SS 在良恶性肿瘤之间的阈值尚缺乏统一的标准。

由于恶性肿瘤血管化分布和血流灌注率具有边缘丰富而中心稀少的特点，良性肿瘤血管分布则比较均匀，进行肿瘤边缘 - 中心灌注差异率（rim to center differential perfusion ratio，Rrim - cen）Rrim - cen 的计算有助于良恶性肿瘤的鉴别。

此外，MRI 动态增强和灌注成像还有助于发现肿瘤的生长活跃区域，以指示活检部位。

3. ^{31}P - MR 频谱在骨肿瘤良恶性鉴别诊断中的应用　　通过^{31}P - MR 可以帮助了解多种组织代谢产物〔如：磷酸一酯（phosphomonoester，PME）、磷酸二酯（phosphodiester，PDE），磷酸肌酸（phosphocreatine，PCr）、无机磷酸盐（inorganic phosphate，Pi）、三磷酸核苷（nucleoside triphosphate，NTP）等〕在骨肿瘤中的含量变化，从而为肿瘤的良恶性鉴别诊断提供有价值的帮助。据 Negendank 等报道，恶性肿瘤的 PME 与 NTP 的峰值比（PME/NTP）及 PDE/NTP 明显高于良性肿瘤，而其 PCr/NTP 则明显低于良性肿瘤，其中 PME/NTP 在良恶性肿瘤之间的交叉重叠最少，均数分别为恶性 1.10 ± 0.60 和良性 0.17 ± 0.17，以良性者的平均数加 2 倍标准差作为阈值时，其诊断恶性骨肿瘤的灵敏度及特异度分别为 100% 和 93%，具有很高的鉴别诊断价值。

三、骨软骨瘤

骨软骨瘤（osteochondroma）又叫外生骨疣（exostosis），是一种常见的良性骨肿瘤。骨软骨瘤可分为单发性骨软骨瘤、多发性骨软骨瘤和骨外骨软骨瘤。

（一）单发性骨软骨瘤

单发性骨软骨瘤是最常见的类型，好发于青少年，男多于女。

1. MRI 诊断要点

（1）发病部位：多见于长骨的干骺端，以股骨下端和胫骨上端最常见，偶可发生于短骨和扁骨。

（2）形态特点：单发性骨软骨瘤呈疣状突起，大小自几厘米至十几厘米，位于干骺端者一般背离关节生长，但亦有与骨干垂直者。分为广基型及带蒂型。前者基底较宽、顶部细小，呈锥形；后者基底细小、顶端较大，呈杵状、圆顶状或菜花状。骨疣是骨的延伸部分，基底部骨皮质及骨松质都是成熟的骨质，分别与发生骨的骨皮质及骨松质相延续。

（3）软骨帽：骨软骨瘤的冠部亦称软骨帽，呈带状，表面光滑，在 T_1WI 上呈中、低信号，在 T_2WI 上呈高信号。其厚度一般在 10mm 以下，少数可以达到 13mm。软骨帽下钙化部分呈长 T_1、短 T_2 信号。

（4）邻近组织改变：邻近骨皮质一般无增厚，软骨帽外无软组织肿块形成，周围软组织无水肿。

2. 恶变诊断　　少于 1% 的单发性骨软骨瘤可以恶变，一般恶变为软骨肉瘤，少数恶变为骨肉瘤或纤维肉瘤。以下情况可提示恶变：

（1）骨骼生长发育停止后，肿瘤突然加快生长。

（2）软骨帽不规则增厚：一般认为年龄越小，软骨帽越厚，但如果 >1cm 则应高度怀疑恶变，但亦有人认为 >2cm 才提示恶变。

3. 鉴别诊断　单发型骨软骨瘤应注意与皮质旁型骨肉瘤鉴别，后者基底部骨皮质与发生骨骨皮质不连续，中央没有骨髓信号，而且周围组织有水肿，可资鉴别。

（二）多发性骨软骨瘤

多发性骨软骨瘤又叫遗传性多发性骨软骨瘤、家族性多发性外生骨疣、骨干骺连续症等。

1. MRI 诊断要点

（1）瘤体的形态及信号特点与单发者相似。

（2）受累骨改变：受累骨干骺端或骨干膨胀、增宽。若骨干受累则膨胀、增粗，甚至呈梭形改变。因此，当合并骨干增粗膨胀或于骺端增宽时，即使只有一个小骨软骨瘤，也应想到有多发的可能性。

2. 恶变诊断　多发性骨软骨瘤的恶变率约为 20%，远高于单发性者。表现与单发性者恶变相似。

（三）骨外骨软骨瘤

发生于骨骼以外的器官或组织的骨软骨瘤，称为骨外骨软骨瘤或软组织骨软骨瘤，十分罕见。多见于肩部、前臂、腹壁、舌肌、手部、足部、肘部、髋部、大网膜等处。

1. MRI 诊断要点

（1）中央部分骨小梁形成完好，呈脂肪信号。其中可见钙化部分，在 T_1WI 和 T_2WI 上均呈极低信号。

（2）软骨部分位于周围，在 T_1WI 上呈中低信号，在 T_2WI 上呈中等信号，可能由于其中含水量增加所致。增强扫描呈不均匀强化，未见间隔。

2. 鉴别诊断　与骨化性肌炎鉴别。周边骨化在 T_1WI 和 T_2WI 上呈低信号，构成所谓环带现象（zonal phenomenon），有助于与骨外骨软骨瘤周边的软骨信号相鉴别。

四、骨样骨瘤

骨样骨瘤（osteoid osteoma）是一种较为常见的骨肿瘤，好发于青少年，90% 发生在 10~25 岁，男女比例约为 2：1。该病最大的临床特点是患处骨痛，以夜间及休息时为甚，服用水杨酸类药物可缓解。

（一）MRI 诊断要点

1. 部位　骨样骨瘤最常发生于长骨骨干，亦可发生在短管状骨或不规则骨，根据其发生在骨的部位不同可以分为皮质型、骨膜下型、髓腔型和关节囊内型，以皮质型和骨膜下型最为常见，约占 80%。

2. 瘤巢　骨样骨瘤在 X 线平片及 CT 上的特征性表现是瘤巢，其在 MRI 上的显示率约为 66%。瘤巢一般为单个，少数病例可有 2~3 个；直径一般为 0.5~2.0cm。表现为边缘清楚的骨质缺损，在 T_1WI 上呈低至中等信号，在 T_2WI 上呈中等至高信号。瘤巢中多数有沙粒状钙化，在 T_1WI 和 T_2WI 上均呈低信号。增强扫描，瘤巢有明显强化，无钙化者呈均匀强化，有钙化者呈不均匀强化，若钙化位于中央则呈环形强化。

3. 骨质增生硬化　广泛的骨膜反应和骨皮质增厚是皮质型骨样骨瘤的另一个重要特点，在 MRI 上表现为低信号或无信号的骨皮质以瘤巢为中心呈梭形增厚，位于骨松质内的瘤巢周围仅有轻微的硬化，在 T_1WI 和 T_2WI 上均呈低信号。

4. 反应性水肿　多数病例有瘤周反应性水肿，包括骨髓水肿和周围软组织水肿。表现为边界不清的略长 T_1、长 T_2 信号区，可有轻度强化。

（二）鉴别诊断

1. 慢性骨脓肿　有红、肿、热、痛的炎性症状和体征以及反复发作史，好发于长骨干骺端，破坏区内无钙化，不强化或强化不明显；脓肿壁可呈略高信号，增强后可呈不同程度的环形强化，可资鉴别。

2. 其他　可有瘤周水肿且破坏区内有钙化或骨化的良性肿瘤有软骨母细胞瘤、骨母细胞瘤等。骨样骨瘤有骨痛症状，夜间加重，服水杨酸类药物可缓解，好发于长骨骨干的骨皮质，一般不大于2cm，有显著反应性骨硬化等有助于鉴别。

五、骨母细胞瘤

骨母细胞瘤常见于 30 岁以下的青壮年，男性多见。好发于脊柱附件及下肢的胫骨、股骨。临床以局部疼痛及不适为主要症状，与骨样骨瘤不同，夜间疼痛不会加重，服用阿司匹林效果不显著。椎骨病变可引起脊髓、神经根的压迫症状。病理大体呈暗红色或红棕色，伴有沙粒感，瘤骨形成较多时呈黄灰色，质硬。镜下以多量骨母细胞增生为特点，伴有不同程度的骨样组织形成，核分裂象罕见。大多数为良性，少数为恶性，后者也称为侵袭性骨母细胞瘤，镜下可见瘤细胞的异型性，核分裂易见。

（一）MRI 诊断要点

好发生于椎体附件，扁骨及长骨干骺端近骨干处次之。一般不累及骺板或骨骺。

1. 膨胀性骨质破坏　病变区骨质呈膨胀性破坏，边界清楚，周边常硬化，T_1WI、T_2WI 均呈低信号。肿瘤内信号常不均匀，因有不同程度的成骨，T_1WI 以低信号为主，T_2WI 常为高、低混杂信号。增强后病灶内可有程度不一的强化。膨胀的骨壳完整。

2. 肿瘤内骨化　肿瘤内常可出现程度不一的骨化，呈斑点状或全瘤骨化，T_1WI、T_2WI 均呈低信号。

3. 邻近软组织改变　一般无软组织肿块形成，但邻近软组织常可出现较明显的水肿，表现为 T_1WI 信号减低，T_2WI 信号增高，增强扫描明显强化，但组织的形态常保持，无明显占位效应。

良性骨母细胞瘤好发在脊柱的附件，局限于骨内、伴有硬化边的膨胀性骨破坏，很少侵及软组织。而侵袭性恶性骨母细胞瘤则更趋向于破坏骨皮质、侵犯软组织，形成软组织肿块。

（二）鉴别诊断

1. 骨样骨瘤　瘤体往往 <2cm，瘤巢小，而周围反应性骨增生更明显。

2. 骨肉瘤　恶性骨母细胞瘤有时难以与骨肉瘤区别。但恶性骨母细胞瘤的骨质破坏常不及骨肉瘤显著，骨肉瘤可见特定形态的肿瘤成骨。

六、软骨黏液样纤维瘤

软骨黏液样纤维瘤（chondromyxoid fibroma，CMF）是一种少见的良性骨肿瘤，约占原发性骨肿瘤的 1% 以下，多见于 10 ~ 30 岁。

（一）MRI 诊断要点

（1）软骨黏液样纤维瘤最常见于胫骨上端及股骨下端，其次为腓骨上端、跗骨等，亦可见于肋骨、肩胛骨、骨盆等。

（2）病变多位于长骨干骺端，一般不侵及骨骺，典型者偏心性生长，呈与骨之长轴一致的膨胀性骨破坏区，边界清晰，多呈分叶状。内部常见由粗厚骨嵴形成的假分隔。MRI 信号依所含软骨、黏液及纤维组织的比例不同而不同。在 T_1WI 上一般呈低至中等信号（与肌肉组织比较），在 T_2WI 上多呈混杂高信号，其中软骨组织、黏液组织呈高信号，纤维组织呈低信号（图 25 - 8）；偶可见出血。少数病灶可呈均匀信号。增强扫描多呈不均匀明显强化。局部骨皮质可显著膨胀、变薄，向软组织突出，但边界仍清楚。在骨皮质破坏区有时可见软组织反应性水肿。目前尚未见到有关骨髓水肿的报道。

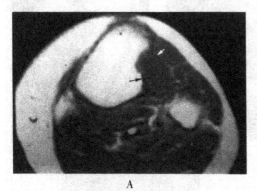 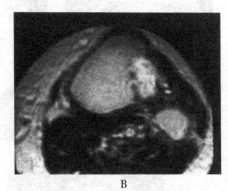

A   B

图 25 - 8　左胫骨软骨黏液样纤维瘤

GRE T_1WI（A）上显示胫骨上端偏心性骨质破坏区，呈不均匀低信号，边缘可见低信号骨硬化环（↑），在 T_2WI（B）上均呈弥漫高信号夹杂着斑片状低信号

（二）鉴别诊断

1. 骨巨细胞瘤　年龄较软骨黏液样纤维瘤偏大，一般发生于骺板愈合后的骨端，向关节面方向生长，膨胀更明显，鉴别不难。

2. 软骨母细胞瘤　病灶多见于愈合前的骨骺，内部常有钙化，病灶周围骨髓及软组织常有反应性水肿，有助于鉴别。

3. 单纯性骨囊肿　多见于干骺端中央，呈对称性膨胀，内缘光滑，分叶征象不明显，内部信号均匀，呈水样信号，可资鉴别。

4. 其他　此外，骨旁型软骨黏液样纤维瘤尚需注意与骨旁型软骨瘤、骨旁型软骨肉瘤、骨旁型黏液瘤及皮质型转移瘤鉴别。

七、软骨母细胞瘤

软骨母细胞瘤（chondroblastoma）又称为成软骨细胞瘤或 Codman 氏瘤，是一种较少见的良性骨肿瘤，约占原发性骨肿瘤的 0.5% ~1% ，常见于青少年，80% ~88% 介于 5 ~25 岁。

（一）MRI 诊断要点

1. 发病部位　凡有骺软骨的部位均可发生，但以四肢长骨为最好发部位，约 98% 的软骨母细胞瘤发生于骺板愈合前的长骨骨骺。可累及干骺端，呈偏心性生长。

2. 边缘　多呈分叶状，形成地图样边缘，与周围骨髓分界清楚。约 60% 病灶周围可见骨硬化环，在 T_2WI 上显示清晰，为厚约 1mm 的极低信号环。分叶状低信号环是本病较具特征性的表现。

3. 内部信号　在 T_2WI 上以低至中等信号为主（与肌肉相比），这是由于其中含细胞成分较多以及钙化所致，不同于含较多透明软骨的一般软骨类肿瘤的高信号，具有一定的特征性。少数病例可有出血（图 25 - 9）。

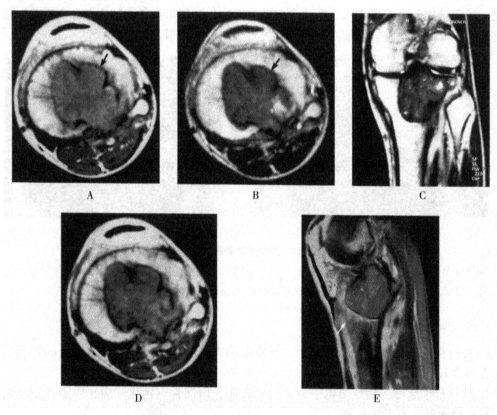

A　　　　　　　　B　　　　　　　　C

D　　　　　　　　　　　　E

图 25 - 9　左胫骨上端软骨母细胞瘤

于胫骨上端见一分叶状骨质破坏区，边界清晰，呈地图样，有低信号硬化缘（↑），在平扫 T_1WI（A）信号较均匀，略高于肌肉信号而低于骨髓组织。在 T_2WI（B、C）上，病灶呈不均匀稍高信号（与肌肉相比），边缘区见片状不规则高信号区（↑），增强扫描（D、E）肿瘤大部分呈均匀中等度强化，而原 T_2WI 上的高信号区未强化。矢状面增强脂肪抑制 T_1WI（E）上除显示肿瘤强化外，尚可见瘤周骨髓水肿区域呈轻度强化（↑）

4. 骨皮质改变　约 50% ~75% 患骨有膨胀，骨皮质变薄，甚至穿破，局部形成软组织肿块。少数病例可见骨膜反应。

5. 骨髓及软组织水肿　约 92% 的病例出现邻近骨髓水肿。在脂肪抑制 T_2WI 上呈边界不清的高信号区。邻近软组织水肿也较常见，部分病例还可见到邻近关节腔积液和（或）滑囊积液。

6. 增强扫描　肿瘤强化形式多样，可为轻度强化、不规则强化或明显强化，骨膜反应及水肿区亦可轻度强化。

（二）鉴别诊断

1. 骨巨细胞瘤　发病年龄较大。发生于骺板愈合后的骨端，在 T_2WI 上以中高信号为主，内部无钙化，横向膨胀明显，低信号硬化缘少见，可资鉴别。

2. 慢性骨脓肿　有红、肿、热、痛等感染病史，病变范围常较小，多见于干骺端，骨皮质无膨胀，病灶内呈环形强化，无钙化。

3. 骨缺血性坏死　骨骺缺血性坏死 MRI 可见环形骨硬化、双线征、关节腔积液等，有时与软骨母细胞瘤难以鉴别，但无膨胀，而当前者出现承重关节面塌陷、软骨下骨质囊性变以及关节退行性变等征象时，则鉴别不难。

八、良性血管瘤

骨的良性血管瘤是骨的血管的肿瘤样增生，较为少见。脊柱是其好发部位，胸椎多见，腰椎次之。血管瘤可分为海绵状血管瘤和毛细血管瘤。以海绵状血管瘤多见。

脊柱血管瘤的典型 CT 表现为网眼状或小蜂窝状改变，侧位 X 线片为栅栏状改变。

（一）MRI 诊断要点

典型椎体血管瘤在 T_1WI 呈中等低信号，低信号区内可见多数增粗骨小梁呈小点状更低信号影，在横断面上为网格状。T_2WI 病灶呈高信号，增加 TE 病灶信号增高。病变可以突入椎管压迫脊髓或马尾神经。

不典型椎体血管瘤椎体受压变扁，栅栏状、网格状改变不可见，但信号仍表现为 T_1WI 中、低信号，T_2WI 高信号影。

（二）少见 MRI 征象

少部分病变内可出现血管流空征象，是诊断血管瘤的特异征象。

（三）鉴别诊断

1. 脊柱结核　不规则椎体骨质及椎间盘破坏，椎旁冷脓肿有别于血管瘤。

2. 脊柱转移瘤、骨髓瘤等　T_2WI 上，增加 TE，病灶信号下降而有别于血管瘤。

九、巨细胞瘤

巨细胞瘤为较常见的骨肿瘤，多发生于 20 ~40 岁的成年人。好发部位为长骨的骨端，以股骨下端最常见，其次为胫骨上端和桡骨远端。骨巨细胞瘤的组织起源未明。病理上主要由单核细胞、巨细胞和多核巨细胞构成，根据单核瘤细胞和多核巨细胞的组织学特点，将巨细胞瘤分为 3 级。1 级为良性；2 级为交界性，组织活跃；3 级为恶性。

（一）MRI 诊断要点

1. 膨胀性骨质破坏　破坏区偏心性位于骨端，直达关节面下；极度扩张的肿瘤可包绕邻近关节生长。

2. 破坏区内肿瘤组织信号特点　一般为 T_1WI 低信号，T_2WI 稍高或高信号，良性者信号较均匀，恶性者信号一般不均匀，瘤内可出现出血、坏死。增强扫描中度至明显强化（图 25 – 10）。

3. 骨包壳可完整和不完整　骨包壳不完整并不代表肿瘤为恶性，良性肿瘤骨包壳也可不完整，但肿瘤有完整包膜，不侵入邻近软组织形成肿块。

4. 恶性巨细胞瘤呈侵袭性生长　骨包壳不完整，肿瘤侵入邻近软组织形成肿块。

（二）鉴别诊断

动脉瘤样骨囊肿好发于干骺端，骨质膨胀往往更明显，可见较多骨嵴或纤维分隔自边缘向瘤内伸展，瘤内 T_1WI 呈低信号，T_2WI 呈高信号，液 – 液平面征常见，增强扫描明显强化。

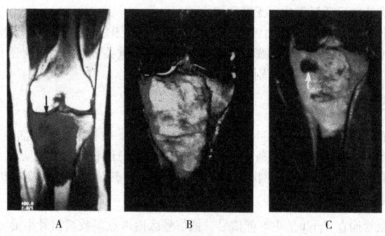

A　　　　　　　　B　　　　　　　　C

图 25 – 10　胫骨上端巨细胞瘤

平扫 T_1WI、T_2WI（A、B）示胫骨上端膨胀性骨质破坏，直达关节面下，T_1WI 呈低信号，
T_2WI 呈高信号，信号不均匀，增强扫描（C）明显强化，可见未强化的坏死区

十、骨肉瘤

骨肉瘤是最常见的恶性骨肿瘤，好发于青少年，男性多于女性，多发生于长骨的干骺端，膝关节附近干骺端发病率超过总发病率的 70%。临床表现为恶性经过。根据肿瘤细胞的主要组织成分不同，病理上骨肉瘤可分为骨母细胞型、软骨母细胞型、成纤维细胞型、混合型及血管扩张型。后者甚少见，且表现特殊，X 线平片表现为溶骨性骨质破坏，无硬化，肉眼上病变常表现为多个大的血腔，有少量实质性瘤组织，低倍镜下表现为多发大小、形态不一的血腔，并见较多的破骨细胞型巨细胞。高倍镜下血腔间隔内瘤细胞具多形性，细胞肥大，胞浆丰富，病理核分裂多见，可见有瘤细胞形成的类骨质及骨质。

（一）MRI 诊断要点

1. 骨质破坏　松质骨多呈溶骨性破坏，破坏区为肿瘤组织所替代，呈 T_1WI 低信号、T_2WI 高信号。早期皮质骨呈虫蚀状破坏，病变进一步发展，小的破坏区融合为大的破坏区而使骨皮质呈不规则变薄及缺损，肿瘤组织占据破坏区，并侵入软组织形成肿块（图 25 –11A、B）。

2. 骨膜反应　为与骨皮质平行或垂直的线状影，T_1WI、T_2WI 均呈低信号。以 T_2WI 更易显示，可见 Codman 三角形成，三角内为软组织肿块充填（图 25 – 11F ~ J）。

3. 肿瘤骨形成　形态及信号强度不一，可位于髓内外，典型表现为 T_1WI、T_2WI 均为低信号，但较不成熟的肿瘤骨表现为 T_1WI 略低或等信号，T_2WI 低或中等信号（图 25 – 11C ~ E）。

4. 软组织肿块　信号可均匀或不均匀，一般 T_1WI 呈低信号，T_2WI 呈高信号，导致信号不均的因素有瘤骨形成、瘤内坏死、出血等，瘤内可出现液 – 液平面（图 25 – 11L、M）。

5. 瘤周水肿　常见，表现为肿瘤周围组织内片状、羽毛状异常信号影，T_1WI 呈低信号，T_2WI 呈高信号，信号均匀，增强扫描中等度强化，无明显占位效应，与肿瘤分界清楚（图 25 – 11J）。

6. 邻近结构侵犯　侵犯脂肪、肌肉时表现为肿瘤组织向其内浸润，边缘模糊，增强扫描明显强化。侵犯血管表现为肿瘤包绕血管，血管变扁或闭塞而显示不清。血管受压移位但未受侵犯时则表现为血管位于肿瘤外缘，可变扁，但不被肿瘤包绕。

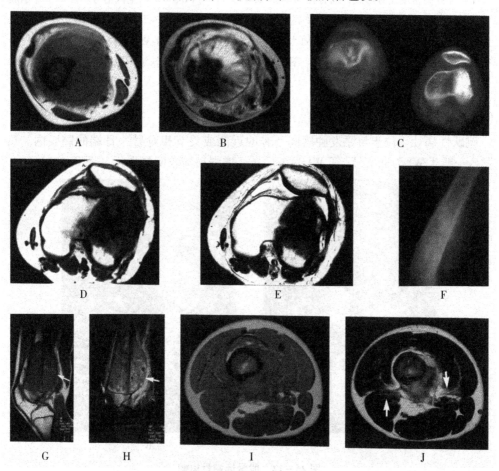

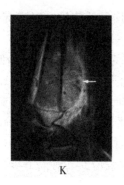
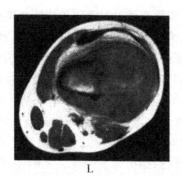
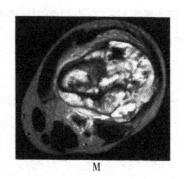

K   L   M

图 25 - 11　骨肉瘤

图中 A、B 股骨下段骨肉瘤，T_1WI、T_2WI 显示骨质破坏，累及松质骨和皮质骨，T_1WI 呈低信号，T_2WI 呈高信号，骨皮质不规则变薄及缺损，并软组织形成肿块。图 C，CT 显示股骨下段骨质破坏并高密度瘤骨形成，瘤骨在 MRI 的 T_1WI、T_2WI（D、F）均呈低信号。图 F 平片示股骨下段后方条状骨膜反应增生，MRI T_1WI（G、I）、脂肪抑制 T_2WI（H）、T_2WI（J）均呈低信号，并明显软组织肿块形成及瘤周水肿（呈羽毛状，T_1WI、T_2WI 分别呈低信号、高信号↑），增强扫描（K）肿块明显强化。图中 L、M 显示骨质破坏、软组织肿块形成及明显的肿瘤坏死、液 - 液平面形成（↑）

（二）少见 MRI 表现

1. 跳跃性病灶　位于与原发肿瘤同一骨的近侧或关节相对另一骨端的髓腔内。可单发或多发，一般 T_1WI 为低信号，T_2WI 为高信号，增强扫描较明显强化（图 25 - 12）。

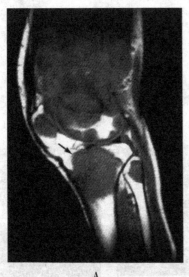
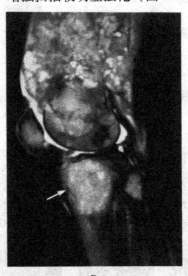

A   B

图 25 - 12　股骨远端骨肉瘤

MRI T_1WI、T_2WI 显示肿瘤侵犯股骨远端骨骺并胫骨近端跳跃性病灶（↑）

2. 侵犯骺板软骨（骺线）和骨骺　侵犯骺板软骨首先表现为 T_1WI 和 T_2WI 低信号的干骺端先期钙化带缺损、消失，骺板软骨和骨骺失去正常信号，被肿瘤组织所替代。一般来说，年龄越小，骺板越厚，肿瘤越不容易侵犯骨骺，反之亦然。

（三）其他类型骨肉瘤

1. 血管扩张型骨肉瘤 为一种具有特殊影像学表现及病理特点的骨肉瘤。好发年龄同一般骨肉瘤。好发于股骨下端，恶性度高，预后差。MRI 表现为溶骨性破坏，浸润性生长，边缘无硬化，可有骨膜反应增生及 Codman 三角形成，破坏区可呈轻度膨胀性改变，破坏区内可见大小、形态不一的血腔形成，T_1WI 呈中等信号，T_2WI 呈高信号（图 25 – 13）。

2. 表面骨肉瘤 表面骨肉瘤与髓型骨肉瘤的起源不同，它发生于骨的表面组织。表面骨肉瘤包括 3 个亚型即骨旁骨肉瘤、骨膜骨肉瘤和高度恶性表面骨肉瘤。

（1）骨旁骨肉瘤：好发于股骨远侧干骺端后侧。病理上典型表现为分化较好的 1 ~ 2 级骨肉瘤，主要包括瘤骨、瘤软骨和瘤纤维 3 种成分。以纤维细胞为主，有广泛正常的骨小梁，骨小梁为一层纤维细胞覆盖，软骨成分通常很少。MRI 表现为骨外蘑菇形 T_1WI、T_2WI 均为低信号的块影，呈宽基底或蒂状与骨皮质相连，肿瘤信号的高低与肿瘤骨的分化程度有关，即 T_1WI、T_2WI 上肿瘤骨信号越低，分化越好，恶性度越低；反之，T_1WI、T_2WI 上肿瘤骨信号越高，分化越差，恶性度越高。肿瘤的外周瘤骨少，信号比基底部高。肿瘤向周围生长有包绕骨干的趋势，瘤体范围往往超过其附着的基底部，外缘呈分叶状，较少伴有软组织肿块。瘤体除基底部外与骨干间有一透亮间隙，较少有骨膜反应（图 25 – 14）。

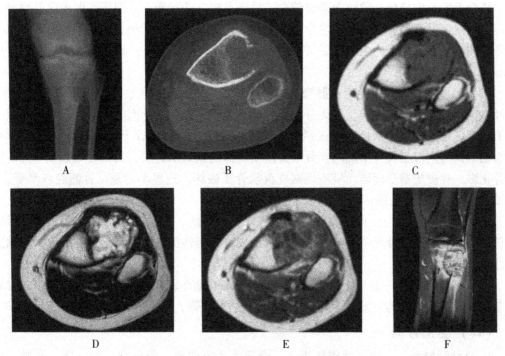

A B C

D E F

图 25 – 13 血管扩张型骨肉瘤

平片、CT（A、B）胫骨上段膨胀性骨质破坏，骨皮质中断，无明显成骨。横断 T_1WI（C）可破坏区呈低信号，T_2WI（D）破坏区呈明显高信号，增强扫描横断 T_1WI（E）及冠状压脂增强 T_1WI（F）示肿瘤蜂窝状强化，邻近骨髓及软组织水肿（↑）

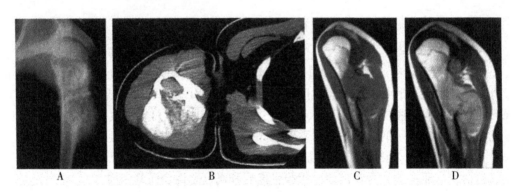

图 25 – 14　骨旁骨肉瘤

平片（A）示与肱骨上段骨皮质相连的成骨性肿块，骨皮质破坏。CT（B）示明显髓腔及骨皮
质破坏及肿块形成，明显成骨。MRI 平扫 T_1WI（C）显示肱骨上段骨质破坏，信号减低，并明
显软组织肿块形成，增强扫描（D）破坏区及软组织肿块明显强化

（2）骨膜骨肉瘤：是一种少见的恶性骨肿瘤，起源于骨膜。病理上肿瘤由软骨、骨、
骨样组织及纤维组织组成，以低至中度恶性的软骨为主。病变好发于胫骨中段，14～20 岁
为好发年龄。MRI 表现为骨表面肿块，位于皮质一侧，与皮质紧密相连，两者之间无间隙，
无包绕骨干生长的趋势。肿块内瘤骨较少，呈斑点状、条状或不规则状，近皮质处明显，向
外逐渐减少。肿瘤易较早侵犯骨皮质。可见骨皮质增厚，其范围相当于或超过瘤体基底，可
有骨质破坏，但骨皮质内侧面及髓腔较少侵犯。常见骨膜反应（常位于肿瘤的边缘部）及
Codman 三角。

（3）高度恶性表面骨肉瘤：肿瘤主要由瘤骨或骨样组织、肿瘤结缔组织与瘤软骨构成，
恶性度高，以软骨母细胞为主，无分化好的骨小梁，也无骨膜骨肉瘤所见的软骨岛形成。其
组织学表现难以与骨髓型骨肉瘤区别。好侵犯长骨的干骺端及骨干，其 MRI 表现与骨膜骨
肉瘤相似，为附着于长骨干骺端和骨干骨皮质表面的软组织肿块，其内可见数量不等的钙化
或骨化影。骨皮质易受侵蚀，呈不规则或盘状骨质破坏，边界不清楚，骨髓腔容易受侵犯。
骨膜反应及 Codman 三角亦常见。

3. 骨外骨肉瘤　极少见。表现为骨外的软组织肿块，信号多不均匀，可见不同程度的
瘤骨形成。其与邻近骨无明显的关系。瘤骨形成是其定性征象。此型易与骨外软骨肉瘤或骨
化性肌炎混淆。

4. 继发性骨肉瘤　老年人骨肉瘤可继发于 Paget 病的基础上，形成骨肉瘤的第二发病高
峰期，除具有骨肉瘤的一般表现外，还有 Paget 病的表现，预后差。

（四）鉴别诊断

1. 急性骨髓炎　以溶骨性破坏为主，骨质增生不明显，邻近软组织肿胀、水肿，可有
脓肿形成，但无软组织肿块，软组织内无瘤骨形成。皮下脂肪组织水肿，T_1WI 信号减低，
T_2WI 信号增高。

2. 纤维肉瘤　纯溶骨性骨破坏，无瘤骨形成，发病年龄较骨肉瘤大。

3. 恶性巨细胞瘤　发病年龄较大，发生于骨骺愈合后，病变直达骨端，无肿瘤骨形成，
常常呈一定程度的膨胀性骨质破坏。

4. 动脉瘤样骨囊肿 血管扩张型骨肉瘤需与动脉瘤样骨囊肿鉴别。二者均可表现为膨胀性骨质破坏，有大小、形态不一的血腔形成，但后者呈明显的恶性表现，膨胀性骨破坏程度不及动脉瘤样骨囊肿，骨皮质易早期穿破而形成软组织肿块。

5. Ewing 瘤 发病年龄较骨肉瘤小，临床上病变发展更迅速，病变沿髓腔蔓延明显，骨皮质穿破部位常见垂直或放射状骨针形成，而骨肉瘤常常可见明显的肿瘤成骨。但有时病变沿髓腔蔓延范围较小时，二者鉴别困难。

十一、软骨肉瘤

软骨肉瘤（chondrosarcoma，CS）是最常见的来源于软骨组织的恶性骨肿瘤，发病率仅次于骨肉瘤。发病年龄以 11~30 岁最多；10 岁以内少见，30 岁以后又逐渐减少；男女比例约 1.8 ： 1。根据肿瘤发生的部位，软骨肉瘤可分为中央型和周围型 2 种类型。

（一）MRI 诊断要点

1. 中央型

（1）发生部位：多位于长骨干骺端骨髓腔及骨松质内，但可延伸至骨干及关节面。其次为骨盆及肩胛骨。

（2）肿瘤轮廓：肿瘤体积一般较大，形状不规则，边缘呈分叶状或地图样，骨皮质膨胀性破坏，常见扇贝样压迹。有时可突破骨皮质在软组织内形成肿块，此时肿瘤一部分位于骨内一部分位于骨外，呈哑铃状，称为哑铃征。肿瘤与骨髓及软组织间分界多不清晰。

（3）内部信号：肿瘤以实性为主，由于软骨基质含水分较多，故在 T_1WI 上主要呈低信号，与骨髓高信号形成鲜明的对比；在 T_2WI 上呈高信号。肿瘤实质常被纤维隔膜分为数叶，但不如软骨瘤分叶明显，纤维隔膜呈弧形或不规则条状长 T_1、短 T_2 低信号。肿瘤基质内常见钙化，部分病例可发生黏液变性或出现小囊，亦可出血、坏死。增强扫描，肿瘤可呈周边及间隔强化，而中心软骨核不强化。

（4）瘤周改变：主要包括瘤周水肿及关节腔积液。①瘤周水肿：软骨肉瘤周围骨髓及软组织多有明显水肿，呈长 T_1、长 T_2 信号，与正常骨髓及软组织间分界不清，在脂肪抑制 T_2WI 或 STIR 上最容易显示。②关节腔积液：大多数软骨肉瘤可见到关节腔积液，表现为关节间隙增宽，其间呈水样信号。

2. 周围型 多数由骨软骨瘤恶变而来。MRI 表现为骨软骨瘤的软骨帽增厚，而且厚薄不均匀，一般认为软骨帽厚度 >1cm 即应高度怀疑恶变，病变发展还可以形成软组织肿块，破坏其原有的骨性基底甚至母体骨。肿块较大者可以包绕骨干，常有瘤周水肿。

（二）鉴别诊断

1. 骨肉瘤 骨肉瘤一般没有明显分隔，骨皮质一般无膨胀及扇贝样压迹，骨破坏区内常见片状瘤骨，而骨外软组织肿块中可见片状或针状低信号瘤骨。这些特点有助于将其与中央型软骨肉瘤鉴别。

2. 内生软骨瘤 多见于四肢短骨，发生于长骨或骨盆者需与软骨肉瘤鉴别，但其骨膨胀明显，边界清晰，没有骨皮质破坏和软组织肿块，亦无瘤周水肿，可资鉴别。

3. 骨软骨瘤　周围型软骨肉瘤多由骨软骨瘤恶变而来，应注意鉴别。请参阅"骨软骨瘤"部分。

（聂　中）

第六篇　妇产科影像学

第二十六章　妇科超声诊断

第一节　妇科检查方法与正常声像图

一、盆腔内结构的声像图表现

髂腰肌（musculus iliopsoas）位于骨盆内的两侧弱回声，同时有断续的高回声边缘。当自腹正中线向髋部作斜切时可显示。靠头端可见腰大肌与髂肌之间的筋膜鞘所形成的线状高回声。靠尾端即为髂腰肌，横切面上呈椭圆形弱回声区，边缘为高回声光带。大骨盆内的结构常因肠气的干扰或肥胖体型常难以显示。

小骨盆腔内组织结构的识别更具有重要意义。膀胱充盈状态下可在膀胱下方、子宫或阴道的两侧显示闭孔内肌和提肛肌。闭孔内肌占据小骨盆内前外侧的大部分。在耻骨上横切面图能清楚显示。并见由闭孔筋膜构成的该肌边缘，呈高回声。在后内侧阴道横切面的两侧尚可见另一弱回声区即为两侧的肛提肌。在耻骨上横切面向尾端扫查时，子宫下端或阴道两侧之结构，前外侧为闭孔内肌，后内侧为肛提肌，且愈向尾端扫查可因髋臼效应（effects of acetabulum）使充盈膀胱呈正方形（square）。与骨盆侧壁成一定角度纵向扫查可显示头端的闭孔内肌和尾端的肛提肌。小骨盆腔内其他两组肌肉即尾骨肌和梨状肌位于盆腔内头端更深处，常难以显示。

盆腔内的大血管，即髂外动、静脉。识别这些结构在定位诊断上有一定的意义。髂外动、静脉呈管状结构的无回声区，实时超声可显示动脉搏动。在膀胱高度充盈情况下，从腹正中线向髋部斜向扫查可见髂腰肌前方的管状结构，为髂外动、静脉，横切面时即于子宫底部两侧髂腰肌前方显示。但常因肠气干扰显示不清。髂内动、静脉在离腹正中线 3cm 左右纵向扫查时，即可显示其管状的无回声区，并可见平行的同侧输尿管回声，卵巢位于其前内侧，可作为定位卵巢的标志。卵巢后方的卵巢动、静脉因管腔太小，二维图像一般不易显示。

输尿管呈管状无回声结构，在小骨盆内通过充盈的膀胱在阴道水平上方，无论纵横切面均可显示，有明亮管壁回声，中心部无回声，位于卵巢后方和髂内动、静脉之前方。当实时超声检查时常可显示其蠕动，呈闪烁间歇性回声，在膀胱三角区内可见"射尿反应"（jet effect）。由于输尿管与卵巢和宫颈管紧密相贴，故当卵巢或子宫病变时，常可引起输尿管压迫致使其扩张和肾盂积水。

耻骨上正中线纵向扫查时，可在膀胱与直肠及乙状结肠之间显示子宫、阴道图像及其两侧的附件，包括输卵管、阔韧带、输卵管系膜和卵巢等盆腔内生殖器官。

在小骨盆内、阴道后方有固定与后腹壁的直肠，大约在小骨盆靠头端的1/2，约在第3骶椎水平有乙状结肠，常因肠道内气体和粪便，使其管腔内呈散在的强回声，可随肠蠕动而活动。有时因肠内气体强回声和声影使肠壁显示不清。直肠内水囊检查有助于识别上述结构和后盆腔部的肿块。

此外，当膀胱充盈扩张时，盆腔腹膜内三个潜在的间隙均可在图像上显示。陶氏腔向尾侧伸展约占阴道上1/4，它是最大的间隙，也是腹膜腔最低部位，当腹腔内有积液时是液体最易聚集的部位，同时在后盆腔病变的检查时该部位也具有重要临床意义。

二、正常子宫、输卵管和卵巢声像图表现及正常测值

1. 正常子宫的声像图和正常值　纵切面子宫一般呈倒梨形，子宫体（uterine body）为实质均质结构，轮廓线光滑清晰，内部呈均匀的中等强度回声，宫腔（uterine cavity）呈线状高回声，其周围有弱回声的内膜围绕。随月经周期内膜的变化，宫腔回声有所不同。宫颈（cervix uteri）回声较宫体稍高，且致密，常可见带状的颈管高回声。子宫颈阴道部即阴道的前后穹窿间常可呈圆形弱回声。横切面子宫近宫底角部呈三角形，体部则呈椭圆形。其中心部位尚可见宫腔内膜线高回声。通过子宫纵切面观察宫体与宫颈的夹角或其位置关系，可以了解子宫是否过度前倾屈或后倾屈。子宫下端的阴道，其内气体呈线状强回声，壁为弱回声，易于识别。

正常子宫的大小，常因不同的发育阶段，未产妇与经产妇的体型不同，而有生理性的差异。测量方法：当适度充盈膀胱后（以子宫底部能显示为度），先作纵向切面使子宫全貌显示清晰，测量宫体和宫颈的纵径以及宫体的前后径，然后进行横向扫查，自耻骨上缘向中上滑行，连续观察子宫横切面，测量子宫的最大横径，具体测量方法如下（图26-1）。

（1）子宫纵径：宫底部至宫颈内口的距离为宫体长度。宫颈内口至宫颈外口（阴道内气体强回声光带顶端）的距离为宫颈长度。

（2）子宫前后径：纵向扫查时，测量与宫体纵轴相垂直的最大前后距离。

（3）子宫横径：横向扫查时，宫底呈三角形，其左右为宫角部位，此时测量子宫横径不易准确，故应探头稍下移，在两侧宫角下缘的子宫横断面呈椭圆形，使子宫侧壁显示清晰时，测其最大横径。

正常子宫大小取决于年龄和激素水平。成年未育妇女子宫纵径（又叫长径）7~8cm（包括宫颈），前后径2~3cm，横径4~5cm。已生育妇女的子宫稍大，纵径增加约1cm，多产妇女增加约2cm。绝经后子宫萎缩。青春期子宫体长约与子宫颈等长，生育期子宫体长约为子宫颈的一倍，老年期又成为1：1（图26-2，26-3）。

2. 输卵管及卵巢声像图和正常值　子宫两侧的附件包括输卵管、阔韧带、输卵管系膜和卵巢。横向扫查时可显示两侧子宫角延伸出的输卵管、阔韧带和两侧卵巢。输卵管自子宫底部蜿蜒伸展，呈高回声边缘的管状结构，其内径小于5mm，一般不易显示。卵巢通常位于子宫体部两侧外上方，但有很多变异。后倾位的子宫两侧卵巢位于宫底上方。正常位置的

卵巢，其后外侧可显示同侧的输尿管和髂内血管，可作为卵巢定位的标志。正常卵巢切面声像图呈杏仁形，其内部回声强度略高于子宫。成年妇女的卵巢大小约 4cm×3cm×1cm，并可按简化的椭球体公式，计算其容积，即（长×宽×高）/2，正常应小于 6ml。生育期妇女，卵巢大小随月经周期而变化，声像图可观察卵泡的生理变化过程，可用于监测卵泡的发育。

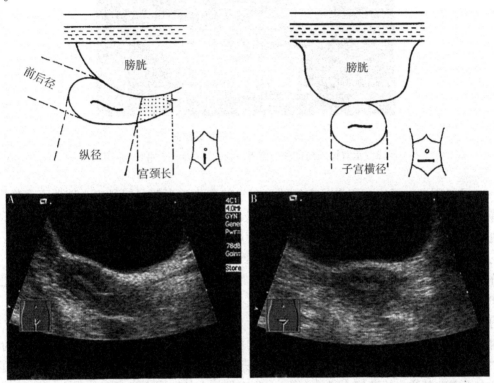

图 26 – 1　子宫超声测量方法示意图
A. 子宫纵断面上测量纵径和前后径；B. 子宫横断面上测量子宫横径（宽径）

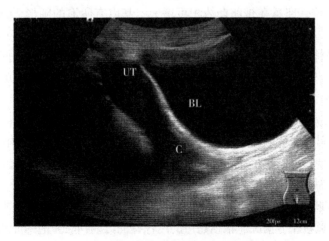

图 26 – 2　青春期子宫纵切面
声像图示宫体与宫颈等长 BL：膀胱；UT：子宫；C：宫颈

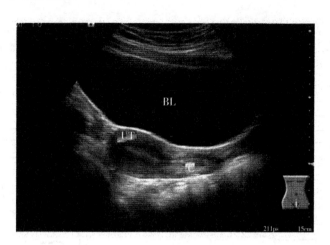

图 26 - 3　生育期子宫纵切面

声像图示宫体长约宫颈一倍 BL：膀胱；UT：子宫；C：宫颈

3. 月经周期中子宫、卵巢等声像图形态学的变化　当解释妇科内生殖器官声像图时，应特别强调了解正常生理改变的重要性，也就是女性生殖器官声像图的解释需要有对影响女性殖系统相互作用的内分泌学知识。子宫内膜周期性变化，不论卵子是否受精，一般分为下列三期（日期计算从月经第一天算起）：①月经期（第 1 ~ 4 日）；②增殖期（第 5 ~ 14 日）；③分泌期（第 15 ~ 28 日）。子宫内膜变化是卵巢的内分泌即雌激素和孕激素作用而出现。排卵前，卵巢以分泌雌激素为主，使内膜仅发生增殖性变化。在排卵后期，在雌激素、孕激素的联合作用下使子宫内膜发生特殊的分泌性变化，子宫内膜的声像图也有相应改变。增殖期内膜多呈线状回声，分泌期和月经期由于内膜水肿，腺体分泌，血管增殖，则表现为典型的"三线"征，即外层为高回声的内膜基底层，内层为低回声的内膜功能层，中央的条状高回声为宫腔黏液（或两层内膜结合线）。生育期妇女的双层内膜厚度约为 5 ~ 12mm，分泌期最厚可达 14mm。绝经期后妇女内膜变薄，小于 6mm。当有异位妊娠时，宫腔内蜕膜反应而形成高回声边缘的圆形无回声区（即假孕囊回声）。子宫内膜声像图变化与卵巢内卵泡发育的排卵过程一致。卵巢在排卵期体积可增大，其内有卵泡的圆形无回声区，大小为 1 ~ 2cm。排卵时卵泡位置移向卵巢表面，且一侧无卵巢组织覆盖，并向外突出。排卵后进行黄体期，卵巢内的黄体可较卵泡直径稍增大，边缘皱缩不规则，内有细弱回声光点。此外，排卵期的子宫直肠陷凹内可显示小量的液性无回声区，可能系继发于卵泡的破裂后少量腹腔积血，发生率约 40%。这亦可能与月经间腹痛的病因学有关。

4. 卵泡发育的监测与意义　在卵巢生理功能的研究中，如何精确观测卵泡发育和估计排卵日期，一直是产科临床所关注的重要课题。既往，多依赖于基础体温和血及尿中激素水平的变化来估计排卵日期，但这些检查因不能直接反映卵泡形态学改变，而使临床应用受到限制。二维超声目前已成为监测卵泡发育的重要手段。可以根据超声图像的特征，判断有无卵泡发育以及是否成熟和排卵，连续的超声检查还能发现一些与激素水平变化不一致的特殊情况，如了解有无未破裂卵泡黄素化等情况。根据超声的图像特征可以判断卵泡的成熟度和是否已排卵。

（1）成熟卵泡的特点

1）卵泡最大直径超过 20mm：根据国内有关文献报道，排卵前正常卵泡最大直径范围为 17～24mm，体积为 2.5～8.5ml，有学者报告卵泡 <17mm 者为未成熟卵泡，多不能排卵。

2）卵泡外形饱满呈圆形或椭圆形，内壁薄而清晰：或可见内壁卵丘所形成的一金字塔形的高回声。有时尚可见优势卵泡周围有一低回声晕。

3）卵泡位置移向卵巢表面，且一侧无卵巢组织覆盖，并向外突出。

（2）已排卵的指征（即进入黄体期）：

1）卵泡外形消失或缩小，可同时伴有内壁塌陷。

2）缩小的卵泡腔内细弱的光点回声，继而卵泡壁增厚，并有较多的高回声，提示早期黄体形成。

3）陶氏腔内少量液性无回声区，此种情况约占 50% 以上。

根据卵泡测值及形态改变，结合尿或血中黄体生成激素（LH）测值进行综合分析，有助于提高预测排卵的准确性。

关于卵泡增长速度一般文献报道为 1～3mm/d，临近排卵时增长快，可达 3～4mm/d，排卵前 5 小时可增长 7mm。

值得指出的是卵泡的大小固然与卵泡的成熟度有密切关系，然而，过度增大的卵泡常会出现卵子老化或闭锁现象，所以在不孕症的治疗中用药物刺激卵泡发育时，既要掌握成熟卵泡的标准，又要注意防止卵泡过度增大，在适当时候可以应用绒毛膜促性腺激素（hCG）促使卵泡最后成熟，这样有利于获得比较成熟的卵子。

以上观察研究对不孕症的治疗和人类生殖工程的研究均具有重要价值。

三、子宫、卵巢血流的监测与意义

子宫和卵巢血供状态可随年龄、生殖状态（绝经前、绝经期或绝经后期）和月经周期而变化。只有充分掌握这些生理性改变，才有助于对病理状态做出正确地判断。

子宫的血流灌注与雌激素和黄体酮的循环水平有关。在绝经前的妇女，随产次的增加，彩色多普勒检测可见血管数量的增加，显示较丰富的血流信号。绝经期的妇女则血管数量减低，这与雌激素水平低下有关。绝经后，子宫血管则更行减少。但若进行了激素替代治疗，则可使子宫血管无明显减少。

在进行频谱多普勒检测时，通过血流阻力指数（RI）和搏动指数（PI）等有关血流参数的测定，即可观察到随月经周期的明显变化。在分泌晚期和月经期 RI 和 PI 值增高（RI = 0.88 ± 0.1，PI = 1.8 ± 0.4），增殖期为中间值，而 RI，PI 减低是在分泌早、中期。妊娠后 RI 和 PI 在放射状动脉和螺旋动脉中明显降低。由于血流的低阻力使子宫肌层和黏膜层有丰富的血流灌注。在绝经后的妇女子宫动脉及其分支显示水平很低，即使能显示多无舒张期血流信号，呈高阻力状态。但若进行了激素替代治疗，多普勒频谱曲线形态可相似于绝经前状态。

卵巢血管供应取决于每侧卵巢的功能状态，通常亦可观察到其随月经周期的变化，卵巢要经历下列变化：滤泡增殖期、排卵期、黄体期和非活动状态。排卵前的卵泡有广泛的毛细血管网，而这些毛细血管网可能是通过前列腺素 E_2 循环水平的增加来调节。这种丰富的血管网可应用经阴道彩色多普勒超声显示。通常位于优势卵泡的周围区，在排卵前 2～4 天更易于显示。频谱多普勒检测时，RI、PI 值逐渐减低。在黄体生成激素（LH）达高峰时，RI、PI 值最低，呈低阻力状态。

黄体血管的生成和血流阻力与是否妊娠有较大影响。如果妊娠在排卵后的 48～72 小时，黄体便成为血管化，受孕后的 8~12 天（即末次月经的 22~26 天）围绕黄体的周围显示一很强的血管环。频谱检测该血管环，RI、PI 值很低，呈明显低阻力状态。这种表现持续至整个妊娠早期。如果未妊娠，黄体血管则呈中等至较低阻特征和较低的收缩期血流。阻力增加直至 RI 和 PI 最高值需至下一月经周期的第一天。

卵巢动脉主支显示高阻力的血流频谱曲线表现无功能或不活动状态。卵泡增殖期显示中等阻力，而黄体期则 RI 和 PI 值减低。

绝经期和绝经后期卵巢在彩色多普勒血流图显示非常少的血管和多普勒曲线显示为无舒张期的血流信号，呈高阻力指数。进行激素替代治疗的患者偶可检测到极低的舒张期血流频谱。

（朱世军）

第二节　子宫疾病

一、子宫肌瘤

子宫肌瘤是子宫最常见的良性肿瘤，30 岁以上妇女 20%~30% 有之。根据生长部位可分为壁间肌瘤、浆膜下肌瘤、黏膜下肌瘤、宫颈肌瘤和阔韧带肌瘤。由于肌瘤大小、数目、部位及病理过程不同，其病理和声像图表现多种多样（图 26-4A~F）。

超声表现：

1. 子宫增大　见于较大的肌瘤。多发性肌瘤子宫各径线均显著增大，单发肌瘤仅表现为子宫局部增大。

2. 形态失常　浆膜下肌瘤向外生长，使子宫表面隆起，其基底可以较宽或较窄，部分肌瘤带蒂，甚至偏离子宫。多发性肌瘤子宫表面常凸凹不平。

3. 回声异常　肌瘤多呈圆形低回声，边界常很清晰。大的肌瘤回声不均匀减低（图 26-4E）。弥漫性高水平回声肌瘤少见，有称脂肪平滑肌瘤（lipoleiomyoma）。

肌瘤变性时，内部回声比较复杂：肌瘤钙化时出现多数斑点状强回声，后方伴有声影（图 26-4A），或肌瘤边缘呈弧形回声增强；囊性变或红色变性时呈低—无回声，伴有质地柔软。

4. 内膜回声异常　黏膜下肌瘤往往产生内膜扭曲和压迹，呈弧形改变或偏离中心（图 26-4B）。

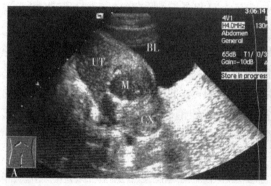
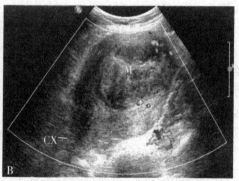

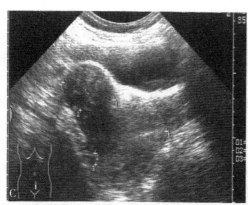
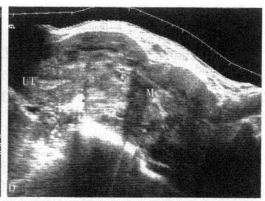
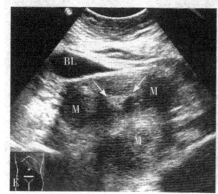
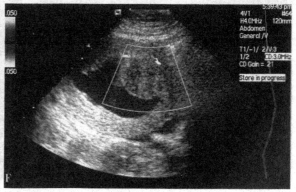

图 26 - 4　子宫肌瘤常见类型声像图

A. 子宫前壁肌瘤（M）合并周边钙化；B. 子宫底部黏膜下肌瘤 CX 宫颈；C. 后位子宫，前壁浆膜下肌瘤对膀胱产生压迹；D. 宫颈肌瘤（M）；E. 冠状断面显示左右侧壁和宫底多发性肌瘤，子宫内膜回声（↓）呈倒置的三角形；F. 宫腔内声学造影显示黏膜下肌瘤。UT 子宫底部，BL 膀胱

5. 肿瘤后方回声　肌瘤通常无衰减。较大的或多发性肌瘤常伴有后方回声衰减，使子宫后壁显示欠清晰，肌瘤钙化时衰减声影明显。

6. CDFI 表现　肌瘤内和周边可见较多的彩色血流信号，但比子宫壁血流信号为少，RI 较高。

二、子宫肉瘤

比较罕见，但恶性程度很高，多发生于绝经前后。其中以平滑肌肉瘤多见，而且常系子宫肌瘤恶变所致。特点是生长迅速，早期多无症状，可有阴道不规则流血或血性液体。

超声表现：

（1）子宫显著增大，有可能类似子宫肌瘤。

（2）典型的肉瘤内部回声不规则增强和减低，其中可见小片不规则无回声区代表变性坏死。

（3）彩色多普勒显示丰富的血流信号。

子宫肉瘤在声像图上与子宫肌瘤十分相似，早期鉴别困难。也许彩色多普勒有助于鉴别。对绝经前后子宫肌瘤持续增大者，应高度考虑肌瘤恶变，可尽早手术。

三、子宫内膜癌

子宫内膜癌也称子宫体癌或内膜腺癌，是妇女生殖器官三大恶性肿瘤之一。主要发生在绝经期后妇女，50 岁以上占大多数，与雌激素分泌水平有关。接受雌激素替代疗法者25%可能患本病。内膜癌病理学分为局限性和弥漫性两类。早期常无症状，主要临床表现为不规则阴道出血或溢液。但症状并非特异性。

（一）超声表现

（1）经腹超声早期可能无明显改变，经阴道超声容易发现早期内膜增厚或不规则内膜增厚，内膜增厚程度与患者绝经年龄不相称（图 26 - 5）。

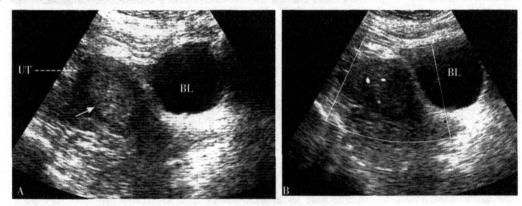

图 26 - 5　子宫内膜癌早期灰阶声像图及 CDFI 表现（女，66 岁）
UT 子宫，BL 膀胱，↑肿物或增厚的内膜

（2）实性不规则回声病变充满子宫腔内，累及肌层时与肌壁界限不清或肌层出现低回声浸润性病变；癌组织出血坏死、液化，可出现无回声区和不规则宫腔积液（图 26 - 6）。

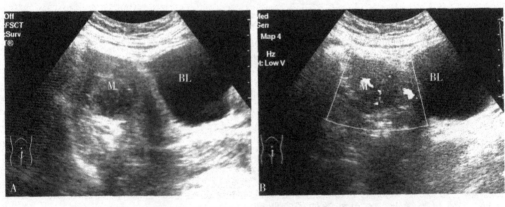

图 26 - 6　子宫内膜癌进展期灰阶声像图及 CDFI 表现（女，72 岁）
M 肿物，BL 膀胱

（3）中晚期癌子宫增大，形态不规则，或整个子宫内部回声紊乱，有时似滋养体病变。

（4）CDFI 示增厚的内膜有丰富、不规则彩色血流信号，频谱呈搏动性低阻血流（RI < 0.4）。

（二）诊断与鉴别诊断

本病由于子宫内膜增厚、回声紊乱，应与内膜增生症、子宫内膜息肉、小黏膜下肌瘤等鉴别，CDFI 检查有鉴别诊断价值。中晚期子宫增大应与子宫肌瘤、肉瘤等鉴别。还应注意，接受雌激素替代疗法患者内膜可以增厚，但必须伴有周期性改变。子宫内膜癌的确诊有赖于诊断性刮宫和组织病理检查。

（三）临床意义

闭经后不规则出血的妇女中内膜癌仅占 10%。接受雌激素替代疗法者 25% 可能患内膜癌。如上所述，超声有助于诊断子宫内膜癌，但也有一定的限度。现代经阴道超声（TVS）以及近些年来开展的新技术——经阴道超声结合宫腔超声造影（sonohysterography，经导管宫腔滴注无菌氯化钠溶液），已成为早期发现子宫内膜癌和诊断癌前病变的重要手段。癌前病变包括：子宫内膜过度增生，特别是非典型增生、腺瘤样增生和囊性增生。常规阴道超声对于绝经期不规则出血的诊断和鉴别诊断具有重要意义，但存在一定的假阴性和非特异性。宫腔超声造影最适用于 TSV 显示内膜增厚而需要进行良性病变（如息肉、黏膜下小肌瘤、典型内膜增生）与恶性肿瘤鉴别的患者。

TVS 如果明确显示内膜厚度 <4~5mm，能够非常可靠地（100%）除外内膜癌。但是，内膜癌的最后确诊仍有赖于诊断性刮宫和组织病理检查。TVS 还有助于方向性（非盲目）诊断性刮宫。

内膜癌的分期：经阴道超声对癌的分期（如肌层侵犯的深度）有一定的帮助，但对于中晚期肿瘤有困难。超声检查应包括附件区有无转移性肿物及腹水，有无可能相关的疾病如卵巢颗粒细胞瘤。MR 尤其是造影增强 MR 对于内膜癌的子宫肌层侵犯及其程度具有很高的对比度和准确性，为超声和 CT 所不及。MR 和 CT 用于癌的分期比超声更有帮助。

四、子宫绒毛膜上皮癌

本病起源于滋养体上皮细胞，多继发于葡萄胎、流产及分娩之后，个别可由孕卵直接发生。

超声表现：

（1）子宫肌层单发或多发性形态不规则低回声，边界较清。

（2）瘤体内散在的小囊状结构。

（3）肌层内异常回声中 CDFI 可显示丰富的不规则血流信号（图 26-7）。

（4）卵巢可见一侧或双侧多房性囊性肿物，壁薄而光滑（黄素囊肿）。

结合临床流产病史和 HCG 增高，诊断不难，但应注意有无脏器转移。

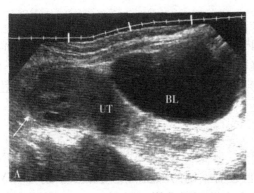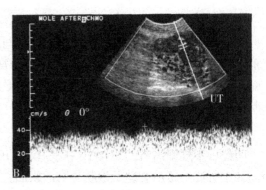

图 26 - 7　子宫体部肿瘤，酷似绒毛膜上皮癌超声表现

　　CDFI 显示高速低阻血流，超声误诊为绒毛膜上皮癌，但 HCG 不高；手术病理证实为少见的子宫体部脉管瘤。本例患者脉管瘤合并动静脉瘘。UT 子宫，BL 膀胱

五、子宫腺肌病

　　本病是子宫内膜侵入子宫基层的良性常见病，属子宫内膜异位症的一种类型。月经期子宫肌层内弥漫性小出血灶，有时形成肉眼可见的小囊，肌纤维反应性增生。本病多发于育龄妇女。病理上分为弥漫型和局限型两类。临床表现多有痛经和子宫触痛。

　　超声表现：

　　（1）弥漫型表现为子宫均匀增大，形态饱满，宫体近球形，表面光滑；内部回声不均匀增强，经阴道超声在肌壁局部可见散在的小无回声区。

　　（2）局限型表现为瘤样结节——子宫腺肌瘤，特点是：多呈椭圆形，边缘不清，无假包膜回声，内部不均匀回声增强。腺肌瘤在后壁相对多见，见图 26 - 8。CDFI 显示少血流信号，与子宫肌瘤不同。超声造影和 MR 有助于二者的进一步鉴别。

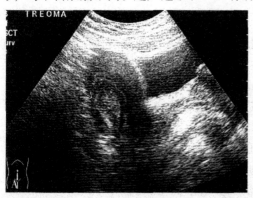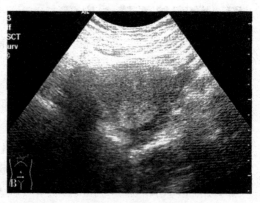

图 26 - 8　子宫腺肌病声像图表现（女，30 岁）

六、子宫内膜增生

　　内膜增生多见于年轻妇女和绝经期前后妇女。

　　1. 年轻生育期妇女子宫内膜增生症　内膜增生常引起功能性子宫出血以至于严重贫血。超声表现：子宫形态大小正常，内膜增厚达 6～12mm，分泌期 >15mm 或更厚。回声呈均匀

增强，形态规则，边界清楚。进行卵泡监测可能发现患者双侧卵巢无正常卵泡发育、排卵或伴有其他异常。诊断性刮宫有助于本病确诊。

2. 绝经期前后妇女　内膜增生类别及其与早期内膜癌的关系，超声检查技术等，详见前述子宫内膜癌节，在此从略。

（朱世军）

第三节　卵巢疾病

一、卵巢非赘生性囊肿

1. **卵泡囊肿**　卵泡囊肿相当常见。它来源于成熟卵泡未排卵或排卵前发生退化，通常自行消退，除月经延后外不产生其他症状，亦无临床意义。声像图显示：①早期卵泡发育正常（指月经第 5 天开始每月增长 1.5mm，第 10 天平均每月增长 1.2mm）或增长过分迅速，后期增长速度 >3mm/d（排卵前 4 天通常每天增长 1.9mm）。②预计排卵期卵泡直径 >3cm（3~8cm。正常成熟卵泡直径 2.0~2.5cm）。③预计排卵期后无排卵征象，可持续存在至下次月经前后。

2. **黄体囊肿**　绝大多数发生于妊娠早期，称妊娠黄体囊肿；少数可见于正常月经后期称月经黄体囊肿。

妊娠黄体囊肿声像图：①普通妊娠妇女，仅在其一侧卵巢内见到一个单房性囊肿，多数呈无回声或极低水平回声（按：经阴道超声检查黄体囊肿内回声增多，见于合并新鲜出血）。②囊肿壁薄而光滑，直径多在 3~5cm，极个别可达 10cm。③早孕后期（16 周）囊肿逐渐缩小，以至消失。月经黄体囊肿与妊娠黄体囊肿声像图表现相似，但可伴有囊内出血，回声增多。囊肿一般较小，持续时间较短。月经黄体囊肿破裂后临床表现类似急腹症，声像图酷似宫外孕，但预后良好，应予以鉴别。彩色多普勒显示囊壁血流丰富的彩环，动脉频谱呈低阻性。

3. **黄素膜囊肿**　多与水泡状胎块和绒癌伴发，由大量绒毛膜促性腺激素刺激卵泡或由药物引起卵巢过度刺激征引起。

声像图表现：①双侧卵巢呈多房性囊肿，边界清，分隔纤细。②直径多大于 6cm，大者可达 10~15cm。③原发病治愈后囊肿逐渐消失。严重的卵巢过度刺激征尚可伴有腹水和胸水征象。

4. **内膜异位性囊肿**　亦称巧克力囊肿。子宫内膜 80% 异位于卵巢，反复月经期出血形成囊肿，常可累及双侧卵巢。

声像图表现：①附件区含液病变，可呈无回声或低回声型，内有散在的细点状回声；也可呈类实质型和混合型。②边界清，壁稍厚，欠光滑。③直径一般 5~6cm，最大可达 20cm 以上。④周期性变化：月经期内部回声增多，体积稍增大；月经期过后则相反。⑤CDFI：肿物内无血流信号。本病宜结合病史如痛经、不育等进行诊断。超声（TVS）引导穿刺抽液有助于确诊和乙醇硬化治疗。

5. **多囊卵巢**　本病系内分泌失衡引起的卵巢不排卵综合征。患者常有肥胖、多毛、月经稀少和不孕等。

声像图表现：①卵巢体积均匀性增大，双侧性占绝大多数。②卵巢内可见多个（10个以上）小囊泡状结构（直径<10mm），外周分布居多。③卵巢无优势卵泡生长及排卵征象。④其他：子宫大小正常或偏小，内膜薄，缺乏周期性变化。

经腹超声显示卵巢内细微结构较困难，应用阴道超声能够清晰显示卵巢内体积较小的囊泡，记数较准确，有利于本病的诊断。

二、卵巢赘生性囊肿

1. 囊腺瘤　囊腺瘤是卵巢最常见的良性肿瘤，病理类型可分为浆液性和黏液性两种。前者较多见，声像图分为单纯囊肿型和混合型两种：

（1）单纯囊肿型声像图表现：囊内为无回声，壁光滑，后方回声增强。浆液性囊腺瘤以单房居多，可有细线样分隔，瘤体多在5~10cm，也可达数十厘米；黏液性以多房为主，且瘤体较大，甚至可似足月妊娠大小。

（2）混合型声像图表现：瘤体内壁及分隔上可见散在的点状、结节状或乳头状凸起，表面光滑。此征代表乳头状囊腺瘤，以浆液性多见。

2. 囊腺癌　囊腺癌是卵巢常见的恶性肿瘤，以浆液囊腺癌多见，且半数为双侧性。声像图一般分为混合型和实质型。

（1）囊实混合型声像图表现：常为多房性，囊壁及囊内分隔不规则增厚，并伴有较大的"乳头"状或"菜花"状实性成分，甚至部分囊腔实变；根据实性成分所占比例多少，可分为以囊性成分为主或以实性成分为主。

（2）实质型声像图表现：肿物绝大部分或几乎完全呈实性改变，回声不均，外形规则或不规则（图26-9）。

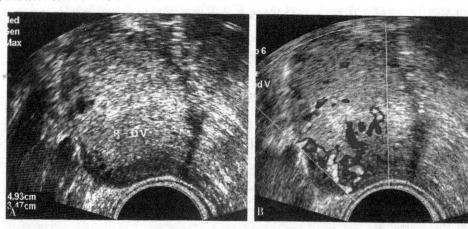

图26-9　卵巢囊腺癌（实质型）声像图
ROV 右卵巢

（3）上述两型均可见合并盆腹腔积液，有时尚可见腹膜壁层增厚，呈实性团块或饼状。

囊实混合性囊腺癌与囊腺瘤有时在声像图上有某些相似之处，有时鉴别比较困难，最后诊断依靠腹水细胞学和手术病理。

3. 畸胎瘤　囊性畸胎瘤是妇科常见的良性肿瘤之一；年轻妇女多见，发生于单侧或双侧卵巢。病理上可分成熟性和未成熟性畸胎瘤，以成熟性最为常见，未成熟性畸胎瘤少见（主要见于儿童和青少年）。

声像图类型：

（1）类囊肿型：亦称皮样囊肿，肿物似典型囊性肿瘤，有时内壁上可见乳头状强回声并伴有声影，代表骨骼或牙齿（图 26－10A）。

（2）混合型：肿物内有多少不等的实性成分，多为黏稠的脂肪和毛发等，回声较强，后方可伴有衰减。典型者呈脂液分层表现（图 26－10B，C）。

（3）类实性肿物型：肿物回声常强弱不均，后方可有衰减并伴声影（图 26－10D），一般有明显的包膜。

囊性畸胎瘤表现多种多样，以下超声表现具有特征性：

（1）壁立乳头征：已如上述，代表牙齿和骨骼（图 26－10A）。

（2）脂液分层征（图 26－10B，C）：肿物上方为均匀点状中强水平回声，代表比重较低的皮脂和少许毛发，与下方无回声形成分层界面。

（3）面团征：圆形或条形团块状强回声，贴附于囊壁，代表稠厚的皮脂（图 26－10D）。

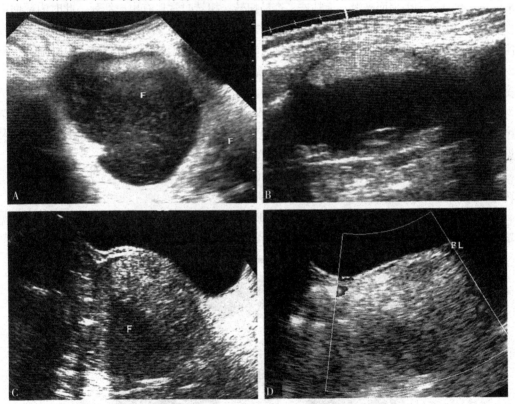

图 26－10　不同类型囊性畸胎瘤声像图
A. 壁立乳头征；B. 发球征；C，D. 脂液分层征

（4）发球征（瀑布征或冰山顶征）：囊内实性团块，呈球形强回声，后方明显衰减（图 26－11A）。此外，畸胎瘤尚有其他表现，如"满天星"征等（图 26－11B）。

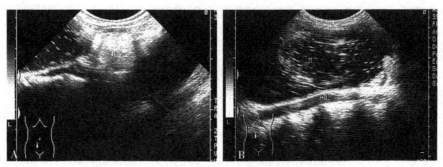

图 26 - 11　囊性畸胎瘤其他超声表现（腹部纵断）

A. 发球征（冰山顶征）瀑布征；B. 腹盆腔巨大肿物，呈椭球型，肿物呈"满天星"征

三、卵巢实性肿瘤

1. **良性肿瘤**　良性肿瘤少见。有卵巢纤维瘤、纤维上皮瘤、腺纤维瘤和卵泡膜细胞瘤等。

声像图特点：①肿瘤形态规则，边界较清楚，包膜光滑。②内部回声一般比较均匀，呈中低水平回声。良性肿瘤因表面光滑，无粘连，容易扭转。扭转时常伴有出血坏死，此时内部回声呈不均质改变。③除较大的卵巢纤维瘤外，肿瘤后方回声无明显衰减。④多无腹水征，但卵巢纤维瘤伴有腹水或胸水，后者与恶性肿瘤难以区别。⑤CDFI：肿瘤内部无血流信号或少血流信号。

2. **恶性肿瘤**　恶性肿瘤远较良性肿瘤多见。有卵巢癌、恶性畸胎瘤、无性细胞瘤、内胚窦瘤等。

声像图表现：①肿瘤形态不规则，表面凹凸不平。②内部呈低回声、中等回声或不均质回声。较大肿瘤容易发生液化坏死，其内可见不规则无回声区。③后方回声衰减。④腹水征多见。⑤CDFI：肿瘤内部可见较丰富的血流信号。

3. **转移性肿瘤**　多由消化道如胃和大肠（Krukenberg 瘤）、乳腺、子宫等部位的恶性肿瘤转移而来，亦可来自恶性淋巴瘤、血液病等。

声像图特点与上述恶性肿瘤基本相同，但转移癌以双侧卵巢发病更为多见。超声发现双卵巢实性肿物时，应多考虑转移瘤的可能，并尽量寻找原发病灶（图 26 - 12）。

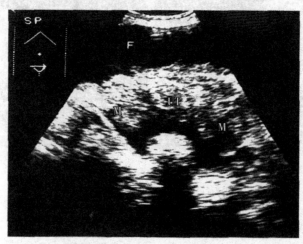

图 26 - 12　卵巢转移性肿瘤声像图

横断面显示子宫（UT）周围可见大量液体（F）；双卵巢均可见实性肿物（M），形态不规则并贴近盆壁

四、卵巢肿物扭转

卵巢和卵巢肿物的蒂扭转是常见的妇科急腹症之一，好发部位在右侧，多见于青少年女性。不同程度扭转发生后，蒂的静脉和淋巴管首先受阻，引起组织瘀血、水肿，最终导致动脉血流供应障碍直至完全中止。

临床表现有下腹痛、恶心呕吐、WBC 升高等，其症状与阑尾炎、泌尿系结石或感染以及胃肠炎等十分相似。肿物一般为 4～10cm，活动性大，以无粘连的良性卵巢肿物多见。

超声表现：

（1）卵巢增大，位置居中多见（占 69%，位于子宫腹侧）。

（2）囊性肿物有时可见囊壁水肿，呈均匀增厚（仅见于慢性扭转），实性肿物回声减低或伴有缺血坏死，透声性增加。

（3）多普勒超声显示肿物缺乏彩色血流信号或少血流信号，有时可见不同程度扩张的血管，经阴道超声 CDFI 检查可能更有帮助。

（4）盆腔子宫直肠窝可有少量游离液体。

（5）有扭转的血管蒂征象。该蒂由阔韧带、输卵管和子宫动脉的附件—卵巢分支组成，呈一低回声多层通心圆状结构（"靶环"征），或呈非均质性类椭圆形或管状结构。彩色超声可见其中环状或线圈状的扭曲血管（"漩涡"征），有助于本病的诊断。

（朱世军）

第四节　输卵管疾病

输卵管纤细狭长，间质部与宫腔相连，伞端呈喇叭口状，正常输卵管与盆腔内的肠管混在一起，超声无法识别，当输卵管有病变时，输卵管增粗、管腔内有积液、形成结节或包块，超声常常可以识别，结合临床病史、化验检查结果，常可判断出病变的性质。输卵管疾病主要有输卵管炎症及肿瘤，还有少量子宫内膜异位病例。

一、输卵管炎性疾病

1. 临床情况　输卵管炎性疾病分为急性与慢性，急性输卵管炎症，患者可有发热、腹痛，慢性炎症可有下腹坠胀不适。急性炎症期输卵管增粗、管壁增厚、管腔内可有积脓，累及卵巢时可形成输卵管卵巢脓肿；慢性炎症期输卵管管壁变薄，管腔内积液变得清亮。

2. 超声表现　急性患者在附件区卵巢旁可见迂曲的厚壁管状结构，CDFI 囊壁上常可见丰富的血流信号，囊腔内可见积液，透声差，可探及密集点状回声，病变部位触痛明显；当炎症累及卵巢后，无法显示正常卵巢，附件区被厚壁多房囊性包块或囊实性包块占据，囊壁上或实性区血流丰富。慢性患者附件区可见薄壁囊性结构，呈迂曲管状或多房性，囊腔内透声好，CDFI 囊壁上多无明显血流信号，卵巢可显示或显示不清（图 26-13）。

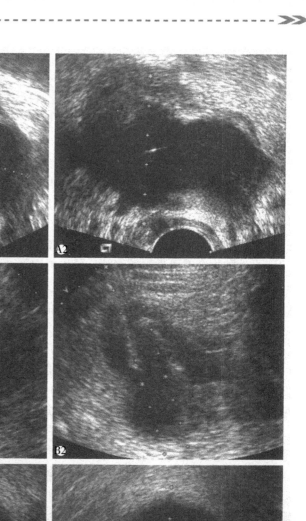

图 26-13　A$_1$. 33 岁女性，腹痛半个月入院抗炎治疗一周，近两天发热，体温 38.7℃，经阴道超声检查见右输卵管增粗，腔内充满液体，张力高，透声差；A$_2$. 行超声引导穿刺，抽出脓液 40ml，证实为右输卵管积脓；B$_1$. 45 岁女性，腹痛发热就诊，经腹壁超声检查见左输卵管增粗，腔内积液、透声差；B$_2$. 行超声引导穿刺抽出脓液 23ml，证实为左输卵管积脓；B$_3$. 该患者右侧也见输卵管增粗，较左侧更明显，腔内可见积液，透声差；B$_4$. 行经阴道超声引导穿刺，抽出脓液 42ml，治疗后症状迅速消失

二、输卵管肿瘤

1. 临床情况　输卵管肿瘤少见，多发生于中老年尤其是绝经后患者，常见的病理类型

是癌，罕见的病理类型是恶性苗勒混合瘤，临床症状主要有下腹部包块、阴道排液、阴道流血、腹胀、腹痛等。输卵管癌早期诊断困难，约有一半的患者就诊时已是晚期，可伴有腹水、CA125 升高，可有卵巢及大网膜转移，临床表现易与卵巢癌及子宫内膜癌相混淆，术前少有明确诊断者，多在术后病理检查时明确诊断。

2. 超声表现　输卵管癌的声像图表现多无特异性，可为腊肠形、不规则形，可为实性、囊实性或囊性，囊性者囊腔内透声性很差，可为迂曲管状结构，实性或囊实性包块的实性部位 CDFI 常可见丰富血流信号。包块旁探及正常卵巢有助于输卵管肿瘤的诊断，但概率很低，晚期患者常可探及腹水及转移病灶，如"网膜饼"。绝大多数患者术前超声仅可提示盆腔恶性肿瘤，多数会被疑为卵巢癌，个别囊性型可能误诊为输卵管积水，临床有阴道排液、包块为腊肠形、包块旁探及正常卵巢等少数较有特点的患者有可能术前提示输卵管癌的诊断（图 26 – 14）。恶性输卵管苗勒混合瘤超声表现与卵巢恶性肿瘤更无明显差异。

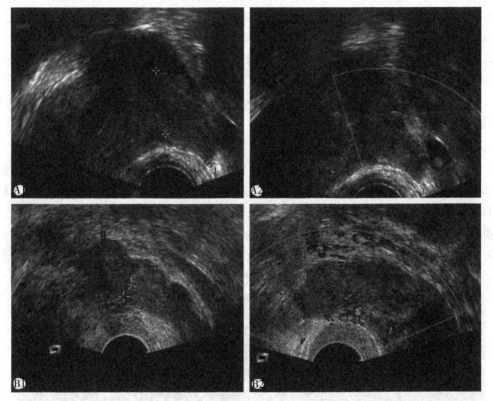

图 26 – 14　A₁. 55 岁女性，绝经后阴道排液 2 年，超声检查见左附件区腊肠形管状结构，内有较多实性成分；A₂. CDFI 实性区域可见血流信号，考虑恶性肿瘤。手术病理结果为左输卵管癌；B₁. 53 岁女性，绝经 2 年，阴道出血伴排液 4 个月入院。超声检查见左附件区腊肠形低回声包块；B₂. CDFI 包块内可见较丰富血流信号。手术病理结果为左输卵管癌

（朱世军）

第五节　盆腔疾病

子宫与附件位于盆腔，盆腔原发性疾病与妇科疾病常常相互累及和混淆，仔细鉴别明确诊断对治疗方案的制定至关重要。盆腔的疾病可来源于腹膜后，可来源于肠道，可来源于泌尿道，也可能是医源性的，超声检查的实时性加上一些辅助检查方法和检查途径的灵活应用，能使大部分患者获得明确的诊断。

一、盆腔腹膜后来源的疾病

（一）畸胎瘤

1. 临床情况　畸胎瘤可来源于身体任何部位，盆腔腹膜后也是好发部位之一，由于卵巢囊性畸胎瘤是最常见的，鉴别肿瘤来源很重要，腹膜后来源的畸胎瘤手术治疗的方法和难度与卵巢囊性畸胎瘤很不一样，妇科医生有时难以胜任。

2. 超声表现　肿瘤的内部结构及超声图像与卵巢囊性畸胎瘤相似，腹膜后来源的畸胎瘤与卵巢没有关联，肿瘤的基底位于腹膜后，鉴别的要点是直肠位于肿瘤的侧前方而不是其后方，为判断肿瘤与直肠的位置关系，可采用经直肠超声检查，没有直肠检查探头时可采用直肠指诊经腹壁观察。

（二）神经源性肿瘤

1. 临床情况　神经来源的肿瘤包括神经鞘源性、神经节细胞源性和副神经节系统源性，盆腔神经源性肿瘤常见的有神经鞘瘤（良性或恶性）、神经纤维瘤或神经纤维瘤病（良性）、神经母细胞瘤、节细胞性神经瘤，多为实性，一般边界清楚，内部可有囊性变和钙化，CT对这类肿瘤的定性、定位诊断更具优势。

2. 超声表现　基底位于盆腔后部或后外部实性包块，外形规则或不规则，边界多清晰，直肠、髂血管受肿块挤压常发生从后往前、从外向内的移位（图 26 - 15）。

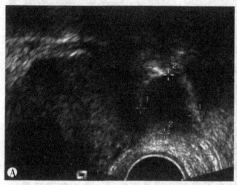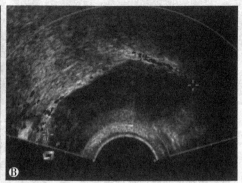

图 26 - 15　A. 24 岁女性，无症状，查体发现腹部包块就诊，经阴道超声检查子宫后方、骶骨前方可见一低回声包块，边界清晰；B. 包块大小约 5.2cm × 2.0cm × 1.9cm，CDFI 示包块内血流信号不丰富。手术病理结果为神经纤维瘤伴黏液样变，肿瘤自一骶孔发出

二、来源于肠道的疾病

(一) 阑尾肿物

1. 临床情况　阑尾一般位于右下腹，阑尾肿物常需与右附件来源的病变进行鉴别。阑尾的病变常见的有阑尾黏液囊肿、黏液性囊腺瘤、黏液腺癌等。阑尾黏液囊肿是慢性炎症的结果，由于近端管腔阻塞，黏液上皮分泌的黏液无法排出潴留在腔内形成；黏液性囊腺瘤是良性肿瘤性病变，对大体标本的肉眼检查与黏液性囊肿无法区别，病理切片的显微镜观察是确诊手段；黏液腺癌不多见，晚期患者可能与卵巢癌混淆，由于腹腔内的液体是胶冻状的黏液，用普通腹穿针穿刺抽液往往抽不出液体。

2. 超声表现　阑尾黏液囊肿及黏液性囊腺瘤都表现为右下腹腊肠形或椭圆形囊性包块，边界清楚，表面光滑，活动好，囊腔内透声性很差，CDFI 肿物内无血流信号，仔细观察可发现肿物的下端为盲端，上端与回盲部相连；晚期阑尾黏液腺癌肿瘤都有破溃，右下腹可见不规则不均质、边界欠清的包块，多为混合性，有时内部可见钙化，腹腔内常充满黏液形成腹膜假黏液瘤，缺乏经验者会认为是大量腹水，大网膜常可见肿瘤种植转移形成的"网膜饼"（图 26 - 16）。

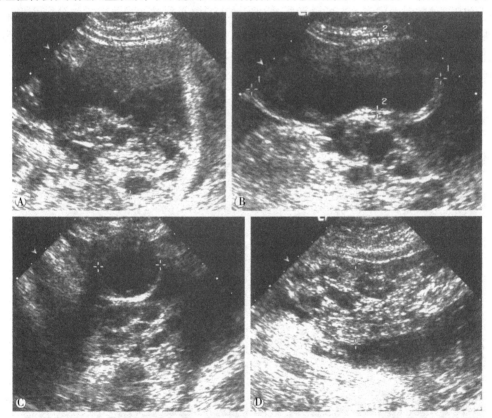

图 26 - 16　**A.** 76 岁老年女性，因腹胀、腹部包块半年拟诊卵巢癌收住妇产科，超声检查见腹腔内大量积液，透声差，似胶冻样；**B.** 右下腹可见腊肠形囊性包块，壁不规则增厚；**C.** 包块横切面也可见囊壁不规则增厚；**D.** 中上腹部可将大网膜明显增厚，手术病理结果为大网膜腹膜假黏液瘤，伴阑尾、双卵巢、一侧输卵管及子宫黏液性囊腺瘤

（二）其他部位肠道来源的肿物

1. 临床情况　位于盆腔附近的小肠、结直肠与子宫附件相邻，这部分肠管的包块在妇科检查时很可能被误认为是妇科来源，如小肠的平滑肌瘤、结肠与直肠癌等，小肠的肿瘤一般活动度很大，结直肠肿瘤位置一般比较固定，有些患者有症状，有些可能无明显异常感觉。

2. 超声表现　小肠的平滑肌瘤为边界清晰的圆形低回声肿物，内部回声较均匀，CDFI肿瘤常可见血流信号，有时可见肿瘤与小肠肠管关系密切，有些外生性肿瘤很难显示与小肠的关联；结直肠肿瘤均可见相应肠段的增粗、肠壁规则或不规则增厚，边界多清楚，CDFI肿瘤内多可见丰富的血流信号。能显示正常的子宫及卵巢，也能帮助排除妇科疾病。

三、盆腔医源性肿物

1. 临床情况　妇科手术及其他盆腔手术偶尔会发生纱布等医疗用品遗留盆腹腔的意外情况，患者多有临床症状，或轻或重，诊断治疗不及时常给患者带来极大痛苦。

2. 超声表现　纱布遗留在盆腹腔的时间长短不同、合并感染的情况不同，其声像图表现也不尽相同。遗留时间短未合并明显感染的超声检查时可见后伴明显干净声影的肿物，采用高频探头仔细观察肿物表面可发现有低回声带环绕，遗留时间长内部有大量脓液时就表现为囊实混合性包块，肿物的边界一般比较清晰，似有包膜，肿物的实性部分后方常伴有声影，CDFI肿物内一般探不到血流信号，此类表现常被误诊为卵巢囊性畸胎瘤（图 26 - 17）。

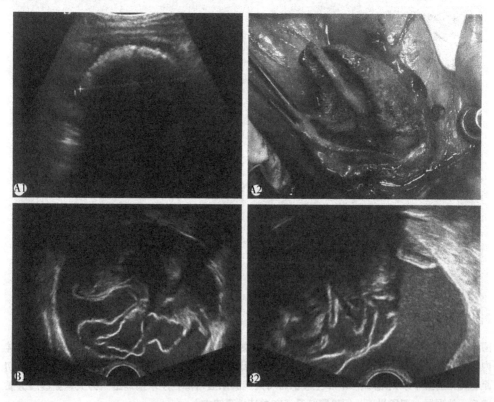

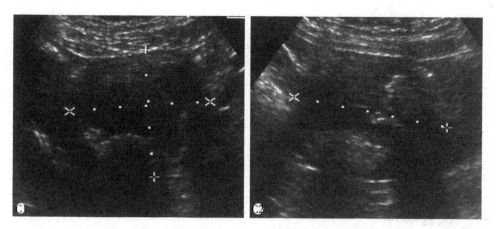

图 26-17　A_1. 宫颈癌术后左腹痛并包块就诊，超声检查见左下腹强回声包块伴干净声影，考虑纱布遗留腹内；A_2. 将纱布取出；B_1. 61 岁老年女性，因排尿极其困难就诊检查发现盆腔包块入院，7 年前曾因子宫脱垂手术治疗，半年后症状再现，伴排尿困难，逐渐加重。超声检查见盆腔囊性包块，边界清楚，内有条带样物后伴声影；B_2. 囊液透声性差，条带状物后方声影明显。手术病理结果为盆腔纱布伴脓肿形成；C_1. 32 岁，因下腹不适 3 个月就诊，超声检查提示卵巢囊肿入院。超声检查可见左下腹囊性包块，边界清楚，囊腔内可见强回声团后伴声影。患者 6 年前曾行剖宫产手术；C_2. 纵切面同样显示左附件区囊性包块边界清楚，囊内有强回声团后伴声影。手术病理结果为腹壁下脓肿（纱布腹膜外残留）

（王　芬）

第二十七章 产科超声诊断

第一节 产科检查方法

一、仪器条件

需高分辨力实时超声诊断仪。常用线阵或凸阵式探头，频率为 3～5MHz。仪器如果备有扇扫式探头（3.5MHz）和阴道探头（5～7.5MHz），则更为理想。

二、检查前准备

（1）检查早期妊娠，包括异常妊娠和并发症时，膀胱需保持适当充盈。

（2）中晚期妊娠（孕 12 周以后至分娩前），胎儿检查则无需充盈膀胱。检查宫颈机能不全和前置胎盘者例外。

（3）经阴道超声检查，需在排尿后进行。检查者应动作轻柔，如阴道流血较多时宜改用经直肠扫查。经阴道检查，一定向患者解释清楚，在患者接受的情况下才能开展，如果操作医师为男性，宜有第三人在场。

三、检查时体位

1. 经腹部检查　一般取仰卧位。遇以下情况，有时需采取侧卧位：①为了变换胎儿位置。②妊娠子宫过大，孕妇难以仰卧。

2. 经阴道检查　取膀胱截石位。

四、检查方法

1. 经腹壁扫查　充分暴露腹部和耻骨联合上缘。在检查部位涂耦合剂。在子宫范围内做纵断、横断、冠状切等断面，自左至右，由上而下全面扫查。注意要寻找子宫腔内有无妊娠改变，如观察早孕期的妊娠囊、胎芽、胎心搏动等，中晚期妊娠的羊膜、胎儿、胎盘、羊水等。进行必要的产科生物学测量，以估计孕龄，了解胎儿生长发育状况，扫查时还应注意子宫壁有无肿物并与妊娠伴随的生理性改变如子宫收缩所致局部增厚、扩张的血管鉴别。此外，还应注意观察两侧附件有无肿物回声，是否存在盆腔游离积液。

胎儿不同部位有特殊扫查方法，请参考相关专著。

2. 经阴道扫查　将涂有耦合剂的阴道探头套上安全套，再涂无菌耦合剂，置于阴道穹隆部，向前、后、左、右扫查（注：无阴道探头者，可试用直肠超声检查，但效果不及阴道超声）。

3. 经会阴部扫查　将涂有耦合剂的凸阵探头套以保护薄膜，探头表面再涂耦合剂，置于大阴唇表面，进行矢状断面和横断面超声扫查。会阴途径仅作为辅助手段，主要用于测量宫颈长度，诊断宫颈机能不全、宫颈扩张程度及前置胎盘分型。

（卫　颖）

第二节　异常妊娠

一、多胎妊娠

多胎妊娠（multiple pregnancy）指一次妊娠中有多个胎儿在宫内生长，其中以双胎妊娠多见，约占所有妊娠的 1%，三胎少见，四胎以上极为罕见。

（一）病理

多胎妊娠时并发症较多，其围产儿死亡率高达 10%～20%，属于高危妊娠范畴。早期诊断对围产期监护有很大帮助，目前超声诊断是一个重要手段。

多胎妊娠的类型：多胎妊娠可由两个或两个以上卵子同时受精，也可由一个受精卵分裂而形成。以双胎为例，来自一个受精卵的双胎称单卵双胎，来自两个受精卵的双胎称双卵双胎。大约 2/3 的双胎为双卵双胎，与种族、家族和地区等有一定关系；1/3 的双胎为单卵双胎，与遗传、环境等因素无明显关系。

1. 双卵双胎　由两个卵子分别受精而形成。两个胎儿拥有各自的遗传基因，胎儿性别可以相同，也可以不同。两个胎儿各自拥有自己的胎盘，两个胎盘也可融合在一起，形似一个胎盘，但胎盘血液循环完全独立。两个羊膜囊间中隔为四层，包括两层羊膜及两层绒毛膜，为双绒毛膜囊双羊膜囊双胎。

2. 单卵双胎　由一个受精卵分裂后形成两个胎儿。两个胎儿具有相同的基因、相同的性别。只有在胚胎发生的最早阶段才有可能形成单卵双胎，即从卵裂到原条出现这一阶段，具有全能分化潜能的细胞群发生分离，每份发育成一个胚胎。两个全能细胞群分离的时间不同，单卵双胎形成的绒毛膜囊及羊膜囊数目也不同。

（1）受精后第 4 天前分离。即在胚泡形成前分离，则形成双绒毛膜囊双羊膜囊双胎。此种类型约占单卵双胎的 25% 左右。

（2）受精后第 4～8 天分离。即在胚泡已形成而羊膜尚未形成阶段分离，则形成单绒毛膜囊双羊膜囊双胎。此种类型约占单卵双胎的 75% 左右。

（3）受精后 8～12 天分离。即在羊膜囊已形成后分离，则形成单绒毛膜囊单羊膜囊双胎。此种类型少见，约占单卵双胎的 1%。

（4）受精后第 13 天胚盘分化不完全，则形成联体双胎。

（二）临床表现

早期妊娠时子宫较同期单胎妊娠略大，孕 24 周后大多数孕妇子宫较单胎妊娠同期为大。由于子宫过度膨胀，妊娠常不能维持至足月，因此早产发生率较高，贫血、妊娠高血压综合征也常出现。

（三）超声检查

1. 绒毛膜性和羊膜性的判断

（1）妊娠 7 周以前，通过计数妊娠囊可判断绒毛膜囊数目，绒毛膜囊数等于妊娠囊数（图 27 - 1，图 27 - 2）。

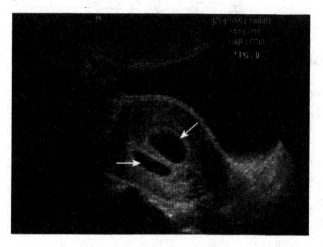

图 27 - 1　双绒毛膜囊双胎

妊娠 7 周，宫腔内见两个妊娠囊（箭头所示），囊内各见一个胚芽

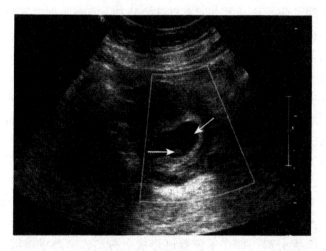

图 27 - 2　单绒毛膜囊双胎

妊娠 7 周，宫腔内见 1 个妊娠囊，囊内可见两个胚芽（箭头所示）

（2）妊娠 8 ~ 10 周超声可以准确判断绒毛膜囊数目及羊膜囊数目。

（3）妊娠 11 ~ 14 周，如果超声显示两个独立的胎盘则可确定为双绒毛膜囊双胎妊娠。如果在两胎盘的连接处，见一个 "入" 字形结构向羊膜腔方向突起，并与分隔膜延续，称为 "双胎峰" 征，提示双绒毛膜囊双羊膜囊双胎；无 "双胎峰" 征，分隔膜与胎盘连接处显示为 "T" 字形结构，提示单绒毛膜囊双羊膜囊双胎；两胎儿间无分隔膜，仅有一个胎盘者提示单绒毛膜囊单羊膜囊双胎。

（4）妊娠中、晚期判断绒毛膜性准确性下降：如果两胎儿间有分隔膜且有两个不连接的胎盘或胎儿性别不一致则提示双绒毛膜囊双羊膜囊双胎；单绒毛膜囊双羊膜囊双胎之间的隔膜菲薄，且两胎儿性别相同。

2. 注意可能发生的并发症

（1）双胎输血综合征（twin - twin transfusion syndrome，TTTS）：TTTS 是双胎妊娠的一种严重的并发症，见于单绒毛膜囊双胎。是指两个胎儿循环之间通过胎盘的血管吻合进行血液灌注，从而引起一系列病理生理变化及临床症状。TTTS 两个胎儿的血流量改变很大，供血儿由于循环血量减少而出现贫血、血压低、心脏小和羊水过少等；受血儿血容量增加，出现血压升高、心肌肥厚、心脏扩大、排尿量增加、羊水过多等。如果不予治疗，TTTS 胎儿围产期死亡率高达 80%。

超声诊断 TTTS 主要根据是单绒毛膜囊双胎伴有羊水过少/羊水过多序列。①单绒毛膜囊双胎是诊断 TTTS 的前提。②羊水容量的差异：受血儿羊水过多（羊水最大垂直无回声区 >8cm），供血儿羊水过少（羊水最大垂直无回声区 <2cm），严重时供血儿可贴附于子宫壁或胎盘。③两胎儿可出现生长径线不一致，受血儿可表现为各径线大于正常，腹围增大明显，可出现膀胱过大，心脏增大，心衰时可出现胎儿水肿及胸腹水；供血儿可表现为各径线小于正常，膀胱小甚至空虚。

（2）联体双胎：只发生于单绒毛膜囊单羊膜囊双胎妊娠中，在受精后第 13 天胚盘不完全分离而形成联体双胎。

（3）双胎之一死亡：双胎之一死亡可以发生在任何孕周。

超声声像图表现：①早期妊娠双绒毛膜囊双胎之一死亡表现为宫腔内两个妊娠囊，其中一个妊娠囊内可见胚芽、胎心搏动等，另一个妊娠囊塌陷、无胚芽结构或无胎心搏动。②中、晚期妊娠双胎儿之一死亡者，可以显示出一个无心脏搏动的死亡胎儿图像。如能显示股骨或肱骨，可根据其测量数值来估计胎儿死亡时间。③胎儿已形成，如未骨化则胎儿组织水分与羊水被吸收后，死亡胎体被压扁成"纸样儿"。

单绒毛膜囊双胎之一宫内死亡后，会发生某种程度的急性双胎输血，由于胎儿间的血管吻合，血液快速充盈到胎盘部分和死亡胎儿体内，使幸存胎儿循环血容量减少，立即发生低血压，从而导致存活胎儿相继死亡或缺氧缺血性脑病，预后很差。

二、异位妊娠

受精卵在子宫体腔以外着床称为异位妊娠（ectopic pregnancy），习称宫外孕。是妇产科常见急腹症之一。

按照受精卵着床位置的不同可分为输卵管妊娠、卵巢妊娠、腹腔妊娠、阔韧带妊娠、宫颈妊娠、子宫残角妊娠等。

（一）病理

输卵管妊娠（tubal pregnancy）是指受精卵在输卵管腔内种植并发育。为最常见的异位妊娠，占 95% 左右，壶腹部妊娠最多见，约占 78%，其次为峡部、伞部，间质部较为少见。

输卵管妊娠结局：

1. 流产型　多见于输卵管壶腹部妊娠，发病多在妊娠 8~12 周。妊娠囊在输卵管内生长，受精卵因输卵管壁薄，血供差，而生长不良，受精卵落入输卵管管腔内并进入伞端而被排入腹腔。如完全流产，出血一般不多；如不全流产可反复出血，形成输卵管血肿或输卵管周围血肿。血液积聚在盆腔则形成盆腔血肿。

2. 破裂型　多见于输卵管峡部妊娠，发病多在妊娠 6 周左右。妊娠囊在输卵管内生长发育时绒毛向管壁方向侵蚀肌层及浆膜层，最终穿破肌层而破裂，输卵管肌层血管丰富，输卵管破裂，短期内可发生大量腹腔内出血，也可反复出血，在盆腹腔内形成血肿。输卵管间质部妊娠少见，因管腔周围肌层较厚，血运较丰富，一旦破裂，症状极为严重。

3. 继发腹腔妊娠　输卵管妊娠流产或破裂后，一般囊胚从输卵管排出到腹腔内或阔韧带内，多数死亡，偶尔存活者，若存活胚胎的绒毛仍附着在原位或附着于腹腔的任何部位后继续生长形成腹腔妊娠（abdominal pregnancy）。

4. 陈旧性宫外孕　输卵管妊娠流产或破裂，长期反复内出血形成的盆腔血肿，血肿机化变硬与周围组织粘连，临床上称为陈旧性宫外孕。

（二）临床表现

1. 症状

（1）停经史：多有 6~8 周停经史，约有 20%~30% 患者无明显停经史。

（2）腹痛：是输卵管妊娠患者的主要症状。

（3）阴道出血：胚胎死亡后，常有不规则阴道流血，一般不超过月经量。

（4）晕厥与休克：由于腹腔急性内出血及剧烈疼痛，轻者出现晕厥，严重者出现失血性休克。

2. 体征

（1）一般情况：腹腔内出血较多时，呈贫血貌。大量出血时，患者出现面色苍白，脉快而细弱、血压下降等休克表现。

（2）腹部检查：下腹部有压痛及反跳痛，随病情发展可遍及全腹，出血较多时，叩诊可有移动性浊音。

（3）盆腔检查：子宫可略大，阴道内常有少量血液，宫颈有时可见紫蓝着色。输卵管妊娠流产或破裂者，阴道后穹隆饱满，有触痛。宫颈可有抬举痛，出血多时子宫有漂浮感，盆腔可以触到包块。后穹隆穿刺抽出暗红色不凝血液，说明有血腹症存在。

（4）血 β - HCG 测定：异位妊娠时 β - HCG 水平较宫内妊娠低。

（三）超声检查

疑诊输卵管妊娠者可经腹部或经阴道超声进行检查，经阴道超声检查准确性更高。输卵管妊娠由于种植部位的差异，又有多种转归，声像图表现也是多种多样的。

（1）子宫稍增大，子宫内膜增厚，回声增强，宫腔内无妊娠囊，有宫腔出血时，宫腔少量积血为液性暗区，周边的蜕膜回声稍高似妊娠囊称"假妊娠囊"，需要与真妊娠囊鉴别。

（2）附件区包块，输卵管妊娠的不同时期有不同图像。

1）附件区见类似妊娠囊的环状回声，经阴道超声可显示环状回声位于子宫旁、卵巢外，如其内见胚芽和胎心搏动，可确诊为输卵管妊娠（图 27 - 3）。

2）输卵管妊娠流产或破裂后出血可在宫旁见形态不规则的、边界模糊的中低混合回声包块（图 27 - 4），有时包块内仍可见类妊娠囊样环状回声，盆腹腔可见积液。

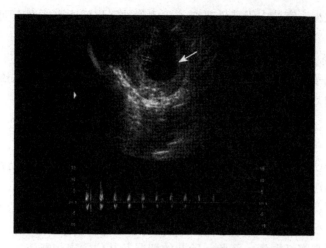

图 27-3　输卵管妊娠（未破裂型）
附件区见类似妊娠囊的环状回声（箭头所示），其内见胚芽及胎心搏动

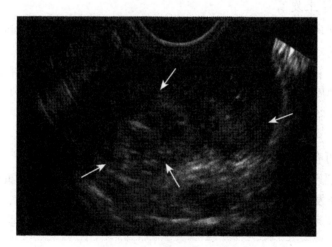

图 27-4　输卵管妊娠（流产）
附件区形成中低混合回声包块（箭头所示）

3）陈旧性宫外孕表现为宫旁见边界模糊的不规则实性包块，包块内呈中等或高回声，盆腔可见少量积液。

输卵管间质部妊娠：因输卵管间质部肌层较厚，一旦破裂，症状极为严重。超声表现为：宫腔内无妊娠囊，宫角一侧向外突出包块，内见胚囊，囊内可见胚芽或胎儿，囊周可见薄层子宫肌层组织，囊外上方肌层不完整，也可因反复出血而形成中低混合回声包块。

宫角妊娠是孕卵种植在子宫角部，胚胎向宫腔侧生长可发展为正常妊娠，维持到足月妊娠，分娩后胎盘不易排出。胚胎向输卵管方向生长。则为异位妊娠。声像图上见一侧子宫角部包块，内见妊娠囊、胚芽或胎儿。

输卵管间质部妊娠与宫角妊娠在早期难以鉴别，主要依赖于病理诊断。

（四）鉴别诊断

1. 黄体破裂　多无闭经史，多发生在月经周期的后期，血及尿中 β-hCG 为阴性。声像图见子宫正常大小，宫腔内无特殊改变，一侧附件区见低回声或混合回声包块，子宫直肠窝可见液性暗区。

2. 急性盆腔炎　下腹痛、发热、白细胞增高，无闭经史及早孕反应，血及尿中 β – hCG 为阴性。声像图见子宫稍大，子宫肌层呈不均质低回声，附件区可有不均质回声包块，有渗出液时子宫直肠窝可见液性暗区。

三、流产

流产（abortion）是指妊娠不足 28 周，胎儿体重不足 1000g 而终止者。妊娠 12 周前终止者，称为早期流产；妊娠 12 周至不足 28 周终止者，称为晚期流产。

临床上按照流产发生的不同阶段分为先兆流产、难免流产、不全流产、完全流产及过期流产。

超声主要通过观察妊娠囊、胚胎、胎儿的情况及其位置来判断流产的类型。

胚胎停止发育是妊娠早期胚胎死亡的表现；胎死宫内是指中、晚期妊娠胎儿宫内死亡。

（一）胚胎停止发育

胚胎停止发育是妊娠早期胚胎死亡的表现，临床常很难做出快速而准确的判断，需要多次复查来明确诊断。

1. 临床表现　停经后曾出现的早孕反应减轻或突然消失，继之可有阴道出血症状，妇科检查：子宫与孕周相符或略小。在随诊中子宫不随孕周增加而增大，反而缩小，妊娠试验转为阴性，表明胚胎已经死亡。

2. 超声检查

（1）妊娠囊可有变形、塌陷、轮廓异常。

（2）经阴道超声检查，如果妊娠囊平均内径≥25mm，而未显示卵黄囊或胚胎回声，则可确认为胚胎停止发育。

（3）经阴道超声检查，如果胚胎头臀长≥7mm，而未显示胎心搏动，则可确认为胚胎停止发育。

（4）经阴道超声检查，如果妊娠囊平均内径 16～24mm 未显示胚胎回声，或胚胎头臀长 <7mm 未显示胎心搏动，应于 7～10 天后复查超声。

（二）胎死宫内（intrauterine fetal demise）

妊娠中晚期胎儿在宫内死亡称为死胎。胎儿宫内死亡的原因包括：胎儿严重畸形、多胎、宫内感染可造成胎儿宫内死亡；脐带打结、脐带缠绕，使胎儿血运受阻，缺血缺氧可导致胎儿宫内死亡；前置胎盘、胎盘早剥出血多时也可造成胎儿宫内死亡；母体疾病如糖尿病、妊娠高血压综合征、急慢性肾脏病及过期妊娠等可造成胎盘功能不全，使胎儿体内的营养及氧气供应不足而导致胎儿宫内死亡。

1. 临床表现

（1）胎动消失，听诊时听不到胎心。

（2）腹部检查：子宫不随孕周增加而增大。

（3）乳房胀感消失，渐渐变小。

（4）胎儿死亡时间较长，4 周以后，孕妇可感乏力、口臭、食欲缺乏、下腹坠痛或有少量阴道出血。

2. 超声检查

（1）胎儿无胎心搏动和胎动征象。

（2）胎儿刚死亡时，其形态、结构无明显改变。

（3）胎死宫内时间较长时可表现为：

1）超声测量胎儿生长参数小于孕周预测值。

2）胎儿颅骨重叠、塌陷，颅内结构显示不清。

3）脊柱失去正常生理弯曲，甚至成角，胸廓塌陷。

4）胎儿出现水肿表现，胎头、胸腹部以及肢体表面呈双层回声。

5）胸腹腔内结构显示不清，有时可见胸腹腔积液。

6）胎盘肿胀、增厚，回声减弱或不均匀。

7）羊水减少。

（卫　颖）

第三节　胎儿生长发育的观测

一、早孕期妊娠龄的估计

（一）妊娠囊（gestation sac，GS）

适度充盈膀胱，完整清晰显示妊娠囊后，测量妊娠囊三条径线的内径，求平均数即获得妊娠囊平均内径，妊娠 7 周内简易估计妊娠龄的方法：妊娠龄（天）＝妊娠囊平均内径（mm）＋30。

因妊娠囊形态不规则，测量值变异较大，因此根据妊娠囊大小估计妊娠龄的准确性较差。

（二）头臀长度（crown - rump length，CRL）

妊娠 6～12 周，测量 CRL 估计妊娠龄可信性较高。

测量时取胎体最长的正中矢状切面，测量胚胎的颅顶部至臀部外缘的距离。妊娠龄（周）＝CRL（cm）＋6.5（表 27 - 1）。

表 27 - 1　胎儿头臀长度正常值与孕周关系表

孕周	-2SD	CRL（cm）	+2SD	孕周	-2SD	CRL（cm）	+2SD
7	0.5	1.1	1.7	12	3.7	4.7	5.7
8	0.6	1.5	2.1	13	4.0	5.8	7.0
9	1.4	2.1	2.8	14	6.2	7.4	8.6
10	2.0	2.6	3.6	15	7.6	8.8	10.0
11	2.7	3.6	4.5	17	8.4	9.7	11.0

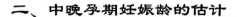

二、中晚孕期妊娠龄的估计

（一）双顶径（biparietal diameter，BPD）（表 27-2）

表 27-2 胎儿头围（HC）、双顶径（HC）、股骨长（FL）、腹围（AC）正常测值（mm）

孕周	HC			BPD			FL			AC		
	5th	50th	95th	5th	50th	95th	5th	50th	95th	5th	50th	95th
$14^{+0} \sim 14^{+6}$	102	110	118	28	31	44	14	17	19	80	90	102
$15^{+0} \sim 15^{+6}$	111	120	129	31	34	37	17	19	22	88	99	112
$16^{+0} \sim 16^{+6}$	120	130	140	34	37	40	19	22	25	96	108	122
$17^{+0} \sim 17^{+6}$	130	141	152	36	40	43	21	24	28	105	118	133
$18^{+0} \sim 18^{+6}$	141	152	164	39	43	47	24	27	30	114	128	144
$19^{+0} \sim 19^{+6}$	151	163	176	42	46	50	26	30	33	123	139	156
$20^{+0} \sim 20^{+6}$	162	175	189	45	49	54	29	32	36	133	149	168
$21^{+0} \sim 21^{+6}$	173	187	201	48	52	57	32	35	39	143	161	181
$22^{+0} \sim 22^{+6}$	184	198	214	51	56	61	34	38	42	153	172	193
$23^{+0} \sim 23^{+6}$	195	210	227	54	59	64	37	41	45	163	183	206
$24^{+0} \sim 24^{+6}$	206	222	240	57	62	68	39	43	47	174	195	219
$25^{+0} \sim 25^{+6}$	217	234	252	60	66	71	42	46	50	184	207	233
$26^{+0} \sim 26^{+6}$	227	245	264	63	69	75	44	48	53	195	219	246
$27^{+0} \sim 27^{+6}$	238	256	277	66	72	78	47	51	55	205	231	259
$28^{+0} \sim 28^{+6}$	248	267	288	69	75	81	49	53	58	216	243	272
$29^{+0} \sim 29^{+6}$	257	277	299	72	78	85	51	56	60	226	254	285
$30^{+0} \sim 30^{+6}$	266	287	309	74	81	88	53	58	63	237	266	298
$31^{+0} \sim 31^{+6}$	274	296	319	77	83	90	55	60	65	246	277	310
$32^{+0} \sim 32^{+6}$	282	304	328	79	86	93	57	62	67	256	287	322
$33^{+0} \sim 33^{+6}$	288	311	336	81	88	96	59	64	69	265	297	334
$34^{+0} \sim 34^{+6}$	294	317	342	83	90	98	61	66	71	274	307	345
$35^{+0} \sim 35^{+6}$	299	323	348	85	92	100	63	68	73	282	316	355
$36^{+0} \sim 36^{+6}$	303	327	353	86	94	102	64	69	74	289	324	364
$37^{+0} \sim 37^{+6}$	306	330	356	87	95	103	66	71	76	295	332	372
$38^{+0} \sim 38^{+6}$	308	332	358	88	96	104	67	72	77	302	339	380
$39^{+0} \sim 39^{+6}$	309	333	359	89	97	105	68	73	78	307	345	387

注：5th，50th，95th 分别表示第 5，第 50，第 95 百分位（李胜利. 产科超声检查. 北京：人民军医出版社，2009）。

双顶径是一项常用指标，测量标准切面为胎头横切时的丘脑平面。测量方法多采用测量近侧颅骨外缘至远侧颅骨内缘间的距离。在妊娠 12~28 周，应用双顶径估计孕周较准确，孕晚期双顶径测值因受胎儿体位或入盆等因素影响会出现较大偏差。

（二）头围（head circumference，HC）（表 27 – 2）

测量平面为胎头横切时的丘脑平面（同双顶径测量平面），测量方法：沿胎儿颅骨外缘测量头围长度或测量枕额径及双顶径后按公式：头围 =（双顶径 + 枕额径）×1.57 进行计算。

（三）腹围（abdomen circumference，AC）（表 27 – 2）

测量平面为胎儿腹部横切面，腹部呈圆形或椭圆形，胃泡与胎儿肝内门静脉 1/3 段同时显示，测量方法：沿腹壁皮肤外缘测量腹围长度或在腹围平面上测量前后径及横径后按公式：腹围 =（前后径 + 横径）×1.57 进行计算。

（四）股骨长度（femur length，FL）（表 27 – 2）

股骨长度的测量适用于中晚期妊娠龄的评估，测量平面为：从股骨外侧扫查，声束与股骨长径垂直，显示股骨长轴切面，测量方法：股骨两端端点的距离。

（五）其他

1. 肱骨长度　测量方法与股骨长度的测量相似。
2. 小脑横径　在小脑横切面测量小脑最大横径外缘。

小脑横径随孕周而增长，在妊娠 24 周前，小脑横径（以 mm 为单位）约等于孕周，妊娠 20 ~ 38 周平均每周增长 1 ~ 2mm，38 周后增长缓慢，平均每周增长 0.7mm。

以上各单项参数预测妊娠龄准确性相对于多参数预测的准确性要差，因此全面测量、综合指标更可靠。

胎儿体重的预测：根据超声测量的胎儿一项或多项生物学测量指标如胎儿 BPD、HC、AC、FL 等，经统计学处理，可计算出胎儿的体重。目前多数超声诊断仪均配有胎儿生长发育评估软件，输入超声生物测量值后即可获得估计胎儿体重。

三、胎儿生理功能的观察

1980 年 Manning 和 Platt 利用胎儿超声和电子监护仪检测胎儿宫内缺氧和酸中毒情况，胎儿生物物理评分满分为 10 分，10 ~ 8 分无急慢性缺氧，8 ~ 6 分可能有急或慢性缺氧，6 ~ 4 分有急或慢性缺氧，4 ~ 2 分有急性伴慢性缺氧，0 分有急慢性缺氧（表 27 – 3）。

表 27 – 3　胎儿生物物理评分表

指标	2 分（正常）	0 分
肌张力	≥1 次躯干和肢体伸展复曲；手指摊开合拢	无活动；肢体完全伸展；伸展缓慢，部分复曲
胎动（30 分钟）	≥3 次躯干和肢体活动（连续出现计 1 次）	≤2 次躯干和肢体活动；无活动肢体完全伸展
胎儿呼吸运动（30 分钟）	≥1 次，持续 30 秒以上	无；或持续 <30 秒
羊水量	羊水池垂直深度≥2cm	无；或羊水池垂直深度 <2cm
无应激实验（20 分钟）	≥2 次胎动伴胎心加速 ≥15bpm，持续 ≥15 秒	<2 次胎动，胎心加速 <15bpm，持续 <15 秒

（卫　颖）

第四节　胎盘、脐带、羊水异常

一、前置胎盘

正常胎盘附着于子宫体上段的前壁、后壁、侧壁或者宫底。前置胎盘（placenta previa）是指妊娠晚期胎盘完全性或者部分性附着于子宫下段，覆盖或者接近子宫颈内口，位置低于胎儿先露部。前置胎盘的发生率约 0.3% ~0.5%。

（一）病理生理

孕早期出现前置的胎盘 90% 会随着妊娠进展而发生向上迁徙至正常位置。前置胎盘的发病机制未明，有宫腔操作史、剖宫产病史、感染、胎盘面积过大（如双胎妊娠）、胎盘异常（如副胎盘）以及胚胎发育迟缓等会增加前置胎盘的发生风险。前置胎盘因子宫下段伸展拉长，宫颈管扩张，而附着的胎盘不能相应伸展，与子宫壁发生错位剥离，导致血窦破裂出血。

（二）临床表现及分类

妊娠晚期无痛性反复阴道出血是前置胎盘的主要症状，大量出血可出现贫血甚至休克，胎儿窘迫，体检子宫软、无压痛。临床上根据胎盘与宫颈内口的关系分三种类型，中央性或完全性前置胎盘（宫颈内口全部被胎盘覆盖）、部分性前置胎盘（宫颈内口部分被胎盘覆盖）、边缘性前置胎盘（胎盘边缘达子宫颈内口）。前置胎盘的临床分型根据诊断时期不同有所变化，以终止妊娠时胎盘与宫颈内口的关系作为分型标准。

（三）超声检查

1. 可以选用经腹壁、经阴道和经会阴的方法观察宫颈内口与胎盘的关系。

（1）经腹壁扫查：简便安全但准确率有限。若膀胱充盈不够则宫颈显示不清，容易漏诊，若膀胱过度充盈则子宫下段受压易误诊为宫颈导致假阳性诊断，另外妊娠晚期胎儿先露部下降影响后壁胎盘和宫颈的观察，导致漏诊。

（2）经阴道扫查：能清晰显示宫颈内口与胎盘的位置关系，准确率高。超声探头置于阴道外 1/3 处，尽量不要触到宫颈，有阴道出血时先行外阴消毒。

（3）经会阴扫查：超声探头置于会阴部扫查。扫查深度有限，较少用。

2. 为了便于临床处理，将前置胎盘进行超声分类（图 27 - 5）。

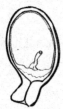 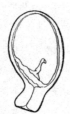 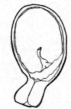 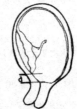 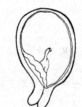

中央性前置胎盘　　中央性前置胎盘　　中央性前置胎盘　　　　低置胎盘　　　　边缘性前置胎盘
（中央型）　　　　（前壁型）　　　　（后壁型）　　胎盘下缘与宫颈内扣间距
　　　　　　　　　　　　　　　　　　　　　　　　　　　d＜2cm

图 27 - 5　前置胎盘分类示意图

（1）中央性前置胎盘：子宫颈内口完全被胎盘覆盖。

1）中央型：胎盘的中心部分覆盖子宫颈内口。

2）前壁型：胎盘大部分附着于子宫前壁，小部分跨过宫颈内口延伸至后壁。

3）后壁型：胎盘大部分附着于子宫后壁，小部分跨过宫颈内口延伸至前壁。

4）侧壁型：胎盘大部分附着于子宫左/右侧壁，下段小部分跨过宫颈内口延伸至对侧。

（2）边缘性前置胎盘：胎盘下缘到达宫颈内口，但未覆盖宫颈内口。

（3）低置胎盘：胎盘下缘距离宫颈内口距离小于2cm。

（四）临床价值

超声定位胎盘附着处是诊断前置胎盘的首选方法。妊娠28周前一般不下前置胎盘的诊断，超声可以提示胎盘前置状态。孕妇若无阴道出血症状，只需定期观察，但需注意中央性前置胎盘可能合并胎盘植入。

二、胎盘早期剥离

妊娠20周后或分娩期，正常位置的胎盘在胎儿娩出前部分或全部从子宫壁剥离，称胎盘早期剥离，简称胎盘早剥（placental abruption），发生率约为1%。胎盘早剥是妊娠晚期的严重并发症，轻型可无任何症状，仅在产后检查胎盘发现局部有凝血块压迹；重型起病急，进展快，可威胁母儿生命。重症妊娠高血压综合征、慢性高血压、腹部外伤、外倒转术纠正胎位、脐带过短或脐带缠绕、宫腔内压骤减、孕妇长时间仰卧位等都可能是胎盘早剥诱因。

（一）病理生理

胎盘剥离时底蜕膜出血形成血肿，使胎盘自附着处剥离。若剥离面小，血液很快凝固，临床多无症状；若剥离面大，形成胎盘后血肿，当血液冲开胎盘边缘，沿胎膜与宫壁间向外流出，即为显性剥离。若胎盘边缘仍附着于子宫壁上，或胎膜与子宫壁未分离，或胎头已固定于骨盆入口，使胎盘后血液不能外流，而积聚于胎盘与子宫壁之间，即为隐性剥离。当内出血过多时，血液仍可冲开胎盘边缘与胎膜经宫颈管外流，形成混合性出血。偶有出血穿破羊膜而溢入羊水中，使羊水成为血性羊水。胎盘早剥内出血量大时，血液侵入子宫肌层，引起肌纤维分离、断裂、变性，侵及子宫浆膜层时，子宫表面呈蓝紫色瘀斑，称为子宫胎盘卒中（utero – placental apoplexy），致使子宫收缩力减弱导致产后出血。严重的胎盘早剥可能释放大量的组织凝血活酶进入母体循环内激活凝血系统，导致弥漫性血管内凝血（dessiminated intravascular coagulation，DIC）。

（二）临床表现

胎盘早剥分为轻重两型：轻型者胎盘剥离面不超过胎盘面积的1/3，包括胎盘边缘血窦破裂出血，以阴道出血为主要临床表现，体征不明显。重型以隐性出血为主，胎盘剥离面超过胎盘面积的1/3，同时有较大的胎盘后血肿。主要症状为突发性剧烈腹痛，可无或仅有少量阴道出血，贫血，腰痛，子宫压痛、硬如板状，胎位不清，当胎盘剥离面超过胎盘面积1/2时，多数会发生胎儿严重宫内窘迫或死亡。中晚孕期，发现阴道流血应警惕是否有胎盘早期剥离发生；胎盘早期剥离也可以是隐匿性的，血液局限在胎盘后方，无阴道流血症状。

（三）超声检查

超声声像随剥离部位、剥离面积大小和检查时间不同而有多种表现。

1. 胎盘剥离早期　胎盘增厚，胎盘与子宫壁间见边界欠清、形态不规则的无回声或低回声区，其内可见散在斑点状高回声、不均质低或杂乱回声，与正常胎盘组织回声不同（图27-6）；有时凝血块突入羊膜腔内，形成羊膜腔内肿块，若范围较大则考虑重型胎盘早剥。此期产后检查胎盘母面有血凝块压迹。

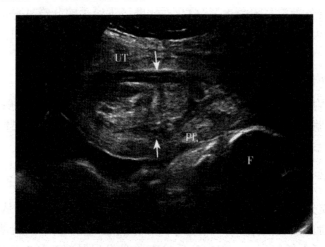

图 27-6　胎盘早剥
箭头所指为胎盘剥离局部血肿；UT：子宫壁；PL：胎盘；F：胎儿

2. 胎盘剥离后期　胎盘剥离出血量不多自行停止后，血肿数天后逐渐液化，超声表现为无回声区，与子宫壁界限分明；而后血肿逐渐机化，表现为不均质高回声团，产后检查胎盘局部有机化血凝块。

3. 胎盘边缘血窦破裂　胎盘边缘胎膜与子宫壁分离、向羊膜腔隆起，胎膜下见不均质低回声区。

彩超检查上述各类出血性改变形成的血肿内均无血流信号，借此与其他胎盘实质性病变如胎盘绒毛膜血管瘤鉴别。超声检查时应注意胎儿心率变化，当剥离面大，出血量多时，胎儿因缺氧可导致持续性心率减慢甚至心跳停止。有血性羊水时，羊水内可出现密集的点状回声。

（四）鉴别诊断

1. 胎盘内血池或血窦　位于胎盘实质内，在胎盘切面内呈不规则液性暗区，内有云雾状回声呈沸水状（沸水征）。

2. 子宫肌瘤　位于子宫肌层内，边缘较清，形态规则，回声衰减，向宫腔内或宫外突出。

3. 胎盘囊肿　位于胎盘的羊膜面或母面，边缘清楚，圆形，内为无回声。

4. 胎盘血管瘤　位于胎盘实质内或突向羊膜腔，回声较均匀，边界清。

（五）临床价值

胎盘早剥早期或剥离面积较小，超声声像表现无特异性，此时超声诊断的关键是重视病史和体征，对突发持续性腹痛和少量阴道流血病例有针对性地仔细扫查胎盘，可以大大提高正确诊断率。后壁胎盘因超声远场分辨力较差，不易诊断。仪器的分辨力及操作者的经验也是影响诊断的重要因素。

三、脐带异常

脐带连接胎儿与母体，是两者进行物质交换的重要器官。脐带异常包括脐带长度异常（过长或过短）、脐血管数目异常（单脐动脉）、脐带附着异常（如帆状附着、边缘附着）、机械性病变（如脐带缠绕、脐带打结）和脐带水肿、脐带内静脉瘤样扩张等。脐带异常有时会导致胎儿宫内生长受限，严重者可导致胎死宫内。

（一）单一脐动脉脐带

正常胎儿脐带内有2条脐动脉和1条脐静脉。单脐动脉（single umbilical artery），是指脐带内只有1条脐动脉，另一条脐动脉缺失。发生率约为0.2%～1.9%，但在畸形胎儿中为7.4%～48%。可以是单发，也可以合并其他畸形，合并畸形时，胎儿染色体异常发生率较高，最常见为18-三体综合征。

1. 超声检查　羊膜腔内正常脐带可显示3条血管，2条脐动脉和1条脐静脉。经膀胱盆腔横切面可显示膀胱两旁的脐动脉向前至脐轮。单脐动脉时脐带内仅见2条血管，一条为脐动脉，一条为脐静脉，脐带横切面显示一大一小两个圆形暗区，纵切面显示两条管状暗区互相缠绕，彩超有助于判断，经膀胱的盆腔横切面仅显示膀胱一侧的单条脐动脉（图27-7）。

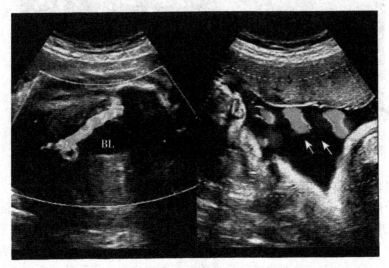

图27-7　单脐动脉
箭头所指为脐带内成对的一条脐动脉和一条脐静脉；BL：膀胱

2. 临床价值　由于羊膜腔内脐带互相缠绕，易漏诊单脐动脉，因此观察脐动脉应在膀胱两侧扫查明确有无血流方向朝向脐轮部的2条脐动脉。单纯的单脐动脉预后良好，合并有其他畸形的病例应建议行胎儿染色体核型检查。

（二）脐带附着异常

正常脐带远端附着于胎盘中央实质部，当脐带附着于胎盘边缘2cm以内（边缘附着）以及附着于胎盘边缘以外的胎膜（帆状附着，也称帆状胎盘）时属于脐带附着异常。帆状胎盘在单胎妊娠的发生率约为0.5%～1.69%，在单绒毛膜囊双胎妊娠中增加10倍，易导致宫内生长受限、低体重儿等,由于脐血管分支在胎膜上,容易合并血管前置,在阴道分娩时发生新生儿死亡。胎盘边缘附着母儿结局大多良好,但需注意其也有可能发展成帆状附着。

1. 超声检查

(1) 二维超声表现:脐带边缘附着表现为脐带血管从胎盘边缘进入,脐带血管在胎盘附着部分有分叉,平行于子宫壁向胎盘中部走行,形成胎盘子面血管;脐带帆状附着表现为胎盘子面没有相连的脐带,脐带垂直附着在宫壁胎膜上,并显示朝向胎盘的血管分支(图 27 - 8)。

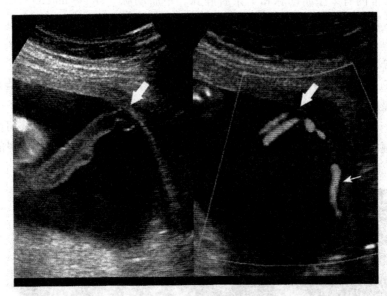

图 27 - 8 脐带帆状附着
粗箭头所指为宫壁胎膜上脐带附着处;细箭头所指为胎膜上脐血管分支

(2) 彩超表现:脐带附着点上显示分叉的血流信号。

2. 临床价值 中孕期超声检查诊断脐带附着的敏感性和特异性较高,但随孕周增加脐带附着点扫查难度加大,需进行针对性的扫查方能明确。胎盘帆状附着合并血管前置的发病率约为1/1 200 ~1/5 000,产前超声难以诊断,前置的血管因为没有保护,很容易受胎儿先露部的挤压、受子宫收缩而破裂或者随胎膜破裂而破裂出血,导致胎儿宫内缺血或失血,产前未诊断者新生儿存活率不足50%。当附着点位于宫腔下段的胎膜时,应高度注意有无血管前置,可采用经阴道彩超辅助诊断。

(三) 脐带缠绕及打结

脐带绕颈、绕身、过度扭曲或真、假结为脐带的机械性异常。脐带绕颈很常见,发生率为15% ~25%,与脐带过长和胎动过频有关,只有当脐带绕颈两圈或两圈以上才有临床意义。脐带过度扭曲可能与脐带血管发育速度不一致、胎儿血流动力学改变以及脐带肌纤维分布不均有关。

1. 超声检查 脐带绕颈时,在胎儿颈部的水平切面和矢状切面可以见到脐带回声;由于脐带的压迫,胎儿颈部或背部皮肤可呈现脐带的压痕,环绕一周者呈"U"形,内为一小圆形无回声，其内可见小短光条；绕颈两周者呈"W"状；绕颈三周者呈锯齿状。应用彩色多普勒在胎儿颈、背部或肢体可以直接显示环绕的脐带（图27-9）。脐带缠绕打结表现为脐带走行杂乱，成堆聚集，但判断是真结还是假结较困难。脐带真结可导致脐动脉血流阻力增高，结合彩超血流频谱有助于鉴别。

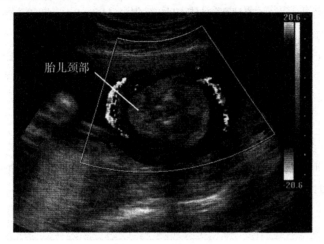

胎儿颈部

图27-9　脐带绕颈

2. 临床价值

（1）较松的缠绕不影响胎儿及正常分娩，缠绕紧者可能造成胎头不下降及胎儿宫内缺氧，但导致宫内缺氧的原因很多，应根据胎心率改变及胎心电子监护结果判断。

（2）胎儿颈后"V"或"W"形的声像也可能是颈后皮肤皱折所致，诊断时应结合彩超检查。

（3）脐带绕颈不宜过早做出诊断，诊断太早无临床意义，反而增加孕妇心理负担。

（4）产前胎心监护时发现胎心率异常（尤其是变异减速）或临产后胎头高浮不降时，可行超声检查明确有无脐带绕颈以指导临床处理。

四、羊水量异常

妊娠期羊水的量和成分处于一个不断生成和吸收、相对稳定的动态变化过程中。参与羊水生成和吸收的机制主要包括胎儿排尿、吞咽、呼吸等运动，胎儿皮肤和胎膜也参与羊水的代谢。正常妊娠的羊水量随孕周增加而增多，最后2~4周开始逐渐减少，妊娠足月时羊水量约为1 000ml（800~1 200ml）。

（一）羊水过少

妊娠晚期羊水量少于300ml者，称为羊水过少（oligohydramnios）。其发生率为0.5%~4%。羊水过少多见于胎儿泌尿系统畸形、过期妊娠、胎儿宫内发育迟缓（IUGR）以及羊膜病变等。羊水过少发生越早，胎儿预后越差。

1. 超声检查

（1）超声表现：胎儿躯干及肢体卷曲、相互挤压，扫查时难辨胎儿体表结构。

（2）羊水量估计：

1）单一最大羊水暗区垂直深度（AFV）≤2cm 为羊水过少，≤1cm 为严重羊水过少。要求对子宫全面扫查，寻找羊水最大深度。

2）羊水指数法（AFI）孕妇取头高 30°仰卧位，以脐与腹白线为标志点，将腹部分为 4 个象限，测定各象限最大羊水暗区深度值相加而得。AFl≤8cm 为诊断羊水过少的临界值，≤5cm 为诊断的绝对值。

2. 临床价值　超声检查无法精确测量羊水量，但各种超声测量方法有相同的临床意义，帮助判断羊水量的变化，指导临床处理。测量羊水暗区时，力求前后境界清晰明确，其间不要夹杂胎儿、胎盘及脐带等结构，同时尽量减少探头对孕妇腹壁的压力，以免影响测量结果。

（二）羊水过多

凡在妊娠任何时期内羊水量超过 2 000ml 者，称为羊水过多（polyhydramnios），其发生率约为 1%。羊水过多与胎儿中枢神经系统和消化系统畸形、多胎妊娠、母体糖尿病、宫内感染羊膜炎等因素有关，另外还有特发性羊水过多，其原因不明。

1. 超声检查

（1）超声声像：

1）胎儿被大片液性暗区包绕，胎儿在大量羊水中活动幅度较大，不动时常沉卧于子宫后壁。因子宫张力大影响超声声束传导，导致胎儿结构显示困难。

2）胎盘受羊水压迫变薄。

3）合并胎儿畸形时可见相应的声像特征。

（2）羊水量估计：与羊水过少的羊水定量估计方法相同。

1）单一最大羊水暗区垂直深度测定 AFV≥8cm 可诊断羊水过多。

2）羊水指数法 AFI≥25cm 为羊水过多。

2. 临床价值　产前超声是首选的诊断方法，可动态观察羊水的变化，同时可发现合并病变；在羊水过多宫内介入性治疗中，超声在引导穿刺和检查胎儿宫内状况方面也起到了十分重要的作用。

（卫　颖）

第五节　胎儿神经系统畸形

一、无脑畸形

无脑畸形（anence phaly）系前神经孔闭合失败所致，是神经管缺陷的最严重类型，其主要特征是颅骨穹隆缺如（眶上嵴以上额骨、顶骨和枕骨的扁平部缺如），伴大脑、小脑及覆盖颅骨的皮肤缺如，但面部骨、脑干、部分枕骨和中脑常存在。眼球突出呈"蛙样"面容。50% 以上病例伴脊柱裂，部分病例可伴畸形足、肺发育不良、唇腭裂、脐膨出、腹裂等。常伴有羊水过多。

无脑畸形分为三类：①完全性无脑畸形，颅骨缺损达枕骨大孔；②不完全性无脑畸形，颅骨缺损局限于枕骨大孔以上；③颅脊柱裂畸形，为完全性无脑畸形伴开放性脊柱裂畸形。

1. 声像图特点（图 27 - 10）　颅盖骨缺如，颅骨强回声环缺失，仅在颅底部显示强回声的骨化结构及脑干与中脑组织，有人称之为"瘤结"。头颅形态严重异常，无法显示双顶径，无大脑半球。面部冠状切面与双眼球横切面均可显示双眼球向前突出，呈蛙状面容，眼眶上方无颅盖骨。实时超声下，有时可显示胎手碰触搔扒暴露在羊水中的脑组织。脑组织破碎，脱落于羊水中，使羊水变"浑浊"，回声增强，大量光点在羊水暗区中漂浮，即"牛奶样羊水"。尤其在孕妇侧动体位或胎动时更为明显。50%经常合并颈段或腰骶段的脊髓脊膜膨出，妊娠后期，吞咽反射缺乏致羊水增多。

2. 临床意义　无脑畸形预后极差，一般在出生后几小时内死亡。因此，无脑畸形一旦做出诊断，均应终止妊娠。

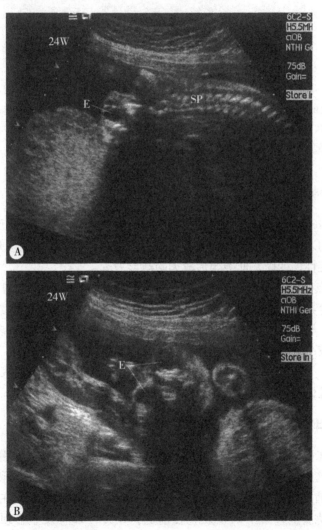

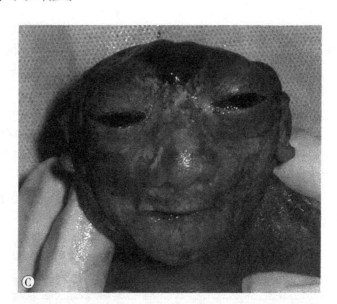

图 27 - 10   24 周无脑畸形

A. 无脑畸形头颈部矢状切面显示眼眶以上颅盖骨缺失，其表面未见明显脑组织回声；B. 无脑畸形颜面部冠状切面显示眼眶以上颅盖骨缺失，双眼明显外突，呈"蛙眼状"改变；C. 引产后标本；E. 眼；SP. 脊柱

二、露脑畸形

露脑畸形（exencephaly）本病主要特征为颅盖骨部分或完全缺失，脑组织直接暴露、浸泡于羊水中，脑的表面有脑膜覆盖，但无颅盖骨及皮肤，脑组织完全但是发育异常，包括脑组织结构紊乱、变性、变硬，此类畸形较无脑畸形为少。

1. **声像图特点**　胎儿颅骨缺如，颅骨强回声环消失，大脑半球被薄薄的一层脑膜包裹，可见丰富但是发育异常的脑组织，脑的表面不规则，脑内结构紊乱，脑组织回声增强，不均匀（图 27 - 11）。羊水暗区浑浊，大量光点漂浮于羊水中。常伴羊水过多。当脑组织可见但是脑组织看上去较小，可以表现为部分无颅畸形或部分无脑畸形。

2. **临床意义**　与无脑畸形一样，露脑畸形预后极差，一般在出生后几小时内死亡。因此，露脑畸形一旦做出诊断，均应终止妊娠。

三、脑膨出及脑膜膨出

神经管嘴端在妊娠第 4 周闭合失败，导致颅骨畸形和潜在的脑膜膨出。畸形最轻的是闭合型颅骨裂。脑膜从颅盖骨疝出称为脑膜膨出（meningoceles），脑和脑膜都从颅骨缺损中疝出称为脑膜脑膨出。75% 发生在枕部，枕部脑膨出可以高位，在正中孔之上，也可累及上位颈椎和枕骨。13% ～15% 发生在前额，10% ～12% 发生在顶部，少部分发生在蝶窦，蝶鼻脑膨出临床上常是隐性的。常在青少年期发病。疝囊内不含脑组织，预后最佳。

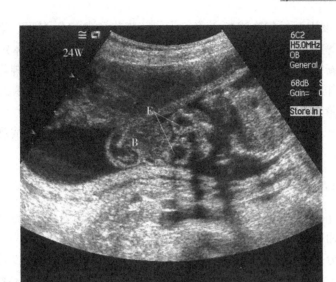

图 27－11 17 周露脑畸形

头部冠状切面显示颅骨缺如，脑组织（B）直接暴露羊水中；E. 眼

1. **声像图特点** 缺损处颅骨回声光带连续中断。这是诊断脑或脑膜膨出的特征性表现之一。当颅骨缺损处有脑组织和脑膜膨出时，呈不均质低回声（图 27－12），当有大量脑组织膨出时，可导致小头畸形，脑组织疝出得越多，脑内残余得越少。当颅骨缺损处仅有脑膜膨出时，囊内仅含脑脊液而呈无回声区。当膨出的脑组织较少时，超声很难分清是脑膨出还是脑膜膨出。连续追踪观察时偶尔可见脑或脑膜膨出在一段时间内消失，过一段时期后又再出现。囊壁常较薄，一般小于 3mm，内无分隔光带。位于额部脑或脑膜膨出，常有眼距过远、面部畸形、胼胝体发育不良等。经阴道超声可在 13 周诊断本病。可合并脑积水、脊柱裂和 Meckel－Gruber 综合征，羊水增多。

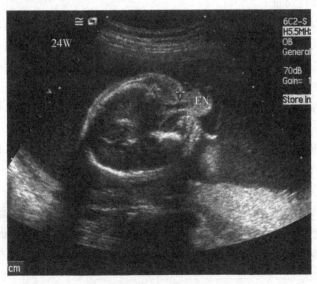

图 27－12 24 周脑膜脑膨出

头部横切面显示枕骨连续性回声中断（"＋＋"之间）及脑膨出（EN）

2. 临床意义　该病预后与膨出的部位、大小、膨出的脑组织多少、染色体是否异常、有无合并其他畸形等有关，脑组织膨出越多，合并其他畸形越多或染色体异常者，其预后越差。脑或脑膜膨出新生儿总死亡率约 40%，存活者 80% 以上有智力和神经系统功能障碍。额部小的脑膨出不伴有其他畸形时，其预后较位于其他部位的相同大小脑膨出预后好，但额部膨出可导致语音障碍。

一旦诊断脑膨出，应该彻底检查寻找相关畸形。60% ~80% 伴发颅内或颅外畸形。13% ~44% 存在染色体异常。

四、脊柱裂和脊髓脊膜膨出

胎儿脊柱裂（spinal bifida）是后神经孔闭合失败所致，其主要特征是指背侧的两个椎弓未能融合在一起而引起的脊柱畸形，按照背侧中线部位是否有神经组织（神经基板）通过椎裂暴露于外界分为开放性脊柱裂和闭合性脊柱裂。前者背侧中线病变部位有皮肤缺损、脑脊液外渗，主要类型有脊膜膨出、脊髓脊膜膨出（meningomyelocele）、脊髓外露；后者背侧中线病变部位有完整皮肤，无脑脊液外渗，主要类型有脊膜膨出、脂肪脊髓脊膜膨出、脊髓纵裂、终丝脂肪瘤、终丝紧张、皮毛窦等。

1. 声像图特点　闭合性脊柱裂的裂口处表面皮肤连续完整形成一个密封腔室，没有脑积液外渗到羊膜腔内，椎管压力无明显降低，一般不出现典型颅脑超声特征，受累段脊柱由于病变不明显，产前超声图像常无明显超声表现而难以发现，少部分病例受累段脊柱皮下出现较大脂肪瘤或囊状包块时有可能被产前超声检出。

开放性脊柱裂由于脑积液外渗到羊膜囊内，椎管压力低于颅内压力，导致小脑蚓部疝入枕骨大孔，最终产生颅后窝池消失、"香蕉小脑"、梗阻性脑积水和柠檬征等特征性颅脑异常声像，且开放性脊柱裂受累段脊柱声像改变常较为明显，因此，开放性脊柱裂在中孕期产前超声较易被发现。下面主要介绍开放性脊柱裂超声表现。

（1）脊柱裂的脊柱特征：

1）从胎儿背侧方向对脊柱做矢状扫查，受累脊柱位于后方的强回声线连续性中断，裂口处皮肤光带及其深部软组织回声连续性亦中断（图 27 - 13）。合并有脊髓脊膜膨出时，裂口处可见一囊性包块（图 27 - 14A），内有马尾神经或脊髓组织。较大脊柱裂时，矢状切面上可显示明显的脊柱后凸畸形（图 27 - 15A）。

2）脊柱横切时脊椎三角形骨化中心失去正常形态，位于后方的两个椎弓骨化中心向后开放，呈典型的 "V" 或 "U" 字形改变（图 27 - 14B）。

3）脊柱冠状切面亦可显示后方的两个椎弓骨化中心距离增大，此时应注意和腰膨出相区别。

4）脊柱裂部位及病变水平的确定：主要在脊柱矢状切面上来确定。靠近头侧的最上一个受累椎体就是病变水平。一般可以从脊柱最末一个骨化中心（一般中孕期为尾 4 晚孕期为尾 5）开始向头侧计数，如果显示困难，则可以以 12 肋所连的椎体为 T_{12} 开始向上或向下计数或以髂骨上缘所对应的椎体为 L_5 或 S_1 开始计数，确定病变受累的具体部位和受累平面。

（2）脊柱裂的脑部特征：脊柱裂常伴有一系列的脑部超声特征，详细检查胎儿头部可以提高本病的检出率。这些特征包括有：小脑异常、颅后窝池消失、柠檬头征、脑室扩大等。这些脑部特征对于诊断脊柱裂的敏感性可高达99%。而小脑异常特征几乎无假阳性，但柠檬头征可有1%~2%假阳性。

1）香蕉小脑征（图27-14C）：脊柱裂胎儿常有小脑异常，小脑变小、弯曲呈"香蕉状"，小脑发育不良甚至小脑缺如。形成香蕉征的主要原因是脊柱裂胎儿颅后窝内结构经枕骨大孔不同程度地疝入颈椎管内所致。出现香蕉征，高度提示有脊柱裂的存在。

2）柠檬头征（图27-15B）：横切胎头时出现前额隆起，双侧颞骨塌陷，形似柠檬，称柠檬头征。在24孕周以前，98%的病例有此特征，24孕周后仅13%病例可检出此种征象。1%~2%的正常胎儿亦有此征象，但正常胎儿不伴有脑内其他异常征象，如脑室扩大、香蕉小脑等。

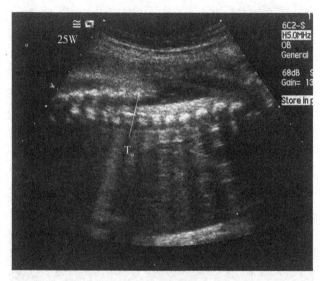

图27-13 25周胎儿开放性脊柱裂

脊柱矢状切面显示 T_9 水平以下开放性脊柱裂，裂口处皮肤光带及其深部软组织回声连续性亦中断

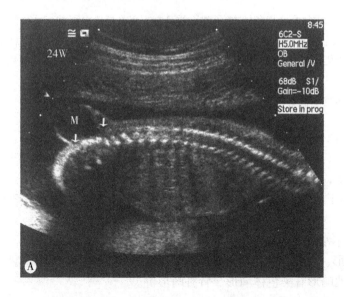

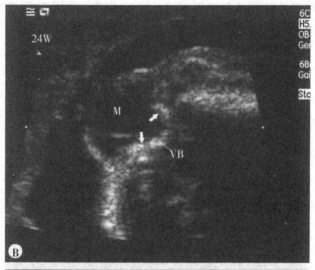

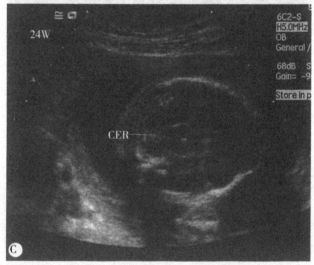

图 27-14 24 周胎儿囊状脊柱裂，染色体核形为 18-三体

A. 脊柱矢状切面显示脊柱裂（箭头所示）合并脊膜膨出（M）；B. 脊柱横切面显示椎弓骨化中心（箭头所示）向后开放，呈"V"字改变，并合并脊膜膨出（M）；VB. 柱体骨化中心；C. 小脑平面显示小脑（CER）发育差，明显缩小，呈香蕉状改变，颅后窝池消失

3）颅后窝池消失（图 27-14C）。

4）脑室扩大（图 27-15B）：1/3 的脑积水胎儿有脊柱裂，而 3/4 的脊柱裂胎儿到 24 周均可出现脑积水，随着孕周的增大，几乎 100% 均有脑积水。

5）双顶径小于孕周：据报道，61% 胎儿双顶径可低于正常胎儿 5 个百分位，而头围仅有 26% 低于正常。

（3）常合并羊水过多。

（4）合并畸形：最常见为足内翻畸形（图 27-15C），也可有足外翻、膝反屈、先天性髋关节脱位。其他畸形有染色体畸形、肾脏畸形等。

2. 临床意义　开放性脊柱裂病变平面越低，病变内仅含脑积液而无神经组织，其预后越好。约25%为死产胎儿。早期外科手术可以使许多开放性脊柱裂新生儿存活，但成活者常有严重功能障碍，主要有双下肢瘫痪、大小便失禁等。如果不手术，17%的患者可成活至十多岁。智力发育与是否伴有脑积水有关。闭合性脊柱裂受累段脊髓神经损伤常常较轻，新生儿和婴幼儿期症状不明显。由于椎管生长较脊髓快，如果闭合性脊柱裂导致脊髓圆锥及马尾神经丛和椎管后壁的粘连，使脊髓圆锥位置不能随发育而向头侧位移，被粘连部位或者异常神经终丝牵拉缺血，神经功能受损症状可能会越来越明显，可出现脊髓拴系综合征，从而出现大小便失禁等临床表现。但随着诊断水平提高、诊断时间提早及神经外科显微手术发展，闭合性脊柱裂的治疗已取得较好临床疗效。

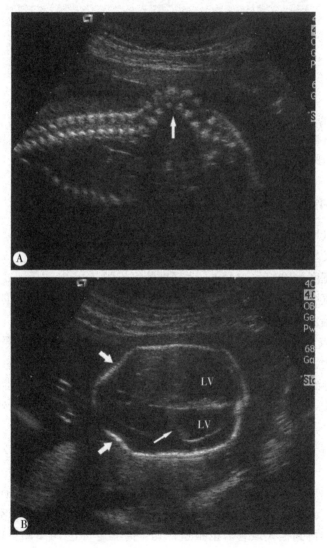

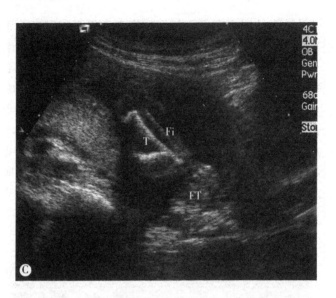

图 27 - 15　20 周胎儿脊柱裂合并足内翻畸形

A. 脊柱裂纵切面图显示脊柱明显后凸畸形（箭头）；B. 头部横切显示双侧额骨塌陷，似柠檬（粗箭头所示），侧脑室（LV）内脉络丛悬挂（细箭头所示）；C. 合并足内翻畸形；T. 胫骨；Fi. 腓骨；FT. 足底

五、脑积水和脑室扩张

胎儿脑积水（hydrocephalus）是指脑脊液过多地聚集于脑室系统内，致使脑室系统扩张和压力升高。其发生率在新生儿中约 2‰。

侧脑室后角宽度 >10mm，<15mm 为轻度脑室扩张（ventriculomegaly）。

侧脑室后角宽度 >15mm 为脑积水或明显脑室扩张，第三脑室和第四脑室也可增大，如果没有合并其他脑发育畸形称为孤立性脑积水。

1. 声像图特点　脑室系统扩张，呈无回声区，其中的脉络丛似"悬挂"于脑室内。可为一侧侧脑室扩大，或两侧侧脑室扩大，也可表现为侧脑室、第三脑室、第四脑室均扩大。中脑导水管狭窄导致的脑积水（图 27 - 16），第四脑室不扩张。根据梗阻程度、扩张的脑室推测梗阻平面。应寻找脑内可能存在的其他畸形、可能引起脑积虑的脑外畸形及其他脏器可能的合并畸形。脑积水严重时，可有脑组织受压变薄。侧脑室比率增大，双顶径较同孕周为大，其增长率亦高于正常。16～32 周胎儿双顶径每周增长 3mm 时应认为增长过速。胎儿头围明显大于腹围。一侧脑积水时，脑中线向健侧偏移。

2. 临床意义　一般来说，胎儿脑积水出生后其预后与其伴发畸形有密切关系。而脑积水对大脑皮质的压迫程度并不能预示其智力的好坏。如果能尽早进行脑室—腹腔分流术，脑积水婴儿的智力将得到很大改善。据报道，其智商测定可达 84 ± 25，10% 的病例可有轻、中度的神经发育迟缓。

近年研究表明，脑积水胎儿围生期死亡率较高，但这些新生儿中除脑积水外，59%～85% 病例常常伴发有其他结构畸形。

轻、中度侧脑室扩张（图 27 - 17）（≤15mm）一般预后良好，但此类患者染色体异常发生率高（常为 21 - 三体）。此外少数单侧脑室扩张者，常伴有大脑发育不良（如无脑回畸形）或坏死病灶（如脑室周围白质软化）。单纯轻度脑室扩张不伴有其他异常时，大部分不会发展成为脑积水，但少数病例可能为脑损伤或脑发育异常的早期表现。从目前的资料来看，一致的观点是其增加了畸形的可能性。推荐进行 TORCH 检查和染色体核型检查。产前发现轻度脑室扩张很难向胎儿父母提供合适的咨询。排除非整倍体畸形或形态发育畸形十分重要。即使这样仍然有远期神经发育状况的焦虑。脑室扩大的程度与神经系统的发育状况有关，当脑室后角扩大超过 15mm 时神经学发育异常增加。

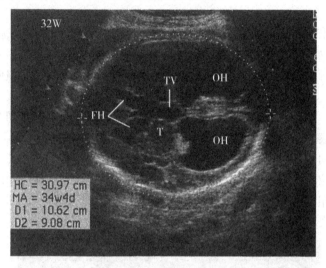

图 27 - 16　32 周胎儿脑积水

侧脑室 2.65cm，第三脑室宽 1.06cm，但第四脑室不扩张，头围增大（30.97cm），相当于 34 周，头围明显大于腹围；TV. 第三脑室；FH. 侧脑室前角；OH. 侧脑室后角；T. 丘脑

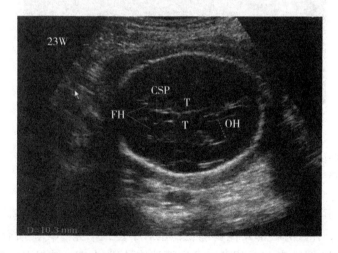

图 27 - 17　23 周胎儿脑室轻度扩张，4 周后复查，脑室内径恢复正常

颅脑横切面显示侧脑室后角稍扩张；OH. 侧室脑后角；FH. 侧脑室前角；T. 丘脑；CSP. 透明隔腔

六、胼胝体发育不全

胼胝体的发育在 12 周从胼胝体头侧开始发育，最后尾侧发育，整个胼胝体完全形成在 18~20 周，因此，18~20 周之前不能诊断胼胝体发育不全（agenesis of the corpus callosum, ACC）。国外文献报道 ACC 的发生率在新生儿约 5‰，可能与胼胝体胚胎发育异常或坏死有关，常与染色体畸形（多为 18 - 三体、8 - 三体或 13 - 三体）和 100 种以上基因综合征有关。50% 病例伴有其他部位的结构畸形，主要为 Dandy - Walker 畸形和先天性心脏畸形。

ACC 有完全型和部分型两种，前者胼胝体完全不发育（缺如），第三脑室不同程度扩大并向头侧移位，侧脑室前角增大并向外侧移位，透明隔腔消失；后者多为胼胝体尾缺如，尾部是胼胝体胚胎发育最晚的部分，第三脑室和侧脑室前角移位不明显，但侧脑室三角区和侧脑室后角扩张。

1. 声像图特点　侧脑室增大呈"泪滴状"（teardrop appearance）（图 27 - 18）。胎头横切面图上，侧脑室表现为前窄后宽，似"泪滴"，即侧脑室前角窄小，后角及三角区增大。侧脑室体部平行且间距增大。侧脑室前角变窄，角间距增大。室间孔延长。第三脑室不同程度增大，且向上移位，当第三脑室明显增大时，在中线区显示为一囊肿样图像，此时应与脑中线其他囊性病变相鉴别，如中线区蛛网膜囊肿、大脑大静脉畸形（Galen 静脉畸形）。胼胝体与透明隔腔消失。彩色多普勒显示胼周动脉走行异常。

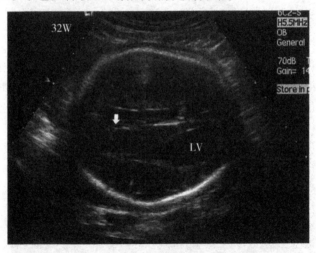

图 27 - 18　32 周胎儿胼胝体发育不全

颅脑横切面呈侧脑室（LV）扩张，前角外展，呈泪滴状改变，透明隔腔消失（箭头所示）

2. 临床意义　其预后与引起 ACC 的病因有关。染色体异常如 18 - 三体、13 - 三体等引起的 ACC，预后差；伴发有脑部其他畸形者，预后不良，单纯 ACC，预后尚不清楚。有作者报道产前诊断的 30 例单纯 ACC 患儿，产后随访数月到 11 年，结果表明 26 例（87%）患儿发育正常或基本正常。

七、Dandy – Walker 综合征

Dandy – Walker 综合征（Dandy – Walker complex）是一种特殊类型的脑畸形，发生率约 1/30 000。典型的 Dandy – Walker 综合征以小脑蚓部缺失、第四脑室和颅后窝池相通并扩张为特征，约 1/3 伴脑积水。

1. 可将其分为以下三型。

（1）典型 Dandy – Walker 畸形：以小脑蚓部完全缺失为特征，此型较少。

（2）Dandy – Walker 变异：以小脑下蚓部发育不全为特征，可伴有或不伴有颅后窝池增大。

（3）单纯颅后窝池增大：颅后窝增大合并完整的小脑蚓部和第四脑室。

2. 声像图特点　典型 Dandy – Walker 畸形表现为两侧小脑半球分开，中间无联系，蚓部完全缺如。颅后窝池明显增大，第四脑室增大，两者相互连通（图 27 –19）。部分病例可伴有侧脑室轻度或明显扩张。

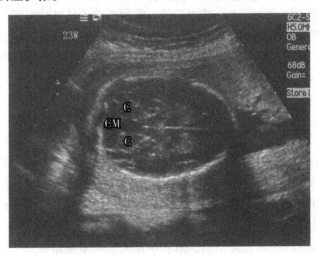

图 27 –19　23 周儿典型 Dandy – Walker 畸形
小脑（C）蚓部完全缺失，颅后窝池（CM）增大

迄今为止，Dandy – Walker 变异与单纯颅后窝池增大尚没有确切的诊断标准。当颅后窝池 >10mm 时后颅窝增大可疑。当发现第四脑室和颅后窝有窄的交通时 Dandy – Walker 变异可疑。基于目前的证据和经验，产前超声可以检出 Dandy – Walker 综合征中最严重的解剖类型，即典型的 Dandy – Walker 畸形。

3. 临床意义　典型 DandyWalker 畸形产后死亡率高（约 20%），存活者常在 1 岁内出现脑积水或其他神经系统症状，40% ~70% 患者出现智力和神经系统功能发育障碍。Dandy – Walker 畸形越典型，预后不良的可能性越大。Dandy – Walker 变异和单纯颅后窝池增大而不合并其他畸形或脑室扩张者，其预后有待进一步的研究和观察。后者在排除染色体畸形和其他结构畸形后，可能是颅后窝池的一种正常变异。

八、前脑无裂畸形（或全前脑）

前脑无裂畸形（holoprosencephaly）为前脑未完全分开成左右两叶，而导致一系列脑畸

形和由此而引起的一系列面部畸形。其发生率约 1/10 000。本病常与染色体畸形如 13 - 三体、18 - 三体、18 号染色体短臂缺失等有关，也与其他类型的染色体异常如不平衡移位或基因突变有关，但仍有许多病例发病原因不清楚。对于非染色体异常所致的全脑无裂畸形多为散发性，其再发风险率约 6%。

1. 前脑无裂畸形（全前脑）有以下三种类型。

（1）无叶全前脑：最严重，大脑半球完全融合未分开，大脑镰及半球裂隙缺失，仅单个原始脑室，丘脑融合成一个。

（2）半叶全前脑：为一种中间类型，介于无叶全前脑和叶状全前脑之间。颞叶及枕叶有更多的大脑组织，大脑半球及侧脑室仅在后侧分开，前方仍相连，仍为单一侧脑室，丘脑常融合或不完全融合。

（3）叶状全前脑：大脑半球及脑室均完全分开，大脑半球的前后裂隙发育尚好，丘脑亦分为左、右各一，但仍有一定程度的结构融合，如透明隔消失。

由于大脑半球不分开，可形成一系列不同程度的面部中线结构畸形。眼畸形可表现为轻度眼距过近，严重者可形成独眼畸形，眼眶融合成一个，甚至眼球亦融合成一个。鼻畸形可表现为单鼻孔畸形、无鼻孔长鼻畸形或象鼻畸形，此种长鼻常位于独眼眶的上方。可伴有正中唇腭裂、两侧唇腭裂、小口或无口畸形等。

2. 声像图特点　无叶全前脑可表现为单一原始脑室（图 27 - 20）、丘脑融合、大脑半球间裂缺如、脑中线结构消失、透明隔腔与第三脑室消失、胼胝体消失、脑组织变薄及一系列面部畸形如长鼻、眼距过近或独眼、正中唇腭裂等。半叶全前脑如能仔细检查、仔细辨认脑内结构及面部畸形，可于产前做出诊断，主要表现为前部为单一脑室腔且明显增大，后部可分开为两个脑室，丘脑融合、枕后叶部分形成、第四脑室或颅后窝池增大、面部畸形可能较轻，眼眶及眼距可正常，扁平鼻；也可合并有严重面部畸形，如猴头畸形、单鼻孔等。叶状全前脑由于脑内结构异常及面部结构异常不明显，胎儿期很难被检出。透明隔腔消失时应想到本病可能，可伴有胼胝体发育不全，冠状切面上侧脑室前角可在中线处相互连通。

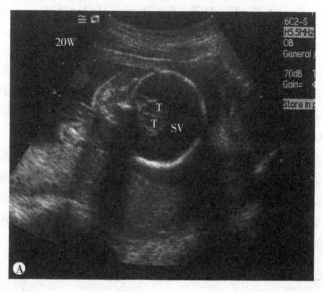

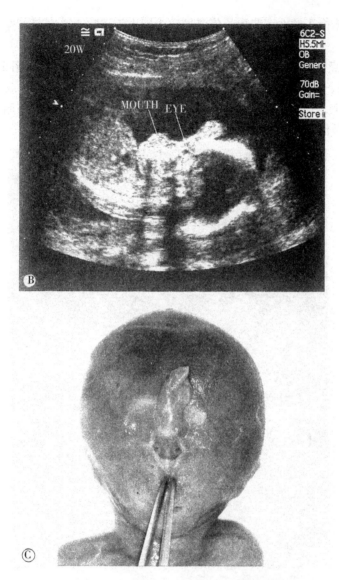

图 27 – 20 20 周胎儿无叶全前脑、独眼畸形

A. 颅脑横切面显示单一脑室（SV）、丘脑（T）融合；B. 颜面部矢状切
面显示喙鼻（P）及独眼（EYE）畸形，MOUTH. 口；C. 引产后标本

3. 临床意义　无叶全前脑和半叶全前脑常为致死性，出生后不久即夭折。而叶状全前脑可存活，但常伴有脑发育迟缓，智力低下。

九、小头畸形

小头畸形（microcephaly）为头围低于同龄组平均值三个标准差及以上的临床综合征。头颅小而面部正常，因而颅面比例明显失调，前额向后倾斜，脑发育差，脑缩小，且大脑半球受累较间脑和菱脑更明显。常有脑回异常如巨脑回、小脑回或无脑回畸形。可有侧脑室扩大。伴有其他脑畸形时，有相应畸形的特征，如脑穿通畸形、无脑回畸形、全前脑、脑膜膨出等。由于大脑未能正常发育或生长停滞导致头围小于正常，普遍存在神经系统畸形和智力迟钝。

1. 声像图特点　胎儿头围测值低于同龄胎儿的三个标准差以上（图27-21），头围/腹围、双顶径/腹围、双顶径/股骨长比值明显小于正常。额叶明显减小。双顶径低于同龄胎儿的三个标准差以上，但其假阳性率较高，可达44%。其他生长参数如胎儿腹围、股骨长、肱骨长等可在正常值范围内。面部正中矢状切面上，前额明显后缩。

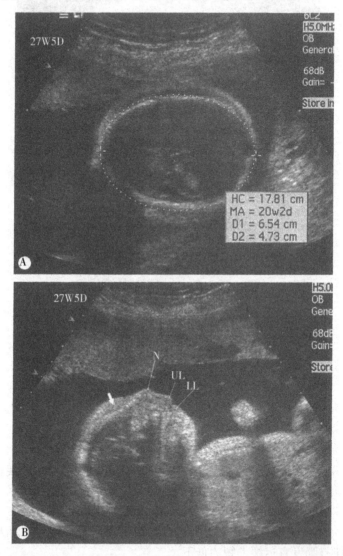

图27-21　27周5天胎儿小头畸形，患者为近亲婚配，1996年生育一畸形儿，1999年生育一智力正常的女儿

A. 头部横切显示脑内结构欠清晰，双顶径4.41cm，相当于19周2天大小，头围17.81cm，相当于20周2天，低于正常孕周的5个标准差，透明隔腔消失，小脑发育差；

B. 头部矢状切面，显示前额明显后缩（箭头）；N. 鼻；UL. 上唇；LL. 下唇

2. 临床意义 单纯小头畸形而不伴有其他脑畸形时，常伴有中、重度智力障碍。一般来说，头围越小，智力障碍越严重。95%患儿有神经、内分泌紊乱症状，如肌张力失调、痉挛性脑性麻痹、生长迟缓或精神运动功能缺陷等。

十、脉络丛囊肿

脉络丛囊肿（choroid plexus cyst）的声像图特点和临床意义如下。

1. 声像图特点 妊娠 10 周后超声即可检出脉络丛囊肿。超声表现为脉络丛强回声内见囊性无回声暗区，囊壁薄，边缘光滑、整齐，多呈圆形（图 27－22）。囊肿可单发，也可多发；可单侧出现，也可双侧出现；可为单纯囊肿，也可为多房分隔囊肿。

2. 临床意义 单纯脉络丛囊肿常常没有明确的病理意义，预后良好。但胎儿脉络丛囊肿与染色体异常（主要为 18－三体）的危险性增加有关。

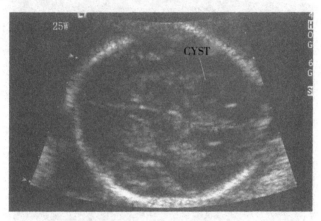

图 27－22　25 周多发性畸形胎儿合并脉络丛囊肿，染色体核型为 18－三体。颅脑横切面显示右侧脉络丛内囊性暗区（CYST）

十一、Galen 静脉血管瘤

Galen 静脉（即大脑大静脉）很短，长约 1cm，位于胼胝体和丘脑的后下方，由两侧大脑内静脉汇合而成，向后汇入直窦。Galen 静脉管壁薄弱，易受损伤。先天性 Galen 静脉血管瘤（vein of Galen aneurysm）为一种少见的散发性血管畸形。

先天性 Galen 静脉血管瘤由于动静脉畸形（arteriovenous malformation，AVM）导致 Galen 静脉呈瘤样扩张，其供血动脉可为一条或多条小动脉，这些小动脉起源于 Willis 环或椎－基底动脉系统，直接注入 Galen 静脉内，形成动－静脉瘘或动－静脉畸形，由于这种畸形动脉与静脉之间没有正常的毛细血管网，因此交通处压差较大，血流阻力低，流速大，大量血液经此 AVM 流入静脉返回心脏，形成无效循环。因此，患儿可出现一系列并发症，包括中枢神经系统、心血管系统、呼吸系统等。中枢神经系统由于大量血流经 AVM 流回心脏，其周围脑组织血流供应相对减少而引起局部区域梗死和脑室周围脑白质软化。此外，瘤体较大时可压迫中脑导水管而引起脑积水。由于长期高心输出量导致胎儿充血性心力衰竭，心脏扩大，尤其是右心室扩大明显，上腔静脉及肺动脉亦扩张。充血性心力衰竭还可导致胎儿水肿。

1. 声像图特点 本病多在晚孕期（一般在 32 周以后）才被超声检出，其主要声像特点为：胎儿头部在丘脑平面横切时，近中线区、第三脑室的后方、丘脑的后下方探及一椭圆形无回声囊性结构（图 27 - 23），囊壁薄而光滑，形态规则。彩色多普勒超声可显示囊性无回声区内彩色血流，脉冲多普勒出现高速低阻的频谱。与其他脑内中线或中线旁囊肿（如蛛网膜囊肿、脑穿通囊肿、第三脑室扩张等）的鉴别主要依靠彩色多普勒，单纯从二维特征有时很难将其区分。瘤体较大时可压迫中脑导水管而出现脑积水声像。伴有充血性心力衰竭时，可有心脏扩大、胎儿水肿声像。

2. 临床意义　新生儿期 50% 患儿可出现新生儿心力衰竭，50% 患儿可无临床症状。随着病情的发展，可出现脑积水、颅内出血，早期行导管插管 AVM 栓塞术，可得到很好的疗效。有并发症或合并其他畸形时，预后不良。

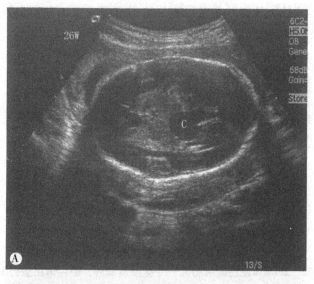

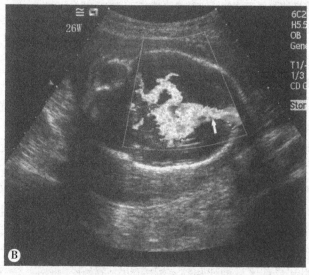

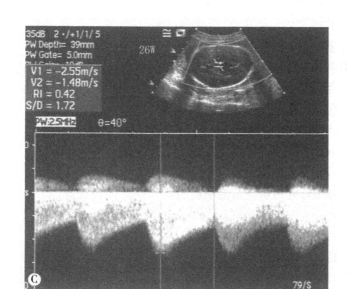

图 27 – 23　26 周胎儿 Galen 静脉瘤

A. 横切面显示中线区、第三脑室的后方、丘脑的后下方探及一椭圆形无回声囊性（C）结构，囊壁薄而光滑，形态规则；B. 彩色多普勒血流显像显示无回声的囊性暗区内充满彩色血流信号；C. 脉冲多普勒取样容积置于瘤内显示高速低阻血流频谱

（李志刚）

第六节　胎儿颜面部畸形

一、唇腭裂

　　唇腭裂（cleft lip/cleft palate）是最常见的颜面部畸形，其发生率有明显的种族差异，按出生人口统计，美国印第安人最高约 3.6‰，其次为亚洲人为 1.5‰～2‰，白人约 1‰，黑人约 0.3‰。我国最近统计资料为 1.8‰。胎儿唇腭裂的发生率可能更高，因为合并有致死性染色体畸形或其他解剖结构畸形病例未能统计在内（28 周以前即流产）。资料表明约 50% 为唇裂合并腭裂，约 25% 为单纯唇裂，25% 为单纯腭裂。单侧唇腭裂（约占 75%）多于双侧，左侧多于右侧，左右侧之比为 4∶1。唇裂患者无论伴有或不伴有腭裂，大多数病例（80% 左右）不合并其他畸形，但有 20% 的患者出现在 100 多种基因综合征中；单纯腭裂则不同，约 50% 常合并其他畸形，常并发于 200 多种基因综合征。可以是常染色体显性、隐性遗传，也可以是 X 染色体连锁显性或隐性遗传。1%～2% 有染色体异常（主要为 18 – 三体和 13 – 三体），约 5% 与致畸物有关。正中唇裂约占所有唇裂病例的 0.5%，常与全前脑或口 – 面 – 指综合征有关。

　　唇腭裂的分类方法很多，临床上主要按裂隙的部位和裂隙的程度分类。唇裂系在上唇或下唇处裂开，上唇裂多见，下唇裂罕见。腭裂则为一侧或双侧原发腭与继发腭之间未融合（原发腭裂或牙槽突裂）或一侧或两侧继发腭与鼻中隔或两侧继发腭之间未融合（单纯硬腭裂或软腭裂）。

1. 唇腭裂有许多类型，目前临床上有许多分类方法，常见类型有：

（1）单纯唇裂：又可分为单侧唇裂和双侧唇裂。根据唇裂的程度可将唇裂分为：

Ⅰ度唇裂：裂隙只限于唇红部。

Ⅱ度唇裂：裂隙达上唇皮肤，但未达鼻底。

Ⅲ度唇裂：从唇红至鼻底完全裂开。

Ⅰ、Ⅱ度唇裂为不完全唇裂，Ⅲ度唇裂为完全唇裂。

（2）单侧完全唇裂伴牙槽突裂或完全腭裂。

（3）双侧完全唇裂伴牙槽突裂或完全腭裂。

（4）正中唇腭裂：常发生在全前脑与中部面裂综合征，唇中部、上腭中部缺失，裂口宽大，鼻发育异常。

（5）不规则唇裂：与羊膜带综合征有关，唇裂常不规则、奇形怪状，常在不寻常的部位出现。除唇裂外，常伴有其他部位的严重异常，如裂腹、缺肢、脑膜膨出等。

（6）单纯腭裂：亦可分为单侧与双侧腭裂。根据腭裂的程度可分为：

Ⅰ度腭裂：悬雍垂裂或软腭裂。

Ⅱ度腭裂：全软腭裂及部分硬腭裂，裂口未达牙槽突（即无原发腭裂或牙槽突裂）。

Ⅲ度腭裂软腭、硬腭全部裂开且达牙槽突（即包括原发腭与继发腭之间及继发腭与鼻中隔之间均未隔合）。

Ⅰ、Ⅱ度腭裂为不完全腭裂，Ⅲ度腭裂为完全腭裂。前者一般单独发生，不伴唇裂，仅偶有伴发唇裂者；后者常伴有同侧完全唇裂。

2. 声像图特点

（1）单纯唇裂在超声图像上有恒定的超声表现，在胎儿颜面部冠状切面和横切面上观察最清楚，主要表现为一侧或双侧上唇连续性中断，中断处为无回声暗带，暗带可延伸达鼻孔，引起受累侧鼻孔变形、变扁。单侧唇裂时，两侧鼻孔不对称时常为Ⅲ度唇裂；如果鼻孔两侧对称、鼻孔不变形、唇裂裂口未达鼻孔者则多为Ⅱ度唇裂（图27-24）；仅在唇红部显示中断者为Ⅰ度唇裂。Ⅰ度唇裂因裂口小常漏诊。矢状切面正常曲线形态失常，在上唇裂裂口处上唇回声消失。

（2）单侧完全唇裂合并牙槽突裂或完全腭裂（图27-25）时，除上述唇裂征象外，上颌骨牙槽突回声连续性中断，正常弧形消失，在裂口中线侧牙槽突常向前突出，而裂口外侧牙槽突则相对后缩，在横切面上可见"错位"征象。乳牙列在裂口处排列不整齐，乳牙发育可正常，也可伴邻近乳牙发育异常，如乳牙缺如或乳牙增多。牙槽突裂的裂口处一般在侧切牙与犬牙之间裂开（原发腭与继发腭之间未能正常融合）。

（3）双侧完全唇裂合并牙槽突裂或完全腭裂时（图27-26），双侧上唇、牙槽突连续性中断，在鼻的下方可显示一明显向前突出的强回声块，该强回声浅层为软组织（上唇中部及牙龈），深层为骨性结构（前颌突），这一结构称为颌骨前突（premaxillary protorusion）。颌骨前突在正中矢状切面最明显。

（4）单纯不完全腭裂（不伴唇裂和牙槽裂）在超声图像上难以显示出它的直接征象，由于腭的走向为横向走行，其前方与两侧均有上颌骨牙槽突的遮挡，超声不能穿透骨性牙槽突，在牙槽突的表面几乎产生全反射，其后方为声影，硬腭与软腭正好处于声影区内，因而硬腭与软腭在冠状切面、矢状切面和横切面都难以直接显像，因此，腭裂的裂口亦难以通过这些切面直接显示出来。

　　单纯软腭裂亦难显示，因为软腭与周围组织声阻差相似，又无明确的定位标志，正常软腭在声像图上就难显示。在口咽与鼻咽部均有无回声的羊水衬托时，矢状切面和冠状切面可显示软腭，而软腭裂只能在冠状切面才能显示出来。

　　笔者认为，要显示这两种类型的腭裂，在经下唇或下颌向后上扫查与经梨状孔向后下扫查显示硬腭及软腭的斜冠状切面时，有可能获得单纯不完全硬腭裂或软腭裂的直接征象。

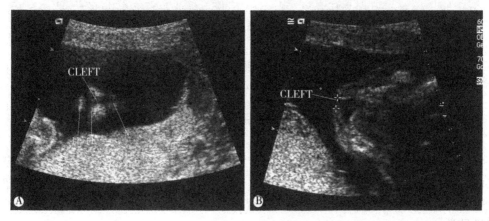

图 27 - 24　Ⅱ度唇裂

上唇冠状切面（图 A）及横切面（图 B）显示右侧唇腭，但唇裂裂口未达鼻孔；
CLEFT. 唇裂；UL. 上唇；LL. 下唇；N. 鼻

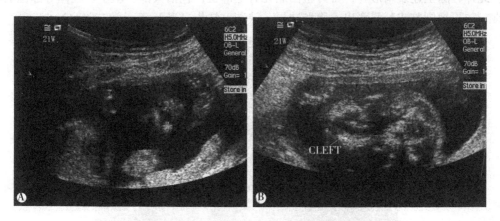

图 27 - 25　21 周胎儿左侧完全唇裂并完全腭裂

A. 冠状切面显示左侧上唇连续性中断（"＋＋"之间）；B. 经左侧面颊部斜横切面显示左侧上腭连续性中断（CLEFT），裂口直达鼻咽部

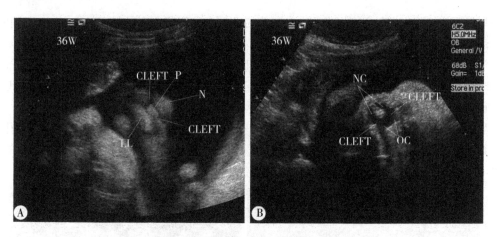

图 27 -26 36 周胎儿双侧完全唇腭裂

A. 鼻唇冠状切面显示双侧唇裂；B. 经梨状孔向后下扫查显示硬腭及软腭的斜冠状切面，显示鼻腔与口腔之间形成两条深而窄的无回声带，且鼻腔与口腔相通，实时下可清楚显示舌的活动；CLEFT. 唇腭裂；LL. 下唇；P. 颌骨前突；OC. 口腔；NC. 鼻腔

（5）正中唇腭裂（图 27 -27）：正中唇腭裂常发生在全前脑和中部面裂综合征，两者在面部超声特征的明显区别是前者眼距过近，而后者眼距过远。正中唇腭裂在超声图像上表现为上唇及上腭中部连续性中断，裂口宽大，鼻结构明显异常，常伴有其他结构的明显异常。

（6）不规则唇裂（asymmetric clefts）：不规则唇裂多与羊膜带综合征有关，常表现为面部及唇严重变形，裂口形态不规则，形状怪异，裂开的部位亦不寻常，可发生在唇的任何部位。此外，除上述裂畸形外，常可检出胎儿其他部位，包括头部、躯干、肢体等部位的明显异常，如不规则脑或脑膜膨出、腹壁缺损、缺肢、缺指（趾）等。常有羊水过少。

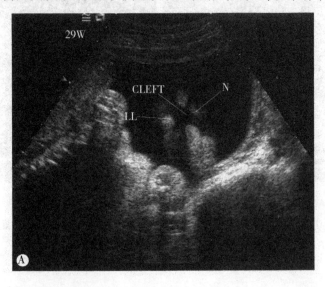

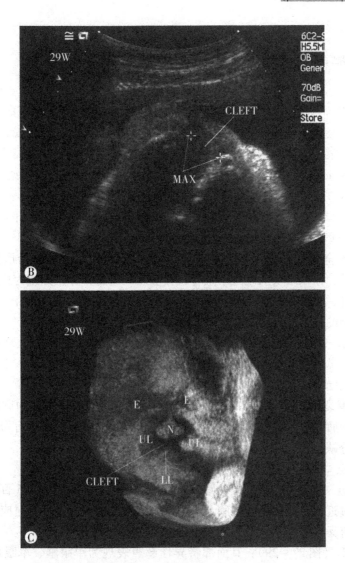

图 27 – 27　29 周胎儿全前脑合并正中唇腭裂

产前超声冠状切面（图 A）、横切图（图 B）及三维超声（图 C）清楚显示上唇
中央连续中断，鼻发育不良，鼻结构不正常，不能显示双鼻孔，鼻塌陷、鼻柱缺
如，双侧原发腭缺如而表现为正中腭裂；N. 鼻；E. 眼；LL. 下唇；CLEFT. 正
中唇腭裂；MAX. 上颌骨牙槽突；UL. 上唇

　　三维超声在唇裂诊断更直观，更一目了然。但其受影响的因素较二维超声更多。影响二
维超声观察的因素同样影响三维超声，此外，三维超声要求胎儿面部有更多的羊水衬托，且
对胎儿体位要求更高，医生的扫查手法亦直接影响三维超声重建图像的质量，仪器三维重建
各参数的调节也是影响图像质量的一个重要因素。对于图像质量不佳的三维超声图，诊断唇
裂应特别小心。实时三维超声成像比静态三维图像质量要好。

　　3. 临床意义　不伴其他结构畸形的单纯唇腭裂预后较好，可通过手术修补治愈。但正
中唇腭裂及不规则唇裂常预后不良。唇腭裂伴有其他结构畸形或染色体异常者，其预后取决

于伴发畸形的严重程度。

二、全前脑的面部畸形

1. 常见类型

（1）独眼畸形（cyclopia）：独眼畸形是以面部中线单眼为特征的畸胎，有不同程度的眼部融合，完全独眼畸形表现为单一角膜、瞳孔、晶体，而没有任何成双的证据。在多数病例中，表现为单一眼眶内两个眼球的不同程度的融合。即使是完全的独眼畸形，眼眶上、下眼睑均有2个，视神经可表现为不同程度的重复。外鼻缺如或以一长鼻或象鼻（proboscis）的形式位于眼的上方。许多面部骨缺失，人中缺如。口缺如或仅为一小口［即无口畸形（astomia）或小口畸形（microstomia）］以及下颌骨缺失或两耳融合［无下颌并耳畸形（oto-cephaly）］。这种类型的异常只在无叶全前脑脑中出现。

（2）头发育不全畸胎（ethmocephaly）：此种畸形面部特征与独眼畸形极为相似，是独眼畸形的一种变种，但双眼及双眼眶不融合，极度眼距过近，鼻缺如或为长鼻，长鼻常位于两眼眶之间。鼻骨、上颌骨、鼻中隔和鼻甲骨均缺如，泪骨和腭骨则融合，耳可有异常，位置过低。这种类型的异常亦只出现在无叶全前脑。

（3）猴头畸形（cebocephaly）：以单鼻孔和明显眼距过近为特征。头亦畸形，呈三角头畸形，与扁平畸形鼻相应的鼻孔常只有一个，亦是扁平状，上唇中部的人中缺如。此种类型异常多在无叶全前脑中出现。

（4）正中唇腭裂（midline cleft）：无叶或半叶全前脑均可出现，正中唇腭裂在半叶全前脑中更常见。正中唇腭裂常和三角头畸形有关。鼻子可呈扁平状，也可有腭裂伴切牙骨、鼻中隔、筛骨等部分缺如。

2. 声像图特点

（1）眼距过近（图27-28）：眼内距及眼外距均低于正常孕周的第5百分位可诊断眼距过近。检出眼距过近时，应仔细检查胎儿颜面部其他结构有无异常，同时应仔细检查颅内结构有无畸形，如有无丘脑融合、单一侧脑室等。

（2）独眼畸形（图27-29）：其面部特异性超声表现为单眼眶、单眼球或单一眼框内两个相距极近的眼球，眼球可部分或完全融合。眼眶上方出现一长的柱状软组织回声向前方伸出，即为发育不良的长鼻，长鼻中央常无鼻孔。此外，耳畸形、下颌畸形、口畸形、正中唇腭裂等亦能为超声所发现。

（3）头发育不全畸胎：其面部超声表现与独眼畸形相似，但无单眼眶、单眼球畸形，常为眼距极度过近，鼻缺如或为长鼻，长鼻常位于两眼眶之间，无鼻孔。

（4）猴头畸形（图27-30）：其特征性超声表现为明显的眼距过近，鼻的形态明显异常，常无鼻翼结构，呈一软组织回声，位于两眼眶之间的下方，鼻的中央仅有一小的单鼻孔。

（5）正中唇腭裂：见前。

3. 临床意义　同全前脑。

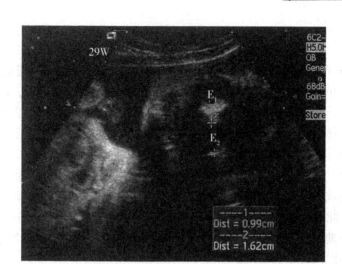

图 27 – 28　全前脑，眼距过近

眼内距仅 0.99cm，眼距 1.62cm

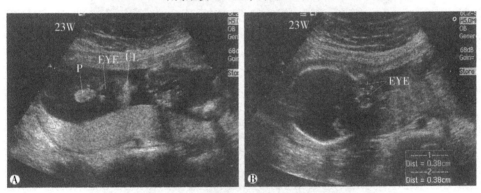

图 27 – 29　23 周胎儿全前脑合并独眼畸形

A. 产前冠状切面仅显示单一眼眶（EYE），眼眶上方、前额中央可见明显向前突出的软组织喙鼻回声（P），上唇（UL）无人中；B. 产前眼眶横切面在单一眼眶可显示两个相互靠拢的细小眼球回声（EYE）

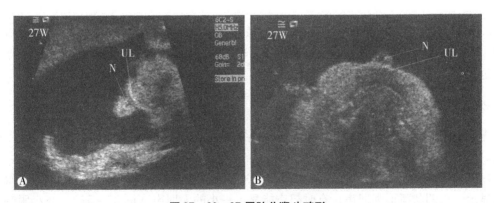

图 27 – 30　27 周胎儿猴头畸形

产前（图 A）及产后（图 B）鼻横切面上显示鼻明显异常，鼻柱消失，中央仅有单一小鼻孔，上唇人中消失；N. 鼻；UL. 上唇

三、小眼畸形

小眼畸形（microphthalmia）的主要特征是眼球及眼眶明显缩小，眼裂亦小，又称为先天性小眼球。可仅单眼受累，亦可双侧受累。轻者受累眼球结构可正常，晶体存在。重者眼球极小，虹膜缺失，先天性白内障，玻璃体纤维增生等，可伴有其他器官或系统的畸形，如面部其他畸形、肢体畸形、心脏畸形、肾脏畸形、脊柱畸形等。严重小眼畸形时，临床很难和无眼畸形相区别。

1. 声像图特点　明显小眼畸形超声诊断不难，单侧小眼畸形表现为病变侧眼眶及眼球明显小于健侧，在双眼横切面上明显不对称；双侧小眼畸形时表现为双侧眼眶及眼球明显缩小（图 27 – 31），此时可有眼距增大，两眼眶直径、眼距不再成比例，眼距明显大于眼眶左右径。但轻度小眼畸形产前超声诊断几乎不可能，此时应仔细检测胎儿全身是否合并有其他畸形，了解有无小眼遗传家族史等。

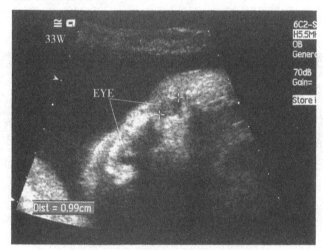

图 27 – 31　33 周胎儿双侧小眼畸形

产前超声双眼部横切面显示双侧眼球（EYE）明显缩小，眼球左右
径明显小于眼间距，眼间距增宽

2. 临床意义　小眼畸形的预后在很大程度上取决于合并畸形或综合征的严重程度。畸形的小眼可通过整形美容手术达到美容效果。轻者眼球结构可正常，但有视力差、斜眼、眼颤或远视，重者完全无视力。

四、无眼畸形

无眼畸形（anophthalmia）主要特征是眼球缺如、眼眶缩小或缺如、眼睑闭锁、眼区下陷。

1. 声像图特点　双眼水平横切面上一侧或双侧眼眶及眼球不能显示，在相当于眼眶部位仅显示一浅凹状弧形强回声。有时超声能显示一小的无回声（图 27 – 32），与小眼畸形相区别。

2. 临床意义　无眼畸形患者完全无视力。

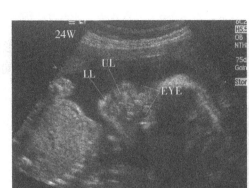
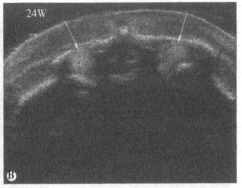

图 27 - 32　24 周胎儿无眼畸形、正中唇腭裂、全前脑

A. 产前颜部斜冠状切面显示双侧眼眶（EYE）内仅显示细小的暗区，无晶状体显示；
UL. 上唇；LL. 下唇。B. 产后 14MHz 高频探头扫查，双眼眶横切面上双眼眶明显变浅，
呈浅凹状弧形强回声（箭头所示），内充满软组织，无明确的眼球及晶状体显示

五、外鼻畸形

1. 无鼻（arhinia）　　胚胎时期额鼻突未发育或发育不全可形成无鼻畸形，常伴有鼻腔、鼻窦等缺如。眼距过近或独眼，主要存在于全前脑。

2. 长鼻或喙鼻（proboscis）　　内侧鼻突及外侧鼻突的畸形发育可形成长鼻畸形，主要见于全前脑。

3. 裂鼻（cleft nose）　　鼻原基发育向中线移行过程发生障碍可形成裂鼻，主要见于中部面裂综合征。

4. 双鼻（birhinia）　　两侧鼻原基畸形发育，形成 4 个鼻凹，若在同一平面则形成并列的双鼻，若上、下排列则形成上下重叠的双鼻。

5. 鞍鼻（saddle nose）　　主要由于先天性鼻骨发育平坦或下陷而形成，表现为鼻梁塌陷如马鞍状，又称塌鼻。

前三种鼻畸形常合并其他面部严重畸形、脑部畸形及其他器官系统的严重畸形，产前超声诊断除有鼻局部异常表现外，尚有其他相应结构异常表现。产前胎儿超声检查时，很少做出单纯外鼻畸形的诊断。

六、小下颌畸形

轻度小下颌畸形（micrognathia）外观可无明显异常，也能为正常变异，严重者下颌骨极小，外观上几乎看不出明显的下巴或仅为一小下巴，且下巴明显后缩，下唇明显后移。

1. 声像图特点　　正中矢状切面上，下唇及下巴形成的曲线失常，正常呈"S"形或反"S"形，而小下颌畸形由于下颌骨小，下巴明显后缩，下唇后移，使曲线变为一小弧形（图 27 - 33）。畸形越严重，下巴越小，下巴及下唇越向后移，益线越平直。冠状切面上，正常面颊至下颌的平滑曲线消失，此曲线在口裂以下突然内收而使曲线失去正常平滑特征，变为不规则或中断。胎儿常处于半张口状态，舌相对较大而伸于口外。下颌骨长度明显较正

常为小。常伴有羊水过多。

2. 临床意义　小下颌畸形本身即可导致新生儿呼吸困难而死亡。严重的伴发畸形亦是婴儿死亡的原因之一。另外，小下颌畸形常伴发于许多畸形综合征中，其预后各不相同。产前本病最常见于 18 - 三体综合征，预后极差。

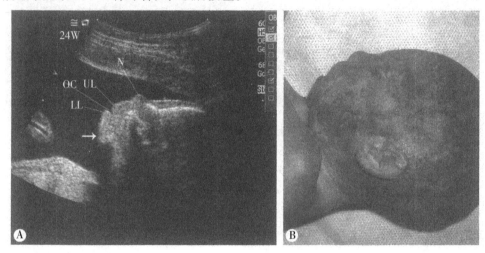

图 27 - 33　24 周胎儿小下颌畸形伴有小耳、先天性心脏病、手畸形、脊柱裂等多发畸形，染色体核型分析为 18 - 三体
A. 面部正中矢状切面，显示下颌小，下唇及下颌明显后缩，正常下唇及下颌形成的"S"形曲线消失（箭头所示），总处于半张口状态；B. 引产后胎儿侧面照片；N. 鼻；UL. 上唇；LL. 下唇；OC. 口

七、耳畸形

1. 常见的严重耳畸形（the ear abnormalities）如下。
（1）无耳畸形（anotia）：一侧或两侧耳郭缺如，常伴外耳道闭锁及中耳畸形。
（2）小耳畸形：耳部发育不全、形态明显异常，常伴外耳道闭锁及中耳畸形。
（3）耳低位（low - set ears）：外耳位置明显低，常伴外耳道闭锁及中耳畸形。

2. 声像图特点　胎儿耳部常受胎儿体位的影响，靠近探头侧的胎耳可清楚显示，而远离探头侧胎耳常显示困难。在正枕前或后位时，可观察到胎儿双耳图像。

无耳畸形表现为外耳及外耳道不能显示，小耳畸形（图 27 - 34）则表现为正常耳形态消失，代之为团状、点状或形态明显畸形的软组织回声，外耳道常不能显示。耳低位在冠状切面上较易判断，主要根据外耳与其深部的颞骨及同侧肩部的位置关系来判断。耳低位时与颞骨及肩部相比外耳明显下移，与肩部距离明显缩短。

3. 临床意义　耳畸形的预后取决于合并畸形的严重程度。有外耳道闭锁者有先天性耳聋。

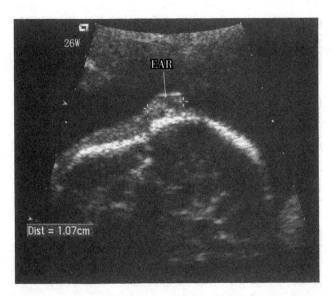

图27-34 26周胎儿小耳畸形伴有小下颌、先天性心脏病、手畸形等多发畸形，染色体核型为18-三体

产前耳郭矢状切面显示外耳（EAR）明显小，外耳道因闭锁而不显示，经引产后证实

（朱世军）

第七节 胎儿先天性心脏畸形

一、体静脉异位连接

体静脉异位连接（anomalous systemic venous connection）是指上腔静脉或下腔静脉与右心房以外的体循环静脉途径或左房连接的一组先天畸形。上腔静脉连接异常主要有永存左侧上腔静脉、双侧上腔静脉、右侧上腔静脉缺如、左房主静脉。下腔静脉连接异常主要有下腔静脉离断合并奇静脉连接、下腔静脉引流至左心房。

1. 声像图特点 胎儿腹部横切面仔细检查膈下主动脉和下腔静脉的位置排列关系及显示上腔静脉、下腔静脉及右心房长轴切面，三血管平面（图27-35）等有助于本病的发现与诊断。

下腔静脉与右心房连接中断，奇静脉及上腔静脉增粗，血流增多，可提示下腔静脉离断合并奇静脉连接。

2. 临床意义 单纯此类畸形预后较好，合并其他心内畸形或心外畸形者，其预后与合并畸形严重程度有关。

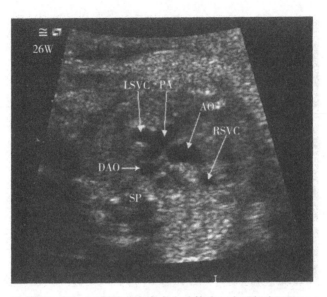

图 27 -35　26 周胎儿永存左上腔静脉，产后超声证实

三血管平面显示肺动脉（PA）的左侧及主动脉（AO）的右侧分别可见左、右上
腔静脉；LSVC. 左上腔静脉；RSVC. 右上腔静脉；DAO. 降主动脉；SP. 脊柱

二、肺静脉畸形引流

肺静脉畸形引流（anomalous pulmonary venous drainage）是指部分（1～3 支）或全部
（4 支）肺静脉未与左房连接，而与体静脉或右心房相连。肺静脉异常引流的部位有右心
房、冠状静脉窦（心内型）、无名静脉或上腔静脉（心上型）、下腔静脉、肝静脉、门静脉
（心下型）。完全型肺静脉畸形引流 4 支肺静脉多先汇合成肺总静脉，走行于心房之后，由
此再发出垂直静脉回流至上述三大类部位。

1. 声像图特点　产前超声诊断本病较困难，由于胎儿肺静脉较小，产前超声不一定能
显示出所有 4 条肺静脉，异常时，其畸形血管的走行方向亦难以追踪显示，加上胎儿血流动
力学的特殊性，部分病例并不引起房室的异常增大，因而漏诊较多，对于完全型肺静脉畸形
引流（图 27 -36），有以下特征者应高度怀疑本病的存在。

（1）由于右心室容量负荷增加，四腔心切面上可显示右心增大，左右心不对称，左心
房偏小，左心室大小可正常，也可缩小。

（2）正常肺静脉进入左心房处不能显示肺静脉，左心房壁完整连续，彩色多普勒血流
显像不能显示正常进入左心房的肺静脉血流。

（3）有时可显示左心房后方的粗大肺总静脉干，但不进入左心房。

（4）肺静脉异位引流至冠状静脉窦时，可显示冠状静脉窦扩大。

（5）大血管连接正常。

2. 临床意义　出生后可手术纠正，预后较好。产前超声如能提示完全型静脉异位引流，
可提高此畸形手术后生存率。

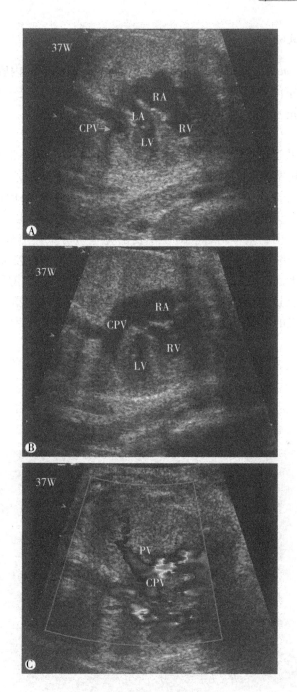

图 27 – 36 胎儿完全型肺静脉异位引流

四腔心切面（图 A）显示左心房（LA）左心室（LV）较小，左房后方可见肺总静脉（CPV），实时超声可见四条肺静脉进入肺总静脉，后者与右心房相连，右心房（RA）、右心室（RV）增大。上述切面声束略偏斜可显示肺总静脉汇入右心房（图 B）。彩色多普勒血流显像显示肺静脉（PV）进入肺总静脉，而不进入左心房（图 C）

三、房室共道畸形

房室共道畸形（common atrioventricular canal defects）又称为心内膜垫缺损（endocardial cushion defects）或房室间隔缺损（atrioventricular septal defects），是一组累及房间隔、房室瓣和室间隔的复杂性先天性心脏畸形。

1. 声像图特点

（1）完全型房室共道畸形：胎儿四腔心切面上可显示房间隔下部与室间隔上部连续性中断，仅见一组共同房室瓣在心脏中央启闭运动，共同房室瓣横穿房、室间隔缺损处，不能显示房室瓣在室间隔上的附着点，由房室间隔和房室瓣在心脏中央形成的"十"字交叉图像消失，四个心腔相互交通（图 27-37）。心脏房室大小可正常，也可有心房增大，左、右心室大小一般在正常范围，基本对称。对位不良的完全型房室共道畸形，可出现右心房扩大，左心房发育不良而缩小。彩色多普勒超声更直观地显示 4 个心腔血流交通，正常双流入道血流消失，为一粗大血流束进入两侧心室，收缩期可有明显的瓣膜反流。

（2）部分型房室共道畸形：四腔心切面上房间隔下部连续性中断（即原发孔缺损），二尖瓣和三尖瓣在室间隔的附着点在同一水平上（图 27-38），有瓣膜反流时，彩色和脉冲多普勒有相应表现。

2. 临床意义 胎儿房室共道畸形常与染色体畸形有关，50% 伴发于染色体三体，尤其是 21-三体（占 60%）和 18-三体（占 25%），有染色体畸形者常合并有心外畸形。因此，产前检出本病时应进行胎儿染色体检查。本病还常合并多脾综合征，后者常有多发性心脏畸形、腹部脏器的位置异常及左房异构等。

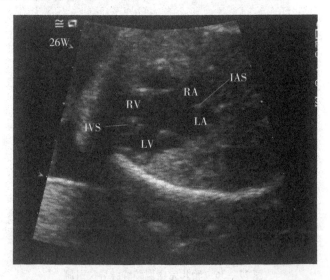

图 27-37 26 周胎儿完全型心内膜垫缺损，伴右室双出口等复杂先天性心脏畸形，染色体核型为 21-三体

四腔心切面舒张期显示一组共同房室瓣、房间隔下部和室间隔上部连续性中断，在心脏中央形成一个大缺损，四个心腔均相通；LA. 左心房；LV. 左心室；RA. 右心房；RV. 右心室；IVS. 室间隔；IAS. 房间隔

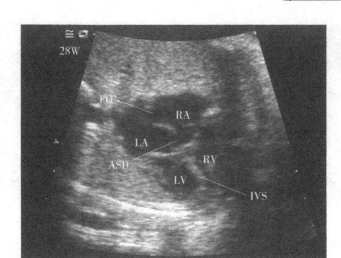

图 27 – 38　28 周胎儿部分型心内膜垫缺损，同时合并多发性畸形，经解剖证实
四腔心切面上房间隔下部连续性中断。二尖瓣和三尖瓣在室间隔的附着点在同
一水平上；LA. 左心房；LV. 左心室；RA. 右心房；RV. 右心室；IVS. 室间隔；
FO. 卵圆孔；ASD. 原发孔型房间隔缺损

　　房室共道畸形总的预后并不乐观，未接受手术治疗的婴儿中有 50% 在 1 岁内死于心衰、
心律失常、肺动脉高压所致右向左分流。6 个月内接受手术治疗疗效较好，但 10% 的患儿需
行第二次房室瓣修补术或置换术。伴有染色体畸形尤其是 21 – 三体和 18 – 三体，常有智力
低下。

四、三尖瓣闭锁

　　三尖瓣闭锁（tricuspid atresia）的主要特征是右房和右室之间房室连接中断。可分为三
尖瓣缺如、三尖瓣无孔两种类型，前者多见，后者少见。三尖瓣缺如时，三尖瓣瓣环、瓣
叶、腱索及乳头肌均缺如，三尖瓣所在部位由一肌性组织所代替。三尖瓣无孔时，三尖瓣瓣
环、瓣叶和瓣下组织仍然保留，但瓣膜无孔。心房排列正常，形态学左心房与形态学左心室
相连。右心室发育不良而明显缩小或仅为一残腔。可伴有室间隔缺损，心室与大动脉连接关
系可一致或不一致。

　　1. 声像图特点　四腔心切面上明显异常，左、右心明显不对称，右心室明显偏小或不
显示，仅见左侧房室瓣启闭运动，右侧房室瓣缺如，无启闭运动，在相当于右房室瓣处超声
可显示一强回声软组织带。常伴有室间隔缺损，缺损的大小将直接影响右心室的大小，一般
来说，缺损越大，右心室越大。不伴有室间隔缺损时，右心室仅为一残腔而几乎不能显示
（图 27 – 39A），彩色与脉冲多普勒不能检出右侧房室瓣血流，仅能检出左侧房室瓣血流
（图 27 – 39B）。在心脏舒张期彩色多普勒只显示一条流入道彩色血流带。不伴有室间隔缺损
的三尖瓣闭锁，动脉导管内血流可出现反向血流，即血流方向为降主动脉经动脉导管流向肺
动脉。

　　2. 临床意义　预后不良。

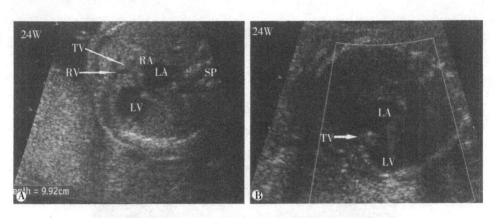

图 27 – 39　24 周胎儿三尖瓣闭锁不伴室间隔缺损

　　A. 四腔心切面显示舒张期三尖瓣不开放，代之为一索带状强回声结构位于右心房和右
心室之间，右心室很小，仅为一残腔；B. 彩色血流显像仅显示左侧房室瓣血流，右侧
房室瓣无血流显示；LA. 左心房；LV. 左心室；RA. 右心房；RV；右心室；TV. 三尖
瓣；SP. 脊柱

五、二尖瓣闭锁

　　二尖瓣闭锁（mitral atresia）的主要特征是左房与左室连接中断，可分为二尖瓣缺如和
二尖瓣无孔两种类型。左心室发育不良而缩小或仅为一残腔，位于左后下方。本病可见于主
动脉闭锁，左心发育不良综合征。可伴有室间隔缺损。

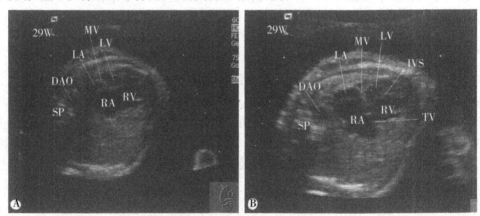

图 27 –40　29 周胎儿左心发育不良综合征（二尖瓣闭锁）

　　四腔心切面收缩期（图 A）及舒张期（图 B）显示右心室增大，左心室极小，左房室
瓣（MV）呈一膜状光带，实时下无启闭运动，可见右房室瓣启闭运动；LA. 左心房；
LV. 左心室；RA. 右心房；RV. 右心室；TV. 三尖瓣；MV. 二尖瓣；DAO. 降主动
脉；IVS. 室间隔；SP. 脊柱

　　1. **声像图特点**　四腔心切面明显不对称，左心室明显缩小或不显示，左侧房室瓣缺如，
实时超声下无启闭运动，仅见右侧房室瓣启闭运动。在相当于左侧房室瓣处可见一强回声索
带状结构（图 27 –40）。伴室间隔缺损者，左心室可正常或缩小，不伴室间隔缺损者，左心

室仅为一残腔而几乎不能显示。主动脉可缩小，闭锁时主动脉显示不清，仅显示一条大血管即肺动脉。伴中等大小室间隔缺损时，可显示正常大小的主动脉。心室与大动脉连接关系可一致或不一致，可有右室双出口。彩色多普勒与脉冲多普勒只显示右侧房室瓣血流，而左侧房室瓣无血流信号。主动脉闭锁时，主动脉弓内可显示反向血流，即血流由降主动脉反流入主动脉弓，供应胎儿头颈部。

2. 临床意义　预后不良。胎儿期检出二尖瓣闭锁，应行胎儿染色体检查，约18%的患儿伴有染色体畸形，主要有18－三体，13号与21号染色体的异位与缺失综合征。

六、心室双入口

心室双入口（double inlet ventricle）的主要特征是左、右心房通过两组房室瓣与一个心室相连，或一侧房室瓣的全部与另一侧房室瓣的大部分共同与一个心室相连。与之相连的心室形态有三种类型：左室型、右室型和中间型。

1. 声像图特点　四腔心切面上"十"字交叉失常，室间隔不显示，仅显示一个心室腔，有两组房室瓣且均与这个心室相连（图27－41），心室形态多为左心室。实时超声下两组房室瓣在同一个心室内有规律地开放与关闭。附属腔常难以显示，如能显示，多位于主腔前方。多有大动脉转位特征。彩色多普勒血流可显示左、右心房内血流分别经左、右房室瓣流向一共同心室腔内。

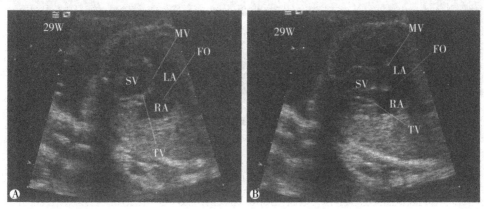

图27－41　29周胎儿单心室，心室双流入道
四腔心切面收缩期（图A）及舒张期（图B）显示单一心室和心室双流入道；SV. 单心室；RA. 右心房；LA. 左心房；TV. 三尖瓣；MV. 二尖瓣；FO. 卵圆孔瓣

2. 临床意义　预后不良。

七、埃布斯坦畸形与三尖瓣发育不良

埃布斯坦畸形（Ebstein's anomaly）又称三尖瓣下移畸形，它与三尖瓣发育不良（tricuspid dysplasia）在病理解剖上表现相互重叠，难以将两者严格区分开来，在产前超声表现上亦较难区分，且两者的预后相似，因此，严格区分两者并不重要，故本节将两者一并讲述。

埃布斯坦畸形与三尖瓣发育不良都是因三尖瓣发育异常所致的先天性心脏畸形，都可表现为三尖瓣的冗长、增厚或短小及明显增大的右心房等，都可合并心脏其他畸形如室间隔缺损、肺动脉狭窄等，也可合并心外畸形或染色体畸形。埃布斯坦畸形的主要特点在于三尖瓣部分或全部下移至右心室，下移的瓣叶常发育不全，表现为瓣叶短小或缺如，隔叶与室间隔紧密粘连而使瓣叶游离部显著下移，或隔叶起始部虽近于瓣环，但体部与室间隔粘连而使瓣尖下移。房化右室与原有右心房共同构成巨大的右心房，而三尖瓣叶远端的右室腔则变小。三尖瓣发育不良的主要特点是三尖瓣的明显增厚、结节状改变、三尖瓣附着点无明显下移，由于三尖瓣严重关闭不全而导致右房右室明显增大。

1. 声像图特点　四腔心切面上显示心脏明显增大，尤以右心房扩大为甚，三尖瓣下移至右心室（图 27 - 42），下移的程度可各不相同。三尖瓣发育不良时，三尖瓣附着点无明显下移，仅表现为三尖瓣的明显增厚、结节状、回声增强。彩色多普勒与频谱多普勒常显示出三尖瓣严重反流，反流血流束宽大、明亮，常达右心房底部。心胸比例明显增大，心脏增大可导致严重肺发育不良。常伴发肺动脉闭锁和右室流出道梗阻而出现相应征象。心脏无明显扩大的埃布斯坦畸形产前诊断较困难。

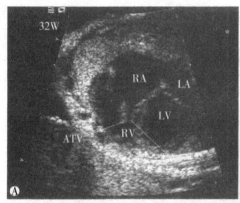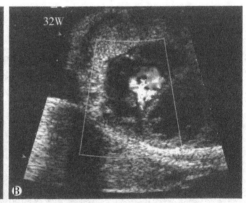

图 27 -42　32 周胎儿三尖瓣下移畸形，经解剖证实

A. 四腔心切面三尖瓣隔瓣附着点下移，实时下显示隔瓣粘连，瓣膜回声增强增厚，收缩期三尖瓣前瓣和隔瓣结合点明显下移，右心房明显增大；B. 四腔心切面收缩期显示三尖瓣重度反流，反流加速点位置极低；LA. 左心房；LV. 左心室；RA. 右心房；RV. 右心室；ATV. 三尖瓣前瓣；STV. 三尖瓣隔瓣

2. 临床意义　预后极差，产前检出此两种畸形，出生后多数不能存活，死亡的主要原因是因心脏扩大导致肺发育不良。临床上有些病例到成年才被发现，这说明产前检出的这些畸形比儿童期或成人期检出者严重得多。

八、肺动脉闭锁不伴室间隔缺损

肺动脉闭锁不伴室间隔缺损（pulmonary atresia with intact ventricular septum）本病的特征性改变是肺动脉瓣闭锁而室间隔完整，右心室与主肺动脉之间无交通，血液不能从右心室腔射入主肺动脉，从右心房经三尖瓣进入右心室的血液，由于室间隔连续完整，唯一出路是再经三尖瓣反流入右心房。右心室壁常肥厚，而右心室腔却偏小，伴有严重三尖瓣反流时，右心室可扩张。回流入右心房的血流则只有经过卵圆孔到左心房，再经左心室到主动脉，最后分布到全身，因此左心系统承担了整个心脏的输出负荷，左心房、左心室增大，主动脉也因此增宽。肺动脉的灌注则来自动脉导管的反流。

1. 声像图特点　四腔心切面上"十"字交叉存在，但左、右心室不对称，右心室壁明显增厚而心腔缩小，左心室增大。伴有明显三尖瓣反流时，右心室腔可扩张，右心房可明显增大（图 27-43）。实时超声下，三尖瓣活动受限，幅度较小，而增厚的右心室壁搏动幅度很小。主动脉与肺动脉不成比例，主动脉较肺动脉为宽，部分病例肺动脉极小而显示不清。本病多为肺动脉瓣闭锁，在右室流出道及肺动脉长轴切面上，可显示肺动脉瓣呈膜状光带，实时超声检查无启闭运动。彩色多普勒与频谱多普勒不能检出右心室至肺动脉的血流信号，但可显示由动脉导管内反流入肺动脉的血流信号。左、右房室瓣血流明显不对称，左侧血流束粗大，右侧则细小。如有三尖瓣反流，则可显示收缩期右心室经三尖瓣反流入右心房，血流束反流速度一般很高。

2. 临床意义预后不良。

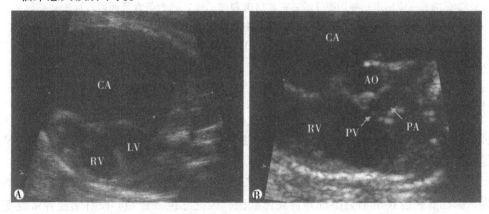

图 27-43　肺动脉闭锁不伴室间隔缺损，伴三尖瓣发育不良与单心房
A. 四腔心切面，室间隔连续，三尖瓣回声增强、增厚、关闭有裂；B. 肺动脉长轴切面，示肺动脉瓣呈膜状光带，无启闭运动；LV. 左心室；RV. 右心室；CA. 共同心房；AO. 主动脉；PA. 肺动脉；PV. 肺动脉瓣

九、肺动脉闭锁伴室间隔缺损

肺动脉闭锁伴室间隔缺损（pulmonary atresia with ventricular septal defect）本病的特征性改变是主肺动脉干闭锁，室间隔缺损（多为流出道缺损），主动脉前移并骑跨。常有较大分支直接从主动脉分出供应肺，左、右肺动脉可存在。

1. 声像图特点　五腔心切面上可显示主动脉增宽、骑跨、流出道型室间隔缺损（图 27-44）。如能显示胸骨旁左心长轴切面，则上述表现更为清楚。本病在四腔心切面上房室大小可表现正常，伴右心室发育不良者，可表现为右心明显缩小。可伴有三尖瓣闭锁。不能显示主肺动脉，有时可显示出左、右肺动脉。彩色多普勒可显示动脉导管内和肺动脉内反向血流，三血管平面显示肺动脉内与主动脉内血流方向相反。产前超声很难将本病与法洛四联症伴肺动脉闭锁、永存动脉干相区别。

2. 临床意义　本病可伴发于染色体畸形，有报道 22 号染色体长臂缺失时可出现此种心脏畸形。

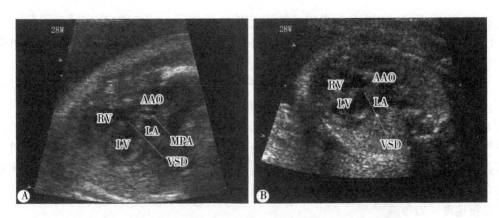

图27-44 28周胎儿肺动脉闭锁，伴室间隔缺损、主动脉骑跨

A. 非标准右室流出道长轴切面显示右室流出道和肺动脉之间为条索状回声，远端肺动脉内径较主动脉内径明显小；B. 五腔心切面显示主动脉明显增宽并骑跨于室间隔上，主动脉前壁与室间隔连续性回声中断；LA. 左心房；LV. 左心室；RV. 右心室；VSD. 室间隔缺损；MPA. 主肺动脉；AAO. 升主动脉

十、肺动脉狭窄

肺动脉狭窄（pulmonary stenosis）本病的主要特点是肺动脉瓣出现不同程度的狭窄，也可以是其他心脏复杂畸形的一个表现。

1. 声像图特点　单纯轻度肺动脉狭窄，产前超声很难检出。由于胎儿时期，肺循环阻力较高，肺动脉轻度狭窄不会出现异常高速血流，因此彩色多普勒亦没有明显异常改变。肺动脉狭窄到一定程度时，产前超声才能发现。严重肺动脉狭窄的超声表现有：肺动脉瓣增厚，开放受限，可见狭窄后局限性肺动脉扩张（图27-45）。部分病例可有肺动脉瓣环或主肺动脉狭窄。右心室肥厚与三尖瓣反流。彩色多普勒与频谱多普勒可检出肺动脉内五彩血流及湍流频谱。部分病例在发育过程中可由狭窄发展为肺动脉闭锁。

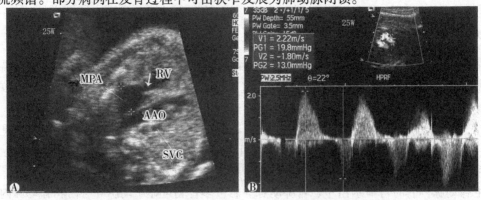

图27-45 25周胎儿，双胎之一肺动脉瓣狭窄

A. 右室流出道长轴切面显示肺动脉瓣回声增强增厚（箭头所示），并瓣上窄后扩张，达1.02cm（"++"之间）；B. 彩色多普勒及频谱多普勒表现为收缩期的高速血流，流速峰值超过2.2m/s，舒张期明显反流；MPA. 主肺动脉；AAO. 升主动脉；SVC. 上腔静脉；RV. 右心室

2. 临床意义　单纯肺动脉狭窄预后尚好。

十一、主动脉闭锁

主动脉闭锁（aortic atresia）相关内容见左心发育不良综合征。

十二、主动脉狭窄

主动脉狭窄（aortic stenosis）本病的病理类型有三种，即瓣上狭窄、瓣膜狭窄、瓣下狭窄。瓣上狭窄可以是主动脉窦上膜性狭窄、升主动脉局限性狭窄或包括主动脉弓及其分支在内的弥漫性狭窄。瓣膜狭窄主要是主动脉瓣不同程度发育不良、瓣膜增厚或瓣叶融合。瓣下狭窄可为纤维膜性狭窄或因室间隔局限性增厚导致左室流出道梗阻。胎儿期最常见的类型为主动脉瓣狭窄。

1. 声像图特点　与肺动脉瓣狭窄相似，轻中度主动脉瓣狭窄很难在产前做出诊断。严重主动脉瓣狭窄的超声表现有：主动脉瓣回声增强，增厚，开放受限。升主动脉出现狭窄后扩张。左心室大小可正常、缩小或左室壁轻度肥厚，右心室可增大。因严重狭窄导致左心衰时，左心室扩张，舒缩减弱，左心室壁及其内的乳头肌回声增强，二尖瓣开放幅度减少。出现二尖瓣反流时，左心房、左心室进一步扩大。

2. 临床意义　本病预后与狭窄的类型、狭窄程度、心脏缺血程度、左心功能好坏有关。瓣上、瓣下狭窄在新生儿期常无明显表现而瓣膜狭窄常是胎儿或新生儿充血性心力衰竭的重要原因。部分病例在胎儿较早期检出主动脉瓣狭窄后，随着孕周的增大，可发展为重度主动脉瓣狭窄，大部分病例狭窄严重程度不变。如果新生儿期左心功能尚可，可行球囊扩张术，但50%患者在10岁内须行换瓣手术。如果左心功能不适合行球囊扩张术，则可考虑 Norwood 修补术。

十三、主动脉缩窄

胎儿主动脉缩窄（coarctation of the aorta）的主要特征是导管前主动脉缩窄，严重者可出现闭锁。最常发生于左锁骨下动脉起始部和动脉导管之间的主动脉峡部。左房、左室、主动脉相对发育不全，而右房、右室、肺动脉相对增大，导管增粗。儿童及成人主动脉缩窄还可发生于动脉导管的远侧主动脉局限性缩窄。90%病例伴有心脏其他畸形，主要有主动脉狭窄与关闭不全、房室间隔缺损、大动脉转位、永存动脉干、右室双出口等，也可合并有心外畸形，如膈疝、Turner综合征等。

1. 声像图特点　由于产前超声检查对主动脉缩窄处的显示与辨认难度较大，动脉导管弓与主动脉弓相距较近，很难发现狭窄。因此许多病例产前超声诊断受到限制。四腔心切面左、右心室不对称，左心室偏小，右心室相对较大，右心室与左心室横径之比 > 1.3。出现这种不对称应想到本病的可能。肺动脉较主动脉明显为大。主动脉弓峡部狭窄，但狭窄处的显示常较困难。分段测量主动脉弓的内径，尤其测量主动脉弓峡部内径，有助于本病的诊断。足月胎儿主动脉弓峡部内径应 > 0.3cm，其他孕周可与左锁骨下动脉起始部内径相比较，如果峡部内径大于或等于左锁骨下动脉内径，主动脉缩窄的可能性很小。主动脉弓形态失常（图27-46），弯曲度变小并僵直。

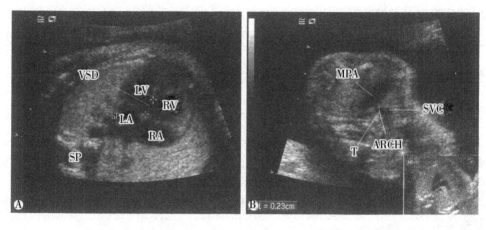

图 27 - 46　23 周胎儿主动脉弓缩窄、右室双出口、室间隔缺损

A. 四腔心切面显示左心室腔较小，左、右心室不对称，室间隔上部连续性回声中断（VSD），
并可见断端回声增强；B. 三血管 - 气管平面显示主动脉弓远端内径明显变窄，左下方小图正
常三血管 - 气管平面；MPA. 主肺动脉；ARCH. 主动脉弓；SVC. 上腔静脉；T. 气管

2. **临床意义**　出生后因动脉导管关闭，严重主动脉缩窄，可导致新生儿死亡，因此须
给前列腺素治疗，以维持动脉导管开放。手术治疗死亡率约 10%，存活者术后再狭窄发生
率约为 15%。

十四、主动脉弓离断

主动脉弓离断（interrupted aortic arch）的主要特征是主动脉弓某部位完全缺如或纤维条
索状闭锁，主动脉弓和降主动脉之间无直接交通，降主动脉只接收动脉导管来的血液。

1. **声像图特点**　四腔心切面左、右心明显不对称，左心室较右心室为小，右心室与左
心室横径之比 >1.3。升主动脉较正常更垂直于身体横切面，它与降主动脉的连接关系不能
显示，不能显示出完整的主动脉弓切面，只能显示动脉导管弓切面。在三血管气管平面显示
升主动脉或主动脉弓与降主动脉间连续中断（图 27 - 47）。

2. **临床意义**　不手术的新生儿平均生存期约 4d。前列腺素 E 治疗维持动脉导管开放很
重要。最近文献报道手术后总的生存率可达 70%。

十五、左心发育不良综合征

左心发育不良综合征（hypoplastic left heart syndrome）最具特征的改变为左心室很小，
伴有二尖瓣和（或）主动脉闭锁或发育不良。头颈部与冠状动脉血流的唯一来源是动脉导
管血液反流入主动脉弓与升主动脉。

1. **声像图特点**　产前超声根据左心室与升主动脉明显缩小，大部分病例诊断较为容易，
但对于左心室腔无明显缩小的少数左心发育不良综合征，产前超声困难较大，此时应仔细观
察二尖瓣的运动情况、血流情况、心室收缩情况及心内膜回声，以帮助诊断。本病的主要超
声特征有：四腔心切面左右心腔明显不对称，左心室明显小于正常（图 27 - 48A），部分病
例几乎显示不出左心室腔，右心房明显大于正常。肺动脉轻度扩张，比正常胎儿易显示。伴
二尖瓣闭锁时，二尖瓣显示为一强回声带状结构，无启闭运动。主动脉明显小于正常，主动

脉闭锁时，升主动脉难以显示。伴右室双出口者，主动脉大小可正常或增大，肺动脉狭窄。主动脉弓发育不良，内径小。彩色多普勒与脉冲多普勒可显示动脉导管内血液反流入主动脉弓及升主动脉内（图 27 – 48B），在三血管气管平面表现为主动脉弓内血流与肺动脉内血流方向相反。左侧房室瓣血流减小或缺如，右侧房室瓣血流增大，血流量明显增多。左心室至主动脉血流很难检出。左室腔较大者，心室舒缩明显减弱，心内膜面因心内膜纤维化而回声明显增强。

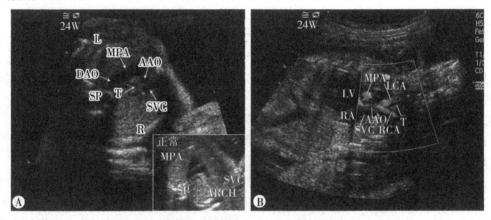

图 27 – 47 24 周胎儿主动脉弓离断

A. 三血管 – 气管平面显示升主动脉与降主动脉间连续中断，不能显示主动脉弓（左下方小图为正常三血管 – 气管平面显示主动脉弓与降主动脉相延续）；B. 彩色多普勒显示升主动脉长轴切面在气管两侧发出左、右颈总动脉，呈 "Y" 字形；RA. 右心房；LV. 左心室；MPA. 主肺动脉；AAO. 主升主动脉；SVC. 上腔静脉；T. 气管；LCA. 左颈总动脉；RCA. 右颈总动脉；DAO. 降主动脉；ARCH. 主动脉弓；SP. 脊柱；L. 胎儿左侧；R. 胎儿右侧

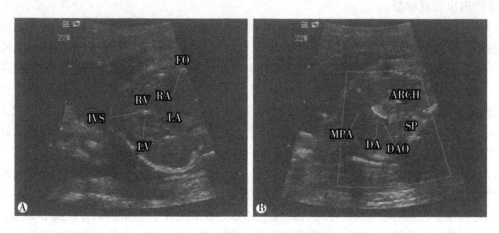

图 27 – 48 22 周胎儿左心发育不良综合征

A. 四腔心切面显示左心室腔明显小，二尖瓣极度狭窄、启闭运动明显受限，右心室增大，实时超声及彩色多普勒血流显像可显示卵圆孔瓣突向右心房面，经卵圆孔的血流与正常血流方向相反；B. 三血管 – 气管平面彩色多普勒血流显像显示主动脉内反向血流，主动脉内与肺动脉内血流方向相反；LA. 左心房；RA. 右心房；LV. 左心室；RV. 右心室；FO. 卵圆孔瓣；MPA. 主肺动脉；ARCH. 主动脉弓；DA. 动脉导管；DAO. 降主动脉；SP. 脊柱

2. 临床意义　本病胎儿在宫内能存活，血液从动脉导管反向灌入胎儿颈部及冠状动脉而不至于上述部位缺血，宫内生长可以正常，但出生后常常出现明显的症状，患本病的新生儿预后极差，25%新生儿在出生后1周内即死亡。如果不进行有效治疗，几乎所有受累新生儿在出生后6周内死亡。出生后给予前列腺素治疗以维持动脉导管的开放，但仍然可在24h内出现充血性心力衰竭。因此新生儿期必须手术治疗，包括心脏移植及Norwood修补术。前者5年生存率约80%，后者2年生存率约50%，50%存活者常有神经系统发育迟缓。

十六、大动脉转位

1. 大动脉转位（transposition of the great arteries）本病分两种类型

（1）完全型大动脉转位（右型转位）：主动脉起自右心室，肺动脉起自左心室，房室连接正常，心室无转位。

完全型大动脉转位根据有无室间隔缺损和肺动脉狭窄，又可分为以下三种类型。

1）单纯完全型大动脉转位，不伴有室间隔缺损，可伴有或不伴有肺动脉狭窄。

2）完全型大动脉转位伴有室间隔缺损而无肺动脉狭窄。

3）完全型大动脉转位伴有室间隔缺损和肺动脉闭锁。

（2）矫正型大动脉转位（左型转位）：大动脉转位的同时，心室亦转位，即左侧的心室为形态学右心室，接收左心房来的血液，与主动脉相连，执行左心室的功能；右侧的心室为形态学左心室，接收右心房来的血液，与肺动脉相连，执行右心室的功能。因此，矫正型大动脉转位的血液动力学得以完全矫正。

2. 声像图特点　大动脉转位是宫内产前超声最难诊断的心脏畸形之一。多数病例四腔心切面正常，且心脏腔室大小正常、对称，大动脉内径亦可正常。最初出现的异常征象是大动脉根部的平行排列关系。因此诊断本病应对房室连接、心室与大动脉连接关系进行仔细分析后才能做出正确诊断。

（1）完全型大动脉转位：动态观察大动脉根部形成的"十"字交叉消失，而代之以两大动脉平行排列。主动脉起自右心室，主动脉瓣与三尖瓣之间无纤维连接，代之为肌性圆锥；肺动脉起自左心室，肺动脉瓣与二尖瓣前叶相连续。主动脉常位于肺动脉的右前方（图27-49）。追踪观察两条大动脉，与右心室相连的主动脉行程长，分出头臂动脉后主干乃存在；而与左心室相连的肺动脉行程短，分出左、右肺动脉后主干消失。主动脉弓较正常跨度大，动脉导管自左室流出道自然延伸，导管弓较正常跨度小。伴有室间隔缺损者，缺损常较大，位于后方的肺动脉常骑跨在室间隔上。

（2）矫正型大动脉转位：四腔心切面两心室对称，但房室连接不一致。位于左侧的心室为形态学右心室，心室内壁较粗，心尖部可见调节束，房室瓣附着点更靠近心尖，左心房与之相连。位于右侧的心室为形态学左心室，心室内壁较光滑，房室瓣附着点高于对侧，右心房与之相连。主动脉与左侧心室即形态学右心室相连，肺动脉与右侧心室即形态学左心室相连。两大动脉平行排列，动脉起始部的交叉关系消失，主动脉位于肺动脉的左侧。可伴有室间隔缺损、肺动脉狭窄、三尖瓣下移畸形。

3. 临床意义　由于胎儿血液循环的特殊性，完全型大动脉转位胎儿在宫内可继续发育。完全型大动脉转位不伴室间隔缺损时，出生后即刻出现青紫并很快恶化，因严重缺氧而死亡。伴有室间隔缺损者，发绀较轻，临床表现可在出生后2~4周才出现，最常出现的表现是心力衰竭。伴有室间隔缺损和严重肺动脉狭窄时，临床与法洛四联症相似。单纯矫正型大动脉转位预后较好，伴发有其他心内畸形时，视伴发畸形的严重程度而定。

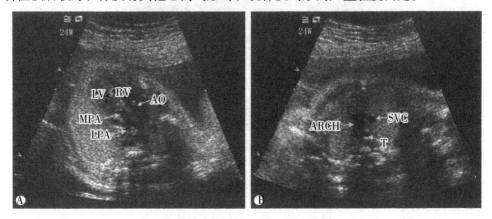

图 27-49　24 周胎儿完全型大动脉转位，不合并室间隔缺损，出生后手术证实

A. 心室长轴切面显示主动脉发自右心室，肺动脉发自左心室，两者在起始部呈平行排列；

B. 三血管 - 气管平面显示仅主动脉弓、上腔静脉和气管，肺动脉不能显示，上腔静脉和气管均位于主动脉弓的右侧；LV. 左心室；RV. 右心室；MPA. 主肺动脉；LPA. 左肺动脉；AO. 升主动脉；T. 气管；ARCH. 主动脉弓；SVC. 上腔静脉

十七、法洛四联症

法洛四联症（tetralogy of Fallot）主要特征有：肺动脉口狭窄（主要为瓣下狭窄）、主动脉根部增宽右移骑跨、室间隔缺损、右心室壁肥厚。胎儿时期右心室壁肥厚可不明显，出生后右心室壁才逐渐增厚。

1. 声像图特点　在左心长轴切面上可显示较大的室间隔缺损，主动脉增宽并骑跨（图 27-50）。主肺动脉较主动脉小，主肺动脉发育不良的严重程度与肺动脉瓣下流出道梗阻的程度成比例。四腔心切面可正常，右心室常无明显肥厚，左、右心室对称，大小基本相等。彩色多普勒与频谱多普勒在右室流出道和肺动脉内检出高速血流有助于本病的诊断。伴肺动脉瓣缺如时，肺动脉瓣反流，血液大量反流入右心室而导致右心室扩大，继而出现三尖瓣反流和右心房扩大，肺动脉及其分支显著扩张。

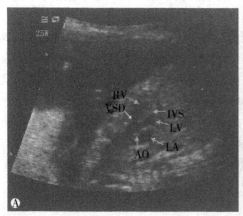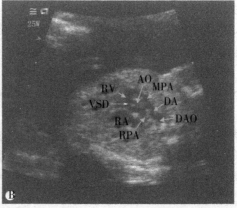

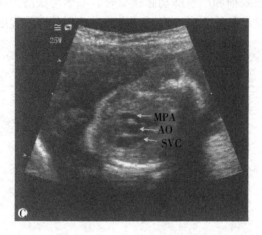

图 27 - 50   25 周胎儿法洛四联症

左室长轴切面（图 A）显示室间隔缺损和主动脉骑跨。心底短轴（图 B）及三血
管平面（图 C）均显示明显的肺动脉狭窄；LV. 左心室；RV. 右心室；RA. 右心
房；MPA. 主肺动脉；VSD. 室间隔缺损；RPA. 右肺动脉；AO. 主动脉；SVC.
上腔静脉；IVS. 室间隔；DA. 动脉导管；DAO. 降主动脉

2. 临床意义   本病在胎儿期和新生儿期均少出现心衰，但伴有肺动脉瓣缺如时，常在
胎儿期即可出现心衰。右室流出道有严重梗阻时，出生后可出现发绀，右室流出道梗阻较轻
者，发绀可在 1 岁左右才出现。肺动脉闭锁者，随着动脉导管的闭合，病情可突然加重导致
新生儿死亡。手术（出生后 3 个月手术）生存率在 90% 以上，约 80% 生存者可以耐受正常
体力。

法洛四联症常合并有心外畸形（如脐膨出、膈疝），也可伴发于染色体畸形，如 21 - 三
体、18 - 三体、13 - 三体等，产前检出本症者应行染色体核型分析。

十八、右心室双出口

左心室双出口（double outlet right ventricle）的主要特征是两条大动脉完全或大部分起
源于右心室，几乎所有病例均伴有室间隔缺损。肺动脉狭窄较常见，主动脉狭窄、缩窄、主
动脉弓离断相对少见。

1. 声像图特点   右心室双出口产前超声诊断主要根据大动脉的平行排列关系及两大动
脉均起源于右心室（图 27 - 51）而得以诊断，由于本病常合并有其他严重心脏畸形如房室
共道、二尖瓣闭锁等，在产前超声检查中常先检出上述合并畸形。此外，主动脉瓣下及肺动
脉瓣下均可见肌性圆锥组织，与二尖瓣前叶的纤维连续中断亦是本病的特点。

2. 临床意义   由于胎儿血循环的特殊性，右心室双出口胎儿宫内很少发生心衰。出
生后其血流动力学变化取决于右室双出口的类型和伴发畸形的严重程度，预后也与此密
切相关。此外，右室双出口常伴有心外畸形和（或）染色体畸形。早期手术死亡率
约 10%。

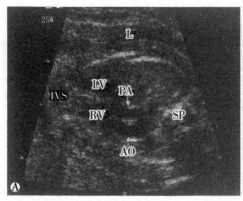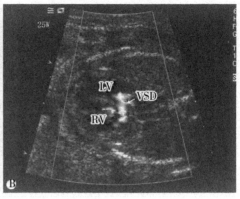

图27－51 25周胎儿右心室双出口，室间隔缺损

A. 右心室流出道切面显示主动脉及肺动脉均发自右心室，两大血管在起始部呈平行排列，主动脉位于肺动脉的右前方；B. 彩色多普勒显示室间隔缺损的左向右分流，室间隔缺损是左心室的唯一出口；LV. 左心室；RV. 右心室；PA. 主肺动脉；VSD. 室间隔缺损；AO. 升主动脉；IVS. 室间隔；L. 左；R. 右；SP. 脊柱

十九、永存动脉干

根据肺动脉的起源，永存动脉干（persistent arterial trunk）可分为四种类型。

Ⅰ型：短小的主肺动脉在动脉瓣略上方起自动脉干的后侧壁，主肺动脉随即分为左、右肺动脉，约占47%。

Ⅱ型：无肺动脉干，左、右肺动脉分别起自动脉干的后壁或两侧壁，约占28%。

Ⅲ型：一侧肺动脉起自动脉干，另一侧肺动脉缺如（多为左肺动脉），该侧肺血供应来源于体循环侧支血管，此型最为少见，约占2%。

Ⅳ型：动脉干的主动脉成分发育不良，有主动脉缩窄或主动脉弓离断，主肺动脉自主动脉干发出后分为左右肺动脉，粗大的动脉导管支配降主动脉的供血，此型约占23%。

1. 声像图特点 四腔心切面基本正常，心室与大动脉长轴切面可见一条动脉干骑跨在室间隔上，动脉干内径明显增粗。各切面检查均只显示一条动脉干，一组半月瓣，常为多瓣叶（4~6个），瓣叶增厚，多伴有关闭不全而出现反流信号，有时可见瓣膜狭窄。正常肺动脉起自右心室的图像消失，正常的动脉导管弓亦消失，不能显示正常走行的肺动脉。可检出主肺动脉或左右直接起自动脉干或不能显示肺动脉。部分永存动脉干可合并单心室（图27－52）。

2. 临床意义 胎儿期血流动力学不受影响，出生后却影响严重。患儿常呈进行性心衰，多数病儿出生后1~2周即出现明显心衰。外科手术后90%可存活，但患儿需接受第二次手术。本病可伴有染色体畸形。

二十、心脏其他畸形

（一）室间隔缺损

室间隔缺损（ventricular septal defects）可分为膜周部、流入道部、肌部、流出道部室间隔缺损。

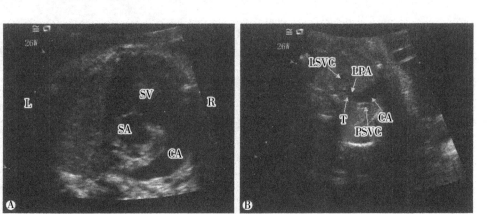

图 27 - 52　26 周胎儿永存动脉干合并单心房单心室

　　A. 心室流出道长轴切面显示一条大的动脉干起自单一心室；B. 三血管 - 气管平面仅显示单
一动脉干，并可见左肺动脉从其一侧壁发出，动脉干两侧可见左、右上腔静脉，主动脉右弓
右降；LPA. 左肺动脉；CA. 永存动脉干；SV. 单心室；SA. 单心房；RSVC. 右上腔静脉；
LSVC. 左上腔静脉

　　1. 声像图特点　虽然室间隔缺损是最常见的先天性心脏病之一，但胎儿期产前超声检
出率明显低于新生儿期。由于胎儿时期动脉导管的交通及肺循环阻力高，左、右心室内压力
相近，室间隔缺损处可不产生分流，或分流速度较低，心房、心室大小多无异常，四腔心切
面上房室大小对称，因此，单纯小的室间隔缺损不论在膜周部、流入道部、肌部或流出道
部，产前超声检查均较困难。又因为在胎儿期多显示心尖四腔心切面，室间隔与声束平行，
有时可出现室间隔回声失落的假象而导致假阳性的诊断。因此，室间隔缺损产前超声诊断，
可出现假阳性与假阴性诊断，应引起超声医师的注意。

　　室间隔缺损的特征超声表现是室间隔连续性中断。左心室长轴切面上主动脉下方可显示
膜周部或流出道部室间隔缺损（图 27 - 53）。四腔心切面上可显示流入道部室间隔缺损，三
尖瓣附着点位置与二尖瓣附着点平齐。肌部室间隔缺损主要在四腔心切面上观察与显示。彩
色多普勒：心室收缩期血流由左向右分流，舒张期则由右向左分流，分流速度均较低，分流
色彩显示暗淡。在心脏四腔心切面上，由于分流血流与声束垂直，分流血流显示差或不显
示，在胸骨旁长轴四腔心切面上，分流血流显示最佳。

　　2. 临床意义　单纯室间隔缺损不影响胎儿血流动力学改变，90% 以上的小缺损在出生
后 1 岁内逐渐自然闭合。大的缺损在出生后 2 ~ 8 周内可出现心衰而需治疗。少数特大室间
隔缺损出现巨大左向右分流，出生后即可出现心衰。外科手术生存率在 90% 以上，存活者
可正常生存，体力耐受亦正常。

（二）房间隔缺损

　　房间隔缺损（atrial septal defects）可分为继发孔型、原发孔型及静脉窦型缺损。原发孔
型房间隔缺损是心内膜垫缺损的一种简单类型，而继发孔型房间隔缺损最多见，常单独存
在，但亦可伴发于其他心内畸形（如二尖瓣、三尖瓣、主动脉、肺动脉闭锁），也可在其他
综合征中出现，如 Holt - Oram 综合征。

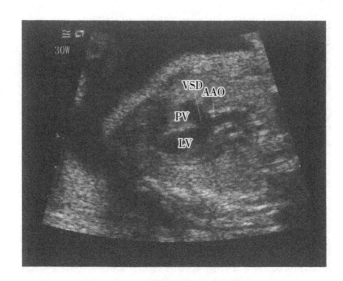

图 27 - 53　30 周胎儿膜周部室间隔缺损合并多发畸形

左室长轴切面显示室间隔上部回声连续性中断，并可见断端回声增强。引产心脏
解剖证实；LV. 左心室；RV. 右心室；VSD. 室间隔缺损；AAO. 升主动脉

　　虽然有宫内诊断继发孔型房间隔缺损的报道，但由于胎儿心内血流动力特点及胎心超声检查的局限性，胎儿超声心动图不是发现这种缺损的可靠方法，一般不做出继发孔型房间隔缺损的诊断。对于原发孔型房间隔缺损及巨大房间隔缺损或房间隔缺失，可在产前做出诊断。前者表现为房间隔下部连续性中断，后者表现为一共同心房，无房间隔回声。

　　（三）心脏外翻

　　心脏外翻（ectopia cordis）主要特征是心脏部分或全部位于胸腔之外，胸前壁缺损，胸骨可部分或完全缺如。心脏结构可正常，也可出现心脏结构异常。

　　超声诊断胎儿此种畸形较容易，在胎儿胸部横切面及纵切面上均能较好显示胸壁回声缺损，心脏部分或全部经缺损处达胸腔外，合并有皮肤缺损时，心脏可浸泡于羊水中，可清楚显示心脏在羊水中收缩与舒张（图 27 - 54）。三维超声可显示心脏与胸壁的立体空间关系。合并心内畸形时，可有心内结构异常的相应超声表现。可合并腹壁缺损等。

　　（四）心包积液

　　胎儿心包积液（pericardial effusions）是指胎儿心包腔内液体异常增多。心包积液可由感染引起，也可为其他原因（急性重度贫血、双胎输血综合征）导致的胎儿水肿的一个表现。

　　大量心包积液（图 27 - 55）产前超声诊断并不困难，但单纯少量心包积液时，应与正常心脏内少量液体所形成的暗带相区别。前者所形成的暗带可延伸至房室沟，测量深度常在 2mm 以上，而后者多局限于心室的周围，且不超过 2mm。

　　值得注意的是，单纯心包积液是胎儿染色体异常的线索，尤其是 21 - 三体。

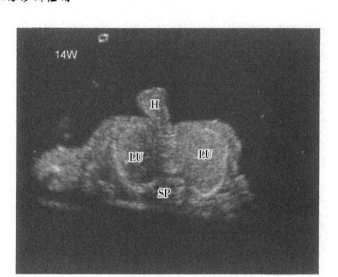

图 27 - 54 14 周胎儿心脏外翻合并无脑畸形、唇腭裂

二维超声显示心脏位于胸腔外，浸泡于羊水中，实时下可见其舒缩运动，经引产后证实；H. 外翻的心脏；LU. 肺；SP. 脊柱

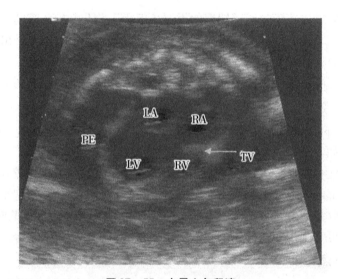

图 27 - 55 大量心包积液

PE. 心包积液；LA. 左心房；LV. 左心室；RA. 右心房；RV. 右心室；TV. 三尖瓣

（李志刚）

第八节 胎儿胸部畸形

一、肺发育不良

胎儿肺发育不良（pulmonary hypoplasia）是指胎儿肺重量和体积较相应孕周绝对减小，

妊娠 28 周前湿肺/胎儿体重≤0.015，28 周后湿肺/胎儿体重≤0.012。组织学特征是肺的细胞数目、气道、肺泡减少导致肺大小和重量降低。

1. 声像图特点　羊水过少持续存在、胎儿呼吸运动缺乏以及许多生长参数异常均是提示双肺发育不良的重要依据。主要生长参数的异常有胸围减小、胸廓面积减小、心/胸比值增大（图 27-56）、胸围/腹围比值减小、胸围/股骨长比值减小、肺长度减小、胸部面积减去心脏面积减小、（胸部面积减去心脏面积）×100/胸部面积减小等。上述参数中，有作者认为（胸部面积减去心脏面积）×100/胸部面积、肺长度、肺面积和胸围/腹围比值对预测肺发育不良肺较可靠。多普勒超声显示肺动脉血管阻力增高。

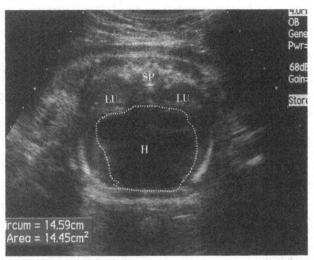

图 27-56　心脏增大，心胸比值增大，达 0.56，肺明显受压变小，肺面积及肺各径线均明显变小

SP. 脊柱；LU. 肺；H. 心脏

2. 临床意义　引起肺发育不良的原因不同，其预后也明显不同。严重双侧肺发育不良者，产后可能不能生存；一侧肺发育不良者，产后有可能生存，但新生儿期死亡率可达50%。85%的病例伴有其他畸形，合并严重畸形者预后更差。肺发育不良的预后还取决于引起肺发育不良的原因，新生儿期总死亡率可高达 80%。对于羊水过少引起的肺发育不良，一般来说，出现羊水过少的孕周越早，羊水过少持续时间越长，羊水过少越严重，那么肺发育不良越严重，围生期死亡率越高。

二、先天性肺囊腺瘤畸形

先天性肺囊腺瘤畸形（congenital cystic adenomatoid malformation，CCAM）是一种良性的非肿瘤性质的异常肺组织。组织学上以支气管样气道异常增生、缺乏正常肺泡为特征，提示正常肺泡发育受阻。CCAM 典型者为单侧，可累及一侧肺或一叶肺，95% 以上仅限于一叶或一段肺。偶尔，CCAM 累及双侧肺（不到 2%）或一叶以上的肺叶或整侧肺。该组织不能发挥正常的肺功能。

CCAM 可分为以下三种类型。

Ⅰ型：大囊型，病变以多个较大囊肿为主，囊肿大小不等，多为 2～10cm。

Ⅱ型：中囊型，病变内有多个囊肿，囊肿大小不超过 2cm。

Ⅲ型：小囊型，病变内有大量细小囊肿，囊肿大小不超过 0.5cm，呈实质性改变，有大量腺瘤样结构，其内有散在的、薄壁的、类似支气管的结构。

1. 声像图特点　CCAM 超声分型可简单地分为大囊型和微囊型（以实性改变为主）。前者为单个或多个囊泡，囊泡直径 >5mm，以囊性病变为主，呈囊实混合回声（图 27 - 57）；后者囊泡直径 <5mm，为实性均质高回声。在大多数 CCAM 病灶的强回声内至少可检出一个囊肿，尽管这个囊肿很小，尤其能使用现代的高分辨率超声仪器的高频探头和回声差异功能技术，在强回声的实性肿块内部可显示出弥漫分布的筛孔状囊性暗区。CCAM 于孕16 ~ 22 周超声即可发现，病变较大者或出现较大囊肿者，超声可更早发现。与其他胸内占位性病变一样，CCAM 可对同侧和对侧肺产生明显压迫，使正常肺组织回声极少，从而引起肺发育不良和胎儿水肿。心脏及纵隔可受压移位，偏向对侧。肿块越大，心脏及纵隔移位越明显。肿块明显压迫心脏及胸内血管时，可引起胎儿腹水及全身水肿。可有羊水过多。约 6% 病例囊肿发生自发性消退，53% ~ 69% 的 CCAM 追踪观察可有不同程度的缩小。

2. 临床意义　CCAM 大小、纵隔移位程度、是否伴发胎儿水肿和羊水过多等，均是判断预后的重要指标。合并胎儿水肿，肺发育不良和（或）羊水增多的病例预后极差。根据肿块大小、心脏纵隔移位的程度以及是否伴发其他畸形，胎儿预后可大致分为良好、较差、差。肿块较小、无心脏及纵隔移位、未合并其他畸形者，预后最好，成活率可达 100%。如果 CCAM 随着妊娠的进展逐渐缩小，则预后良好。因此，有必要对 CCAM 胎儿进行连续动态观察，如果相隔数周复查超声，肿块未继续增大，或未出现其他更坏的临床特征，那么应每隔 2 ~ 4 周对胎儿进行一次超声观察。

据报道，约 70% 的先天性肺囊腺瘤畸形病例，肿块大小较稳定；约 20% 产前明显萎缩或消失；仅 10% 是进行性增大。在有症状的新生儿中，手术后生存率达 90%，而无症状的新生儿是否需要手术治疗尚不肯定。

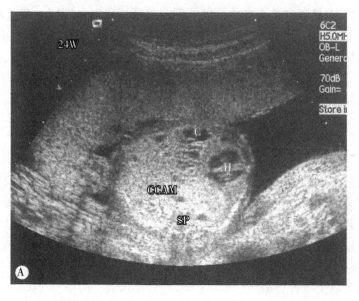

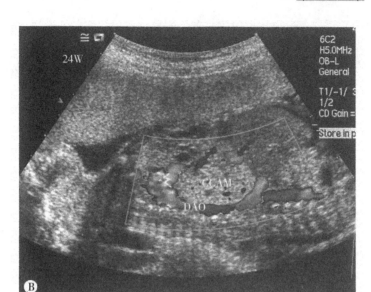

图 27 – 57　24 周肺囊腺瘤畸形，合并腹水

胸腔横切面（图 A）显示右侧胸腔内囊实混合性病变（CCAM），其内可见多个囊性暗区（C），较左侧肺回声明显增强，心脏（H）明显左移。彩色多普勒血流显像（图 B）显示强回声区内有血流信号，但未见明显来自体循环血流进入其内；SP. 脊柱 . DAO. 降主动脉

三、隔离肺

隔离肺（pulmonary sequestration）又称肺隔离症，是肺的先天畸形之一，它是以血管发育异常为基础的胚胎发育缺陷。隔离肺是由胚胎的前原肠、额外发育的气管和支气管肺芽接收体循环的血液供应而形成的无功能肺组织团块。可分为叶内型（ILS）和叶外型（ELS）两大类。胎儿叶内型隔离肺罕见，大多数为叶外型。

1. 声像图特点　由于绝大多数胎儿期诊断的肺隔离是 ELS，下面主要介绍 ELS 的超声特征。典型的 ELS 超声特征是在左肺基底部检出叶状或三角形、边界清晰的高回声团块。团块大小不一，较大者可引起纵隔移位和胎儿水肿。产前发现的隔离肺常较小或中等大小（一般不到一侧胸腔的 1/3 ~ 2/3），大的肿块也不罕见，绝大多数内部回声均匀，少数内部偶然可以观察到囊肿（即扩张的支气管或与 CCAM 共存）。如果能显示滋养血管来自胸主动脉或腹主动脉，则强烈提示 ELS，彩色多普勒有助于显示这些血管（图 27 – 58）。动态观察ELS，大部分（50% ~ 70%）隔离肺随孕周的增加而部分或完全萎缩。同侧胸腔内可出现胸水，少数可出现胎儿水肿。10% ~ 15% 的 ELS 位于膈内或膈下（通常在左侧），在纵隔或心包内者极罕见。

2. 临床意义　隔离肺预后很好，尤其在逐渐缩小的隔离肺胎儿，预后更佳，出生后可不出现任何呼吸道症状。合并有胸水者，可导致严重肺发育不良和胎儿水肿，从而威胁胎儿生命。因此，有大量胸水者，行胎儿胸水羊膜分流术可改善预后。

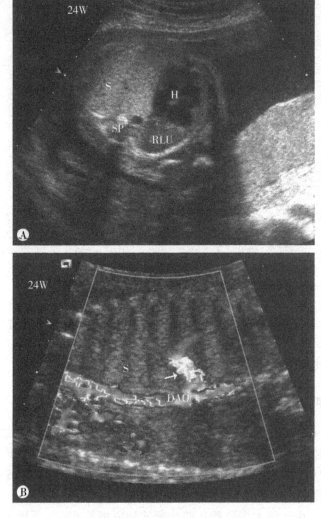

图 27 - 58　24 周胎儿隔离肺

胸腔横切面（图 A）显示左侧胸腔内肺回声明显增强，无正常肺组织回声，心脏（H）明显受压向右侧移位，彩色多普勒血流显像（图 B）可清楚显示其供血动脉（箭头所示），来源于降主动脉（DAO）；S. 隔离肺；SP. 脊柱；RLU. 右肺

四、胸腔积液

　　胸腔积液（pleural effusion）指胸膜腔内液体的异常积聚（胸水）。胎儿胸水可以是原发性的（原发性乳糜胸），也可以是其他原因所致胎儿水肿的一个继发性表现。如果继发于胎儿水肿者，通常为双侧。胸腔积液被认为是胎儿水肿最早的征象之一。

　　1. 声像图特点　胎儿胸水的主要超声表现是胎儿胸腔内探及片状无回声区，其外形轮廓正好与胸腔、纵隔及肺表面轮廓相吻合（图 27 - 59）。实时超声可显示肺"浸泡"于胸水中，大量胸腔积液时，肺相对较小，呈较高回声与纵隔相连，而其周围则为无回声的胸水所包绕。单侧大量胸腔积液，可产生占位效应，出现心脏及纵隔移位，移向对侧，使圆弧形膈顶变为扁平甚至反向，肺明显受压变小。继发于胎儿水肿的胸腔积液，多为双侧，胸腔积液量两侧大体相等，很少纵隔移位。此时应注意观察皮肤水肿及腹水情况。

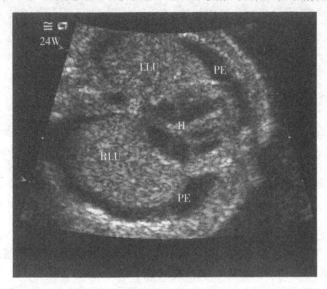

图 27－59　24 周胎儿双侧胸腔积液，全身水肿

胸部横切面显示双侧胸腔积液（PE）；RLU. 右肺；LLU. 左肺；H. 心脏

2. 临床意义　有些乳糜胸可自然消失，预后好，9%～22% 原发性胎儿胸水可自然消失，其生存率几乎为100%，然而不能预测哪些积液可自然消失和继续进展。双侧胸水，不自然消失，并发水肿、早产者预后差，水肿是预后最差的指标。胸水发生早，且呈进行性增多者，预后差。当胸水合并其他畸形如染色体畸形、心脏畸形者，预后差。引起长期慢性肺压迫可导致肺发育不良，从而导致新生儿呼吸困难。单侧胸水无其他明显的合并畸形者预后最好。可采取宫内穿刺抽吸，胸水羊膜腔分流等方法治疗。

五、先天性膈疝

先天性膈疝（congenital diaphragmatic hernia，CDH）是膈的发育缺陷导致腹腔内容物疝入胸腔，疝入胸腔的脏器常为胃、小肠、肝、脾等。左侧 CDH 进入胸腔内容物常为胃和小肠，其次为结肠和脾脏；右侧 CDH 多为右肝，其次为结肠和小肠。临床上根据缺损部位不同将 CDH 分为三种类型：胸腹裂孔疝、胸骨后疝及食管裂孔疝。腹腔内脏疝入胸腔可以是交通性的，根据腹腔内压力的不同，所疝内容物可回复到腹腔。腹腔内容物通过膈肌缺损处疝入胸腔，可压迫肺，引起肺发育不良，同时肺血管分支内径亦缩小，肺小动脉肌层持续为胎儿型，故产后新生儿常出现肺动脉高压。

1. 声像图特点　胸腔内显示腹腔内脏器回声，形成胸腔内包块。腹腔内脏器包括胃、小肠、肝、脾等均有可能疝入胸腔内（图 27－60）。如为左侧 CDH，胃疝入胸腔较常见，表现为心脏左侧出现胃泡回声与左房相邻，而腹腔内胃泡回声消失，这种 CDH 产前诊断相对较容易。如果为右侧 CDH，则疝入胸腔的器官主要为肝右叶，由于肝脏为实质性器官，回声与肺实质回声相近，给诊断带来困难。用彩色多普勒血流显像追踪显示肝门静脉，如果门静脉超过膈肌水平，可确定胸内实质性回声为肝，从而确立诊断。由于内脏疝入胸腔，故腹围缩小。

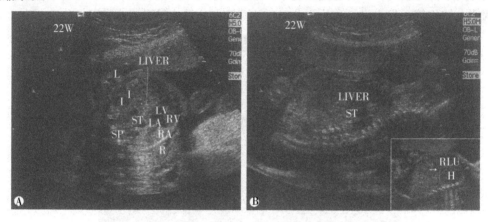

图27-60　22周胎儿左侧膈疝，经引产后解剖证实

A. 四腔心切面上，左侧胸腔内大量不规则回声区（肠管、胃泡、肝脏等），心脏明显向右前方移位，胃（ST）位于左心房（LA）的左后方，B. 矢状切面上左侧膈肌未显示，胃（ST）、部分肝脏（LIVER）及肠管等内容物位于胸腔内，左下方小图为该胎儿右侧胸部矢状切面显示右侧完整膈肌（箭头所示），右侧胸腔内可见心脏回声（正常心脏在该切面上不能显示）；RA. 右心房；RV. 右心室；LA. 左心房；LV. 左心室；I. 肠道；SP. 脊柱；LIVER. 肝脏；H. 心脏；RLU. 右肺

　　当疝入胸腔的脏器为小肠或大肠时，诊断CDH也困难。在中孕期，疝入胸腔的肠管多无内容物而塌陷于瘪，这种肠襻在胸腔内很难确认，仅表现为胸腔内包块，包块不规则，回声不均匀，如果能见到肠蠕动，则更支持CDH。

　　胸腹腔矢状及冠状切面显示正常膈肌弧形低回声带中断或消失，理论上此种征象最具有诊断价值，是诊断CDH的直接征象，但实际上大部分病例超声很难确认，只有在右侧较大的膈肌缺损时，此征象才明显。

　　胎儿呼吸运动时，观察腹内容物与胸内容物的运动，有助于CDH的诊断。在胎儿吸气时，受累侧腹内容物向上（向胸腔方向）运动，而正常侧腹内容物则向下运动。

　　单侧CDH胸腔脏器、心脏及纵隔受压并移位明显。双侧CDH很罕见，心脏、纵隔很少移位或不移位而诊断困难，但心脏显得更靠前。

　　CDH可合并羊水过多，部分胎儿可有胸水、腹水、胎儿水肿及颈部透明层明显增厚。

　　如为交通性CDH，疝入胸腔的腹内容物可随腹内压力的变化而改变，当腹内压力增高时，腹内容物疝入胸腔；当腹内压力降低时，疝入胸腔内容物可回复到腹腔。超声图像上可表现为胸腔包块内时大时小，此次检查发现疝出物的内容物和大小与前一次可能不同，这些现象可解释为什么产前根本不能诊断小CDH，或者尽管膈肌缺陷很早即存在但需到妊娠晚期才能发现。

　　2. 临床意义　在产前诊断的CDH大多数是比较大的，围产儿死亡率可能高达80%，这主要与肺发育不良有关。CDH可导致肺小动脉中层肌壁肥厚，可导致新生儿肺高压和持续胎儿循环。CDH围产儿死亡与下列因素有关：诊断CDH的孕周、CDH的大小、胸内胃和肝的存在、对侧肺的大小、有关合并畸形的存在等。有学者认为右侧 CDH 预后更差，双侧 CDH 几乎均是致死性的。

如果 CDH 无并发畸形，总的生存率为 50% ~ 60%。

（李志刚）

第九节 胎儿泌尿生殖系统畸形

一、肾不发育

肾不发育（renal agenesis）又称肾缺如。由于一侧或双侧输尿管芽不发育，不能诱导后肾原基使其分化为后肾，从而导致一侧或双侧肾缺如。双侧肾缺如是泌尿系统最严重的畸形，双肾完全缺如，常导致严重羊水过少。由于羊水过少，胎儿受压及活动受限，进一步导致典型的 Potter 综合征，如耳低位、眼距过远、小下颌畸形、扁平鼻、内眦上赘、皮肤皱褶、四肢挛缩、足内翻畸形、短头畸形、肺发育不良等。

单侧肾缺如者，肾血管亦缺如，而对侧肾脏代偿性增大。单侧肾缺如可以是 VACTERL 联合征的一个表现，但大部分单侧肾缺如单独存在，不影响其他器官系统的发育。

1. 声像图特点　使用现代高分辨率实时超声明显提高对单侧或双侧肾缺如诊断的准确性。产前超声在胎儿腰部未显示一侧或两侧肾脏图像时，不能盲目做出一侧或两侧肾缺如的诊断，应考虑有无肾异位存在？胎位是否适合胎儿肾脏检查？有无其他技术上的问题？是肾缺如或严重肾发育不全？在这些情况中，只有双侧肾缺如或双侧严重肾发育不全时才有严重的羊水过少。但不幸的是，严重羊水过少明显影响超声图像，从而影响对胎儿各解剖结构的观察，降低检查者的诊断信心。

（1）双肾缺如：双侧肾床区、盆腔、胎儿腹腔其他部位及胸腔内均不能显示胎儿肾脏图像。肾上腺相对增大，出现肾上腺"平卧"征（"lying down" adrenalsign）。胎儿膀胱长时间不充盈而不显示。严重羊水过少。彩色多普勒血流显像不能显示双侧肾动脉（图 27 - 61）。

（2）单侧肾缺如：单侧肾缺如由于有对侧发育正常的肾脏而不出现羊水过少，胎儿膀胱亦可显示良好，发育正常的肾脏呈代偿性增大。肾脏缺如的一侧超声不能显示肾脏图像，但可显示肾上腺"平卧"征（图 27 - 62），彩色多普勒可显示该侧肾动脉缺如，而健侧肾动脉存在。

2. 临床意义　双肾缺如是致死性的，出生后不能存活。新生儿主要死于严重肺发育不良。

不合并其他畸形的单侧肾缺如预后好，可正常生存，预期寿命亦不受影响。

再发肾缺如的危险性约为 3%。但有家族史者，再发风险高得多，有报道一对夫妇连续四胎均为双侧肾缺如。

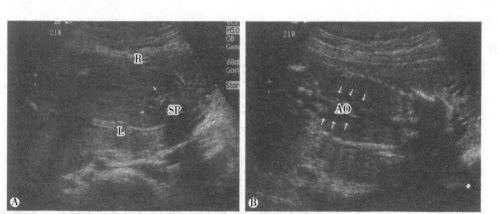

图 27 – 61　21 胎儿双肾缺如，无羊水
A. 腹部横切图，示双侧肾床区未见肾脏图像，仅见双侧肾上腺，在较低水平横切面上仍只见双上肾腺（细箭头）横切图；B. 通过肾床区冠状切面显示双肾上腺（细箭头）呈"平卧征"，无肾脏显示；SP. 脊柱；AO. 主动脉；L. 左；R. 右

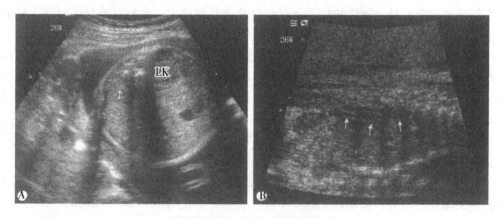

图 27 – 62　26 胎儿右肾缺如
A. 腹部横切面胎儿左侧肾脏（LK）可显示，右侧肾床区无肾脏（箭头所示）结构；
B. 右侧腹部矢状切面显示右侧肾上腺呈"平卧"征（箭头所示）

二、异位肾

在后肾发育成熟后未达到正常的位置称异位肾（ectopic kidney）。异位肾分盆腔异位肾、交叉异位肾、胸腔异位肾。

1. 声像图特点

（1）盆腔异位肾：盆腔内显示异位肾脏图像或盆腔内一实质性包块。盆腔异位肾发育不良时则超声图像上表现为一各径线均小的肾脏图像或低回声包块，有肾积水或多囊性肾发育不良时，有相应的表现（图 27 – 63）。在同侧腰部肾床区不能显示肾脏，同侧肾上腺呈"平卧"征，对侧肾脏较大。

（2）交叉异位肾：异位侧肾脏明显增大，常呈分叶状，多为下极融合，也可表现为完全独立的两个肾脏图像。多位于右侧。可显示两组集合系统图像。与盆腔异位肾相似，在一侧肾床区不能显示肾脏且同侧肾上腺表现为"平卧"征。

（3）胸腔异位肾：本病极少见，在胸腔纵隔内检出肾脏图像时而正常腰部肾床区又无肾脏时，应考虑本病的可能。

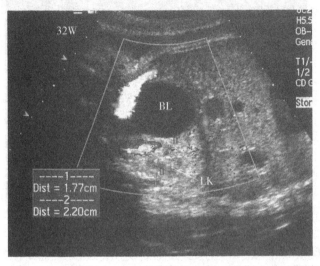

图 27 - 63　32 周胎儿左侧盆腔异位肾、多囊性发育不良并多发性畸形
左侧肾床区未见肾脏回声，在膀胱（BL）左后方可见一较小肾脏（LK），
肾实质回声增强，内有囊性结构（"＋1 ＋2"之间）。引产后解剖证实

2. 临床意义　预后较好，多数无症状。但盆腔异位肾和交叉异位肾在出生后泌尿系统感染发生概率明显增加。伴有 VACTERL 联合征者，预后不良。

三、多囊肾

（一）常染色体隐性遗传性（婴儿型）多囊

肾（Potter Ⅰ型）

常染色体隐性遗传性多囊肾（autosomal recessive polycystic kidney disease，ARPKD），又称婴儿型多囊肾，是一种常染色体隐性遗传病。该病少见。切面上，在肾实质内集合管囊状扩张呈放射状排列，类似海绵断面。本病除肾脏受累外，常累及肝脏，表现为不同程度的门脉周围纤维化和胆管发育不良，且肾与肝受累程度呈典型反比关系。本病发病基因位于 6 号染色体短臂。

1. 声像图特点　早期产前超声将肾脏增大伴有回声增强、囊肿、羊水过少者均认为是婴儿型多囊肾。但现在认为，许多其他疾病亦可表现为肾脏增大，回声增强，可伴有或不伴有明显囊肿及羊水过少。有这些表现的肾脏畸形，最后确诊不是 ARPKD，实际上 ARPKD 是极其罕见的，最终确诊目前可通过基因来诊断。

ARPKD 产前超声的主要表现有：双侧肾脏对称性、均匀性增大。晚孕期胎儿双侧肾脏常显著增大，可达正常肾脏的 3 ~ 10 倍，充满整个腹腔。双侧肾脏回声增强，且回声增强主要在肾髓质部分，而皮质部分则表现为低回声，羊水过少（图 27 - 64）。

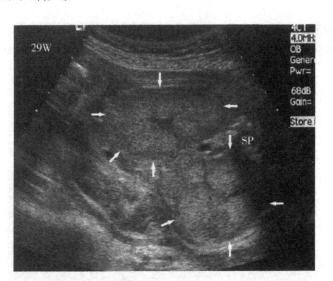

图 27 - 64　常染色体隐性遗传性多囊肾

30 岁孕妇，29 周检查无羊水，膀胱不显示，胎儿腹部横切可见双侧肾脏明显增
大，回声增强（箭头所示），出生后外观无异常，3d 后死亡；SP. 脊柱

2. 临床意义　本病预后与肾脏病变的严重程度有关。围生期即表现有严重肾脏病变者，预后最差，多数患儿在新生儿期死亡。随着肾脏病变的减轻，其预后也变好。远期并发症有高血压、尿路感染和门静脉高压。本病的复发危险性为 25%。

（二）常染色体显性遗传性（成人型）多囊

肾（Potter Ⅲ 型）

常染色体显性遗传性多囊肾（autosomal dominant polycystic kidney disease，ADPKD）又称成人型多囊肾，是一种常染色体显性遗传病。本病的主要病理特征是肾单位的囊状扩张及肾脏增大。但临床上多在成人期才表现出临床症状，临床开始出现症状的平均年龄约为 40 岁，主要表现为高血压和肾衰竭。但本病亦可在小儿甚至胎儿期表现出来。ADPKD 小儿可仅有轻度肾脏疾病表现（明显与 ARPKD 小儿不同）。同时 ADPKD 父母有一方常有此病，因此，当怀疑 ADPKD 时，应对父母双方均进行检查，如果父母一方患有此病，则对本病的诊断很有帮助；如果父母双方均无此病，则 ADPKD 可能性不大。

目前的研究认为，本病的发病基因有 3 个，90% 与位于 16 号染色体短臂上的 PKDI 基因有关，1% ~4% 与位于 4 号染色体的 PKD2 基因有关，此外，PKD3 基因的确切部位尚不清楚。因此，产前有可能通过基因检测诊断本病。

1. 声像图特点　本病超声表现与 ARPKD 相似，亦表现肾脏增大，回声增强。但与ARPKD 相反的是，ADPKD 可较好地显示低回声的肾髓质，且肾髓质无明显增大。由于 AD-PKD 不引起胎儿肾功能不全，因此，羊水在正常范围。而 ARPKD 则常在 24 周后出现羊水中度或严重过少。此外，父母一方有多囊肾超声表现是诊断胎儿 ADPKD 有力证据。

2. 临床意义　产前诊断本病者，其预后尚不完全清楚。文献报道的结果亦相差较大。从本病家族研究报告看，产前诊断本病者，约 43% 病例在 1 岁内死亡，存活者中 69% 发生高血压，约 3% 在 3 岁内出现严重肾衰竭。多数本病的成人患者在 40 岁之前可无任何临床症状，50 岁后可出现高血压和肾功能不全。本病多发危险性为 50%。

四、多囊性发育不良肾（Potter Ⅱ型）

多囊性发育不良肾（multicystic dysplastic kidney，MCDK）受累肾脏形态明显异常，由大小不等数量不一的囊腔构成，多像一串葡萄粒。肾蒂血管发育不良，多数变细。输尿管发育不良、闭锁、缺如等，肾盂亦发育不良、闭锁等改变。

1. **声像图特点**　病变侧无正常形态的肾脏图像，代之为一多房性囊性包块，包块可大可小，位于脊柱的前方，其内的囊肿大小不等，形态各异，囊与囊之间互不相通，随机分布。周边较大的囊可使肾轮廓扭曲变形为葡萄串样。肾脏中央或囊之间常可见团状或小岛样实质性组织，但肾周围无正常的肾皮质及集合系统回声。如为双侧多囊性发育不良肾，则常有羊水过少及膀胱不显示等特征（图 27-65）。彩色多普勒显示肾内肾动脉分支紊乱，主肾动脉难显示，动脉频谱为高阻型频谱。

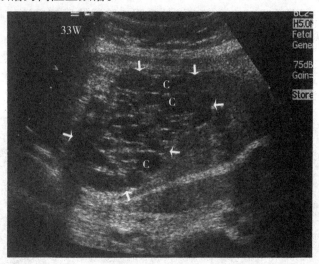

图 27-65　33 周胎儿多囊性发育不良肾并马蹄肾畸形，经引产后尸体解剖证实

胎儿腹部横切面显示肾脏正常形态、轮廓、结构消失，肾脏明显增大，内可见多个大小不等的囊性暗区（箭头所示），小囊之间可见部分实质回声，两侧肾脏在中线融合在一起，无羊水

由于肾小球的残余过滤功能，肾脏超声图像及其大小可在各次检查中出现明显的不同。如果肾单位仍有残存功能时，囊内液体可逐渐增加而囊肿增大；如果这些有残余功能的肾单位被破坏或消失，囊内液体不但不增加，反而会被再吸收。因此，大多数病例在肾单位完全消失之前随孕周的增大而增大，在肾单位完全消失之后，肾脏逐渐缩小甚至完全消失，即使尸解亦可能检不出肾脏、输尿管及肾动脉。

当梗阻发生于妊娠较晚时期（10 周之后，38 周之前），多囊性发育不良肾表现为非典型的肾盂积水形态。虽然病理学上的改变与上述典型者极相似，但肾盂及漏斗部不闭锁，肾盂扩张，并与周围囊相通，肾脏形态较典型者扭曲较少，超声上较难与肾盂积水区分。当梗阻或中断过程局限于某一部分时，则可发生罕见的局部或部分多囊性发育不良肾，尤其在重复肾畸形的上极部分和交叉融合肾中形成部分多囊性发育不良肾。

2. 临床意义　单侧多囊性发育不良肾患者，如果对侧肾脏发育正常，预后好；如果对侧肾脏异常，则预后取决于这个肾脏畸形的严重程度。如果伴有肾外畸形，则预后不良。双侧多囊性发育不良肾预后不良，因常伴羊水过少，引起肺严重发育不良而导致新生儿死亡。

单侧者在出生后应定期随访观察，一般认为 1 岁内每 3 个月一次，然后每半年一次，随访至 3 岁，以后应每年 1 次超声检查随访。

单侧病变者长期随访结果发现 18% 患者在 1 岁内病变消失，13% 在随访后 2 年内，23% 在 5 岁内消失。44%5 岁后维持不变，估计 20 年后均会消失。

五、肾积水

胎儿肾积水（hydrorephrosis）可由泌尿道梗阻性病变和非梗阻性病变（如膀胱输尿管反流）引起。最常见的原因是肾盂输尿管连接处梗阻、膀胱输尿管反流、膀胱输尿管连接处梗阻、后尿道瓣膜以及重复肾中的梗阻。

1. 声像图特点　一般认为，<33 周，肾盂前后径 >4mm；>33 周，肾盂前后径 >7mm，应考虑肾盂扩张。肾盂扩张前后径/肾脏前后径之比 >0.28。可有肾盏扩张（图 27 - 66）。超声可检出引起肾盂扩张的梗阻性病变并出现相应超声征象。

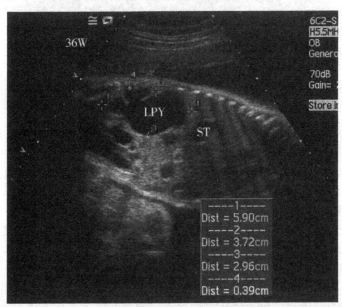

图 27 - 66　36 周胎儿左肾积水、左侧输尿管全程扩张合并复杂先天性心脏畸形
胎儿腹部矢状切面显示左肾盂（LPY）及肾盏均明显扩张，肾皮质明显变薄

2. 临床意义　多数学者认为，肾盂扩张前后径 >15mm，高度提示梗阻性病变可能，产后手术率较高。肾盂扩张前后径在 10 ~ 14mm 者，发生肾脏病理情况者亦较高，多数学者建议产后新生儿期随访检查。

肾盂扩张前后径在 4 ~ 10mm 时，许多情况不是病理性的，可能为正常或是生理性的，但亦有严重的泌尿系梗阻仅表现为轻度肾盂扩张者，例如后尿道瓣膜梗阻，可以引起明显的膀胱扩张和输尿管扩张，而肾盂扩张则轻微。因此对于轻度肾盂扩张时，不能简单作为正常或异常来对待。

孕妇肾积水是妊娠过程中的一种最常见表现，其可能的原因是由于黄体酮类激素作用下泌尿系统平滑肌松弛所引起。胎儿亦暴露于这种高激素状态下，故胎儿轻度肾盂扩张与此可能不无关系。

产后随访原则：最好于产后 5～7d 进行，因为此时期新生儿已不再暴露于母体黄体酮类激素影响下的平滑肌松弛状态，由此而引起的轻度肾盂扩张此时已消失，又由于在出生后的头 48h 内，婴儿有轻度脱水，如果出生后立即行肾脏超声检查可出现假阴性结果。

六、先天性肾盂输尿管连接处梗阻

先天性肾盂输尿管连接处梗阻（congenital ureteropelvic junction obstruction）是胎儿和新生儿肾积水的最常见的原因。本病的主要特征是尿液从肾盂流入输尿管时出现先天性梗阻。本病的梗阻是不完全梗阻。不完全梗阻发生在妊娠较晚时期者，引起肾盂肾盏不同程度的扩张，而无肾发育不良的组织学证据，不完全梗阻发生在妊娠较早时期者，除肾盂肾盏扩张外，还可出现肾发育不良改变，可伴有或不伴有囊性病变的形成。如果在妊娠 8～10 周肾盂输尿管连接处完全梗阻，则认为是多囊性发育不良肾的原因。

1. 声像图特点　超声诊断本病主要根据肾盂肾盏扩张但输尿管、膀胱等不扩张，超声不能直接显示输尿管狭窄及狭窄后扩张。肾盂、肾盏扩张程度多为轻至中度，且在宫内积水程度相对稳定。肾盂扩张的形态与其他原因所致的肾盂扩张不同，如果在冠状切面上肾盂尾端表现圆钝或呈"子弹头"状改变（图 27-67），则以肾盂输尿管连接处梗阻可能性大；相反，如果肾盂尾端呈"尖嘴状"指向输尿管，则肾盂输尿管连接处梗阻的可能性小得多。羊水量多正常。严重梗阻可导致肾盏破裂，在肾脏周围形成尿性囊肿，而此时肾脏表现为回声增强。此种肾脏已多无肾功能。随访中应更注意对侧肾脏情况。肾脏实质回声增强或肾实质内囊肿的检出，是某种程度的肾发育不良的表现。

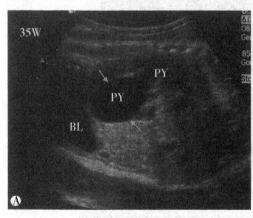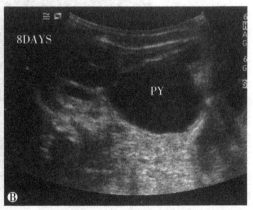

图 27-67　胎儿重度肾盂肾盏扩张，肾盂尾端圆钝，是肾盂输尿管连接处梗阻的典型形态，产前（图 A）及产后（图 B）8d 冠状切面，手术证实为肾盂输尿管连接处狭窄

PY. 扩张的肾盂；BL. 膀胱

2. 临床意义　本病无论单侧或双侧梗阻，预后均较好。虽然胎儿肾盂扩张的程度与产后婴儿肾功能不总是呈相关关系，但一般来说宫内胎儿肾盂扩张越严重，新生儿肾功能越差。因此，当宫内胎儿检出本病时，应在晚孕期随访监测扩张程度的变化，如果为双侧受累，则应更密切监测其程度的变化。同时羊水量亦是一个重要的监测指标。如果双侧梗阻者出现羊水过少时则预后不良。

产后应常规进行超声与肾功能方面的检查。本病手术治疗效果较好。有肾功能受损者，手术后肾功能及肾实质厚度有一定程度的恢复和增长，术后 6 个月内恢复较快。

七、膀胱输尿管连接处梗阻

膀胱输尿管连接处梗阻（非反流性输尿管扩张）［vesico – ureteric junction obstruction（non – reflusxingmegaureter）］的主要病理改变是膀胱输尿管连接处狭窄或远段输尿管功能受损，导致狭窄以上输尿管扩张及肾积水。远端输尿管闭锁者少见。本病多为单侧梗阻，双侧梗阻者约占 25％，常可合并其他异常如膀胱输尿管反流、肾盂输尿管连接处梗阻、多囊性肾发育不良等。

1. 声像图特点　本病的超声表现主要有输尿管呈蛇形弯曲状扩张和肾积水（图 27 – 68），扩张的输尿管与肾盂相通，而膀胱和羊水表现为正常。本病产前超声检查不能和膀胱输尿管反流引起的输尿管扩张和肾积水相区别。少数情况下，膀胱出口梗阻可表现为一侧输尿管明显扩张及明显肾积水，而对侧扩张相对较轻，应注意区别。另外，输尿管囊肿亦是输尿管扩张的主要原因之一，在膀胱内检出输尿管囊肿可资鉴别。

2. 临床意义　本病预后良好。40％ 以上病例无需治疗可自行缓解或消失。产前超声检测输尿管内径 <6mm 者，产后多不需手术治疗。但是输尿管内径超过 10mm 以上者，预后相对较差，多需手术治疗。

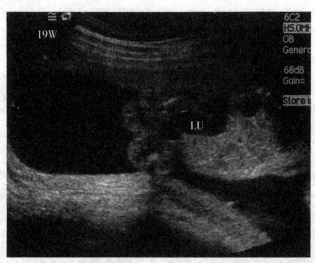

图 27 – 68　19 周胎儿左侧膀胱输尿管连接处狭窄致左侧输尿管全程扩张、左肾积水

胎儿腹部斜横切面显示左侧输尿管迂曲扩张（LU）

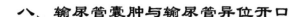

八、输尿管囊肿与输尿管异位开口

1. 输尿管囊肿（ureteroeles）　因输尿管开口狭窄，输尿管入膀胱段肌层薄弱，尿液排出不畅，致使输尿管黏膜下段逐渐膨大，突入膀胱内形成囊肿。囊肿远端有一狭窄的小孔，尿液先流入囊肿内，囊肿增大，然后再从小孔排出，囊肿变小。囊壁外层为膀胱黏膜所覆盖，内层为输尿管黏膜，其间为结缔组织，缺乏肌肉结构。

2. 输尿管异位开口（ectopic ureter）　输尿管没有进入膀胱三角区，开口在膀胱三角区外。开口位置在男孩与女孩不同，在男孩，开口可在后尿道、输精管、精囊、射精管、膀胱颈部、直肠等部位，末端有括约肌，无尿淋漓。在女孩，开口可在尿道、阴道、子宫、直肠等部位，末端无括约肌，常出现尿淋漓。

3. 声像图特点

（1）输尿管囊肿（图27-69）：表现为突向膀胱内的囊性结构，偶尔可见其有规律地增大和缩小交替变化。当输尿管囊肿特大时，可引起双侧肾积水，或囊肿疝入尿道引起膀胱出口梗阻，导致双侧肾积水。输尿管囊肿亦可双侧发生，膀胱内出现两个囊肿声像。有时，膀胱排空后可将输尿管囊肿误认为膀胱，而当膀胱过度充盈时，输尿管囊肿可压迫而消失，因此输尿管囊肿显示率不高，据报道仅39%，输尿管不同程度地扩张。

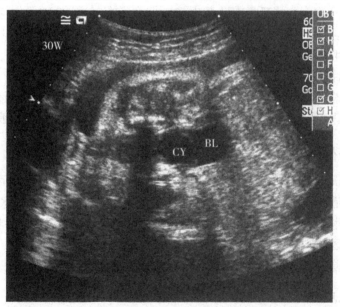

图 27-69　30 周胎儿重复肾、重复输尿管及输尿管末端囊肿

膀胱（BL）内偏左侧可见一囊性结构（CY），实时下可时大时小，追踪观
察可显示同侧输尿管扩张，左侧肾脏表现为典型重复肾声像

（2）输尿管异位开口：可表现为扩张的输尿管呈蛇形弯曲状从扩张的肾盂达膀胱后方，但不与膀胱相通，于膀胱后方向尿道方向延伸，形成异位开口或为一盲端。

4. 临床意义　产前诊断本病者预后良好，产后仅35%婴儿出现输尿管囊肿或异位开口的临床症状或体征。手术治疗效果良好。如果肾上部功能良好，输尿管囊肿可经尿道进行穿刺治疗，但此法可增加尿液反流的危险。

九、后尿道瓣膜

后尿道瓣膜（posterior urethral valves）是后尿道内一软组织瓣膜导致尿道梗阻，瓣膜可呈双叶状、隔状或仅为黏膜皱襞。仅发生于男性，是先天性下尿路梗阻的最常见原因，约占胎儿尿路梗阻的9%。由于后尿道瓣膜的阻挡，胎儿尿液不能排入羊膜腔而导致羊水过少，从而导致胎儿的一系列严重改变，包括肺发育不良（新生儿期死亡的最常见原因）、Potter面容、四肢挛缩、膀胱极度扩张及膀胱壁增厚、纤维化，膀胱输尿管反流，输尿管扩张、壁增厚及纤维化，最终导致肾积水。

1. 声像图特点　膀胱明显扩张及膀胱壁明显增厚是最常见，也是最恒定出现的超声征象。无此特征的轻型病例，产前及儿童期均难以检出。后尿道明显扩张似"钥匙孔"样与膀胱相通。双侧输尿管扩张及双肾积水，肾积水偶可表现为非对称性。由于本病只发生在男性，因此怀疑本病者检出男性生殖器有助于诊断。肾皮质可有囊肿及肾实质回声增强。当梗阻严重，膀胱内压力较高时，可导致膀胱破裂而引起尿性腹水及腹腔内钙化性强回声灶。肾积水到一定程度后可引起肾盏破裂而形成肾周尿性囊肿。尿性囊肿的形成预示着肾脏严重发育不良。50%以上病例有羊水过少。

2. 临床意义　本病总的死亡率可高达63%，在幸存者中，30%在4岁内即可出现终末期肾衰竭。与预后有关的一个重要因素是诊断时孕周大小。超声在24周以前即能明确诊断者，预后差，围生期死亡的危险性可达53%。24周以后才为超声诊断者，预后较好，出现不良结局的危险性仅7%。

如果中孕期即出现严重羊水过少、肾积水及肾实质回声增强，预后极差，围生期死亡率几乎为100%。相反，如果在整个妊娠期羊水正常，肾积水稳定，则预后良好。

十、尿道闭锁

尿道闭锁（urethral atresia）引起尿道完全梗阻，可发生于女性，也可发生于男性。其表现与严重后尿道瓣膜梗阻相似，膀胱极度扩张，可充满整个腹腔。羊水过少在16周后即可发生，由于严重羊水过少或无羊水，胎儿在宫内严重受压。当发生在男性胎儿时，本病很难和后尿道瓣膜区分。

本病预后极差，常为致死性，幸存者多合并有脐尿管瘘或膀胱直肠瘘。

十一、巨膀胱－小结肠－肠蠕动过缓综合征

巨膀胱－小结肠－肠蠕动过缓综合征（megacystis－microcolon－intestinal hypoperistalsis syndrome）是一种常染色体隐性遗传病，女性多于男性，女男比例为4∶1。其特征性改变是小肠梗阻、小结肠和巨大膀胱。由于本病平滑肌功能异常，因此，肠道梗阻及泌尿道梗阻均是功能性梗阻而非器质性梗阻。

产前超声特征性表现是膀胱明显扩张，双肾积水，胃扩张，小肠不同程度扩张，蠕动少，羊水量可正常或增加。

本病预后差，为致死性。

十二、梅干腹综合征

梅干腹综合征（prune – belly syndrome）的主要特征是腹壁肌肉完全缺如或由一层薄而无功能的纤维组织代替，也可有单块肌肉缺如或一侧肌肉缺如者，其发病机制可能与胎儿发育早期腹壁肌肉的极度拉伸有关，最常见的原因是早期胎儿膀胱极度扩张，其次为肝大、卵巢囊肿、大量腹水对腹壁的过度拉伸。

1. 声像图特点　本病产前胎儿超声表现与后尿道瓣膜梗阻表现相似，亦表现为膀胱明显扩张、双侧输尿管扩张及双肾积水等下尿路梗阻征象及羊水过少，因羊水过少而继发 Potter 面容、足内翻、髋关节脱位等。与后尿道瓣膜表现不同的是，本病的尿道扩张可达前尿道，而非后尿道瓣膜的典型"钥匙孔"样扩张。本病与其他下尿路梗阻，超声亦难区分。

2. 临床意义　本病预后不良。持续的、早期即发生羊水过少者常因肺发育不良而死亡。存活患儿60%以上在出生后1周内死亡。

十三、膀胱外翻

膀胱外翻（bladder exstrophy）是一综合性的复杂畸形，由泌尿系统畸形、骨骼肌肉畸形、肛门畸形等构成。其主要特征是下腹壁大面积缺损为膀胱后壁代替，膀胱前壁缺损，后壁膨出，其边缘与腹壁皮肤融合，膀胱黏膜长期暴露而肥厚、水肿。耻骨分离，耻骨联合增宽，脐明显下移，低于两髂嵴连线。生殖系统在男性尿道背侧裂开，阴茎海绵体过度分裂，阴茎变短。在女性可见尿道背裂、阴蒂分离。

1. 声像图特点　如果产前超声检出羊水正常，且显示出正常形态的肾脏回声，但不能显示正常充盈的膀胱时，应高度怀疑本病的可能。仔细探查有时可发现脐下移及下腹壁缺损征象，但由于膀胱后壁膨出与腹壁皮肤融合，超声有时难以检出腹壁缺损。

2. 临床意义　本病可行外科手术治疗。长期随访结果良好。本病为散发性，复发危险性极低。

（卫　颖）

第十节　三维子宫输卵管超声造影

三维子宫输卵管超声造影是指采用容积超声在造影模式下，通过向子宫腔内注入超声造影剂，获得宫腔、输卵管腔空间立体图像，根据宫腔、输卵管腔声像图特征及造影剂溢入盆腔情况，判断宫腔病变及输卵管的通畅性。造影过程分三个实相：宫腔显影相、输卵管显影相及盆腔显影相。三维子宫输卵管超声造影分静态三维超声造影与实时三维超声造影两种方式，静态三维超声为单一容积数据采集，在造影过程中进行容积扫描，每扫查一次只能重建一幅静止的图像；实时三维超声造影是高帧频的三维容积数据库，实时立体显示造影剂自导管进入宫腔及输卵管继而包绕卵巢和盆腔弥散的全过程。子宫输卵管三维超声造影显像清晰真实、立体直观，为子宫输卵管超声造影提供了新的影像学检查技术。静态三维超声采集质量较高，细节显示好；实时三维超声信息量大，可动态地观察造影剂在子宫输卵管和盆腔内的流动状态，两者超声造影重建图像特征的表现相同。

一、子宫输卵管超声造影特征

1. 宫腔显影相

（1）正常宫腔显像：经宫腔置管注入造影剂后，三维重建图像显示宫腔近似三角形，宫腔底部平整，宫腔面光整，无明显充盈缺损，双侧宫角锐利并与输卵管腔相延续。前位子宫超声造影三维图像显示宫腔常呈凸面朝向前方的近似三角形，子宫前壁外侧面对向前方，内侧面对向后方，呈现凹面向后的声像图表现。后位子宫超声造影三维图像显示宫腔常呈凹面朝向前方的近似三角形，子宫后壁内侧面对向前方，外侧面对向后方，呈现凸面向后的声像图表现（图 27 - 70）。

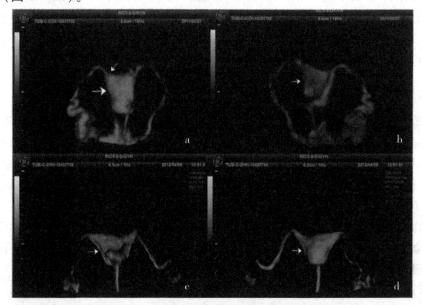

图 27 -70　前、后位子宫宫腔超声造影特征

a. 前位子宫双侧输卵管通畅，超声造影三维图像正面观显示宫腔凸面朝向前方（大箭头示），两侧宫角锐利（小箭头示）

b：后面观显示宫腔凹面朝向后方（箭头示）

c：后位子宫双侧输卵管通畅，超声造影三维图像正面观显示宫腔凹面朝向前方（箭头示），两侧宫角锐利

d：后面观显示宫腔凸面面朝向后方（箭头示）

　　双侧输卵管通畅时，三维声像图显示宫腔无膨大，宫角多呈锐角，宫腔凸面或凹面的弧度较小；双侧输卵管不通时，造影剂强回声积聚在宫腔内，宫腔饱满、膨大，宫腔凸面或凹面的弧形宽大，宫角圆钝；输卵管通而不畅或一侧不通时，输卵管通畅程度不同，宫腔可呈现不同程度的膨大，如输卵管积水或双侧远端阻塞时，注入的造影剂部分进入输卵管，宫腔内压力减低，因此宫腔的膨大程度小于双侧近端输卵管阻塞或一侧通而不畅一侧近端阻塞的宫腔膨胀度（图 27 - 71）。

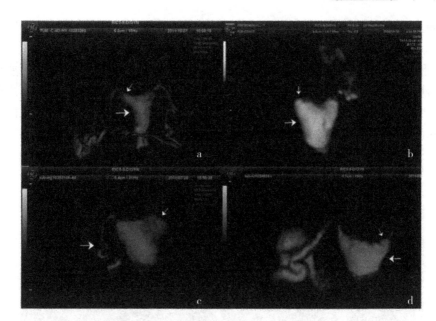

图 27 -71 不同通畅度宫腔超声造影宫腔形态（大箭头示宫腔，小箭头示宫角）

a：双侧输卵管通畅，宫腔无膨大，宫角较锐利

b：右侧输卵管近端阻塞，左侧输卵管全程纤细，走行不连续，宫腔和宫角膨大、圆钝

c：右侧输卵管全程纤细，通而不畅，左侧输卵管近端阻塞，宫腔和宫角膨大、圆钝

d：双侧输卵管不通，右侧远端扭曲膨大、阻塞，左侧近端阻塞，宫腔及宫角稍膨大

（2）子宫畸形显像：

1）单角子宫或残角子宫：单角子宫及残角子宫在宫腔及输卵管造影时表现无明显差异，需要通过常规超声进行鉴别。单角子宫的子宫外形呈梭形，横径较小，宫腔内膜呈管状，常偏于一侧，仅见单侧宫角。残角子宫显示为一发育正常的子宫，在其一侧见一肌性突起，其回声与子宫肌层回声结构相同，中央可有或无内膜回声。宫腔造影宫腔呈圆柱状，单一宫角及相连输卵管，多偏向一侧（图 27 - 72）。

2）双角子宫：常规超声检查子宫底部凹陷呈双角，凹陷 > 10cm 或低于输卵管连线 0.5cm 以上，宫体下段、宫颈水平横切面表现无异常，双侧分离的内膜连于一个宫颈。宫腔造影显示完全双角子宫宫腔呈"V"形，不完全双角子宫宫腔呈"Y"形，两柱形宫腔分离较远，两侧内膜夹角角度 >120°，双侧输卵管可显影。完全双角子宫如插管于一侧宫腔内则单侧宫腔显影，宫腔成像呈圆柱状，插管侧宫角及相连的输卵管显影（图 27 - 73）。

3）中隔子宫：常规超声检查显示宫底外形正常或有深度 <10cm 切迹，宫底横径较宽。子宫体中央可见一与宫壁回声相似的隔样回声突向宫腔，自宫底部向宫颈部延伸，将子宫分成对称或不对称的两部分，其两部分各有一梭形子宫内膜回声。宫腔造影不完全中隔两侧宫腔在子宫下段相互融合呈"Y"形（图 27 - 74）；完全中隔子宫两侧宫腔达宫颈内口处相互融合，宫腔呈"V"形；中隔子宫夹角凹陷 >1cm，两侧内膜夹角角度 <90°，双侧输卵管可显影（图 27 - 75）。

4）双子宫：常规二维超声连续多个纵切面扫查，可先后显示两个子宫；横行扫查时，在宫底水平两个子宫中间有间隙，宫体部水平呈分叶状或哑铃状，有两个子宫内膜及宫颈管回声。单侧或双侧宫腔插管造影，宫腔造影两宫腔均呈圆柱状，一个宫角及相连输卵管显影。

5）弓形子宫：宫底稍宽，外缘平坦或轻微下陷呈弧形，宫底部中央区增厚肌层稍向宫腔突出，宫底部内膜轻度凹陷或呈弧形，夹角凹陷 < 1.0cm，多在 0.5 ~ 1.0cm 之间，宫腔呈浅"V"形或马鞍形，两侧内膜夹角角度 > 90°，宫腔底部宫腔造影显像与宫内膜三维成像相似，双侧输卵管可显影（图 27 - 76）。

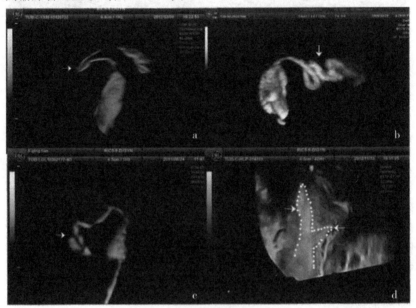

图 27 - 72　单角子宫、残角子宫

a：单角子宫，造影显示宫腔呈圆柱状（箭头示），单一宫角与单一输卵管相连，输卵管中段反折

b：单角子宫，造影显示宫腔呈圆柱状，输卵管中远段扭曲（箭头示）

c：残角子宫，造影显示宫腔似圆柱状，单一宫角与单一输卵管相连，输卵管远段稍扭曲（箭头示）

d：残角子宫，三维成像右侧为圆柱形宫腔（大箭头示），左侧见一肌性突起（小箭头示）

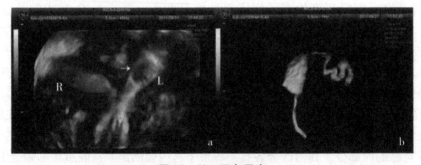

图 27 - 73　双角子宫

a：宫腔呈"V"形，左侧宫腔置管，3D 成像显示左侧宫腔内水囊回声（箭头示）

b：超声造影示左侧宫腔及输卵管显影，右侧宫腔及输卵管未显影

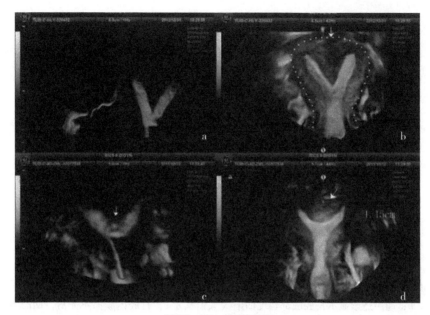

图 27 - 74　中隔子宫

a：不完全中隔子宫，超声造影显示宫腔呈 "Y" 形，右侧输卵管通畅，左侧不通，近段阻塞

b：三维成像显示宫底部肌层无凹陷（箭头示），宫腔底部明显凹陷

c：不完全中隔子宫，超声造影显示宫腔底部轻度凹陷（箭头示）

d：三维成像显示宫底部肌层无凹陷，宫腔底部轻度凹陷处深度达 11mm（箭头示）

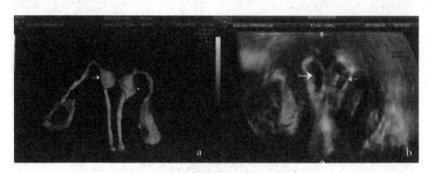

图 27 - 75　双宫颈管完全性中隔子宫

a：双侧宫腔置管超声造影显示两个各自的宫腔与同侧输卵管（箭头示），两侧输卵管通畅

b：三维成像显示宫底肌层无凹陷，双侧宫腔内见水囊回声（箭头示），双侧宫腔呈柱状

（3）宫腔内病变显像：

1）子宫内膜息肉：宫腔注液后二维扫查及三维宫腔成像时，宫腔内可见带蒂的附壁等回声局限性息肉样凸起，基底较窄，表面光整。超声造影宫腔充盈后，局限性凸起处的宫腔，正面观察显示呈类圆形规则局部凹陷，背面观察显示呈类圆形规则局部隆起，（图 27 - 77）。部分息肉的蒂可以较宽，超声造影表现为宫腔的不光整，这与炎症或宫腔手术操作等造成的内膜损伤、粘连等改变难以区分。拔管后宫腔三维成像显示宫腔内膜面不均匀或有充盈缺损区（图 27 - 78、图 27 - 79）。

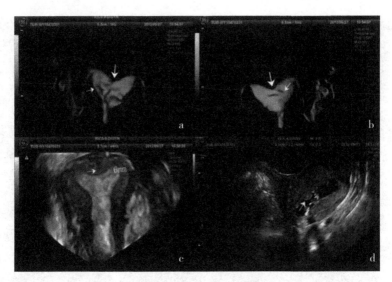

图 27 - 76　弓形子宫

a、b：超声造影显示宫腔底部轻度凹陷（大箭头示），宫腔内膜面不光滑，凹凸不平
（小箭头示）右侧输卵管纤细，通而不畅，左侧输卵管不通

c：三维成像显示宫底部肌层无凹陷，宫腔底部轻度凹陷处深度 6mm（箭头示）

d：宫腔内注入生理盐水，宫底部见等回声息肉（箭头示）

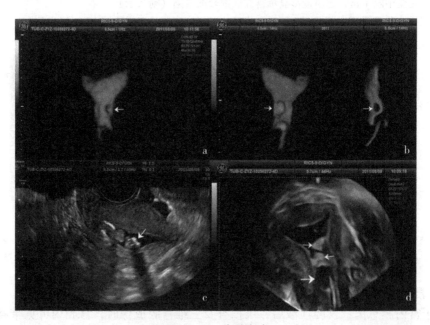

图 27 - 77　宫腔息肉

a：后位子宫，造影显示子宫后壁后面观察，见宫腔中下段两侧息肉呈局限性凹陷（箭头示）

b：造影显示子宫后壁前面观察，见宫腔中下段两侧息肉呈局限性隆起（箭头示）

c：宫腔内注入生理盐水后显示宫腔内等回声息肉样凸起（箭头示）

d：宫腔内注入生理盐水后三维超声显示子宫中下段宫腔内等回声息肉（小箭头示），
下方无回声暗区为水囊（大箭头示）

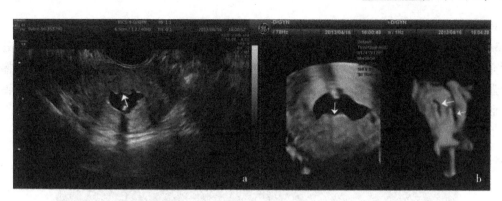

图 27 – 78　宫腔息肉

a：宫腔内注入生理盐水后显示宫腔多发息肉、基底较宽大（箭头示）

b：右图是宫腔三维成像显示向宫腔内隆起的宽基底鼠肉样隆起（箭头示），左图是超声造影显示宫腔内膜不光整（箭头示）

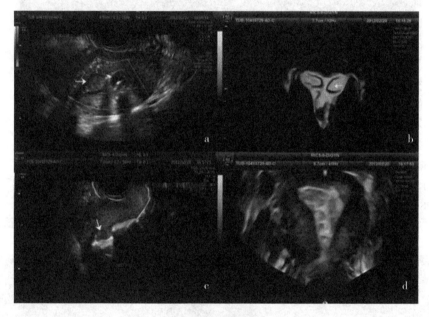

图 27 – 79　宫腔息肉

a：宫腔内注入生理盐水后显示息肉，基底部可见血流信号（箭头示）

b：超声造影显示宫腔不光整，近宫腔底部局限性凹陷（箭头示）

c：造影结束拔管后，在宫腔内残留造影剂衬托下显示前壁见低回声息肉（箭头示），局部宫腔线受压、弯曲

d：三维宫内膜成像显示宫腔内膜面不光滑、不均匀

2）子宫腔粘连：超声造影显示宫腔形态不规则，内膜面不光整，宫腔内造影剂充填不均匀，呈密集点、片状充盈缺损区或呈"锯齿状"。完全粘连造影显示宫腔明显缩小，造影剂仅充填小部分宫腔，宫腔显影呈豆状或不规则条状，宫腔变形；周围型粘连造影显示宫腔边缘不光整，呈"锯齿状"或"鼠咬状"等形态多样不规则充盈缺损；中央型粘连宫腔内见形态不规则充盈缺损区；混合型粘连造影显示宫腔中央和周围均有不规则充盈缺损（图

27-80，图 27-81，图 27-82）。

3）子宫憩室：子宫输卵管超声造影显示子宫下段宫腔不光整、不连续，前壁瘢痕处造影剂充填，子宫下段前壁可见局限性高增强的凸起。二维造影显示呈三角形、楔形或短棒状高增强；三维造影 X 轴显示呈半环状类圆形不规则局部高增强隆起，表面不光滑，Y 轴显示楔形或短棒状高增强（图 27-83）。

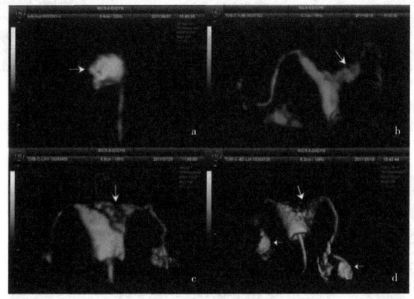

图 27-80 宫腔粘连

a：造影显示宫腔体积明显缩小呈豆状（箭头示）

b：造影显示左侧宫角处宫腔边缘不光整（箭头示）

c：造影显示近左侧宫角处宫腔凹凸不平，造影剂充盈稀疏（箭头示）

d：造影显示宫底处宫腔充盈缺损，左侧边缘不光整（大箭头示），双侧输卵管远端膨大（小箭头示）

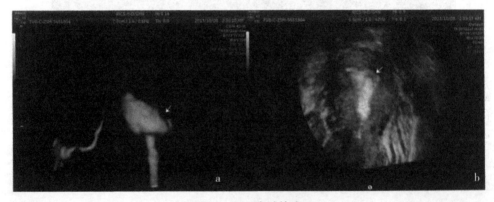

图 27-81 宫腔粘连

a：宫腔形态不规则，左侧宫腔充盈缺损（箭头示），左侧输卵管未显影

b. 宫腔三维成像显示子宫内膜厚薄不一，左侧宫角处内膜形态不规则

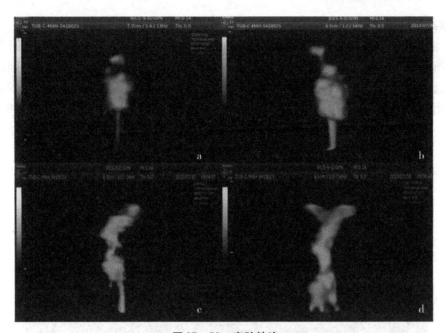

图 27 - 82 宫腔粘连

a、b、c、d：超声造影宫腔逐步显影，形态不规则、变形，边缘呈"锯齿状"

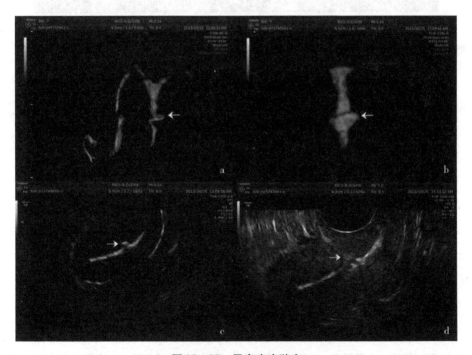

图 27 - 83 子宫瘢痕憩室

a：实时三维超声造影显示子宫下段瘢痕处局限性片状不规则隆起（箭头示）

b：三维重建子宫下段瘢痕处局限性片状凸起（箭头示）

c：超声造影结束撤管后，子宫下段瘢痕处造影剂充填（箭头示）

d：二维超声显示子宫下段瘢痕处子宫肌层部分缺失（箭头示）

2. 输卵管显影相

（1）输卵管通畅：造影剂推注时，实时三维超声造影可见造影剂微气泡强回声进入宫腔后由宫角流入输卵管腔并快速向远端流动，伞端造影剂呈片状或放射状溢入盆腔。静态与动态三维重建输卵管造影图像显示可全程显影，呈走行自然、柔顺、稍弯曲的条带状强回声结构，管径粗细均匀，壁光整。远端较近端稍增宽，无膨大（图 27－84～图 27－89）。

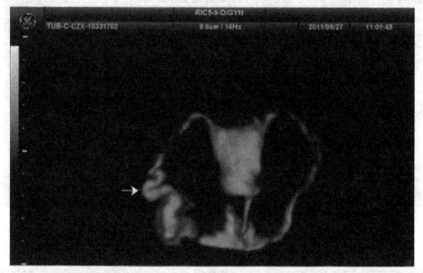

图 27－84　宫腔内膜面光滑，宫角锐利，双侧输卵管通畅，输卵管粗细均匀，走行柔顺，右侧输卵管远端稍弯曲（箭头示），伞端均见造影剂溢出

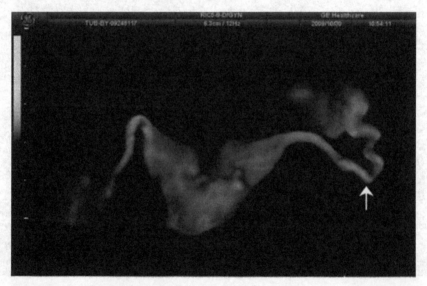

图 27－85　不完全中隔子宫，双侧输卵管通畅，双侧输卵管粗细均匀，右侧走行柔顺，左侧中段反折（大箭头示），远端向后走行并稍弯曲

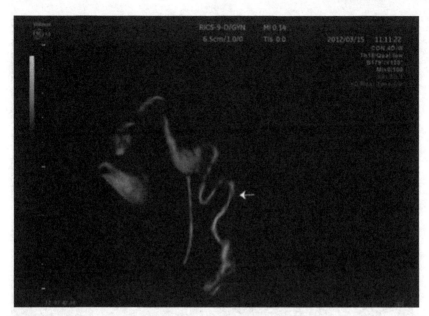

图27-86 弓形子宫,双侧输卵管通畅,左侧输卵管粗细均匀,走行呈"S"形弯曲(箭头示)

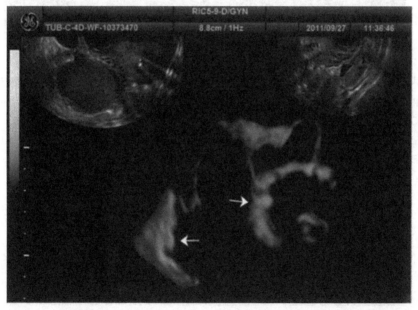

图27-87 双侧卵巢巧克力囊肿(两上图示),双侧输卵管通畅。双侧输卵管粗细均匀,右侧走行柔顺,伞端造影剂溢出环绕巧克力囊肿(箭头示)

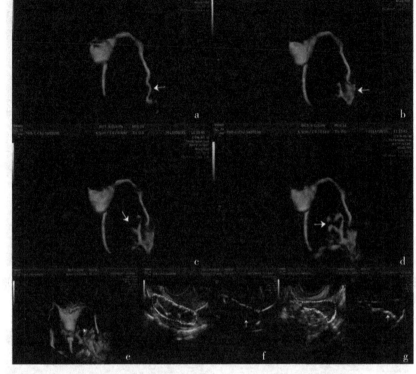

图 27 –88　左侧输卵管通畅，伞端造影剂溢出呈放射状

a：早期左侧输卵管全程显影，粗细均匀，走行柔顺，稍弯曲（箭头示），右侧输卵管未显影

b：伞端稍膨大，见少量造影剂溢出（箭头示），右侧输卵管未显影

c：左侧输卵管伞端溢出造影剂量增加，呈线样（箭头示），有侧输卵管未显影

d：左侧输卵管造影剂溢出呈放射状（箭头示），右侧输卵管未显影

e：左侧输卵管造影剂呈大片溢出（箭头示），右侧输卵管显影

f、g：双侧卵巢周围造影剂包绕，右侧半环状，左侧环状

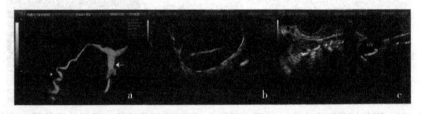

图 27 –89　输卵管通畅

a：右侧输卵管通畅，远端走行稍弯曲，局限性环状略窄，输卵管全程较长（小箭头示），左侧输卵管不通（大箭头示），宫腔下段略狭长

b：子宫旁造影剂包绕均匀

c：右侧卵巢周围造影剂呈环形包绕

（2）输卵管通而不畅：造影剂推注时，实时三维超声造影显示造影剂微气泡自宫腔进入输卵管腔流动缓慢，输卵管腔显影纤细或远端稍膨大，伞端少量造影剂强回声溢入盆腔，

呈线状或小片状。三维重建显示输卵管管径不光整呈结节状，形态可有明显扭曲、僵硬、角状反折、盘曲或走行不连续（图27－90～图27－97）。

（3）输卵管不通：造影剂推注后，实时三维超声造影显示造影剂微气泡进入宫腔后不能流入输卵管腔或流入输卵管腔而不能流入盆腔。三维重建图像显示宫腔膨大、宫角圆钝，输卵管全程不显影或仅部分显影，显影输卵管纤细、僵硬或输卵管膨大扭曲，呈盲袋状，远端截断，伞端无造影剂溢出（图27－98～图27－105）。

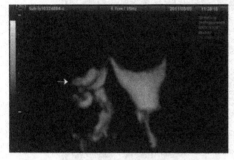

图27－90 右侧输卵管通而不畅，中远端扭曲、反折、局部膨大，伞端少量造影剂溢出（箭头示），左侧输卵管近端不通

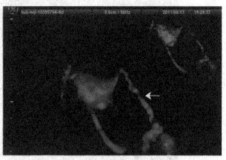

图27－91 左侧输卵管通而不畅，输卵管全程走行僵硬，呈"锈钢丝"状（箭头示）图为HD Live模式僵硬细节显示更明显，右侧输卵管近端不通

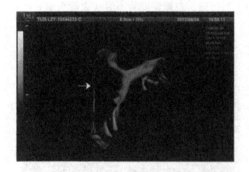

图27－92 右侧输卵管通而不畅，输卵管全程纤细（箭头示）伞端少量造影剂溢出。左侧输卵管不通，近端纤细中远端未显影

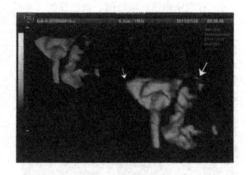

图27－93 左侧输卵管通而不畅，近端纤细（大箭头示），中远端扭曲、膨大，伞端少量造影剂溢出，右侧输卵管近端不通（小箭头示），左上角图为HD Live模式显示

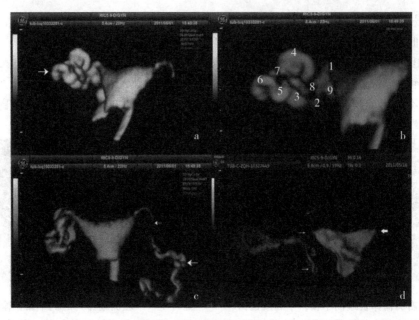

图 27 - 94　输卵管通而不畅

a：右侧输卵管走行明显扭曲，盘曲呈"团状"（箭头示），稍有膨胀

b：数字显示右侧输卵管扭曲走行

c：左侧输卵管近端纤细（小箭头示），中远端僵硬、结节状（大箭头示）

d：右侧输卵管近端纤细、角状反折（小箭头示），走行扭曲，左侧输卵管不通（大箭头示）

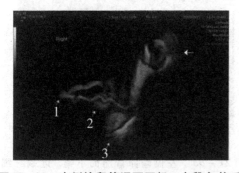

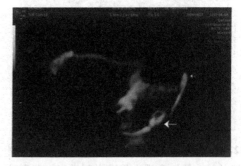

图 27 - 95　右侧输卵管通而不畅，中段角状反折（小箭头 1）、远端盘曲（小箭头 2），伞端见造影剂溢出（小箭头 3），左侧输卵管近端不通（大箭头示）

图 27 - 96　左侧输卵管通而不畅，近端反折（小箭头示），远端盘曲（大箭头示）

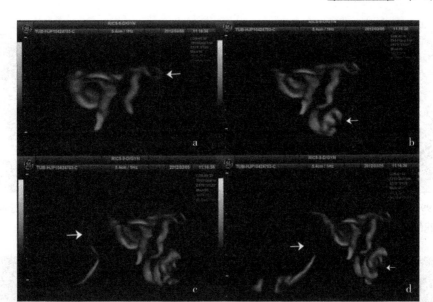

图 27-97 双侧输卵管通而不畅，伞端少量造影剂溢出。右输卵管近端纤细（大箭头示），显影时间晚于左侧，左侧输卵管近端反折，远端盘曲（小箭头示）

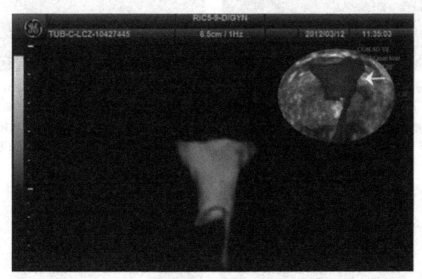

图 27-98 输卵管结扎术后，超声造影显示双侧输卵管近端阻塞，宫腔光整，右上图为 CCIS 模式（箭头示）

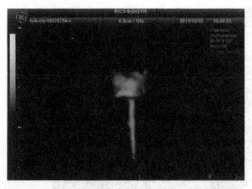

图 27 – 99 双侧输卵管近端阻塞，宫腔粘连，宫腔体积缩小，不光整

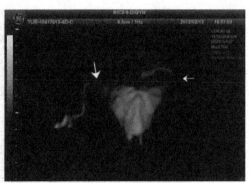

图 27 – 100 双侧输卵管远端不通，近端纤细

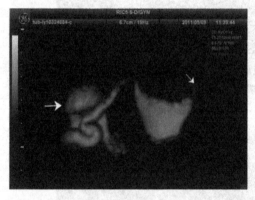

图 27 – 101 双侧输卵管不通，右侧输卵管显影至远端，中段以下输卵管扭曲、膨大（大箭头示），伞端无造影剂溢出，左侧输卵管未显影，近端阻塞（小箭头示）

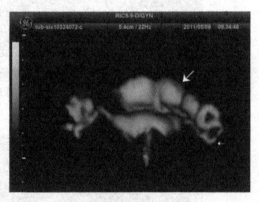

图 27 – 102 左侧输卵管远端不通，中段反折（小箭头示），远端输卵管呈结节状，局部膨大，伞端无造影剂溢出（大箭头示），右侧输卵管远端不通，输卵管僵硬、扭曲，伞端无造影剂溢出

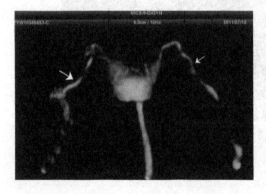

图 27 – 103 双侧远端不通，走行不连续、局限性纤细、僵硬（箭头示）

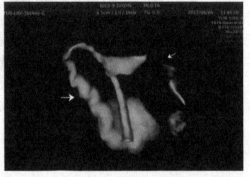

图 27 – 104 右侧远端不通，远端膨大，伞端无造影剂溢出（大箭头示），左侧输卵管局部纤细，中远端未显影，伞端无造影剂溢出（小箭头示）

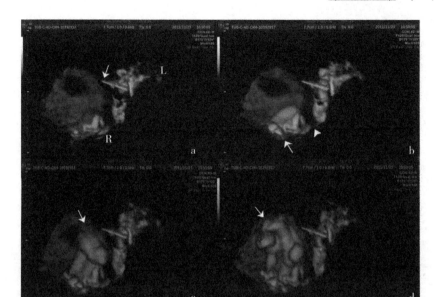

图 27 –105　右侧输卵管积液超声造影动态显示

a：超声造影显示右侧输卵管显影，左侧输卵管未显影，箭头示宫腔置管

b：右侧输卵管近端纤细（小箭头示），中远端反折、扭曲、膨大（大箭头示）

c、d：右侧输卵管远端积液，内见造影剂进入（箭头示）

3. 盆腔弥散相

（1）造影剂弥散均匀：双侧输卵管通畅时，造影剂自伞端溢出在盆腔内快速弥散，卵巢和子宫周围造影剂呈弥漫性分布，包绕在卵巢及子宫周围并见大量造影剂强回声均匀弥散分布于肠间隙。二维超声显示包绕子宫的造影剂在纵横切面均显示子宫浆膜面粗细均匀的连续性细线样或带状强回声；卵巢周围环状强回声带，包绕连续；肠管间隙造影剂强回声呈不规则、长短不一的条带状。三维图像显示包绕子宫周围造影剂两侧对称，半环状包绕于子宫周围时多呈凹陷的片状，环状包绕于子宫周围时可呈"壳状"。输卵管伞端溢出的造影剂在卵巢周围多呈类圆形环状或略凹陷的盘状强回声。盆腔整体观察平卧位造影剂分布两侧基本对称，弥散较均匀，造影晚期后盆腔造影剂分布相对较多，可有局部集聚（图 27 – 106 ～图 27 – 107）。

（2）造影剂弥散不均匀：盆腔粘连或输卵管狭窄导致造影剂进入盆腔较少时，造影剂微气泡在盆腔内弥散速度减缓，部分包绕在卵巢及子宫周围。三维图像显示包绕卵巢的造影剂在输卵管伞端或附近形成半环状强回声，光带相对纤细、不连续；包绕子宫的造影剂在纵横切面均显示子宫浆膜面带状强回声不连续；肠管间隙造影剂条带状强回声稀疏。盆腔整体观察平卧位造影剂分布两侧不对称，弥散呈不均匀局部集聚（图 27 – 108 ～图 27 – 109）。

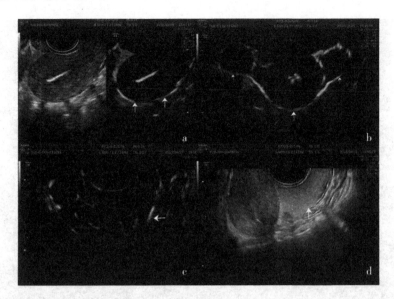

图 27 – 106　盆腔造影剂弥散均匀

a：二维超声显示子宫纵切面显示盆腔造影剂弥散均匀，环绕于子宫周围的造影剂呈线样强回声，连续，粗细均匀（箭头示）

b：二维超声显示子宫横切面显示盆腔造影剂弥散于子宫和双侧卵巢周围，呈线样强回声，分布连续均匀（箭头示）

c：二维超声显示盆腔造影剂呈多个长短不一、粗细略不均的强回声光带，弥散肠间隙内，分布均匀（箭头示）

d：二维超声显示盆腔积液时，造影剂弥散于液体内，子宫后方造影剂集聚（箭头示）

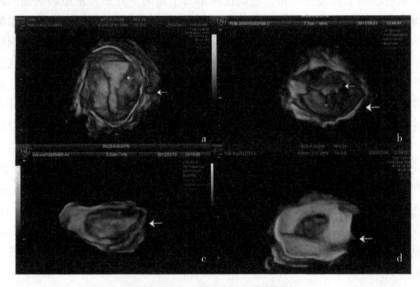

图 27 – 107　盆腔造影剂弥散均匀

a：三维成像显示子宫周围造影剂呈凹陷片状包绕（箭头示），两侧对称

b：三维成像显示子宫周围造影剂呈"壳状"包绕（箭头示），两侧对称

c：三维成像显示卵巢周围造影剂呈凹陷盘状包绕（箭头不）

d：三维成像显示卵巢周围造影剂呈厚环状包绕（箭头示）

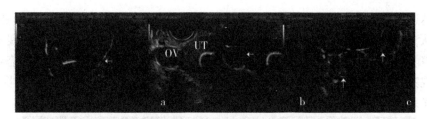

图 27 – 108　盆腔造影剂弥散不均

a：二维超声子宫纵切面显示盆腔造影剂呈稀疏不均匀分布，环绕于子宫周围的造影剂呈线样强回声，不连续，粗细略不均匀（箭头示）

b：二维超声子宫横切面显示盆腔造影剂稀疏分布弥散于子宫和右侧卵巢周围，线样强回声不连续（箭头示）

c：盆腔造影剂多个长短不一、粗细略不均的强回声带，于肠间隙内分布不对称（箭头示）

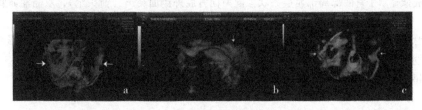

图 27 – 109　盆腔造影剂弥散不均匀

a：三维成像显示子宫周围造影剂呈"壳状"包绕，两侧不对称（箭头示）

b：三维成像显示盆腔左侧造影剂呈团块状集聚（箭头示）

c：三维成像右侧卵巢周围造影剂溢出多于左侧，两侧不对称（箭头示）

（3）无造影剂弥散：造影剂没有经输卵管溢出至盆腔时，卵巢和子宫周围无造影剂强回声，盆腔内亦无造影剂强回声。造影状态下部分患者盆腔内可见背景噪声存在，在无造影剂弥散时，造影前后原有背景噪声形态对比无变化（图 27 – 110）。

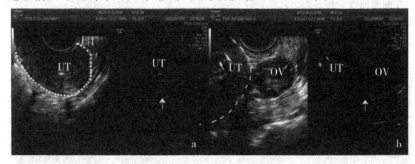

图 27 – 110　盆腔内无造影剂

a：子宫纵切面显示，子宫周围未显示造影剂强回声（箭头示）

b：子宫横切面显示，子宫、卵巢及盆腔内未显示造影剂强回声（箭头示）

4. 造影剂逆流　子宫肌层逆流时，二维超声造影见造影剂强回声呈云雾状、斑片状不规则形分布于子宫肌层。由于逆流方向是从内膜流向浆膜面，三维重建时则显示紧邻宫腔凸起的一面（外侧面）不光整或呈条状、"乱发状"、不规则团块状强回声，如合并宫旁静脉丛逆流则肌层逆流影像与宫旁静脉丛逆流影像相延续，两者影像难以分辨而成团块状。宫旁盆腔静脉丛造影剂逆流时，三维超声显示子宫周围或宫旁呈"网状""枯树枝状"强回声带，有时可见从宫角处向外向下方向的条状强回声带，并有汇合征象，同时血管内可见流动的造影剂强回声。根据逆流的部位及程度不同，肌层及盆腔内强回声分布的范围和形态各异。发生逆流时观察髂外动、静脉可见造影剂强回声在血管腔内流动，首先是髂静脉显影，随即出现髂动脉显影（图 27 -111 ~ 图 27 -119）。

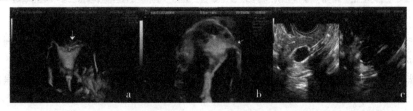

图 27 -111　子宫肌层逆流

a：三维成像显示子宫底部局部肌层条状强同声向宫腔外侧面突出（箭头示），双侧输卵管通而不畅

b：盆腔弥散相三维成像可见肌层造影剂条状、斑片状强回声逆流束与子宫周围弥散的造影剂强回声相互重叠，连成一片（箭头示）

c：二维超声造影见子宫肌层斑片状造影剂强回声（箭头示）

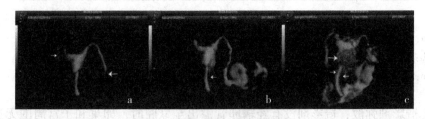

图 27 -112　子宫下段肌层逆流

a：造影剂注入早期右侧输卵管未显影（小箭头示），左侧输卵管部分显影，远端显影差（大箭头示）

b：37 秒后左侧输卵管全程显影，宫腔置管左侧见细条状造影剂反流（箭头示）

c：48 秒后双侧输卵管显影，左侧输卵管与盆腔弥散的造影剂重叠，子宫下段前壁肌层内见向外侧面突出的团块状造影剂逆流（大箭头示），宫腔置管两侧见细条状造影剂反流（小箭头示）

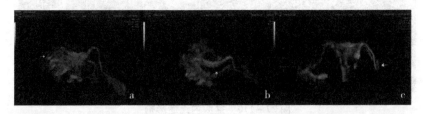

图 27 -113　宫旁静脉丛逆流

a. 右侧宫旁见不规则条状、树枝状强回声带（箭头示），右侧输卵管显示不清

b：将三维重建图像沿 X 轴旋转，于宫腔影像与宫旁不规则逆流影像之间的子宫肌壁，呈无回声暗带（箭头示）

c：采用魔术剪（magi cut）剪切逆流的血管影像后，沿 Y 轴旋转 180° 显现位于后方的有侧输卵管（箭头示）

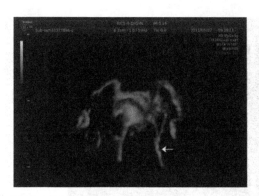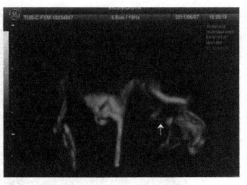

图 27 – 114 左侧宫角处静脉逆流，可见两支静　图 27 – 115 左侧输卵管见树枝状静脉逆流（箭
脉汇合成一支静脉（箭头示）　头示）

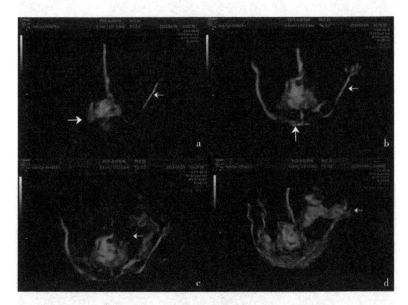

图 27 – 116 子宫肌层和宫旁静脉丛逆流

a：后位子宫，旋转 X 轴使子宫底部位于图像下方，右侧输卵管未显影（大箭头示），左侧输卵管部
　分显影（小箭头示）

b：宫底部出现静脉逆流并向右输卵管方向延伸（大箭头示），左侧输卵管全程显影（小箭头示）

c：左宫旁出现多支静脉逆流（箭头示）

d：右输卵管侧出现两支粗大静脉逆流，宫底部见细网状逆流，左侧输卵管与伞端溢出的造影剂、
　静脉逆流影像重叠（箭头示）

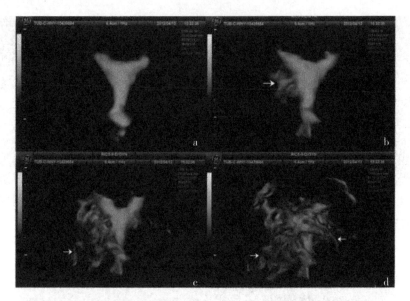

图 27 – 117　肌层与宫旁静脉丛混合性逆流，双侧输卵管近端不通

a：宫腔显像

b：子宫右侧壁肌层少量逆流（箭头示）

c：子宫右侧壁肌层逆流范围扩大，向宫旁静脉丛延伸（箭头示）

d：左右宫旁静脉丛均见大量逆流（箭头示）

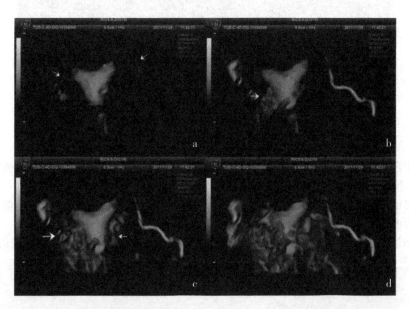

图 27 – 118　肌层与宫旁静脉丛混合性逆流，双侧输卵管远端不通

a：双侧输卵管部分显影，近端纤细（箭头示）

b：子宫下段右侧壁肌层逆流（箭头示），左侧输卵管远端显影，伞端无造影剂溢出，右侧输卵管远端未显影

c：子宫右侧壁肌层逆流范围扩大（大箭头示），子宫左侧壁少量肌层逆流（小箭头示）

d：左右宫旁静脉丛均见大量逆流

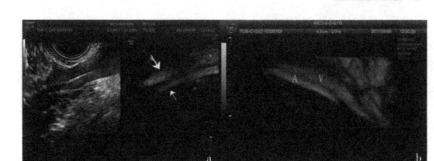

图 27 – 119　静脉逆流

a：静脉逆流发生后，髂外动、静脉内见造影剂强回声（大箭头示髂外静脉，小箭头示髂外动脉）

b：髂外动、静脉三维重建影像

二、图像解读与分析技巧

1. 宫腔显影相　超声造影三维重建 A 平面观察子宫输卵管造影图像，根据子宫在盆腔内的位置不同，宫腔显影表现略有不同。冠状面观察前位子宫宫腔显影为凸面朝向前方，凹面朝向后方，而后位子宫宫腔显影为凹面朝向前方，凸而朝向后方。这是因为患者平卧位时宫腔内的水囊因重力作用贴近位于人体后方的一侧宫壁，如前位子宫的子宫后壁位于人体后方，平卧位水囊紧贴于后壁，当超声造影剂进入宫腔后容易填充在前壁与水囊之间，则呈现为凸面朝前的弧形的前壁宫腔内侧面影像；而后位子宫前壁位于人体后方，平卧位水囊紧贴于前壁，造影剂容易填充在后壁与水囊之间，容积成像从前向后观察时呈现为凹面朝前的弧形的后壁宫腔内侧面影像（图 27 – 120）。

超声造影宫腔正常声像图无论凸面或凹面均显示宫腔面光滑，宫底平整，凹陷 < 0.5cm，形态呈三角形或梯形。由于宫腔发育或输卵管通畅性不同，宫腔形态及大小略有不同。三维超声造影显示的宫腔膨大程度与输卵管通畅程度有关，双侧输卵管狭窄明显或阻塞时宫腔膨大明显；一侧通畅，一侧不通畅宫腔略有膨大；一侧通而不畅一侧不通宫腔膨大介于两者之间。另外宫腔的膨大程度也与宫腔发育的大小以及宫腔粘连程度有关，图像分析时应加以考虑。实时三维超声造影动态显示输卵管不通时的宫腔逐渐膨大过程，观察分析图像优于静态三维成像，但静态三维造影图像品质高于实时三维造影图像，有利于显示宫腔与输卵管的细节。

宫腔面光滑程度除与宫腔内病变有关，也与水囊在宫腔内占据的位置大小有关，如宫腔略小或略为狭长时，水囊紧贴子宫前、后壁，超声造影常显示宫腔面不完整，前壁面和后壁面均缺失，并可见水囊压迹造成的圆形或椭圆形无增强区。水囊较大时亦可造成宫腔内造影剂充填缺失（图 27 – 121）。

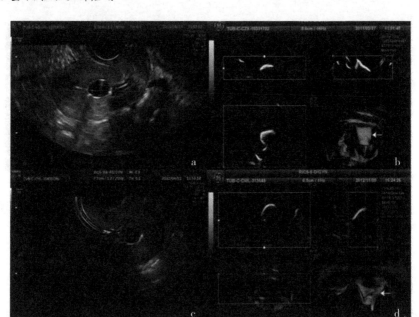

图 27 –120　前、后位子宫

a：前位子宫二维图像

b：造影三维成像四格图自前向后观察，宫腔凸面朝向前方（箭头示）

c：后位子宫二维图像

d：造影三维成像四格图自前向后观察，宫腔凹面朝向前方（箭头示）

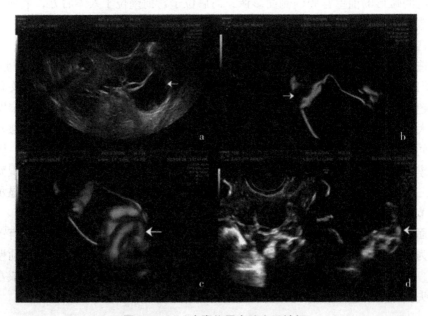

图 27 –121　水囊位置宫腔充盈缺损

a：前位子宫，子宫左侧囊性占位，盆腔包裹性积液，输卵管积液（箭头示）

b：造影显示宫腔内水囊区域充盈缺损（箭头示），右侧输卵管未显影，左侧输卵管部分显影

c：左侧输卵管中远端膨大，盘曲（箭头示）

d. 造影剂集聚在无回声暗区周围（箭头示）

　　三维造影对子宫畸形的宫腔形态显示清晰，图像直观，容易观察和识别，为子宫畸形的诊断与鉴别诊断提供了有价值的信息，尤其是对弓形子宫的诊断较二维超声检查更具有优越性，弓形子宫宫腔造影宫腔底部仅轻微凹陷，凹陷深度为 0.5～1.0cm。即便如此，不同子宫畸形宫腔显影仍需要结合常规超声检查，如单角子宫与残角子宫的三维宫腔显影相同，均呈柱状，但残角子宫二维声像图于子宫一侧可见肌性突起。不完全中隔子宫及双角子宫三维宫腔显影相似，均表现为"Y"形，后者"Y"形角度可略大，角度 >120°，但双角子宫横切面二维声像图宫底部浆膜面凹陷明显，不完全中隔子宫底部浆膜面无凹陷。完全性中隔子宫、双角子宫及双子宫宫腔插管于一侧宫腔时与单角子宫的三维宫腔显影相似，均表现为柱状宫腔，通过二维超声对子宫外部轮廓及宫内膜形态等观察可进行鉴别诊断，完全性中隔子宫宫底浆膜层凹陷 <0.5cm；双角子宫子宫底部浆膜层凹陷呈双角，凹陷 >1.0cm 或低于输卵管连线 0.5cm 以上，双侧分离的宫腔连于一个宫颈；双子宫显示两个子宫，宫体部呈分叶状或哑铃状，有两个子宫内膜及宫颈管回声。

　　宫腔显影相常见的宫腔内病变除子宫畸形外，主要有宫腔息肉和宫腔粘连。超声造影宫腔息肉三维宫腔显影表现为宫腔的局限性、类圆形凹陷或凸起，也可表现为局限性充盈缺损，可单个或数个。造影前注入生理盐水时应仔细观察宫腔内是否有附壁稍高回声凸起，生理盐水宫腔造影在无回声的衬托下，对息肉的显示较为敏感；超声造影结束，撤管后二维观察，有宫腔息肉时可见子宫内膜回声厚薄不均，有局限性增厚。宫腔下段息肉因水囊的挤压常不易发现，容易漏诊；水囊亦可造成宫腔充盈缺损，应注意鉴别以免误诊。有时宫腔膨胀明显，某些部位的息肉可因造影剂声衰减而造成超声造影宫腔显像不能显示其凹陷或凸起的影像改变，但宫腔注入生理盐水可清晰显示。另外宫腔内黏液或沉积的血性分泌物注入生理盐水观察时可造成息肉假象，拔管后超声造影剂残留于宫腔内影响再次观察亦可造成息肉假象（图 27 - 122 ~ 图 27 - 127）。

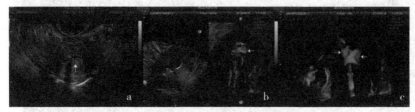

图 27 - 122　宫腔多发息肉，双侧输卵管通而不畅

a：注入生理盐水后显示宫腔内见一低回声息肉，CDFI 基底部可见血流信号（箭头示）

b：三维宫腔成像可见两个息肉样凸起（箭头示）

c：造影宫腔显示两个局限性凹陷（箭头示）

　　超声造影可显示粘连的部位，判断粘连程度，但不能区别粘连的性质，如膜状粘连、肌性粘连或结缔组织性粘连。对于轻度宫腔粘连超声造影判断较为困难，造影过程中形成的伪影较多，判断时应注意鉴别，慎重诊断。重度宫腔粘连时三维宫腔显影表现为宫腔体积明显变小，形态不规则或宫腔不光整，呈不规则形毛刺状充盈缺损。轻度宫腔粘连时表现为宫腔边缘毛刺状、鼠咬状或宫腔内局部充盈缺损。超声造影前宫腔内注入生理盐水，宫腔充盈后有时可见粘连带强回声，但在宫腔注入生理盐水宫腔无充盈时或造影结束撤管后宫腔三维成像则不易观察。原因是注入生理盐水时宫腔不能很好地充盈，没有无回声暗区的衬托，宫腔前后壁贴近，回声相同。拔管后宫腔内虽有残留造影剂，但无造影剂部分不能区分是无造影剂显示还是造影剂已经排空，因此判断亦较困难。宫腔内因水囊的挤压，影响宫腔充盈，亦可造成不规则充盈缺损，与宫腔粘连难以区分（图 27 – 128 ~ 图 27 – 129）。

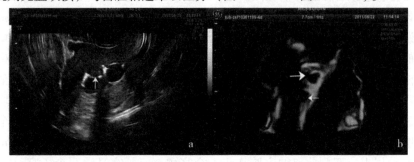

图 27 – 123　宫腔息肉，双侧输卵管通畅

a：注入生理盐水后显示宫腔内见一低回声息肉（箭头示）

b：超声造影显示宫腔两个局限性充盈缺损，子宫下段宫腔充盈缺损为水囊造成（小箭头示）子宫体宫腔充盈缺损为息肉造成（大箭头示）

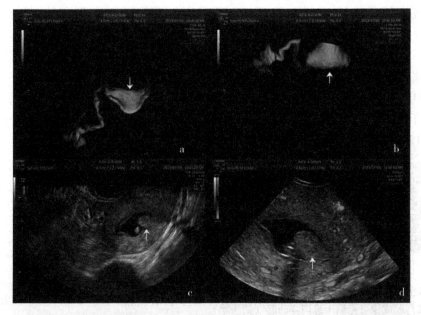

图 27 –124　宫腔宽大息肉，左侧输卵管近端阻塞，右侧输卵管通而不畅

a、b：造影显示宫腔膨大，宫角圆钝，宫腔外侧面、内侧面均显示内膜面光整（箭头示）

c、d：注入生理盐水后显示宫腔内见一低回声息肉（箭头示）

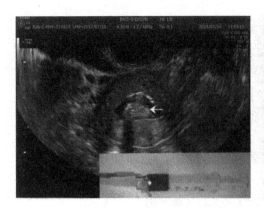

图 27 - 125 血液形成的息肉伪像（箭头示）。注入生理盐水宫腔内显示不均匀低回声光团，抽吸后注射器内血性液体，造影后消失

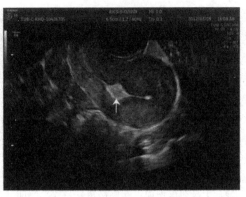

图 27 - 126 造影剂残留形成的息肉伪像（箭头示）。宫腔内见高回声，连续观察可变形、移动、消失

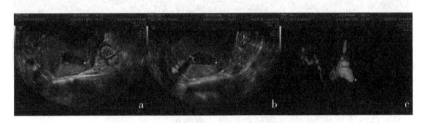

图 27 - 127 血性分泌物形成的息肉伪像

a：注入生理盐水，宫腔左侧宫角处内见低回声，边缘模糊欠清晰（箭头示）

b：反复多次注入、抽吸生理盐水后消失（箭头示）

c：超声造影后宫腔三维成像左侧宫角略膨胀（箭头示），宫腔内膜面光滑

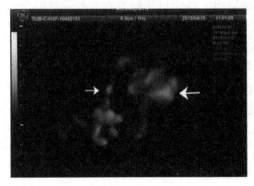

图 27 - 128 重度宫腔粘连，宫腔体积明显减小，内膜面不光滑，宫腔形态不规则（大箭头示），左侧输卵管不通，右侧通而不畅，呈结节状（小箭头示）

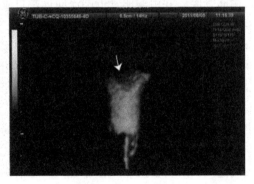

图 27 - 129 双倒不通，宫腔底部宫腔粘连。宫底部内膜面不光滑，边缘呈鼠咬状（箭头示）

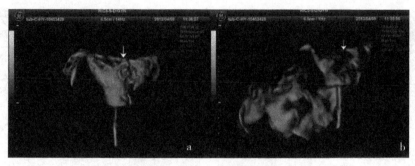

图 27 – 130　宫腔粘连

a：子宫肌层逆流，左侧宫角处宫腔外侧面（凸面）不光滑（箭头示）

b：右侧输卵管通畅，伞端较多造影剂溢出，宫腔及宫角处充盈缺损（箭头示），水囊位于宫腔体部，由于右侧输卵管通畅，造影剂早期快速进入右侧输卵管，导致左侧显影不佳

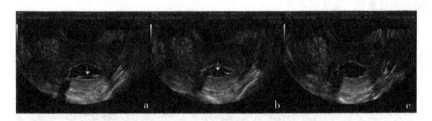

图 27 – 131　宫腔膜状粘连假象

a：宫腔注入生理盐水，内见带状高回声（箭头示）

b、c：反复多次注入、抽吸生理盐水，带状高回声移动，最后消失（箭头示）

2. 输卵管显影相　三维输卵管超声造影可立体显示输卵管形态走行、空间架构、输卵管内径、管壁光整度及通畅性，尤其是实时三维输卵管超声造影可动态监测造影剂通过宫角进入输卵管腔，并由输卵管近端流向远端自伞端溢出，继而包绕卵巢和盆腔弥散的全过程。超声造影三维图像可逐帧回放，选择多方位、多角度观察并反复剪切、修正再现高品质的输卵管三维立体影像，为超声医师提供丰富的诊断信息。

输卵管通畅时，三维超声造影显示从宫角向外延伸的输卵管全程显影，走行自然柔顺，管壁光滑完整，近端较远端稍细。通畅的输卵管走行可轻度弯曲或较柔顺地扭曲，无明显局部膨大、角状反折或过度的盘曲等形态异常。静态三维输卵管造影时，常需采集 3 ~ 5 个数据集，而输卵管全程显示的影像多在采集的前 2 个数据集中获得，此时盆腔内多有造影剂回声，包绕卵巢或子宫。实时三维输卵管造影时，在超声造影容积数据采集过程中，可见造影剂微气泡强回声自宫角进入输卵管，由近端快速流向远端并自伞端溢出，部分可清晰显示伞端溢出后包绕卵巢的过程及包绕形态。通畅的输卵管显影中，部分输卵管走行显示可不连续，有回声中断。分析其原因有容积采集框设置较小或设置不当；双侧输卵管相隔较远，无法设置在容积框内；检查操作不当，宫腔、输卵管没有完全包含在容积框内，导致造影图像采集不全。因此，容积框设置前，二维超声对子宫、双侧卵巢方位的仔细观察对将感兴趣区设置于容积采集框内至关重要。如两侧卵巢位置距离较远时，可分别采集，即先采集一侧输卵管后，再采集另一侧输卵管。实时三维采集时可采用左右摆动的方法分别进行采集。平位子宫，两侧宫角部和间质部、峡部输卵管位于远场，位置较深，二维图像显示不清晰时，亦影响超声造影图像显影质量。超声造影过程中突然的输卵管移动、肠蠕动出现肠道内气体干扰等均影响输卵管显影。三维重建图像观察角度不当，也可造成对输卵管显影图像的误读、误判，因此，图像分析时应对三维重建图像多方位、多角度旋转仔细观察；二是进行多个容积数据集三维重建分析，互相补充观察。如静态三维常采集 3 ~ 5 个进行分析，实时三维动态采集完成后，也常采集 1 ~ 2 个静态数据集，需要时均可对其进行补充分析观察；三是根据推注压力小及伞端造影剂溢出速度及量的多少协助判断（图 27 - 132 ~ 图 27 - 136）。

输卵管不通时，三维超声造影显示宫腔逐渐膨大，输卵管全程不显影或仅部分显影，造影剂淤滞在宫腔或输卵管内。当输卵管近段阻塞时，输卵管全程不显影，造影剂无法流入输卵管腔，超声造影显示部位停留在宫腔显影相。当输卵管中远段阻塞时，输卵管部分显影，表现为纤细、僵硬或膨大、盘曲，输卵管阻塞远段中断，无造影剂溢入盆腔。对于近端不通的输卵管主要应注意与注入造影剂后的子宫痉挛进行鉴别，子宫痉挛时，注入造影剂即刻患者疼痛明显，注入压力骤然升高，此时应暂停造影剂注入，休息片刻后，再缓慢注入造影剂。至于宫角处黏液栓、小粘连带，逐渐加压注入造影剂时，可对其有疏通作用，注入造影剂时感到压力突然减低后，输卵管即刻显影。对于远端不通的输卵管，造影剂集聚在伞端，有时易造成半环状包绕卵巢的假象；远端积水的输卵管在实时三维造影时显示其积水、不通畅，而后期的静态三维造影或二维造影后积水消失，输卵管疏通，应注意造影结束后再次观察积水是否消失（图 27 - 137）。

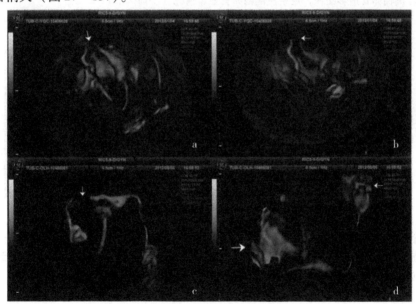

图 27 - 132 容积框设置不当

a：扇角 179 度，右侧输卵管近端在容积框之外，造影后（采集原始图像）输卵管近端影像丢失（箭头示）

b：采集原始图像轻微旋转 X 轴显示右侧输卵管近端回声中断（箭头示）

c：修剪后显示右侧输卵管走行不连续（箭头示）

d：修剪后沿 X 轴 180 度旋转（上下翻转观察）右侧输卵管伞端大量造影剂溢出，包绕卵巢（大箭头示），左侧输卵管纤细，伞端少量造影剂溢出（小箭头示）

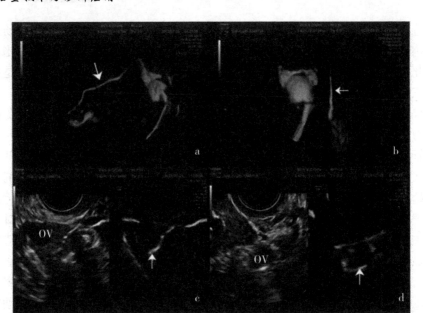

图27-133　两侧输卵管、卵巢位置距离较远，无法设置于容积框内，采用双侧分别采集

a、b：实时三维先采集右侧输卵管，右侧输卵管显影后（大箭头示），将探头摆动至左侧，采集左侧输卵管造影图像，观察左侧输卵管显影情况（小箭头示）

c、d：伞端溢出的造影剂环状包绕左、右卵巢（箭头示）

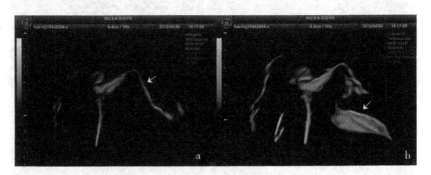

图27-134　造影过程中输卵管自身移动

a：造影早期双侧输卵管开始显影（箭头示）

b：造影中，左侧输卵管突然移动，由于容积帧频达不到快速动态变化的采集速度，致使不能采集连续的输卵管移动图像

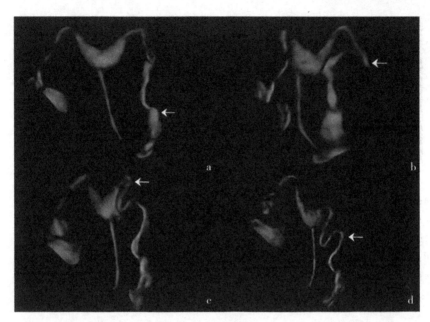

图 27 – 135　图像观察角度的影响，造影显示弓形子宫，双侧输卵管通畅

a：左侧输卵管管径"粗细不均匀"，"内径不光整"，似呈"结节状"（箭头示）

b：左侧输卵管中段"角状反折"（箭头示）

c：左侧输卵管近端"明显扭曲"（箭头示）

d：左侧输卵管管径粗细均匀走行柔顺，弯曲（箭头示）

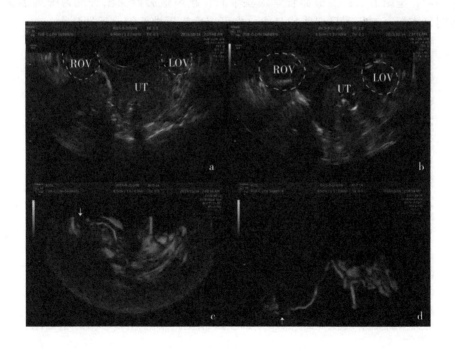

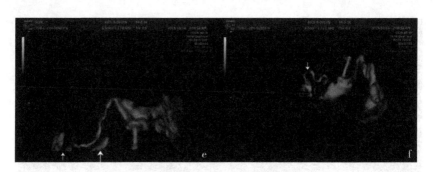

图 27 - 136　图像采集不全

a：探头抵压过紧，两侧卵巢靠近近场，显示不全（图示）

b：探头抵压适中，两侧卵巢显示较完全（图示）

c：实时三维采集显示右输卵管远端丢失在容积框外（箭头示）

d：右侧输卵管远端显示中断（箭头示）

e：右侧输卵管伞端造影剂溢出后，包绕卵巢影像丢失（箭头示）

f：修剪完成后显示右侧输卵管扭曲，远端因采集丢失显示回声中断（箭头示）

　　输卵管通而不畅时，三维超声造影可显示输卵管全程，也可显示走行不连续、僵硬，管径粗细不均匀，壁不光整，造影剂自宫角进入输卵管腔内流动缓慢，伞端少量造影剂溢出，呈细线状或小片状。输卵管病变程度、部位不同可呈现不同声像图特征，当输卵管局部或全程狭窄时，超声造影声像图表现为局部或全程纤细，显影可不连续，走行僵硬，管径不光整，粗细不均，呈结节状；当输卵管伞端狭窄时，超声造影声像图表现为中远端输卵管膨大，内径明显增粗，走行明显扭曲或盘曲，也可表现为近端纤细，远端膨大。

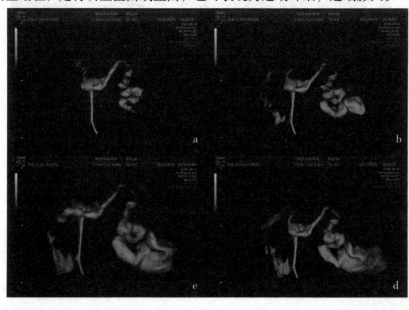

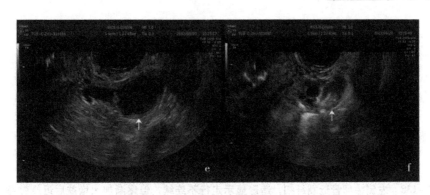

图 27 - 137　造影后伞端阻塞输卵管再通

a、b：实时三维超声造影显示，左侧输卵管扭曲、结节状，僵硬

c、d：右侧输卵管中远端逐渐膨大，加压注药后期，左侧输卵管伞端造影剂溢出

e：造影前左侧输卵管积液（箭头示）

f：注药后左侧输卵管积液消失（箭头示）

　　输卵管通而不畅时，输卵管通畅度判断常常给医师诊断带来困扰，这是因为通而不畅的输卵管超声造影时伞端亦可见造影剂溢出，而溢出的造影剂多少目前的影像手段无法量化，与通畅输卵管鉴别困难。但是，输卵管本身的病变和（或）盆腔病变可造成输卵管形态和走行异常，超声造影图像常显示具有多样性的变化。如输卵管显影的直接征象可表现为全程纤细或局部纤细，局部纤细时输卵管呈粗细不均或结节状，走行僵硬；又如伞端的粘连、包茎等病变造成输卵管腹腔口狭窄时，输卵管远端可膨胀，伞端溢出的造影剂可有形态异常和流出方向变化；再如输卵管本身病变和盆腔粘连性病变可造成输卵管走行过度扭曲、盘曲、角状反折等。根据输卵管显影的异常形态和走行，结合推注造影剂压力大小和反流量即可诊断输卵管的通而不畅。值得注意的是超声造影时明显纤细的输卵管常显示走行的不连续，输卵管部分未显示，这是由于纤细部分输卵管内经过的微气泡量少，散射信号弱，此时三维重建剪切图像时，应逐步调节（增加）增益方可显示输卵管过度纤细的节段。通而不畅的输卵管，伞端造影剂溢出的量少，多呈散在点、条状、小碎片状。伞端造影剂流出形态异常和方向亦多有异常改变，静态三维采集很难捕获到流出的那一刻或多方向变化的影像，实时三维多角度逐帧回放较易获得伞端造影剂流出异常的图像。至于输卵管过度的扭曲、盘曲等则多方位、多角度观察即可（图 27 - 138 ~ 图 27 - 142）。

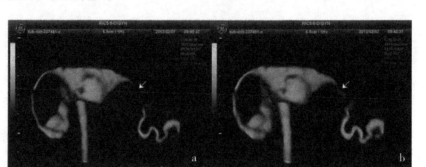

图 27 – 138　左侧输卵管近端纤细，造影显示走行不连续，但逐渐加大增益后近端输卵管显影，显示输卵管全程

a：左侧输卵管近端不显影（箭头示）

b：逐渐增加增益，显现纤细部位的输卵管（箭头示）

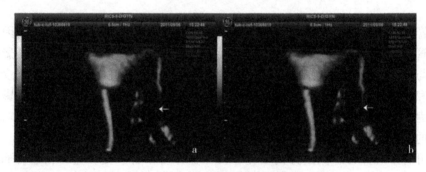

图 27 – 139　左侧输卵管局部狭窄

a：箭头示左侧输卵管远端走行呈不连续点状

b：箭头示逐渐增加增益，显现纤细部位的输卵管

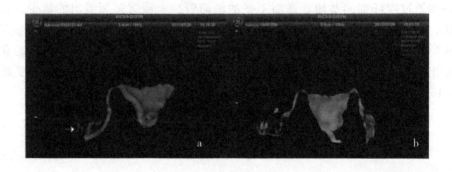

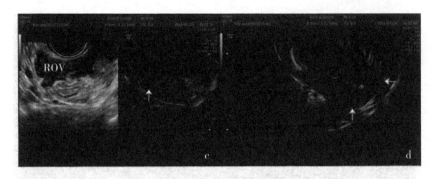

图 27 –140　HD live 模式显示伞端造影剂溢出异常

a：左侧输卵管未显影，右侧输卵管通而不畅，右侧输卵管粗细均匀，走行尚柔顺，但伞端造影剂呈点状、短条状溢出（箭头示）

b：双侧输卵管通而不畅，右侧输卵管走行不连续，局部纤细，伞端造影剂环绕卵巢不连续细条状、点状溢出。左侧输卵管显影，粗细不均匀，伞端少量造影剂溢出

c：右侧卵巢周围见少量造影剂，呈不连续散在分布（箭头示）

d：子宫周围见少量造影剂，呈不连续散在分布（箭头示）

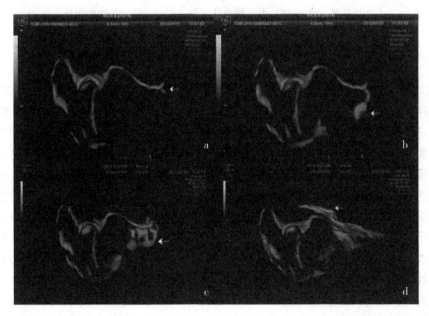

图 27 –141　双侧输卵管通畅。双侧输卵管粗细均匀，走行柔顺，左侧输卵管伞端造影剂溢出方向异常

a：早期左侧输卵管伞端稍膨胀（箭头示）

b：加压注入造影剂后，左侧输卵管伞端见少量细条状造影剂溢出（箭头示）

c：逐渐在加压左侧输卵管伞端溢出造影剂的量增加，溢出方向变化（箭头示）

d：左侧输卵管造影剂向后上方大量溢出（箭头示）

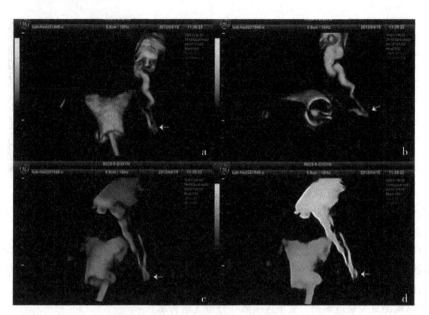

图 27 - 142　左侧输卵管通而不畅多角度观

a、b：左侧输卵管近端纤细，中远端角状反折（箭头示），右侧输卵管未显影
c：HD Live 模式显示
d：light 模式显示

3. 盆腔显影相　超声造影后盆腔显影的情况通常采用二维和三维超声进行观察。二维超声一般用移动扫查法对造影剂在子宫周围、卵巢周围及周边盆腔内整体分布情况进行观察；静态三维超声造影在容积数据采集后，进行三维重建，可清晰显示出造影剂在盆腔内分布情况；实时三维超声造影可显示造影剂自伞端溢出及在盆腔弥散的全过程，可对采集的容积采用图像进行逐帧回放，动态观察造影剂自伞端溢出的速度、范围、形态以及弥散方向等。盆腔造影剂弥散均匀见于双侧输卵管通畅、伞端溢出造影剂剂量较多和盆腔无粘连。但在盆腔内脏器有病变时，即使双侧输卵管通畅、伞端溢出造影剂剂量较多，仍可造成盆腔造影剂弥散不均匀。如有子宫浆膜下肌瘤时造影剂弥散于子宫周围呈不光滑环状，肌瘤使包绕于子宫周围的造影剂强回声光带在肌瘤处形成局部凸起。盆腔内有占位如巧克力囊肿、畸胎瘤、包裹性积液等，当伞端溢出的造影剂弥散于占位处时，形成造影剂充填缺失，占位影响造影剂的均匀弥散分布。盆腔粘连时，造影剂自输卵管溢入盆腔后弥散范围受限，导致造影剂无法均匀包绕子宫、卵巢以及弥散于肠间隙之间。因此对于盆腔弥散相观察，应注意输卵管以外的因素造成的盆腔造影剂分布不均匀。反之盆腔内无明显病变或粘连，输卵管通而不畅有狭窄时，即使伞端仅有少量造影剂溢出，而随着造影操作时间延长，检查时探头在阴道内的不断移动，持续而少量的造影剂溢出，亦可使造影剂在子宫和卵巢周围形成环状强回声带状包绕，在盆腔形成均匀弥散。盆腔内存在少量积液时，少量造影剂进入积液内，可迅速在盆腔内均匀弥散。另外输卵管伞端造影剂溢出方向不是朝向卵巢时，即使该侧输卵管通畅，亦可造成该侧卵巢包绕不全。又如双侧伞端造影剂溢出朝向同一方向时，可造成盆腔弥散不对称。还应注意在输卵管上举时，上举一侧输卵管伞端溢出方向发生改变，影响同侧卵巢造影剂包绕，甚至可能溢出到对侧盆腔或卵巢周围（图 27 - 143 ~ 图 27 - 146）。

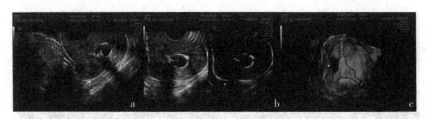

图 27 - 143　子宫肌瘤导致盆腔内造影剂强回声分布于子宫周围不光整，肌瘤处突出于浆膜表面（箭头示）

a：二维显示子宫前壁肌层肌瘤，稍向外凸

b：造影后子宫周围造影剂包绕好，前壁因肌瘤影响稍向外凸

c：造影后盆腔弥散三维成像图显示子宫"壳状"包绕局部缺损

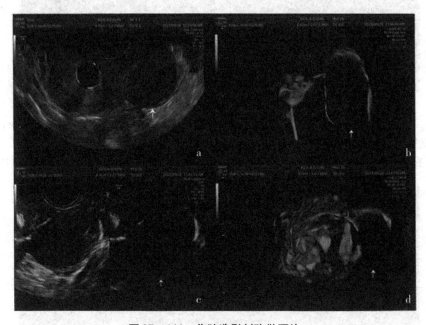

图 27 - 144　盆腔造影剂弥散不均

a：二维超声显示左侧附件区巧克力囊肿（箭头示）

b：实时三维造影显示左侧输卵管伞端造影剂溢出，环绕于巧克力囊肿（箭头示）

c：造影模式下二维超声观察见巧克力囊肿周围造影剂强同声环绕不连续（箭头示）

d：三维成像显示盆腔内造影剂分布不均匀（箭头示）

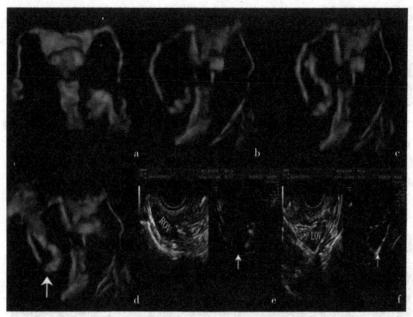

图 27-145 盆腔造影剂弥散均匀

a、b、c：左侧输卵管通畅，伞端见大量造影剂溢出（小箭头示），右侧输卵管通而不畅，仅少量造影剂溢出（大箭头示）

d：检查中，探头不断摆动，致盆腔内造影剂涂抹均匀，造影后1分钟盆腔造影剂弥散均匀

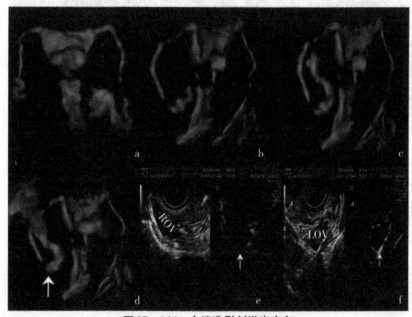

图 27-146 伞端造影剂溢出方向

a：双侧输卵管显影，左侧输卵管伞端造影剂溢出

b、c：显示右侧输卵管向上反折

d：右侧输卵管上举后造影剂向上方溢出（箭头示）

e：右侧卵巢包绕不全（箭头示）

f：左侧卵巢环状包绕（箭头示）

4. 子宫肌层逆流 子宫肌层和宫旁静脉丛逆流，对宫腔病变及输卵管通畅性的判断干扰较大，逆流多出现加压推注及输卵管不通时，当出现子宫周围静脉丛逆流时，子宫两侧静脉丛显影呈"细网状"或"乱发状"，与输卵管显影重叠时观察较困难。观察时需仔细观察条形强回声是否与宫角相通，远端是否指向卵巢方向，而宫旁静脉丛多流向盆腔下方。无论静态还是实时三维成像需选择在造影早期观察宫腔病变和输卵管近端以便区别于逆流静脉影像。发生肌层和静脉丛逆流时，三维超声造影显示为宫腔部分或整体显影不清，向子宫周围延伸的造影剂，在宫腔周围呈网状或片状分布，造影剂强回声与宫腔影像重叠。实时三维超声造影显示宫腔显影后造影剂在宫腔周围出现杂乱网状或片状强回声，迅速向外下走行，汇合成条状，盆腔静脉丛显影观察髂血管，其内可见流动的微气泡强回声。造影图像分析时，首先选择重建图像的早期显影时相，寻找或旋转观察视角至宫角处，仔细分辨宫角与近端输卵管的连接关系，沿其走行逐渐向远端追踪，找到宫角处输卵管后，采用魔术剪边追踪边修剪，抽丝剥茧逐步分别显示并区分逆流的静脉与输卵管；还可根据输卵管伞端多指向卵巢方向的解剖定位，从卵巢附近的输卵管远端向近端方向寻找。注意显影的条状强回声带有无"汇合"征象，宫角周围静脉回流可见两支或多支静脉的汇合。此外，输卵管内造影剂回声强度多较盆腔静脉丛内造影剂回声强度略强，且无浓度梯度变化，而静脉内造影剂由于有汇合静脉的原因，造影剂逐渐稀释，有浓度递减而使得增强强度逐渐减低。停止注入造影剂后输卵管内造影剂缓慢流动或停止，增强强度减低缓慢；静脉内造影剂流动速度无变化且相对流速较快，增强强度减低快速而明显。有时肌层和宫旁静脉丛逆流造成输卵管影像无法显示时，则需结合盆腔内是否有造影剂弥散，卵巢周围是否存在包绕征评估输卵管通畅度（图27 - 147，图27 - 148，图27 - 149）。

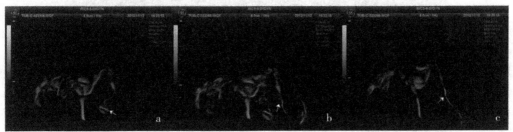

图 27 - 147 宫旁静脉丛逆流

a：逆流静脉显影，似输卵管（箭头示）

b：逆流静脉支增多，并与输卵管并行（箭头示）

c：魔术剪剪切后显示输卵管（箭头示）

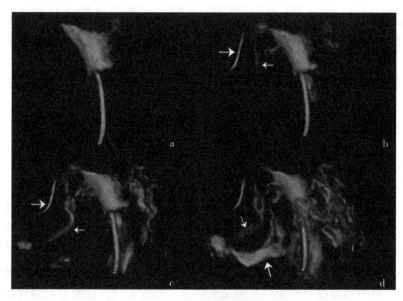

图 27 - 148　肌层及宫旁静脉丛逆流

a：超声造影早期宫腔显影

b：右侧输卵管近端和逆流静脉同时显影，大箭头示输卵管，小箭头示逆流静脉

c：逆流静脉汇合（小箭头示），大箭头示输卵管

d：逆流静脉汇合后出现浓度递减（小箭头示），宫旁静脉逆流明显、输卵管伞端造影剂溢出（大箭头示）

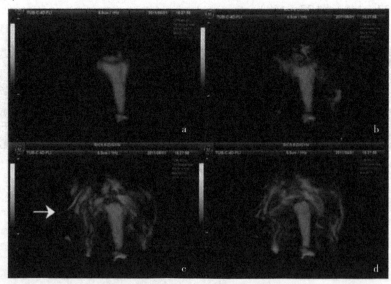

图 27 - 149　肌层及宫旁静脉丛大量逆流

a：宫腔显影

b：肌层及宫旁出现少量造影剂逆流

c：右侧输卵管近端显影，纤细、僵硬，肌层及宫旁逆流量增多，并汇合

d：逆流量进一步增多，右侧输卵管淹没，显示不清，肌层及宫旁静脉丛逆流似树状向下汇合

（卫　颖）

第十一节 早期妊娠超声检查与声像图特征

一、妊娠囊

妊娠囊（gestational sac）是超声最早发现的妊娠标志，中央为极小的无回声区（为绒毛液），其周边为一完整的、厚度均匀的强回声囊壁，代表正在发育的绒毛与邻近的蜕膜。随着妊娠囊的增大，囊壁回声强度高于子宫肌层，厚度至少不低于2mm。正常妊娠囊的位置在子宫中、上部，当受精卵种植到蜕膜化的子宫内膜后，妊娠囊一侧邻近子宫腔回声线，但子宫腔回声线无挤压、移位，有人将此称为"蜕膜内征"，在极早期诊断中较有价值。

随着妊娠囊的增大，它对子宫腔的压迫越来越明显，形成特征性的"双绒毛环"征（double decidual sac sign）或"双环"征（图27-150）。这一征象在妊娠囊平均内径为10mm或以上时能恒定显示。

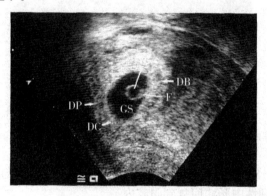

图27-150 经阴道超声显示"双环"征，宫腔为潜在的腔隙
DP 壁蜕膜，DC 包蜕膜，DB 底蜕膜，该处增厚，将来发育成为胎盘，GS 妊娠囊，YS 卵黄囊，F 胚芽

妊娠囊与假妊娠囊的鉴别：假妊娠囊多见于宫腔积血、异位妊娠时的宫内蜕膜反应以及分泌期子宫内膜出现的环状回声。其特点：①囊内无胚芽和卵黄囊，有时可见少许点状回声。②囊壁不规则或不清楚，囊壁回声及厚度不均匀，位于宫腔中央（两侧蜕膜之间），形状与宫腔一致或者形态随时间变化较大。③不随孕龄增长而增长。

二、卵黄囊

卵黄囊（yolk sac，YS）是妊娠囊内超声能发现的第一个解剖结构。正常妊娠时，卵黄囊呈球形，囊壁薄呈细线状回声，中央为无回声，透声好，在5~10周间，其大小稳步增长，最大不超过5~6mm，此时相当于头臀长30~45mm的胚胎。

三、胚芽及心管搏动

一般来说，胚（胚芽，fetal pole）长为4~5mm时，常规能检出心脏的搏动（心管搏动，fetal heart beat），相应孕周为6~6.5周，相应孕囊大小为13~18mm。经腹部超声检查，在 8 周时，妊娠囊平均内径为 25mm，应能确认胎心搏动。如果胚长不到 5mm，而未见心脏的搏动，应建议复查。

第 7~8 周，上、下肢肢芽长出，超声显示为一棒状结构，伴随手和足的早期发育，8 周时胚胎初具人形。

第 9 周，四肢更明显，躯干开始增长和变直，同时可出现明显的生理性中肠疝（midgut herniation）（图 27-151）；是由于肠襻生长迅速，腹腔容积相对较小，加上肝脏和中肾的增大，迫使肠襻进入脐带内（脐腔 umbilical coelom），在脐带根部形成一细小包块，通常直径不超过 7mm。超过 7mm 则有可能为真正的脐膨出，应追踪观察。头臀长（CRL）＞40mm 时，不应再有生理性中肠疝。

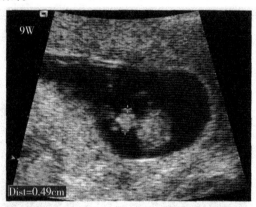

图 27-151　9 周胎儿生理性中肠疝，疝的直径约 0.49cm

第 10 周，胚长 30~35mm，胚胎已具人形，超声能显示并区分手与足，尾已退化不再存在。第 11~12 周，生理性中肠疝回复到腹腔内。

四、羊膜囊

早期羊膜囊（amniotic sac）菲薄，超声常不显示，偶可在胚的一侧显示为膜状结构围成囊状，而另一侧为卵黄囊，两者基本相等，称为"双泡"征。"双泡"征仅为一过性表现，由于胚及羊膜腔的快速发育，孕 7 周后不再出现。孕 7 周以后加大增益或用高频阴道探头检查，可以清楚显示薄层羊膜，在绒毛膜腔内形成一球形囊状结构即为羊膜囊，胚胎则位于羊膜囊内。在头臀长达 7mm 或以上时，正常妊娠常可显示弧形羊膜及羊膜囊，在超声束与羊膜垂直的部分更易显示出羊膜回声。一般在孕 12~16 周羊膜与绒毛膜全部融合，绒毛膜腔消失，羊膜不再显示。

五、头颅

胎儿 7~8 周，超声可明显区分头部和躯干。第 10 周颅骨开始骨化，第 11~12 周，颅骨骨化明显，脑内的基本结构在 11~12 周已基本形成（图 27-152），如丘脑、第三脑室、中脑、脑干、小脑半球、侧脑室及其内部的脉络丛等。用高分辨力超声可显示出这些结构。

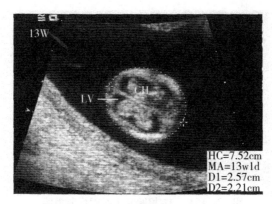

图 27 - 152　13 周胎儿头部横断面

显示脉络丛呈强回声（CH），几乎充满整个侧脑室（LV），中央大脑镰呈强回声

六、脊柱

胎儿脊柱在妊娠 10 周以前表现为低回声平行线，10 周以后脊椎开始骨化，表现为"串珠"状平行强回声线（图 27 - 153），但骶尾部的骨化要到 16 ~ 18 周才能完成。

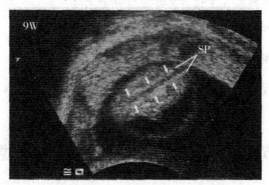

图 27 - 153　9 周胚胎脊柱冠状断面

脊柱（SP）呈平行回声线（↑）

七、心脏

心脏首先为单一的管状结构，8 周后心脏分隔形成，与动脉及静脉连接发育完成。经阴道超声检查时，在第 10 周时就有可能显示四腔心结构。但大部分胎儿要在 12 周后才能显示四腔心结构。早孕期经阴道超声对胎儿心脏进行完全评价很困难。据报道，13 周成功率为 43% ~ 95%，14 周为 46% ~ 98%。

八、腹部

胎儿胃在早孕期表现为上腹部左侧的小无回声结构（图 27 - 154），肝为右上腹部均匀的低回声。在孕早期出现在腹部的一个正常生理现象即中肠疝，不要将其误认为异常。

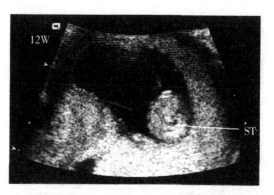

图 27 - 154　12 周胎儿上腹部横断面图

显示左上腹部小无回声区为胃 (ST)

九、胎儿肢体

在妊娠约第 8 周，超声即可检出肢芽；第 9 周可分辨出肱骨和股骨；第 10 周可显示胫、腓骨和尺、桡骨；第 11 周可显示胎儿手与足，手指和脚趾。早孕期胎儿手指总处于伸开状态而容易显示，与中、晚期胎儿手指常处于握拳状态不同。同样，足也呈自然姿势，膝关节常呈轻曲状态，显示容易。

十、胎儿颜面部

孕早期，经腹部常规超声通常难以显示颜面部，采用经阴道高频超声可显示。

（聂　中）

第十二节　中晚期妊娠超声检查与声像图特征

一、胎儿头颅

胎儿头颅的超声检查，因胎儿体位的关系，主要采用横断面检查。冠状断面和矢状断面较少使用。

将探头置于胎头一侧，声束平面垂直于脑中线，自颅顶向颅底横向扫查可获得一系列颅脑横断面。在胎儿颅脑检查时，最重要、最常用的横断面有丘脑水平横断面、侧脑室水平横断面和小脑横断面。

1. 丘脑水平横断面（双顶径与头围测量平面）　标准平面要求清楚显示透明隔腔、两侧丘脑对称及丘脑之间的裂隙样第三脑室，同时，颅骨光环呈椭圆形，左右对称。在此平面内主要可见到以下重要结构：脑中线、透明隔腔（CSP）、丘脑、第三脑室、大脑及大脑外侧裂等结构。

2. 侧脑室水平横断面　在获得丘脑水平横断面后，声束平面平行向胎儿头顶方向稍移动或探头由颅顶部向下方平行移动，即可获此断面，这一断面是测量侧脑室的标准平面。

在此断面上，颅骨环呈椭圆形，较丘脑平面略小。侧脑室后角显示清楚，呈无回声区，内有强回声的脉络丛，但未完全充满后角。图像中央尚可显示两侧部分丘脑，脑中线可见。

侧脑室额角内侧壁几乎和大脑镰相平行，枕角向两侧分开离脑中线较远。测量枕角与额角的内径可判断有无脑室扩张及脑积水，整个妊娠期间，胎儿侧脑室枕角内径均应小于 10mm。中孕期，由于侧脑室内脉络丛呈强回声，其远侧的大脑皮质回声低或极低，应注意和侧脑室扩张或脑积水相区别。

3. 小脑横断面　在获得丘脑平面后声束略向尾侧旋转，即可获此断面。此断面的标准平面要求同时显示清晰的小脑半球且左右对称以及前方的透明隔腔。小脑半球呈对称的球形结构，最初为低回声，随着妊娠的进展其内部回声逐渐增强，晚孕期显示出一条条排列整齐的强回声线为小脑裂，两侧小脑中间有强回声的蚓部相连。蚓部的前方有第四脑室，后方有后颅窝池。

小脑横径随孕周增长而增长。在孕 24 周前，小脑横径（以毫米为单位）约等于孕周（如 20mm 即为孕 20 周），孕 20～38 周平均增长速度为 1～2mm/周，孕 38 周后平均增长速度约为 0.7mm/周。

二、胎儿脊柱

胎儿脊柱超声检查十分重要，要尽可能从矢状断面、横断面及冠状断面三方面观察，从而可以更为准确全面地发现胎儿脊柱及其表面软组织的病变。但是，超声不能发现所有的脊柱畸形。胎儿俯卧位时容易显示胎儿脊柱后部，而仰卧位时难以显示。臀位或羊水较少时胎儿骶尾部较难显示。

1. 脊柱矢状断面检查　孕 20 周以前，矢状扫查可显示出脊柱的全长及其表面皮肤的覆盖情况。在此断面上脊柱呈两行排列整齐的"串珠"状平行强回声带，从枕骨延续至骶尾部并略向后翘，最后融合在一起（图 27 - 155）。在腰段膨大，两强回声带增宽，两强回声带之间为椎管，其内有脊髓、马尾等。

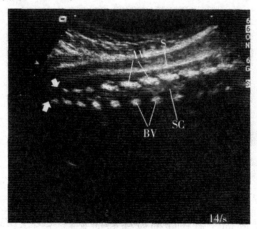

图 27 - 155　27 周胎儿脊柱矢状断面
脊柱带状强回声光带在骶尾部略向后翘（↑），并逐渐靠拢。AV 椎弓，BV 椎体，SC 脊髓，S 皮肤

2. 脊柱横断面检查　该断面最能显示脊椎的解剖结构。横断面上脊柱呈三个分离的圆形或短棒状强回声，两个后骨化中心较小且向后逐渐靠拢，呈"∧"字形排列，其中较大者为椎体骨化中心（图 27 - 156）。

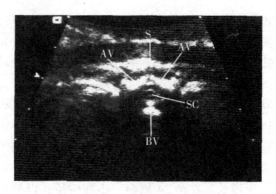

图 27 - 156   27 周胎儿脊柱横断面

显示脊柱呈"品"字排列。两个后骨化中心呈∧字形排列。AV 椎弓，
BV 椎体，SC 脊髓，S 皮肤

3. 脊柱冠状断面检查　在近腹侧的冠状断面上可见整齐排列的三条平行强回声带，中间一条反射回声来自椎体，两侧的来自椎弓骨化中心（图 27 - 157）。在近背侧的冠状断面上，脊柱仅表现为由两侧椎弓骨化中心组成的两条平行强回声带，中央的椎体骨化中心不显示。对于半椎体的观察很有效。

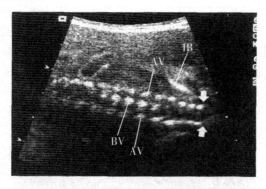

图 27 - 157   27 周胎儿脊柱冠状断面

显示脊柱呈三条平行线，且两侧强回声光带在骶尾部并逐渐靠拢
（↑），两侧为椎弓（AV）骨化中心，中央为椎体（BV）骨化中心。
IB 髂骨

三、胎儿面部检查

胎儿面部可通过矢状断面、冠状断面及横断面来检查，可清楚地显示出胎儿的双眼（图 27 - 158）、鼻、唇、人中、面颊、下颌等。实时动态扫查时，可显示胎儿在宫内的表情（如眨眼）、吸吮等动作。笔者认为，冠状断面可作为常规筛查断面，但确诊面部畸形时，还应在矢状或横断面相互印证。

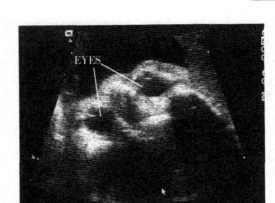

图 27 – 158　27 周胎儿双侧眼球横断面
显示双侧眼球及其内的晶体。EYES 眼

四、胎儿肢体骨骼

胎儿骨骼有高对比度，是超声最早能分辨的结构。

一般在孕 8 周后胎儿骨骼开始出现初级骨化中心，如肱骨、桡骨、尺骨、髂骨、胫骨、腓骨等均能被超声所检出；掌骨、趾骨在孕 9 周，指骨在孕 8～11 周，坐骨、耻骨在孕 16 周出现初级骨化中心，距骨在孕 24 周出现初级骨化中心。

超声不但能显示胎儿骨骼的骨化部分，还可显示软骨部分。正常妊娠 32 周后在胎儿的骨骺软骨内陆续出现了次级骨化中心，不同部位的次级骨化中心出现的孕周不同，据此可帮助评估胎儿的孕周和肺成熟度，如股骨远端骨骺的次级骨化中心出现在孕 32～33 周；胫骨远端骨骺的次级骨化中心出现在孕 33～35 周；肱骨头内的次级骨化中心出现在孕 36～40 周。

在超声图像上初级骨化中心表现为低回声的软骨组织中央的强回声区，伴有后方声影。随着孕周的增长而不断增长、增粗。

妊娠中期时羊水适中，胎动较活跃，四肢显像较好，此时是检查胎儿四肢畸形的最好时期。四肢超声检查应遵循一定的检查顺序，笔者采用连续顺序追踪超声扫查法检查胎儿肢体，取得较好结果。该方法的主要内容是：

上肢检测首先横断胸腔，显示背部肩胛骨后，声束平面沿肩胛骨肩峰方向追踪显示胎儿肱骨短轴断面；探头旋转 90°后显示肱骨长轴断面并测量其长度；然后沿着上肢的自然伸展方向追踪显示出前臂尺、桡骨纵断面，在显示前臂后探头再旋转 90°横断前臂，进一步确认前臂有尺、桡两骨；探头此时继续向前臂末端扫查，显示出手腕、手掌及掌骨、手指及指骨回声，并观察手的姿势及其与前臂的位置关系。

下肢检测横断盆腔，显示髂骨，然后髂骨一侧显示胎儿股骨长轴断面并测量其长度；再沿着下肢的自然伸展方向追踪显示小腿胫、腓骨长轴断面，此时探头旋转 90°观察胫、腓两骨的横断面，再将探头转为小腿纵向扫查，并移向足底方向，观察足的形态、趾及其数目、足与小腿的位置关系。

如果系手、足的姿势异常，则应注意扫查手或足的周围有无子宫壁和胎盘或胎体的压迫，且应至少观察手、足的运动 2 次以上。如果异常姿势不随胎儿肢体包括手、足的运动而改变，且多次扫查均显示同样声像特征，此时才对胎儿手、足姿势异常做出诊断。

五、胎儿胸部

胸部最常用的是横断面扫查，胸部纵断面为辅助扫查断面。胎儿胸廓的大小与肺的大小有关，观察和测量胸廓的大小可以间接了解胎儿肺的发育情况。

中孕期超声检查可清楚显示胎肺，在胎儿胸部横断面上（图 27-159），肺脏位于心脏两侧，呈中等回声的实性结构，回声均匀。随妊娠进展，肺脏回声渐强，两侧肺大小接近（在四腔心断面上右肺略大于左肺），边缘光滑，回声相等，不挤压心脏。

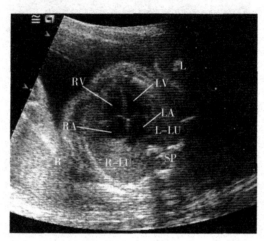

图 27-159　23 周胎儿胸腔四腔心水平横断面
显示心脏位置和肺回声正常。LA 左心房，RA 右心房，LV 左心室，
RV 右心室，L-LU 左肺，R-LU 右肺，L 左侧，R 右侧

六、胎儿心脏

超声检查胎儿心脏的重要断面有：四腔心断面、左心室流出道断面、右心室流出道断面和三血管平面及三血管—气管平面。

1. 四腔心断面　在胎儿横膈之上横断胸腔即可获得胎儿四腔心断面。根据胎儿体位的不同，可为心尖四腔心断面（图 27-160），也可为胸骨旁长轴四腔心断面。

正常胎儿四腔心断面图像上，可显示以下许多重要内容：

（1）心脏主要位于左胸腔内，约占胸腔的1/3，心尖指向左前方，在此断面上测量心/胸比值（心脏面积/胸腔面积比值），正常值0.25~0.33。

（2）心脏轴的测量：即沿房间隔与室间隔长轴方向的连线与胎儿胸腔前后轴线之间的夹角，正常值偏左45°±20°。

（3）可清楚显示心脏四个腔室。左心房和右心房大小基本相等，左心房靠近脊柱，左心房与脊柱之间可见一圆形搏动性无回声结构即降主动脉的横断面。左、右心房之间为房间隔，房间隔中部可见卵圆孔，超声在该处显示房间隔连续性中断。左心房内可见卵圆孔瓣随心动周期运动。

左、右心室大小亦基本相等，右心室靠前，位于胸骨后方，右心室腔略呈三角形，心内膜面较粗糙,右心室内可见回声稍强的调节束(moderator band),一端附着于室间隔的中下1/3,一端附着于右心室游离壁。左心室腔呈椭圆形,心内膜面较光滑,心尖主要由左心室尖部组成。两心室之间有室间隔,室间隔连续、完整。左、右心室壁及室间隔的厚度基本相同,实时超声下可见心室的收缩与舒张运动。但应注意,孕28周以后,正常胎儿右心室较左心室略大。

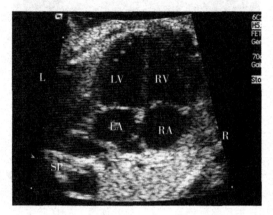

图 27 - 160 胎儿心尖四腔心断面
声束从胎儿腹侧进入,胎儿腹侧靠近探头。LV 左心室,RV 右心室,
LA 左心房,RA 右心房,SP 脊柱,L 左侧,R 右侧

(4)左房室之间为二尖瓣,右房室之间为三尖瓣,实时超声下两组房室瓣同时开放关闭,开放幅度基本相等。

(5)房、室间隔与二、三尖瓣在心脏中央形成"十"交叉,二、三尖瓣关闭时"十"字更为清晰;但二、三尖瓣在室间隔的附着位置不在同一水平,三尖瓣更近心尖,而二尖瓣更近心底。

(6)四腔心断面上可清楚显示左、右房室连接关系及左心房与肺静脉的连接关系。

2. 左心室流出道断面 显示心尖四腔心断面后,探头声束平面向胎儿头侧略倾斜,即可显示出左心室流出道断面(心尖五腔断面)。如从胸骨旁四腔心断面开始,则探头声束平面向胎儿左肩部旋转30°略向心室前壁倾斜,可获得胸骨旁左室长轴断面(图27 - 161),此时可观察升主动脉前壁与室间隔相连续,后壁与二尖瓣前叶延续。

3. 右心室流出道断面(图 27 - 162) 显示心尖五腔断面后,探头声束平面再向胎儿头侧稍倾斜,即可获得右心室流出道、肺动脉瓣及肺动脉长轴断面。在探头倾斜的过程中,可动态观察到主动脉和肺动脉起始部的交叉以及左、右心室与主、肺动脉的连接关系。

4. 三血管平面及三血管—气管平面 显示右心室流出道断面后,声束平面再向胎儿头侧稍倾斜,即可获得三血管平面。在该断面上,从左至右依次为主肺动脉、升主动脉、上腔静脉;三者内径大小关系为:肺动脉 > 升主动脉 > 上腔静脉。在三血管平面基础上,声束平面再向胎儿头侧稍倾斜,即可获得三血管—气管平面。在该断面上,从左至右依次为主肺动脉和动脉导管的延续、主动脉弓的横断面、气管及上腔静脉的横断面,气管位于主动脉弓与上腔静脉之间的后方,且更靠近主动脉弓。主动脉弓与主肺动脉和动脉导管的延续排列关系类似"V"型,动态下主动脉弓和主肺动脉通过动脉导管相互延续,彩色多普勒显示两者血流方向一致,均为蓝色或红色。

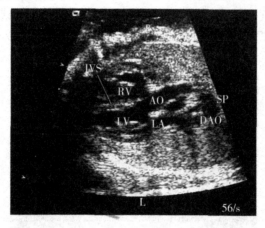

图 27 -161 左室流出道断面,显示左室与主动脉的连接关系

胸骨旁左心长轴断面显示左室流出道清楚显示左心室与主动脉的连接关系,主动脉前壁与室间隔连续,主动脉后壁与二尖瓣前叶连续。AAO 升主动脉,RV 右心室,LV 左心室,LA 左心房

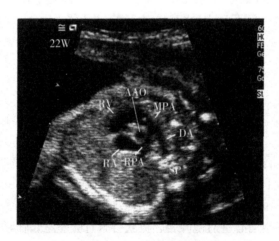

图 27 -162 右室流出道

可清楚显示右心房(RA)、右心室(RV)、肺动脉(MPA)之间的连接关系,可显示动脉导管(DA)和右肺动脉(RPA)。AAO 升主动脉

七、胎儿腹部

膈肌是腹腔与胸腔的分界线。胸腹部矢状面和冠状断面均显示膈肌为一个光滑的薄带状低回声结构,随呼吸而运动,胎儿仰卧位时纵向扫查最清晰;若腹围较小且腹腔内未见胃泡,则要警惕是否存在有膈疝或膈肌发育不良。

使用高分辨力的超声诊断仪器,可准确地评价腹壁的完整性、脐带的附着位置、腹壁及腹腔内脏器异常。中孕期超声检查需要观察的腹腔内重要脏器有:

1. 肝脏 肝脏位于胎儿上腹部偏右侧;在晚期妊娠后几周,回声略低于胎肺回声。

肝脏内实质回声细小均匀，可见肝门静脉、脐静脉、肝静脉，脐静脉正对脊柱，不屈曲，向上向后走行，入肝组织和门静脉窦，在门静脉窦处与静脉导管相连通，静脉导管汇入下腔静脉。

2. 胆囊 胆囊在孕24周后即可显示，与脐静脉在同一断面，呈梨形，宽似脐静脉，内透声好。正常情况下，位于中线脐静脉右侧（图27-163），胆囊底近腹壁但与腹壁不相连，无搏动，囊壁回声较脐静脉的管壁回声强，也较厚。

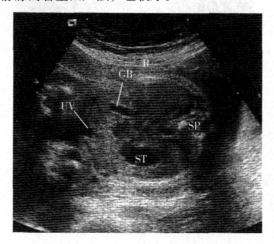

图27-163 27周胎儿上腹部横断面

显示胆囊（GB）位于脐静脉（UV）的右侧（R），胃泡（ST）位于左侧（L）

3. 脾脏 脾脏位于胃后方的低回声结构，呈半月形（图27-164），随孕龄而增长。

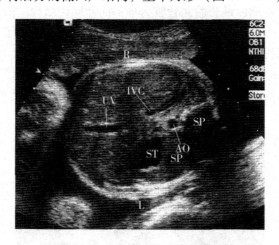

图27-164 30周胎儿上腹部横断面

显示胃泡（ST）位于脐静脉（UV）的左侧（L），脾脏（SP）位于胃泡的后方，呈半月形。R右侧，IVC下腔静脉，AO腹主动脉

4. 胃 胃在孕12周，95%的孕妇可显示胎儿胃泡；孕15周更清晰，位于左上腹，比心脏稍低处，其大小与形状受吞咽的羊水量而改变。正常情况下，显示为无回声椭圆形或牛角形结构，蠕动活跃，孕20周后均能显示（图27-164）。若胎胃充盈不良或显示不清时，

应在 30~45min 后复查。

5. 肠道　中期妊娠时，胎儿腹部横断面显示肠道呈管壁回声略强、内含小无回声区的蜂窝状结构（图 27 - 165），当肠道回声接近或等同或强于脊柱回声，应进一步追踪观察，若同时出现羊水过多或肠管扩张等情况时，病理意义更大。

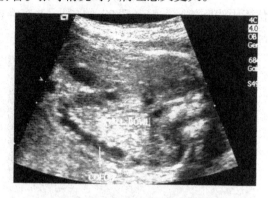

图 27 - 165　26 周胎儿腹部横断面

显示腹腔内片状略强、内含小无回声区的蜂窝状结构为小肠（SMALL BOWL），位于在小肠的一侧的长条形低回声区为结肠（COLON）回声

正常情况下，晚期妊娠时结肠内径小于 20mm，小肠内径不超过 7mm，节段长度不超过 15mm；若超过此径不能排除肠道梗阻可能。

6. 双肾　在孕 14 周时高分辨力超声可显示出双肾，在 18 周后可恒定显示。正常时双肾紧靠脊柱两旁（图 27 - 166），低于成人肾的位置，在旁矢状面上呈长圆形蚕豆样，横断时呈圆形，右侧稍低于左侧。最初胎儿肾脏为均匀的低回声结构。随着妊娠的进展，可见到更为详细的内部结构。等回声的肾皮质包绕在低回声的锥形髓质周围，中央强回声区为集合系统，肾外周为肾周脂肪囊。

7. 肾上腺　在孕 18 周后，在肾脏内侧的前上方可见一"弯眉"状或"米粒"状的低回声区，其内部中央有一线状强回声，即为肾上腺。在横断肾脏后稍向上方（头侧）平移探头即可显示。

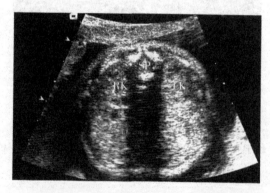

图 27 - 166　28 周胎儿腹部肾门水平横断面

显示，双肾紧靠脊柱（SP）两旁。RK 右肾，LK 左肾

8. 膀胱　膀胱位于盆腔，呈圆形或椭圆形无回声区。孕 15 周可清晰显示。膀胱容量不

定或过度充盈时，要在 30～45min 后复查以排除泌尿系异常。

在膀胱两侧壁外侧可见两条脐动脉伸向腹壁与脐静脉共同行走于脐带中（图 27-167），单脐动脉时，只见膀胱一侧有脐动脉显示。

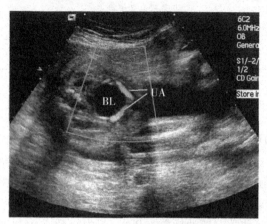

图 27-167　28 周胎儿盆腔横断面
显示膀胱（BL）两侧壁外侧两条脐动脉（UA）伸向腹壁

八、胎儿外生殖器

男胎外生殖器较女胎者易显示。男胎外生殖器可显示阴囊、睾丸、阴茎。女性外生殖器可显示大阴唇及阴蒂。

孕 18 周后，阴囊和阴茎可清晰显示。

孕 22 周后，大阴唇可清晰显示。

九、胎盘

胎盘随胎儿生长发育而变化，其声像图随孕周而不同。观察的内容包括胎盘所在位置、大小、数目、内部回声、成熟度、下缘与宫颈内口关系、胎盘后结构回声以及胎盘内多普勒血流情况等。通常采用经腹部超声检查，即能完成上述内容的观察，在观察胎盘下缘与宫颈内口的关系时，有时需经会阴和经阴道超声检查。

从孕 9 周开始，胎盘呈"月牙"状的强回声带围绕在孕囊周边。孕 12 周后胎盘已基本形成，超声可显示清楚胎盘轮廓，胎盘实质呈低回声，均质细点状，胎盘后方由蜕膜、子宫肌层、子宫血管（主要为子宫静脉）形成，呈混合回声。

胎盘分级：临床上通常用胎盘分级来估计胎盘功能和胎儿成熟度。胎盘分级主要根据绒毛膜板、胎盘实质、基底膜三个部分的改变进行判断，见表 27-4。

表 27-4　胎盘声像分级

级别	绒毛膜板	胎盘实质	基底稿
0 级	直面清晰，光滑平整	均匀分布，光点细微	分辨不清
I 级	出现轻微的波状起伏	出现散在的增强光点	似无回声

级别	绒毛膜板	胎盘实质	基底稿
Ⅱ级	出现切迹并伸入胎盘实质内，未达到基底膜	出现逗点状增强光点	出现线状排列的增强小光点，其长轴与胎盘长轴平行
Ⅲ级	深达基底膜	出现有回声光环和不规则的强光点和光团，可伴声影	光点增大，可融合相连，能伴有声影

十、脐带

1. 正常脐带结构的观察　超声于孕 8 周显示脐带，呈较厚的低回声结构。二维超声难以清楚显示其中的血管——2 条脐动脉和 1 条脐静脉，彩色多普勒超声易于显示。在整个孕期中，脐带长度几乎和胎儿身长一致。超声不能确定脐带长度，一般可不要求。

2. 脐动脉血流动力学评估　在中晚期妊娠，可用脐动脉的多普勒血流速度来评估胎盘循环，发现异常妊娠。脐动脉的搏动指数（PI）、阻力指数（RI）及收缩期最大血流速度 S 与舒张期末血流速度 D 比值（S/D）均是用来反映"顺流"的胎盘血管阻力的。正常情况下，PI、S/D、RI 是随孕周而降低的。通常孕晚期 S/D 比值低于 2.5。

十一、羊水的超声估测方法

应用超声评估羊水量是对胎儿评价的一项重要方法。

1. 羊水指数（amniotic fluid index，AFI）（单位：cm）　以母体脐部为中心，划分出左上、左下、右上、右下四个象限，声束平面垂直于水平面，分别测量四个象限内羊水池的最大深度，四个测值之和为羊水指数。

正常范围：8~18cm。

2. 羊水无回声区的最大深度（单位：cm）　寻找宫腔内羊水最大无回声区，内不能有肢体或脐带。声束平面垂直于水平面，测量此无回声区的垂直深度。最大无回声区≤2.0cm 为羊水过少。≥8.0cm 为羊水过多。

（王　芬）

第十三节　胎儿生长的超声评价

一、早孕期妊娠龄的估计

（一）妊娠囊平均直径

膀胱充盈适度，完整显示妊娠囊。

妊娠囊平均内径（mm）＝（纵径＋横径＋前后径）/3

所测得的妊娠囊平均内径（mm）加上 30 即为妊娠天数。即妊娠龄（天）＝妊娠囊平均内径（mm）＋30。

注意：该方法仅适用于孕 7 周内，且各径测值应取妊娠囊内径。

（二）头臀长

妊娠 6~12 周，测量头臀长（crown - rump length，CRL）是估计妊娠龄大小的最准确的方法。

取胎体或躯干最长，最直的正中矢状断面图像。测量胚胎的颅顶部到臀部外缘间的距离（图 27 - 168）；一般取 3 次测量的平均值，且测量时不能包括胎儿肢体或卵黄囊。

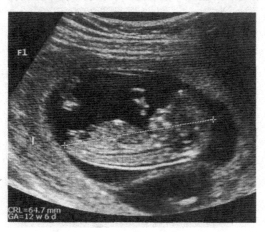

图 27 - 168　12 周胎儿头臀长测量

孕周 = CRL（cm）+ 6.5

在获得头臀长后，也可通过头臀长与孕龄的关系表查出对应孕周大小。

二、中晚期妊娠胎龄估计

（一）双顶径（biaparietal diameter，BPD）

1. 测量标准断面　胎头横断时的丘脑平面（头颅外形呈卵圆形，颅骨对称，可见透明隔腔、两侧对称的丘脑、两丘脑之间的第三脑室和侧脑室后角）。

2. 测量方法　①测量近侧颅骨外缘至远侧颅骨内缘间的距离；②测量远近两侧颅骨骨板强回声中点之间的距离。

采用第一种测量方法比较多，即测量近侧颅骨骨板外缘至远侧颅骨内缘间的距离。如果超声仪器中设置有胎儿生长发育与双顶径的对照换算程序，则要明确该仪器使用的是那一种测量方法。

3. 注意事项

（1）测量时不要将颅骨外的软组织包括在内。

（2）在孕 31 周前，BPD 平均每周增长 3mm，孕 31~36 周平均每周增长 1.5mm；孕 36 周后平均每周增长 1mm。

（3）受胎方位或不同头型或胎头入盆等因素的影响，晚孕期双顶径测值会出现较大偏差。

（4）在孕 12~28 周，测量值最接近孕周。

（二）头围（head circumference，HC）

1. 测量平面　同双顶径测量平面。

2. 测量方法

（1）分别测量颅骨最长轴和最短轴的颅骨外缘到外缘间的距离（图 27 – 169），或颅壁中点的距离，即枕额径（OFD）和双顶径（BPD）。

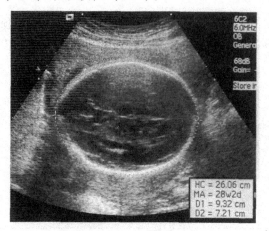

图 27 – 169　胎儿头围测量
光标放置于颅骨最长轴和最短轴的颅骨外缘

HC ＝（BPD ＋ OFD）×1.6

（2）用电子求积仪（椭圆功能键）沿胎儿颅骨声像外缘直接测出头围长度。

3. 注意事项

（1）测量值不包括颅骨外的头皮等软组织。

（2）不论胎头是圆形或长形，头围测量都可全面显示出胎头的实际大小，故在孕晚期，头围测量已基本上取代了双顶径测量。

（三）腹围（abdominal circumference，AC）

1. 标准的测量断面　胎儿腹部最大横断面，该断面显示腹部呈圆形或椭圆形（受压时），脊柱为横断面，胎胃及胎儿肝内门静脉 1/3 段同时显示（图 27 –170）。

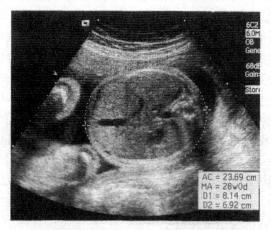

图 27 –170　28 周胎儿腹围测量
光标放置于腹部一侧皮肤外缘到另一侧皮肤外缘的距离

2. 测量径线 分别测量前后径及横径，测量腹部一侧皮肤外缘到另一侧皮肤外缘的距离。

腹围 =（前后径 + 横径）×1.57

电子测量仪（椭圆功能键）沿腹壁皮肤外缘直接测量。

3. 注意事项

（1）腹围测量断面要尽可能接近圆形。

（2）肝内门静脉段显示不能太长。

（3）腹围与胎儿的体重关系密切。常用于了解胎儿宫内营养状况，若腹围小于正常值，则要小心胎儿是否有宫内发育迟缓（IUGR）。

（4）（股骨长/腹围）×100%，该值 <20% 可能为巨大儿；>24%，可能有 IUGR。

（5）孕 35 周前，腹围小于头围；孕 35 周左右，两者基本相等；孕 35 周后，胎儿肝脏增长迅速，皮下脂肪积累，腹围大于头围。

（四）股骨长度（femur length，FL）

股骨是最易识别的长骨，股骨测量适用于中晚期妊娠的孕龄评估，尤其在妊娠晚期，较其他径线测量值更有意义。

1. 标准断面 声束与股骨长径垂直，从股骨外侧扫查，完全显示股骨长轴断面，且两端呈平行的斜面，测量点应在股骨两端的端点上。

2. 注意事项

（1）孕 30 周前股骨增长 2.7mm/周，在 31～36 周增长 2.0mm/周，在 36 周后增长 1.0mm/周。

（2）应从股骨外侧扫查，若从股骨内侧扫查，可见股骨有些弯曲，此为正常现象。

（3）当胎头测量估测孕周不准时，取股骨测量值。

也可参考 FL/BPD 及 FL/AC 比值：

若 FL/BPD 比值 <70%，则放弃 FL 测量；

若 FL/BPD 比值 <86%，则放弃 BPD 测量；

若 FL/BPD 比值在 71%～86%（为正常范围），可进一步用 FL/AC：

若 FL/AC 比值 <20%，可能为巨大儿；

若 FL/AC 值 >24%，可能有 IUGR，应放弃 AC 测量。

（4）必要时测量另一侧股骨作对比。

（5）测量时须测量股骨的骨化部分，不要包括骨骺和股骨头。要显示长骨真正的长轴断面，如果长骨两端的软骨部分都能看到，说明该测量平面是通过长轴断面的。

（6）胎儿矮小症及胎儿骨骼发育畸形时不适用。

（五）肱骨长度（humerus length，HL）

1. 测量断面 完全显示肱骨，并且声束要与肱骨长径垂直，清晰显示出肱骨的两端。

2. 测量径线 肱骨两端端点的距离。

3. 注意事项

（1）中孕期，肱骨与股骨等长，甚至可以长于股骨。

（2）必要时测量对侧肱骨做对比。

（3）要测量肱骨真正的长轴断面。

（4）在胎儿短肢畸形时，肱骨不适用于推测孕周。

股骨与肱骨测量值低于平均值的 2 个标准差以上，可认为股骨或肱骨偏短，低于平均值 2 个标准差以上 5mm，则可能有骨骼发育不良。

三、胎儿体重的估计

根据胎儿的一项或多项生物学测量值，经统计学处理，可计算出胎儿的体重。

估测胎儿体重的公式很多，不同的作者有不同的计算公式，但目前基本不需要临床超声工作者去按公式计算胎儿体重。因大多数的超声诊断仪都有产科胎儿发育与体重估计的计算软件，输入各超声测量值后，可迅速得出胎儿孕周及体重，非常方便，或者可采用查表法获得。

各项胎儿体重预测的超声参数，以胎儿腹围与体重关系最密切。准确的体重估测对指导临床决定分娩时机与方式意义重大，要获得较准确的胎儿体重，须注意以下几点：

（1）标准断面的准确测量。

（2）测量多项生物学指标，尤其当胎儿生长不匀称时。

（3）多次测量获得平均测量值（一般测 3 次），以缩小测量的误差。

要获得准确的超声测量值，最好在实际工作中积累经验，对计算公式加以校正。若能采用自己采取的资料统计而得的公式或关系图表，误差会减到最小范围。

（聂 中）

第七篇　核医学

第二十八章　放射性示踪与显像技术

第一节　放射性核素示踪技术

在不影响生物体系原有状态的条件下，对体内微量生物活性分子进行定量、定性及定位的动态检测，是研究生命现象最需要和最重要的核心。但是在现阶段，采用直接检测方法的技术难度很大，其原因有三：其一，既要保持生物体系的原有状态，同时又要对深藏生物体系内部的生物活性分子"洞察一切"，无法兼顾；其二，绝大多数生物活性分子在体内过程中的代谢变化瞬息万变，无法快速跟踪；其三，绝大多数生物活性分子的含量极微，难以用体外检测技术直接检测到体内的超微量变化，超出了目前检测技术的灵敏度。因此，通常是通过间接检测技术来弥补。

间接检测技术一般是采用示踪技术。所谓示踪（tracing），就是显示特定物质的行踪。在难以用直接检测的方法观察生物活性分子在生物体系中的动态变化时，通常需要在生物活性分子上引入示踪剂，通过对示踪剂的检测，间接反映生物活性分子的代谢规律，这就是示踪技术。示踪剂（tracer）是为观察、研究和测量某物质在指定过程中的行为或性质而加入的一种标记物。作为示踪剂，其性质或行为在该过程中与被示剂物应完全相同或差别极小；其加入量应当很小，对体系不产生显著的影响；示踪剂必须容易被探测。常见的示踪剂有同位素示踪剂、酶标示踪剂、荧光标记示踪剂、自旋标记示踪剂等。放射性核素示踪技术是目前已被实践证明的最有效的间接检测技术之一。

一、定义

放射性核素示踪技术（radionuclide tracer technique）是以放射性核素或其标记的化学分子作为示踪剂，应用核射线探测仪器通过探测放射性核素在发生核衰变过程中发射出来的射线，来显示被标记的化学分子的踪迹，达到示踪目的，用于研究被标记的化学分子在生物体系或外界环境中的客观存在及其变化规律的一类核医学技术。放射性核素示踪技术是核医学领域中最重要的和最基本的核技术方法学基础。

放射性核素示踪技术的诞生，可以追溯到 20 世纪 20 年代。1923 年匈牙利化学家 George de Hevesy 首先用天然放射性铅（^{212}Pb）研究铅盐在豆科植物内的分布和转移。在这个实验中，放射性铅－212 的使用量很少，但仍然可利用仪器测出枝叶中铅的含量，并且放射性不受样本化学形式变化的影响，而这在以往的任何实验中都是无法办得到的。更重要的一个结果是，放射性与非放射性铅，其化学性质相同，在植物体内可互相替代。此后，他又用 ^{32}P 对更多的生物学过程进行研究，揭示了示踪磷从土壤→植物→动物→土壤的生态循环，从而建立了同位素示踪方法（isotopic indicator trace method）。纵观核医学发展的每一幕，从放射免疫分析、各种核素显像到靶向内照射治疗，甚至许多分子医学研究方法（如 DNA 测序），无不源于 Hevesy 的同位素示踪原理（现称作放射性核素示踪原理）。如果说 Roentgen 发现 X 射线开辟了透视体内解剖结构的途径，从解剖结构基础上对疾病做出诊断，Hevesy 发明的放射性核素示踪技术则是从生化过程角度对疾病进行诊断，大大推进了人类对生命现象和疾病本质的认识，为宏观医学向微观医学发展做出了极为重要的贡献。为此，1943 年 Hevesy 获诺贝尔化学奖，1959 年又获原子能和平利用奖，并被尊称为"核医学之父"。

由于放射性测量的方法简便和灵敏度高，放射性核素示踪技术很快推广到医学和生物学各个领域的研究工作中，尤其是在生物化学、药理学、免疫学、分子生物学及分子遗传学的学科领域应用更为普及，并取得了许多极为重要的成果。例如，1952 年，美国冷泉港卡内基遗传学实验室科学家 Alfred Hershey 和 Martha Chase 使用 ^{35}S 和 ^{32}P 双标记噬菌体感染大肠杆菌的实验，证明 DNA 是遗传信息的载体；1977 年，英国生物化学家 Frederick Sanger 等采用放射性标记技术和放射性自显影（autoradiogram，ARG）技术，成功地进行了 DNA 序列测定。

随着医学理论和技术在不断发展，无数卓越学者以示踪技术为基础，吸取并融合其他学科的先进成就，建立起一个又一个崭新的核医学方法，如超微量物质的体外分析、脏器功能测定，以及目前的代谢显像和分子显像，超越同一时期其他技术和方法，为临床疾病的诊断治疗和推进医学进步做出了突出的贡献。核医学的生命力和发展动力，正是在于把放射性示踪技术与其他医学先进理论和技术的巧妙结合和创新。

二、示踪原理

放射性核素示踪技术是根据研究的需要，选择适当的放射性核素标记到特定的待研究物质的分子上，将其引入生物机体或生物体系（如离体细胞、无细胞酶体系等）后，标记物将参与代谢及转化过程。由于放射性核素标记化合物与被研究的非标记化合物具有相同的化学性质和生物学行为，通过对标记物所发射的核射线的检测，并且对所获得数据进行处理分析，可间接了解被研究物质在生物机体或生物体系中的动态变化规律，从而得到定性、定量及定位结果，结合研究目的最后做出客观评价。

由此可见，放射性核素示踪技术主要是基于放射性核素标记的化学分子与未被标记的同一种化学分子的同一性和可测性这两个基本性质。

（一）标记物与非标记物的同一性

放射性核素标记化学分子和相应的非标记化学分子具有相同的化学及生物学性质，只是某种物理学性质不同。这是由于一种元素的所有同位素其化学性质相同，生物体或生物细胞不能区别同一种元素的各个同位素，包括其放射性核素及稳定核素。同样，放射性核素标记的化学分子基本上未改变化学分子原有的基本结构，也不影响该化学分子的原有性质，与未被标记的同类化学分子也具有同一性，在生物体内所发生的化学变化、免疫学反应和生物学过程也都是完全相同的。例如在核医学中，用放射性^{131}I 来研究稳定性^{127}I 的生物学行为；用^{3}H – TdR 研究细胞增殖功能等等。

用同位素交换法制备示踪分子是较理想的方法，但实际上许多适合于实验研究和临床研究的放射性核素，在拟标记的化学分子结构中并不存在相应的稳定性同位素，无法应用同位素交换法进行标记，因此，通常采用非同位素标记法进行标记。当以某种放射性核素标记到一个化合物分子结构上时，这种放射性核素虽然并非该化合物所固有，但一般也不致明显改变该化合物的原有性质。如果经过实验证明，带有放射性核素的化学分子与未经标记的化学分子在体内的运动规律基本上一致，同样也可以认为两者具有同一性，并且用放射性核素标记的化学分子来代表未经标记的化学分子在体内的行为。一般临床核医学中更多采用此类示踪剂，如^{131}I，^{99m}Tc、^{113}mIn、75Se 等，常用的标记方法是核素化学合成法、络合物形成法等。

（二）标记物的可测性

放射性核素标记的化学分子和相应的非标记化学分子又不是完全相同的，主要表现在：标记物上的放射性核素在其核衰变过程中自发地发出射线，而核射线能够被相应的放射性探测仪器或感光材料所检测到，因而可对标记的物质进行精确的定性、定量及定位测量和研究。适合于放射性示踪实验的常用放射性核素并不是很多，比如物质代谢转化研究中的^{3}H、^{14}C、^{32}P 等，体外放射分析中的^{125}I，临床上脏器功能测定与显像的^{131}I、^{99m}Tc、^{111}In、^{18}F 等，但是可以用这些核素标记的化学分子却可达数百种之多。

应用放射性核素示踪技术应当建立一个重要概念，那就是：放射性核素标记的化学分子在生物机体或者生物系统的生物学行为取决于被标记的化学分子，而不是标记在化学分子上的放射性核素及其发射出来的射线，后者只是起着示踪作用，提示受它标记的化学分子的客观存在。因此，虽然适用于放射性示踪实验的放射性核素种类有限，但是被标记物的种类可以有很多。相同的核素标记在不同的化合物上，表现出来的是各自化合物的体内代谢过程和生物学行为。随着新的被标记化合物的不断涌现，核医学的应用范围也不断扩大。例如，^{99m}Tc 是临床上最常使用的放射性核素，高锝酸盐离子（^{99m}TcO$_4^-$）本身主要被甲状腺、唾液腺以及其他消化腺摄取，可用于甲状腺功能测定和甲状腺显像，但^{99m}Tc – HMPAO 可透过血脑屏障到达脑组织，用于脑血流显像；^{99m}Tc – MIBI 聚集于心肌组织和某些肿瘤组织，用于心肌灌注显像和肿瘤阳性显像；^{99m}Tc – DMSA 则主要被肾小管上皮细胞吸收和浓聚，可用于肾皮质显像等。因此，应根据实验对象的不同、实验方法不同，选择适当的放射性核素和标记化合物。

三、主要类型及其特点

放射性核素示踪技术是核医学领域各种诊断技术和实验研究方法的精髓所在，以放射性核素示踪技术为核心，建立了许多具有实用价值的诊断和研究方法，对于生命科学和临床科学的研究提供了非常重要的手段。按其被研究的对象不同，可以分为体内（in vivo）示踪技术和体外（in vitro）示踪技术两大类型。

（一）体内示踪技术

体内示踪技术又称在体示踪技术，它是以完整的生物机体作为研究主体，用于定性、定量及定位研究被标记的化学分子在生物系统中的吸收、分布、代谢及排泄等体内过程的动态变化规律。鉴于在包括医学在内的生命科学领域，更关心的是某种化学分子在生物系统内的动态变化规律，因此，体内示踪技术都是建立在动力学分析的基础之上。例如，对生物活性分子的示踪技术可研究其吸收、分布、代谢和排泄，探讨该分子的动态平衡或观察在不同组织中的浓聚和释放规律；用体内示踪动力学分析方法可探讨药物、毒物和内源性生物活性分子在体内的动态过程，包括它的代谢库、更新速度、清除率以及不同代谢库间的交换情况等。具有代表性的体内示踪技术主要有以下几类：

1. 物质吸收、分布及排泄的示踪研究　各种物质（包括生理性物质和药物等）进入体内后，一般都要经过消化、吸收、分布、转化及排泄等过程。各种药物、毒物、激素等，只要能得到其化学纯品，绝大多数都能用放射性核素进行标记，通过将该标记化合物引入体内，不同时间测定体液及脏器中的放射性分布，可以了解该化合物在体内的吸收、分布及排泄规律。物质的吸收、分布和排泄示踪研究常用于药物的药理学、药效学和毒理学研究，对药物的筛选、给药途径和剂型选择等方面都具有重要的价值。

2. 放射性核素稀释法　是利用稀释原理对微量物质做定量测量或测定液体容量的一种核素示踪方法。根据化学物质在稀释前后质量相等的原理，利用已知比放射性（或放射浓度）和重量（或容量）的放射性示踪剂，加到一个未知重量或容量的同质体系中，放射性示踪剂将被稀释，比放射性或放射性浓度下降，下降的程度与其被稀释的程度相关。根据求知对象的不同，可分为直接稀释法或正稀释法（direct dilution method）和反稀释法（reverse dilution method），它们所依据的原理和计算公式基本相同。放射性核素稀释法比一般化学分析方法简单，灵敏度高，广泛地用于研究人体各种成分的重量或容量，如测定身体总水量、全身血容量（包括红细胞容量和血浆容量）、细胞外液量、可交换钠量和可交换钾量等。

3. 放射自显影技术　放射自显影技术（autoradiography，ARG）是根据放射性核素的示踪原理和射线能使感光材料感光的特性，借助光学摄影术来检查及记录被研究样品中放射性示踪剂分布状态的一种核技术。放射自显影术根据观察范围和分辨率不同，可分为宏观自显影、光镜自显影和电镜自显影三类。宏观自显影（macroscopic autoradiography）可观察范围较大，要求的分辨率较低，能用肉眼、放大镜或低倍显微镜观察，主要从整体水平来观察放射性示踪剂在体内的分布状态，多用于小动物的整体标本，大动物的脏器或肢体标本，以及各种电泳谱、色谱和免疫沉淀板的示踪研究。光镜自显影（light microscopic autoradiography）的观察范围较小，分辨率较高，适用于组织切片、细胞涂片等标本的示踪研究，根据不同示踪剂在不同时间的分布，研究细胞学水平的代谢过程。电镜自显影（electron microscopic autoradiography）的观察范围更小，分辨率更高，适用于细胞超微结构，甚至是提纯的大分子结构（DNA、RNA）上的精确定位和定量。放射自显影术具有定位精确、灵敏度高、可定量分析等优点，广泛用于药理学、毒理学、细胞学、血液学、神经学、遗传学等学科领域。

4. 放射性核素功能测定　通常是指机体的脏器或组织的某一功能状态，通过动态观察后，能给出定量结果，为医学研究及临床诊断提供功能评价的放射性核素示踪技术。放射性药物引入机体后，根据其理化及生物学性质参与机体一定的代谢过程，并动态地分布于有关脏器和组织，通过检测仪器可观察其在有关脏器中的特征性消长过程，这种过程常表现为一定的曲线形式，根据其与脏器相互作用的特点选择适当的数，学模型对曲线进行定性及定量分析，就可得到反映该脏器某一功能状态的结果，并判断功能异常的性质、程度。例如甲状腺吸^{131}I率测定，肾功能测定，心功能测定，胃排空功能测定等。

5. 放射性核素显像技术　是根据放射性核素示踪原理，利用放射性核素或其标记化合物体内代谢分布的特殊规律，在体外获得脏器和组织功能结构影像的一种核技术。在短时间内自动连续成像或在一定时间范围内多次间断成像，可以对脏器的功能和形态同时进行观察，不仅可以显示出脏器和组织的形态、位置、大小和结构变化，而且可以进行动态显像和定量分析。放射性核素显像除对脏器或组织的形态进行鉴别外，还可根据图像上的放射性分布特点反映脏器的功能，这是核医学显像与其他显像方法的最主要区别之一。

（二）体外示踪技术

体外示踪技术又称离体示踪技术，有多种类型，其共同特点是：都是在体外条件下进行，它减少了乃至避免了众多的体内因素对实验结果的直接影响，同时也避免了受检者本人直接接触射线的可能，但它只能表示生物样品离开机体前瞬间的机体状态，对结果的解释更需要联系临床情况。生物样品主要以组织、细胞、血液及体液等样品作为研究对象，多用于某些特定物质，如蛋白质、多肽、酶蛋白、细胞因子、配体、核酸等生物活性分子的定量测定、转化规律以及功能研究。

1. 物质代谢与转化的示踪研究　将物质引入生物机体（或生物体系）后，在酶促反应作用下，经过转化、分解等代谢过程，生成代谢中间产物及最终产物，参与机体生命活动过程。弄清各种代谢物质的前身物、中间代谢步骤和中间代谢产物、最终产物的相互关系及其转化条件，是正确认识生命现象的物质基础。放射性核素示踪技术是目前最常用、最理想的方法之一，它不仅能够对前身物、中间产物、最终产物做出定性分析，还可用以研究前身物转化为产物的速度、转化条件、转化机制以及各种因素对转化的影响。例如，用 ^3H-TdR 掺入 DNA 作为淋巴细胞转化的指标观察细胞免疫情况；用 $^{125}I-UdR$（尿嘧啶核苷）掺入 RNA，可作为肿瘤细胞增殖速度的指标，用于抗肿瘤药物的研究；通过标记不同前身物（如某种氨基酸、各种核苷酸等）研究蛋白质、核酸等生物大分子的合成、结构和功能。

物质转化的示踪研究可以在整体、离体或无细胞体系中进行。整体实验多以实验动物为研究对象，在正常生理条件下观察某物质在体内转化的全过程，可以做出较为可靠的结论，固然是最为理想的方法，但是由于机体的内环境十分复杂，有各种交换方式和代谢旁路，多因素参与代谢过程不易弄清物质转化的细节。另外由于内源性物质对待测标记物的稀释作用，使参与代谢反应的示踪剂减少，导致测量结果误差较大，难以做出准确的判断。而离体实验（包括无细胞反应体系）可以简化反应条件，人为控制反应对象和实验条件，有利于在分子水平阐明物质转化过程的具体步骤、转化条件及影响因素，有些代谢过程只能在离体条件下才能得出实验结果。但是同时也应当注意，离体实验破坏了生物机体代谢反应的完整性，所得到的实验结果只能看做是一种可能性，应做系统分析或经整体实验加以验证，才能得出可靠的结论。例如，离体实验证明，胸腺嘧啶是 DNA 的有效前身物，但在整体动物实验中发现 ^3H-胸腺嘧啶掺入 DNA 很少，表明胸腺嘧啶不是 DNA 的有效前身物。用标记的胸腺嘧啶核苷（^3H-TdR）做进一步的掺入实验，证明 TdR 才是机体合成 DNA 的前身物。

2. 细胞动力学分析　细胞动力学（cell kinetics）是研究各种增殖细胞群体的动态量变过程，包括增殖、分化、迁移和衰亡等过程的变化规律以及体内外因素对它们的影响和调控。通过细胞动力学规律的研究，可以揭示正常及异常细胞增殖的规律及特点，为病因研究及临床诊疗提供实验依据。细胞动力学研究的范畴很广，其中以细胞周期时间测定最为常用，也最为重要，常用于肿瘤分化及增殖规律研究、肿瘤的同步化治疗、造血细胞研究等方面。放射性核素示踪技术测定细胞周期时间的常用方法有标记有丝分裂百分数法（放射自显影法）和液体闪烁法。

3. 活化分析　是通过使用适当能量的射线或粒子照射待测样品，使待测样品中某些稳定的核素通过核反应变成放射性核素（活化），然后进行放射性测量和能谱分析，获得待测样品中稳定性核素的种类与含量（分析）的超微量分析技术。活化分析是各种痕量分析法中灵敏度最高的，并且不仅能准确地区别不同元素，而且还能区分同一元素的同位素，准确度好，抗干扰能力强，在某种情况下可同时测量几十种元素，特别适合于生物医学样品中多种痕量元素的测定，以及合金元素的测定，在进行法医学鉴定时罪证可不受破坏。但是该方法使用的活化源十分昂贵，需反应堆或加速器，不易普及，因而大大地限制了它的应用。

4. 体外示踪结合放射分析　是指在体外条件下，以放射性核素标记的抗原、抗体或受体的配体为示踪剂，以特异性结合反应为基础，以放射性测量为定量方法，对微量生物活性物质进行定量分析的一类技术的总称，包括放射免疫分析、免疫放射分析、放射受体分析以及酶蛋白与底物间的酶促分析等。不同类型的体外示踪结合分析技术具有各自的共性与特点。

四、方法学特点

可用于示踪标记的物质有许多，如酶、荧光物质、自由基、稳定性核素、放射性核素等。与其他类型的示踪方法相比，放射性核素示踪技术具有以下特点：

1. 灵敏度高　由于射线的物理特性、放射性测量仪器的检测能力，以及标记化合物的比放射性可以很高，在以放射性核素作为示踪原子时，可以精确地探测出极微量的物质，一般可达到 $10^{-14} \sim 10^{-18}$ g 水平，即能从 $10^{14} \sim 10^{18}$ 个非放射性原子中查出一个放射性原子，这对于研究体内或体外微量生物活性分子的含量具有特殊价值。例如，1Ci（1Ci $= 3.7 \times 10^{10}$ Bq）的 ^{32}P 其化学量仅有 3.52μg，即 3.52×10^{-6} g，而用放射性测量仪器检测，可以精确地测出 10^{-9} Ci 或更弱的放射性，也就是对于 ^{32}P 来说，其灵敏度可达 10^{-15} g 数量级。

2. 方法相对简便、准确性较好　由于测定对象是核射线，而标记在化合物（示踪剂）上的放射性核素其自发性核衰变规律不受其他物理和化学因素（如温度、pH 等）的影响，同时放射性测量受反应体系中其他非放射性杂质的干扰很轻，并可借助可靠的淬灭校正方法加以校正，省去了许多可能导致误差的分离、提纯等步骤，减少了待测物化学量的损失，这不仅简化了实验程序，而且提高了实验结果的可靠程度，可以获得较好的准确性。

3. 合乎生理条件　应用放射性示踪原子，可使用生理量乃至更低剂量的示踪剂来研究物质在整体中的变化规律。由于这类方法灵敏度高，所需化学量很小，不致扰乱和破坏体内生理过程原来的平衡状态，可以在生物机体或培养细胞体系完整无损的条件下进行实验，属于非破坏性实验方法，因此反映的是被研究物质在生理剂量和原有生理状态下的代谢和变化，所得结果更接近于真实情况。

4. 定性、定量与定位研究相结合　放射性核素示踪技术不仅能准确地定量测定和进行动态变化的研究，而且也可以进行定位观察。如放射自显影方法可确定放射性标记物在器官或组织标本中的定位和定量分布，并可与电子显微镜技术结合，进行亚细胞水平的定位分析，使功能与结构的研究统一起来；在动态显像的基础上，通过感兴趣区（ROI）技术获得特定部位的时间—放射性曲线，进而得到相应的定量分析指标用于功能评价。

5. 缺点与局限性

（1）需要专用的实验条件：例如专用的放射性实验室、放射性测量仪器、严格的放射性操作程序以及必要的放射性防护设备等。

（2）需要具有一定专业训练的技术人员：该类方法是一个多环节的实验过程，又是微量精密操作，许多环节均可影响到实验结果，为获得可靠结果，必要的专业训练是必不可少的。

（3）辐射安全问题：由于放射性核素本身的特点，可能会对实验对象、工作人员产生不同程度的放射生物效应，也存在环境放射性污染的可能性，因此在实验设计和预防措施上，都应予以相应的考虑。

（王正江）

第二节　放射性核素显像

放射性核素显像技术是根据放射性核素示踪原理，利用放射性核素或其标记化合物在体内代谢分布的特殊规律，从体外获得脏器和组织功能结构影像的一种核医学技术。在技术上，它涉及三个方面：显像技术、放射性显像剂和影像分析技术。脏器和组织显像作为临床核医学的重要组成部分，其发展取决于以上三种技术的不断进步。

1951 年，Benedict Cassen 研制成功了第一台自动扫描机，开创了放射性核素显像的先河。1957 年，Hal. O. Anger 发明的第一台 γ 照相机，成为核医学发展史上一个重要的里程碑，它可以同时获取视野内所有的 γ 射线，成像速度很快，具备了静态显像和动态显像以及定量分析的功能，在放射性核素体外显像技术上是一个质的飞跃。20 世纪 70 年代中期发射式计算机断层（emission computed tomography，ECT）的问世，实现了显像技术的又一次跨越，具备了现代核医学显像技术的静态显像、动态显像、全身显像和断层显像四大功能。

用于脏器、组织或病变显像的放射性核素或其标记化合物称为显像剂（imaging agent）。早期使用的显像剂主要是 ^{131}I、^{198}Au、^{203}Hg 等，其物理学性能（如半衰期、能量）并不十分适合显像，辐射剂量也比较大，核医学显像的应用范围十分有限，主要局限于甲状腺、肝、肾和脑的静态显像。短半衰期放射性核素 $^{99}Mo-^{99m}Tc$ 发生器（1964 年）和 $^{113}Sn-^{113m}In$ 发生器（1965 年）相继问世，不仅能够更方便地生产适合于显像的放射性核素，而且促进了新的显像剂的研制，使显像剂的应用领域不断扩展，到目前为止，人体的大部分脏器都可以使用核医学显像方法进行检查。

随着计算机技术的广泛应用，影像分析技术也已从过去主要依靠目测分析判断，发展到现在从信号采集、信息处理、图像重建到结果分析判断已全部都由计算机自动完成，不仅大大缩短了检查的时间，而且提高了结果的可靠性和准确性。早在 20 世纪 90 年代初期，人们就尝试借助计算机，将核医学的功能影像与 CT、MRI 的结构影像实现融合，而美国 CTI 公司于 2000 年生产出的第一台 PET/CT，真正实现了功能影像与结构影像的同机融合，极大地促进了临床影像学的发展，核医学显像也已由传统的功能影像向分子功能影像，分子、功能与高分辨率形态影像相结合的方向发展。

一、显像原理

放射性核素显像的基本原理是放射性核素或其标记化合物的示踪作用：不同的显像剂在体内有其特殊的分布和代谢规律，能够选择性聚集在特定脏器、组织或病变部位，使其与邻近组织之间的分布形成一定程度的浓度差，而显像剂中的放射性核素可发射出具有一定穿透力的 γ 射线，放射性测量仪器可以在体外探测、记录到这种放射性浓度差，从而在体外显示出脏器、组织或病变部位的形态、位置、大小以及脏器功能变化。在短时间内自动连续成像，或者在一定时间内多次显像，可以获得特定脏器、组织的系列图像，通过计算机处理可计算出特定区域的时间—放射性曲线及相应的参数，得以对其进行定量分析，从而将定位和定性诊断与定量分析有机地结合起来。

由此可见，放射性核素显像实际上是一种应用放射性探测仪器显示脏器组织内、外，或正常与病变组织之间显像剂吸收、分布差别的显像方法，而这种差别取决于脏器组织本身的功能、血流与代谢状态，建立在脏器组织和细胞对显像剂代谢或特异性结合的基础之上。因此，核医学显像实际上就是显示脏器或组织特定功能的图像，与其他以解剖学改变为基础的影像学技术在方法学上有本质的区别。

二、显像剂被脏器或组织聚集的机制

与超声显像、CT、MRI 等显像方法不同，在进行不同脏器或组织的核素显像时，需要使用不同的显像剂，并且同一脏器的不同功能或不同的显像目的也需要不同的显像剂，这是因为不同的显像剂在特定的脏器、组织或病变中选择性聚集的机制各不相同。显像剂被脏器组织摄取（聚集）的机制有很多种，概括起来主要有以下几种类型：

1. 合成代谢　脏器和组织的正常合成功能需要某种元素或一定的化合物，若将该元素的放射性同位素或放射性核素标记的化合物引入体内，可被特定的脏器和组织选择性摄取。例如，甲状腺对碘元素具有选择性摄取功能，用以合成甲状腺激素，利用放射性碘 ^{131}I 作为显像剂，根据甲状腺内 ^{131}I 分布的影像可判断甲状腺的位置、形态、大小，以及甲状腺结节的功能状态。有些显像剂则是作为组织细胞的能源物质被某些组织摄取，如 ^{11}C 标记的脂肪酸 – 软脂酸（palmeticacid，^{11}C – PA）可被心肌摄取利用，因而可进行心肌脂肪酸代谢显像。^{18}F 标记的脱氧葡萄糖（^{18}F – 2 – fluoro – 2 – deoxy – D – glucose，^{18}F – FDG）虽然与普通葡萄糖一样可作为能源物质被心肌、脑以及肿瘤细胞摄取，但却不能被其利用而在细胞内聚集，可以用正电子发射计算机断层显像仪（PET）观察和分析心肌、脑灰质和肿瘤的葡萄糖代谢状况。

2. 细胞吞噬　单核 – 巨噬细胞具有吞噬异物的功能，放射性胶体颗粒（如 ^{99m}Tc – 硫胶体）注入体内后，将作为机体的异物被单核 – 巨噬细胞系统的巨噬细胞所吞噬，常用于含单核 – 巨噬细胞丰富的组织如肝、脾和骨髓的显像。衰老的、经加热或化学处理后的红细胞（如 ^{99m}Tc 标记的热变性红细胞）可以被脾脏拦截浓聚而肝摄取甚少，从而获得脾脏影像，并可避免肝影的干扰。白细胞亦具有吞噬细菌或某些代谢产物的功能；在体外进行放射性标记后注入血流，被标记的白细胞可聚集于脓肿或感染部位，经体外探测获取图像可作深部脓肿的定位诊断。淋巴系统也具有吞噬、输送和清除外来物质的功能，将放射性标记的微胶体或右旋糖酐注入皮下或组织间隙后，可迅速经淋巴液和毛细淋巴管进入淋巴回流，通过显像可以了解相应区域淋巴管的通畅情况和引流淋巴结的分布情况。

3. 循环通路 某些显像剂进入蛛网膜下腔、血管或消化道等生理通道时既不被吸收也不会渗出，仅借此解剖通道通过，经动态显像可获得显像剂流经该通道及有关脏器的影像。例如，将放射性药物（如^{99m}Tc－DTPA）经腰椎穿刺注入蛛网膜下腔，显像剂将进入脑脊液循环，蛛网膜下腔间隙（包括各脑池）相继显影，可以测得脑脊液流动的速度、通畅情况以及脑脊液漏的部位（脑脊液间隙显像）；^{99m}Tc－DTPA不被胃黏膜吸收，其标记的食物摄入胃内后，经胃的蠕动传送而有规律地将其从胃内排入肠道中，动态显像可记录在此过程中胃的影像和胃区放射性下降的情况，并计算出胃排空时间，以反映胃的运动功能（胃排空显像）；如果以放射性核素标记的某些血液成分（如^{99m}Tc－RBC）为显像剂，静脉注射后经过与血液的充分混合，可均匀分布于血管内，可以显示心、肝、胎盘等脏器的血液分布情况（血池显像）。

4. 选择性浓聚 某些病变组织对放射性药物有选择性摄取浓集作用，静脉注入该药物后在一定时间内能浓集于病变组织使其显像。例如，^{99m}Tc－焦磷酸盐（^{99m}Tc－PYP）可渗入或结合于急性梗死坏死的心肌组织中而不被正常心肌所摄取，据此可进行急性心肌梗死的定位诊断；利用某些亲肿瘤的放射性药物（如^{99m}Tc－GH、^{99m}Tc－MIBI、^{201}Tl和^{67}Ga－枸橼酸盐）与恶性肿瘤细胞有较高的亲和力，可进行恶性肿瘤的定位、定性诊断。

5. 选择性排泄 肾脏和肝脏对某些放射性药物具有选择性摄取并排泄的功能，这样不仅可显示脏器的形态，还可观察其分泌、排泄功能状态以及排泄通道的通畅情况。例如静脉注入经肾小管上皮细胞分泌（^{99m}Tc－EC，^{99m}Tc－MAG3）或肾小球滤过（^{99m}Tc－DTPA）的放射性药物后进行动态显像，可以显示肾脏的形态、分泌或滤过功能以及尿路通畅情况；^{99m}Tc－HIDA、^{99m}Tc－EHIDA和^{99m}Tc－PMT等显像剂经肝多角细胞分泌至毛细胆管并随胆汁排泄到肠道，可显示肝、胆囊、胆道的功能及通畅情况。分化较好的肝癌细胞亦具有摄取^{99m}Tc－PMT的功能，但癌组织无完整的胆道系统，无法将药物排泄到正常胆道系统而呈持续显影，据此可作延迟显影对肝细胞肝癌进行阳性显像。

6. 通透弥散 进入体内的某些放射性药物借助简单的通透弥散作用可使脏器和组织显像。例如，静脉注入放射性^{133}Xe生理盐水后，放射性惰性气体^{133}Xe流经肺组织时从血液中弥散至肺泡内，可同时进行肺灌注和肺通气显影；某些放射性药物，如^{99m}TcO4、^{99m}Tc－GH等可以通过受到破坏的血脑屏障弥散至颅内的病变区，形成局部放射性浓聚的"热区"，可用于颅内占位性病变的定位诊断。而另一些放射性药物如^{99m}Tc－六甲基丙二胺肟（^{99m}Tc－HMPAO）等不带电荷、脂溶性的小分子化合物，则能透过正常的血脑屏障并较长期地滞留于脑组织，其在脑组织中的聚集量与血流量成正比，据此可进行脑血流显像。

7. 离子交换和化学吸附 骨组织由无机盐、有机物及水组成，构成无机盐的主要成分是羟基磷灰石［Ca_{10}（PO_4）$_6$（OH）$_2$］晶体，占成人骨干重的2/3，有机物主要是骨胶原纤维和骨黏蛋白等。^{85}Sr和^{18}F分别是钙和氢氧根离子的类似物，可与骨羟基磷灰石上的Ca^{2+}和OH^-进行离子交换，因此使晶体含量丰富的骨骼显像。^{99m}Tc标记的膦酸盐类化合物如^{99m}Tc－亚甲基二膦酸盐（^{99m}Tc－MDP）主要吸附于骨的无机物中，少量与有机物结合，可使骨骼清晰显像；未成熟的骨胶原对^{99m}Tc标记的膦酸化合物的亲和力高于羟基磷灰石晶体，并且非晶形的磷酸钙的摄取显著高于成熟的羟基磷灰石晶体，因此成骨活性增强的区域显像剂摄取明显增加。

8. 特异性结合 某些放射性核素标记化合物具有与病变组织中特定的分子结构特异性结合的特点，可使病灶显影，从而达到特异性的定位和定性诊断的目的。例如，利用放射性核素标记某些受体的配体作显像剂，引入机体后能与相应的受体特异性结合，可以了解受体的分布部位、数量（密度）和功能等，称为放射受体显像（radioreceptor imaging）；利用放射性核素标记的某些抗体与体内相应抗原的特异性结合，可使富含相应抗原的病变组织显影，称为放射免疫显像（radioimmunoimaging，RII）；利用放射性核素标记的反义寡核苷酸可与相应的 mRNA 或 DNA 链的基因片段互补结合，可进行反义显像（anti - sense imaging）和基因显像（gene imaging）。这类显像方法是建立在生理与生化水平之上的分子影像，特异性很强，可对病灶进行定位和定性诊断。另外，放射性标记的白细胞和纤维蛋白原亦能分别特异性地聚集在炎性病灶和血栓部位而使其显影。

由此可见，放射性核素显像反映了脏器和组织的生理和病理生理变化，更注重的是从功能的角度来观察脏器和组织的结构变化，属于功能结构影像。从医学影像学的发展趋势来看，已从过去的强调速度和分辨率朝着功能和分子影像方向迈进，而核医学影像的本质就是基于分子水平的功能影像，在这方面核医学已占据先利之便。

三、显像类型与特点

放射性核素显像的方法很多，难以用简单的方式进行分类，下列分类只是为了便于描述和理解，仅具有相对意义，同一种方法从不同的角度出发，可以归为不同的类型。

（一）根据影像获取的状态分为静态显像和动态显像

1. 静态显像（static imaging） 当显像剂在脏器内或病变处的浓度达到高峰且处于较为稳定状态时进行的显像称为静态显像。静态显像是最为常用的显像方法之一，这种显像方法允许采集到足够的放射性计数用以成像，故所得影像清晰而可靠，适合于详细观察脏器和病变的位置、形态、大小和放射性分布。

2. 动态显像（dynamic imaging） 在显像剂引入体内后，迅速以设定的显像速度动态采集脏器的多帧连续影像或系列影像，称为动态显像。显像剂随血液流经和灌注脏器，或被脏器不断摄取和排泄，或在脏器内反复充盈和射出等过程，造成脏器内的放射性在数量上或在位置上随时间而变化。利用计算机"感兴趣区"（region ofmterest，ROI）技术可以提取每帧影像中同一个感兴趣区域内的放射性计数，生成时间 - 放射性曲线（time - activity curve，TAC），进而计算出动态过程的各种定量参数。动态显像不仅可以反映脏器的动脉血流灌注和组织内早期血液分布情况，还可以通过各种参数定量分析脏器和组织的运动状况和功能情况，成为核医学显像的一个突出特点。

为了全面了解脏器或组织的血流和代谢情况，进一步提高诊断效能，可将动态显像与静态显像联合进行，先进行动态显像获得局部灌注和血池影像，间隔一定的时间后再进行静态显像，称之为多相显像（multiphase imaging）。如静脉注射骨骼显像剂后先进行动态显像获得局部骨骼动脉灌注和病变部位血池影像，延迟 3h 再进行显像得到反映骨盐代谢的静态影像，称为骨骼三相显像。在三时相的基础上于 24h 增加一次静态显像称之为四时相骨显像，可以比三时相显像能更准确地诊断骨髓炎和鉴别骨病变的良恶性。

（二）根据影像获取的部位分为局部显像和全身显像

1. 局部显像（regional imaging） 仅限于身体某一部位或某一脏器的显像称为局部显

像。这种方法一般使用较大的采集矩阵（如 256×256 或 512×512），得到的信息量大，图像清晰，分辨率较高，在临床上最为常用。

2. 全身显像（whole body imaging） 利用放射性探测器沿体表做匀速移动，从头至足依序采集全身各部位的放射性，将它们合成为一幅完整的影像称为全身显像。注射一次显像剂即可完成全身显像也是放射性核素显像的突出优势之一，可在全身范围内寻找病灶，并且有利于机体不同部位或对称部位放射性分布的比较分析，常用于全身骨骼显像、全身骨髓显像、探寻肿瘤或炎性病灶等。

（三）根据影像获取的层面分为平面显像和断层显像

1. 平面显像（planar imaging） 将放射性显像装置的放射性探测器置于体表的一定位置采集某脏器的放射性影像，称为平面显像，所得影像称平面影像。平面影像是脏器或组织的某一方位在放射性探测器的投影，它是由脏器或组织在该方位上各处的放射性叠加所构成。叠加的结果可能掩盖脏器内局部的放射性分布异常，为弥补这种不足，常采用前位（anterior，ant）、后位（posterior，post）、侧位（lateral，lat）和斜位（ob-lique，O）等多体位显像的方法，达到充分暴露脏器内放射性分布异常的目的。尽管如此，对较小的，尤其是较深的病变仍不易发现。

2. 断层显像（tomographic imaging） 用可旋转的或环形的放射性探测装置在体表连续或间断采集多体位平面影像数据，再由计算机重建成为各种断层影像，如横断面（transaxial）、冠状断面（coronal）和矢状断面（sagital）影像等。断层影像在一定程度上避免了放射性的重叠，能比较正确地显示脏器内放射性分布的真实情况，有助于发现深在结构的放射性分布轻微异常，检出较小的病变，并可进行较为精确的定量分析，是研究脏器局部血流量和代谢率必不可少的方法。

（四）根据影像获取的时间分为早期显像和延迟显像

1. 早期显像（early imaging） 一般显像剂注入体内后 2h 以内所进行的显像称为早期显像，主要反映脏器动脉血流灌注、血管床分布和早期功能状况。常规显像一般采用这类显像方法。

2. 延迟显像（delay imaging） 显像剂注入体内后 2h 以后，或在常规显像时间之后延迟数小时至数十小时所进行的再次显像称为延迟显像。一些病变组织由于细胞吸收功能较差，早期显像的血液放射性本底计数率较高，图像显示不满意，易误诊为阴性结果。通过延迟显像可使放射性本底计数率降低，同时也给病灶足够时间摄取显像剂，以改善图像质量，提高阳性检出率。有时是非靶组织的放射性清除较慢，需要足够的时间让显像剂从非靶组织中洗脱出去，以达到理想的靶/非靶比值。如 $^{99m}Tc-MIBI$ 可同时被正常甲状腺组织和功能亢进的甲状旁腺病变组织所摄取，但两种组织对显像剂的清除速率不同。静脉注射 $^{99m}Tc-MIBI$ 后 $15\sim30min$ 采集早期影像主要显示甲状腺组织，$2\sim3h$ 再进行延迟影像，甲状腺影像明显减淡，而功能亢进的甲状腺病变组织显示明显。

（五）根据显像剂对病变组织的亲和力分为阳性显像和阴性现象

1. 阳性显像（positive imaging） 又称热区显像（hot spot imaging），是指显像剂主要被病变组织摄取，而正常组织一般不摄取或摄取很少，在静态影像上病灶组织的放射性比正常组织高而呈"热区"改变的显像，如亲肿瘤显像、心肌梗死灶显像、放射免疫显像等，其敏感性高于阴性显像。通常阳性显像又分为特异性与非特异性两种类型。

2. 阴性显像（negative imaging） 又称冷区显像（cold spot imaging），指显像剂主要被有功能的正常组织摄取，而病变组织基本上不摄取，在静态影像上表现为正常组织器官的形态，病变部位呈放射性分布稀疏或缺损。临床上的常规显像，如心肌灌注显像、肝胶体显像、甲状腺显像等均属此类型。

（六）根据显像时机体的状态分为静息显像和负荷显像

1. 静息显像（rest imaging） 是指显像剂引入人体或影像采集时，受检者处于安静状态下，没有受到生理性刺激或药物的干扰，此时所进行的显像称为静息显像。

2. 负荷显像（stress imaging） 是指受检者在生理性刺激或药物干预下所进行的显像，又称为介入显像（interventional imaging）。借助药物或生理刺激等方法增加某个脏器的功能或负荷，通过观察脏器或组织对刺激的反应能力，可以判断脏器或组织的血流灌注储备功能，并增加正常组织与病变组织之间放射性分布的差别，从而提高显像诊断的灵敏度。如心脏运动负荷试验、脑血流药物负荷显像等。

四、图像分析要点

核医学图像的特点是以脏器和组织的生理、病理生理变化为基础，以图像方式显示显像剂在体内某一系统、器官、组织或病变部位中的摄取、分布和代谢过程，可观察到细胞、分子乃至基因水平的变化，综合反映器官功能和形态的改变。由于组织功能的复杂性决定了核医学影像的多变性，因此对于核医学图像的分析判断，必须掌握科学的影像学思维方法，运用生理、生化和解剖学知识，排除各种影响因素的干扰，并密切结合临床表现及其他影像学方法的结果，对所获得图像的有关信息进行正确分析，才能得出符合客观实际的结论，避免出现人为的诊断失误。对于核医学图像进行分析判断应注意以下几个方面。

（一）图像质量

进行图像分析首先应当对已获得的核医学图像质量有一个正确的评价。按照严格的显像条件和正确的方法进行图像采集和数据处理，是获得高质量图像的基本保证。一个良好的图像应符合被检器官图像清晰、轮廓完整、对比度适当、病变部位显示清楚、解剖标志准确以及图像失真度小等要求。可能影响到图像质量的因素是多方面的，比如放射性示踪剂的放射化学纯度、显像时间、受检者的体位、采集的放大倍数和矩阵大小、计算函数的选择等等。对不符合质量标准的图像要及时分析原因并进行复查。因某种原因不能复查者，在进行图像分析时要认真考虑到这些机械的或人为的误差对图像的临床评价带来的影响，以免得出错误的结论。

（二）正常图像的认识

认识和掌握正常图像的特点是识别异常、准确诊断的基本条件。核医学图像中所表现出的脏器和组织的位置、形态、大小和放射性分布，都与该脏器和组织的解剖结构和生理功能状态有密切关系。一般来说，实质性器官的位置、形态、大小，与该器官的体表投影非常接近，放射性分布大致均匀，较厚的组织显像剂分布相对较浓密。比如，甲状腺显像时，正常甲状腺呈蝴蝶形，分为左、右两叶，其下 1/3 处由峡部相连，两叶显像剂分布均匀，峡部及两叶周边因组织较薄而显像剂分布略稀疏。另外还应当把脏器形态和位置的正常变异与病理状态严格区分开来，如果把正常变异误认为是异常病变，可导致假阳性。例如大多数正常肝脏呈三角形，但有 30% 的肝脏呈其他形状，正常变异的类型可达 38 种；部分正常的甲状腺可见锥体叶。如果不了解这些情况，很容易出现误诊。

（三）异常图像的分析

核医学方法所获得的图像通常可分为静态平面图像、动态图像和断层图像等类型，不同的图像类型应从不同的角度进行分析判断。

1. 静态图像分析要点

（1）位置：注意被检器官与解剖标志和毗邻器官之间的关系，确定器官有无移位、异位或反位，必须在排除了正常变异后方能确定是否有位置的异常。

（2）形态大小：受检器官的外形和大小是否正常，轮廓是否清晰，边界是否完整。如果器官失去正常形态时，还应判明其是受检器官内部病变所致，还是器官外邻近组织的病变压迫所致。

（3）放射性分布：一般受检器官的正常组织放射性分布为基准，比较判断病变组织的放射性分布是否增高或降低（稀疏）、缺损。

（4）对称性：根据机体多数器官组织都有对称性的特点，判断显像剂分布异常时，应充分比较对侧相同部位的放射性分布情况。当然，有些病变也会出现对称性改变，如早老性痴呆患者脑血流灌注显像可见双侧颞叶对称性分布稀疏。

2. 动态图像分析要点　除了上述要点外，动态显像还应注意以下两点：

（1）显像顺序：是否符合正常的血运和功能状态，如心血管的动态显像应按正常的血液流向，即上腔静脉、右心房、右心室、肺、左心房、左心室及主动脉等腔道依次显影。如果右心相时主动脉过早出现放射性充填或左心室过早显影，提示血液有由右至左的分流；当左心室显影后右心室影像重现，两肺持续出现放射性，则提示在心室水平上存在着血液由左至右的分流。

（2）时相变化：时相变化主要用于判断受检器官的功能状态，影像的出现或消失时间超出正常规律时（如影像出现时间延长，显像时间缩短或不显影等），则提示被检器官或系统的功能异常。例如动态肝胆显像如果胆道显影时间延长，肠道显影明显延迟，提示肝胆系统不完全梗阻；若肝持续显影，肠道一直不显影则表明胆道完全性梗阻。

3. 断层图像分析要点　应正确掌握不同脏器断面影像的获取方位与层面，并对各断层面的影像分别进行形态、大小和放射性分布及浓聚程度的分析。例如对于一般器官的断层取横断面、矢状面、冠状面，心脏断层时则由于心的长、短轴和人体躯干长、短轴不相一致，其差异又因人而异，故心脏断层显像时常分别采用短轴、水平长轴和垂直长轴。断层图像的分析判断较之平面图像要困难得多，必须在充分掌握正常断层图像的基础上进行判断。单一层面的放射性分布异常往往不能说明什么问题，如果连续两个以上层面出现放射性分布异常，并且在两个以上断面的同一部位得到证实，则提示病变的可能。

（四）密切结合临床进行分析判断

无论多先进的仪器检查（包括各种影像学检查），如果离开了患者的临床资料，都很难对检查结果做出准确的判断。核医学影像如同其他影像学方法一样，图像本身一般并不能提供直接的疾病诊断和病因诊断，除了密切联系生理、病理和解剖学知识外，还必须结合临床相关资料进行综合分析才能得出较为符合客观实际的结论，否则会造成某些人为的错误。

五、核医学影像与其他影像的比较

放射性核素显像是常用的医学影像技术之一，由于它的显像原理是建立在器官组织血流、功能和代谢变化的基础之上，因此与 CT、MRI 和超声影像等建立于解剖结构改变基础上的影像学方法相比，有以下几个显著特点：

1. 可同时提供脏器组织的功能和结构变化，有助于疾病的早期诊断 放射性核素显像是以脏器、组织以及病变部位与周围正常组织的显像剂分布差别为基础的显像方法，而显像剂聚集量的多少又与血流量、细胞功能、细胞数量、代谢率和排泄引流等因素有关，因此放射性核素显像不仅显示脏器和病变的位置、形态、大小等解剖结构，更重要的是能够同时提供有关脏器、组织和病变的血流、功能、代谢和排泄等方面的信息，甚至是分子水平的代谢和化学信息，有可能在疾病的早期尚未出现形态结构改变时诊断疾病。例如，大多数短暂性脑缺血发作（TIA）患者已出现持续性低血流灌注情况，但缺血区域并未形成明显的结构变化，此时行局部脑血流断层显像可显示病变部位显像剂分布明显减少，而 CT 和 MRI 常常不能显示异常；肿瘤组织在发生骨转移后，核素骨显像可见病变部位有明显的骨质代谢活跃病灶，而 X 线检查往往要在数月后病变部位发生明显的骨钙丢失时才能发现病理改变。因此放射性核素显像有助于疾病的早期诊断，并广泛应用于脏器代谢和功能状态的研究。

2. 可用于定量分析 放射性核素显像具有多种动态显像方式，使脏器、组织和病变的血流和功能等情况得以动态显示，根据系列影像的相关数据可计算出多种功能参数进行定量分析，不仅可与静态显像相配合提供疾病更为早期的表现，而且有利于疾病的随访和疗效观察。

3. 具有较高的特异性 放射性核素显像可根据显像目的的要求，选择某些脏器、组织或病变特异性聚集的显像剂，所获得影像常具有较高的特异性，可显示诸如受体、肿瘤、炎症、异位组织及转移性病变等组织影像，而这些组织单靠形态学检查常常是难以确定，甚至是根本不可能显示。例如，在神经系统疾病的受体研究中，放射性核素受体显像是唯一可行的影像学方法。

4. 安全、无创 本法基本上采用静脉注射显像剂，然后进行体外显像的方法，属于无创性检查；显像剂的化学量甚微，不会干扰机体的内环境，过敏和其他毒副反应也极少见；受检者的辐射吸收剂量也较小，往往低于同部位的 X 线检查。因此放射性核素显像是一种很安全的检查，符合生理要求，特别适用于随诊。

5. 核素显像的不足之处

（1）对组织结构的分辨率不及其他影像学方法：与以显示形态结构为主的 CT、MRI 和超声检查相比较，核素显像的分辨率不高，在显示组织细微结构方面明显不及它们，而且还受脏器或组织本身功能状态的影响，这是由于方法学本身的限制。出于安全使用放射性核素的考虑，显像剂的使用剂量（放射性活度）受到一定的限制，而且引入人体的放射性核素发出的射线只有千分之一到万分之一被用于显像，在单位面积上的光子通量比 X 线 CT 小 $10^3 \sim 10^4$ 倍，加之闪烁晶体的固有分辨率一般也只有 4mm 左右，因此成像的信息量不是很充分，使影像的清晰度较差，影响对细微结构的精确显示。

（2）任何脏器的显像都需使用显像剂：不仅不同脏器选用不同的显像剂，而且同一脏器的不同目的或功能显像也需选择不同的显像剂，这增加了检查的成本，成为制约核素显像普及开展的重要因素之一。

　　总之，放射性核素显像可以概括为一种有较高特异性的功能性显像，除显示形态结构外，它更主要是提供有关脏器、组织和病变的功能甚至是分子水平的代谢和化学信息。在临床上，应根据需要适当联合应用功能性显像和形态学显像，获得最为全面而必要的信息，以对疾病做出既早期又全面的诊断和定位，有助于进行及时而准确的治疗。PET/CT、SPECT/CT、PET/MRI 等设备的问世，真正实现了解剖结构影像与功能/代谢影像的实时融合，也弥补了核医学影像分辨率差的缺陷，成为影像医学的发展方向。

（王正江）

第二十九章 体外分析技术

第一节 放射免疫分析

体外放射分析技术（in vitro radioassay）是指在试管内进行反应从而测定某些生物活性物质（如激素、蛋白质、抗原、抗体、肿瘤标志物、维生素和药物浓度）的超微量分析技术的总称。具有灵敏度高（可测水平达 $10^{-15} \sim 10^{-9}$ g）、特异性强、精密度和准确度高等特点。迄今已可用本技术测定体内各种微量生物活性物质达 300 多种，被广泛应用于临床和科学研究。20 世纪 60 年代初 Yalow 和 Berson 首次应用放射免疫分析（radioimmunoassay，RIA）法定量测定胰岛素，开创了生物活性物质微量测定技术的新时代。放射免疫分析是微量生物活性物质分析方法学的一个突破，因而 Yalow 荣获 1977 年诺贝尔奖。在这类技术中，放射免疫分析法（RIA）最具代表性，应用也最广泛，故本章重点介绍其原理、方法、质量控制和临床应用以及应用中的一些共性的问题，然后简要介绍在 RIA 基础上发展的一些重要的其他标记免疫分析技术。

（一）放射免疫分析的基本原理

放射免疫分析（radioimmunoassay，RIA）的基础是放射性核素标记的抗原和非标记抗原（被测抗原或标准抗原）同时与有限量的特异性抗体进行竞争性免疫结合反应，这种竞争关系可用以反应式来表示（图 29 – 1）。*Ag 代表标记抗原；Ag 为非标记抗原；Ab 为特异性抗体；*AgAb 为标记抗原与抗体复合物；AgAb 为非标记抗原与抗体复合物。由于 *Ag 与 Ag 两者的免疫活性完全相同，对 Ab 有同样的亲和力。当 *Ag、Ag、Ab 三者处于同一反应体系中，*Ag 和 Ab 为恒定量，且 Ag 和 *Ag 的总量大于 Ab 上的有效结合点，故 *AgAb 的形成随着 Ag 量的增加而减少，剩下的未结合或游离的 *Ag 则随着 Ag 量的增加而增加。当反应达到平衡后，测定 *AgAb 或 *Ag 即可推算出被测 Ag 量。这种 *AgAb（因变量）与 Ag（自变量）之间的竞争性抑制数量关系是 RIA 的定量基础，可以由标准竞争抑制曲线（简称标准曲线，standard curve）来显示。

标准曲线（standard curve）的制作方法如下：先配制一系列已知浓度的标准 Ag（即标准品），然后分别向其中加入定量的 *Ag 和 Ab，待反应平衡后，分离抗原的结合部分和游离部分，用放射性测量仪测定 *AgAb（B）或游离 *Ag（F）的放射性，计算出结合率 B% $[B\% = B/(B+F) \times 100\%]$，或其他指标，如 $B/B_0\%$（B_0 表示不含非标记 Ag 管的最大结合放射性）、B/F、F% 等。然后以 B% 或 $B/B_0\%$ 等为纵坐标，标准抗原的浓度为横坐标，绘制出 B% 或 $B/B_0\%$ 等随 Ag 量变化的曲线，即标准曲线。依同样方法测得被测样品的 B% 或 $B/B_0\%$ 等，就可从标准曲线上查出样品中被测 Ag 的浓度。

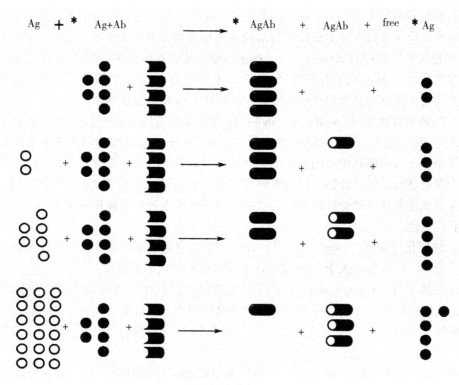

Ag ＋ * Ag+Ab　　　　⟶　* AgAb ＋ AgAb ＋ free * Ag

图 29 – 1　放射免疫分析（RIA）原理

（二）RIA 的基本条件

1. 特异性抗体（specific antibody）　以被测物质为抗原注入动物体内，一定时间之后在动物血清中即可出现能与该抗原特异结合的抗体，而含有该抗体的血清称为抗血清。在免疫过程中，相对分子质量越大，免疫原性越强。相对分子质量大于 10 000 的大分子蛋白质容易产生抗体，而相对分子质量小于 5000 的，如小分子肽类、类固醇、甲状腺激素等则需要与载体蛋白结合方能产生抗体。杂交瘤技术可以制备高特异性的单克隆抗体。免疫动物产生的抗血清并不一定都适合 RIA 测定，应选择亲和力高、特异性强且浓度适当的抗血清使用。

（1）抗体的亲和力（affinity）：指特定抗原、抗体之间的结合能力及结合的牢固程度。亲和力大者反应中结合速度快，解离度小。亲和力的大小用亲和常数来表示。

（2）抗体的特异性（specificity）：是指抗体分别与相应抗原和抗原结构类似物的结合能力的比较。抗体与抗原结构类似物的结合称交叉反应（cross reaction），交叉反应越小特异性越高。抗体制备后必须检查其交叉反应的大小，以判断有无临床应用价值。

（3）抗血清滴度（titer）：以免疫反应中所需抗血清稀释度的倒数来表示，稀释倍数越高，滴度也越高。实际测定中抗体要稀释到适当的浓度才能使用，抗体的量多，当然与标记抗原的结合量就多，但灵敏度会有所下降；随着抗体的稀释灵敏度会增加，但由于抗原—抗体复合物的形成减少，会使测定范围变窄，所以要综合分析系统对灵敏度的要求，找出抗血清的最适宜稀释度。方法是将抗血清稀释成不同浓度，分别加入一定量标记抗原在反应达到平衡后，分离 B 与 F，计算不同稀释度抗血清的 B%，以抗体稀释度为横坐标，B% 为纵坐标，绘制抗血清稀释度曲线。一般选用 B% 为 50% 时所对应的抗血清的稀释度作为抗血清的最适稀释度，用这个稀释度的抗血清做出的 RIA 标准曲线斜率大，灵敏度高，测定范围宽。

2. 标记抗原（labeled antigen）用于标记抗原的放射性核素主要有 ^{125}I、^{14}C 和 ^{3}H。临床上应用最多的是 ^{125}I，其 γ 光子能量为 35.5keV，半衰期为 60.2 天。被标记的抗原要满足 RIA 要求，关键是比活度高和放射化学纯度高，同时要有良好的免疫活性。

（1）比放射性活度（specific activity）：是指每微克抗原上标记放射性核素的千贝克数（kBq/μg）。RIA 的定量范围一般在 $10^{-12} \sim 10^{-9}$mol 水平，标记物的用量应等于或略低于被测物的最小量。反应体系中所用标记物化学量越少，分析的灵敏度越高，但同时还需使每一反应管中有足够的放射性计数，以减少测量误差，故标记抗原要求有较高的比放射性活度。但也应注意比放射性活度受标记方法的限制，每一分子上过多的标记原子会影响标记物的免疫活性和稳定性。

（2）放射化学纯度（radiochemlcal purity）：指具有免疫活性的标记抗原的放射性占总放射性的百分率。一般要求大于 95% 放射性杂质可影响测定的准确性。

（3）免疫活性（immune activity）：在标记或储存过程中，可能由于外界条件的变化而造成标记抗原的损伤，使其活性下降，与抗体反应的能力减弱甚至丧失。蛋白质分子上标记过多的碘原子也可引起免疫活性的改变，一般以每个蛋白质分子上只标 $1 \sim 2$ 个 ^{125}I 原子为宜。

3. 标准品（calibration standard）标准品是样品定量的基础，它的质和量的变化会直接影响样品的测定值。对标准品的要求是：①应与被测物属同一种物质，其化学结构及免疫活性相同；②高度纯化，不含有影响分析结果的其他物质；③定量要精确。

4. 分离技术（separation technique）在 RIA 中，B 呈可溶性状态与 F 同存于反应液中，将两者分离后才能分别测定其放射性。选择合适的分离技术将直接关系到分析结果的精密度和准确性。理想的分离技术应使 B 与 F 的分离既完全又快速，不易受外界因素的干扰，分离试剂廉价易得，操作简便，重复性好。以下介绍几种常用的分离技术。

（1）双抗体法（double antibody method）：用抗原免疫动物产生相应的抗体作为第一抗体，然后以第一抗体为抗原再免疫另一种动物，所产生的抗体为第二抗体。当反应完成后，于反应液中加入第二抗体，第二抗体则与含有第一抗体的免疫复合物相结合形成第二抗体复合物，其相对分子质量比第一抗体复合物大，便于离心分离。此方法应用普遍，优点是 B 和 F 分离较完全，非特异性结合低，使用方便。缺点是反应时间长，第二抗体用量多，易受反应环境中蛋白质及盐含量的影响。

（2）沉淀法（precipitation method）：在水溶液中蛋白质分子表面因具有电荷层及水化层而不发生沉淀，本法是使含有 B 与 F 反应液的 pH 处于等电位点，加入适当浓度的聚乙二醇（PEG）或碱金属中性盐（如硫酸铵等），将 B 沉淀下来，与 F 分离。该方法操作简便，分离速度快，价格低廉，但分离效果易受 pH、离子强度和温度的影响，非特异性结合较高。

（3）双抗体沉淀法：它综合了前两者的优点，克服了双抗体法分离时间长和沉淀法非特异性结合较高的缺点，使第二抗体和 PEG 的用量大为减少，在常温下加入分离剂后，无须温育，直接离心可获得满意的结果，故应用广泛。

（4）吸附分离法（absorptive separation method）：应用经过特殊处理的吸附剂，将游离的小分子抗原或半抗原吸附，经过离心，随着吸附剂的沉淀将 F 沉淀下来，而 B 仍保留在上清液中。此法简便快速，廉价易得，缺点是非特异性结合偏高。

（5）固相分离法（solid phase separation method）：将抗体或抗原通过特殊技术连接到固相载体上，免疫反应在固相载体上完成，达到平衡后形成固相的抗原－抗体复合物，可与 F 分离。固相材料的种类很多，如聚苯乙烯、聚氯乙烯、纤维素、聚丙烯酰胺等，可做成试管、颗粒等不同形状。此方法操作简便、迅速，分离效果好，非特异性结合低，是一种比较有前途的分离方法。但制备工艺复杂，成本较高。

5. 放射性测量仪器　用 ^{125}I 标记，使用 γ 井型计数器对 γ 射线进行测量；用 ^{14}C 或 ^{3}H 标记，用液体闪烁计数器对 β 射线进行测量。配以计算机系统可对样品自动地进行测量、数据处理及打印检测结果。

（三）RIA 的质量控制

RIA 是一种高灵敏度、高特异性的体外微量分析技术，极易受各种因素影响而使检测结果发生误差，因此严格的质量控制（quality control，QC）非常重要。

1. 实验室内部 QC　实验室内部 QC 保证从收集样品开始到发出报告为止的全过程中能及时发现检测过程中出现的各种误差，分析产生原因，找出纠正办法，以确保检测质量。它侧重于方法精密度分析，包括以下内容：

（1）零标准管结合率（B0%）：即最高结合率，指不加未标记抗原时标记抗原与抗体的结合率，一般要求在 30% ~50% 。它主要用来反映标记抗原与特异性抗体的质量，在有效期内应保持稳定。

（2）非特异性结合率（NSB%）：指不加抗体时标记抗原与非特异物质的结合率，一般应小于 5% 。

（3）最低浓度管结合率和最高浓度管结合率之差：应大于 30% 。

（4）标准曲线直线回归的参数：截距 a、斜率 b 和相关系数 r 是标准曲线的主要质控指标，要求 a、b 值稳定，r > 0.99 。

（5）ED_{25}、ED_{50}、ED_{75} 指标准曲线的结合率在 25% 、50% 和 75% 时对应的抗原浓度值，它反映标准曲线的稳定性，有助于批间结果的比较。

（6）质控图：连续测定 10 批以上高、中、低三种已知浓度的质控血清，求出各自的均数 ± SD，而后做图。以后每次分析时均要同时测定此高、中、低质控血清，将测得值标在图上。按 WHO 要求，在一次实验中有下列情况之一者，其结果应予舍弃：①三种质控血清中有一个测定值 > 均数 ± 3SD；②三种质控血清在同一方向上有两种 > 均数 ± 2SD；③三种均在同一方向上 > 均数 ± 1SD。

2. 评价 RIA 试剂盒质量

（1）精密度（precision）：又称重复性，指同一样品在多次重复测定中所得结果的一致程度，可用下列参数来表示：①变异系数（CV），一般要求批内 CV < 5% ，批间 CV < 10% 。②反应误差关系（RER），CV 仅表示一个测定值的重复性，而 RER 是评价 RIA 整批误差的综合指标，RER = 平行管计数误差的均值/全部反应管计数的均值。RER 应 < 0.04。③精密度图，常用的精密度图是以 CV 为纵坐标，相应的剂量为横坐标的反应曲线，按实验要求，通常采用 CV ≤ 10% 的部分作为可测范围。

（2）准确度（accuracy）：指测定值与已知真实值在数量上的符合程度。可用回收率来表示：回收率 = 测定值/真实值 × 100% 。一般要求回收率达到 90% ~110% 。

（3）灵敏度（sensitivity）：指测定方法的最小可检出量，即从生物样品中能够检出某物质的最小浓度。

（4）特异性（specificity）：RIA 法的特异性主要取决于抗体的特异性，交叉反应越小，特异性越好。

（5）稳定性（stability）：试剂盒在合理保存条件下，在有效期内保持其原有性能不变的能力。

（6）健全性（perfectly）：试剂盒能够达到实验的某一具体目标的有效程度。为此，它应获得合理的正常值及正常范围，且正常与异常之间有良好的界限，交叉重叠现象应尽量减少；标准品与被测样品应具有相同的免疫活性，以保证分析方法的可靠性。

3. 实验室外 QC　实验室外 QC 是指各实验室之间的测定结果按统一的评价方案和方法进行比较分析，发现误差，找出原因，提出改进方法，以提高各实验室之间所得结果的可信性和可比性。

免疫放射分析（immunoradiometric assay，IRMA）是 1968 年由 Miles 和 Hales 等建立的另一种放射性标记免疫分析技术。与 RIA 一样都是利用放射性示踪技术与免疫反应相结合的原理，但 IRMA 法是用放射性核素标记抗体作示踪剂，在反应系统中加入过量的标记抗体，与待测物（或标准品）进行全量反应，其反应系统是非竞争性的，这是与 RIA 的区别所在。

（刘　琳　甘肃省白银市第一人民医院）

第二节　免疫放射分析

（一）IRMA 的原理及分类

最早建立的 IRMA 法是单位点系统，即以过量的标记抗体与待测抗原（或标准品）结合，形成标记抗体 – 抗原复合物，未结合的标记抗体通过与固相抗原吸附剂反应除去，然后测定上清液中的放射性，此时反应体系中的放射性与待测抗原浓度呈正相关，通过剂量标准曲线可获得待测样品浓度。但单位点系统的运用范围有限，以后又有人提出了双位点法（亦称夹心法），随着单克隆抗体和生物素 – 抗生物素蛋白放大系统的应用以及固相分离技术的进步，IRMA 法日臻完善。目前根据实验步骤 IRMA 可分为以下几种。

1. 双抗体夹心法（double antibody sandwich method）　固相抗体先与待测物结合，再与标记的另一抗体反应，形成固相抗体 – 抗原 – 标记抗体复合物，未结合的标记抗体留在上清液中弃去，测固相放射性。

2. 标记第三抗体法（标记双抗法，labeled double antibody method）　标记的第三抗体即为夹心法中那个标记抗体的抗体，亦即双抗，采用这样设计时无需标记每一个特异性抗体，只要标记这个双抗体，即可作为通用示踪剂。例如用 ^{125}I 标记兔抗鼠的 IgG 后，所有应用非固相的鼠抗体作为第二抗体的，均可用此标记的第三抗体作为示踪剂。

3. 双标记抗体法（double labeled antibody method）　利用抗原有多个抗原决定簇，在单抗制备上可筛选出 3 个以上的特异性 McAb，其中一个涂饰在固相上，其余两个分别进行 ^{125}I 标记，这样的复合物比活度高，利于提高灵敏度和精密度。

4. IRMA – 生物素 – 抗生物素蛋白测定系统（biotin – avidin system IRMA，BAS – IRMA）

一个 IgG 分子上可以标记几十个生物素分子，抗生物素蛋白由四个相同的亚基组成，中间由二硫键相连接，抗生物素蛋白分子的每一个亚基都可结合一个生物素分子，故呈四价反应，从而形成放大效应。

（二）IRMA 的特点

1. 反应动力学　在抗原与抗体的反应中，反应速度与反应物浓度呈正比，IRMA 中标记抗体是过量的，且反应是非竞争性全量反应，故比 RIA 反应速度快，一般 2 ~ 3h 即达到平衡，当天即可出结果。

2. 灵敏度　通常灵敏度与零剂量的计数误差有关。IRMA 法的零剂量反应值是非特异性结合，如果有接近零水平的抗原与固相结合，标记抗体就应与其结合形成复合物，只要标记复合物的放射性测量值超过非特异性反应，就应被检测出。所以只要将非特异性反应控制在最小值，IRMA 的测定灵敏度比 RIA 会明显增高。IRMA 的高灵敏度在某些分析项目中具有重要意义。

3. 特异性　IRMA 法所用的固相抗体和标记抗体是分别针对抗原不同的抗原决定簇的单抗，一般不易发生交叉反应，所以特异性强。

4. 稳定性　在免疫反应中，有些抗原抗体间的亲和常数有明显的温度依赖性，降低温度有利于亲和常数值的提高，从而增加灵敏度。但当抗体过量时，由温度改变带来的亲和常数值的变化对实验的影响较小，一般在 4 ~ 37℃ 条件下对实验结果无明显影响。另外，IRMA 法中待测物先与固相抗体结合，洗涤后再加标记抗体，这样已除去了样品中大部分杂质对反应系统的干扰，所以稳定性好。

5. 标准曲线的工作范围　当选择的标记抗体质和量适当时，IRMA 的工作范围较宽，在一般情况下，待测物含量低者不必浓缩，高者不必稀释，同时也避免了由于浓缩提纯和稀释带来的误差。

6. 缺点　IRMA 对蛋白和多肽抗原检测是优越的，但它需要的抗原至少需具备两个抗原决定簇，这就限制了它对短肽及其他半抗原活性物的测定应用。

（刘　琳　甘肃省白银市第一人民医院）

第三节　其他放射免疫分析技术

（一）受体的放射配基结合分析

受体的放射配基结合分析（radioligand binding assay，RBA）测定原理和过程与 RIA 基本相同，只是以受体代替抗体。激素或其他生物活性物质与相应的细胞受体蛋白结合后才发挥生物作用，而受体与激素的结合同抗原抗体反应一样具有特异性。所以通过标记配体与特异的受体进行结合反应可进行定量分析。肽类激素和儿茶酚胺等受体存在于细胞膜，故测定时要使用完整细胞或细胞膜进行测定。RBA 测定结果代表配体的生物活性而不是免疫活性。由于配体除与受体特异性结合外，也可以产生非特异性结合，因此 RBA 的特异性及敏感性不如 RIA。此外，受体在制备和储存过程中其结构容易发生改变，放射性标记配体在使用和存放过程中因核素的脱落和衰变也易失活，导致结果不稳定，故除特殊需要外，RBA 较少用于常规临床检查。然而，由于同一组织或细胞上有不同的受体，某种组织的制剂可用多种配基作受体结合分析，还因为人和动物间的受体存在相容性，所以用动物受体制剂研究所取得的知识多数可用于人类。受体制剂的这种多用性，对发现未知物质，受体亚型的分析，研究激素构造及探讨生物活性等提供了一种非常有效的研究手段。

（二）竞争性蛋白结合分析

竞争性蛋白结合分析（competitive protein binding assay，CPBA）是一种以血清中的激素结合蛋白代替抗体或受体作为结合剂，对激素等生物活性物质进行定量分析的技术。例如人血浆中的甲状腺激素（T_4）大部分与甲状腺激素结合球蛋白（TBG）结合而存在，而皮质类固醇激素则与皮质类固醇结合球蛋白（CBG）结合，用核素标记激素和待测激素竞争性地与相应的结合蛋白结合，这种特异性结合关系可用来测定激素的含量。但敏感度及特异性均不如 RIA。

（三）酶放射分析

酶放射分析（radiometric assay of enzyme）是建立在酶促反应使放射性标记底物转变为放射性标记产物这一基础上，用分离技术提纯标记产物，通过测定标记产物的放射性来反映待测酶的活性的一种分析方法。其特异性决定于酶对相关底物的特异催化作用。酶的放射分析分为三类：①酶活性放射分析，是分析酶的催化活性而不是酶的蛋白定量；②酶促分析（也称酶促同位素衍生物分析），是分析衍生物量的一种酶的放射分析；③酶的激活剂和抑制剂的酶放射分析。

（**刘　琳**　甘肃省白银市第一人民医院）

第四节　非放射性标记免疫分析

标记免疫技术是指免疫抗原或抗体分子中某个原子被标记物所取代，形成标记免疫复合物。这种技术除了以放射性核素为标记物外，还发展到应用非放射性标记物质，出现了化学发光免疫、荧光免疫、时间分辨荧光分析以及酶标免疫等多种体外标记免疫分析技术。非放射性免疫分析与放射性免疫分析的基本原理相同，但因所用示踪剂不同，其标记物的测定方法也不同。它们除了具备放射性免疫分析的高灵敏度和高特异性外，还克服了放射性核素可能造成的环境污染以及核素衰变所致药盒保存期短的缺点。近年来化学发光免疫分析、时间分辨荧光免疫分析及酶标免疫分析等非放射性体外分析技术已广泛应用于临床，本节对这类技术作一简要介绍。

（一）化学发光免疫分析

化学反应中生成的激发态产物在返回到基态时发出光称为化学发光。化学发光免疫分析（chemical luminescent immunoassay，CLIA）是用发光强度来确定被测免疫成分浓度，即把高灵敏的光反应与特异性的免疫学反应相结合的超微量分析法。在这类分析中，鲁米诺、异鲁米诺和吖啶酯等能产生化学发光的物质是目前应用最广的示踪剂。CLIA 的测定是由发光物质标记抗原或抗体，如是标记抗原，则待测抗原与标记抗原竞争结合有限量的抗体，反应平衡后，将游离标记抗原与发光标记抗原－抗体复合物分离，然后采取一定的手段处理复合物，使其发光物质发光，其发光强度与待测抗原浓度呈负相关，即与 RIA 法相似；如用发光物质标记抗体，则为非竞争性反应，与 IRMA 法相似。化学发光强度可通过分光光度计、液体闪烁计数器的单光子监测程序或紫外线吸收仪的受光部分来测量。CLIA 自动化程度高、操作简便、快速，灵敏度高于 RIA。

（二）时间分辨荧光免疫分析

自然界中的稀土元素（即镧系元素），如铕（Eu）、铽（Tb）、钐（Sm）和镝（Dy）能发射离子荧光。这些稀土元素的螯合物可与抗原、抗体结合，且螯合物上的稀土元素在紫外光的激发下，可产生持续一定时间、一定光峰的荧光，而其他非特异荧光寿命短，因而测量稀土元素的特征性荧光可以完全排除背景荧光的干扰。时间分辨荧光免疫分析（time resolved fluoroimmunoassay，TRFIA）利用这一特点，用三价稀土离子及其螯合物作为示踪剂标记抗原或抗体（也可标记蛋白质、多肽、激素、核酸探针等），当反应发生后，用时间分辨荧光测定仪测定最后产物中荧光强度，根据荧光强度或相对荧光强度比值来判断反应体系中被测物质的浓度。TRFIA 法具有特异性高，稳定性好，适用范围宽，样品用量少，自动化程度高，分析速度快，样品荧光能重现等诸多优点。

（三）酶标记免疫分析

酶标记免疫分析（enzyme immunoassay，EIA）是以测定酶的活性来确定被测物含量的免疫分析方法。酶是生物体内具有催化作用的蛋白，是生物催化剂。常用的示踪酶有辣根过氧化物酶、碱性磷酸酶和葡萄糖氧化酶等。典型的 EIA 是酶联免疫吸附法（enzyme linked immunosorbent assay，ELISA），即用聚苯乙烯作微量反应板，酶标记抗原或抗体，通过抗原抗体的竞争性或非竞争性结合反应，形成特异性抗原 – 抗体复合物，然后观察在酶的催化作用下底物的显色情况，根据颜色的有无和深浅，可以判断待测标本中特异性抗原或抗体的有无以及量的多少，故 EIA 是由免疫系统和显色系统组成的。

体外放射分析的应用遍及临床及基础医学各学科，已成为临床上明确诊断、确立治疗方案、观察疗效不可缺少的手段。随着分析技术的进步，对于某种待测物质可能有多种可选择的测定方法，但 RIA 仍是应用最为普遍的方法，故这里以 RIA 为例，对临床应用情况作一简单介绍（表 29 – 1）。

表 29 – 1　常用体外放射分析项目

测定物质	正常参考值	临床意义
内分泌代谢系统		
总三碘甲状腺原氨酸（TT₃）	70 ~ 200ng/dL	甲状腺功能亢进症↑；甲状腺功能减退症↓
总甲状腺素（TT₄）	5 ~ 13μg/dL	甲状腺功能亢进症↑；甲状腺功能减退症↓
游离三碘甲状腺原氨酸（FT₃）	0.14 ~ 0.44ng/dL	甲状腺功能亢进症↑；甲状腺功能减退症↓
游离甲状腺素（FT₄）	0.8 ~ 2.0ng/dL	甲状腺功能亢进症↑；甲状腺功能减退症↓
促甲状腺激素（TSH）	0 ~ 10μU/mL	原发性甲状腺功能减退症↑；继发性甲状腺功能减退症、甲状腺功能亢进症↓
（TSH IRMA）	(2.2 ± 1.4) μU/mL	同 TSH，更灵敏
反三碘甲状腺原氨酸（rT₃）	35 ~ 95ng/dL	甲状腺功能亢进症、低 T₃ 综合征↑；甲状腺功能减退症↓
抗甲状腺球蛋白抗体（TGAb）	<30%	慢性淋巴细胞性甲状腺炎↑

续　表

测定物质	正常参考值	临床意义
抗甲状腺过氧化物酶抗体（TPOAb）	<15%	慢性淋巴细胞性甲状腺炎↑
促甲状腺素受体抗体（TRAb）	<13U/L	Graves 病↑
甲状旁腺素（PTH）	<0.2ng/mL	甲状旁腺功能亢进症↑
降钙素（CT）	（72±7）pg/mL 5～180pg/mL	甲状腺髓样癌↑
骨钙素（BGP）	（4.75±1.33）μg/L	研究骨疾病和骨代谢性疾病
生长激素（GH）	儿童：<0.94nmol/L 成人：男：<0.09nmol/L 女：<0.47nmol/L	垂体 GH 瘤，异位 GH 分泌综合征，GH 不敏感性侏儒症↑；垂体功能低下，GH 缺乏性侏儒症，肾上腺皮质功能亢进↓
促肾上腺皮质激素（ACTH）	早晨 10～80pg/mL 夜间 <10pg/mL	艾迪生病↑，库欣病↓，地塞米松抑制实验可用于皮质醇增多症病因诊断
皮质醇（cortisol）	8Am 40～200ng/mL。上午最高，下午渐降，夜间及清晨最低	肾上腺皮质功能亢进↑；肾上腺皮质功能低下↓
醛固酮（AID）	立体（14.9±5.5）ng/dL 卧位（9.7±4.2）ng/dL	原发性醛固酮增多症↑，肾上腺皮质功能减退↓，肾性高血压↑
胰岛素（insulin）	1.2～25.5μU/mL	糖尿病的分型诊断
胰岛素抗体（A-INS）	<0.35%	糖尿病用胰岛素治疗产生抗体
C 肽（C-peptide）	空腹 1.1～3.6ng/mL	胰岛细胞功能判断，指导胰岛素治疗
心血管系统		
肾素（RA）	立位：1.1～14.0ng/dL 卧位：0.4～5.8ng/dL	肾性高血压诊断和原发生醛固酮增多症诊断
血管紧张素Ⅱ（AⅡ）	立位：55.3～115.3ng/L 卧位：28.2～52.5ng/L	同上
心钠素（ANP）	（0.41±0.11）μg/L	原发性高血压、肾性高血压、心瓣膜病、冠状动脉粥样硬化性心脏病、心肌病、心力衰竭↑
血栓素 B₂（TXB₂）	（74.03±17.42）ng/L	强力促进血小板聚集和引起外周血管收缩，促进血小板解聚，对外周血管有扩张作用
前列环素（PO=PGI₂）	（89.63±22.60）ng/L	TKB₂/PGI₂ 比值升高可作为心脑血管意外发生倾向的重要指标
		急性心肌梗死（24h 内）↑，骨骼肌损伤↑洋地黄血浓度监测，>2ng/mL 易中毒
肌红蛋白（Mb）	<95ng/mL	>20μg/mL 易中毒
地高辛（digoxin）	1～2ng/mL 最佳	>30μg/mL 易中毒
苯妥英钠（DPH）	10～20μg/mL 最佳	

续 表

测定物质	正常参考值	临床意义
苯巴比妥（luminal）	$10 \sim 25 \mu g/mL$ 最佳	
生殖、性激素类		
雌二醇（E_2）	卵泡期：(48 ± 6.2) pg/mL 排卵期：(59 ± 15) pg/mL 黄体期：(66 ± 7.3) pg/mL 绝经期：(34 ± 2.4) pg/mL	多胎妊娠、糖尿病孕妇、肝硬化、浆液性腺癌、冠状动脉粥样硬化性心脏病、系统性红斑狼疮↑；妊娠高血压综合征、无脑畸胎、葡萄胎、垂体及卵巢性闭经↓
雌三醇（E_3）	(0.58 ± 0.04) ng/mL。妊娠增高，并随孕周递增，43周后逐渐下降	妊娠及胎儿发育情况观察，计划生育研究肝硬化时可↑
孕酮（P）	卵泡期：$0.1 \sim 4.2$ng/mL 黄体前期：$7.9 \sim 20.6$ng/mL 黄体后期：$1.0 \sim 1.8$ng/mL 绝经期：<0.7ng/mL	多胎、葡萄胎、妊娠高血压综合征、糖尿病孕妇、先天性肾上腺增生、卵巢颗粒层细胞膜癌↑
促卵泡激素（FSH）	卵泡期：<20U/L 排卵期：$14 \sim 32$U/L 黄体期：<13U/L 绝经期：>40U/L	鉴别卵巢性闭经与垂体及下丘脑性闭经；更年期综合征↑
促黄体素（LH）	卵泡期：<38U/L 排卵期：$50 \sim 150$U/L 黄体期：<25U/L 绝经期：>21U/L	同上
人绒毛膜促性腺激素（HCG）	<3.1IU/mL	早孕、葡萄胎、绒癌↑；计划生育研究
睾酮（T）	男：$9.0 \sim 43.4$nmol/L 女：$0.07 \sim 3.3$nmol/L	睾丸间质细胞癌，女性男性化肿瘤，多囊卵巢综合征↑；睾丸发育不全，垂体性甲状腺功能减退症↓
肿瘤标志物		
甲胎蛋白（AFP）	<20ng/mL	原发生肝癌、卵巢内胚窦癌↑；胎儿发育情况监测
癌胚抗原（CEA）	$8 \sim 15$g/mL	消化道恶性肿瘤、肺癌、乳腺癌↑
糖类抗原 CAl9 - 9	<37U/mL	消化道肿瘤恶性↑
糖类抗原 CA - 50	<20U/mL	各种上皮细胞癌如肺癌、肝癌、卵巢与子宫癌、胰腺和组囊癌等↑
糖类抗原 CA - l25	<35U/mL	胃肠道恶性肿瘤、卵巢癌↑
糖类抗原 CA - l53	<28U/mL	乳腺癌↑
糖类抗原 CA - 242	$10 \sim 200$U/ml	胰腺癌↑，与良性肝胆疾病鉴别诊断
糖类抗原 CA - 724	$1 \sim 2$U/mL	胃癌↑↑，其他胃肠道肿瘤，乳腺癌、肺癌、卵巢癌↑
血液系统及其他		
叶酸（folic acid）	(4.6 ± 1.4) ng/mL	巨幼细胞性贫血、遗传性叶酸代谢缺陷↓
维生素 B_{12}（$VitB_{12}$）	$\geqslant 100$pg/mL	恶性贫血、巨幼细胞性贫血↓；白血病↑

续 表

测定物质	正常参考值	临床意义
铁蛋白（ferritin）	≥14ng/mL	缺铁性贫血、再生障碍性贫血↓；急性白血病↑
β₂ - 微球蛋白（β₂ - MG）	血清（1.6±0.4）μg/mL	急慢性白血病、淋巴瘤、骨髓瘤↑；肾功能受损↑ 肝炎、肝硬化、肝癌、胰头癌、胆囊炎胆石症↑ 促胃液素瘤↑↑
胆酸（CA）	<260μg/dL	肝硬化、慢性活动性肝炎↑，肝硬化伴活动性肝病时↑↑
促胃液素（gastrin，GAS）	<100pg/mL	
透明质酸（hyaluronic，HA）	（57±27）ng/mL	

注：本表所列参考值参考正常值随地区不同、试剂和方法不同存在差异，仅供参考。↑：升高；↓：降低。

（**刘　琳**　甘肃省白银市第一人民医院）

第三十章　神经系统

第一节　脑血流灌注显像

一、原理与方法

（一）原理

分子量小、不带电荷且脂溶性高的脑显像剂静脉注射后能通过正常血－脑屏障进入脑细胞，随后在水解酶或脂解酶作用下转变为水溶性物质。它们不能反扩散出脑细胞，从而滞留在脑组织内。

（二）方法

静脉注射显像剂^{99m}Tc－ECD（^{99m}Tc－双胱乙酯）或^{99m}Tc－HMPAO（^{99m}Tc－六甲基丙烯胺肟）740～1110MBq（20～30mCi）/1～2ml，在静脉注射结束后10～15min开始显像，经过计算机重建后，可得到横断面、矢状面和冠状面的三维断层影像。

二、影像分析

（一）正常影像

大脑皮质、基底节、丘脑、脑干、小脑显像清晰，呈现放射性浓聚区，白质和脑室系统放射性明显低下，左右两侧基本对称（图30－1）。

生理基础：放射性分布与局部脑血流量（rCBF）成正比。放射性较高的部位表明局部脑血流量高，而放射性较低的部位则反之。如大脑白质主要是神经纤维，故放射性低于灰质。

（二）异常影像

1. 局部放射性减低或缺损（图30－2）

（1）病理生理：局部脑血流灌注减低。

（2）临床意义：常见于缺血性脑血管疾病、脑出血、脑脓肿、癫痫的发作间期、偏头疼和脑肿瘤等。

2. 局部放射性增高

（1）病理生理：局部脑血流灌注增高。

（2）临床意义：最常见的是癫痫发作期的致痫灶，也见于偏头疼的发作期和部分血供丰富的脑肿瘤等。

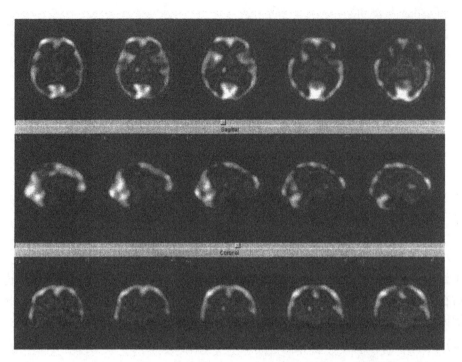

图 30 - 1 ^{99m}Tc – ECD SPECT 正常脑血流灌注断层显像

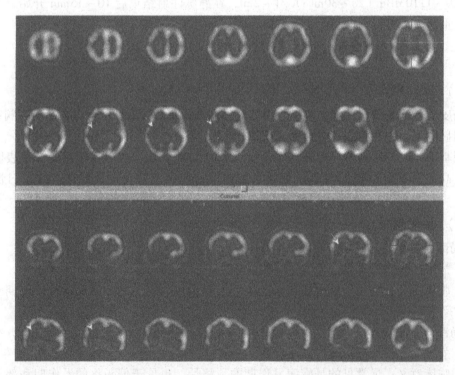

图 30 - 2 ^{99m}Tc – ECD SPECT 脑断层显像
右侧基底节区及右侧部分颞叶血流灌注减低。临床诊断为脑出血

3. 交叉失联络　当一侧大脑皮质放射性分布降低或缺损时，对侧小脑或大脑放射性分布亦减低，称为交叉失联络。

（1）病理生理：一侧大脑病变时，对侧小脑或大脑血流减低，可能系机体的一种自我保护机制，其原理正在研究之中。

（2）临床意义：多见于慢性脑血管疾病。

4. 白质区扩大和脑中线移位　表现为局部明显的放射性分布降低或缺损，白质区扩大，有时可出现中线结构移位。

（1）病理生理：局部病变引起周围组织缺血、水肿和受压。

（2）临床意义：常见于脑梗死、脑出血、脑肿瘤等，也见于白质和脑室病变。

5. 脑萎缩　表现为皮质变薄，放射性分布呈弥漫性稀疏、降低，脑室和白质相对扩大。

（1）病理生理：脑组织体积减小，可伴脑细胞数量减少。脑回变窄，脑沟、脑裂变深。

（2）临床意义：常见于脑萎缩症、各型痴呆和抑郁症晚期等。

三、临床应用

1. 短暂性脑缺血发作　短暂性脑缺血发作（TIA）是颈动脉或椎－基底动脉系统的短暂性血液供应不足所致，出现相应部位脑功能短暂丧失性发作。

TIA 起病突然，症状消失快。病变部位表现为不同程度的放射性减低或缺损区，阳性检出率高于 CT、MRI。脑血流灌注显像对 TIA 的早期诊断、治疗决策、疗效评价和预后判断方面具有明显价值。

2. 脑梗死　脑梗死是指局部脑组织包括神经细胞、胶质细胞和血管由于血液供应缺乏而发生的坏死。

脑梗死发病早期（48h 内），脑血流灌注显像即可检出，灵敏度高于 CT、MRI，脑梗死区呈放射性减低或缺损区。

3. 癫痫　癫痫发作是脑部神经元过度放电而引起的脑功能短暂异常所致。

癫痫发作期病灶区的脑血流增加，病灶呈放射性浓聚区，而发作间期病灶区的脑血流低于正常，病灶呈放射性减低区，通过对比可定位癫痫病灶，为癫痫的诊疗提供科学依据（如图 30 - 3）。

4. Alzheimer 病　又名早老性痴呆，是一种弥漫性大脑萎缩性退行性疾病，病情发展缓慢，以痴呆、渐进性的记忆减退、言语困难和认知障碍为主要表现。

Alzheimer 病的病理改变以大脑弥散性萎缩和神经细胞变性为主。Alzheimer 病脑血流灌注显像的典型表现是双侧颞顶叶放射性对称性明显减低，一般不累及基底节和小脑（图 30 - 4）。而多发性脑梗死性痴呆（MD）表现为大脑皮质多发性散在分布的放射性减低区，常常累及基底核与小脑。因此，脑血流灌注显像还可用来鉴别诊断 Alzheimer 病和多发性脑梗死性痴呆。

5. 锥体外系疾病　帕金森病（PD）是由于黑质纹状体神经元变性脱失，导致多巴胺含量减少，临床表现为震颤、全身强硬、运动减少和姿势性反射障碍等。

脑血流灌注显像可见基底节前部和皮层内局部放射性减低，两侧基底节的血流灌注可不对称，常可出现脑小动脉硬化、大脑皮质萎缩和小脑功能减退等变化。

多巴胺受体及多巴胺转运蛋白的 SPECT 显像可早期诊断 PD 患者。

6. 偏头痛　偏头痛是发作性神经 – 血管功能障碍如局部血管紧张度增加、动脉功能性狭窄及血管痉挛引起的头痛。

发病时脑血流灌注显像可见局部放射性增强，而 CT 和 MRI 多为阴性。临床症状消失后，局部脑血流量又可恢复正常。

7. 精神疾病

（1）精神分裂症：临床上表现为感知、思维、情感、行为等多方面的障碍和精神活动的不协调。脑血流灌注显像最常见的表现是额叶局部血流灌注减低，也可有其他部位如颞叶、基底节的灌注减低。

（2）抑郁症：抑郁症常见症状有情绪低落、注意力不集中、记忆力减退及思维阻滞等。抑郁症患者脑血流灌注显像均显示不同程度的局部脑血流量降低，最常见的表现是额叶和颞叶局部脑血流量降低，也可表现为前额叶和边缘系统局部脑血流量降低。

（3）强迫症：强迫症是一种以强迫观念和强迫动作为特征的精神疾病。强迫症患者的脑血流灌注显像可见双侧基底节局部脑血流量下降。

8. 脑功能研究　脑血流量与脑的功能活动之间存在着密切关系，因此应用脑血流灌注显像与各种生理刺激实验可研究人脑对不同生理刺激的反应与解剖学结构的关系。

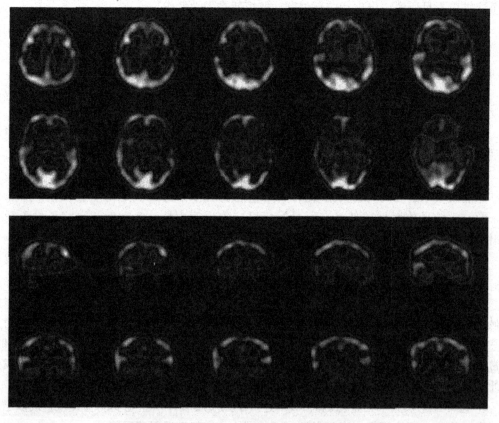

图 30 – 3　^{99m}Tc – ECD SPECT 脑断层显像
左侧颞叶血流灌注明显减低。临床诊断为癫痫

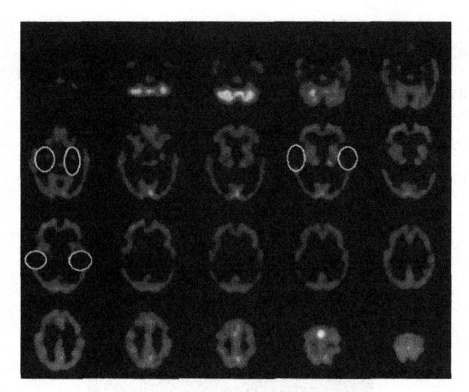

图 30 – 4 ^{99m}Tc – ECD SPECT 脑断层显像

双侧颞叶血流灌注对称性明显减低。临床诊断为 AD

（**刘 琳** 甘肃省白银市第一人民医院）

第二节 脑代谢显像

一、原理和方法

（一）脑葡萄糖代谢显像

葡萄糖几乎是脑组织的唯一能源物质。^{18}F – FDG 是葡萄糖类似物，具有与葡萄糖相同的细胞转运及己糖激酶磷酸化过程，但转化为^{18}F – FDG – 6 – P 不再参与葡萄糖的进一步代谢而滞留在脑细胞内。检查方法为受检者禁食 4h 以上，静脉注射^{18}F – FDG 185 ~ 370MBq（5 ~ 10mCi）后 45 ~ 60min，进行 PET 或 PET/CT 显像。利用计算机后处理技术可得到大脑各部位局部脑葡萄糖代谢率（local cerebral metabolic rate of glucose，LCMRGlu）和全脑葡萄糖代谢率（cerebral metabolic rate of glucose，CMRGlu）。

（二）脑氧代谢显像

吸入^{15}O$_2$ 后即刻行脑 PET 显像，可得到脑氧代谢率（cerebral metabolic rate of oxygen，CMRO$_2$）、氧摄取分数（oxygen extraction fraction，OEF）等反映脑组织氧利用的参数。

（三）脑蛋白质代谢显像

脑蛋白质代谢显像主要反映脑内 DNA 代谢合成的情况，临床最常用的显像剂是^{11}C -MET（^{11}C - 甲基 - L - 蛋氨酸）。该显像剂易穿透血 - 脑屏障而进入脑组织，通过 PET 显像可获得显像剂在脑内分布的断层影像，利用生理数学模型即可获得脑内氨基酸摄取和蛋白质合成的功能及代谢参数。

二、影像分析

正常与异常的脑代谢影像与脑血流灌注影像相近（图 30 - 5）。

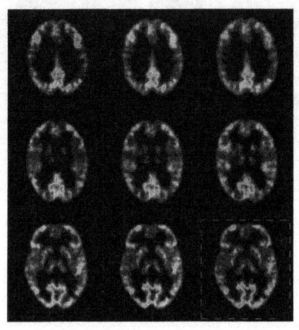

图 30 - 5　正常脑^{18}F - FDG PET 图像

三、临床应用

（一）癫痫灶的定位诊断

癫痫发作期病变部位的能量代谢增高，发作间期则减低，脑葡萄糖代谢显像可见癫痫发作期病灶部位呈异常放射性浓聚，发作间期呈放射性稀疏区。本法对癫痫灶的定位准确度较高，明显优于 CT 和 MRI。

（二）Alzheimer 病的诊断和病情估测

Alzheimer 病最典型的表现是以顶叶和后颞叶为主的双侧大脑皮质葡萄糖代谢减低，基底节受累不明显。脑葡萄糖代谢显像还可用于评估痴呆严重程度和预后（图 30 - 6）。

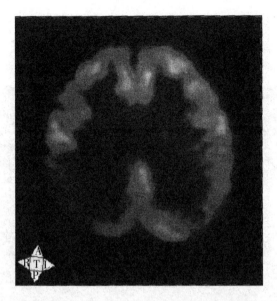

图 30 - 6 ^{18}F - FDG PET 显像双侧顶枕叶及颞叶^{18}F - FDG 代谢减低（以右侧位），临床诊断为 AD

（三）脑肿瘤

肿瘤的葡萄糖代谢活跃程度与肿瘤的恶性程度有关，恶性程度越高，代谢活性亦越高。脑葡萄糖代谢显像对于各种抗肿瘤治疗后的疗效评价和预后判断也有较大的应用价值。脑瘤手术或放疗后坏死区呈放射性缺损，可与肿瘤复发部位呈异常葡萄糖浓聚灶相鉴别（图 30 - 7）。

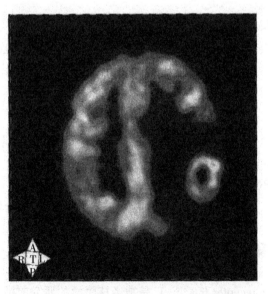

图 30 - 7 ^{18}F - FDG PET 显像左侧顶叶转移瘤并中间坏死，病变部位^{18}F - FDG 代谢异常增高，中间呈^{18}F - FDG 代谢缺损，临床诊断为脑转移瘤

（四） 锥体外系疾病诊断

帕金森病（PD）患者早期纹状体 LCMRGlu 就可有中等程度降低。随着病情加重，可逐渐发展为全脑 CMRGlu 降低（图 30 - 8）。

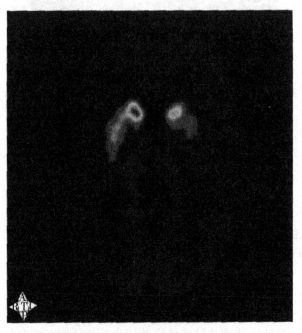

图 30 - 8　^{18}F - FDG PET 显像

左侧壳核后部 DAT 分布减低，临床诊断为 PD

（五） 脑生理和认知功能研究

脑代谢显像可用于人脑生理功能和智能研究，同时还能研究大脑功能区的分布、数量、范围及特定刺激下脑活动与能量代谢之间的内在关系。脑代谢显像作为一种无创性方法，在脑生理和认知功能研究方面，具有广阔的前景。

（六） 其他

脑梗死、精神分裂症、抑郁症等疾病在脑代谢显像中的影像表现基本上与脑血流灌注显像相类似。但 PET 的空间分辨率高，脑代谢显像的图像质量明显优于脑血流灌注显像，还可得到 CMRGlu 和 LCMRGlu。

（刘　琳　甘肃省白银市第一人民医院）

第三节　神经递质和受体显像

神经受体显像（neuroreceptor imaging）是神经核医学的研究前沿。神经受体显像可观察到 CT 和 MRI 等其他影像学方法无法发现的脑内微量受体的存在及其变化，因而具有独特优势。通过神经受体显像可以观察到人脑特定部位的受体结合位点，进行定位和受体功能评价。还能够借助生理数学模型，获得定量或半定量指标，如配体与受体特异性结合浓度、脑内受体密度（数目）和亲和力（功能）参数以及代谢参数等，从而对相关疾病做出诊断，并指导治疗、评价疗效和判断预后。神经递质和受体显像也为新的受体显像剂研发和神经生物学基础研究提供了一种新的手段。神经受体有：多巴胺受体、乙酰胆碱受体、5-羟色胺受体、苯二氮䓬受体和阿片受体等。

一、神经递质和受体显像原理

神经受体显像是利用发射正电子或单光子的放射性核素标记特定的配基，基于受体-配体特异性结合特性，通过核医学显像仪器对活体人脑特定受体结合位点进行精确定位并获得受体的分布、密度与亲和力影像。利用放射性核素标记的合成神经递质的前体物质尚可观察特定中枢神经递质的合成、释放、与突触后膜受体结合以及再摄取情况，称为神经递质显像（neurotransmitter imaging）。借助生理数学模型，可以获得中枢神经递质或受体的定量或半定量参数，从而对某些神经递质或受体相关性疾病做出诊断、治疗决策、疗效评价和预后判断，从活体分子水平上探测神经受体，为洞悉特异神经传导通路的生理活动提供了一种独特的方法。不仅可以阐明各种神经精神疾病的发病机制，还可以观察许多中枢神经系统药物在体内引起的生理、病理变化及其作用部位。

二、临床研究与应用

目前研究和应用比较多的神经受体主要有多巴胺受体（dopamine receptor）、乙酰胆碱受体（acetylcholine receptor）、5-羟色胺受体（5-serotonin receptor，5-HT receptor）、苯二氮䓬受体（benzodiazepine receptor，BZ receptor）和阿片受体（opioid receptor）等（表30-1）。

表30-1 神经递质和受体显像主要临床研究与应用

受体	受体亚型	应用
多巴胺	D_1，D_2，DAT（多巴胺转运蛋白）	PD，HD，成瘾
乙酰胆碱	M（毒蕈碱）	早老性痴呆
	N（烟碱）	PD，酗酒
苯二氮䓬	GABA	EF（癫痫）
	PPZ	胶质瘤
	NMDA	EP
5-羟色胺	$5-HT_{1A,B,C}$，$5-HT_{2,3}$	焦虑，狂躁/抑郁精神病
	5-HTT（5-羟色胺转运蛋白）	PD
阿片	μ，δ，κ	EP，精神病，抗痛作用，药物成瘾性和依赖性研究以及戒毒作用

（一）多巴胺神经递质、受体及转运蛋白显像

多巴胺受体系统是脑功能活动最重要的系统，而且还可能是运动性疾病治疗药物或精神神经中枢抑制药物的主要作用部位。多巴胺受体有 D_1、D_2、D_3、D_4 和 D_5 等多种受体亚型。又因 D_1 与 D_5 受体亚型结构同源性，统称为 D_1 样受体，而 D_2、D_3、D_4 统称为 D_2 样受体。用放射性碘标记的 D_1 受体配基（$^{123}I-IBZP$、$^{123}I-SCH23982$、$^{123}I-FISCH$、$^{123}I-TISCH$）进行 SPECT 受体显像均表现基底神经节有较高的放射性浓聚。$^{11}C-SCH23390$ 和 $^{11}C-$

SCH39166 的 PET 多巴胺 D_1 受体显像临床应用也取得了一定的进展，但远不如多巴胺 D_2 受体应用广泛。

1. 多巴胺 D_2 受体显像　目前临床上应用多巴胺 D_2 受体 PET 或 SPECT 显像研究的疾病主要见于各种运动性疾病、精神分裂症、认知功能研究和药物作用及其疗效评价等。

（1）PD 是一种多巴胺受体性疾病，基本病因是黑质纹状体的变性脱落，同时纹状体的多巴胺受体发生变化，临床上用 L-多巴治疗 PD 取得了较满意效果。但部分临床症状不典型或无症状的 PD 患者（亚临床型）给诊断带来困难，CT 和 MRI 在早期发现 PD 病变方面有一定限制，而 PET 则可能发现疾病在解剖结构发生改变之前早已出现的生理、生化、代谢及功能变化，从而达到早期诊断和及时治疗的目的。

多巴胺 D_2 受体显像见 PD 患者黑质和纹状体（特别是豆状核）D_2 受体数目轻度甚至明显减少，效力明显减低，故利用此技术可早期诊断 PD（包括亚临床型），并可监测临床上用 L-多巴治疗 PD 患者的疗效，同时对神经精神药物的药理学研究和指导用药及研究影响多巴胺受体的生理性因素都具有重要意义。有研究报道，^{123}I-IBZM SPECT 多巴胺 D_2 受体显像观察到 PD 症状初期病损侧纹状体 D_2 受体活性无明显变化，在 PD 中、晚期，即 PD 症状明显时纹状体的多巴胺受体活力增强，分析认为 D_2 受体超敏与多巴胺神经元失神经支配严重程度有关。D_2 受体显像能鉴别原发性 PD（纹状体浓聚 IBZM）和 PD 综合征（摄取减少），前者经多巴胺治疗效果明显，后者无效，这对 PD 和 PD 综合征诊断和鉴别诊断以及制订合理化个体治疗方案具有重要临床意义。多巴胺 D_2 受体显像是一种有望作为诊断和鉴别诊断锥体外系疾病的新技术和新方法，且可用于监测疗效和判断预后。

（2）Huntington 病（HD）：系一种遗传性进行性舞蹈病，在多巴胺受体显像中以纹状体 D_1 和 D_2 受体结合减少为主要表现。轻至中度功能受损的患者，壳核体积减少 50%，壳核 D1 受体密度减少 75%，尾状核也可见到类似的表现。无症状的患者，纹状体的体积和受体密度可在正常下限范围，而有症状的患者，则其减少趋于明显。据研究报道，在 HD 患者 D_1 和 D_2 受体功能的受损是平行的，且与病情严重程度相关，对于疾病的早期诊断和病情估计有重要的价值。

（3）精神疾病：精神分裂症时多巴胺 D_2 受体显像可见纹状体显像剂分布及其密度发生改变，多数患者表现为密度增加，受体活性高于同龄正常对照。在慢性精神分裂症患者，除了出现纹状体受体密度增加外，还可见到左上颞叶皮质明显缩小，两种之间存在负相关。有研究发现，有些抗精神抑制药物对多巴胺 D_2 受体的占据率与抗精神病疗效和锥体外系的不良反应之间存在量效关系，因此有助于临床指导用药和判断疗效。

2. 多巴胺能神经递质显像　^{18}F-多巴（^{18}F-dopa）为多巴胺神经递质显像剂，它为 L-多巴的类似物，是多巴胺能神经元的神经递质，能透过血-脑屏障，入脑后分布在纹状体，经摄取、储存、释放以及与多巴胺受体进行特异性结合而发挥生理效应。根据 6-^{18}F-多巴在纹状体摄取和清除速率及其在中枢和外周血中代谢变化的规律，可直接或间接了解中枢神经系统多巴胺受体功能和活力，从而有助于对累及多巴胺系统脑功能活动疾患的诊断。研究观察到神经毒素（MPTP）实验猴在不同时间点测定的血浆未代谢 ^{18}F-多巴放射性均较对照组高，PET 脑显像示 MPTP 猴纹状体呈放射性减低或缺损区。可见在多巴胺能神经递质显像的同时，测定血浆未代谢放射性配体的变化，可获取更多有关神经递质及受体特异性结合参数，并提供附加信息。

用^{18}F-dopa PET对正常对照和PD、HD、精神分裂症、Pick病进行显像，发现注药后90~120min正常对照者的纹状体放射性浓聚，影像结构清晰；而各种神经精神病患者纹状体呈不同程度的放射性减低或缺损，给予积极治疗后临床症状改善或明显改善者的再次显像显示纹状体放射性呈不同程度的增高。PET研究活体人脑化学神经传递过程的能力，使得神经递质的化学过程与解剖结构以及精神和行为功能联系起来成为可能。

3. 多巴胺转运蛋白显像　中枢神经系统多巴胺转运蛋白（dopamine transporter，DAT）是定位于多巴胺能神经末梢细胞膜上的单胺特异转运蛋白，它的功能是将突触间隙的多巴胺运回突触前膜，是控制脑内多巴胺水平的关键因素。因此，转运蛋白的重摄取功能活动将直接影响突触间隙多巴胺浓度，从而引起多巴胺能系统的功能活动的改变。这类转运蛋白的变化要比受体的变化更为敏感、直接。目前研制得比较成功的DAT配体多为可卡因系列衍生物，如β-CIT（又称RIT-55）。

PET^{11}C-d-threo-MP（DAT配基）研究DAT减少的PD患者的多巴胺细胞变性，并与同龄对照进行比较，发现PD患者纹状体放射性的低下较^{11}C-raclopride和氟-18标记的氟代脱氧葡萄糖（^{18}F-FDG）显像，影像轮廓更不清楚，由此推论DAT可早期诊断亚临床型PD。

1997年美籍华人孔繁源教授首次成功地用^{99m}Tc标记DAT（^{99m}Tc-TRODAT-1）获得活体人脑DAT断层影像，这又是放射性核素受体显像历史上一个新的里程碑。目前国内外已开始广泛用于临床，对PD的早期诊断、治疗决策以及疗效判断有重要意义。此外，DAT显像在观察药物依赖的形成与戒断症状出现、神经精神药物的药理学研究与指导用药以及研究影响多巴胺受体的生理因素方面均具有重要意义。

（二）乙酰胆碱受体显像

乙酰胆碱受体包括M（毒蕈碱）和N（烟碱）两种。^{11}C-或^{123}I-奎丁环基苯甲酸（^{11}C-或^{123}I-QNB）作为M受体显像剂和^{11}C-尼古丁（^{11}C-N）作为N受体显像剂已用于人体PET和SPECT乙酰胆碱受体显像。PET显像主要致力于AD的早期诊断，评价脑功能损害程度，动态监测疾病进展，并研究各种治疗方法的作用机制与疗效。AD是一种慢性、渐进性、退化性中枢神经系统疾患，其主要病理改变为胆碱能神经元丧失或破坏导致乙酰胆碱合成障碍。本病的早期诊断有一定困难，但^{11}C-或^{123}I-QNB显像可观察到AD患者的大脑皮质和海马M受体密度明显减低，脑皮质摄取^{11}C-N亦显著降低，并得到尸解结果印证。

乙酰胆碱受体研究在探讨AD的病因与病理中有重要意义。用^{11}C和^{123}I-QNB脑受体显像观察到纹状体乙酰胆碱与多巴胺神经功能相拮抗，此发现有助于阐明PD发病机制。正常年龄对照组、AD和PD患者组分别进行了^{123}I-IBVM（囊泡乙酰胆碱转运体标志物）SPECT显像和^{18}F-FDG代谢显像，观察到对照组每增加10岁脑皮质IBVM结合降低3.7%。AD患者皮质的IBVM结合与痴呆严重性呈负相关，无痴呆PD患者可见顶叶和枕叶皮质乙酰胆碱转运体结合减低，有痴呆症状的PD患者如同早期AD患者表现为广泛皮质减低。临床上有时对PD和进行性核上瘫（PSP）患者难以鉴别诊断，用PET N-methyl-4-［^{11}C］piperidyl acetate测定二者乙酰胆碱酯酶活性，观察到PD患者皮质乙酰胆碱酯酶活性明显低于正常人，PSP无明显差异，而PSP患者丘脑乙酰胆碱酯酶活性明显低于正常人，PD降低不明显，研究结果提示PET乙酰胆碱酯酶活性测定能区别PD和PSP这两个相类似疾患。因此，乙酰胆碱受体显像在研究 AD 的病因、病理变化以及与其他类型痴呆的鉴别诊断中具有重要意义。

N 胆碱受体与认知和记忆功能有关，广泛分布于大脑皮层。AD 早期，颞叶皮质 N 胆碱受体明显缺失。该种表现常早于临床症状出现，因而可作为 AD 早期诊断的依据。

药物及各种干预治疗的作用机制与疗效评价是 PET 受体显像的另一主要应用领域。可直观评价胆碱能增强剂脑内分布、胆碱能细胞活力、M 和 N 胆碱受体变化与脑功能改善程度，并可客观评价早期干预措施的效果与作用机制。通过受体显像进行新药研发是很有前景的发展方向。

（三）苯二氮䓬受体显像

BZ 受体是脑内主要的抑制性受体。$^{11}C - RO - 15 - 1788$（苯氮杂䓬类药物中毒的解毒剂）和 $^{123}I - RO - 16 - 0154$（RO - 15 - 1788 类似物）经大量实验证实为较理想的 BZ 受体显像剂，并已用于活体显像。目前研究结果表明诸如 HD、AD、躁狂症和原发性 EP 等神经精神疾病均与它的活性减低有关。临床上 BZ 受体研究对 EP 灶的定位和监测疗效有实用意义。癫痫发作间期 BZ 受体显像可见病灶部位受体密度减低，在显示病变上较脑血流灌注断层显像为优，结合 MRI 等影像学检查可进一步提高病灶检出率。

（四）5 - 羟色胺受体显像

5 - 羟色胺受体分为 $5 - HT_{1A、B、C}$ 和 $5 - HT_{2,3}$ 亚型。5 - HT 受体与躁狂/抑郁型精神病有关，用 $^{123}I - 2 - ketanserin$、$^{123}I - \beta - CIT$ 对正常对照和抑郁症患者进行脑 5 - 羟色胺受体显像，观察到单纯或轻度抑郁症患者顶叶皮层放射性摄取增高，额叶下部右侧较左侧增高，而重度抑郁症或躁狂/抑郁型精神病患者脑 5 - HT 受体密度和亲和力降低，同时还观察到 Citalopram 抗抑郁症治疗后脑内 5 - HT 摄取增加。$^{123}I - \beta - CIT$ 脑 SPECT 显像可同时观察到 DAT 和 5 - HT 再摄取抑制剂类抗抑郁药 Citalopram 对脑内 5 - 羟色胺再摄取部位的阻断作用。

（五）阿片受体显像

阿片受体生理作用极为广泛，与麻醉药物成瘾密切相关。国外已用 $^{11}C - DPN$（$^{11}C -$ 特培洛啡）、$^{11}C - CFN$（$^{11}C - 4 - 碳 - 甲氧基 - 芬太尼$）和 $^{123}I - DPN$ 或 $^{123}I - O - IA - DPN$（$^{123}I - O - 碘烷 - 特培洛啡$）进行人脑阿片受体显像，发现颞叶癫痫灶阿片受体密度增加，呈现明显异常放射性浓聚灶。阿片受体显像还可用于吗啡类药物成瘾与依赖性以及药物戒断治疗的临床研究。美沙酮治疗阿片成瘾患者时，$^{11}C - CFN$ 阿片受体显像可直接观察美沙酮占据阿片受体位点的程度，从而提供一种监测美沙酮药效和合理用药的有效手段。近年来还发现阿片受体与其他中枢神经递质和受体（多巴胺受体、乙酰胆碱受体等）之间相互调节有密切的关系。

（**刘　琳**　甘肃省白银市第一人民医院）

第三十一章　呼吸系统

第一节　肺灌注显像

一、原理

肺具有丰富的小动脉和毛细血管系统，其直径约为 7~9μm。当静脉缓慢注入直径 10~60μm 大小的放射性核素标记颗粒时，经右心随肺动脉血流到达肺脏，一过性均匀地嵌顿于部分肺的小毛细血管。这些暂时栓塞在小毛细血管内的放射性颗粒数与肺血流灌注量成正比，能反映肺动脉的血流灌注情况。此时用显像仪器在体外进行多体位平面显像或断层显像，可以观察肺内病变对肺血流分布的影响和受损情况。

二、显像剂

肺血流灌注最常用的显像剂是 ^{99m}Tc 标记的大颗粒聚合人白蛋白（macroaggregated albumin，MAA），颗粒直径大小 10~90μm；另一种是 ^{99m}Tc 标记的人白蛋白微球（human albumin microspheres，HAM），颗粒直径大小 10~30μm。HAM 的优点是在一定范围内颗粒大小易于控制，分布比较均匀。两种显像剂的实际应用效果无明显差别，只是注入颗粒数量相同时，前者的蛋白重量明显低于后者，因此临床上以 ^{99m}Tc - MAA 应用较为普遍。在 MAA 药盒标记时，一般取新鲜的 $^{99m}TcO_4^-$ 洗脱液，体积 3~6ml（放射性活度应 >148MBq/ml）缓慢加入 MAA 药盒内轻摇混匀，避免产生大量泡沫，室温下放置 5~10min 后待用。一般标记后的 ^{99m}Tc - MAA 限制在 6h 内使用为宜。

三、显像方法

1. 注射体位　受检者常规仰卧于检查床上，经肘静脉或双侧足背静脉（后者常用于双下肢深静脉显像，需扎紧止血带注射）缓慢注射 ^{99m}Tc - MAA 111~185MBq（3~5mCi），体积 ≥1ml，含颗粒数约为 $2×10^5$~$5×10^5$ 个。静脉注射前应再次将注射器内的显像剂轻轻混匀，注射时避免抽回血，同时让患者深呼吸及观察患者有无胸闷、气短等不适症状发生。如有不适，应立即停止注射，及时给患者吸氧，服用镇静剂和平卧休息处理。注射显像剂 5~10min 后可进行肺灌注显像。

2. 平面显像　肺平面显像常规取 6~8 个体位，即前位（ANT）、后位（POST）、左侧位（LL）、右侧位（RL）、左后斜位（LPO）和右后斜位（RPO）。必要时加做左前斜位（LAO）、右前斜位（RAO）。显像采集条件：选用 γ 照相机或 SPECT，探头配低能通用平行孔或低能高分辨平行孔准直器，探测的有效视野应包括双肺全部，避免手臂对采集的影响。每个体位采集 $5×10^5$ 计数，矩阵为 128×128 或 256×256；窗宽 20%，能峰 140keV，放大倍数 1. 3 ~ 1. 6。

3. 断层显像　患者取仰卧位，双手抱头。仪器采用 SPECT，探头配置同平面显像。采集条件：探头沿肺部体表旋转 360°，5. 6° ~ 6°/帧，采集时间 15 ~ 30s/帧，矩阵 64 × 64 或 128 × 128，放大倍数同平面显像。采集的数据信息经计算机滤波和平滑处理，以反向投影方式重建肺横断面、冠状面和矢状面分析。

四、适应证

（1）肺动脉血栓栓塞的诊断及溶栓、抗凝后的疗效评价。

（2）原因不明的肺动脉高压的诊断与鉴别诊断。

（3）肺肿瘤术前可切除范围的判断及术后残留肺功能的预测。

（4）肺部疾病的肺血运受损情况和治疗后的疗效观察。

（5）疑大动脉炎或胶原性疾病等累及肺动脉者。

（6）先天性肺血管疾病及先天性心脏病右向左分流的诊断及定量分析。

（7）肺移植前肺功能及移植后排异反应的检测。

五、正常影像分析

（一）平面影像

1. 前位　右肺影像似长三角形，形态完整，肺底部呈弧形，受呼吸影响边缘略有不齐。左肺上部与右肺对称，下部受心脏挤压较窄而长。双肺尖、周边和肺底显像剂分布略显稀疏，其余部分显像剂分布均匀。双肺间空白区为心脏和纵隔位置。左肺显像剂分布较右肺稍淡，其下叶受心脏的影响稀疏区更为明显。临床上在诊断肺部疾病时，有时以肺段为基础观察病变侵及的范围和进一步施行治疗方案。所以选择合适的显像位置能清楚地观察各个肺段病变。前位像以暴露右肺的上、中叶和左肺上叶为主。所以，在此位置观察右肺尖段、前段、外段、内段、前基底段和左肺尖段、前段、上、下舌段、内基底段较清晰。

2. 后位　左右肺影像大小基本相同，中间呈条状空白区，为脊柱及脊柱旁组织所构成，双肺内显像剂分布均匀，上部及周边稍稀疏。该体位显露双肺叶最充分，对全面观察肺内血流分布较好。后位像有助于右肺后段、背段、后基底段及外基底段和左肺后段、背段、内、外基底段及后基底段病变的观察。

3. 侧位　右侧位肺影像似三角形，前缘较弯向前突出，约呈 120°弧线，后缘向下垂直约呈 160°弧线。左侧位形态似椭圆形，前下缘受心脏影响略向内凹陷。因受重力的影响双肺下部显像剂分布较上部略高，中部显像剂分布稀疏区是由于肺门的影响所致。分析侧位像时，应注意对侧肺内显像剂分布干扰。借助右侧位像可以观察右肺前段、后段、内、外段和前、后、外基底段病变。在观察左侧位像时，以显示前段、上、下舌段、内、外基底段和后基底段的病变较清楚。

4. 斜位　双肺的斜位像大致类似一个长三角形。双肺内的显像剂分布下部高于上部，肺的叶间裂处常显示长条状显像剂分布稀疏带，边缘处向内略凹陷。前斜位时，双侧肺门区呈显像剂分布减低区。左前斜位像肺前缘可显示弧形显像剂分布缺损区，是心脏位置影响所致。双侧后斜位的后上部可因肩胛骨和肌肉的重叠常显示显像剂分布减低区。图像分析时应注意上述显像剂分布的变化。左前斜位是显示左肺舌段病变最为清晰的位置，同时也可观察前段、内、外基底段病变。右前斜位显示右肺中叶内、外段病变最清晰，借助此位置还可以观察右叶前段、后段、外基底段及后基底段的病变。左后斜位显示舌段、内、外基底段和后基底段病变最清晰，同时还能观察左叶背段和部分前段的病变。右后斜位显示右肺后段、背段、后基底段、外基底段和前基底段病变较清晰。

（二）断层显像

肺断层显像通常以人体纵向为长轴，重建双肺的横断面、冠状面和矢状面（图 31-1）。以此种方式克服肺组织间的重叠干扰，更清楚的显示双肺各部的显像剂分布、形态变化和观察病变的位置及范围。

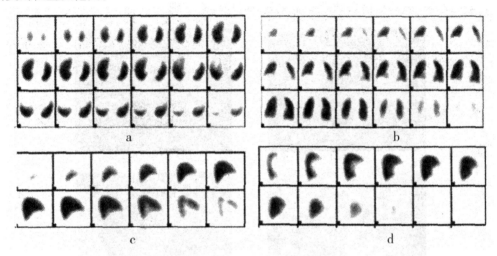

图 31-1　正常肺灌注 SPECT 图像
a. 横断面；b. 冠状面；c. 右肺矢状面；d. 左肺矢状面

1. 横断面　双肺的横断面形状似一对平放的"蚕豆"，其断面至上而下依次排列。最先显示的断面为肺尖、中间的空白区为脊柱；随着肺影增大，双侧对称的肺门影出现，前方逐渐增宽的空白区是纵隔和心影。在接近肺底时因膈肌的影响仅显露双肺外缘轮廓。

2. 冠状面　该层面的方向是从前向后依次排列，外形近似于前位像。起初的右肺冠状面类似椭圆形，左肺似长条状。随着肺影逐渐增宽，双肺呈对称的长椭圆形，之后逐渐似长三角形，中间的空白区是心影和纵隔，其后的空白区为脊柱影。

3. 矢状面　肺矢状面是从右肺至左肺方向依次进行排列。开始为右肺下角影，随切面增加肺影变大，近似右侧位肺影。之后右肺中心逐渐出现扩大的显像剂分布稀疏区和缺损区，依次为肺门、纵隔和心影位置。随着心影空白区增大，右肺纵隔面影像似勾状。左肺矢状面与右肺相似，并与右肺断面相对应。

六、异常影像分析

肺灌注显像的异常影像分析，主要依据肺内显像剂分布、肺的形态以及左右肺的相对位置变化来判断。

1. 显像剂分布异常　可见于下列几种情况：①一侧或部分肺不显影，多见于肺门部肿块压迫肺动脉，一侧肺动脉发育不良或由于心脏扩大压迫左下肺动脉等因素所致，少数人见于肺发育不全。②肺叶或肺节段性显像剂分布缺损区，此种情况是肺动脉血栓栓塞形成的特殊表现。③散在性显像剂分布不均，常见于肺部充血、水肿或炎症等。④条索状、圆球状或不规则局限性显像剂分布缺损区，主要见于肺部炎症和肺内占位性病变。⑤显像剂逆向分布，即肺尖部的显像剂分布高于肺底部。常见于肺动脉高压时肺血流分布逆转、肺心病和二尖瓣狭窄等情况。

2. 形态和位置异常　双肺可因周边器官或组织的病变导致灌注影像的形态失常和位置发生改变。常见的原因有胸腔积液或膈上病变使双肺下叶受挤压位置上移；肝脏上移可使右肺位置上移（图31-2）。有时纵隔内的肿瘤可将肺脏推向对侧，使正常肺灌注影像的形态和位置发生改变。这些原因在肺灌注显像分析时应注意鉴别。

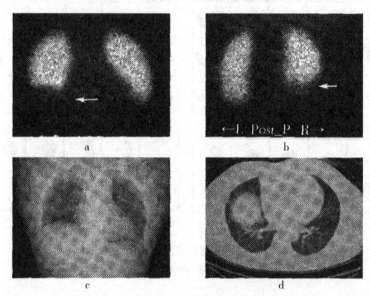

图 31-2　肝脏上移致肺灌注显像右肺异常
a. 肺灌注示右肺下叶缺损区（a_1. 前位，a_2. 后位）;
b_{1-2}. 前位 X 线胸片及肺 CT 片示肝上移

（刘　琳　甘肃省白银市第一人民医院）

第二节　肺通气显像

肺通气显像通常有放射性惰性气体和放射性气溶胶吸入两种方法，在实际应用中其意义不尽相同。由于放射性气溶胶吸入法操作简便，显像剂容易获得，目前临床应用较为广泛。

一、显像原理

肺通气显像是让受检者反复多次吸入密闭装置中的放射性气体，通过气道进入肺泡，使放射性气体在肺内达到一定活度后（^{133}Xe、^{81m}Kr 气体可随呼吸持续呼出体外；气溶胶则多沉积在气道和肺泡内，逐步分解被清除），用核素显像仪器从体外获得双肺的放射性分布及动态变化的影像；同时还可计算局部肺通气功能参数，从而反映肺通气功能、气道通畅、肺泡气体交换功能及肺泡壁的通透性等状况。

二、显像剂

肺通气显像剂由非水溶性放射性惰性气体和放射性气溶胶两大类组成。放射性惰性气体主要有^{133}Xe、^{127}Xe、^{81m}Kr 等。由于各种放射性惰性气体的物理半衰期、γ 射线的能量不同及获得的条件受限等因素，其中以^{133}Xe 应用较多。

放射性气溶胶的种类繁多，早期制备的各种气溶胶临床应用均不理想，随着雾化设备的不断改进和气溶胶显像剂的研制，逐渐以^{99m}Tc 标记物取代，其中^{99m}Tc – DTPA 应用最为广泛。近几年，新研制成功碳包裹的超微粒锝气体（technegas）和锝气与氧气混合后制备的高锝气体（pertechnegas）均优于目前常用的^{99m}Tc – DTPA，是最为理想的肺气溶胶吸入显像剂。

三、显像方法

（一）^{133}Xe 通气显像

（1）^{133}Xe 通气显像需特殊的气体交换装置，用前应调整好各种阀门和气体回收系统。准备患者吸入用的面罩、口管等，并向患者简要说明吸入的方法，取得患者配合。

（2）采用 γ 相机或 SPECT，选择大视野探头，配低能通用型或低能高分辨型准直器。能峰 80keV，窗宽 20%，放大倍数 1.0 ~ 1.6，采集矩阵 128 × 128 或 256 × 256。

（3）患者取仰卧位或坐位，将大视野探头靠近患者后背，双肺应包括在视野内。给患者戴好面罩，开始呼吸^{133}Xe 装置供给的非放射性气体，以适应检查条件，然后分三个时相采集肺通气像。

（4）吸入相：让患者深吸气，再全力呼出残气。待患者再次深吸气时从注药口"弹丸"式注入^{133}Xe 555 ~ 740MBq，深吸气后屏住呼吸，启动仪器采集 10 ~ 15s 肺内放射性计数，此期为吸入期。

（5）平衡相：吸入相之后患者开始呼吸装置内补入 O_2 的^{133}Xe 混合气体，待混合气体内的 O_2 与 CO_2 达到平衡状态，仍需自由呼吸 3 ~ 5min，待肺与呼吸装置内放射性计数平衡后，再采集 3×10^5 计数的平面像一帧。

（6）清除相：采集平衡相结束之后，将装置阀门调至消除档，让患者吸入室内空气，呼出带有^{133}Xe 的气体，并收集于装置内吸附处理。此时以 5 ~ 10s/帧速度，采集 3 ~ 5min 动态像。必要时适当延长时间或变换不同体位显像。

（二）气溶胶吸入显像

（1）目前常用^{99m}Tc – DTPA 或 technegas 两种方法。后者在使用前需将锝气体发生器充电备用。

（2）将^{99m}Tc – DTPA 1110 ~ 1850MBq（体积 2 ~ 5ml）或 TcO_4^-（体积 0.1ml）185 ~ 370MBq 分别加入气溶胶雾化装置或锝气体发生器装置内，制备放射性气溶胶。

（3）吸入前指导患者进行吸入方法训练，使其取得合作。然后，协助患者将通气管口送入口中咬紧（重症者可用面罩），持续吸入^{99m}Tc – DTPA 气溶胶需持续 10 ~ 20min；锝气体除了方便普通患者应用外，更适于重症患者的使用，仅需吸入 2 ~ 5 次即可，吸入结束后立即进行肺通气显像。显像采集：每个体位采集 $2 \times 10^5 \sim 3 \times 10^5$ 计数，其他条件与肺灌注显像相同。

四、适应证

（1）了解呼吸道通畅情况及肺部疾病对通气功能的影响。

（2）慢性阻塞性肺部疾病的诊断。

（3）与肺灌注显像联合应用诊断肺动脉栓塞。

（4）观察药物或手术治疗前后的局部肺通气功能，评价其疗效和预后。

（5）肺实质性疾病的诊断、疗效观察和预后评价。

（6）肺上皮细胞通透性检测。

五、图像分析

（一）正常图像分析

1. ^{133}Xe 通气显像　吸入相由于单次吸入 ^{133}Xe 量较少，双肺内的显像剂分布自上而下呈移行性增高，无局限性显像剂分布浓聚或缺损区，此期主要反映气道的通畅情况和肺各部的吸气功能。平衡相期由于反复吸入 ^{133}Xe 气体较多，双肺上下显像剂分布均匀一致，此期以反映肺各部容量变化为主。清除相，双肺内的显像剂分布逐渐减少，$2 \sim 3$min 后消失，该期主要反映双肺各部的呼气功能和气道的通畅情况。

2. 气溶胶吸入显像　正常气溶胶影像与肺灌注影像形状相近，双肺内的显像剂分布均匀，边缘略稀疏而且规则（图31-3）。与肺灌注显像不同之处，有时气溶胶残留在咽部或随吞咽进入消化道，使咽部或胃显影。显像时间延长时，可见双肾显影。此外，^{99m}Tc - DTPA 颗粒 $> 10\mu$m 时，可堆积在较大支气管内使其显影。

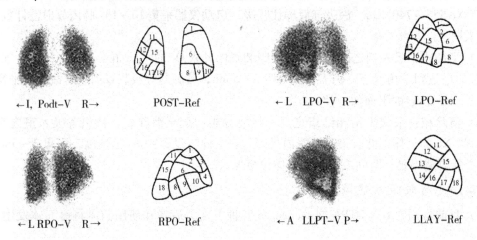

←I, Podt-V R→　　　POST-Ref　　　←L LPO-V R→　　　LPO-Ref

←L RPO-V R→　　　RPO-Ref　　　←A LLPT-V P→　　　LLAY-Ref

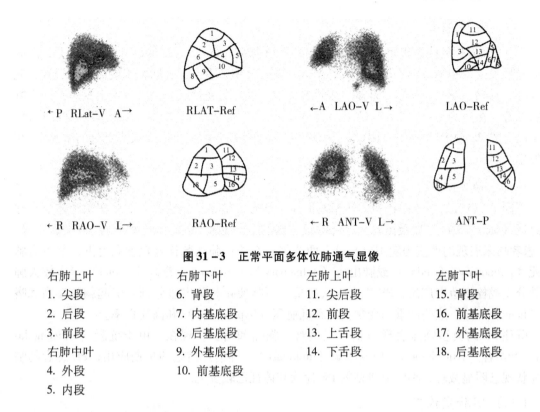

图 31-3 正常平面多体位肺通气显像

右肺上叶	右肺下叶	左肺上叶	左肺下叶
1. 尖段	6. 背段	11. 尖后段	15. 背段
2. 后段	7. 内基底段	12. 前段	16. 前基底段
3. 前段	8. 后基底段	13. 上舌段	17. 外基底段
右肺中叶	9. 外基底段	14. 下舌段	18. 后基底段
4. 外段	10. 前基底段		
5. 内段			

（二）异常影像分析

肺通气显像的异常图像主要表现为：①局限性显像剂分布"热区"，多为气道狭窄时，流经该处的气溶胶颗粒形成涡流而沉积所致；②局限性显像剂分布缺损区，可表现为一侧肺不显影或一个肺叶及一个肺段显像剂分布缺损区，多数情况是由于各种肺内病变导致的气道完全性阻塞；③散在性显像剂分布稀疏区或缺损区，这是由于小气道或肺泡内炎性病变浸润以及液体物质的充盈，使肺泡萎缩所致。

（刘　琳　甘肃省白银市第一人民医院）

第三节　肺栓塞

急性肺栓塞（Pulmonary Embolism，PE）PE 是一种高危险疾病，临床表现多为非特异性症状和体征，也有40%～60% PE 患者无临床症状，其漏诊率较高。文献报道，美国的 PE 年发病率为 23/10 万。国内学者曾认为我国该种疾病的发病率较低，而始于 2001 年的全国多学科、多部门共同实施完成的国家"十五"科技攻关课题——"肺栓塞规范化诊断与治疗"多中心研究却逐步改变了人们的这种认识。在计划实施过程中，临床医师逐渐发现此种疾病并非欧美人种的专利，国人发病率也相当高。而对这种相对多见、频发、危险疾病的早期诊断和治疗可明显降低其死亡率。因此，早期积极地应用无创、简便、有效的诊断方法将有助于 PE 的检出。

（一）发病因素

引起 PE 发病的因素很多，主要包括血栓性静脉炎（thrombophlebitis）、大动脉炎、深静脉血栓形成（deep venous thrombosis，DVT）、新近外伤和手术、长期卧床或活动很少者、充血性心力衰竭、孕妇、长期大剂量口服雌激素的女性、凝血性疾病以及各种因素所致的高凝血状态等。在这些常见因素中，血栓性静脉炎和 DVT 是造成 PE 的最直接因素。文献报道，90% 以上的 PE 由 DVT 所致。因此，对 DVT 的早期诊断和治疗可以大大降低和有效预防 PE 的发生。

（二）临床表现

不同 PE 患者的临床症状和体征相差很大，且通常是非特异性的。常见症状和体征有呼吸急促（tachypnea）、呼吸困难（dyspnea）、胸膜痛（pleuritic pain）和咳嗽（cough）等。PE 患者临床表现的严重程度主要与以下两个因素有关：肺动脉栓塞程度和范围，是否有肺梗死（pulmonary infarction）或肺出血（pulmonary hemorrhage）。若血栓（clot）堵塞较大肺动脉分支或栓塞范围广泛，PE 患者症状严重。而肺梗死和肺出血分别会引起胸膜疼痛和咯血（hemoptysis）。这些严重病变常会导致低血压（hypotension）和高死亡率。

既往 PE 的典型临床表现包括呼吸困难、胸痛和咯血。现在，由于抗凝（anticoagulation）和溶栓［lytic therapy，如尿激酶（urokinase）］等治疗措施的早期应用，PE 患者的临床症状现已明显减轻，临床上典型的 PE 症状和体征已较少见。

（三）实验室检查

许多 PE 患者伴有血清酶（serum enzymes）异常和氧分压（oxygen pressure）降低。部分患者有一过性的心电图（electrocardiography，ECG）异常。目前，临床更多地应用 D - 二聚体（D - dimer）作为筛查和诊断 PE 的实验室指标。

（四）X 线胸片结果

X 线胸片是常规用于诊断和反映 PE 严重程度的重要手段之一，也可用于除外与 PE 临床表现相类似的疾病，如肺炎、肋骨骨折、气胸等。通常 X 线胸片（正位片和侧位片）与 V/Q scan 应在 24h 内完成，二者结果的直接比较将有益于 PE 的诊断和鉴别诊断。

PE 胸片的常见异常有肺实变（consolidation）、肺膨胀不全（atelectasis）、少量胸腔积液（pleural effusion）和患侧膈肌抬高（diaphragmatic elevation）等，均可见于肺梗死性 PE。肺部结节（nodule）、肺动脉栓塞远端血量减少（focal oligaemia）、肺动脉近段增大（proximal pulmonary artery enlargement）和急性充血性心力衰竭（acute congestive heart failure）等也可偶见类似改变。

（五）V/Q 显像诊断术语

在应用 V/Q 显像进行 PE 诊断前，必须熟悉和掌握下述基本概念。只有对这些概念具有了清晰的认识，才能正确理解 V/Q 显像在 PE 诊断中的价值和意义。

1. 匹配与不匹配　V/Q 匹配是指灌注影像中显像剂分布缺损的大小与相对应的通气缺损范围相同。表明通气异常部位已丧失了肺组织的正常通气功能，常见于胸腔积液、肺部感染、肿瘤等病变，也可见于慢性阻塞性肺疾病（chronic obstructive pulmonary disease，COPD）。

V/Q 不匹配是指灌注影像出现显像剂分布缺损，而通气影像正常；或灌注影像的显像剂分布缺损范围大于通气影像的缺损范围。该概念也被用于肺灌注影像与 X 线胸片的比较，对照方式同通气影像。之所以出现不匹配情况，是因栓子堵塞了肺动脉，而相对应肺部组织的气道是开放和畅通的。

2. 节段性缺损与非节段性缺损　节段性缺损是指栓子堵塞肺动脉血管后，其远端血流终止，呈现为正常肺动脉树枝样分布的节段性血流灌注缺失改变。在肺灌注影像上表现为以外围胸膜为基底（pleura based）的楔形（wedge shaped）显像剂分布缺损区。

非节段性缺损是指肺灌注影像的显像剂分布缺损呈非节段性改变，无经典的楔形树枝样变化。常见于一些非栓塞性疾病，如肿瘤、胸腔积液、起搏器衰减伪影、外伤、出血等。

3. 缺损范围（size of defect）　大范围（large）缺损指显像剂分布缺损范围大于或等于单个肺段的 75%。

中等范围（moderate）缺损指显像剂分布缺损范围处于单个肺段的 25% ~ 75%。

小范围（small）缺损指显像剂分布缺损范围小于单个肺段的 25%。

4. 节段当量（segmental equivalent）　为便于估算显像剂分布缺损的总节段容量，引进了"节段当量"的概念，即两个中等范围缺损区相当于一个大范围缺损面积。

5. PE 概率（probability）　根据 V/Q 显像的异常模式、显像剂分布缺损的数量、范围以及 X 线胸片结果将 PE 发生的几率分为以下几种，具体内容见诊断标准。

正常（normal）：指灌注影像正常，无显像剂分布缺损区。

低度可能性（low probability）：< 20%。

中度可能性（intermediate probability）：20% ~ 80%。

高度可能性（high probability）：> 80%。

（六）PE 诊断标准（diagnostic criteria）和图像解释

PE 是一种复杂而多变的急诊病种，病情变化极快，诊断比较困难。通常，非介入影像医学主要依据 V/Q 显像和 X 线胸片结果的综合判断对 PE 做出诊断。在数十年的临床应用过程中，建立了多种 V/Q 显像的 PE 诊断标准，尤以华盛顿，哥伦比亚标准（the Washington/Columbia criteria），即 Biello 标准、PIOPED 标准（the prospective investigation of pulmonary embolism diagnosis criteria）和 McNeil 标准（McNeil criteria）最为常用，但这三种诊断标准的诊断准确性略有差别。其后，又出现一种新的诊断标准，即美国国家卫生研究院资助的修订 PIOPED 标准（modified PIOPED criteria）。目前在临床工作中应用最多的是 PIOPED 和修正的 PIOPED 标准。以下为修正的 PIOPED 标准。

1. 高度可能性（> 80%）　V/Q 显像中有两个或两个以上节段性不匹配缺损区，无胸片异常，或灌注缺损区确实大于胸片的异常面积（图 31 - 4）；任何节段性不匹配缺损区范围相当于上述缺损面积。

2. 中度可能性（20% ~ 80%）　V/Q 显像中有一个中等范围的节段性不匹配缺损区，胸片正常；有一个大范围或两个中等范围的节段性不匹配缺损区，胸片正常；有三个中等范围的节段性不匹配缺损区，胸片正常；有一个大范围和一个中等范围的节段性不匹配缺损区，胸片正常；通气、灌注和胸片中同时存有不匹配性缺损区；难以将其并入低度或高度可能性范围的缺损性病变；不符合低度或高度可能性之外的其他情况。

3. 低度可能性（< 20%）　非节段性灌注缺损［即伴有肋膈角变钝的少量胸腔积液，

心脏扩大（cardiomegaly），膈肌抬高，主动脉、肺门和纵隔增大，条状征]；确实大于胸片异常面积的任何灌注缺损区；通气和灌注影像的匹配性缺损区，胸片正常；小范围亚节段性灌注缺损区。

4. 正常　无灌注缺损区。

在应用 V/Q 显像对 PE 进行诊断时，应获得相同时间和同一体位的 X 线胸片。首先读胸片，观察并记录所有异常。判断其是否具有 PE 常伴有的肺膨胀不全、少量胸腔积液和患侧膈肌抬高等特征，以及其他少见异常表现，如肺动脉栓塞远端血量减少、肺动脉近段增大等。

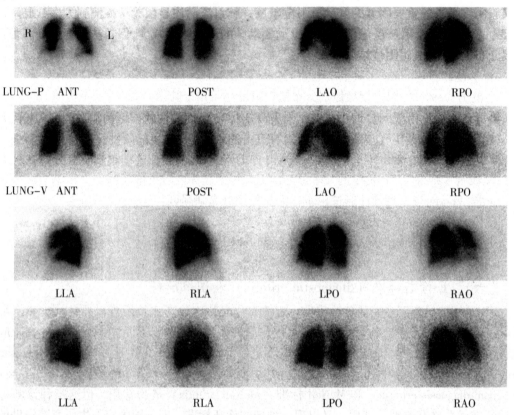

图 31-4　肺通气（^{99m}Tc-DTPA）/灌注（^{99m}Tc-MAA）患者肺栓塞影像

记录胸片结果后，观察肺灌注影像的节段或亚节段灌注缺损部位、大小和数量，随后与通气影像和胸片的同一区域进行比较分析，判断是否存在节段或亚节段性不匹配缺损区，并记录缺损区的数量和大小，最后依据修正的 PIOPED 标准对 PE 进行诊断。肺动脉血管树枝样分布的节段性解剖图谱应熟记心中，便于 PE 的准确诊断。

依据该诊断标准，临床可疑 PE 患者中约有 55% 为正常或低度可能性，35% 为中度可能性，10% 为高度可能性。在高度可能性 PE 患者中，其诊断特异性为 97%，基本可以直接进行溶栓治疗；若存有溶栓高危险因素时，该类患者仍需行肺动脉造影以明确诊断。经临床和肺动脉造影证实，有中度可能性、低度可能性和正常或几乎正常诊断的 PE 发生率分别为 33%、12% 和 4%。若能结合患者临床信息进行判断，V/Q 显像可明显提高 PE 的诊断准确性。而双下肢深静脉核素显像（radionuclide venography，RNV）诊断 DVT 对 PE 的诊断和治疗评价有很大帮助。目前，在我国许多医院，已将同日法 RNV 和 V/Q 显像作为诊断 PE 的常规项目。

（七）鉴别诊断

除 PE 外，仍有许多疾病能够导致肺血流灌注减少或中断，造成假阳性和假阴性结果。因此，在应用 V/Q 显像对 PE 进行诊断时，应慎重鉴别。

引起假阳性结果的最常见因素为慢性 PE 和陈旧性 PE，因此，应详细了解可疑 PE 患者的临床病史，询问是否有陈旧 PE 病史，是否做过 V/Q 显像，若有，其血流灌注影像可作为基础结果进行对照研究，便于除外近期发生的新 PE。此外，还有许多因素可造成肺动脉的完全或不完全性阻塞，如肺动脉炎、其他原因的栓塞、肺动脉发育不良或肺动脉缺失、支气管肺癌、纵隔或肺门肿大淋巴结压迫肺动脉或静脉、肺部放射治疗后改变等。这些病变相对应的局部气道却是通畅的，造成了假性节段或亚节段不匹配性改变。而另外有可能引起假阳性结果的一些因素是 COPD、支气管炎、支气管扩张、充血性心力衰竭、肺水肿、哮喘、胸腔积液、肺外伤、肺血管瘤、支气管黏膜斑块、吸入性损伤、肺癌等，其在通气灌注影像上表现为非节段匹配性改变。

造成假阴性结果的重要因素为肺动脉不全阻塞。肺血流灌注显像无法探测到大多数肺动脉不全阻塞性 PE。肺动脉不全阻塞虽能使栓塞部位远端动脉的血供明显减少，但无法完全阻断显像剂随血流向远端分布，故易造成假阴性结果。

（八）灌注缺损观察

PE 病情变化很快，其中约 10% 发展为肺梗死。在积极采取有效的治疗措施（抗凝和溶栓）后，灌注缺损区最早可在 1 周就出现明显缩小或完全消失（图 31-5）。而灌注缺损区的消散程度与栓塞部位的血栓大小、患者年龄、是否伴有心脏疾病等因素有直接的联系。若栓塞部位血栓越大，灌注缺损区完全消散的几率也越小。在 40 岁以下的患者中，治疗 1 个月后，90% 的缺损区会得到明显改善，55% 会完全消失；而 60 岁以上的患者中，其灌注缺损区的消散要超过 3 个月，但仅发现 50% 出现部分改善，而未见完全消失者。

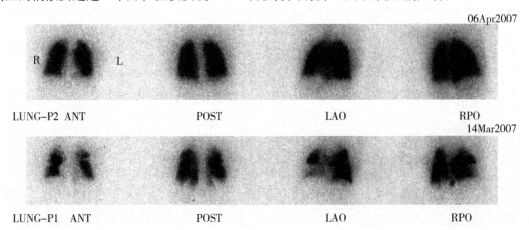

06Apr2007

LUNG-P2 ANT　　　POST　　　LAO　　　RPO

14Mar2007

LUNG-P1 ANT　　　POST　　　LAO　　　RPO

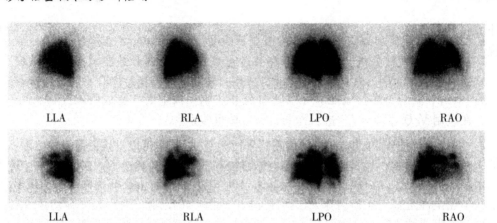

图 31 – 5　肺通气（^{99m}Tc – DTPA）／灌注（^{99m}Tc – MAA）在 PE 患者成像和预溶栓治疗后

（刘　琳　甘肃省白银市第一人民医院）

第三十二章　内分泌系统

第一节　甲状腺功能测定

甲状腺功能测定（measurement of thyroid function）包括体内测定法和体外测定法。体内测定法是口服^{131}I后通过观察、测量甲状腺组织摄取和排出引入到体内^{131}I的量与速度来评价甲状腺的功能状态及其功能调节轴的情况。体外测定法是利用体外分析的方法测定甲状腺相关激素和抗体在血中的含量，包括TRH兴奋试验、激素的测定。

甲状腺功能的调节由下丘脑-垂体-甲状腺轴系统来完成（图32-1）。

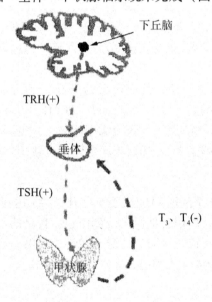

图32-1　甲状腺功能调节轴示意图

一、甲状腺摄^{131}I试验

（一）原理

甲状腺合成甲状腺激素的主要原料是碘，碘被甲状腺摄取的量和用以合成甲状腺激素的速度以及在甲状腺储存的时间在一定程度上与甲状腺功能有关。^{131}I同样能被甲状腺摄取和浓聚，作为示踪技术用γ闪烁探测器分别测量不同时间的甲状腺摄^{131}I计数率进行计算，可得出一条时间-放射性曲线（图32-2），即可对甲状腺的功能进行评价。

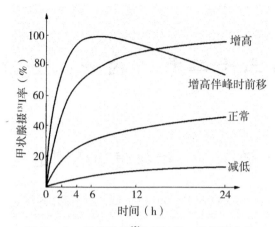

图 32 - 2　甲状腺摄^{131}I 率时间 - 放射性曲线

（二）影响甲状腺摄^{131}I 率的因素

1. 抑制甲状腺摄^{131}I 率的因素　含碘的药物：复方碘溶液、碘化钾、碘酊、口含碘片、氢碘酸糖浆、喹碘方等。中草药：昆布、海藻、浙贝、川贝、香附、木通、夏枯草、常山、玄参、丹参、连翘、黄药子等。X 线碘造影剂。含碘食物：海带、紫菜、海蜇、海参、海鱼等海产品。

药物：抗甲状腺药物（治疗数月停药后始升高）和含溴药物：三溴片、澳丙胺太林、硫氢酸盐、过氯酸盐、硝酸盐、肾上腺类固醇、ACTH、避孕药等。

2. 使甲状腺摄^{131}I 率升高的因素　机体缺碘状态，抗甲状腺药物停药后反跳和治疗数月后甲状腺增生，甲状腺素停服 3 ~ 4 周后甲状腺功能反跳等均会导致甲状腺摄^{131}I 率升高。

（三）正常值

正常人的甲状腺摄^{131}I 率随时间延长逐渐上升，24h 达到高峰。各地区的水、土壤、空气、饮食中的含碘量不同，所以各地区单位都应建立自己的正常参考值。一般认为正常参考值：2h：10% ~25%、4h：17% ~35%、24h：20% ~50%。高峰在 24h 出现。正常青少年和儿童的甲状腺摄^{131}I 率较成年人为高，年龄越小越明显。

（四）临床应用

1. 甲状腺功能亢进的诊断
（1）甲状腺摄^{131}I 率高峰前移到 2 ~4h 出现。提示甲状腺摄^{131}I 的转换功能增强。
（2）2h、4h、24h 摄^{131}I 率高于正常。
（3）摄^{131}I 率 2h/24h >0.8 或 4h/24h >0.85。
上述 3 条具备两条以上即可诊断甲亢。诊断甲亢还需结合体外分析甲状腺激素水平增高来考虑。

2. 亚甲炎与甲亢的鉴别诊断　亚急性甲状腺炎患者由于甲状腺滤泡细胞大量被破坏导致甲状腺摄^{131}I 率明显低于正常。同时，甲状腺滤泡细胞被破坏后甲状腺激素释放入血而使血清中 T_3、T_4 一过性增高，甲状腺摄^{131}I 率和甲状腺激素呈特征性的"分离现象"。当亚甲炎恢复后此现象消失。

3. 甲减的诊断　甲状腺摄^{131}I 率和甲状腺激素水平均低于正常。

4. 单纯性甲肿的诊断　部分单纯性甲肿患者摄^{131}I率增高，但不出现高峰前移，甲状腺激素抑制试验可以与甲状腺功能亢进鉴别诊断。

5. 其他　作为过氯酸钾释放试验、甲状腺激素抑制试验、甲状腺激素兴奋试验的基础试验。

禁忌：妊娠期及哺乳期

二、甲状腺激素抑制试验

（一）原理

甲状腺功能受垂体分泌的 TSH 调节。给予外源性的甲状腺激素（T_3 或 T_4）后，血中甲状腺激素水平升高，通过负反馈调节使 TSH 分泌减少，甲状腺摄^{131}I率也随之降低，表现为明显受抑制。甲亢时由于各种病理因素的存在，甲状腺功能表现为自主性。口服甲状腺激素后，甲状腺摄^{131}I率无明显下降，表现为不受抑制。

$$抑制率（\%）=\frac{服甲状腺激素前24h 摄^{131}I 率 - 服甲状腺激素后摄^{131}I 率}{服甲状腺激素前 24h 摄^{131}I 率}\times100\%$$

（二）判断标准

（1）抑制率 >50% 为明显受抑制，提示甲状腺 – 垂体反馈调节功能正常；

（2）抑制率 <50% 为不受抑制，提示甲状腺 – 垂体反馈调节功能不正常。

（三）临床应用

1. 甲状腺功能亢进与缺碘性甲状腺肿的鉴别诊断　对不被抑制者诊断甲状腺功能亢进的符合率达95%左右。对抑制率 >50% 者排除甲状腺功能亢进，可诊断为缺碘性甲状腺肿。

2. 鉴别内分泌性突眼和眼眶肿瘤引起的突眼　内分泌性突眼多为不受抑制。眼眶肿瘤突眼甲状腺 – 垂体反馈调节功能正常。

3. 有助于功能自主性甲状腺瘤的诊断　功能自主性甲状腺瘤甲状腺 – 垂体反馈调节功能不受抑制。

4. 甲状腺功能亢进治疗的疗效评估　甲状腺 – 垂体反馈调节为明显受抑制，提示甲状腺功能亢进治愈或复发概率小。若不受抑制则复发可能性大。

三、过氯酸钾释放试验

（一）原理

正常情况下，碘以离子形式从血中被甲状腺摄取，进入甲状腺后就迅速进行有机化。首先在过氧化物酶的作用下被氧化成碘分子，碘分子进一步在碘化酶的作用下与酪氨酸结合成为有机碘。因此正常的甲状腺组织内，以离子形式存在的碘很少。当过氧化酶缺乏或功能障碍时，进入甲状腺内的碘离子不能被氯化，甲状腺内就存在着大量的碘离子。过氯酸钾能阻止甲状腺摄取碘并促进碘离子从甲状腺释放。当过氧化酶缺乏或功能障碍时服用过氯酸盐后，未被有机化的碘离子会从甲状腺内被大量释放到血中。本检查通过测定服用过氯酸钾前后甲状腺摄^{131}I率的变化，来判断甲状腺内碘有机化过程有无障碍，有较高的临床价值。

$$释放率（\%）=\frac{服 KCLO_4 前摄^{131}I 率 - 服 KCLO_4 后摄^{131}I 率}{服 KCLO_4 前摄^{131}I 率}\times100\%$$

（二）判断标准

（1）释放率≤10%，表明碘有机化过程正常。

（2）释放率>10%且≤50%，提示碘有机化轻度障碍。

（3）释放率>50%，提示碘有机化重度障碍。

（三）临床应用

（1）家族性甲状腺过氧化酶系统缺陷或酪氨酸碘化障碍的诊断。

（2）慢性淋巴细胞性甲状腺炎的辅助诊断。

（3）甲状腺肿–耳聋综合征的辅助诊断。

四、TSH 兴奋试验

（一）原理

TSH 兴奋试验（TSH stimulating test）是评价甲状腺轴功能的检查方法。正常情况下，TSH 对甲状腺具有兴奋效应，能促使甲状腺摄碘能力增强。如果甲状腺本身功能受损，即有原发性甲减时，应用 TSH 后甲状腺摄碘能力不会明显增强。因此，给予外源性 TSH 后重复测定甲状腺摄^{131}I 率的变化（兴奋值）可以判断甲状腺的功能。

兴奋值 = 肌内注射 TSH 后甲状腺摄^{131}I 率（24h）– 肌内注射 TSH 前甲状腺摄^{131}I 率（24h）

（二）判断标准

（1）兴奋值：>10% 为明显兴奋（正常反应）。

（2）兴奋值：5% ~ 10% 为兴奋。

（3）兴奋值：<5% 为未见兴奋。

（三）临床应用

（1）原发性甲状腺功能减退症与继发性甲状腺功能减退症的鉴别诊断。

（2）原发性甲状腺功能减退症给予外源性 TSH 未见兴奋。继发性甲状腺功能减退症给予外源性 TSH 则表现为明显兴奋。

（3）功能自主性甲状腺腺瘤与先天性甲状腺一叶缺如的鉴别诊断。

（4）垂体–甲状腺轴功能的评价。

（四）注意事项

（1）妊娠期、哺乳期妇女禁用。

（2）患有心脏病患者慎用。

（3）第 2 次甲状腺摄^{131}I 率，在口服^{131}I 前，先测定甲状腺残留本底，计算时扣减。

（4）肌内注射 TSH 前应做皮试，注射后患者留观 2h 方能离开。

五、TRH 兴奋试验

（一）原理

促甲状腺激素释放激素（Thyrotropin releasing hormone，TRH）由下丘脑合成，其作用是促进垂体合成和分泌 TSH。静脉注射 TRH 后，测定血中 TSH 浓度的变化，可以观察垂体对 TSH 的反应性并了解 TSH 的储备能力。本检查是研究下丘脑 – 垂体 – 甲状腺轴功能的重要方法，主要用于甲亢的诊断以及原发性与继发性甲减的鉴别诊断以及继发性甲减的定位诊断（如图 32 – 3）。

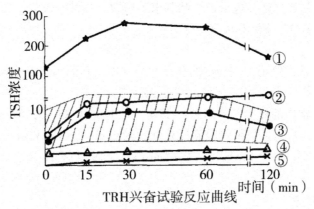

TRH 兴奋试验反应曲线
①反应过度②反应延迟③正常④无反应⑤低反应

图 32 – 3　TRH 兴奋试验曲线示意图

（二）正常所见

注射 TRH 后，血中 TSH 浓度迅速上升，15 ~ 30min 达高峰，峰值 < 35mIU/L，峰值与零时浓度之差（△TSH）为 5 ~ 35mIU/L，然后逐渐下降，2 ~ 3h 回到基础水平。

（三）临床意义

1. 过度反应　峰值出现在注射 TRH 后 30min，TSH 峰值与零时浓度之差为 > 35mIU/L，提示原发性甲减。

2. 低反应　TSH 峰值与零时浓度之差为 2 ~ 5mIU/L，提示甲亢。

3. 无反应　TSH 峰值与零时浓度之差 < 2mIU/L，提示垂体性甲减。

4. 延迟反应　TSH 峰值与零时浓度之差正常（5 ~ 35mIU/L），但出现峰值时间延迟至 60min 后，提示下丘脑性甲减。

（四）临床应用

（1）甲状腺功能减退症的定位诊断和鉴别诊断。

（2）甲状腺功能亢进症的辅助诊断。

（3）评价下丘脑 – 垂体 – 甲状腺轴的调节功能。

（刘　琳　甘肃省白银市第一人民医院）

第二节　甲状腺显像

一、甲状腺静态显像

（一）原理和方法

1. 原理　甲状腺静态显像常称为甲状腺显像（Thyroid Imaging）。其原理是：[131]I 可被有功能的甲状腺组织摄取，被摄取的量和速度与甲状腺功能有关，利用显像仪器可得到甲状腺影像。另外，^{131}I 也能被有功能的甲状腺癌转移灶摄取而使之显影，故用来发现分化较好的甲状腺癌转移灶。^{99m}Tc—过锝酸盐（^{99m}TcO$_4^-$）与^{131}I 同为负一价离子，在元素周期表中同属一族，在性质上有相似之处，也可被甲状腺组织摄取，且被摄取的量和速度也与甲状腺功能有关，故也可用^{99m}TcO$_4^-$进行甲状腺显像。

2. 方法

（1）检查前准备：停用含碘丰富的食物和药物以及其他影响甲状腺吸碘功能的物质 1 ~ 2 周，检查当日空腹。用^{99m}TcO$_4^-$显像时患者无需准备。

（2）显像剂：常用的显像剂有两种：①Na^{131}I：用量 1.85 ~ 3.7MBq（50 ~ 100μCi），空腹口服 24h 后显像，若为寻找甲状腺癌转移灶，则用量 74 ~ 185MBq（2 ~ 5mCi），48h 后显像；②^{99m}TcO$_4^-$：用量 111 ~ 185MBq（3 ~ 5mCi），空腹口服 1h 或静脉注射 20 ~ 30min 后显像。

（二）正常影像

正常甲状腺位于颈前，前位影像呈蝴蝶形，分为左右两叶，两叶的下部相连为峡部。两叶平均长约 4.5cm，宽约 2.5cm。双叶内放射性分布基本均匀，周边部影像较淡。

正常甲状腺的形态变异较大，表现为两叶大小或形态不一致，最常见变异为马蹄形，甚至可以先天性一叶缺如。在部分人还可以见到锥体叶显影，该叶多位于峡部或一叶的上方，影像常较双叶影像淡（图 32 - 4）。

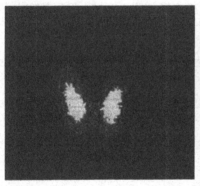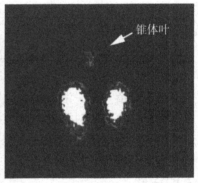

图 32 - 4　异常甲状腺

（三）临床应用

1. 异位甲状腺的诊断和定位　甲状腺静态显像对异位甲状腺的诊断和定位具有独特的价值。异位甲状腺多为胚胎发育异常的结果，多见于：舌根部、舌骨下和胸骨后，偶见于心包、心内和卵巢等处。在排除甲状腺癌转移灶情况下，正常甲状腺部位不见摄^{131}I 而在其他部位出现影像即可诊断为异位甲状腺。

2. 甲状腺结节（thyroid nodule）的功能判断　根据甲状腺影像中结节所在部位的放射性高低，常将其分为四种：冷结节（cold nodule）、凉结节（cool nodule）、温结节（warm nodule）、热结节（hot nodule）。四种结节的影像特征见表 32 - 1 和图 32 - 5。

表 32 - 1　四种甲状腺结节的影像特征

结节类型	结节的放射性分布与邻近甲状腺组织相比较	结节的功能与邻近甲状腺组织相比较
热结节	放射性增高	高于邻近甲状腺组织
温结节	放射性相似	接近邻近甲状腺组织
凉结节	放射性降低	低于邻近甲状腺组织
冷结节	放射性缺如	基本无功能

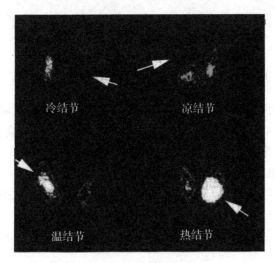

图 32 - 5　甲状腺四种结节

3. 功能自主性甲状腺腺瘤（Plummer 病）的诊断　功能自主性甲状腺腺瘤特点是在甲状腺内有一个不受 TSH 调节的功能自主性腺瘤，典型影像表现是：腺瘤呈"热"结节，正常甲状腺组织由于功能受抑，影像不同程度减淡。若正常甲状腺组织功能完全受抑，则正常组织不显影，只见腺瘤的团状放射性浓聚影。

功能自主性腺瘤与非功能自主性腺瘤的鉴别诊断可采用甲状腺激素抑制显像。服用甲状腺激素前后分别行甲状腺显像，比较两次显像中腺瘤影像浓淡的变化。功能自主性腺瘤在服用甲状腺激素后显像时，正常甲状腺组织影像明显减淡甚至不显影，而腺瘤的影像仍很浓，与服激素之前显像所见相近（图 32 - 6）；非功能自主性腺瘤在服用甲状腺激素后显像中则表现为腺瘤影像与正常甲状腺组织共同减淡。

鉴别功能自主性甲状腺瘤与先天性一叶甲状腺缺如采用 ^{99m}Tc - MIBI 甲状腺显像。常规甲状腺显像中若正常甲状腺组织功能完全受抑可不显影，只能看到腺瘤的团状浓聚影像，行 ^{99m}Tc - MIBI 显像，正常甲状腺可摄取 ^{99m}Tc—MIBI 而显影，故腺瘤的团状浓影以外出现甲状腺影像；若为先天性一叶甲状腺缺如，则常规甲状腺显像和 ^{99m}Tc - MIBI 显像的影像相似。

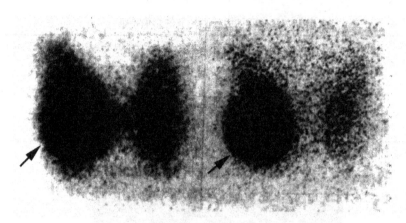

图 32 - 6　功能自主性腺瘤甲状腺激素抑制显像

4. 甲状腺结节良恶性的判断　结节的良恶性与结节功能关系密切，温结节和热结节的恶性概率低，而冷结节（20%）和凉结节（10%）的恶性概率较高，单发"冷"结节和"凉"结节的恶性概率更高。

进一步鉴别冷结节和凉结节良、恶性的方法：

（1）甲状腺动脉灌注显像：结节部位供血丰富表现者，提示恶性结节可能性大。

（2）肿瘤阳性显像：甲状腺结节若在甲状腺显像中表现为冷结节或凉结节，在肿瘤阳性显像中表现为浓聚区，高度提示为恶性肿物（图 32 - 7）。常用显像剂为^{99m}Tc - MIBI、^{201}TlCl。

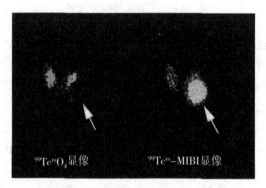

^{99}Tc^{m}O$_4$显像　　　　^{99}Tc^m-MIBI显像

图 32 - 7　甲状腺恶性肿物影像表现

（3）超声显示有液平面时多为良性。

5. 甲状腺癌转移灶的诊断　组织分化较好的甲状腺癌（如乳头状癌和滤泡状癌）及其转移灶具有能够摄取^{131}I 的功能而显影，故可以利用^{131}I 寻找甲状腺癌的转移灶。

6. 判断颈部肿物与甲状腺的关系　甲状腺轮廓完整，而肿物不聚集显像剂且在甲状腺影像之外提示与甲状腺无关。不论肿物是否聚集显像剂，只要是与肿物相近的甲状腺影像轮廓不完整，均提示与甲状腺有密切关系。

7. 亚急性甲状腺炎、慢性淋巴细胞性甲状腺炎的辅助诊断　亚急性甲状腺炎早期显像时可表现为甲状腺局部减淡或缺损区，亦可表现为甲状腺显影不良。当疾病恢复后，甲状腺显影也可恢复正常。慢性淋巴细胞性甲状腺炎显像可正常或放射性分布不均，呈虫蛀样或斑片状甚至为"冷结节"。

8. 甲状腺功能亢进症的诊断及治疗后随访　甲状腺功能亢进症时甲状腺影像弥漫性肿大，血供特别丰富。^{131}I 治疗后甲状腺体积缩小。

9. 甲状腺术后残余组织或^{131}I 治疗后甲状腺残留组织及其功能的估计　略。

10. 甲状腺重量的估算　利用计算机 ROI 技术可得到其面积及两叶长度，通过下列公式计算出甲状腺重量：

$$M = A \times H \times K$$

式中，M 为甲状腺重量（g），A 为甲状腺前位影像的面积（cm^2），H 为甲状腺左右两叶的平均长度（cm），K 为相关常数。

二、甲状腺血流显像

（一）原理

甲状腺血流显像（thyroid angiography）又称为甲状腺动态显像（thyroid dynamic imaging），是将放射性核素显像剂经静脉"弹丸"式注射后，显像剂流经甲状腺时进行动态 γ 照相或 SPECT 显像，以反映甲状腺血流情况。显像剂在甲状腺内的流速和血流反映甲状腺的功能，可作为甲状腺肿块鉴别诊断的参考依据。通常甲状腺血流显像与甲状腺静态显像一次完成。

（二）正常影像

正常时，注射后 8～12s 双侧颈动脉对称性显影，在颈动脉显影后 2～6s 甲状腺开始显影，其放射性略低于颈动脉，以后颈动脉影逐渐减低，而甲状腺影像随摄取显像剂的增多而逐渐增强并超过颈动脉。

（三）临床应用

1. 甲状腺癌与良性结节的动态显像　了解甲状腺结节的血供情况，帮助判断甲状腺结节性质。甲状腺静态显像为冷（凉）结节时，若血流灌注显像示结节处无血供或血供很少，提示良性结节的可能性较大，多为甲状腺囊肿或腺瘤内出血、囊性变等；而冷（良）结节处血供丰富，即注射后 14～18s 放射性达高峰，且高于颈动脉，则多为实质性、细胞丰富且血供丰富的肿物，恶性的可能性较大，有人认为血供丰富冷结节的 55% 为癌。

2. 观察甲状腺亢进症和甲状腺功能减退时甲状腺血流灌注　甲亢时颈动脉及甲状腺腺影均提前至注药后 6～8s，即甲状腺与颈动脉几乎同时提前显影，以后甲状腺的放射性逐渐增高明显高于颈动脉；甲低时甲状腺血流灌注减少，显像延迟，放射性减弱。

（刘　琳　甘肃省白银市第一人民医院）

第三节　甲状旁腺显像

（一）原理

^{201}Tl 及 ^{99m}Tc‑MIBI 能被功能亢进的甲状旁腺组织摄取，同时也被甲状腺组织摄取，其从甲状腺清除要快于甲状旁腺。^{99m}TcO$_4^-$ 仅能被甲状腺组织摄取（甲状旁腺组织不能摄取）。

因此用^{201}Tl 或^{99m}Tc – MIBI 显像与^{99m}TcO$_4^-$进行两次显像后，通过减影技术（减去正常甲状腺影像）或延迟显像可突出甲状旁腺的病灶影像（图 32 – 8）。

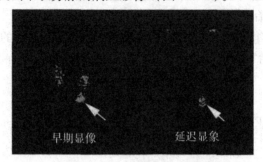

图 32 – 8　甲状旁腺腺瘤影像表现

目前国内应用较多的是方法较简单的^{99m}Tc – MIBI 双时相法：早期显像和延迟显像，比较两次影像的变化可以分析得到甲状旁腺的影像。

（二）正常影像

正常甲状旁腺由于体积较小，摄取的显像剂很少，一般不能显示。本显像只能得到功能亢进的甲状旁腺影像。

（三）临床应用

1. 本法主要用于甲状旁腺腺瘤的诊断和定位　当原发性甲旁亢时才显像，阳性率为70% ~80%；腺体 <300mg 肯定不能被发现；腺体 <500mg 常不能被发现；500 ~1000mg 的阳性率为 70% ~80%；腺体 >1500mg 的阳性率为 100%。

2. 甲状旁腺功能亢进的诊断和病灶定位　原发性甲旁亢以甲状旁腺腺瘤为多见（80% ~90%），腺体增生肥大仅占15%，腺癌较少见（1% ~4%）。手术切除是治疗原发性甲旁亢的唯一有效方法。因甲状旁腺位置变异很大，故术前定位极为重要。

3. 异位甲状旁腺的诊断　约有 10% 的人群有甲状旁腺异位，大多位于纵隔。故对于疑有甲状旁腺异位者，应加做胸部前位和后位图像。

4. ^{201}Tl 或^{99m}Tc – MIBI　可被多种恶性肿瘤组织选择性摄取，甲状腺腺瘤、甲状腺癌和慢性甲状腺炎等病灶可出现假阳性。分析时应排除胸部疾患尤其是恶性肿瘤及转移病灶所引起的局部放射性浓聚。

（刘　琳　甘肃省白银市第一人民医院）

第四节　肾上腺显像

肾上腺显像包括肾上腺皮质显像和肾上腺髓质显像。

一、肾上腺皮质显像

肾上腺皮质显像的原理是利用放射性碘标记的胆固醇能被肾上腺皮质细胞摄取，被摄取的量和速度与皮质功能有正相关，并参与激素的合成，利用显像仪可以获得皮质的位置、形态和大小的影像，还能够反映皮质的功能。并可应用地塞米松抑制试验鉴别肾上腺皮质增生和腺瘤。注射显像剂后第 3 天开始对肾上腺显影，第 5 ~ 9 天影像清晰。肾上腺位于肋脊角水平稍上方，右侧肾上腺位置常高于左侧。右侧肾上腺多呈圆形或锥形，左侧肾上腺多呈椭圆形或半月形。右侧肾上腺多较左侧浓。主要临床应用为：①各种肾上腺功能亢进性疾病的病因诊断和疗效观察。②寻找肾上腺皮质腺癌转移灶。③异位肾上腺的诊断。

二、肾上腺髓质显像

肾上腺髓质显像原理是应用放射性碘标记间位碘代苄胍（meta - iodobenzyl guanidine，MIBG），MIBG 类似于去甲肾上腺素，能与肾上腺素能受体结合，使肾上腺髓质及其他富含肾上腺素能受体的组织和器官（如心肌、脾脏、腮腺等）显影。正常肾上腺髓质多不显影，只有 10% ~ 20% 的肾上腺髓质在 48 ~ 72h 显像时显影，且影像小而模糊。心肌、脾脏、腮腺常显影，肝脏、肾脏及膀胱影像较浓。主要临床应用为：①嗜铬细胞瘤的定位诊断。②恶性嗜铬细胞瘤转移灶的诊断（图 32 -9）。③交感神经母细胞瘤和交感神经节细胞瘤及其转移灶的诊断。

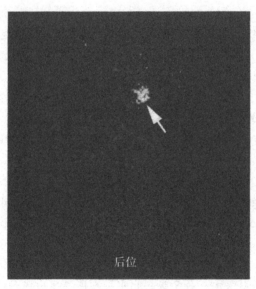

图 32 -9 嗜铬细胞瘤

（刘 琳 甘肃省白银市第一人民医院）

参考文献

［1］ 赵斌，祁吉，郭启勇. 医学影像基础诊断学. 济南：山东科学技术出版社，2007.

［2］ 邢伟，丁乙. 临床 X 线鉴别诊断学. 南京：江苏科学技术出版社，2011.

［3］ 赵见喜，韩书明，戎雪冰. X 线诊断入门与提高. 北京：人民军医出版社，2011.

［4］ 刘广月，邓新达，徐道民. 临床影像技术学. 南京：江苏科学技术出版社，2009.

［5］ 张武. 现代超声诊断学. 北京：科学技术文献出版社，2008.

［6］ 杨舒萍，沈浩霖. 临床心脏超声影像学. 北京：人民卫生出版社，2011.

［7］ 陆恩祥，任卫东. 腹部血管超声诊断图谱. 沈阳：辽宁科学技术出版社，2006：160 –212.

［8］ 曹海根，王金锐. 实用腹部超声诊断学. 北京：人民卫生出版社，2006.

［9］ 唐杰，温朝阳. 腹部和外周血管多普勒诊断学. 第3版. 北京：人民卫生出版社，2007：169 –180.

［10］ 袁光华，张武，简文豪，等. 超声诊断基础与临床检查规范. 北京：科学技术文献出版社，2005.

［11］ 王子轩，刘吉华，曹庆选. 骨关节解剖与疾病影像学诊断. 北京：人民卫生出版社，2009.

［12］ 陈敏华. 消化系疾病超声学. 北京：北京出版社，2003.

［13］ Rong H, Yong WS, Zhi YW, et al. Role of 2 – dimensional Doppler echocardiography- in screening portopulmonary hypertension patients ［J］. Hepatobiliary Pancreat Dis Int, 2009. 8（2）：157 –161.

［14］ 李松年. 中华影像医学. 北京：人民卫生出版社，2007.

［15］ 吴恩惠. 医学影像学. 第5版. 北京：人民卫生出版社，2005.

［16］ 周康荣，陈祖望. 体部磁共振成像. 上海：上海医科大学出版社，2000.

［17］ 叶章群，邓耀良，董诚. 泌尿系结石. 北京：人民卫生出版社，2003.

［18］ 祁吉. 放射学高级教程. 北京：人民军医出版社，2011.

［19］ 金征宇. 医学影像学. 北京：人民卫生出版社，2013.

［20］ 任卫东，常才. 超声诊断学. 北京：人民卫生出版社，2013.

［21］ 张雪林. 磁共振成像诊断学. 北京：人民军医出版社，2013.

［22］ 郑穗生，高斌，刘斌. CT 诊断与临床. 安徽：安徽科学技术出版社，2011.